간호사 국가고시 고난도 모의고사

5회분 봉투모의고사

정답 및 해설

제 01 회 정답 및 해설

1교시 — 국가고시 고난도 모의고사 제 01 회

성인간호학

1	③	2	⑤	3	①	4	⑤	5	③
6	④	7	②	8	③	9	⑤	10	③
11	①	12	③	13	③	14	②	15	④
16	①	17	①	18	⑤	19	②	20	①
21	④	22	④	23	①	24	④	25	②
26	②	27	④	28	①	29	①	30	③
31	④	32	③	33	②	34	③	35	③
36	②	37	①	38	⑤	39	②	40	⑤
41	⑤	42	③	43	①	44	⑤	45	①
46	③	47	②	48	①	49	②	50	③
51	②	52	②	53	④	54	⑤	55	⑤
56	②	57	②	58	①	59	②	60	③
61	④	62	⑤	63	③	64	④	65	④
66	⑤	67	⑤	68	③	69	①	70	①

모성간호학

71	①	72	⑤	73	⑤	74	④	75	②
76	③	77	④	78	③	79	③	80	④
81	③	82	②	83	③	84	⑤	85	①
86	①	87	⑤	88	①	89	③	90	②
91	②	92	③	93	④	94	②	95	②
96	④	97	⑤	98	③	99	⑤	100	①
101	⑤	102	④	103	①	104	⑤	105	⑤

성인간호학

1 | ③

임종 시 나타나는 신체징후

㉠ 의식수준이 저하되며 수면시간이 길어지고 감각반응도 둔해진다.
㉡ 피부가 차고 축축하며 신체 말단 부위에 청색증이 나타나고 사지에 얼룩덜룩한 반점이 생긴다.
㉢ 안검반사 소실로 눈꺼풀이 완전히 닫히지 않고 시야가 흐려진다.
㉣ 무호흡과 깊고 빠른 호흡이 반복되는 체인스톡 호흡이 나타나고 가래가 끓어 그르렁 소리가 난다.
㉤ 요실금, 변실금, 가스축적이 나타난다.
㉥ 안면근육 이완, 구개반사 소실로 대화나 음식물 섭취가 어려워진다.
㉦ 심박동수와 혈압이 감소한다.

2 | ⑤

⑤ 피부가 뜨겁고 건조하며 의식이 혼미한 상태인 열사병은 체온 조절 기능이 완전히 무너진 상태이므로, 즉시 시원한 장소로 이동하여 의복을 느슨하게 하고 차가운 물수건 등으로 체온을 낮춰야 한다.
① 의식 저하 상태에서 경구 섭취를 시도할 경우 기도 흡인의 위험이 있다.
② 저체온증 대응법으로, 열사병에는 적절한 간호중재가 아니다.
③ 쇼크 대응으로는 적절하지만, 체온 조절이 더 시급한 상태이다.
④ 단순한 관찰은 대상자의 상태를 악화시킬 수 있으므로, 적극적인 응급조치가 필요하다.

3 | ①

① 제1형 과민반응은 즉시형 과민반응으로 알레르기원에 반복 노출되었을 때 발생한다. 알레르기원에 따라 알레르기성 비염, 천식, 아나필락시스, 부비동염, 음식 알레르기, 꽃가루 알레르기, 조영제 알레르기, 집먼지 알레르기 등을 유발한다.
② 제4형 과민반응으로 지연형 과민반응이다.
③ 제2형 과민반응으로 세포독성반응이다.
④⑤ 제3형 과민반응으로 면역복합체 과민반응이다.

4 | ⑤

⑤ 혼수(coma) : 모든 자극에 반응이 없는 완전 무의식 상태이다. 자발적 근육의 움직임이 없고 통증 자극에 대한 반응도 없다. 각종 반사가 소실되었으며 뇌 연수기능이 유지될 경우 대광반사가 나타난다.
① 명료(alert) : 완전히 깨어있는 정상적인 의식상태로 자극에 대해 적절한 반응을 보이며 지남력이 있다.
② 기면(drowsy) : 자극에 대해 느리지만 적절한 반응을 보이고 의사소통이 가능하며 지남력이 있지만 자극이 없어지면 다시 잠에 든다.
③ 혼미(stupor) : 간단한 질문에 몇 마디 대답하지만 의사소통이 불가능하다. 지속적이고 강한 외부자극이 있어야 깨어나고 통증자극에 대해 의도적인 회피반응을 보인다.
④ 반혼수(semicoma) : 표재성 반응 외 자발적 근육의 수축이 거의 없고 통증 자극에 비정상적인 굴곡이나 신전반응을 보인다. 의사소통이 불가능하며 통증 부위로 손을 움직이거나 신음소리를 낸다.

5 | ③

외상으로 다발성 손상을 입었을 경우 우선순위에 따라 응급치료를 수행한다. 순환(circulation), 기도유지(airway), 호흡(breathing)에 중점을 두고 장애(disability), 노출(exposure)을 함께 사정한다. 호흡이나 순환 등의 장애는 치명적이므로 발견 즉시 조치가 필요하다.

6 | ④

복부 관통상에 의한 과다 출혈로 발생한 저혈량성쇼크 증상이다. 저혈량성쇼크는 혈액이나 체액의 과다한 손실로 발생하며 혈량이 감소하여 정맥으로 귀환하는 혈액, 심박동량, 심박출량 감소를 초래한다. 쇼크 환자에게 가장 먼저 이루어져야 하는 간호는 기도와 호흡 유지이다. 호흡수가 빠르고 산소포화도가 감소된 상태이므로 기도를 유지하고 산소를 공급하는 것이 먼저 시행되어야 한다.

7 | ②

② 자극이 적고 담백한 음식은 오심 완화에 효과적이므로, 오심을 호소할 경우 크래커와 토스트를 제공하는 것이 적절하다.
① 환자가 계속 설사 증상을 보일 때 우선적으로 수분과 전해질을 사정하여 투여한다.
③ 뜨거운 음식은 냄새와 자극으로 오심을 유발할 수 있으므로 차가운 음식을 섭취하도록 한다.
④ 저단백, 저열량 식이는 항암 치료 중 영양 상태 유지에 부적절하므로 고단백, 고열량 식이를 권장한다.
⑤ methotrexate 부작용으로 인한 구내염 발생 시, 따뜻한 소금물로 입을 헹구는 것이 통증 완화에 도움이 된다.

8 | ③

세포외액 결핍 증상이다. 세포외액은 출혈이나 구토, 설사, 위장관 체액의 과다한 소실로 세포 외의 수분이 체외로 배설되어 발생한다. 세포외액의 결핍 증상은 저혈압, 빈맥, 호흡수 증가, 정맥압 감소, 요비중 증가, 헤마토크리트 증가, 혈청 삼투질 농도 증가, 구강건조, 주름진 피부 등이다. 수분과 전해질 소실을 보충하기 위해 구강 또는 정맥으로 수분을 충분히 공급하나, 장음이 소실된 상태에서는 정맥으로 수액을 주입한다.

9 | ⑤

⑤ 흉관을 제거하기 전 흉부 X-선을 촬영하여 폐의 재팽창과 삼출물이 완전히 배액되었는지 확인한다. 또한 흉관을 제거한 후 흉부 X-선을 촬영하여 기흉 발생 여부와 체액의 재축적이 있는지 확인한다.
① 흉관 제거 시 통증으로 인한 움직임을 최소화하기 위해 제거 15~30분 전 진통제를 투여한다.
② 흉관 제거 부위는 공기 유입을 막기 위해 멸균 바셀린 거즈로 밀폐 드레싱을 시행한다.
③ 심호흡 후 숨을 내쉴 때 숨을 참도록 하면서 빠르게 관을 제거한다.
④ 일반적으로 흉관을 제거하기 24시간 전 흡인 배액을 중단하고 중력에 의해 배액한다.

10 | ③

③ 안지오텐신 전환효소 억제제(ACE inhibitor)는 혈관을 이완시키는 작용을 하는 약물로 저혈압이 발생할 수 있으므로 정상에서 일어날 때 천천히 일어나도록 교육한다.
① 혈전용해제가 아니므로 출혈 징후와는 무관하다.
② 소변량이 증가하며 부종과는 무관하다.
④ 신장기능이 저하되어 고칼륨혈증이 발생할 수 있다.
⑤ 혈관을 이완시키는 약물이므로 심계항진과는 관계가 없다.

11 | ①

② 위장관 출혈 시 주로 잠혈, 토혈 등이 발생하며 객혈은 주로 호흡기계 출혈 시 나타나는 증상이다.
③ 식도 질환과 관련된 증상이다.
④ 천공 시 오히려 혈압이 하강한다.
⑤ 얕은 호흡과 호흡곤란을 호소한다.

12 | ③

식도암은 초기에는 무증상이나 질병이 진행됨에 따라 연하통증, 연하곤란, 구토, 쉰 목소리, 기침, 식욕 부진, 체중 감소, 철분 결핍성 빈혈, 역류로 인한 악취, 가슴앓이 증상이 나타난다. 식도암으로 인한 식도 폐색으로 처음에는 고형식만 삼키기 어렵지만 점진적으로 유동식까지 삼키기 어려워진다.

13 | ③

장폐색의 증상 및 징후로는 복부 통증, 오심, 구토, 변비, 복부 팽만, 장음 감소 또는 소실, 발열 등이다. 탈수와 수분 및 전해질의 불균형(저나트륨혈증, 저칼륨혈증)이 발생하고 소장 폐색 시 구토로 인한 대사성 알칼리증이 나타나며, 대장 폐색 시 대사성 산증이 나타난다. 가장 우선적인 간호중재는 비위관이나 비장관을 삽입하여 감압하는 것이다. 비위관이나 비장관은 장의 압력을 감소시키고 가스와 분비물을 제거한다.

14 | ②

기도가 이물질로 인해 막힐 경우 재빨리 하임리히법으로 응급처치를 하고 119에 신고한다. 기도가 폐쇄된 정도에 따라 증상이 다르게 나타나는데, 기도가 부분적으로 폐쇄되었을 때는 숨이 가쁘고 기침이 나오며 청색증이 나타날 수 있다. 기도가 완전 폐쇄되었을 때는 기침을 해도 소리가 안 나고 손으로 목을 감싸거나 청색증, 의식 저하 등이 나타나는데 이때 빨리 치료하지 않으면 사망에 이르게 된다.

15 | ④

①④ 통목욕 또는 하루 3~4회 더운 물로 좌욕을 하게 한다. 좌욕이나 통목욕은 상처 부위의 치유를 촉진하고 통증을 완화시키며, 청결과 농성 분비물의 배액을 돕는다.

②③⑤ 배변을 돕기 위해 배변완화제를 투여한다. 변비 예방을 위해 고섬유 식이, 저잔유 식이를 제공하고 충분한 수분 섭취를 권장한다.

16 | ①

① 소량씩 자주 식사하는 것은 소화기계 부담을 줄이면서 영양소의 흡수를 높인다.
② 궤양성 대장염 환자 일부는 유당불내성이 증가하므로 유제품은 제한한다.
③ 카페인은 소화기계에 자극을 주며 궤양성 대장염 환자의 증상을 악화시킨다.
④ 저잔사, 저지방 식이로 대변의 양을 감소시킨다.
⑤ 설사로 인한 탈수 예방을 위해 충분한 수분 섭취를 권장한다.

17 | ①

① 저탄수화물, 고지방 또는 중간 정도의 지방식, 고단백 식이를 권장한다.
② 너무 뜨겁거나 찬 음식 음료의 섭취는 피하도록 한다.
③ 음식물이 천천히 내려갈 수 있도록 식사 중, 식후 20~30분간 측위로 휴식을 취하도록 한다.
④ 식사 중 액체섭취를 최소화하고 식전 1시간, 식후 2시간 동안 수분 섭취를 제한한다.
⑤ 식사는 4~6회에 나누어 소량씩 자주 제공한다.

* 급속이동증후군(dumping syndrome)

위장 내 고장성의 음식물이 공장 내로 빠르게 유입되어 발생한다. 초기 급속이동증후군은 식사 5~30분에 나타나 20~60분까지 증상이 지속된다. 공장 내 고농도 음식물의 빠른 유입은 삼투현상에 의해 수분을 끌어들이고 순환혈액량의 감소를 초래하여 설사, 충만감, 허약, 심계항진, 오심, 실신, 현기증, 심한 위산통반사, 기립성 저혈압 등을 일으킨다.

18 | ⑤

⑤ 바륨 연하검사는 금식한 상태에서 바륨을 마신 후 여러 가지 체위를 취하면서 X-선 촬영을 하여 상부위장관의 궤양, 종양, 염증, 식도열공 등 구조적 비정상이나 폐색을 확인한다.
① 바륨은 대변을 통해 배출되는데 대변이 수분을 흡수하여 바륨이 단단해지면 분변매복을 일으킬 수 있으므로 심한 변비가 있는 환자에게는 적절하지 않다.
② 바륨이 만성 농양을 초래할 수 있으므로 장천공이 의심되는 경우 금기이다.
③ 바륨 정체로 폐색이 더 심해질 수 있으므로 장폐색이 의심되는 경우 금기이다.
④ 의식 저하 환자는 스스로 체위 변경을 할 수 없으므로 검사가 불가능하다.

19 | ②

② 비타민 B_{12} 흡수 정도를 검사하기 위해 시행하며 악성 빈혈의 진단 기준으로 사용한다.
① 편측성 청력 손실 분별에 유용한 검사이다.
③ 중증 근무력증을 진단하는 검사다.
④ 결핵 감염 유무, BCG 접종 반응의 진단하는 검사이다.
⑤ 당뇨병이나 내당능장애를 진단하는 경구 당 부하 검사이다.

20 | ①

스피로놀락톤은 이뇨제로 작용하여 소변을 통해 나트륨과 수분을 배출시키면서 칼륨의 배출은 감소한다. 체내 칼륨 수치가 상승하고 심장 리듬에 영향을 미칠 수 있다.

---

* 스피로놀락톤(spironolactone)

알도스테론 수용체 길항작용을 하는 이뇨제로 나트륨과 수분의 배설을 증가시키고 칼륨의 배설은 감소시킨다. 고칼륨혈증을 유발할 수 있기 때문에 칼륨이 많이 함유된 음식의 섭취를 제한한다. 칼륨이 많이 함유된 음식에는 잡곡, 오렌지, 시금치, 바나나, 토마토, 키위, 딸기, 건포도 등이 있다.

21 | ④

④ 정맥주사용 콜히친은 12시간 이내에 작용한다. 경구용 약물은 염증과 통증이 사라질 때까지 4~7일간 복용한다.
① 염증과 통증 완화를 위해 콜히친과 함께 나프록센(naproxen), 인도메타신(indomethacin), 이부프로펜(ibupropen)을 투여한다. 아스피린(aspirin)은 약의 효과를 방해하여 요산을 축적시키므로 피하도록 한다.
② 통풍은 알칼리성 소변에 잘 녹기 때문에 곡류나 과일, 감자와 같은 알칼리성 식이를 권장한다. 급성기에는 퓨린이 많이 함유된 고등어, 정어리, 육즙, 쇠고기, 동물의 내장 섭취를 제한한다.
③ 콜히친은 자몽주스와 함께 복용할 경우 자몽의 '폴라보노이드' 성분 때문에 설사, 구토 등의 부작용이 나타날 수 있다.
⑤ 수분 부족 시 체내 요산 수치가 상승하므로 수분 섭취를 권장한다.

22 | ④

④ 나트륨은 체내 수분 유지를 증가시켜 울혈성 심부전 환자의 경우, 부종 및 혈압 상승을 일으킬 수 있으므로 나트륨 섭취를 제한한다. 또한 칼륨은 체내 나트륨 수준을 조절할 수 있으므로 적절한 칼륨 섭취가 중요하다. 잡곡, 오렌지, 시금치, 토마토, 키위, 딸기, 바나나 등은 칼륨이 풍부한 식품으로 울혈성 심부전 환자에게 적절한 음식이다.
①②③ 나트륨 함량이 높은 음식이므로 제한한다.
⑤ 칼륨 함량이 적은 음식이므로 적절하지 않다.

23 | ①

심박출량 감소는 30ml/hr 미만의 소변량, 요삼투질 농도 상승으로 확인할 수 있다. 소변량 감소는 신장으로의 심박출량이 감소되면 혈류량을 줄이고 신장 여과 기능이 저하되어 나타나는 증상이다.

24 | ④

간성 뇌질환은 혈중 암모니아 상승에 의해 발생한다. 암모니아는 단백질의 대사산물로 간에서 요소로 전환되어 일부는 신장으로 배설되고 일부는 혈액으로 유입되어 전신 순환한다. 요소를 합성할 수 있는 간의 능력이 저하되기 때문에 혈중 암모니아 수치가 상승하고 간성 뇌질환이 유발된다. 간성 뇌질환에서 특징적으로 나타나는 임상증상은 사고장애, 의식장애, 지남력 저하, 진전과 같은 신경학적 증상이다. 증상은 점점 악화되어 근육강직, 경련, 혼수상태에 이르게 된다.

25 | ②

② 둥글게 깎으면 발톱이 살을 파고들어 염증을 유발할 수 있다. 끝이 날카롭지 않게 일자로 깎아 상처 및 염증을 예방해야 한다.
①④ 상처 예방을 위해 반드시 잘 맞는 신발을 착용한다. 슬리퍼나 꼭 끼는 양말 등은 사용하지 않는다.
③ 처방 없이 티눈이나 굳은살을 제거하지 않으며 항균제나 티눈제거제 등도 처방 없이 사용하지 않는다.
⑤ 약한 비누와 미온수로 발을 씻고, 발가락 사이사이 깨끗하게 닦고 건조하게 유지한다. 순한 로션을 바르되 발가락 사이에는 바르지 않는다.

26 | ②

만성 사구체신염은 급성 사구체신염과 신증후군이 진행되어 발생하거나 만성적인 항원-항체 반응에 의해 발생한다. 만성 사구체신염은 신부전으로 진행될 수 있기 때문에 질병 초기에 적절한 약물치료와 투석치료가 필요하다. 만성 사구체신염의 증상은 다양하고 질병 초기에는 증상이 너무 가벼워 발견하지 못할 수도 있으나 사구체와 신세뇨관의 파괴로 단백뇨, 혈뇨가 나타나고 사구체 여과율이 저하되어 혈청크레아티닌과 혈청요소질소가 상승한다. 핍뇨로 인해 고포타슘혈증, 고인산혈증, 저칼슘혈증이 발생하고 심장비대, 경정맥 울혈, 악설음이 나타난다. 혈압이 상승하여 망막출혈이나 망막혈관의 변화가 나타날 수 있다.

27 | ④

④ 검사 후 분홍빛 소변은 흔히 나타날 수 있으나 소변에 선홍색 출혈이 있거나 혈전이 있으면 요로 폐색을 초래할 수 있으므로 즉시 의사에게 보고한다.
①⑤ 검사 후 환자는 배뇨 통증, 배뇨 시 작열감을 호소할 수 있기 때문에 충분한 수분 섭취를 권장하고 진통제와 따뜻한 좌욕을 제공한다.
② 검사 후 체온 상승, 오한과 같은 요로감염 증상이 나타나는지 관찰하고 예방을 위해 항생제를 투여한다.
③ 방광 경련 완화를 위해 이완제나 진통제, 항콜린성 약물을 투여할 수 있다.

28 | ①

스키와 같은 스포츠나 탈 것 사고에 의해 무릎 전방십자인대가 손상될 경우 무릎이 뚝 부러지는 듯한 느낌이 들고, 무릎이 뻣뻣하고 붓게 되며 통증을 호소한다. 라크만(lachman) 검사는 무릎인대, 특히 전방십자인대 손상이 의심될 경우 시행하는 검사로 환자의 대퇴골 말단을 잡고 경골 쪽으로 다리를 밀었을 때 경골이 앞쪽으로 움직이면 양성이다.

29 | ①

맥머레이(mcmurray) 검사는 내·외측 반월판 손상이 의심되는 경우 시행하는 검사다. 대상자를 앙와위로 눕힌 상태에서 무릎과 고관절을 굽히고 한손은 무릎에, 다른 한손은 발꿈치에 대고 대상자의 무릎을 굴곡, 신전, 내·외전 하였을 때 통증과 함께 삐꺽거리는 소리가 들리면 양성으로 무릎 반월판 손상을 의미한다.

30 | ③

볼크만 구축은 상지 손상 시 나타난다. 상완골절로 인한 종창 및 압력 증가는 혈관을 압박하고 전완부의 혈액 공급이 차단되어 허혈을 초래한다. 시간이 지나면서 근육과 신경이 손상되어 허혈성 근조직이 섬유조직으로 대체되면서 손과 전박의 변형, 구축이 발생하고 이로 인해 운동과 감각기능의 영구적인 장애를 일으킨다.

31 | ④

④ 수술 다음 날부터 다리 곧게 들어올리기, 사두근 힘주기 운동을 시작하여 점진적으로 운동량을 증가시킨다.
①② 침상 밖 기동 시 수술 받은 쪽에서 지지해주고, 건강한 다리에 체중을 싣고 서도록 한다.
③ 의자에 앉을 때는 베개로 지지하여 수술한 다리를 상승시킨다.
⑤ 온습포는 부종과 통증 감소 목적으로 적용한다.

32 | ③

③④ 쪼그려 앉기, 무릎 구부리기, 장시간 서있기, 굴곡 된 자세로 오래 있기는 관절 경축을 초래하고 관절에 무리를 주는 행동이므로 피해야 한다. 보행 시 지팡이나 목발, 보행기와 같은 보행 보조기구를 사용한다.
① 과체중은 관절에 무리를 줄 수 있기 때문에 체중감소 프로그램을 적용한다. 적정한 양의 단백질과 칼로리를 섭취하고 조직의 치유를 촉진하기 위해 비타민C를 섭취하도록 한다.
② 관절의 부담을 완화시키기 위해 무거운 물건을 들 때 가까이 서서 잡도록 한다.
⑤ 운동은 관절의 움직임을 도와주고 통증과 기능장애를 예방한다. 간단한 활동부터 시작하여 점진적으로 활동량을 늘리고 규칙적으로 운동할 수 있도록 한다.

33 | ②

석고붕대 적용부위가 압박으로 인해 혈류가 손상되고 조직으로 산소공급이 차단되어 조직이 괴사될 때 사지의 무감각, 저림, 창백함, 냉감, 청색증, 통증, 마비, 부종, 운동마비 증상, 맥박 소실이 나타난다. 석고붕대를 적용 중인 사지가 차고 창백하며 감각이 없을 때 즉시 석고 붕대를 제거한다.

34 | ①

② 유치도뇨관은 수술 2 ~ 3일째에 제거한다.
③ 무기폐, 폐렴 등 폐합병증 예방을 위해 기침과 심호흡을 격려한다.
④⑤ 고관절의 굴곡과 외전을 예방하기 위해 침상에서 외전베개를 적용한다.

＊ 고관절치환술 수술 당일 간호중재
㉠ 유치도뇨관과 배액관을 관리하고 섭취량과 배설량을 모니터한다.
㉡ 8시간 동안 침상안정하고 혈전성 정맥염 예방을 위해 탄력스타킹을 착용한다.
㉢ 고관절의 굴곡과 외전을 예방하기 위해 침상에서 외전베개를 적용한다.
㉣ 진통제, 항구토제, 근육 이완제, 배변완화제, 항생제를 투여한다.
㉤ 활력징후와 신경혈관상태를 사정한다.
㉥ 욕창 예방을 위해 2시간마다 체위를 변경하고 공기침요를 적용한다.
㉦ 폐 합병증 예방을 위해 기침과 심호흡을 격려한다.

35 | ③

③ 시술 부위를 구부리지 않도록 하며, 모래주머니로 압박한다.
① 조영제 배설을 위해 충분한 수분 섭취를 권장한다.
② 시술한 부위의 말초에서 맥박을 확인하고, 혈종, 출혈 유무, 순환, 감각, 색깔을 사정한다.
④ 혈전 형성 예방을 위해 정맥으로 heparin을 투여한다.
⑤ 시술 후 6시간 동안 침상안정을 시킨다.

36 | ②

인공심박동기는 심장에 반복적인 전기자극을 주어 심박동수를 유지시킨다. 선천적 심장질환이나 심장 전도계의 장애, 동방결절의 기능부전으로 심박조절자가 제 역할을 하지 못하는 경우 인공심장박동기가 심장박동을 시작한다. 인공심박동기는 전원과 전극도관으로 구성되어 있어 전자레인지, 고압선 발전소, 자기공명영상(MRI) 등 강한 자력이 있거나 높은 전압을 생산하는 곳은 인공심박동기의 전원을 교란시키거나 차단할 수 있기 때문에 피해야 한다.

37 | ①

승모판막 협착증의 증상은 서서히 나타나는 것이 일반적이다. 좌심실 기능 이상에 의해 발생하는 대표적인 증상은 운동 시 호흡 곤란, 기좌호흡, 발작성 야간 호흡 곤란, 피로감 등이며, 드물게 흉통이나 객혈도 발생할 수 있다. 또한 심방세동, 심계항진, 말초부종, 간비대 및 복수와 같은 우심부전 증상이 발생할 수도 있다.

38 | ⑤

류마티스열은 A군 베타 용혈성 연쇄상 구균에 의한 인후감염이 효과적으로 치료되지 않을 경우 발생하는 비정상적인 자가면역 과민반응이다. 류마티스열은 결합조직, 관절, 피부, 심장, 뇌를 침범한다. 특히 심장에 염증을 초래하여 심근 수축력을 감소시키고 심장판막을 손상시키는 등 류마티스심질환이 발생할 위험이 높아진다.

39 | ②

② 체액 정체로 인해 경정맥 확장, 체중 증가, 간과 비장 비대, 복부 팽만, 복수, 오심, 구토, 식욕 부진, 야간 다뇨, 갈증 호소, 발목과 다리의 부종, 손과 손가락의 부종 등 전신 울혈증상이 나타난다.
①④⑤ 좌심부전이 발생하면 폐울혈 증상이 나타나 기좌호흡, 야간에 마른기침, 거품 섞인 분홍색 객담이 발생한다.
③ 좌심부전에서 심박출량 감소로 빈맥, 약한 말초맥박이 나타난다.

40 | ⑤

질산염제제는 정맥을 확장시켜 심장으로 귀환하는 혈액량을 감소시키고 전부하를 줄인다. 질산염제제에는 니트로글리세린, 이소소르비드가 있다. 이 약물들은 정맥 혈관을 확장시킬 뿐만 아니라 동맥혈관도 확장시켜 혈압을 감소시킬 수 있기 때문에 투여 중 반드시 혈압 모니터링이 필요하다.

41 | ⑤

3도 방실차단은 동방결절에서 오는 자극이 완전히 차단되기 때문에 심방과 심실이 각각 독립적으로 수축하게 된다. 심실수축수는 분당 20 ~ 40회이기 때문에 심박출량이 감소하여 전신순환이 감소하고 애덤스 스톡스(adams-stokes) 증후군이 나타난다. P파는 동방결절이 정상이므로 QRS파와 관계없이 규칙적으로 나타나고 QRS파는 P파와 관계없이 분당 20 ~ 40회 속도로 규칙적으로 나타난다. 만약 방실결절에서 흥분이 시작된다면 분당 40 ~ 60회의 속도로 QRS파가 나타난다. 수축 자극이 심실에서 시작하면 QRS파 모양이 넓어지고 비정상적인 모양이지만 수축자극이 방실결절에서 시작되면 QRS파형이 정상이다.

* 애덤스 스톡스 증후군

심한 부정맥 또는 전도장애로 인해 뇌로 가는 혈류가 일시적으로 급격히 감소하면서 갑작스러운 의식 소실, 경련 등이 반복되는 심장질환이다.

42 | ③

심실빈맥의 심전도 그래프이다. 심실빈맥은 심실에서 나타나는 비정상적으로 빠른 맥박으로, 심실조기수축이 3회 이상 반복적으로 나타난다. 심실빈맥은 저칼륨혈증, 심근경색, 심근병증, 심부전, 허혈성 심질환, 약물 부작용 등에 의해 발생하며 심실세동으로 이행될 수 있기 때문에 즉시 치료가 필요하다. 심실빈맥에서 심박동수는 140 ~ 250회/min으로 빠르며 P파는 QRS파에 묻혀 보이지 않고 QRS파는 넓게 보이며 규칙적이다. 심전도 모니터 결과 심실빈맥이 관찰되면 우선 의식과 맥박을 확인하여 맥박이 있는 경우 심장리듬전환술을 실시한다. 심장리듬전환술 후에는 산소와 항부정맥제를 투여한다. 맥박이 없는 경우 즉시 심폐소생술을 시작하며 제세동을 시행한다. 이와 함께 기관 삽관, 에피네프린, 아미오다론, 바소프레신 등을 투여한다.

43 | ①

① 환기 증진, 호흡곤란 완화를 위해 마스크를 이용해 고농도의 산소를 공급한다.
② 기좌호흡이 있는 경우 좌위나 반좌위를 취해주고 다리와 발은 침대 아래로 내리도록 한다. 이 체위는 폐울혈과 정맥귀환을 감소시키고 전부하를 줄여준다.
③④ 전부하를 감소시키기 위해 수분과 염분 섭취를 제한하고 열량과 단백질을 충분히 공급한다.
⑤ 이뇨제는 신세뇨관에서 나트륨 배설을 증가시키고 체액을 감소시켜 울혈 증상을 완화하는 데 도움이 된다.

44 | ⑤

⑤ Troponin의 정상 범위는 <0.04ng/mL이다. 심근손상 시 방출되는 중요한 효소로 특히 Troponin I는 심근세포에서만 발견되어 진단에 유용하다. 심근 손상 3~4시간 이내 상승하여 4~24시간 내 최고조에 이른다.
① LDH의 정상 범위는 140~280IU/L이다. 심근경색 후 12~24시간 내 상승하여 48~72시간에 정점에 이른다. 그러나 LDH는 심근손상 시에만 한정적으로 상승하지 않기 때문에 심근경색의 진단을 위해서 CK-MB와 Troponin I가 더 많이 사용된다.
② CRP의 정상 범위는 <1.0mg/dL이다. 급성 염증기간에 생성되는 단백질로 협심증이나 심근경색과 같은 심장질환의 위험을 예측하는 데 사용된다.
③ CK-MB의 정상 범위는 0~5mcg/mL이다. 심근경색 발생 2~4시간 후 상승하여 24시간 이내 최고조에 이른다. CK-MB는 심장근육에 특이적이므로 심근 손상을 평가하는 데 중요한 단서가 된다.
④ Myoglobin의 정상 범위는 0~85mg/mL이다. 심근과 골격근에서 발견되며 심근경색 시 1~2시간 후 상승하여 6시간 후 정점에 이른다. 심근경색 초기에 발견되는 심장지표지만 심장에만 국한되지 않고 근육 손상이 있는 경우 상승하기 때문에 제한점이 있다.

※ 심장효소검사
급성 심근손상 확인을 위한 심장효소검사로, troponin T&I, CK, CK-MB, myoglobin, LDH 등이 있다. 심근손상으로 세포가 파괴되면 효소가 혈액으로 흘러나와 혈청 내에 특정 효소 수치가 상승한다.

45 | ①

심근의 허혈, 손상, 경색에서 전형적인 심전도의 변화가 나타난다. 심내막하 손상인 경우 ST분절이 하강하고 심장 근육 전체의 손상인 경우 ST분절이 상승한다. 심근허혈 시 T파 역전이 나타나고 심근경색에서 비정상적인 Q파를 형성한다. 심근경색증의 통증은 30분 이상 지속되고 마약성 진통제에 의해서만 통증이 완화된다. 모르핀은 마약성 진통제로 통증 완화와 불안 감소 효과가 있다. 통증을 완화시키면 심근으로 산소 공급이 증가하여 심근의 산소요구를 줄이는 데 도움이 된다.

46 | ③

베타차단제는 심박동수를 줄여주고 심근의 수축력, 심근섬유의 길이를 감소시켜 심근세포막을 안정시키고 산소요구량을 낮춰준다. 대표적인 베타차단제로 metoprolol, atenolol이 있다. 이 약물들은 교감신경 자극을 억제하여 혈압과 맥박을 감소시킬 수 있다. 만성 폐쇄성 폐질환, 천식, 당뇨, 신장질환 환자는 사용에 주의해야 한다.

47 | ②

심근경색의 중요한 증상은 흉통으로, 통증이 30분 이상 지속된다. 통증은 흉골 하부의 압박감으로 나타나 왼팔과 등, 턱으로 방사되며 휴식에 의해 완화되지 않고 마약성 진통제에 의해서만 완화된다. 심전도에서 ST분절의 상승은 심근조직의 허혈로 인한 심근세포의 손상을 의미한다. CK-MB와 troponin I는 혈청 심장효소로 심근세포가 손상되었을 경우 효소들이 혈청 내로 방출되어 상승하므로 심근경색증의 진단에 유용하다.

48 | ①

조직-플라즈미노겐활성제(t-PA)는 플라즈미노겐을 활성 형태인 플라즈민으로 전환시키고, 플라즈민은 직접 섬유소, 섬유소원, 프로트롬빈을 분해하여 섬유소 응괴를 파괴시킨다. 조직-플라즈미노겐활성제(t-PA)는 출혈의 위험성을 증가시키기 때문에 투여 전 출혈 유무를 확인하고 혈액응고 능력을 평가하기 위한 혈액검사를 시행한다. 투여 중에는 뇌출혈, 혈뇨, 혈변, 비출혈 등의 출혈을 주의 깊게 사정한다.

49 | ②

② 급성동맥폐색의 전형적인 증상은 간헐적 파행증으로 운동 시 통증이 나타나고 휴식하면 통증이 사라진다. 그러나 질환이 진행될수록 안정 시에도 허혈성 통증을 느끼게 된다.
①④ 하지의 원위부인 발가락, 발등, 발뒤꿈치에서 통증이 발생하고 창백함, 냉감이 있으며 조직으로 허혈이 계속될 경우 괴사로 인해 까맣게 색이 변한다. 통증은 주로 발가락, 발등, 발뒤꿈치에서 나타나며 종아리나 발목에서는 거의 나타나지 않는다.
③ 조직으로의 혈액 공급이 차단되어 발 부위 맥박이 감소하거나 소실된다.
⑤ 통증은 다리를 밑으로 내리는 자세에서 완화된다.

＊ 급성동맥폐색

혈전으로 동맥이 갑자기 폐색되어 조직으로의 혈류공급이 차단되고 조직의 괴사와 통증을 유발한다. 갑자기 증상이 발생하며 통증(pain), 마비(paralysis), 체온 변화(poikilothermia), 맥박 소실(pulselessness), 창백함(pale), 감각이상(paresthesia) 6P증상이 나타난다.

50 | ③

③ 부종감소, 관절기능 유지를 위해 수술 다음날부터 관절가동범위 운동, 손가락운동을 시작한다. 머리 빗기, 세수하기, 브래지어 잠그기 등을 스스로 할 수 있을 때까지 돕고 줄당기기 운동, 추 흔들기 운동 등을 반복하여 할 수 있도록 교육한다.
① 부종을 예방하기 위해 수술 받은 쪽의 팔에서 정맥 주사, 채혈, 혈압측정, 무거운 물건 들기는 피하도록 한다.
② 부종 완화를 위해 수술 받은 쪽의 팔을 심장 보다 높여준다.
④ 유방절제술 후 액와 부위를 핀으로 자극했을 때 무감각은 정상적이다.
⑤ 체위 변경 시 통증을 유발하므로 건강한 쪽의 팔부터 움직이도록 한다.

＊ 변형 근치 유방절제술

유방암에서 가장 일반적으로 시행되는 수술 방법으로 유방조직과 액와 림프절, 소흉근 등을 제거한다. 액와 림프절이 함께 제거되기 때문에 림프부종이 발생할 수 있다.

51 | ②

당뇨 환자는 당화혈색소가 6.5% 이상이거나, 공복혈당농도가 126mg/dl 이상, 경구당부하검사상 2시간째 포도당농도가 200mg/dl 이상, 혈장 포도당 농도가 200mg/dl 이상, 식후 혈당 180mg/dl 이상일 경우 간호중재가 필요하다.

52 | ④

프로트롬빈은 간에서 합성되는 단백질로 응고과정에 필수적이다. 프로트롬빈의 합성을 위해서는 비타민K가 필요하고, 비타민K는 장내 세균에 의해 합성된다. 간 손상이나 담도폐쇄, 소장 질환으로 비타민K가 결핍된 경우 저프로트롬빈혈증이 발생한다. 저 프로 프롬빈혈증 시 응고장애로 출혈 증상을 일으켜 토혈, 혈변, 점상출혈, 반상출혈, 비출혈, 혈뇨, 저혈압, 빈맥, 소변량 감소, 의식수준 저하, 창백함, 피로, 호흡곤란 등이 나타난다.

53 | ④

① 사용하기 전 약물이 골고루 섞이도록 잘 흔들어 사용한다.
② 똑바로 앉은 상태에서 고개를 약간 뒤로 젖히고 약물을 흡입한다.
③ 흡입기를 누르고 천천히 깊게 숨을 마신다. 약물이 폐 깊숙이 도달할 수 있도록 10초간 숨을 참은 후 내쉰다.
⑤ 흡입기 사용 후 입안을 헹구어 내도록 한다.

54 | ⑤

②③⑤ 처방된 약물을 규칙적으로 정확하게 투여한 경우 치료 2~4주 후 전염력은 사라지나 약물을 최소 6개월 이상 지속적으로 복용해야 한다.
① 항결핵제는 내성 발생 예방과 약제 간의 상승 작용을 위해 여러 가지 약물을 병용하여 투약한다.
④ 항결핵제는 약물의 흡수를 높이기 위해 아침 식전 공복에 투여하며 최대 혈청농도에 도달하기 위해 하루에 몇 번 나누어 투약하는 것보다 처방받은 약을 한 번에 투약하는 것이 효과적이다.

55 | ⑤

PT(protrombin time)는 응고인자 Ⅲ, Ⅴ, Ⅶ, Ⅹ에 의해 응고 시간이 얼마나 소요되는지 측정하는 검사로 PT에 대한 검사기관마다의 상호차이를 보완하기 위해 만들어진 것이 PT 국제표준비율(PT INR)이다. 와파린은 항응고제로 혈액응고 조절인자의 수를 감소시킨다. 와파린의 용량 조절을 위해 PT 국제표준비율(PT INR)이 사용되며 일반적으로 인공판막치환술을 받은 환자의 경우 PT INR 수치가 2~3 사이로 유지되도록 한다. 만약 PT INR 수치가 너무 낮으면 혈전발생의 위험이 높아지고 너무 높으면 출혈 위험이 높아지기 때문이다.

56 | ②

만성 폐쇄성 폐질환 환자의 폐기능 검사결과 잔기량(RV) 증가, 기능적 잔기용량(FRC) 증가, 1초 강제 호기량(FEV1) 감소, 강제 중간 호기유속(FEF 25~75%) 감소, 1초 강제 호기량과(FEV1)/강제폐활량(FVC)이 감소한다.

---

* 폐기능 검사

㉠ 잔기량(RV) : 최대로 호기 한 후 폐에 남아 있는 공기의 양을 의미한다.
㉡ 기능적 잔기용량(FRC) : 정상적으로 호기 한 후 폐에 남아 있는 공기의 양을 의미한다.
㉢ 1초 강제 호기량(FEV1) : 1초간 호기 할 수 있는 최대 공기의 양을 의미한다.
㉣ 강제 중간 호기유속(FEF 25~75%) : 강제로 호기 할 때 중간 유속을 의미한다.
㉤ 1초 강제 호기량과(FEV1)/강제폐활량(FVC)의 비율 증가 : 1초간 호기 할 수 있는 최대 공기의 양/최대로 흡기 한 후 최대 호기할 수 있는 공기량을 의미한다.

57 | ②

② 만성 피로와 저산소증이 있고, 낮은 활동수준으로도 호흡곤란이 유발되기 때문에 활동과 휴식의 균형을 유지하여 환자들이 일상생활이나 스스로 간호를 할 수 있도록 교육해야 한다. 천천히 걸으며 활동하고 활동 중에는 휴식을 취하도록 한다.
① 흡연은 만성 폐쇄성 폐질환의 주요 원인으로, 폐포의 정상 단백질 용해 효소의 분비를 증가시켜 폐포의 elastin을 파괴한다.
③ 호흡기 감염에 취약하다. 급성 호흡기 감염은 점액생산을 증가시키고 기관지 경련을 초래하여 호흡곤란을 악화시킨다. 따라서 사람이 많이 모이는 곳은 피하도록 교육한다.
④ 식욕 감퇴, 식사로 인한 호흡곤란, 조기 포만감을 경험한다. 음식은 소량씩 6회가량 나누어 섭취하도록 하고 고열량, 고단백 식이를 제공한다. 씹기 쉽고 가스를 형성하지 않는 음식을 섭취하도록 하고 마른 음식은 기침을 자극하기 때문에 피하도록 한다.
⑤ 입술을 오므리고 호흡하는 것은 기도 개방성을 유지시키고 폐포의 내압을 증가시켜 이산화탄소의 배출을 돕는다.

58 | ①

좌심부전 환자의 호흡곤란을 완화시키기 위해 좌위나 반좌위를 취해주고 다리를 침대 아래로 내리도록 한다. 이 자세는 전부하를 감소시키고 폐울혈과 정맥귀환량을 줄여준다. 호흡수, 호흡 양상을 지속적으로 관찰하고 폐음을 청진하여 필요시 고농도의 산소를 공급한다. 만일 저산소증이 호전되지 않는다면 지속적 양압호흡기를 적용하거나 기관 내 삽관을 시행한다.

59 | ②

브로카 영역이 손상되면 의미는 알고 단어도 떠오르지만, 발음이 어눌하고 말을 매끄럽게 이어가지 못하는 특징이 나타난다. 운동성 실어증(브로카 실어증)이라고 불리며, 언어이해능력은 정상이지만 언어구사능력은 현저히 떨어진다.

60 | ③

③ 경정맥 배액 촉진을 위해 침상머리를 30° 상승시킨다.
①② 기침, 빈번한 체위 변경, 등척성 운동은 두개내압을 상승시킬 수 있으므로 금한다.
④ 흡인은 두개내압을 상승시킬 수 있으므로 가능한 짧게 1회 10초 미만으로 한다.
⑤ 경정맥 압박을 감소시키기 위해 경부의 과도한 굴곡이나 회전은 금한다.

61 | ④

④ 검사 후 출혈, 통증, 뇌척수액 누출, 목의 강직, 체온 상승, 배뇨곤란, 하지 근육 경련 등의 증상이 나타나면 즉시 알리도록 한다.
① 소실된 뇌척수액의 보충을 위해 정맥으로 수액을 주입하고 충분한 수분 섭취를 권장한다.
② 온찜질은 전신 염증을 유발할 수 있으므로 냉찜질을 적용한다.
③⑤ 뇌척수액 누출로 두통이 발생할 수 있다. 두통을 감소시키기 위해 앙와위를 취해준다.

62 | ⑤

②⑤ 수술 후 24시간 동안은 침상안정을 시키고 2시간마다 통나무 굴리듯 체위를 변경한다.
① 추간판의 압력 감소를 위해 단단하지만 딱딱하지 않은 매트리스를 제공한다.
③ 똑바로 앉거나 서는 자세는 척추에 긴장을 유발하므로 배변 시를 제외하고는 앉는 것을 금한다.
④ 수술 부위에 온습포를 적용하는 것은 순환을 돕고 근육을 이완시켜 통증을 감소시키나 수술 직후에는 금한다. 수술 후 첫 48시간 내에는 얼음주머니를 대주고 이후에 온습포를 적용한다.

63 | ③

③ 통증이 없을 때 가벼운 운동, 식사, 구강간호, 면도, 세안 등을 하도록 한다. 구강위생을 위해 생리식염수로 가볍게 함수하고 각막 감각 상실로 각막이 건조해 질 수 있으므로 인공눈물을 제공한다.
①② 삼차신경통은 더위나 추위에 노출될 경우 악화되므로 실온의 음식을 제공하고 미지근한 물로 세안하도록 한다.
④⑤ 통증을 유발하므로 한 번 식사할 때 충분한 영양을 섭취할 수 있도록 고열량, 고단백, 씹기 쉬운 음식을 제공하고 식사 시 침범되지 않은 쪽으로 음식을 씹도록 한다.

* 삼차신경통

제5뇌신경인 삼차신경이 자극되어 발생하는 통증 발작이다. 통증은 수 초에서 수분간 지속되다 자연적으로 사라지며 반복적으로 나타난다. 환자는 심한 통증으로 불안과 두려움을 호소하며 세수, 양치, 식사, 면도를 피하게 된다.

64 | ④

텐실론(tensilon)은 콜린분해효소억제제(anticholinesterase)로 콜린분해효소(cholinesterase)가 아세틸콜린(acetylcholine)을 분해하는 것을 억제하여 근육의 긴장도를 증가시키고 근력을 향상시킨다. 텐실론은 투약 후 30초 이내에 작용하여 근력이 향상되고 효과는 5분간 지속된다. 근력이 향상되면 양성으로 중증근무력증으로 진단한다.

65 | ④

④ 아미노산은 레보도파의 흡수와 전달을 방해하므로 고단백 식사는 피하도록 한다.
① 레보도파는 공복에 흡수가 가장 잘 되기 때문에 가급적 공복에 투여하나 오심이 있는 경우에는 음식과 함께 섭취한다.
②⑤ 기립성 저혈압이 발생할 수 있으므로 사우나, 증기욕, 열탕은 피하고 자세 변경 시 서서히 시행한다.
③ 비타민B_6은 간에서 레보도파의 전환을 촉진하고 뇌에서는 도파민으로의 전환을 감소시키므로 섭취를 금한다.

66 | ⑤

⑤ 외부에서 경련할 상황을 대비해 뇌전증 환자임을 명시하는 팔찌나 목걸이를 착용한다.
④ 경련이 일정 기간 없어도 처방대로 규칙적인 약물 복용이 필요함을 교육한다.
① 초콜릿을 비롯한 카페인, 알코올은 경련을 유발할 수 있으므로 피한다.
② 다니던 학교나 직장을 그만 둘 필요는 없으며 꾸준한 약물 치료로 일상생활을 정상적으로 유지할 수 있다.
③ 경련으로 인한 낙상위험을 줄이기 위해 침대의 높이는 가능한 낮게 하고 침상난간을 올려둔다.

67 | ⑤

갑상샘 절제술 후 출혈, 성문의 부종으로 기도가 눌려 기도폐쇄가 발생할 수 있다. 협착음, 호흡곤란, 호흡 시 보조근육 사용, 청색증, 산소포화도 저하, 호흡수 증가는 기도폐쇄 시 나타나는 증상이다. 기도폐쇄로 인한 급성 호흡부전에 대비해 침상 옆에는 기관내 삽관, 기관절개술 세트, 산소와 흡인기구, 발사세트, 10% 칼슘 글루코네이트를 준비해 둔다. 기도유지를 위해 좌위를 취해주고 기침과 심호흡을 격려하며 필요시 기도를 흡인한다.

68 | ③

항이뇨 호르몬 부적절 분비증후군(SIADH)은 항이뇨호르몬의 과잉생산, 과잉분비로 혈청 삼투압이 감소하나 호르몬이 계속 분비되어 수분이 축적되고 혈액이 희석되어 저나트륨혈증이 발생한다. 혈량이 증가하여 사구체 여과율은 증가되고 레닌 알도스테론 분비가 억제된다. 수분정체로 체중 증가, 혼돈, 지남력 상실, 무기력 등 수분전해질 불균형 증상과 신경학적 증상이 나타난다.

※ 항이뇨 호르몬 부적절 분비증후군(SIADH) 간호중재

㉠ 수분중독과 저나트륨혈증 증상을 사정한다.
㉡ 체중, 활력징후, 섭취량과 배설량을 사정한다.
㉢ 수분 섭취를 제한한다. 수분 제한으로 구강이 건조해 질수 있으므로 구강간호를 시행한다.
㉣ 이뇨제, 고장성 saline 용액, lithium을 투여한다.
㉤ 신경학적 상태를 사정한다. 자극이 적고 안전한 환경을 조성한다.

69 | ①

① 소변으로 칼슘의 배설을 증가시키기 위해 이뇨제를 투여한다.
② 칼슘의 배설을 증가시키기 위해 수분 섭취를 권장하며 정맥으로 수액을 공급한다.
③ 조기이상과 활동을 유지하도록 한다.
④ 칼슘 섭취를 제한한다.
⑤ 신장 결석과 요로감염을 예방하기 위해 산성 식이를 제공한다.

※ 원발성 부갑상샘 기능항진증

부갑상샘 호르몬의 과다 분비로 뼈의 파골작용이 촉진되어 혈청칼슘이 증가한다.

70 | ①

빨대 사용 시 중이 내부 압력이 불안정해져 통증이나 삼출물이 발생할 수 있다. 뜨거운 음료는 피하고 찬 음료는 컵에 따라 천천히 마셔야 한다.

※ 귀 수술 후 간호

㉠ 고막이 치유될 때까지 귀안에 물이 들어가지 않게 한다.
㉡ 3주 동안은 갑자기 머리를 돌리거나 흔들고 구부리지 않도록 한다.
㉢ 코는 입을 벌리고 한 번에 한쪽씩 조심스럽게 풀고, 기침이나 재채기를 할 때도 입을 벌리고 하도록 한다.
㉣ 2~3주 동안 빨대를 사용하지 않는다.
㉤ 수술 부위 압력과 부종을 감소시키기 위해 침상머리를 올리고 수술하지 않은 귀 쪽으로 눕는다.
㉥ 귀 보호를 위해 과격한 운동, 신체활동은 피하고 호흡기 감염을 예방한다.
㉦ 귀의 드레싱은 매일 교환하고 6주간은 바셀린 솜뭉치로 느슨하게 귀를 막아 귀를 건조하게 유지한다.
㉧ 처방에 따라 항구토제, 진통제, 항생제를 투여한다.

모성간호학

71 | ①

① 성폭행 피해자는 극도의 공포감, 불안감, 수치심을 경험하기 때문에 비밀이 보장되는 편안하고 조용한 장소를 제공한다. 피해자는 안전하며 혼자 두지 않을 것임을 설명한다.
② 증거물 수집을 위해 검진 후 목욕을 하고 새로운 옷으로 갈아입도록 한다. 피해자의 옷은 봉투에 넣어 밀봉한다.
③ 원치 않는 임신을 예방하기 위해 성교 후 72시간 이내 12시간 간격으로 응급피임약을 2회 복용한다. 응급피임약은 착상을 방해하기 때문에 이미 착상되었을 경우에는 효과가 없다.
④ 신체 사진 촬영 및 법적 증거자료 수집 시 사전에 반드시 피해자의 동의를 받아야 한다.
⑤ 피해자가 자신의 요구사항을 스스로 결정하도록 하고 의사결정 과정에 참여시킨다.

72 | ⑤

③⑤ 고등급 상피내종양(HGSIL)의 경우 침윤, 진행성 병소 확인을 위해 질 확대경 검사와 생검이 필요하다.
① 치료 이후에도 재발률이 10% 정도 되기 때문에 6개월마다 자궁목세포진검사를 시행한다.
② 생식능력 보존을 원하는 경우 자궁절제술은 가장 마지막에 고려되어야 한다. 자궁절제술이 고려되는 경우는 미세침윤이 있거나 병소가 자궁경부 경계를 침범한 경우이다.
④ 비정형세포 상피내종양(ASCUS), 저등급 상피내종양(LGSIL)의 대부분은 자연적으로 치유되기 때문에 특별한 치료가 필요 없으나 고등급 상피내종양(HGSIL)은 냉동요법, 레이저요법, 원추절제술, 고리전기절제술, 단순자궁절제술과 같은 치료가 필요하다.

73 | ⑤

완경이 되면 난소 기능이 저하되어 에스트로겐과 프로게스테론의 분비가 감소한다. 이에 따라 FSH(난포자극호르몬)와 LH(황체형성호르몬)의 분비가 상대적으로 증가한다.

74 | ④

④ 원발성 무월경은 2차 성징의 발현 없이 14세까지 초경이 없거나 2차 성징의 발현이 있지만 16세까지 초경이 없는 병리적 상태의 무월경이다. 해부학적 구조 이상, 성선기능저하증의 원인이 된다.
①② 임신, 출산 후 모유수유 기간, 사춘기 이전, 완경 이후의 무월경은 생리적 무월경 상태이다.
③⑤ 속발성 무월경은 월경이 규칙적이었던 여성이 6개월 이상 월경이 없거나 정상 월경주기의 3배 이상 주기에서 월경이 없는 병리적 상태의 무월경으로 시상하부-뇌하수체의 기능적 결함, 내분비 대사 질환, 외상이나 수술과 관련이 있다.

75 | ②

② 자율신경계와 혈관운동계 불안정으로 갱년기의 가장 흔한 증상인 열감, 야간발한이 나타난다.
① 에스트로겐 감소로 질상피가 얇아지고 건조해지며, 질의 pH가 증가하여 위축성 질염을 유발한다.
③ 에스트로겐 감소로 교원질의 양이 감소하고 표피와 진피가 얇아져 피부의 탄력성이 감소한다.
④ 에스트로겐 감소로 파골세포에 의한 골흡수가 증가하여 골성장과 골밀도가 감소한다.
⑤ 에스트로겐 감소로 총콜레스테롤과 저밀도 지질단백질의 혈중농도가 증가하고 고밀도 지질단백질의 혈중농도가 감소하기 때문에 동맥경화증, 관상동맥질환의 발생위험이 높아진다.

76 | ③

① 난포낭종 : 기능성 낭종 중 가장 흔하며 난포에 **유동액**이 정상보다 많이 고여 발생한다.
② 황체낭종 : 퇴화하지 못한 황체가 낭종화되어 출혈을 동반하며 특별한 치료 없이 사라진다.
④ 난소섬유종 : 주로 완경기 여성에게서 발생하며 결합조직에 발생하는 충실성 종양이다.
⑤ 다낭난소증후군 : 난소 여성 난임의 원인으로 작용한다. 기능을 방해하는 낭종이 여러 개 형성되어 발생하며 내분비계 불균형으로 난소의 크기가 커지고 무월경이 나타나며 고인슐린혈증, 당뇨병 발생위험이 높아진다.

77 | ④

양측 난소절제술을 받은 경우에는 배란과 월경이 일어나지 않으며 완경 증상이 나타난다. 난소호르몬이 분비되지 않기 때문에 호르몬 대체요법이 필요하며 임신이 불가능하다. 그러나 한쪽 난소절제술을 받은 경우 남은 한쪽 난소에서 정상적으로 매달 배란과 월경이 일어나며 난소호르몬이 분비되고 임신이 가능하다.

78 | ③

여성의 증상은 노인성 질염(위축성 질염)이다. 노인성 질염은 에스트로겐 농도가 저하되면서 질 상피가 얇아져 염증 반응이 일어나는 것으로, 에스트로겐 질정 또는 크림을 사용하여 증상을 완화시킨다.

79 | ③

자궁내막증은 난소, 난관, 복막, 골반장기, 장, 자궁 외부 등 자궁강 외부에서 자궁내막조직이 존재하는 것으로 월경곤란증, 성교곤란증, 만성골반통, 임신율 저하 등이 주로 나타나는 진행성 질환이다. 복강경검사와 조직검사를 통해 진단하며 생식능력 보존을 위해 약물치료와 골반경 수술이 주로 이용되지만 심한 경우 전자궁절제술이나 난소절제술을 고려한다.

80 | ④

④ 자궁난관조영술 : 자궁의 해부학적 특성과 자궁내막의 상태를 확인하고 난관통기성, 난관강 상태를 관찰할 수 있을 뿐만 아니라 조영제가 꼬인 난관을 풀어주거나 난관점막의 섬모운동을 자극해 치료적 효과도 있다.
① 루빈검사 : 루빈관을 통해 이산화탄소 가스를 자궁과 난관으로 주입해 난관의 통기성 여부를 확인하는 검사이다. 난관에 통기성이 있는 경우 이산화탄소 가스가 복강 내로 배출되고 환자는 견갑통을 호소한다.
② 복강경검사 : 다른 검사를 모두 시행한 후 최종적으로 시행하는 난임 검사로 복강과 골반장기를 직접 눈으로 볼 수 있으나 자궁강이나 난관강을 볼 수 없어 난관조영술과 함께 시행한다.
③ 자궁내막생검 : 자궁내막이 수정란의 착상에 적절한 상태인지 확인하기 위해 캐뉼라를 자궁강으로 삽입하여 자궁 내막 조직을 떼어내 검사한다. 월경 예정 2~3일 전 황체기에 시행한다.
④ 자궁목 정맥검사 : 배란기에 시행하는 검사로 점액의 양, 견사성, 양치엽상, 점성도, 세포성분을 평가하여 배란장애 유무를 감별한다.

81 | ③

②③⑤ 임신 동안 적혈구 생산의 증가보다 혈장의 증가가 더 높아 생리적 빈혈이 발생한다. 만약 모체가 충분한 철분을 섭취하지 못하면 생리적 빈혈과 함께 철분결핍성 빈혈이 발생할 수 있으므로 관리가 필요하다. 오렌지 주스, 짙은 녹황색 채소와 같이 비타민C가 풍부한 음식은 철분제의 흡수를 돕기 때문에 철분제와 함께 섭취하도록 한다. 또한 철분이 풍부한 음식인 간, 곡류, 건포도, 비트, 붉은 살코기, 계란을 섭취하도록 한다.

①④ 철분제는 변비를 초래할 수 있으므로 섬유질이 풍부한 음식과 충분한 수분 섭취를 권장한다.

82 | ②

② 초유 생성은 일반적으로 20주 이후부터이며, 임신 중반 이후로 유방에서 소량의 맑거나 흐린 분비물이 나올 수 있는데 초유의 초기 생성 과정이다.
① 임신 시 혈액량은 40 ~ 45% 증가한다. 그러나 적혈구의 증가보다 혈장의 증가가 더 높아 빈혈 발생위험이 높다.
③ 융모성선자극호르몬(hCG)의 영향으로 대부분의 임부에게 입덧이 발생한다. 임신 4 ~ 6주경에 시작하여 임신 12주경 사라진다. 음식을 보거나 냄새를 맡으면 속이 메스껍고 구토를 동반한다.
④ 임신 12주에서 14주째 자궁저부는 치골결합 위로 올라오고 자궁의 크기는 자몽 크기 정도이다. 임신 7주에서 8주경 자궁은 큰 달걀 크기로 복부에서 만져지지 않는다.
⑤ 체중 증가와 복부팽창으로 요추와 천추의 굴곡이 생겨 척추 전만증이 발생할 수 있다.

83 | ③

③ 태아에게 폐는 있으나 거의 기능하지 않고 태반이 산소와 이산화탄소를 교환하여 호흡이 가능하게 한다.
①②④⑤ 양수의 기능이다.

84 | ⑤

⑤ 심한 자간전증일 경우 요산, 간효소, 요소질소, 크레아티닌 수치가 상승하고 혈소판수가 감소한다. 크레아티닌 정상범위는 0.5 ~ 1.1mg/dL이다.
① 요산 정상범위는 2 ~ 6.6mg/dL이다.
② 간효소 정상범위는 AST 4 ~ 20U/L, ALT 3 ~ 21U/L이다.
③ 요소질소 정상범위는 10 ~ 20mg/dL이다.
④ 혈소판 정상범위는 150,000 ~ 400,000/mm³이다.

85 | ①

후기하강은 자궁-태반혈류의 방해로 인한 태아저산소증을 의미한다. 후기하강 시 간호중재는 다음 우선순위에 따른다.
㉠ 모체의 체위를 좌측위로 변경한다.
㉡ 다리를 상승시켜 모체의 저혈압을 교정한다.
㉢ 수액의 정맥주입 속도를 증가시킨다.
㉣ 주입 중인 옥시토신을 중단한다.
㉤ 분당 8 ~ 10L의 산소를 공급한다.
㉥ 의사에게 알리고 교정되지 않을 경우 응급제왕절개 분만을 준비한다.

86 | ①

분만 1기 이행기에 해당한다.

* 초산부 분만 1기 이행기 특징

구분	내용
경부개대	8 ~ 10cm
시간	1시간(경산부 : 15 ~ 60분)
자궁 수축이슬	• 강도 : strong • 내압 : 최고 수축 시 50 ~ 75mmHg, 이완 시 8 ~ 15mmHg • 리듬 : 규칙적 • 빈도 : 2 ~ 3분마다 • 기간 : 45 ~ 60초
이슬	• 색깔 : 혈성 점액 • 양 : 많음
선진부 하강 정도	+2 ~ +3

87 | ⑤

태반조기박리는 임신 20주 이후 태아가 만출되기 전에 태반이 부분적 또는 완전히 박리되는 것을 의미한다. 원인을 알 수 없는 경우가 많으나 위험인자 중 임신성 고혈압, 조기진통, 임신성 당뇨병, 자궁근종, 다태임신의 경우 빈도가 높다. 태반조기박리 시 복부통증, 자궁압통, 자궁수축과 수축 사이 이완 되지 않음, 질 출혈, 태아질식이 나타난다. 과다한 자궁근육의 출혈은 자궁태반졸증을 유발하여 자궁이 판자처럼 단단해진다. 태반이 많이 박리된 경우 파종성 혈관응고장애가 발생한다.

88 | ①

분만기전은 '진입 → 하강 → 굴곡 → 내회전 → 신전 → 복구 및 외회전 → 만출' 순으로 진행되는데, 진입 단계에서 아두의 가장 긴 직경인 대횡경선이 골반입구를 통과한다. 초산부의 경우 보통 분만 시작 2주 전에 진입하는데, 진입이 일어나지 않으면 협골반, 전치태반, 골반종양, 이상 태향 등을 의심해야 한다. 경산부의 경우 분만 시작과 함께 진입한다.

89 | ①

폐포 세포 Ⅰ, Ⅱ는 폐포 내부에서 계면활성물질을 분비한다. 계면활성물질은 35주경 최고에 달하는데 35주 이전에 출생한 신생아는 신생아 호흡곤란증후군 발생위험이 높다. 글루코르티코이드제(glucocorticoid)는 베타메타손(betamethasone)이나 덱사메타손(dexamethasone)은 조기진통이 있는 임부에게 분만 전 투여하여 태아의 폐성숙을 돕는다.

90 | ②

리토드린은 조기진통 시 투여하는 자궁수축억제제로 투약 시 산부에게 빈맥, 저혈압, 부정맥, 불안, 오심, 구토, 흉통, 두통, 진전, 호흡곤란 등의 부작용이 나타날 수 있다.

91 | ②

② 분만의 전구 증상은 진통이 시작되기 전 신체에 나타나는 변화로, 본격적인 분만의 임박을 예고한다. 혈성 이슬은 자궁경부가 부드러워지고 열리면서 점액과 혈액이 섞여 나오는 것으로, 가장 대표적인 전구 증상 중 하나이다. 이밖에 태아 하강, 가진통, 양막파열 등이 있다.
① 감염 시 나타나는 증상이다.
③ 분만 전구 증상과 무관한 급성 산과 응급질환이다.
④ 자궁이 방광을 압박하며 배뇨량이 증가한다.
⑤ 자궁저부가 낮아져 횡격막 압박이 감소한다.

92 | ④

④ 유두를 공기 중에 자주 노출 시켜 건조한 상태를 유지하고 유즙흡수를 위해 모유패드가 젖을 경우 교환한다.
① 비누는 유두를 건조하게 할 수 있으므로 유두는 미지근한 물로만 씻도록 한다.
② 수유 시 양쪽 유방을 번갈아 가며 물려 양쪽 유방을 동일하게 비워야 한다.
③ 아기의 입이 엄마의 유두가 아니라 가능한 넓게 유륜부위까지 충분히 물 수 있도록 자세를 취해야 한다.
⑤ 수유 후 유즙 생성 및 분비를 촉진하기 위해 남은 젖은 짜서 유방을 비워준다.

93 | ⑤

혈전성 정맥염은 혈관 내 응고와 염증성 반응으로 발생한다. 침상안정, 외상성 분만, 비만, 정맥류, 빈혈, 다산부나 고령의 임산부에서 발생위험이 높다. 주로 발생하는 부위는 슬와정맥, 복재정맥, 대퇴정맥이다. 혈전성 정맥염의 증상과 징후는 하지의 통증, 열감, 발적, 부종, 호만징후(homan's sign)이다. 전신증상으로 발열, 권태감, 피로, 오한이 나타날 수 있다.

✽ 호만징후(homan's sign)
하지나 대퇴부위 정맥 혈전이 생긴 경우 다리를 뻗쳐 발목을 뒤로 굴곡시켰을 때 장딴지 부위에 통증이 발생한다.

94 | ②

② 자궁이 복구되면서 자가분해 작용이 일어나 혈중 요소질소가 상승하고 경한 단백뇨가 나타날 수 있다.
①③ 분만 후 첫 2~3일 동안 임신 중 과도하게 축적된 수분의 이뇨작용이 활발하게 나타난다. 배뇨와 발한으로 수분과 전해질이 소실된다. 분만 후의 활발한 이뇨작용으로 팽만상태의 방광은 자궁수축을 방해하여 출혈을 일으킬 수 있다.
④ 방광의 긴장도는 분만 5~7일 후 임신 이전의 상태로 회복된다.
⑤ 임신 중 증가한 스테로이드 분비량은 분만 후 감소하여 신장기능이 감소된다.

95 | ②

② 하루 4회 소변검사를 시행하며, 당 수준이 4+일 경우 의사에게 보고한다. 세균 수가 10만 이상일 경우 무균뇨가 나올 때까지 항생제 치료를 한다.
① 매일 30분 정도의 가벼운 걷기는 인슐린 요구량을 감소시키고 포도당 사용을 증가시키며, 순환과 근육의 긴장을 증가시킨다.
③ 경구 혈당강하제는 태아 기형 발생위험을 높이기 때문에 임신성 당뇨병에는 인슐린으로 치료한다. 정상 혈당치를 유지하기 위해 적절한 양의 인슐린을 투여한다.
④ 임신 1기에는 하루 2,200kcal, 임신 2~3기에는 하루 2,500kcal의 열량을 공급한다.
⑤ 임신성 당뇨병의 발 간호를 위해 발톱은 직선으로 깎도록 하고 신발은 발에 잘 맞고 앞이 막혀있는 것을 신도록 한다. 매일 발에 물집이나 갈라진 틈, 궤양이 없는지 관찰하도록 교육한다.

* 임신성 당뇨병의 선별검사

임신성 당뇨병의 감별을 위해 하루 중 식사와 관계없이 50g의 포도당을 경구로 투여하고 1시간 후 혈장 혈당을 측정한다. 혈당이 140mg/dL 이상인 경우 양성으로 100g 경구 포도당 부하검사를 실시한다.

* 임신성 당뇨병 진단을 위한 검사

임신성 당뇨병의 진단을 위해 100g 경구 포도당 부하 검사를 시행한다. 검사 전날 밤부터 금식 후 3일간의 제한되지 않은 식이와 운동을 한 상태에서 100g의 포도당을 경구로 투여한 후 1시간, 2시간, 3시간 혈장 혈당을 측정한다. 검사 결과에서 다음 수치 중 2개 이상이 상승하면 1개월 후 재검한다.

96 | ④

중증 자간전증 임부의 경련을 예방하고 치료하기 위해 투여하는 황산마그네슘은 평활근을 이완시켜 자궁 혈관수축을 예방하고 혈압을 감소시킨다. 마그네슘은 칼슘통로 차단제로 뇌신경 전도와 근섬유 흥분을 감소시킨다. 황산마그네슘 외에도 중증 자간전증 임부의 경련 조절을 위해 페노바르비탈(phenobarbital), 디아제팜(diazepam)이 사용된다.

97 | ⑤

⑤ 자궁내막염은 산후 감염 중 가장 흔하며 태반부착부위에 세균이 침입하여 발생한다. 유발 요인은 제왕절개분만, 양막파수 후 지연 분만, 빈번한 내진, 내부 태아감시장치 등이다. 배양검사와 혈액검사 후 광범위 항생제를 투여한다.
① 충분한 수분 섭취를 권장한다.
② 세균감염의 위험이 있다.
③ 상행성 전파를 예방하고 분비물의 배출을 촉진하기 위해 반좌위를 취해준다.
④ 고비타민, 고단백 등 영양가 높은 음식을 섭취하도록 한다.

98 | ③

네겔의 법칙에 따른 분만예정일(EDC)은 마지막 월경일(LMP)의 달에 3을 빼거나 9를 더하고, 시작 일에 7을 더한다. 네겔의 법칙이 성립되기 위한 조건은 임부의 월경주기가 28일 주기여야 하고, 정확한 마지막 월경일을 알고 있어야 하며, 임신 이전에 호르몬제를 사용하지 않아야 한다.

---

* GTPAL

현재를 포함한 총 임신 횟수(Gravida), 만삭 분만수(Term births), 만기 전 분만 수(Preterm births), 유산 수(Abortions), 현재 생존아 수(Living children)

99 | ⑤

회음절개술을 받은 산모에게 분만 직후 처음 24시간 동안 얼음주머니를 적용하는데, 이는 통증을 경감시킬 뿐만 아니라 혈관 수축이 증대되어 출혈과 부종을 완화한다.

100 | ①

① 태아 외생식기 성의 구별은 9주경 시작하여 12주경이면 성별 구별이 가능하나 확실하지 않고 16주경 성의 구별이 확실해진다.
② 태아의 심장은 3주 말에 박동하기 시작하여 4~5주경 심장이 4개의 방으로 발달하고 8주경 완벽하게 발달하여 태아의 심박동을 들을 수 있다.
③ 24~27주경 태아는 눈을 뜰 수 있고, 눈썹과 속눈썹이 형성된다.
④ 17~23주경 태아의 피부를 보호하기 위한 태지가 나타난다.
⑤ 20주경 태아는 양수를 삼키고 장의 연동운동을 한다. 태변은 태아의 노폐물로 태아기 말에 장에 축적되어 출생 후 24시간 이내에 직장을 통해 배출된다.

101 | ⑤

태아의 심음은 임신 10주경 초음파청진기(doppler)를 이용하여 들을 수 있다. LOA는 분만 중 가장 흔한 태향으로 태아의 후두골이 모체 골반 왼쪽, 앞에서 만져진다. 태위에 따른 태아심음 청취부위는 다음과 같다.

---

* 태향에 따른 태아심음 청취부위

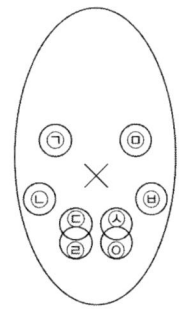

㉠ 우전방둔위(RSA)
㉡ 우후방후두위(ROP)
㉢ 우전방안면위(RMA)
㉣ 우전방후두위(ROA)
㉤ 좌전방둔위(LSA)
㉥ 좌후방후두위(LOP)
㉦ 좌전방안면위(LMA)
㉧ 좌전방후두위(LOA)

102 | ④

흡입분만은 태아의 선진부가 완전히 하강하고 경부가 개대되었을 때 적용된다. 진공 흡입만출기를 태아의 아두에 부착하여 견인하는 것으로 산모가 마취로 인해 힘주기를 못하거나 지친 경우, 분만 중 감염, 모성의 심장질환, 뇌혈관 및 신경근육계 질환 등으로 분만 2기가 지연될 때 이를 단축시키기 위해 시행한다. 그러나 신속한 분만이 필요한 응급상황이나 아두골반 불균형, 안면위나 둔위인 경우, 조산의 경우에는 사용할 수 없다.

103 | ①

양수 인지질 분석은 태아의 폐성숙도를 평가하기 위해 시행한다. sphingomyelin의 농도는 상대적으로 일정하기 때문에 lecithin의 비율이 증가하면 계면활성제 생산이 증가하여 적절한 폐성숙이 이루어졌음을 의미한다. 적절한 폐성숙을 나타내는 L/S의 비율은 2:1이다. 임신 24 ~ 28주 임부가 조기 진통이 있어 7일 이내 분만 위험이 있는 경우 조산아의 폐성숙을 위해 덱사메타손이나 베타메타손을 투여한다.

104 | ⑤

⑤ 15분마다 자궁저부를 촉진하여 자궁저부의 높이와 통증, 출혈유무를 사정한다.
① 2시간마다 체위를 변경하며 통증 경감을 위해 편안한 자세를 취해준다. 부동으로 인한 잠재적 위험이 더 크기 때문에 통증이 심한 경우 진통제를 투여한 후 체위 변경을 시행한다. 조기이상은 방광과 장의기능, 순환기능을 증진시키고 정맥염과 호흡기 합병증을 예방하므로 수술 8시간 후 조기 이상을 격려한다.
② 전신마취로 인한 호흡기 합병증 예방을 위해 기침과 심호흡을 격려한다.
③ 수술 후 24시간 동안은 유치도뇨관을 유지한다.
④ 모아 애착을 위해 가능한 빨리 산모에게 신생아를 보여주도록 한다.

105 | ⑤

⑤ 분만 후 자궁저부는 견고하게 만져져야 하며 부드럽고 물렁거리는 경우는 자궁복구부전이나 자궁이완을 의미한다. 자궁저부의 높이는 분만 후 매일 1cm씩 감소하여 산후 2주 후에는 더 이상 촉지 되지 않는다. 자궁퇴축이 잘 되지 않는 경우 자궁저부를 손으로 마사지한다.
① 모유수유는 뇌하수체 후엽에서 옥시토신의 사출을 자극한다. 옥시토신은 자궁퇴축을 돕기 때문에 모유수유를 적극 권장한다.
② 자궁저부가 우측으로 치우쳐 있을 때 방광팽만을 확인한다. 방광팽만은 자궁수축을 방해하여 산후출혈의 원인이 될 수 있으므로 분만 후 6시간이 지나도 자연배뇨를 하지 못할 경우 단순 도뇨를 시행한다.
③ 자궁이 더 이완되어 출혈이 악화될 수 있다.
④ 자궁수축제인 옥시토신(oxytocin)이나 메덜진(methertgine)을 투여하여 자궁 수축을 촉진한다.

2교시 국가고시 고난도 모의고사 제 01 회

아동간호학

1	⑤	2	⑤	3	⑤	4	④	5	③
6	③	7	⑤	8	①	9	④	10	③
11	②	12	⑤	13	⑤	14	③	15	⑤
16	④	17	④	18	①	19	③	20	④
21	⑤	22	⑤	23	⑤	24	③	25	③
26	③	27	①	28	②	29	①	30	④
31	⑤	32	④	33	①	34	②	35	⑤

지역사회간호학

36	④	37	③	38	②	39	②	40	③
41	⑤	42	④	43	①	44	③	45	②
46	⑤	47	①	48	①	49	③	50	⑤
51	④	52	③	53	⑤	54	④	55	④
56	④	57	③	58	⑤	59	③	60	②
61	⑤	62	②	63	⑤	64	①	65	③
66	⑤	67	⑤	68	②	69	①	70	③

정신간호학

71	①	72	④	73	④	74	④	75	⑤
76	②	77	①	78	⑤	79	④	80	④
81	②	82	⑤	83	④	84	⑤	85	②
86	④	87	②	88	③	89	②	90	①
91	⑤	92	②	93	③	94	④	95	②
96	①	97	④	98	②	99	⑤	100	⑤
101	⑤	102	④	103	⑤	104	④	105	③

아동간호학

1 | ⑤

의심(1개 이상의 지연이 있거나 주의가 2개 이상) 또는 검사 불가를 보인 대상자의 경우 일시적 요인을 배제하기 위해 1~2주 뒤 재검사를 받아야 한다.

2 | ⑤

⑤ 남근기 : 생식기가 즐거움의 대상이 되며, 거세불안이 나타난다. 동성의 부모를 경쟁자로 인식하며 남아는 오이디푸스 콤플렉스, 여아는 엘렉트라 콤플렉스 현상이 나타난다.
① 생식기 : 생식기의 성숙과 함께 사춘기가 시작된다.
② 항문기 : 배설하고 참는 것에 기쁨을 느끼고 배변훈련은 아동의 성격형성에 영향을 미친다.
③ 구강기 : 영아는 물고 빠는 구강활동을 통해 만족감을 얻는다.
④ 잠복기 : 이전의 성적 관심이 감소되고 동성의 부모와 동일시한다.

3 | ⑤

⑤ 검진 시 유아의 돌발행동을 억제하기 위해 부모의 도움이 필요하다.
① 불안감을 주는 검진(눈, 귀, 입)을 나중에 시행한다.
② 부모에게 겉옷을 벗기게 한다.
③ 부모의 무릎에 앉히거나 옆에 서도록 한다.
④ 검진에 대해 짧게 설명하고 기구를 살펴보게 하되, 기구 사용법을 보여주는 것은 비효과적이다.

4 | ④

④ 부모의 행동을 모방하고 자신의 욕구가 이루어지지 않을 때 분노발작을 하기도 한다.
① 다른 아동 곁에서 독립적으로 노는 형태의 평행놀이를 한다.
② 생식기에 관심이 많아지는 시기는 남근기(3 ~ 6세)이다.
③ 남근기에 남아가 어머니에 대해 성적으로 욕망과 애착을 느껴 아버지를 경쟁자로 인식한다.
⑤ 학령기(6 ~ 12세)에 유치가 빠지고 영구치가 나는 시기이므로 충치 관리가 중요하다.

＊ 유아기 성장 발달 특성

㉠ "싫어", "안 해요" 등 자율성을 성취하는 과정에서 거부증이 나타난다.
㉡ 아동이 신체적, 정서적으로 준비되었을 때 배변훈련을 시작한다.
㉢ 모든 유치가 발현되면 치과를 방문한다.
㉣ 평행놀이를 한다.
㉤ 배설물을 참는 것과 배설하는 행위에서 기쁨을 느낀다. 이 시기의 쾌감의 근원은 항문 부위이고 배변훈련은 아동의 성격에 지속적인 영향을 미친다.

5 | ③

③ 유목 : 전체와 부분의 관계를 이해하고 사물을 상위 범주에 포함시킬 수 있는 능력이다.
① 상징 : 눈앞에 없는 대상이나 사물을 언어 또는 이미지로 떠올릴 수 있는 능력이다.
② 서열 : 사물을 크기 · 길이 · 무게 순서대로 순차 배열할 수 있는 능력이다.
④ 추론 : 두 가지 관계를 바탕으로 논리적인 결론을 도출할 수 있는 능력이다.
⑤ 보존 : 사물의 겉모양이 변해도 양이나 수, 길이, 부피 등은 그대로라는 사실을 이해하는 능력이다.

6 | ③

③ 유아기에는 친숙한 물건이나 활동으로 유아의 말을 유도한다.
① 청소년기에 해당한다.
② 대부분의 언어적 의사소통은 부모와 이루어지나 면담 시 아동을 제외해서는 안 된다.
④ 학령기 아동 의사소통에 해당한다.
⑤ 유아기의 경우 수술 직전에 준비시킨다.

＊ 유아기 아동과의 의사소통 원칙

㉠ 조심스럽게 다가간다.
㉡ 친숙한 물건이나 활동으로 유아의 말을 유도한다.
㉢ 인형, 이야기하기, 그림책 등을 대화에 사용한다.
㉣ 유아의 협조를 칭찬한다.
㉤ 면담이 진행되는 동안 어린 아동에게 관심을 주어 면담에 참여시킨다.

7 | ⑤

⑤ 9 ~ 10개월 무렵 아동은 분리불안을 느끼고 낯가림이 심해진다.
① 2개월 사회성 발달에 해당한다.
② 낯가림은 6개월에 시작되며 8개월에 극치를 이룬다.
③ 유아기(1 ~ 3세)에 해당한다.
④ 18 ~ 30개월 사회성 발달에 해당한다.

＊ 영아 시기별 사회성 발달

㉠ 1개월 : 물체와 얼굴을 구별한다.
㉡ 2개월 : 배냇짓(사회적 미소)을 보인다.
㉢ 4개월 : 일차 돌봄 제공자를 알아본다.
㉣ 6 ~ 8개월 : 낯가림을 시작한다.
㉤ 9 ~ 10개월 : 분리불안을 느끼고 낯가림이 심해진다.

8 | ①

①④ 침대 난간을 잡고 기어오를 수 있으므로 일반침대로 바꾸고 매트리스는 낮은 것으로 설치한다.
② 침대 위는 정리정돈이 필요하며, 이불이나 베개는 오히려 밀려서 낙상 위험이 있다.
③ 혼자 있지 않도록 한다.
⑤ 바퀴는 항상 고정시켜야 한다.

9 | ④

① 피하지방층이 얇아 열을 보유하지 못한다.
② 열생산기전이 성인과 달라 shivering(떨림)을 통한 열생산을 하지 못한다.
③ 단위 체중당 대사율이 성인의 2배다.
⑤ 혈관이 성인에 비해 피부표면에 분포되어 있어 열손실이 쉽게 발생한다.

10 | ③

③ 청각이 예민하게 발달한다.
① 주로 복식호흡을 한다.
② 10초간 한 물체에 집중하여 응시할 수 있다.
④ 날 때부터 맛을 구분할 수 있다.
⑤ 초기에 일시적인 심장 잡음이 나타날 수 있다.

* 신생아 계통별 특징
㉠ 초기에 심장 잡음이 나타날 수 있으나 일시적이며 비정상적인 것이 아니다.
㉡ 성인보다 기도 저항이 크고 횡격막이 약해 호흡곤란이 오기 쉽다. 주로 복식호흡을 한다.
㉢ 간 기능이 미성숙해 저혈당, 생리적 황달이 나타날 수 있다.
㉣ 날 때부터 맛을 구분할 수 있고 출생 직후부터 촉각도 발달한다.
㉤ 시각은 한 물체를 집중해서 10초간 응시할 수 있고 청각도 예민하게 발달한다.
㉥ 식도 하부 괄약근이 미성숙해 구토와 역류가 정상적으로 발생가능하다.
㉦ 생후 24시간 내 소변을 배설하고 24 ~ 48시간 내에 태변을 배출한다.

11 | ②

② 호흡의 정상 범위는 30 ~ 60회/min이다. 신생아는 복식호흡을 하므로 1분 동안 복부를 관찰하여 측정한다.
① 체온의 정상 범위는 36.5 ~ 37.2℃이며 직장 측정은 천공의 우려가 있으므로 액와로 측정한다.
③ 심박동수 정상 범위는 110 ~ 160회/min이다.
④⑤ 생후 일주일 동안에는 깊이는 얕고 리듬을 불규칙하며, 5 ~ 15초간 호흡을 멈추는 주기적 호흡을 한다.

12 | ⑤

⑤ 수유 직후 목욕은 피하며, 두미방향(머리 → 발)으로 진행한다.
① 일주일에 2 ~ 3회 정도 따뜻한 물로만 목욕시킨다.
② 여아의 음순은 앞에서 뒤쪽으로 닦고 남아는 귀두 주위의 치구를 닦아준다.
③ 물의 온도는 38 ~ 41℃가 적당하다.
④ 알칼리성 비누, 오일, 로션 등은 피부의 산도를 변화시키므로 사용하지 않는다. 파우더 사용 시 흡인의 위험이 있으므로 얼굴 가까이는 사용하지 않는다.

13 | ⑤

⑤ 빌리루빈 14mg/dL 이상일 때 광선치료를 적용한다. 이때, 안구보호를 위해 안대를 착용하고, 고환도 가려준다. 광선으로 인해 탈수가 발생할 수 있으므로 주의 깊게 관찰한다.
① 고체온증 위험을 주의 깊게 사정한다.
② 노출 극대화를 위해 체위를 자주 변경한다.
③ 윤활제나 로션은 피부자극의 원인이 되므로 금지한다.
④ 신생아로부터 50 ~ 70cm 거리에 푸른색 광선을 적용한다.

14 | ③

③ 고형 식이는 한 번에 한 가지만 음식만 제공한다. 최소 3 ~ 7일의 간격을 둔다. 땅콩, 건포도, 팝콘, 껌, 사탕 등은 흡인 및 알레르기 유발 위험이 있으므로 4세까지 금기한다.
① 계란은 8개월 이후에 끓는 물에 완전히 익혀서 노른자만 먹이고 계란 흰자는 알레르기를 유발하므로 12개월 이후에 제공한다.
② 4 ~ 6개월에 쌀미음으로 시작한다.
④ '쌀 → 야채 → 과일 → 고기' 순으로 이유식을 진행한다.
⑤ 중기부터는 젖이나 우유를 먹이기 전에 이유식을 먼저 제공한다.

15 | ⑤

⑤ 모아관계에서 신뢰감이 구축되어야 한다. 외출 중에는 전화를 걸어 목소리를 듣게 한다.
① 부모가 다시 돌아올 것이라고 안심시키고 좋아하는 장난감이나 이불을 통해 스트레스 상황에서 아동에게 위안을 줄 수 있다.
② 장난감이나 담요 등 이행적 대상을 주어 부모가 함께 있음을 확신시켜 준다.
③ 낯선 사람이 접근할 때에는 부모와 대화하면서 영아로부터 안전한 거리를 유지한다.
④ 가까운 친구들이나 친척들이 자주 방문하여 사람들과 친해지도록 하며 부모가 자유시간을 가질 수 있도록 한다.

16 | ④

① 배변 훈련은 대부분 18 ~ 24개월경에 이루어진다.
② 부모가 엄격하게 훈련하는 태도는 오히려 부정적으로 작용하므로, 긍정적인 태도와 인내력이 필요하다.
③ 자아형성기 유아는 대소변을 자기 일부로 인식하여 수치심과 죄책감을 느낄 수 있다. 또한 대소변 훈련의 목적은 신체기능조절이므로 성취감과 자율성을 길러주는 과정이 되어야 한다.
⑤ 신체적, 정서적으로 준비가 되었을 때 시작해야 한다.

17 | ④

사춘기 가장 초기 징후로 고환이 2.5cm 이상으로 커지고 음낭 착색을 동반한다. 여아의 경우 유방의 발달이 가장 첫 번째로 나타난다.

18 | ①

신생아의 정상 활력징후는 호흡 30 ~ 60회/min, 맥박 100 ~ 180회/min, 수축기 혈압 60 ~ 90mmHg, 체온 36.7 ~ 37.2℃ 이다. 신생아는 횡격막과 복벽 근육을 사용하여 복식 호흡을 하며 호흡이 5 ~ 15초간 호흡을 멈추는 주기적 호흡을 한다.

19 | ③

① 시력 손상과 수면 방해를 유발할 수 있으므로 조도를 낮추어준다.
② 과도한 핸들링은 에너지 소모를 증가시키므로 가능한 아기를 적게 만지고 필요한 처치는 몰아서 한다.
④ 호흡 지지를 최우선으로 한다. 그러나 고농도의 산소요법을 장기간 실시하면 미숙아 망막병증으로 이어질 수 있어 산소 농도를 적절하게 유지해주어야 한다.
⑤ 체온 조절을 위해 인큐베이터의 창과 문은 필요할 때만 열고 닫는다.

---

* 미숙아

출생 체중과 관계없이 임신 37주 이전에 출생한 신생아를 말한다.

20 | ④

④ 〈보기〉는 급성 류마티스열이다. 발열, 빈맥, 수축기 심잡음, 이동성 다발성 관절염, 무도증, 피하결절 등의 증상이 있으며, 심전도상 PR 간격이 연장된다.
① 가을, 겨울, 초봄에 호발한다.
② 세균감염(A군 연쇄상 구균)이 원인이다.
③⑤ 항생제로 예방 치료를 하지 않으면 재발할 수 있고, 심장 침범 위험이 증가하므로 페니실린을 3~5년간 장기 투여한다.

21 | ⑤

③⑤ 〈보기〉로 선천성 갑상샘 기능 저하증임을 알 수 있다. 정상적인 발달을 위해 약물요법이 중요하므로 평생 갑상샘 호르몬제를 투여한다. 갑상샘 호르몬제 과량 투여 시의 부작용(호흡곤란, 빈맥, 발열, 발한 등)을 관찰한다.
① 갑상샘 기능이 저하된 상태로 갑상샘 호르몬 수치를 측정한다.
② 산모에게 별다른 이상이 없는 한 모유수유가 가능하다.
④ 페닐케톤뇨증에 관한 설명이다.

22 | ⑤

⑤ 설사로 인한 탈수를 예방하기 위해 먼저 경구용 재수화용액을 사용한다. 탈수 증상을 사정하기 위해 매일 섭취배설량을 기록하고 체중을 측정하고 경구섭취가 불가능하거나 중증 탈수 시 비경구적 수액요법을 사용한다.
① 모유수유 아동의 경우 모유수유를 중단할 필요는 없다.
② 지사제는 더 심각한 질병의 징후를 감출 수 있으므로 사용하지 않는다. 원인균이 판명될 때까지 격리하고 손 씻기를 철저히 한다.
③ 설사를 유발하는 음식(꿀물, 과일주스)과 야채, 과일은 섭취를 중단한다.
④ $NaHCO_3$, 수액 공급으로 대사성 산독증을 교정한다.

23 | ⑤

① 모유는 저페닐알라닌으로 분류되며 특수 분유와 제한적으로 병행할 수 있다.
② 필요시 tyrosine을 공급한다.
③ 페닐알라닌을 제한해야 하므로 인과는 관련이 없다.
④ 단백질 식품에는 대략 15%의 페닐알라닌을 함유하고 있어서 제한해야 한다. 단, 페닐알라닌은 필수 아미노산이기 때문에 완전히 배재할 수 없기 때문에 체중 1kg당 1일 페닐알라닌 섭취는 20~30mg를 유지해야 한다.

24 | ③

아동이 이물질을 삼켰을 때 가장 먼저 무엇을 삼켰는지 확인해야 한다. 무엇을 먹었는지 확인 없이 구토를 유발하면 2차 손상을 일으킬 수 있다.

25 | ③

팔로네 징후는 심실중격결손, 폐동맥 협착, 대동맥 우위, 우심실 비대가 특징인 질환이다. 청색증형 선천성 심장병 중 가장 빈도가 높다. 주요 증상으로는 청색증, 곤봉형 손톱, 웅크린 자세 등이 있다.

26 | ③

③ 부딪히는 운동은 피하며 외상방지를 위해 안전한 환경을 제공한다.
① 아스피린은 혈소판의 기능을 억제하므로 투여 금지한다.
② 출혈 예방에 대한 교육이 필요하며, 수분 섭취 격려와는 거리가 멀다.
④ 꼭 필요한 경우에 한해서 혈액검사를 시행한다.
⑤ 기침제제에 함유된 거담제를 사용 금지한다.

※ 혈우병 치료 및 간호

㉠ 외상방지를 위해 안전한 환경을 제공한다.
㉡ 결핍인자를 보충하고 출혈부위는 탄력붕대나 얼음팩을 적용하고 고정한다.
㉢ 정기적인 검진을 하고 약품은 가능하면 구강이나 항문으로 투여한다.
㉣ 통증 시 아동의 안위를 도모한다.

27 | ①

①③ 위장의 부종과 전신 허약으로 식욕부진이 있으므로 영양식이를 제공하고, 부종이 심할 경우 수분을 제한하고 저염식이를 제공한다.
② 일차 치료제로 스테로이드를 투약하며, 재발 또는 스테로이드 치료에 반응이 없을 때 면역억제제를 사용한다.
④ 스테로이드 치료 시 구토할 경우 우유 또는 음식과 함께 투약한다.
⑤ 피부 손상 방지를 위해 체위 변경을 자주 해준다.

28 | ②

② 전신성 염증성 질환으로 혈뇨, 단백뇨가 나타난다.
① 2 ~ 8세 남아에게 호발한다.
③ 혈소판 비감소성 자반과 관절, 복부 증상이 특징이다.
④ 혈소판 감소가 없으며 관절과 복부 증상이 있고 전신반응이 나타난다.
⑤ 관절통 호소 시 격렬한 운동을 제한하고 진통제를 투여한다.

29 | ①

① 단순 열성 경련은 15분 이내로(일반적으로 몇 초에서 10분까지) 지속된다.
② 열성 경련은 남아에게서 더 많이 나타나고 가족력이 있는 아동에게서 나타날 확률이 높다.
③ 한 번이나 단순 열성 경련을 겪은 아동에게 장기간이나 간헐적 항경련 치료를 권하지 않는다.
④ 일반적으로 5세 미만의 아동에게 영향을 미치며, 14 ~ 18개월의 아동에게서 최대 발병률을 보인다.
⑤ 열성 경련에는 직장용 디아제팜을 사용하는 것이 안전하고 효과적이다.

30 | ④

④ 어깨 상승과 옆구리 주름이 잡힌다(척추만곡 허리 쪽 주름이 깊다).
① 한쪽 엉덩이가 돌출되고 엉덩이 높이가 비대칭이다.
②③ 전방으로 90° 구부렸을 때 등의 높이가 차이가 난다. 어깨 높이, 견갑골 돌출 부위, 늑골의 돌출부위가 같지 않다.
⑤ 바르게 선 자세에서 양쪽 팔과 몸통 사이의 간격이 비대칭이다.

31 | ⑤

① 탈수를 예방하기 위해 수분 섭취를 권장한다.
②③ 열 완화를 위해 비아스피린 계열 해열제를 투여한다.
④ 급성 열 단계에서 발작이 일어나는 지 관찰한다. 열이 내리면서 갑자기 발진이 나타나며, 몸통에서 시작하여 얼굴, 목, 팔다리로 번진다.

32 | ④

④ 출혈 예방을 위해 부드러운 칫솔을 사용하고, 코를 세게 풀거나 후비지 않도록 교육시킨다.
① 감염을 예방하기 위해 면회객을 제한하고 생백신 투여를 금지한다.
② 자극적인 음식보다는 고단백, 고열량 식이를 소량으로 자주 섭취한다.
③ 일반적으로 오심, 구토로 인해 약물중단 조치를 취하지는 않는다.
⑤ 출혈 증상이 있는 지 자주 사정하고 혈소판 수치를 확인한다. 출혈 위험성이 있으므로 아스피린 계통의 약물을 금지한다.

33 | ①

① 조기식별이 중요하므로 피부 검사에 중점을 두어 관찰한다.
② 이식 후 시간이 경과함에 따라 면역반응이 일어날 가능성은 점점 감소하지만 이식편대숙주병은 면역억제제를 줄여 나가거나 면역억제제를 중단한 후에 잘 나타날 수 있다. 이식 후 100일을 기준으로 그 이후에 발생하는 것을 '만성 이식편대숙주반응'이라 한다.
③ 첫 증상은 주로 손과 발의 피부발진이며 설사, 복통, 권태감, 식욕부진, 오심, 구토가 나타난다.
④ 저혈량성 쇼크와는 관련이 없다.
⑤ 부작용 치료 시 사이크로스포린, 프레드니손 등을 사용한다.

 ＊ 이식편대숙주병(반응)
 ㉠ 공여자의 골수에 대해 환자의 세포가 공격하는 거부반응이다.
 ㉡ 첫 증상은 주로 손과 발의 피부발진이며 이후에 설사, 복통, 권태감, 식욕부진, 오심, 구토가 나타난다.
 ㉢ 조기 식별이 중요하므로 피부 검사에 특히 중점을 두어 관찰한다.
 ㉣ 치료를 위해 사이크로스포린, 프레드니손 등을 사용할 수 있다.

34 | ②

① 증상이 호전되더라도 임의로 중단하지 말고, 의사의 처방에 따라 일정 기간 복용한다.
③ 약국에서 약을 혼합한 후 14일이 경과되면 액체약을 폐기한다.
④ 항생제는 설사를 일으킬 수 있으며, 물이나 피가 섞인 설사를 하는 경우 약복용을 중단하고 의사에게 알린다.
⑤ 1회에 두 번 복용하지 않는다.

35 | ⑤

①④ 결막의 염증으로 눈에서 분비물이 배출되므로 생리식염수로 눈을 세척하고 방의 조명을 어둡게 한다.
② 소양증 완화를 위해 미온수로 목욕한다.
③ 발진 5일째까지 격리한다.

지역사회간호

36 | ④

④ 포괄수가제 : 환자에게 제공되는 의료서비스의 양과 질에 관계없이 보수단가를 사전에 결정하여 정해진 진료비를 의료기관에 지급하는 제도이다. 과잉진료 및 총 진료비의 억제 효과, 진료비 청구를 위한 행정절차 간편, 수익을 위한 의료기관의 자발적 경영 효율화 노력을 기대할 수 있으나, 과소진료로 의료의 질적 저하 및 의료서비스가 많이 요구되는 환자를 기피하는 현상이 초래될 수 있다.
① 총액 예산제 : 진료비 지불자 측과 의료서비스 제공자 간에 미리 진료보수총액에 대한 계약을 체결한 후, 그 총액 내에서 진료 및 의료서비스를 제공하는 제도이다.
② 인두제 : 의료인이 담당하는 등록된 환자 수 또는 실제 의료기관 이용자 수를 기준으로 진료보수금액을 결정하는 제도이다.
③ 상대가치수가제 : 의료인의 진료행위 난이도에 대한 상대가치를 고려하여 수가를 책정하는 방법으로 의료서비스에 투입된 의사들의 자원만 고려되며 이외의 의료서비스 질 등 서비스 산출 결과가 지표에 포함되지 않는다.
⑤ 행위별수가제 : 의료서비스 제공자가 제공한 개별 행위 항목별 가격을 책정하여 진료비를 지급하는 제도이다. 양질의 의료서비스를 제공받을 수 있고 의료인의 자율성이 보장되나, 과잉진료 및 의료비 상승 위험이 있다.

37 | ③

③ 의료기관이 시설 및 인력 밀집 지역에 편중하여 분포되어, 지역 간 불균형이 발생한다.
① 자유방임형하에서 보건의료는 질병의 예방보다는 질병의 치료에 집중하므로, 의료의 포괄성 저하 및 의료비 상승을 부추기는 현상이 발생한다.
② 의료기관은 자유경쟁원칙하에 효율적으로 운영되어 고객 유치를 위해 보건의료서비스의 생산성 및 질적 수준 향상을 위해 노력한다.
④ 국민의 의료인, 의료기관 선택의 자유는 최대로 허용되며, 정부의 통제는 극히 제한적이다.
⑤ 사회보장형 의료전달체계에 대한 설명이다.

* 보건의료체계 유형

유형	자유방임형	사회보장형	사회주의형
정의	의료인 및 의료기관 선택 시 국가 개입을 최소화하고 국민의 최대 자유 허용	국가에 의한 계획적 의료 생산, 조세를 통한 국가의 의료서비스 포괄적 제공 및 관리	국가의 기본 목표가 의료서비스의 균등한 분포 및 기회 제공이므로, 개인의 선택권은 허용되지 않음
장점	• 의료서비스의 높은 질적 수준 • 선택에 대한 자유재량권 보장	개인의 의료비 지불 없이 평등한 의료서비스 제공	• 높은 질병 예방 서비스 비중 • 조직적이고 체계적인 의료전달
단점	• 높은 의료비 • 지역 간 의료자원의 불균형	• 복잡한 행정체계로 인한 비효율적 의료서비스 운영 • 의료의 질 및 생산성 저하	의료의 질 및 생산성 저하
대표 국가	한국, 일본, 미국	영국, 덴마크, 노르웨이, 스웨덴	러시아

38 | ②

② 연관성의 강도 : 통계적으로 요인과 결과 간 관련성 정도를 나타내는 비교위험도 값이 클수록 그 관계는 인과관계일 가능성이 높다.
① 일관성 : 특정 요인과 질병의 관계가 타 지역 및 집단에서도 같은 경향의 연관성을 보여야 한다.
③ 연관성의 특이성 : 한 요인이 특정 질병에는 관련성을 보이나, 타 질병에는 관련성이 없는 경우 특정 질병 간 인과관계 가능성이 높다.
④ 생물학적 발생 빈도 : 질병의 발생률은 요인에 대한 폭로의 양, 기간 등에 따라 연관성이 있어야 한다.
⑤ 기존 지식과의 일치성 : 연관성을 보이는 추정 원인이 기존에 확인된 지식, 소견 등과 일치할 경우 인과관계 가능성이 높다.

* 질병발생 역학연구에서의 원인적 연관성 판별 조건

㉠ 기존 지식과의 일치성 : 연관성을 보이는 추정 원인이 기존에 확인된 지식, 소견 등과 일치할 경우 인과관계 가능성이 높다.
㉡ 생물학적 발생 빈도 : 질병의 발생률은 요인에 대한 폭로의 양, 기간 등에 따라 연관성이 있어야 한다.
㉢ 생물학적 설명 가능성 : 두 변수 간 역학적으로 나타나는 연관성을 분자생물학적 기전으로 설명할 수 있다면 인과관계 가능성이 높다.
㉣ 시간적 선후관계 : 원인으로 여겨지는 요인이 질병의 발생보다 선행해야 한다.
㉤ 실험적 증거 : 실험을 통해 예상되는 위험요인에 대한 노출의 양을 변화시켰을 때 질병 발생률도 비례하게 변화한다면 인과관계 가능성이 높다.
㉥ 연관성의 강도 : 통계적으로 요인과 결과 간 관련성 정도를 나타내는 비교위험도 값이 클수록 그 관계는 인과관계일 가능성이 높다.
㉦ 연관성의 특이성 : 한 요인이 특정 질병에는 관련성을 보이나, 타 질병에는 관련성이 없는 경우 특정 질병 간 인과관계 가능성이 높다.
㉧ 일관성 : 특정 요인과 질병의 관계가 타 지역 및 집단에서도 같은 경향의 연관성을 보여야 한다.

39 | ②

② 단면조사연구 : 대상자를 선정한 후 특정 요인에 대한 노출 유무와 질병 유무를 조사하는 연구로, 특정 질병에 대한 유병률 조사가 가능하다.
① 사례군 연구 : 질병 및 건강관련 상황 발생 시 현상 그대로를 기술하기 위해 관찰한 내용을 기록하는 연구방법이다.
③ 환자-대조군 연구 : 대상 집단 내에서 특정 질병을 가진 군과 특정 질병을 갖고 있지 않은 집단으로 나누어, 특정 요인에 대한 노출 정도를 비교하는 연구이다.
④ 전향적 코호트 연구 : 기존의 자료를 바탕으로 조사하는 것이 아닌, 연구 시작 시점에 모집단을 선정하여 시간 흐름에 따라 대상자를 장기간 추적 조사하는 연구이다.
⑤ 후향적 코호트 연구 : 과거에 이미 정의된 모집단을 대상으로 과거 특정 요인에 대한 노출여부를 확인한 후, 연구 시작시점에 대상 집단의 질병발생 유무를 조사하는 연구이다.

---

* 역학연구 방법

㉠ 기술역학연구 : 인구집단 내 질병발생과 관련된 모든 현상을 기술하여 질병발생 원인에 대한 가설 도출이 목적이다.
  • 사례군 연구
  • 생태학적 연구
㉡ 분석역학연구 : 인구집단 내 질병발생과 질병발생 원인 간 관계성에 대한 가설 검증이 목적이다.
  • 단면조사연구 : 일정 집단을 대상으로 특정 기간 내 노출요인과 질병 유무를 동시에 조사하여 관련성을 알아보는 연구방법이다. 특정 질병에 대한 대상 집단의 유병률 조사가 가능하다.
  • 환자-대조군 연구 : 특정 질병을 가진 환자와 그렇지 않은 환자를 대조하여 과거, 현재의 특정 요인에 대한 노출 정도를 비교하는 후향적 연구이다.
  • 코호트 연구 : 특정 요인에 노출된 집단과 노출되지 않은 집단으로 나눈 후 추적 조사를 통해 두 집단에서의 질병발생률, 사망률을 비교한다.
  - 전향적(계획) 코호트 연구 : 연구 시작 시점에 모집단을 선정하여 질병 발생이 확인될 때까지 모든 대상자를 장기간 추적 조사한다.
  - 후향적(기왕) 코호트 연구 : 과거에 이미 정의된 모집단을 통해 연구를 진행한다. 과거 자료를 이용하여 특정 요인에 대한 노출여부를 사정한 후 연구 시작 시점에 질병발생 유무를 확인한다.
㉢ 실험적 연구 : 실험군과 대조군을 무작위로 선정한 후 실험군의 독립변수를 임의로 조작하여 대조군과의 차이를 검증한다.

40 | ③

음성 예측도는 검사 결과가 음성인 사람이 실제 질병이 없을 확률로, $\frac{d}{c+d} \times 100$로 측정한다. 양성 예측도는 검사 결과가 양성인 사람이 실제 질병이 있을 확률로, $\frac{a}{a+b} \times 100$로 측정한다.

41 | ⑤

⑤ 요약 : 분류된 자료를 토대로 지역사회 내 역사적 배경, 지리적 특성 등을 요약하는 단계이다. 이 과정에서 자료 특성에 따라 비율을 산출하거나 표, 그림, 그래프 등을 작성한다.
① 분류 : 수집된 자료를 인구, 지리, 사회경제적 특성 등으로 범주화하여 연관성 있는 것끼리 분류하는 단계이다.
② 확인 : 수집 및 요약한 자료 중 수정, 추가가 필요한 자료가 무엇인지 재확인하는 단계이다.
③ 비교 : 과거 통계자료 또는 타 지역 자료 등과 수집된 자료를 비교하여 지역사회 내 문제를 포괄적이고 총체적으로 평가하는 단계이다.
④ 결론 : 전문적 견해를 포함하여 지역사회 내 건강 요구 및 건강 문제를 찾고 결론을 도출해내는 단계이다.

42 | ④

노년부양비는 15 ~ 64세 인구(경제활동가능인구) 대비 65세 이상 인구(노년 인구)의 비율을 나타내는 지표로 다음과 같이 계산한다.
노년부양비 = 65세 이상 인구(노년인구)/15 ~ 64세 인구(경제활동 가능 인구) × 100
따라서 노년부양비는 50이다.

43 | ①

① 간호진단의 우선순위 설정 시 영향을 받는 대상자의 규모, 대상자의 취약성, 문제의 심각성 순으로 설정한다. 문제의 크기와 중요성을 파악하여 전염병, 집단사고 등 많은 사람에게 영향을 주는 문제나 취약계층, 문제 해결 가능성이 높을수록 우선순위다.
② 만성장애의 원인을 유발하는 문제에 해당된다.
③ 학령기 및 청년기에 영향을 주는 문제에 해당된다.
④ 자원 동원 가능성 문제 중 인적 자원 부족에 해당된다.
⑤ 모성건강에 영향을 주는 문제에 해당된다.

44 | ③

지역사회 간호목표 설정 시 'SMART fomula'를 사용하여 목표설정 기준을 세운다. SMART는 구체성(Specific), 측정가능성(Measurable), 실현가능성(Achievable), 관련성(Relevant), 기한(Time limited)의 약자이다.

45 | ②

② 가정방문을 했을 때 자기소개, 방문 목적 설명 등을 통해 대상자 및 가족과 우호적인 상호관계를 수립하고 신뢰를 형성하는 것이 가장 우선적인 활동이다.
①⑤ 방문 전 활동
③④ 방문 후 활동

46 | ⑤

⑤ 운동복 제공은 대상자의 건강행위에 대한 보상으로써 건강행위가 지속되는 것에 도움을 주는 강화요인에 해당한다.
① 건강행위와 관련된 지식은 건강행위의 근거 및 동기를 제공하는 인지적, 정서적 요인으로써 성향요인에 해당한다.
② 건강행위에 대한 인식은 건강행위의 근거 및 동기를 제공하는 인지적, 정서적 요인으로써 성향요인에 해당한다.
③ 지역사회자원에 대한 접근성은 건강행위가 가능하게 도와주는 환경요인으로써 촉진요인에 해당한다.
④ 자기효능감은 건강행위의 근거 및 동기를 제공하는 인지적, 정서적 요인으로써 성향요인에 해당한다.

※ PRECEDE-PROCEED 모형

㉠ 대상자의 건강증진에 영향을 주는 다양한 요인들을 복합적으로 사정한 후 사회적, 생태학적 접근 방식으로 건강증진계획을 개발하는 모형으로, 개인이 아닌 집단, 지역사회 수준의 건강행위이론 모형이다.
㉡ 간호과정 단계
• 1단계(사회적 진단) : 설문지 등을 통해 대상자 삶의 질에 영향을 주는 요인들에 대해 사정한다.
• 2단계(역학, 행위 및 환경적 진단) : 구체적인 건강문제를 규명하고 문제의 우선순위를 선정한다.
• 3단계(교육 및 생태학적 진단)
-성향요인 : 건강행위의 근거 및 동기를 제공하는 인지적, 정서적 요인(지식, 태도, 신념, 자기효능감 등)
-강화요인 : 건강행위가 지속 또는 중단되게 하는 요인(보상, 칭찬, 신체 및 사회적 유익성, 사회적지지 등)
-촉진요인 : 건강행위수행에 도움을 주는 기술 및 자원; 법규, 시간적 여유, 지역사회자원 접근성 및 이용가능성
• 4단계(행정 및 정책적 진단) : 건강행위를 촉진 또는 방해하는 행정 정책 및 환경자원을 분석한다.
• 5단계(간호수행) : 앞의 PROCEDE(1 ~ 4단계)에서 사정한 정보를 바탕으로 간호과정을 수행한다.
• 6단계(과정평가) : 대상자의 건강증진을 위해 기획된 사업 및 프로그램이 계획에 맞게 진행되는지 여부를 평가한다.
• 7단계(영향평가) : 기획된 사업 및 프로그램이 종료된 후 대상자의 건강행위에 미치는 단기적 효과에 대해 평가한다.
• 8단계(결과평가) : 기획된 사업 및 프로그램이 종료된 후 대상자의 건강수준 및 삶의 질 변화정도와 장기적 효과에 대해 평가한다.

47 | ①

① 비전 설정 : 지역사회 조직화를 통해 대상자와 동반자적 관계가 형성되면 지역사회가 공유할 수 있는 비전을 설정한다.
② 지역사회 조직화 : 대상자와 동반자적 관계를 형성하는 단계로 MAPP 모형을 통한 지역사회 내 건강문제 사정 시 가장 먼저 시행되어야 하는 단계이다.
③ 전략적 이슈 선정 : MAPP 모형을 통한 건강문제를 사정할 때 4번째 단계에 해당하는 단계로, 지역현황 사정 결과를 토대로 문제를 규명한다.
④ 목표와 전략 수립 : MAPP 모형을 통한 건강문제를 사정할 때 5번째 단계에 해당하는 단계로, 지역사회 사정을 통해 파악된 문제 해결을 위해 목표 및 전략을 수립한다.
⑤ 우선순위 과제 선정 : 일반적인 보건사업 기획 시 지역사회 현황을 분석한 후 우선순위를 설정한다.

＊ MAPP 모형을 통한 보건사업 기획 및 수행 단계

㉠ 지역사회의 조직화와 파트너십 개발 : 기획 과정에 참여할 조직 및 단체 파악 및 대상자와의 동반자적 관계를 형성한다.
㉡ 비전 설정 : 건강한 지역사회의 의미 및 특성을 포함하여 지역사회가 공유할 수 있는 비전을 설정한다.
㉢ 지역현황 사정
  • 지역사회 건강 수준
  • 지역사회 특성 및 강점
  • 지역사회 내 보건의료체계
  • 지역사회 및 보건의료체계에 영향을 미치는 요인
㉣ 전략적 이슈 선정 : 지역현황에 대해 사정 결과에 따라 문제를 규명한다.
㉤ 목표와 전략 수립 : 전략 및 기획 방안을 개발한다.
㉥ 보건사업 수행 : 행동, 기획, 실행, 평가 과정을 통해 순환적 보건사업을 수행한다.

48 | ①

① 상호존중에 기반한 다문화 수용성 제고 정책 과제로, 이 밖에도 다문화 이해교육 확대, 다양성 존중 인식 확산 등이 있다.
②③ 결혼이민자 정착주기별 지원 정책 과제이다.
④ 다문화가족정책 추진기반 강화 정책 과제이다.
⑤ 다문화 아동·청소년 성장단계별 맞춤형 지원 정책 과제이다.

＊ 제4차 다문화가족 정책 기본계획(2023 ~ 2027)

㉠ 다문화 아동·청소년 성장단계별 맞춤형 지원
  • 영유아 자녀양육 지원
  • 학령기 다문화 아동 학습역량 제고
  • 다문화 청소년 진로개발 지원
  • 다문화 아동·청소년의 정서안정 기반 조성
㉡ 결혼이민자 정착주기별 지원
  • 건전한 국제결혼 환경 조성
  • 다문화가족 가구상황별 맞춤형 지원
  • 결혼이민자 경제활동 참여 확대
  • 가정폭력 예방 및 피해자 보호
㉢ 상호존중에 기반한 다문화 수용성 제고
  • 다문화 이해교육 확대
  • 다양성 존중 인식 확산
  • 다문화가족 사회참여 활성화
㉣ 다문화가족정책 추진기반 강화
  • 다문화가족정책 환류 시스템 구축·운영
  • 다문화가족 지원 서비스 접근성 제고
  • 다문화가족정책 협력체계 강화

49 | ③

③ 협력 : 협조단계보다 강제성이 약화된 형태로 설득방식에 의한 대상자의 참여가 강조되는 형태이다.
① 동원 : 대상자의 자발적 참여도가 가장 낮은 형식적이고 강요된 참여 형태이다.
② 협조 : 대상자의 참여를 유도하지만, 보건사업 계획 및 조정 과정이 여전히 제공자에게 독점되어 있는 참여 형태이다.
④ 개입 : 대상자 측에서 사업과정 공개를 요구하고 의사결정과정에 개입하기를 원하는 참여 형태이다.
⑤ 주도 : 대상자의 주도적 접근이 가장 높은 형태로 대상자 스스로 자주관리 및 참여를 강조하는 형태이다.

50 | ⑤

⑤ 건강관리실을 방문하는 지역주민과의 대화를 통해 비슷한 건강문제에 대해 정보를 공유할 수 있다.

①②③④ 방문간호를 통해 기대되는 효과이다.

※ 지역사회 간호수단

㉠ 건강관리실
- 종류
  - 고정형 : 학교 보건실, 보건소 내 결핵실, 산업장 내 건강관리실 등 건물 내에 있으면서 움직이지 않고 고정된 형태이다.
  - 이동형 : 이동진료차량, 헌혈이동차량과 같이 고정되어 있지 않고 대상자에게 직접 찾아가는 형태이다.
- 장점
  - 시간과 비용이 절약된다.
  - 주위가 산만하여 교육 효과가 저하되는 것을 방지할 수 있다.
  - 비슷한 건강문제를 갖고 있는 타인과 정보 공유가 가능하다.
  - 건강관리실 내에 비치되어 있는 전문 시설 및 전문 인력 활용이 가능하다.
- 단점
  - 대상자가 처한 상황을 직접적으로 파악하는 데 한계가 있다.
  - 거동문제, 보호자 부재 등으로 건강관리실 내소가 불가능한 대상자에게 접근성이 낮다.
  - 시범이 필요한 간호행위 및 간호교육을 제공할 경우 상황에 적절한 시범을 보이는 데 한계가 있다.
  - 대상자가 낯선 환경으로 인해 심리적으로 긴장, 위축되어 자신의 문제를 솔직하게 드러내지 않을 수 있다.

㉡ 방문간호
- 원칙
  - 대상자와 공동으로 간호계획을 수립하고 평가한다.
  - 방문활동은 업무계획에 의해 시행해야 하며, 방문 전 사전에 연락하여 방문 시간을 약속한다.
  - 하루에 여러 곳을 방문할 경우 전염성 환자를 가장 마지막에 방문하고, 감수성이 높은 연령부터 방문을 시행한다.
- 장점
  - 가족단위 보건교육 시행 및 포괄적 간호가 가능하다.
  - 대상자의 가정환경을 관찰함으로써 적합한 지도 및 교육이 가능하다.
- 단점
  - 시간과 비용 면에서 비경제적이다.
  - 비슷한 경험을 가진 타인과 경험을 나눌 수 없다.
  - 가정이 시끄럽고 산만할 경우 상담 장소로 부적절하고, 교육 효과가 저하될 수 있다.

51 | ④

④ 시설격리 : 작업자와 유해인자 사이에 방호벽을 쌓고 원격조정 또는 자동감시체계 등을 사용하여 유해인자를 다루는 것으로 격리의 한 방법이다.

① 공정변경 : 작업 환경 대책의 근본 방법으로 공정과정 중 유해한 공정과정에 대해, 보다 안전하고 효율적인 공정과정으로 변경하는 방법이다.

② 시설변경 : 공정변경 여건이 되지 않거나 공정변경이 도움이 되지 않을 경우 사용하던 시설 또는 기구를 변경하는 것으로 대치의 한 방법이다.

③ 물질격리 : 인화성 물질, 독성 물질 등 유해물질을 따로 격리하여 저장하는 것으로 격리의 한 방법이다.

⑤ 보호구 사용 : 가장 흔히 사용하는 방법으로 작업자에게 적절한 보호구를 착용하도록 하여 유해물질에 대한 노출을 최소화한다.

※ 작업환경관리 기본원칙

㉠ 대치 : 독성이 강한 유해물질을 독성이 약한 유해물질로 대체하거나 사업장의 공정 또는 시설을 변경하는 것이다.
- 공정변경 : 주조물의 연마 및 청결 유지를 위해 모래로 분쇄하는 것을 물로 분해하는 것으로 공정을 변경하는 것이다.
- 시설변경 : 현재 사용하고 있는 위험한 시설 또는 기구를 보다 안전한 시설로 변경하는 것이다.
- 물질변경 : 작업 시 사용하는 벤젠을 보다 독성이 약한 크실렌으로 변경하는 것이다.

㉡ 환기(제거) : 사업장 내 오염된 공기를 배출하고 외부의 신선한 공기를 유입하거나 환기시스템을 통해 내부공기를 희석하는 것이다.
- 전체환기 : 사업장 내 공기 전체의 순환을 통해 유해공기를 희석 또는 배출하고 외부의 신선한 공기를 유입하는 것이다.
- 국소환기 : 유해물질이 발생하는 곳과 가까운 곳에 유해물질을 빨아들일 수 있는 장비 등을 설치하는 것이다.

㉢ 격리 : 물리적 장벽 또는 시간·공간적 거리감을 통해 작업자와 유해인자를 분리하는 방법으로, 방호벽을 쌓고 원격조정 또는 자동감시체계 등을 사용하여 유해인자를 다루는 것이다.
- 물질격리 : 인화성 물질 또는 강한 독성 물질은 다른 물질과 격리하여 따로 저장하는 것이다.
- 시설격리 : 고압, 고속회전 등 고위험 시설의 경우 방호벽을 쌓고 원격조정 등의 시설을 이용하는 것이다.
- 공정과정 격리 : 공정상 발생하는 소음 감소를 위해 공정자세를 다른 공정과 격리하는 것이다.
- 보호구 사용 : 작업자에게 적절한 보호구를 제공하여 현장에서 발생하는 유해물질에 대한 노출을 최소화하는 것이다.

52 | ③

재난 대응 계획을 수립하고, 비상경보체계 구축 및 비상통신망을 구축하는 등 재난 발생 전에 해당한다.

* 단계별 재난 관리

구분	단계	활동
재난 발생 전	예방·완화 단계	위험성 분석 및 위험지도 작성, 건축법 제정 및 정비, 안전관련 제정 및 정비 등
대비·준비 단계	대비·준비 단계	재난대응 계획 수립, 비상훈련 및 자원 비축, 대피소 지정 및 전문요원 양성 등
재난 발생 후	대응 단계	재난대응 계획 시행, 인명구조, 현장진료소 설치 운영, 중증도 분류, 응급처치, 감염관리 등
	복구 단계	요구도 사정, 이재민 집단 구호, 심리적지지, 시설 복구 및 피해보상 등

53 | ⑤

⑤ 합계출산율은 출산력 수준을 나타내는 대표적 지표로서, 연령별 출산율의 총합으로 구한다.
① 일반출산율 정의로서, 일반출산율은 '같은 해 총 출생아 수/특정 연도 가임연령 여성인구 수 × 1,000'로 계산하여 구한다.
② 조출산률 정의로서, 조출산률은 '같은 해 총 출생아 수/특정 연도 연앙인구 × 1,000'로 계산하여 구한다.
③ 연령별 출산율 정의로서, 연령별 출산율은 '같은 해 연령군에서의 출생 수/특정 연도 특정 연령군 가임여성 인구 × 1,000'로 계산하여 구한다.
④ 재생산율 정의로서, '합계출산율 × 여아 출생 수/총 출생 수'로 계산하여 구한다.

54 | ④

④ 내면적 요구 : 대상자의 개인적인 생각, 느낌 등에 의해 인식되는 요구이다. 설문조사, 자가보고를 통해 대상자의 주관적인 생각을 알 수 있다.
① 절대적 요구 : 브래드쇼(Bradshaw)가 제시한 보건교육 요구는 규범적 요구, 내면적 요구, 외형적 요구, 상대적 요구로 분류된다.
② 상대적 요구 : 타 집단과의 비교를 통해 나타나는 요구이다.
③ 외형적 요구 : 대상자의 말, 행동 등 겉으로 드러나는 것을 통해 나타나는 요구이다.
⑤ 규범적 요구 : 보건의료전문가 등 전문가의 전문적 판단에 의해 규정되어지는 요구이다.

55 | ④

생리적 위험이 가장 큰지, 즉각적인 치료 중단이 건강에 악영향을 미치는지, 대상자의 생명을 위협하거나 급성 악화를 초래할 수 있는 요인은 무엇인지를 고려했을 때 약물치료 중단은 폐렴이라는 급성 감염질환의 치료가 중단된 것이며, 이는 감염 재발이나 악화로 바로 이어질 수 있다. 따라서 즉각적으로 재개해야 하는 우선 개입 대상이다.

56 | ②

② 모의실험 : 실제와 유사한 상황을 구현한 후 대상자들이 직접 활동에 참여하게 하여 문제 해결 방법을 습득하도록 하는 방법이다. 실제상황과 유사한 조건에서 연습할 수 있어 재난상황 교육 시에 적절하다.
① 토의 : 활발한 의견교환을 목적으로 시행한다. 타인의 다양한 의견을 통해 다양한 문제해결능력을 습득할 수 있다.
③ 프로젝트법 : 학습목표를 먼저 제시한 후 대상자 스스로 자료 수집부터 계획, 수행하여 문제해결에 필요한 지식, 기술 등을 포괄적으로 학습하게 하는 방법이다.
④ 빈 의자기법 : 치료에 많이 사용되는 역할극 기법으로 한 역할을 맡아 연극을 하며 타인의 입장과 처지를 이해하고 상황을 분석하며 해결방안을 모색할 수 있는 방법이다.
⑤ 브레인스토밍 : 소규모 인원에서 일정 시간 동안 특정문제에 대해 자신의 주관적 의견을 제시하며 폭넓게 토의하는 방법으로 프로젝트 등을 기획 시 아이디어 구상을 위해 사용한다.

57 | ③

① 태세 단계에서 기대되는 행동 수준이다.
② 지시에 따른 반응 단계에서 기대되는 행동수준이다.
④ 복합 외적 반응 단계에서 기대되는 행동수준이다.
⑤ 분석단계에서 기대되는 행동수준이다.

※ 블룸(Bloom)의 학습목표

㉠ 인지적 영역 : 지식(암기) – 이해 – 적용 – 분석 – 종합 – 평가 과정을 통한 대상자의 지적능력을 증진시킨다.
- 지식(암기) : 정보를 암기하고 암기한 정보를 기억하는 수준을 말한다. 대상자에게 정보를 정의, 나열, 기억, 서술, 진술하는 것을 기대할 수 있다.
- 이해 : 사물 또는 현상을 해석하고 판단하는 데 필요한 지식을 갖춘 수준을 말한다. 대상자에게 정보를 설명, 추론, 구분, 요약, 번역, 인식하는 것을 기대할 수 있다.
- 적용 : 대상자가 학습한 정보를 다른 상황에 대입하여 문제해결을 할 수 있는 수준을 말한다. 대상자에게 정보를 해석, 응용, 시범, 변형하는 것을 기대할 수 있다.
- 분석 : 자료를 요소별 또는 관계별로 분해하여 구성하는 부분 간의 상호관계를 발견하는 수준을 말한다. 대상자에게 정보를 분류, 구별, 대조, 조직하는 것을 기대할 수 있다.
- 합성 : 자료의 여러 요소를 모아 새로운 형태의 자료를 만드는 수준을 말한다. 대상자에게 정보를 설계, 조립, 창조하는 것을 기대할 수 있다.
- 평가 : 특정한 의도 또는 목적을 위해 제시된 자료를 기존의 가치에 따라 판단하는 수준을 말한다. 대상자에게 정보를 판단, 사정, 평가, 채점하는 것을 기대할 수 있다.

㉡ 정의적 영역 : 수용 – 반응 – 가치화 – 조직화 – 성격화(채택) 과정을 통한 대상자의 태도, 느낌, 감정 등의 변화를 말한다.
- 수용 : 현상 및 자극에 의식적으로 주의를 기울이는 것을 말한다.
- 반응 : 현상 및 자극에 대상자가 반응을 보이고 이에 대해 만족감을 얻는 것을 말한다.
- 가치화 : 특정 현상, 행동 등에 가치를 부여하고 이를 내면화하는 것을 말한다.
- 조직화 : 특정 상황에서 가치를 구체적으로 평가하고 각 가치들을 통합하여 체계를 확립하는 것을 말한다.
- 성격화 : 확립한 가치체계와 대상자의 행동이 일관성을 보이며, 그 행동이 실생활에 그대로 투영되는 것을 말한다.

㉢ 심리운동 영역 : 지각 – 태세 – 지시에 따른 반응 – 기계화 – 복합외적반응 – 적응 – 창조 과정을 통한 대상자의 기술능력 변화를 말한다.
- 지각 : 감각기관을 통해 현상 및 자극에 대해 알게 되는 수준을 말한다.
- 태세 : 신체적으로 특정행동에 필요한 준비 자세를 갖추는 수준을 말한다.
- 지시에 따른 반응 : 타인의 지도 및 조력을 받아 목표한 신체적 반응, 동작이 구현되는 수준을 말한다.
- 기계화 : 특정 동작에 숙련된 상태로 타인의 지도 없이도 대상자 스스로 동작을 구현할 수 있는 수준을 말한다.
- 복합외적반응 : 최소한의 노력과 시간으로 동작 표현이 가능하며, 다른 동작과 병행할 수 있는 수준을 말한다.
- 적응 : 숙달된 행위를 수정 및 변화시키는 수준을 말한다.
- 창조 : 개인의 특성에 맞게 특이한 행동을 개발하는 수준을 말한다.

58 | ②

② 정서적 준비 정도 : 마음상태, 지지체계, 동기화 정도 등을 통해 대상자가 건강행위에 요구되는 노력을 투입하려는 동기를 사정한다.
① 신체적 준비 정도 : 대상자의 성, 건강상태, 신체상태 등을 통해 신체기능 정도가 건강행위를 수행할 수 있는지를 사정한다.
③ 경험적 준비 정도 : 과거 문제 상황에서의 대처기전, 지향점, 문화적 배경 등을 통해 새로운 학습과 관련된 이전의 경험을 사정한다.
④ 지식적 준비 정도 : 대상자의 현재 지식수준, 인지능력, 학습유형 등을 통해 대상자의 학습능력 및 지식 습득 능력 정도를 사정한다.
⑤ 환경적 준비 정도 : 보건교육 대상자의 준비도 사정 시 신체·정서·경험·지식으로 구분하여 각각의 준비정도를 사정한다. 대상자의 환경에 대한 영향정도는 신체적 준비 정도 평가 척도에 포함되는 항목이다.

59 | ⑤

⑤ 가족기능 평가도구 : 가족이 직면한 건강문제를 해결할 때 필요한 가족의 자기관리능력과 함께 가족기능의 수준을 사정하는 데 사용한다. family APGAR라고도 부르며, A(adaption, 적응력), P(partnership, 협력), G(growth, 성숙도), A(affection, 애정도), R(resolve, 문제해결능력)을 의미한다.
① 가족연대기 : 가족역사 중 가족건강에 영향을 주었다고 생각되는 주요사건들을 시간 순으로 열거한 후 건강문제가 발생했을 때 사건과의 연관성을 파악하는 데 활용한다.
② 가족구조도 : 가족구성원과 관련된 정보와 구성원 간의 관계를 도표화하여 가족 전체구조와 구성, 질병력 및 상호관계를 파악하는 데 활용한다.
③ 가족밀착도 : 함께 거주 중인 가족구성원 간의 상호관계 및 밀착관계를 이해하는 데 활용한다.
④ 가족생활사건 : 최근 가족이 경험한 일상사건 중 스트레스 가중치가 높은 사건을 파악하여 질병 간의 관계 파악에 활용한다.

60 | ②

② 학령전기 : 첫 자녀 출생 후 30개월부터 첫 자녀 6세까지에 해당하는 기간으로, 자녀의 사회화 교육 및 영양관리 수행과 함께 자녀와의 관계 대처능력 수립, 안정적인 부부관계 유지를 달성해야 하는 단계이다.
① 양육기 : 임신에 대한 배우자 간 동의, 부모 역할과 책임 적응, 가족 역할 조정을 달성해야 하는 단계이다.
③ 학령기 : 자녀의 사회화, 가족 전통 및 관습 전승, 가족 간 규범 확립을 달성해야 하는 단계이다.
④ 청소년기 : 10대 자녀의 자유와 책임 간의 균형, 자녀들의 성 문제 및 세대 간 충돌에 대한 대처, 수입 안정화를 달성해야 하는 단계이다.
⑤ 진수기 : 부부관계 재조정, 자녀 출가에 따른 새로운 부모 역할에 대한 적응, 새로운 흥미 개발을 위한 노력을 달성해야 하는 단계이다.

※ Duvall의 가족생활주기 및 발달과업

㉠ 신혼기
- 결혼 ~ 첫 자녀 출생 전
- 발달과업 : 부부관계 및 가족계획 수립, 자녀 출생에 대비

㉡ 양육·육아기
- 첫 자녀 출생 ~ 첫 자녀 30개월
- 발달과업 : 임신에 대한 배우자 간 동의, 부모 역할과 책임 적응, 가족 역할 조정

㉢ 학령전기
- 첫 자녀 30개월 ~ 첫 자녀 6세
- 발달과업 : 자녀의 사회화 교육 및 영양관리 수행, 자녀와의 관계 대처능력 수립, 안정적인 부부관계 유지

㉣ 학령기
- 첫 자녀 6세 ~ 첫 자녀 13세
- 발달과업 : 자녀의 사회화, 가족 전통 및 관습 전승, 가족 간 규범 확립

㉤ 청소년기
- 첫 자녀 13세 ~ 첫 자녀 20세
- 발달과업 : 10대 자녀의 자유와 책임 간의 균형, 자녀들의 성 문제 및 세대 간 충돌에 대한 대처, 수입 안정화

㉥ 진수기
- 첫 자녀 20세 ~ 막내 결혼
- 발달과업 : 부부관계 재조정, 자녀 출가에 따른 새로운 부모 역할에 대한 적응, 새로운 흥미 개발을 위한 노력

㉦ 중년기
- 막내 결혼 ~ 은퇴
- 발달과업 : 부부관계 재확립, 자녀와의 유대관계 유지

㉧ 노년기
- 은퇴 후 ~ 사망
- 발달과업 : 은퇴, 건강문제, 배우자 상실 등에 대한 대처

61 | ⑤

⑤ 보건진료전담공무원의 자격요건은 간호사 또는 조산사 면허를 가진 자로서 보건복지부장관이 실시하는 24주 이상의 직무교육을 받은 자이다.
① 보건진료소 운영협의회는 보건진료소의 원활한 운영을 위해 설치되는 기구로, 보건진료소가 설치된 각 지역은 주민으로 구성된 운영협의회를 둔다.
② 보건진료전담공무원은 특별자치시장·특별자치도지사·시장·군수 또는 구청장이 근무지역을 지정하여 임용한다.
③ 보건진료전담공무원의 의료행위 외 업무로는 환경위생, 영양개선, 질병예방, 모자보건, 주민 건강 관련 업무 담당자에 대한 교육 및 지도, 그 외 건강증진 관련 업무이다. 공중위생, 식품위생 업무는 보건소가 담당하는 업무이다.
④ 보건진료전담공무원이 행하는 의료행위 업무 중 요양지도 및 관리는 만성병 환자를 대상으로 한다.

* 보건진료 전담공무원의 업무〈농어촌 등 보건의료를 위한 특별조치법 시행령 제14조 제1항 및 제2항〉

① 보건진료 전담공무원의 의료행위의 범위는 다음 각 호와 같다.
　1. 질병·부상 상태 판별을 위한 진찰·검사
　2. 환자의 이송
　3. 외상 등 흔히 볼 수 있는 환자의 치료 및 응급조치가 필요한 환자에 대한 응급처치
　4. 질병·부상 악화 방지를 위한 처치
　5. 만성병 환자에 대한 요양지도 및 관리
　6. 정상분만 시의 분만도움
　7. 예방접종
　8. 제1호부터 제7호까지의 의료행위에 따르는 의약품 투여
② 보건진료 전담공무원은 제1항 각 호의 의료행위 외에 다음 각 호의 업무를 수행한다.
　1. 환경위생·영양개선에 관한 업무
　2. 질병예방에 관한 업무
　3. 모자보건에 관한 업무
　4. 주민 건강 관련 업무 담당자에 대한 교육 및 지도에 관한 업무
　5. 그 밖에 주민의 건강증진 관련 업무

62 | ②

② 감독활동 : 사업의 목적 달성을 위해 감독 계획을 만들어 정기적으로 지역사회를 방문하여 진행과정을 확인한다. 직원들에게 관심을 갖고 그들의 활동을 지지하거나 학습기회 마련, 조언 제공 등 직원들을 감독한다.
① 감시활동 : 사업의 목적달성을 위해 사업이 계획에 맞게 진행되고 있는지를 확인하는 활동이다. 계속적인 관찰, 기록 검토, 사업에 투여된 인적 자원 및 지역사회와의 의사소통 등을 통해 수행한다.
③ 통제활동 : 조직 내 자원을 관리하기 위해 사용하는 개념으로, 조직의 목표달성을 위해 계획한 활동의 진행여부를 파악하고 피드백을 통해 교정하는 과정을 말한다.
④ 활동의 조정 : 분담된 업무를 실행할 때 업무 중복 또는 누락이 발생하는 것을 예방하기 위해 업무 분담 관계를 명확히 하고, 필요시마다 의사소통을 통해 업무를 조정하는 활동을 말한다.
⑤ 수행기전 활용 : 보건정책, 조언가, 대중매체, 소모임 집단 등 보건사업 시 활용할 수 있는 자원을 사용하여 보건사업을 수행하는 것을 말한다.

63 | ⑤

⑤ 질병의 진행과정이 알려진 질병을 대상으로 집단검진을 시행한다.
① 집단면역이란 집단 또는 지역사회 내 병원체가 침입하여 다른 구성원에게 전파하는 것에 대한 저항성을 나타내는 지표이다.
② 집단검진을 통해 지속적으로 환자 색출이 이루어져야 한다.
③ 집단검진은 조기에 질병을 발견하기 위해 시행하는 선별검사로써 만성질환에 대한 2차 예방의 대표 방법이다.
④ 효과적인 치료방법이 있는 질병을 대상으로 집단검진을 시행한다.

---

* 집단검진
㉠ 질병 증상이 없는 지역사회 내 건강한 사람들을 대상으로 질병 보유 여부 파악 및 조기에 질병을 발견하기 위해 시행하는 선별검사를 의미한다.
㉡ 집단검진 대상 질병 원칙
 • 잠복기, 초기 증상이 있는 질병을 대상으로 한다.
 • 질병의 진행과정이 알려진 질병을 대상으로 시행한다.
 • 검진을 통해 선별하려는 질병 및 상태는 개인 및 지역사회에 중요한 건강문제여야 한다.
 • 진단 기준 및 치료해야 할 환자로 규정하는 기준이 있는 질병이어야 한다.
 • 치료할 수 있는 질병 및 해당 질병을 치료할 수 있는 시설이 있는 질병을 대상으로 시행한다.

64 | ①

① 살모넬라 식중독 : 한국에서 가장 흔한 감염형 식중독으로, 음식과 함께 경구를 통해 균이 체내 유입되어 장내에서 장독소를 생성하여 발생된다. 분뇨, 오수에 오염된 식품을 통해 감염되며 주로 유제품, 달걀 및 각종 육류 등이 감염원이 된다. 잠복기는 6 ~ 48시간으로 짧고, 설사, 복통, 구토와 같은 증상과 함께 급격한 발열을 특징으로 한다.
② 보툴리누스 식중독 : 토양에서 생성된 아포가 식품에 증식하며 생산한 독소로 유발되는 식중독으로 독소형 식중독의 한 종류이다. 주로 통조림, 소시지 등의 가공식품이 감염원이 되며 약 12 ~ 98시간의 잠복기 후 언어장애, 경련, 연하곤란 등의 신경학적 증상 및 호흡곤란을 특징으로 한다.
③ 포도상구균 식중독 : 한국에서 가장 흔한 독소형 식중독으로, 주된 감염경로는 손의 화농소이다. 유제품으로 인해 발생되는 경우가 많으며 잠복기는 1 ~ 6시간으로 가장 짧고 설사, 복통, 구토와 같은 위장염 증상이 특징이나 발열은 나타나지 않는다.
④ 병원성 대장균 식중독 : 병원성 대장균 보균자 또는 동물의 대변으로 오염된 식품 섭취 시 발생하는 감염성 식중독이다. 약 24 ~ 72시간의 잠복기 후 심한 설사 및 빈혈, 출혈성 대장염 등의 증상을 보인다.
⑤ 장염 비브리오 식중독 : 감염성 식중독의 종류로 주로 해산물 및 어패류를 통해 균이 증식하여, 감염된 음식을 섭취한 후 8 ~ 20시간 후 설사, 복통 등의 증상을 보인다.

65 | ③

세계보건기구(WHO)의 일차보건의료의 필수 요소 4가지
㉠ 수용가능성 : 지역사회가 받아들이기 쉬운 방법으로 제공해야 한다.
㉡ 지불부담능력 : 지역사회의 지불 능력에 맞게 제공해야 한다.
㉢ 주민참여 : 지역사회주민들의 적극적이고 능동적인 참여로 이루어져야 한다.
㉣ 접근성 : 모든 주민이 시간과 장소적으로 보건의료 서비스를 쉽게 이용할 수 있어야 한다.

66 | ⑤

⑤ 포괄성 : 특정 시점 대상자가 가지고 있는 다양한 문제 및 욕구를 반영하여 문제 해결을 위한 사례관리가 이루어져야 한다.
① 개별성 : 대상자의 문제, 신체적 또는 사회적 상황, 대상자 욕구에 맞는 사례관리가 이루어져야 한다.
② 지속성 : 일회성의 단편적인 서비스를 제공하는 것이 아닌, 대상자가 안정적으로 지역사회에 정착할 수 있도록 사례관리가 이루어져야 한다.
③ 책임성 : 대상자에 대해 책임감을 갖고 사례관리가 이루어져야 한다.
④ 통합성 : 지역사회 내 다양하게 분포되어있는 자원과 서비스 전달체계를 연결 및 통합하여 사례관리가 이루어져야 한다.

67 | ⑤

⑤ 옹호자 : 대상자의 유익을 위한 행동 및 그들의 입장을 대변하여 의견을 제시하는 역할을 한다. 현행 법 및 제도 등에 대해 무지한 대상자들에게 필요한 정보를 제공하고 안내함으로써 자신의 권리를 주장할 수 있도록 돕는다.
① 교육자 : 대상자의 지식, 기술 및 가치관 등을 바람직한 방향으로 변화시키는 정보를 제공하고 교육을 수행한다.
② 상담자 : 전문지식을 기반으로 상담을 통해 대상자가 문제를 스스로 확인하도록 돕고, 건강문제 해결과정에서 대상자에게 유리한 방향으로 결정하게끔 돕는다.
③ 협력자 : 다른 보건의료 인력과 동반자적 관계 구축 및 의사소통을 통해 대상자의 의사결정을 돕는다.
④ 자원의뢰자 : 지역사회 자원에 대한 정보수집 및 자원의뢰하는 역할이다.

68 | ②

② 작업장에 국소배기장치 또는 전체 환기장치를 설치하여 공기 중 분진흡인 위험을 최소화한다.
① 분진이 발생하는 작업장에서는 방진마스크 또는 방진방독 겸용마스크를 착용해야 한다.
③ 창문을 닫은 채로 선풍기, 서큘레이터 등을 사용할 경우 공기 중 분진 흡인위험이 높아진다. 주기적으로 환기를 시행하고 진공청소기와 물을 사용하여 청소를 시행해야 한다.
④ 작업 시 습식작업을 통해 공기 중 분진 발생을 예방한다.
⑤ 분진가루가 수년에 걸쳐 폐 조직에 축적되면 진폐증이 발생할 수 있다. 진폐증 초기 증상이 거의 없고 점차 호흡곤란, 가래, 기침 등의 증상을 나타낸다. 이로 인해 증상 발생 전 근로자의 정기적 건강진단을 시행해야 한다.

69 | ①

① 벤젠 : 호흡기, 피부를 통해 체내로 유입되며, 우리 몸의 조혈기계를 표적으로 한다. 이로 인해 말초 혈액의 구성성분에 변화를 유발한다. 급성노출 시 중추신경 억제 증상이 나타나고, 만성노출 시 재생불량성 빈혈, 백혈병, 다발성 골수종 등 조혈장애를 일으킨다. 벤젠 중독 시 빈혈에 의한 무기력, 피로감 및 혈소판 감소에 의한 반상출혈, 피부 및 안구결막의 창백함 등의 증상이 나타난다.
② 톨루엔 : 벤젠과 같이 조혈장애는 유발하지 않으나, 마취작용이 있어 중추신경계 기능 저하 및 시신경 위축 등을 유발한다.
③ 노말헥산 : 말초신경염, 다발성 신경장애 등을 유발한다.
④ 이황화탄소 : 중추신경 및 말초신경 장애, 시력장애, 신장장애, 심혈관계 장애 등을 유발한다.
⑤ 에틸렌클리콜에테르 : 생식기 장애, 졸음, 피로, 기억력 저하, 두통, 알코올 내성 등을 유발한다.

70 | ③

사망자 또는 현재의 지원으로는 생존 가능성이 희박한 환자에게는 흑색(검정색) 인식표를 부착한다.

---

* 재난 유형별 분류

㉠ Triage 분류 : 재난 현장에서 Triage를 통해 중등도 분류 시 다음 4가지 인식표 색상으로 중등도를 분류한다.
- 적색(1순위) : 흉부손상, 쇼크, 급성 호흡곤란 등 곧바로 처치를 하지 않을 경우 치명적이거나 사지절단 위험이 있는 손상을 입은 대상자
- 황색(2순위) : 치료가 필요하나 즉각적인 위험 없이 초기 처치가 다소 지연돼도 최대 2시간까지 견딜 수 있는 대상자
- 녹색(3순위) : 대부분 보행이 가능한 환자로 병원으로 이송할 필요 없이 현장 처치 후 귀가 가능한 대상자
- 흑색(4순위) : 사망자 또는 현재의 지원으로는 생존 가능성이 희박한 대상자

㉡ START 분류
- 환자의 의식상태, 호흡, 관류를 사정하여 중등도를 분류한다.
- 단순 부상자를 분류하여 신속한 치료를 제공할 목적으로 사용한다.

정신간호학

71 | ①

① 대상자가 말을 시작하거나 다시 생각할 때까지 기다려주면서 스스로 문제를 알게 해주는 기회를 제공한다.
② 즉시 질문하는 것은 오히려 부담을 줄 수 있다.
③ 화제를 바꾸면 중요한 주제가 회피될 수 있다.
④ 침묵을 비협조적으로 보는 것은 비치료적 태도에 해당한다.
⑤ 대상자가 생각을 정리할 시간을 빼앗게 된다.

72 | ④

①⑤ 생물학적 모형에 관한 설명이다.
② 사회적 모형에 관한 설명이다.
③ 의사소통 모형에 관한 설명이다.

73 | ④

① 목표달성 여부를 평가하는 시간을 가져야 한다.
② 종결 시간을 상기시켜야 한다.
③ 퇴행이 일어날 수 있다.
⑤ 대상자가 관계를 끝낼 준비가 되었는지 사정해야 한다.

74 | ④

환자가 보이는 증세는 섬망 증세로 수술 회복과정에서 나타나는 지남력 상실, 불안 등의 증세로 인한 사고과정 변화이다. 수술 후 나타나는 섬망은 일시적이고 가역적으로 수일에서 수주 내에 회복한다.

---

* 섬망

㉠ 시간, 장소에 관한 지남력의 상실을 특징으로 하는 정신적 혼란 상태이다.
㉡ 관심을 변경하거나 지속할 수 없을 때 의식의 혼란 상태로 발생한다.
㉢ 발병 시 하루 사이에도 증상 기복을 보이며 몇 시간에서 며칠 동안 증상을 나타내기도 한다.
㉣ 지리멸렬하고 조리 없는 말, 목적 없는 신체활동, 끊임없는 생각의 흐름, 혼란, 지남력 상실과 같은 사고과정 장애를 동반한다.
㉤ 기질적 원인을 가지고 있으며 가역적이다.

75 | ⑤

① 취소 : 과거의 불편했던 경험을 없던 것처럼 대하는 것을 의미한다.
② 유머 : 타인에게 불편한 감정을 느끼지 않게 하면서 자신의 기분이나 느낌을 우스꽝스럽게 표현하는 것이다.
③ 승화 : 사회적으로 수용되는 바람직한 방향으로 비수용적인 욕구를 해소하는 것을 의미한다.
④ 억제 : 용납되지 않는 충동을 의식적으로 자제하는 것을 의미한다.

76 | ②

① 감정과 관련된 신체기능변화에 관여한다.
③ 본능과 관련된 감정의 영역인 편도체가 있다.
④ 공격적인 행동과 성적인 행동과 관련 있다.
⑤ 단기기억을 장기기억으로 변환시키는 역할을 한다.

77 | ①

② 붉은 색은 각성을 일으킨다.
③ 청색 계통의 물건이나 침구류는 대상자를 이완시킨다.
④ 개인의 비밀과 독립성을 지켜주어야 한다.
⑤ 의료진은 모든 환자의 요구에 민감하게 반응해야 한다.

78 | ⑤

①③④ 2차 예방에 해당한다.
② 3차 예방에 해당한다.

※ 정신건강간호 목표

㉠ 1차 예방 : 건강증진, 질병 예방
㉡ 2차 예방 : 조기발견, 조기치료, 질환의 만성화 예방
㉢ 3차 예방 : 재발 방지, 재활치료, 사회 복귀

79 | ④

① 간호사가 관찰한 행동은 징후이다.
② 대상자가 경험하고 보고하는 말은 증상이다.
③ 대상자와의 면담뿐만 아니라 총체적인 상황을 사정해야 한다.
⑤ 잠재적 정신 건강문제, 개인, 가족, 지역사회의 반응 등 모든 것이 정신간호의 수행 대상이다.

80 | ④

① 노인과 연락 두절인 상태일 때 노인학대에 해당한다.
② 음식을 거부하는 노인에게 밥을 차려 주지 않으면 노인 학대에 해당한다.
③ 노인에게 수행가능하지 않은 노동을 시키는 것은 노인학대에 해당한다.
⑤ 돌봄을 거부하는 노인에게 의식주를 해결할 수 있도록 도와주지 않으면 노인학대에 해당한다.

81 | ②

② 위의 대상자는 직접적이고 언어적인 표현을 사용하였다.
① 충동적인 표현은 해당 없다.
③ 간접적이고 언어적인 표현으로는 "내일 난 이곳에 없겠지." 등이 있다.
④ 직접적이고 비언어적인 표현으로는 약물복용, 아끼던 물건을 다른 사람에게 주기 등이 있다.
⑤ 간접적이고 비언어적인 표현으로는 갑자기 진정된 모습을 보이는 것 등이 있다.

82 | ⑤

①②③④ 조현병의 음성 증상이다.

83 | ④
환각에 대해 물을 시 그와 같은 자극(환각)을 경험하고 있지 않다고 반응한다.

84 | ⑤
①②③④ 망상을 자극시키는 행동이다.

85 | ②
①④⑤ 정형적 향정신병 약물로 정좌불능의 부작용이 있다.
③ 추체외로계 부작용 중 파킨슨 증후군에 대한 약물이다.

86 | ④
①②③⑤ 양극성 장애의 행동 양상이다.

87 | ②
①③④⑤ 양극성 장애 대상자에게 내릴 수 있는 간호진단이다.

88 | ③
① 찬성 혹은 반대를 보여주지 않고 중립적인 입장을 유지해야 한다.
② 이상 사고에 대해 항의하거나 논쟁하는 것을 피해 조종하지 못하도록 해야 한다.
④ 대상자의 내면의 우울한 감정을 표출할 수 있도록 도와줘야 한다.
⑤ 비자극적, 비도전적인 편안한 환경을 만들어줘야 한다.

89 | ②
①③④⑤ 조현병의 증상이다.

90 | ①
① lithium : 리튬은 양극성 장애 치료에 쓰이는 대표적인 약물이다.
② clozapine : 클로자핀은 조현병 치료에 쓰이는 비정형적 항정신병 약물이다.
③ fluoxetine : 플루옥세틴은 우울장애 치료에 쓰이는 SSRI (선택적 세로토닌 재흡수 억제제)이다.
④ amitriptyline : 아미트리프틸린은 우울장애 치료에 쓰이는 TCA (삼환계 항우울제)이다.
⑤ chlorpromazine : 클로르프로마진은 조현병 치료에 쓰이는 정형적 항정신병 약물이다.

91 | ⑤
강박장애 대상자는 불합리 한 행동임을 알고 있으며 이에 저항하려고 하는 모습을 보인다. 이를 억제하려 할 때 불안이 상승된다. 이를 통해 나타나는 방어기전은 격리, 대치, 반동형성, 취소이다.

92 | ②
① 함입 : 우울증 환자의 주요 방어기전으로 타인을 향한 모든 감정을 자신에게 향하게 한다.
③ 전치 : 감정이 왜곡되어 원래의 대상으로부터 분리, 그보다 덜 위협적인 대상으로 왜곡된 감정이 향하는 신경증적 방어기전이다.
④ 보상 : 어떤 분야의 결함을 다른 분야의 우수성으로 대체하려는 방어기전이다.
⑤ 퇴행 : 현재의 심리 갈등을 피하기 위해 발달 이전 단계로 돌아가 의존적인 모습을 보이는 미성숙 방어기전이다.

93 | ③

① 강박장애 : 불안의 완화를 위해 자신의 의지와는 무관하게 반복적인 행동을 하는 것이다.
② 광장공포증 : 개방된 장소에 대한 두려움으로 도움을 받을 수 없다고 느끼며 불안해하는 것이다.
④ 조현병 스펙트럼 장애 : 망상장애, 단기 정신병적 장애, 조현양상장애, 조현 정동장애를 일컫는다.
⑤ 외상 후 스트레스 장애 : 위협적인 사건을 겪은 후 정신적 증상이 나타나는 것이다.

94 | ④

① 회상적 조작 : 비의도적인 것으로 자기방어를 위해 기억을 조작하는 것이다.
② 미시적 현상 : 익숙한 상황이 마치 처음 보는 것처럼 느껴지는 것이다.
③ 심인성 기억상실 : 심리적인 이유로 기억의 기능을 억제하는 것이다.
⑤ 후향적 기억상실 : 특정시점 이전의 일을 기억하지 못하는 것이다.

95 | ②

섭식장애의 유형으로는 신경성 폭식증, 신경성 식욕부진증, 폭식장애, 이식증, 반추장애가 있다.

96 | ①

②③④ C군 성격장애의 유형이다.
⑤ A군 성격장애의 유형이다.

* 성격장애 유형

검사 항목	내용
A군 성격장애	• 상식적인 범위를 벗어난다. • 편집성 성격장애, 조현성 성격장애, 조현형 성격장애
B군 성격장애	• 변덕스럽고 극적이다. • 반사회적 성격장애, 경계성 성격장애, 히스테리성 성격장애, 자기애적 성격장애
C군 성격장애	• 근심·걱정, 두려움이 많다. • 회피성 성격장애, 의존성 성격장애, 강박성 성격장애

97 | ④

공황장애는 예기치 못한 반복적인 공황발작으로 인해 사회 기능 장애가 초래되는 것이 특징이다.

98 | ②

② 우발적 위기는 재난위기로, 우발적이며 흔하지 않고 광범위한 환경적 변화를 포함하는 예기치 못한 위기를 일컫는다.
①④ 예상하지 못했던 사건이 개인의 생리적, 사회적, 심리적 통합을 위협할 때 발생하는 상황위기에 해당한다.
②⑤ 삶의 주기에서 예상 가능한 삶의 사건으로 새로운 역할에 저항하거나 다른 것을 수용하는 성숙위기(발달위기)에 해당한다.

99 | ⑤

① 외모에 집착하는 모습을 보이는 것은 연극성 성격장애 대상자의 특징이다.
② A군 성격 장애 유형에 해당한다. 알코올 의존증은 C군 성격장애 유형이다.
③ 자신이 주목받고자 하며 주목받을 행동을 하는 것은 연극성 성격장애 대상자의 특징이다.
④ 지속적인 관심과 칭찬을 요구하는 모습을 보이는 것은 자기애성 성격장애 대상자의 특징이다.

100 | ⑤

①②③ 섬망에 대한 내용이다.
④ 자극이 적은 환경이 대상자에게 도움이 된다.

101 | ⑤

① 경구섭취로 체중 증가가 없는 경우 비경구 영양도 함께 고려한다.
② 식사 후 2시간 동안은 간호사와 함께 있도록 한다.
③ 하루에 한 번만 체중을 측정하도록 교육한다.
④ 식단을 스스로 선택할 수 있도록 한다.

102 | ④

④ 행동치료 기법 중 노출요법, 특히 체계적 탈감각이 흔히 사용되는데 이는 불안을 일으키는 자극 중 가장 약한 것부터 시작하여 점차 강한 자극에 반복 노출하여 공포 반응을 점차 줄여가는 기법이다.
①③ 범 불안장애에 대한 설명이다.
② 분리불안장애에 대한 설명이다.
⑤ 공황장애에 대한 설명이다.

103 | ⑤

① 익숙한 환경을 제공한다.
② 대상자에게 의미 있고 중요한 사람이 전적으로 대상자를 돌본다.
③ 싫어하는 행동을 시킨 후에 좋아하는 행동을 시킨다.
④ 대상자가 싫어하는 행동을 하는 것의 비율을 점차 늘려나간다.

104 | ④

① 저녁에 과식이나 격렬한 운동을 피한다.
② 자기 전 수분 섭취는 삼간다.
③ 적게 잤더라도 다음 날 규칙적인 시간에 기상한다.
⑤ 자꾸 시계를 보게 되면 시계를 치우고 수면에 집중한다.

105 | ③

① 노출장애에 해당하는 설명이다.
② 물품음란장애에 해당하는 설명이다.
④ 성적 피학장애에 해당하는 설명이다.
⑤ 관음장애에 대한 설명이다.

3교시 국가고시 고난도 모의고사 제 01 회

간호관리학

1	④	2	⑤	3	②	4	⑤	5	②
6	⑤	7	④	8	⑤	9	④	10	③
11	⑤	12	②	13	②	14	③	15	④
16	④	17	①	18	⑤	19	③	20	②
21	④	22	②	23	④	24	②	25	①
26	⑤	27	①	28	④	29	③	30	②
31	④	32	⑤	33	⑤	34	②	35	④

기본간호학

36	②	37	⑤	38	③	39	⑤	40	⑤
41	⑤	42	③	43	③	44	①	45	⑤
46	③	47	③	48	④	49	②	50	④
51	④	52	④	53	④	54	①	55	③
56	④	57	②	58	④	59	④	60	⑤
61	⑤	62	⑤	63	④	64	⑤	65	②

보건의약관계법규

66	④	67	②	68	④	69	⑤	70	③
71	②	72	⑤	73	⑤	74	③	75	④
76	②	77	①	78	④	79	②	80	①
81	⑤	82	②	83	⑤	84	⑤	85	④

간호관리학

1 | ④

④ 미군정시대는 1945년부터 1948년 8월 15일 대한민국 정부 수립 전까지의 시기를 말한다. 1948년 8월 15일 이후로는 대한민국 정부 수립기 간호이며, 보건국이 보건부로 독립한 시기는 1949년이다.
① 1945년에 보건후생부 내에 간호사업국을 설치했다.
② 1946년에 면허소지자 재교육을 시작했다.
③ 간호부양성소 폐지 후 1946년에 고등간호학교로 개편했다.
⑤ 1946년에 간호교육과정에 조산사 내용 포함하며 졸업 후 간호사 자격, 조산사 자격을 모두 취득하게 했다.

※ 대한민국 정부수립기 이후 간호
㉠ 보건국이 보건부로 독립
㉡ 간호사업국이 간호사업부로 축소
㉢ 육군간호장교단 창설
㉣ ICN 정회원 가입
㉤ 국민의료법 선포

2 | ⑤

⑤ 전문직의 사회화 : 전문적인 업무 수행을 위한 지식, 기술, 태도, 윤리 등을 습득하고 내면화 시키고 발달시키는 과정이다.
① 조직화 : 조직의 목표를 가장 효과적으로 성취할 수 있도록 기본적인 조직구조를 만들어 나가는 과정이다.
② 직무관리 : 직무설계를 통해 직무체계를 형성, 과업 내용과 직무 수행하는 구성원의 자격조건을 설정하고 직무를 평가하는 것을 말한다.
③ 경력개발 : 조직과 개인의 요구가 합치되도록 개인의 경력을 개발하는 활동이다.
④ 간호의 질 향상 : 효율적 간호를 제공하기 위한 목적으로 질 통제의 3단계 과정을 거친다.

3 | ②

② 신의의 규칙 : 환자의 의료기밀을 보장하기 위해 최선을 다해야 한다는 규칙이다.
① 정직의 규칙 : 선을 위해서 진실을 말해야 하는 의무이다.
③ 성실의 규칙 : 타인에게 의도적으로 해를 입히거나 타인에게 해를 입히는 위험을 초래하는 것을 금지할 의무이다.
④ 악행금지의 원칙 : 끝까지 최선을 다하려고 노력하고 약속이행의 의지를 가져야 하는 의무이다.
⑤ 자율성 존중의 원칙 : 치료 과정과 방법, 필요한 약품 등에 대해 거짓 없이 상세히 설명하고, 환자의 자발적 선택을 도와야 하는 의무이다.

4 | ⑤

①④ 확인의 의무를 위반하였다.
② 비밀유지의 의무를 위반하였다.
③ 설명 및 동의의 의무를 위반하였다.

5 | ②

② 지문이 나타내는 윤리이론은 공리주의이다. 공리주의는 최대 다수의 최대 행복을 목적으로 한다.
① 영국의 밀과 벤담의 이론이다.
③ 목적이 수단을 정당화하며, 다수의 이익을 위해 소수의 권리가 무시될 수 있다고 보았다.
④ 도덕적 갈등에 합리적 방향을 제시하며, 효용의 원리가 더 중요시된다.
⑤ 생명의 가치는 동일하지 않다고 여겼다.

6 | ⑤

① 지도의무 : 환자 또는 보호자에게 요양의 방법과 건강관리에 필요한 사항을 지도할 의무가 있다.
② 비밀유지 의무: 진료, 간호 과정에서 알게 된 환자의 정보에 관하여 비밀을 유지해야하는 의무이다.
③ 확인의무 : 간호의 내용 및 그 행위가 정확하게 이루어지는가를 확인해야 하는 의무다.
④ 주의의무 : 유해한 결과가 발생되지 않도록 의식을 집중할 의무이다.

7 | ④

④ 행태과학론 : 개별 사회과학만으로는 인간 행위에 관한 문제를 해결할 수 없다고 인식하였다. 조직에서 인간행위에 관한 과제를 해결하는 데 기여하는 학문이다.
① 상황이론 : 외부 환경이 조직과 그 하위 시스템에 영향을 미치며, 조직 전체 시스템과 하위 시스템이 어떤 관계에 있을 때 조직의 유효성이 높아질 수 있는지를 설명하려는 이론이다.
② 행정관리론 : 조직을 편성, 관리하는 보편적 원리를 발견하고 정립하려는 이론이다.
③ 인간관계론 : 심리적, 사회적 욕구 충족으로 인한 생산성 상승효과에 대해 연구한 이론이다.
⑤ 과학적관리론 : 작업에 대한 객관적이고 과학적인 연구를 강조하는 이론이다.

8 | ⑤

①② 투입
③④ 전환

∗ 간호관리 체계모형

㉠ 투입 : 간호관리를 위해 투입되는 여러 요소이다.
 • 소비자 투입 요소 : 환자 중증도, 간호 요구
 • 생산자 투입 요소 : 인력, 물자, 시간, 시설, 자금, 정보, 간호업무량
㉡ 전환 : 투입을 산출로 바꾸는 간호관리과정이다. 기획 – 조직 – 인사 – 지휘 – 통제의 전환과정을 통해 산출 요소로 변환시킨다.
㉢ 산출 : 투입 요소가 전환과정을 통해 산출된 결과이다. 간호의 질, 환자 만족, 간호사 만족, 이직률 등의 요소가 있다.

9 | ④

①⑤ 전략적 기획
②③ 전술적 기획

∗ 실행 기획(운영적 기획)

㉠ 1년 단위로 하는 단기 계획으로 예산결정, 직원배당, 생산성 기준확정 등에 쓰인다.
㉡ 간호관리자들이 행하는 가장 흔한 기획유형으로 직접적인 환자관리와 관련되어 있다.
㉢ 주로 하위관리자와 조직구성원 각자가 담당한 업무를 계획하는 것이다.

10 | ③

③ 조직원들의 자아실현을 촉진하고, 복지와 사기를 향상하는 효과가 있다.
① 단기목표가 강조되는 경향이 있다.
② 비용절감이 어렵다.
④ 조직원들의 융통성이 결여되기 쉽다.
⑤ 지나친 경쟁과 집착으로 부서 간의 경쟁이 심화될 우려가 있다.

11 | ⑤

① 델파이법 : 관련 전문가들이 모여 설문지를 통해서 각자의 전문적인 의견을 제시하고 제시한 의견을 반영하여 설문지를 수정하는 과정을 반복하는 방법이다.
② 전자회의 : 컴퓨터를 통해 회의하는 방법이다.
③ 명목집단법 : 상호 간의 대화나 토론 없이 각자 서면으로 아이디어를 제출하고 토론 후 표결로 의사결정을 하는 방법이다.
④ 집단노트법 : 문제에 대한 아이디어와 해결방법을 기록하고 다른 사람에게 노트를 넘기는 방법이다.

12 | ②

① 간결성의 원칙 : 기획 과정을 통해 세워진 계획은 간결하고 명료하게 표현해야 한다.
③ 안전성의 원칙 : 안정된 기획일수록 효과적이며 경제적이다.
④ 포괄성의 원칙 : 필요한 제반 요소들이 빠짐없이 포함되어야 한다.
⑤ 계층화의 원칙 : 일반적이고 추상성이 높은 것부터 시작하여 구체화 과정을 통해 연차적으로 파생해야 한다.

13 | ②

② 지문은 내부마케팅에 대한 내용이다. 내부마케팅은 직원에게 동기를 부여하고, 주인의식과 책임감을 갖게 한다.
① 상호작용마케팅(리얼타임 마케팅)의 특징이다.
③ 내부마케팅은 외부마케팅보다 먼저 수행한다.
④ 내부마케팅은 기업 – 직원 사이의 마케팅이다.
⑤ 외부마케팅에 대한 설명이다.

* 마케팅 유형

㉠ 내부마케팅 : 기업-직원 간의 마케팅이다. 직원에게 동기를 부여하고 주인의식과 책임감을 갖게 하는 특징이 있다.
㉡ 외부마케팅 : 기업-고객 간의 마케팅이다. 고객의 필요를 파악하고, 그 필요를 충족하기 위한 서비스 품질을 약속한다.
㉢ 상호작용 마케팅 : 직원-고객 간의 마케팅이다. 서비스 제공 순간의 고객과 직원간의 상호작용으로 서비스 질을 높인다.

14 | ③

① 팀 조직 : 부서 간, 계층 간 장벽을 허물고 담당자와 팀장 간의 팀워크를 강조한 조직이다.
② 위원회 조직 : 부서 간, 명령계통 간에 일어나기 쉬운 의견의 불일치와 갈등을 위원회를 통하여 조정하려는 조직이다.
④ 매트릭스 조직 : 전통적인 직능부제 조직과 프로젝트 조직을 통합한 형태이다.
⑤ 개선막료 조직 : 명령통일의 원칙과 전문화의 원칙을 조화시켜 관리기능의 복잡화에 대응할 수 있도록 계선 외부에 막료기구를 설치한 조직이다.

15 | ④

④ 직무단순화 : 고능률에 초점을 두고, 직무를 가능한 세분화하여 효과적으로 조직의 목표를 달성하려는 방법이다.
① 직무확대 : 조직구성원이 보다 많은 능력을 이용하도록 직무내용을 확대하는 방법이다.
② 직무순환 : 과업끼리 순환하는 방법이다.
③ 경력사다리 : 일선 간호사들의 능력을 인정해주기 위해서 개발된 수직적 증진단계의 사다리 체계이다.
⑤ 직무충실화 : 직무내용을 더욱 다양하게 하고 자율성과 책임을 더 많이 부여하여 개인적인 성장을 돕는 방법이다.

* 직무단순화의 장 · 단점

㉠ 장점
• 효율성을 증가시키고 비용을 감소시킨다.
• 표준화와 전문화가 이루어진다.
• 직원에 대한 감동작의 통제가 용이해진다.

㉡ 단점
• 단순화된 직무로 지루함 등 직무 불만족을 야기할 수 있다.
• 결근율 및 이직률 증가로 생산성 감소를 초래할 수 있다.

16 | ④

① 환자의 만족도가 증가한다.
② 환자간호에 보다 많은 시간을 할애할 수 있다.
③ 팀간호방법의 단점이다. 일차간호는 간호사가 환자의 모든 간호를 책임지기 때문에 통제해야 할 직원의 수가 적다는 장점이 있다.
⑤ 팀간호방법의 단점이다. 일차간호는 실수가 적어진다는 장점이 있다.

17 | ①

① 위계지향 : 위계질서나 규칙을 강조하여 조직을 통제하는 문화로 조직원의 경직성이 높은 특징이 있다.
② 혁신지향 : 조직의 혁신과 변화를 강조한다. 도전하는 것을 중요시한다.
③ 업무지향 : 업적 달성과 생산성, 합리성을 강조한다.
④ 관계지향 : 조직원 간의 단합을 강조하고, 인간관계를 중요시한다.
⑤ 개발지향 : 조직문화의 유형이 아니다.

18 | ⑤

⑤ 간호사가 환자에게 직접적으로 행하는 기술은 모두 직접간호시간에 해당한다.
①②③④ 간접간호에 해당한다.

19 | ③

③ 규칙적 오류 : 한 평정자가 다른 평정자보다 일관적으로 높은 점수를 주거나 낮은 점수는 주는 경향으로, 〈보기〉는 포상을 받기 위하여 일괄적으로 높은 평가를 하는 규칙적 오류가 발생할 수 있다.
① 후광효과 : 능력과는 무관하게 긍정적 인상에 의하여 높은 평가를 내리는 것을 말한다.
② 대비 오류 : 고과자 간의 비교로 인해 평가 점수에 영향을 미치는 것을 말한다.
④ 시간적 오류 : 이전의 행위보다 평가 직전 발생한 행위가 평가에 영향을 주는 오류이다.
⑤ 관대화 경향 : 평가 책임의 회피 등의 이유로 실제 능력보다 더 높게 평가하는 것을 말한다.

20 | ②

② 직무평가는 임금의 공정성 확보, 인력확보 및 인력배치, 개발의 합리성 제고를 목적으로 한다.
① 직무분석의 목적이다.
③ 직무명세서에 대한 설명이다.
④ 직무분석의 목적으로 조직의 합리화를 위한 기초작업에 해당한다.
⑤ 직무설계의 목적이다.

21 | ④

④ 의사소통이 원활하게 될 수 있도록 주장행동 훈련을 실시한다.
① 직무단순화는 의욕을 떨어뜨릴 수 있다. 직무충실화와 직무재설계가 도움이 된다.
② 간호관리자, 동료간호사, 간호사 자신 등 복수 평가자들에 의한 근무평가를 실시한다.
③ 공평하지 못한 근무표 등은 신규간호사 이직률이 높일 수 있다.
⑤ 간호사의 전문성을 높일 수 있도록 타직종과 업무를 명확하게 구분해주어야 한다.

22 | ②

② 블랜차드의 상황적 리더십 이론에 대한 설명이다. 상황적 리더십 이론은 리더십 유형을 설득형, 참여형, 위임형, 지시형 네 가지로 분류하였다.
① 피들러가 발표한 이론인 상황적합성 이론의 설명이다.
③ 오직 성숙도만 상황요소의 변수로 취급하였다.
④ 하우스와 미첼이 제시한 경로-목표 이론에 대한 설명이다.
⑤ 경로-목표 이론에 대한 설명이다.

＊ 블랜차드 상황적 리더십 이론

상황 변화에 따라 효과적 리더십 유형도 달라져야 한다는 이론이다.
㉠ 리더십 유형
• 지시적 리더(S1) : 높은 과업, 낮은 관계
• 설득적 리더(S2) : 높은 과업, 높은 관계
• 참여적 리더(S3) : 낮은 과업, 높은 관계
• 위임적 리더(S4) : 낮은 과업, 낮은 관계
㉡ 구성원의 성숙도
• 1단계 성숙도(R1) : 숙련도 낮음, 의욕도 낮음
• 2단계 성숙도(R2) : 숙련도 낮음, 의욕 보통
• 3단계 성숙도(R3) : 숙련도 높음, 의욕 낮음
• 4단계 성숙도(R4) : 숙련도 높음, 의욕 높음

23 | ④

④ Herzberg의 동기-위생이론(2요인론)에서 직무만족은 직무내용과, 직무불만족은 직무환경과 관련이 있다고 보았다.
① 동기부여 이론 중 내용이론에 속한다.
② 매슬로우의 이론을 확대시켜 개발한 이론이다.
③ 위생요인보다는 동기요인이 중요하다고 보았다.
⑤ 동기유발요인을 친교, 권력, 성취욕구로 나누어 본 것은 맥클랜드의 성취욕구이론이다.

24 | ②

② 외적 보상은 금전적 형태로 이루어지는 보상으로 직접보상(임금, 상여금 등), 간접보상(의료지원, 기숙사 및 직원주택 제공, 연금, 자녀 및 본인 학자금지원, 휴가비 등)이 있다.
①③④⑤ 비금전적 형태로 이루어지는 심리적 보상인 내적 보상에 해당한다.

25 | ①

① 생산자 – 과제 관리, 방향 제시
② 조직자 – 구조 제공 및 조직화
③ 후원자 – 아이디어지지
④ 수호자 – 외부로부터 팀을 수호
⑤ 창안자 – 창의적인 아이디어 개발

26 | ⑤

⑤ 상호 간의 양보가 필요하기 때문에 양집단 모두에게 이상적인 결과를 주진 않는다.
① 개인보다는 문제에 초점을 둔다.
② 경쟁보다는 협력을 촉진하는 원칙이 있다.
③ 우선순위가 다른 경우 통합적 협상이 효과적이다.
④ 분배적 협상은 협상에 관련된 주제가 하나일 때 효과적이다.

27 | ①

② 히스토그램 : 자료의 변동과 분포를 막대 형태로 보여주는 것으로, 시간적 자료 보존이 어려워 런차트 또는 관리도로 표현이 불가능할 때 사용하며 연속성 변수에만 사용한다.
③ 원인결과도 : 결과와 관련 요인들을 계통적으로 나타낸 것으로 결과에 대하여 관련 요인이 어떤 관계로 영향을 미치는지 연결하여 원인을 파악할 수 있다.
④ 산점도 : 두 데이터 간의 상관관계 유무를 xy 평면에 시작적으로 그린 그림이다.
⑤ 런차트 : 시간 경과에 따른 변화 추이를 파악하기 위한 꺾은선 그래프이다.

28 | ④

④ TQM은 전사적 품질경영으로서 총체적 질관리를 의미하며, 기존의 조직문화와 경영관행을 재구축하려는 노력을 포함한다.
① 질 평가가 아니라 질 향상을 위한 관리 도구이다.
② 과오의 재발을 예방하기 위한 방법으로는 근본원인분석이 있다.
③ 3.4PPM은 6시그마의 품질 수준으로 가장 낮은 수준의 에러를 뜻한다.
⑤ 린(Lean) 생산 방식에 대한 설명이다. 숙련된 기술자들의 편성과 자동화기계의 사용으로 적정량의 제품을 생산하는 방식이다.

29 | ③

① 초보자(novice) : 단순 암기에 의한 지식으로, 규칙과 다른 사람의 기대에 의존한다. 업무가 제한적이며 융통성이 부족한 간호학생이 이에 해당한다.
② 신참자(advanced beginner) : 최소한의 숙달된 기술로 원리와 이론을 사용하여 주어진 간호 업무를 수행한다. 신규간호사가 이에 해당한다.
④ 숙련가(proficient practitioner) : 전제적인 상황을 고려하고 우선순위를 쉽게 결정할 수 있다. 장기적인 목표에 집중한다. 3~5년차 간호사가 이에 해당한다.
⑤ 전문가(expert practitioner) : 매우 능숙하고 융통성 있는 업무를 수행한다. 전문기술이 자연스럽게 발휘되며 직관적인 상황 파악이 가능하다.

30 | ②

② 사건 발생 시 관련 요인과 내재된 변이를 찾기 위해 조사하는 방법이다.
① 전개에 따라 사건을 조사하는 후향적 방법이다.
③ 원인을 분석하고 위험에 순위를 매기는 것은 FMEA(오류유형과 영향분석)방법이다.
④ 과정에서 발생할 수 있는 모든 유형의 문제를 찾아 분석하는 것은 오류 유형과 영향분석 방법이다.
⑤ 준비, 근접 원인 규명, 근본 원인 규명, 개선활동의 설계 도입의 4단계로 진행된다.

31 | ④

지휘는 간호 직원들이 조직의 목표를 향해 능률적으로 일하도록 유도하는 기능이다. 대표적인 활동으로 구체적인 행동 요구하는 지시, 업무 수행을 위한 명확한 지시인 명령, 업무 진행 상황을 관찰하고 확인하는 감독, 업무나 인력을 효율적으로 배분하는 조정, 성취 욕구를 자극하여 자발적 참여 유도하는 동기부여가 있다. 해당 사례는 낙상 사고 예방이라는 목표 아래, 위의 다섯 활동이 모두 드러나는 전형적인 지휘 기능 사례이다.

32 | ⑤

①②④ 퇴원 시 환자 간호에 해당한다.
③ 입원 시 환자 간호에 해당한다.

33 | ⑤

① 보고하기 전 관련자에게 사전에 연락해야 한다.
②③ 보고할 사항은 '결론 → 전망 → 이유 → 경과' 순으로 간결하게 요점을 정리하여 보고한다.
④ 무엇을 누구에게 보고하는가를 확실하게 정한다.

34 | ②

② 마약과 마약대장은 이중 장금장치가 있는 철제 마약장에 보관한다.
① 마약대장은 2년간 보관한다.
③ 마약류 반납은 수령 후 24시간 이내에 한다.
④ 마약장 열쇠는 다른 열쇠와 구분해서 보관하며, 각 근무시간 담당자 간에 직접 인계한다.
⑤ 마약류 잔량 반납 리스트는 2년간 보관한다.

35 | ④

④ 변화된 중요 사건과 증상, 문제 등을 초점으로 한다.
① 주관적 견해는 배제하고 환자의 건강 문제와 간호 정보만 기록한다.
② 기록은 환자와 관련된 모든 내용이 포함되게 하되 간결하게 한다.
③ 기록은 간호 수행 직후에 한다.
⑤ 공인되지 않은 약어나 존칭은 쓰지 않는다.

기본간호학

36 | ②

①③④⑤ 혈압이 실제보다 낮게 측정되는 경우다.

✻ 혈압 측정 시 생기는 오류

㉠ 혈압이 실제보다 높게 측정되는 경우
 • 커프가 너무 좁거나, 느슨할 때
 • 밸브를 너무 천천히 풀 때(이완압이 높게 측정)
 • 수은 기둥이 눈 위치보다 높게 있을 때
 • 팔 위치가 심장 위치보다 낮을 때
 • 운동 직후(활동 직후) 측정할 때

㉡ 혈압이 실제보다 낮게 측정되는 경우
 • 커프 넓이가 팔 둘레보다 너무 넓을 때
 • 밸브를 너무 빨리 풀 때(수축압은 낮게, 이완압은 높게 측정)
 • 수은 기둥이 눈 위치보다 낮게 있을 때
 • 팔 위치가 심장보다 높을 때
 • 충분한 공기를 주입하지 않았을 때(수축압이 낮게 측정)

37 | ⑤

⑤ 효과적인 기침을 위해 통증 완화 및 충격 흡수를 위해 베개로 환자의 흉곽을 지지한 채로 최대한 흡기한 상태에서 몸을 앞으로 숙이고 호기하며 여러 번 기침하게 한다.
① 기침은 기도의 청결 기전으로 기도 내 분비물이나 이물질 제거를 돕는다.
② 반복적인 심호흡 및 호흡유도는 객담을 이동시켜 배출을 용이하게 한다.
③ 기침 전 코로 흡기, 입술 오므리기 호흡을 통해 호기하며 머리를 앞으로 숙이는 자세를 취한다.
④ 최대한 흡기한 상태에서 몸을 앞으로 숙이고 호기하며 기침한다.

38 | ③

③ 벤츄리 마스크 : 제시된 동맥혈 가스분석 검사 결과는 정상범위보다 높은 $PaCO_2$와 HCO_3^- 28mEq, 낮은 PaO_2와 pH를 보인다. 이는 호흡성 산증과 대사성 알칼리증을 나타낸다. 만성폐쇄성폐질환 환자의 동맥혈 가스분석 검사 결과에서 확인되는 검사결과이다. 만성 폐쇄성 폐질환 환자들은 저산소혈증에 의해 호흡중추가 자극되나, 고농도의 산소 투여 시 호흡중추가 억제될 수 있어 저농도의 산소공급이 필요하다. 벤츄리 마스크는 환자의 호흡 양상과 관계없이 처방된 산소 농도에 맞춰 가장 정확하게 산소를 투여할 수 있어 만성폐쇄성폐질환 환자에게 주로 사용한다.
① 산소 텐트 : 정확한 산소 농도 유지가 어려워 만성폐쇄성폐질환 환자에게는 사용하지 않는다. 주로 소아 또는 가습화된 공기 흐름이 필요한 폐렴 환자에게 사용한다.
② 단순 마스크 : 6 ~ 10L/min의 산소 유속으로 짧은 시간 내 많은 양의 산소 공급이 필요한 환자에게 사용한다.
④ 비재호흡 마스크 : 6 ~ 15L/min의 산소 유속으로 자발 호흡이 가능한 대상자에게 가장 높은 농도의 산소를 공급할 때 사용한다.
⑤ 부분 재호흡 마스크 : 6 ~ 10L/min의 산소 유속으로 높은 산소량이 요구되는 환자에게 사용한다. 산소 공급이 일시적으로 중단되면 마스크를 열고 실내 공기 흡입이 가능하다.

* 동맥혈 가스분석 검사 결과 해석

검사 항목	정상범위	호흡성 산증	호흡성 알칼리증	대사성 산증	대사성 알칼리증
pH	7.35 ~ 7.45	< 7.35	> 7.45	< 7.35	> 7.45
HCO_3^-	22 ~ 26mEq	상승 (또는 정상)	정상	< 22mEq	> 26mEq
PaO_2	80 ~ 100mmHg	감소 (또는 정상)	정상	정상	정상
$PaCO_2$	35 ~ 45mmHg	>45mmHg	<35mmHg	감소 (또는 정상)	정상
SaO_2	95 ~ 100%	-	-	-	-

39 | ⑤

⑤ 크레데 기법으로도 불리는 것으로, 방광 이완 시 손으로 압박을 가하면 배뇨가 촉진된다. 변기가 차가우면 회음근이 수축되어 배뇨가 억제되므로 따뜻한 변기를 제공한다.
① 물소리는 배뇨반사를 자극하여 배뇨 촉진을 돕는다. 다른 사람에게 배뇨 소리가 들리지 않도록 하고, 배뇨반사 자극을 위해 수도꼭지를 열어 물소리가 나도록 한다.
② 정상적인 배뇨 습관 형성 및 유지를 위해 정상배뇨 체위를 유지하도록 한다.
③ 카페인, 알코올은 방광을 자극하므로 카페인 복용 억제는 요실금 대상자에게 시행하는 간호 중재이다.
④ 따뜻한 물에 좌욕을 하거나 따뜻한 물에 손을 담그면 근육이 이완되어 배뇨가 촉진을 돕는다.

40 | ⑤

⑤ 복막 주입액은 섭취량 측정 시 포함되는 항목이다. 섭취량은 체내 주입되는 모든 것을 포함한다. 구강으로 섭취되는 모든 것부터 비위관, 공장루 및 비경구적인 수분 섭취 등을 포함한다.
①②③④ 배설량은 체외로 배출되는 모든 것을 의미한다. 소변, 설사, 구토 및 흉관, 배액관 등을 통해 배출되는 모든 것이 포함된다.

41 | ⑤

① REM수면 시 근 긴장이 저하되면서 불규칙한 호흡이 나타나기도 한다.
②③ NREM 4단계에서 몽유병, 야뇨증이 나타나며 조직재생을 위한 성장호르몬 분비가 증가한다.
④ NREM 2단계는 NREM을 주기적으로 반복하여 전체 수면의 40 ~ 50%를 차지하며, REM수면은 전체 수면의 20 ~ 25%를 차지한다.

42 | ③

③ 함당정제인 진정제, 국소마취제를 투여할 경우 목의 국소적 자극을 경감시킬 수 있다.
① 흡인이 필요한 환자는 식전에 흡인을 먼저 시행한 후 위관영양을 시행한다. 영양 후 30분 ~ 1시간 동안은 상체 올린 자세를 유지하도록 하여 영양액의 소화, 장내 이동 촉진 및 흡인 가능성을 예방한다.
② 영양액 주입 전 주사기 연결 시 위관을 꺾어 쥐어 공기의 유입을 막는다.
④ 간헐적 점적식 주입법으로 영양액 공급 시 하루 4 ~ 6회, 1회 주입 시 30 ~ 60분에 걸쳐 250 ~ 450cc의 영양액을 주입한다.
⑤ 위 잔류량을 측정하여 100cc 미만이면 흡인한 내용물을 다시 주입하고 영양공급을 시작한다. 잔류량이 100cc를 초과한 경우 영양액을 주입하지 않고 30분 후에 재 측정한다. 잔류량이 250cc 이상인 경우 의사에게 보고한다.

※ 경장영양 공급법

	간헐적 집중식 위관영양	간헐적 점적식 위관영양	지속적 점적식 위관영양
투여방식	하루 4 ~ 5회, 주사기와 중력을 이용하여 한꺼번에 영양액을 주입	하루 4 ~ 6회마다 중력 또는 펌프를 통해 영양액을 주입	12 ~ 24 시간에 걸쳐 영양액을 천천히 주입
장점	빠른 주입시간, 간편함, 경제적	경제적, 보다 자유로운 활동 가능	흡인 위험 및 위 잔류량 발생 최소화, 위장관계 부작용 최소화
단점	흡인 위험 및 위장관계 부작용 가능성이 가장 높음	지속적 점적식 영양 공급에 비해 부작용 발생 위험이 다소 높음	활동 제약, 높은 비용 부담

43 | ③

③ 생선, 육류 및 채소 등과 같은 일부 식품은 검사 결과에 영향을 미칠 수 있으므로 검사 3일 전부터 섭취를 제한하도록 한다.
① 검사 전 소변을 보도록 하여 검체 오염을 예방한다.
② 대상자의 비타민C 비스테로이드 항염제 등의 복용은 검사 결과에 영향을 주므로 검사 7일 전부터 복용을 제한해야 할 약물에 대해 교육한다.
④ 대변검사는 대변 내의 혈액 유무를 확인하기 위해 시행하는 검사이다. 대변 내 기생충, 박테리아 등의 여부를 확인하기 위한 검사는 일반 대변검사이다.
⑤ 아스피린을 복용 중인 대상자가 잠혈검사를 시행할 경우 실제는 음성인데도 불구하고 검사결과가 양성으로 나오는 위양성이 나올 수 있다.

44 | ①

① 유치도뇨관은 요도와 주위 조직의 외과적 수술 대상자들, 요도폐쇄 방지, 중증 대상자의 지속적인 소변량 측정, 실금으로 인한 피부손상 예방, 지속적(또는 간헐적) 방광 세척을 시행하기 위해 삽입한다.
②③④⑤ 단순도뇨관 삽입 목적이다.

45 | ⑤

⑤ 무의식 환자는 후두개와 혀 이완으로 구강인두 폐쇄 위험과, 분비물을 기도로 흡인할 위험이 있다. 이를 예방하기 위해 측위를 취하게 하여 기도로 흡인이 되거나 혀가 뒤로 넘어가는 것을 방지한다.
① 아동의 적정 흡인 압력은 95 ~ 110mmHg, 성인의 적정 흡인 압력은 110 ~ 150mmHg이다.
② 미생물 전파 방지와 감염 위험의 최소화를 위해 무균법을 적용하여 흡인을 수행한다.
③ 흡입하는 동안은 산소가 폐에 도달할 수 없어 흡인이 길어지면 저산소증 위험이 있다. 이를 예방하기 위해 1회 흡인 시 10초 이내로 시행한다. 추가 흡인이 필요한 경우 20~30초 간격을 두어 흡인을 시행하고, 총 흡입 시간은 5분 이내로 한다.
④ 카테터 삽입 중 흡인을 하면 점막 손상 위험이 있으므로, 카테터를 삽입하는 동안은 조절구멍을 열어야한다.

※ 흡인 시 유의점

㉠ 대상자는 반좌위를 취하게 하고, 무의식 대상자는 측위를 취하게 한다.
㉡ 카테터는 대상자의 코에서 귓불까지 약 13cm 정도 삽입한다.
㉢ 흡인 카테터 굵기는 흡인하는 경로 지름의 1/2 이내로 한다.
㉣ 성인 적정 흡인압력은 110 ~ 150mmHg, 아동 적정 흡인압력은 90 ~ 110mmHg이다.
㉤ 흡인 전 생리식염수를 카테터에 관류시켜 카테터의 개방성을 확인한다.
㉥ 구강 인두 및 기관 흡인 시 무균술을 유지하며 흡인을 수행하여 미생물의 침입과 감염 위험성을 차단한다.
㉦ 저산소증 예방을 위해 1회 흡인하는 시간은 10 ~ 15초 이내로 하고, 분비물이 많아 추가 흡인이 필요한 경우 20~ 30초 간격을 둔다. 총 흡인시간은 5분을 초과하지 않도록 한다.
㉧ 기관지 점막의 손상 예방을 위해 카테터 삽입하는 중에는 카테터의 조절 구멍을 열어 흡인하지 않는다.
㉨ 저산소증이 발생 시 즉시 흡인을 중지하고 100% 산소를 공급한다. 필요시 흡인 전후로 100% 산소를 공급한다.
㉩ 지나치게 자주 흡인할 경우 오히려 기침반사를 억제할 수 있다. 흡인은 일정 시간간격을 두고 시행하기보다, 호흡곤란, 과도한 분비물, 청색증, 산소포화도 저하와 같은 임상적 필요에 의해 시행한다.

46 | ③

③ 요로감염을 유발하는 병원체는 알칼리성 배지에서 잘 자란다. 크랜베리 주스, 사과 주스와 같은 산성화 음료는 소변을 산성화 하여 병원체의 성장을 억제하고 결석 형성 등을 최소화하는 데 도움을 준다.
① 통목욕을 할 경우 욕조 내 물을 통해 세균이 요도로 침입할 수 있으므로 통목욕 대신 샤워를 권장한다.
② 수분 섭취를 증가시켜 이뇨작용을 촉진함으로써 요정체 방지 및 자연적인 방광 내 세척효과로 세균을 제거한다.
④ 소변주머니가 방광보다 높게 위치하면 소변이 역류할 경우 감염 위험이 높아질 수 있다.
⑤ 도뇨관과 배액관이 분리되면 감염의 기회가 증가하므로 유치도뇨관 삽입 후에는 폐쇄배액 체계를 유지한다.

47 | ③

③ 혈액 내 수분이 조직을 빠져나가 혈액의 점도가 증가되고 이로 인해 혈전 생성 위험이 높아진다.
① 부동 자세는 소변 정체를 유발하며 이와 함께 수분섭취 감소 등으로 요 배설이 감소된다.
② 뼈의 소실이 촉진되어 뼈의 칼슘이 혈류로 방출되고 칼슘 재흡수 기능이 저하되어 뼈 재흡수가 감소된다.
④ 신진대사 저하로 세포의 에너지 요구량과 산소요구량이 감소하고 이로 인해 산소 운반량도 함께 감소된다.
⑤ 요 배설 감소로 방광 긴장성이 감소되고 요정체 및 요실금 발생 위험을 높인다.

48 | ④

④ 요추만곡 밑에 작은 패드를 두어 고관절의 굴곡 및 요추의 과도한 만곡을 예방한다.
① 단단하고 지지력이 있는 침요를 제공하여 척추의 과장된 만곡과 고관절의 굴곡을 예방한다.
② 발바닥은 전체가 발판에 닿도록 하여 족하수를 예방한다.
③ 머리와 어깨에 베개를 두어 목의 과신전과 굴곡을 예방한다.
⑤ 앙와위는 수면, 휴식, 척추마취 대상자에게 적합한 체위로, 흡인 위험이 높은 자세로 의식수준이 저하된 대상자에게는 적합하지 않다.

49 | ②

② 의치 파손 방지를 위해 깔개 등을 깐 후 그 위에 의치를 올려놓고 세척한다.
① 의치는 뜨거운 물 사용 시 변형 위험이 있으므로 미온수, 찬물로 헹군다.
③ 의치 제거 시 거즈, 휴지 등으로 의치를 감싸고 장갑을 낀 후 위쪽 의치부터 제거한다.
④ 변형 방지를 위해 뚜껑 있는 용기에 찬물과 함께 보관한다.
⑤ 의치가 깨끗하지 않을 때는 2% 중조수 또는 붕산수를 사용하여 의치를 세척한다.

50 | ④

④ 온습포 적용 시 근육이 이완되어 근경련 및 경축 완화에 도움이 된다.
① 온요법 적용 시 혈관 확장으로 인해 허혈 부위 순환이 촉진되어 출혈을 증가시킬 수 있으므로, 외상 후 처음 24시간 및 출혈 환자에게 금기이다.
② 온요법 적용 시 혈관 이완, 말초 혈관 확장으로 혈압이 하강한다.
③ 온습포 적용 시 모세혈관의 투과력이 증가되어 부종이 증가될 수 있다.
⑤ 냉요법 적용 시 조직 신진대사 감소로 조직 산소요구가 감소되어 염증 반응이 감소한다. 온습포는 순환 증가를 야기하므로 급성 염증 환자에게 금기이다.

※ 온도에 따른 체온조절 간호중재

	열요법	냉요법
효과	말초혈관 확장, 모세혈관 투과력 증가, 근육 이완, 조직 신진대사 증가, 허혈부위 순환 촉진	말초혈관 수축, 모세혈관 투과력 감소, 근육 긴장, 조직 신진대사 감소, 진통 효과
종류	• 건열: 더운물 주머니, 적외선 램프, 열 크레들 • 습열: 온습포, 좌욕, 침수	• 건냉: 얼음주머니, 저온 담요 • 습냉: 냉찜질, 미온수 스펀지 목욕
적응증	관절염, 국소관절통, 치질, 국소농양, 퇴행성 관절질환, 근육 좌상	외상 직후, 표재성 열상, 경미한 화상
금기증	외상 후 처음 24시간 이내, 출혈, 급성 염증, 수포 및 발적, 심박조율기 보유자	개방형 상처, 말초 순환장애, 감각 장애

51 | ④

④ 사망 후 수분 이내에 각막이 점차 흐려지며, 12시간 경과 시 현저히 흐려지고 불투명해진다.
① 혈액 순환 정지, 시상하부기능 중단으로 시간당 약 1℃씩 체온 하강이 발생한다.
② 근육 내 ATP 부족으로 근육이 수축되고 관절이 굳는다. 사망 후 2~4시간 후부터 신체경직이 시작되어 약 96시간 후 멈춘다.
③ 혈액 순환 정지로 적혈구가 파괴되어 신체 가장 낮은 부위부터 피부가 검게 변하는 변색이 시작된다.
⑤ 사망 후 체내 각종 분해효소의 박테리아 작용으로 인해 장기와 연조직이 액화된다.

※ 사후 신체 변화

㉠ 사후 한랭: 혈액 순환 정지와 시상하부기능 중단으로 사망한 후 체온이 점차적으로 하강한다.
㉡ 사후 강직: 사망 후 근육 내 ATP 부족으로 머리, 목, 사지 순으로 신체가 경직된다. 사망 후 2~4시간부터 신체경직이 시작되어 약 96시간까지 지속된다.
㉢ 사후 시반: 혈액순환의 정지로 적혈구가 파괴되고 이로 인해 헤모글로빈이 유리되어 신체 가장 낮은 부위부터 피부가 검게 변한다.
㉣ 각막 혼탁: 사망 후 약 12시간부터 각막이 흐려지기 시작하여, 24시간 경과 시 현저하게 흐려진 후 불투명해진다.
㉤ 조직 연화·연조직 액화: 사후 체내 각종 분해효소들의 장기, 연조직 내의 탄수화물, 단백질, 지방질 대사를 통해 조직 연화 및 연조직 액화가 발생한다.

52 | ④

④ 상피세포화는 피부 손상 발생 후 2~3주간 지속된다. 상처의 가장자리에서 상피세포가 재생되어 상처 부위를 덮는 과정이다. 불규칙한 반흔이 생기며, 섬유조직과 괴사 조직의 가피가 형성된다. 상피세포의 재생은 최대 3cm 정도의 상처까지만 재생이 가능하므로, 상처 크기가 너무 크면 피부 이식을 고려해야 한다.
① 피부손상 발생 직후 지혈을 위해 혈소판에서 세로토닌이 분비되어 혈관을 수축시켜 출혈을 감소시킨다.
② 상처 발생 후 약 3주 후부터 최대 6개월 이상 상처에 침전된 교원질이 재형성되며 손상 이전의 형태로 회복된다. 이 과정에서 상처부위에 흔적처럼 흉터가 형성된다.
③ 손상발생 직후 응고인자 활성화로 히스타민이 방출되면 혈관이 확장되고, 상처부위 혈액 공급이 증가된다. 이로 인해 삼출물, 홍반, 열감, 부종 등 거식세포의 식균 작용으로 인한 염증 반응 증상들이 발생한다.
⑤ 피부손상 발생 직후부터 최대 3~4일간 상처 부위 지혈을 위해 응고인자 활성화 및 혈소판의 응고 유도가 발생한다. 이로 인해 섬유소 덩어리인 혈괴가 형성되어 출혈이 감소한다.

※ 상처 치유 단계
㉠ 염증기·방어기
- 손상 직후부터 3~6일간
- 지혈 작용
 - 출혈 발생 시 응고인자 활성화로 혈액 응고가 유도된다. 혈액 응고로 섬유소 덩어리인 혈괴가 형성되어 체액 및 혈액 손실을 방지한다.
 - 혈관벽이 손상되면 혈소판에서 세로토닌을 분비하여 혈관 수축을 유도한다.
- 식균 작용 : 응고인자 활성화로 히스타민이 방출되면 혈관이 확장되어 상처 부위에 혈액량이 증가된다. 이로 인해 거식세포가 증가되어 식균 작용으로 염증 증상이 발생한다.
㉡ 증식기·섬유아세포기
- 손상 3~6일후부터 약 2~3주간 지속
- 거식세포 증가로 혈관 생산인자가 방출되어 내피세포가 생성된다.
- 상피세포화 : 상처 가장자리에서 상피세포가 재생되어 손상부위를 덮는 상피화가 진행된다.
㉢ 성숙기·재형성기
- 손상 후 약 3주 후부터 1~2년
- 치유의 마지막 단계로, 콜라겐이 재형성된다. 피부에 따라 콜라겐 과다형성으로 켈로이드가 나타날 수 있다.

53 | ④

장기간 부동자세로 있을 경우 족저굴곡으로 인해 발 근육이 경축될 수 있으므로, 발 지지대를 사용하여 족하수를 예방해야 한다.

※ 관절 움직임
㉠ 내전 : 몸의 중심에서 가까워지는 것이다.
㉡ 외전 : 몸의 중심에서 멀어지는 것이다.
㉢ 내번 : 관절의 중심축을 향해 발바닥을 돌리는 것이다.
㉣ 외번 : 관절의 중심축에서 멀리 발바닥을 돌리는 것이다.
㉤ 순환·회전 : 근위부를 고정시킨 상태로 원위부로 원 모양을 그리는 것이다.
㉥ 내회전 : 몸의 중심축을 기준으로 중심축을 향해 관절을 안으로 돌리는 것이다.
㉦ 외회전 : 몸의 중심축을 기준으로 관절을 중심축의 밖으로 돌리는 것이다.
㉧ 신전 : 두 관절의 사이 각도를 180°까지 편 상태이다.
㉨ 과신전 : 두 관절의 사이 각도를 180° 이상으로 편 상태이다.
㉩ 굴곡 : 두 관절을 구부려서 사이 각도를 줄이는 것이다.
㉪ 족배굴곡·배측굴곡 : 발등을 향해 발을 구부린 상태이다.
㉫ 족저굴곡 : 발바닥을 향해 발을 구부린 상태이다.

54 | ①

② 재킷 억제대 : 의자나 휠체어 사용 시, 침대에 누워있는 동안 억제하기 위한 것이다.
③ 벨트 억제대 : 운반차에 누운 대상자의 안전을 위한 것이다.
④ 사지 억제대 : 손목이나 발목 등 사지 한군데 또는 전부를 움직이지 못하게 한다.
⑤ 팔꿈치 억제대 : 영아의 팔꿈치 굴곡을 막기 위해 사용한다.

55 | ③

③ 장기 이식 수술 대상자는 면역력과 감염에 대한 저항력이 낮아서 대상자가 병원성 유기체에 접촉하지 않도록 보호하는 것이 우선이다. 격리가 필요한 경우 역격리를 적용한다. 역격리 대상자에겐 최소한의 감염원도 치명적일 수 있으므로, 대상자가 사용할 모든 물품은 사용 전 멸균한 상태여야 한다.
① 방 안의 공기는 양압을 유지하여 외부 공기가 유입되지 않도록 해야 한다.
② 면역 저하, 역격리 중인 대상자에게 간호 수행 시 내과적 무균법을 적용해야 한다.
④ 외부로부터의 균 유입을 차단하기 위해 방문을 닫아 두어 공기 순환이 없도록 한다.
⑤ 환자의 감염을 예방하기 위해 의료진과 방문객의 방문을 최소화하고, 병실 출입 전 손위생 및 수술용 마스크를 착용하도록 한다. N95 마스크는 호흡기 결핵 등의 공기매개감염 대상자에게 간호 및 처치를 위해 병실 출입 시, 감염으로부터 의료진을 보호하기 위해 착용한다.

56 | ⑤

결핵은 공기 중 $5\mu m$ 이하의 비말핵에 의해 전파되는 공기매개감염에 포함된다. 수두, 홍역, 폐결핵 진단 및 의심이 되는 환자 병실 출입 시 공기주의를 적용하여 N95 마스크를 착용한다. 환자는 가능한 병실 밖으로의 이동시키지 않는다. 검사실 이송 등으로 인해 병실 밖으로 나갈 경우에 환자는 수술용 마스크를 착용하고, 이송요원은 마스크를 착용하지 않아도 된다.

57 | ②

② 건열 멸균 : 고온 증기가 침투하지 못 하는 물품 멸균 시 사용하는 방법이다. 글리세린, 연고, 파우더, 오일 및 금속, 유리제품 멸균 시 사용한다.
① 여과법 : 혈청과 같은 약품 소독에 적합한 소독 방법이다.
③ 자비 소독법 : 100℃ 이상의 물에서 15분 이상 가열하는 방법으로 주로 감염병 환자의 식기 소독 시 사용한다. 비용이 저렴하고 사용이 간편하나, 아포 및 일부 바이러스는 파괴되지 않고 남아있다.
④ EO 가스 멸균 : 고열이나 습도에 민감한 기구 및 기계 멸균 시 사용한다. 세밀한 수술 및 내시경류 기구, 고무, 플라스틱 제품 멸균 시 사용한다.
⑤ 고압 증기 멸균 : 소요시간이 짧고 일시에 많은 물품을 처리할 수 있는 멸균법이나, 유효기간이 짧고 열과 압력에 약한 물품에는 사용할 수 없다. 가운, 외과 수술용 기구, 스테인리스 소독 시 주로 사용한다.

58 | ③

③ 풍진 : 발진과 미열이 동반하는 비말매개감염 감염병이다. 이 밖에도 5μm를 초과하는 비말로 전파되는 비말매개감염 감염병으로는 인플루엔자, 디프테리아 백일해 등이 있다.
① 수두 : 공기 중 5μm 이하의 비말핵에 의해 전파되는 공기매개감염 감염병이다.
② 홍역 : 공기 중 5μm 이하의 비말핵에 의해 전파되는 공기매개감염 감염병이다.
④ 콜레라 : 직접, 간접 접촉을 통해 전파될 우려가 높은 감염병이다.
⑤ 파종성 대상포진 : 공기 중 5μm 이하의 비말핵에 의해 전파되는 공기매개감염 감염병이다.

59 | ④

④ 진정제는 중추신경을 억제하여 호흡중추 기능을 저하시켜 호흡수를 감소시킨다.
①②③ 대사율 증가 또는 교감신경 자극으로 인해 호흡수가 증가한다.
⑤ 심리적 불안과 긴장으로 교감신경이 항진되며 호흡수가 증가시킨다.

60 | ⑤

⑤ 제시된 혈액 검사 결과는 고칼륨혈증을 나타낸다. 혈중 칼륨 수치 정상 범위는 3.5 ~ 5.0mEq/L로, 심한 고칼륨혈증은 부정맥을 유발한다. 따라서 체내 칼륨 배출을 위해 투약관장을 시행한다. 고칼륨혈증 대상자에게 투약관장 시 주로 칼리메이트를 사용하며, 약물 주입 시 장관 내 결장에서의 칼슘이온과 장 내 칼륨이온의 교환을 유발하는 양이온 교환 수지 기전을 통해 체내 칼륨 배출을 돕는다.
①②③④ 변비 대상자의 직장 내 대변제거 목적으로 시행하는 청결관장 시 사용되는 용액으로, 관장용액이 장으로 유입 시 연동운동 촉진 및 결장 점막 자극을 통해 결장에서의 대변 배출을 돕는다.

61 | ⑤

⑤ 경구 투여 시 흡인 위험으로부터 대상자를 보호하는 것이 가장 중요하므로, 흡인의 위험이 높으면 다른 경로로 투약을 진행한다.
① 좌위, 신체 상부를 높인 체위를 취하도록 하여 흡인을 예방한다.
② 설하 또는 볼점막 투여 시 약물을 삼키지 말고 녹여서 점막에 흡수되도록 하며 다 녹을 때까지 물을 마시지 않는다.
③ 편마비가 있는 대상자는 건측으로 약을 복용하도록 한 후, 마비된 쪽으로 몸을 살짝 돌리게 하여 약물이 건측의 식도로 내려가기 쉽도록 한다.
④ 환자가 금식일 경우 약물 투여도 금한다.

62 | ⑤

1000ml ÷ 24 = 41.666… 이므로 약 42cc/hr가 된다.

63 | ④

④ 코는 부비동과 연결되므로 내과적 무균술을 적용하여 약물을 점적한다.
① 한 쪽 콧구멍을 막고, 입으로 숨을 쉬도록 하여, 비점적물이 기도나 폐로 흡입될 가능성을 예방한다.
② 약물 누출 방지 및 약물의 흐름, 흡수를 방해하는 분비물 제거를 위해 점적 전 환자에게 먼저 코를 풀게 한다.
③ 약물을 접형동, 사골동에 점적할 경우 머리를 후하방으로 젖힌다. 상악동, 전두동에 점적할 경우 후하방으로 머리를 젖힌 후 고개를 한 쪽으로 돌린 자세를 취한다.
⑤ 비점적 시 약물 점적 부위에 따라 앙와위, 체위를 취한다. 점적 후 5 ~ 10분 동안 체위를 유지하도록 하여, 비공을 통해 약물이 일찍 누출되는 것을 방지하고 약물 흡수율을 높인다.

64 | ⑤

보행 중 대상자가 쓰러지는 경우 간호사는 다리를 넓게 벌린 후 대상자의 옆에 서서 골반을 잡는다. 대상자가 보행 중 실신하여 의식이 없는 경우 팔을 대상자의 겨드랑이 아래에 넣고 대상자를 감싸며 바닥에 눕힌다.

65 | ②

② 실금으로 인해 피부가 습기에 노출되면 욕창 발생 위험이 높아지므로, 습기 차단제를 적용하여 피부가 건조하고 청결한 상태를 유지될 수 있도록 한다.
① 뜨거운 물은 가급적 피하고, 연성비누와 비알콜성 로션을 사용하여 피부 간호를 시행한다.
③ 압박 경감을 위해 2시간마다 체위 변경을 실시한다.
④ 파우더 가루가 덩어리로 뭉쳐지면서 피부를 압박하여 욕창을 유발할 위험과 함께 균이 자라기 좋은 환경을 야기할 수 있으므로 파우더 사용은 금기이다.
⑤ 도넛 모양의 쿠션은 국소 압박을 초래하여 욕창 발생 가능성을 높이므로 사용하지 않는다. 필요시 공기침대, 물침대 등을 사용한다.

보건의약관계법규

66 | ④

종합병원〈의료법 제3조의3 제1항〉 … 종합병원은 다음 각 호의 요건을 갖추어야 한다.
1. 100개 이상의 병상을 갖출 것
2. 100병상 이상 300병상 이하인 경우에는 내과·외과·소아청소년과·산부인과 중 3개 진료과목, 영상의학과, 마취통증의학과와 진단검사의학과 또는 병리과를 포함한 7개 이상의 진료과목을 갖추고 각 진료과목마다 전속하는 전문의를 둘 것
3. 300병상을 초과하는 경우에는 내과, 외과, 소아청소년과, 산부인과, 영상의학과, 마취통증의학과, 진단검사의학과 또는 병리과, 정신건강의학과 및 치과를 포함한 9개 이상의 진료과목을 갖추고 각 진료과목마다 전속하는 전문의를 둘 것

67 | ②

조산사 면허〈의료법 제6조〉 … 조산사가 되려는 자는 다음의 어느 하나에 해당하는 자로서 제9조(국가시험 등)에 따른 조산사 국가시험에 합격한 후 보건복지부장관의 면허를 받아야 한다.
1. 간호사 면허를 가지고 보건복지부장관이 인정하는 의료기관에서 1년간 조산 수습과정을 마친 자
2. 외국의 조산사 면허(보건복지부장관이 정하여 고시하는 인정기준에 해당하는 면허)를 받은 자
※ 보건복지부장관은 인정신청학교가 별표 1의 일반기준과 별표 2의 직종별 상세기준을 충족하는 경우 우리나라 보건의료인국가시험에 응시할 수 있는 외국 학교 등으로 인정한다〈보건의료인국가시험 응시자격 관련 외국 학교 등 인정기준 제3조(외국 학교 등 인정기준) 시행〉.

68 | ④

④ 「의료법」 제21조의2(진료기록의 송부 등) 제1항
① 의료인, 의료기관의 장 및 의료기관 종사자는 급여비용 심사·지급·대상여부 확인·사후관리 및 요양급여의 적정성 평가·가감지급 등을 위하여 국민건강보험공단 또는 건강보험심사평가원에 제공하는 경우에는 그 기록을 열람하게 하거나 그 사본을 교부하는 등 그 내용을 확인할 수 있게 하여야 한다〈의료법 제21조(기록 열람 등) 제3항 제4호〉.
② 환자가 지정하는 대리인이 환자 본인의 동의서뿐만이 아니라 대리권이 있음을 증명하는 서류를 첨부하는 등 보건복지부령으로 정하는 요건을 갖추어 요청해야 한다〈의료법 제21조(기록 열람 등) 제3항 제2호〉.
③ 자신이 직접 진료하지 아니한 환자의 과거 진료 내용의 확인 요청을 받은 경우에는 진료기록을 근거로 하여 사실을 확인하여 줄 수 있다〈의료법 제21조(기록 열람 등) 제4항〉.
⑤ 보건복지부장관은 진료기록전송지원시스템의 구축·운영을 대통령령으로 정하는 바에 따라 관계 전문기관에 위탁할 수 있다〈의료법 제21조의2(진료기록의 송부 등) 제4항〉.

69 | ⑤

의사·치과의사·한의사 또는 조산사는 보수교육을 연간 8시간 이상 이수해야 한다〈의료법 시행규칙 제20조(보수교육) 제2항〉.

＊ 보수교육〈의료법 시행규칙 제20조(보수교육) 제6항〉

다음 각 호의 어느 하나에 해당하는 사람에 대하여는 해당 연도의 보수교육을 면제한다.
1. 전공의
2. 의과대학·치과대학·한의과대학의 대학원 재학생
3. 영 제8조(면허증 발급)에 따라 면허증을 발급받은 신규 면허취득자
4. 보건복지부장관이 보수교육을 받을 필요가 없다고 인정하는 사람

---

70 | ③

가정전문간호사 등은 가정간호 중 검체의 채취 및 운반, 투약, 주사 또는 치료적 의료행위인 간호를 하는 경우에는 의사나 한의사의 진단과 처방에 따라야 한다. 이 경우 의사 및 한의사 처방의 유효기간은 처방일부터 90일까지로 한다〈의료법 시행규칙 제24조(가정간호) 제4항〉.

71 | ②

자격정지 등〈의료법 제66조 제1항〉 … 보건복지부장관은 의료인이 다음 각 호의 어느 하나에 해당하면(제65조 제1항 제2호의2에 해당하는 경우는 제외한다) 1년의 범위에서 면허자격을 정지시킬 수 있다. 이 경우 의료기술과 관련한 판단이 필요한 사항에 관하여는 관계 전문가의 의견을 들어 결정할 수 있다.
1. 의료인의 품위를 심하게 손상시키는 행위를 한 때
2. 의료기관 개설자가 될 수 없는 자에게 고용되어 의료행위를 한 때
2의2. 제4조(의료인과 의료기관의 장의 의무) 제6항을 위반한 때
3. 진단서·검안서 또는 증명서를 거짓으로 작성하여 내주거나 진료기록 등을 거짓으로 작성하거나 고의로 사실과 다르게 추가기재·수정한 때
4. 제20조(태아 성 감별 행위 등 금지)를 위반한 경우
5. 삭제〈2020. 12. 29.〉
6. 의료기사가 아닌 자에게 의료기사의 업무를 하게 하거나 의료기사에게 그 업무 범위를 벗어나게 한 때
7. 관련 서류를 위조·변조하거나 속임수 등 부정한 방법으로 진료비를 거짓 청구한 때
8. 삭제〈2011. 8. 4.〉
9. 제23조의5(부당한 경제적 이익등의 취득 금지)를 위반하여 경제적 이익 등을 제공받은 때
10. 그 밖에 이 법 또는 이 법에 따른 명령을 위반한 때

72 | ⑤

⑤ 「감염병의 예방 및 관리에 관한 법률」 제11조(의사 등의 신고) 제3항
① 질병관리청장, 시·도지사 또는 시장·군수·구청장은 감염병이 발생하여 유행할 우려가 있거나, 감염병 여부가 불분명하나 발병원인을 조사할 필요가 있다고 인정하면 지체 없이 역학조사를 하여야 하고, 그 결과에 관한 정보를 필요한 범위 에서 해당 의료기관에 제공하여야 한다. 다만, 지역확산 방지 등을 위하여 필요한 경우 다른 의료기관에 제공하여야 한다〈감염병의 예방 및 관리에 관한 법률 제18조(역학조사) 제1항〉.
② 질병관리청장, 시·도지사 또는 시장·군수·구청장은 제1급 감염병이 발생한 경우 해당 공무원으로 하여금 감염병의심자에게 자가(自家) 또는 시설에 격리 조치를 하게 할 수 있다. 이 경우 해당 공무원은 감염병 증상 유무를 확인하기 위하여 필요한 조사나 진찰을 할 수 있다〈감염병의 예방 및 관리에 관한 법률 제42조 제2항 제1호〉.

③ 질병관리청장, 시·도지사 또는 시장·군수·구청장은 감염병을 예방하기 위하여 감염병 의심자를 적당한 장소에 일정한 기간 입원 또는 격리시키는 조치를 하거나 그에 필요한 일부 조치를 할 수 있다〈감염병의 예방 및 관리에 관한 법률 제49조(감염병의 예방조치) 제1항 제14호〉.

④ 질병관리청장, 시·도지사 또는 시장·군수·구청장은 감염병을 예방하기 위하여 인수공통감염병 예방을 위하여 살처분(殺處分)에 참여한 사람 또는 인수공통감염병에 드러난 사람 등에 대한 예방조치를 명하는 모든 조치를 하거나 그에 필요한 일부 조치를 할 수 있다〈감염병의 예방 및 관리에 관한 법률 제49조(감염병의 예방조치) 제1항 제5조〉.

* 정의〈감염병의 예방 및 관리에 관한 법률 제2조 제5호〉

"제4급감염병"이란 제1급감염병부터 제3급감염병까지의 감염병 외에 유행 여부를 조사하기 위하여 표본감시 활동이 필요한 다음 각 목의 감염병을 말한다. 다만, 질병관리청장이 지정하는 감염병을 포함한다.

가. 인플루엔자
나. 삭제 〈2023. 8. 8.〉
다. 회충증
라. 편충증
마. 요충증
바. 간흡충증
사. 폐흡충증
아. 장흡충증
자. 수족구병
차. 임질
카. 클라미디아감염증
타. 연성하감
파. 성기단순포진
하. 첨규콘딜롬
거. 반코마이신내성장알균(VRE) 감염증
너. 메티실린내성황색포도알균(MRSA) 감염증
더. 다제내성녹농균(MRPA) 감염증
러. 다제내성아시네토박터바우마니균(MRAB) 감염증
머. 장관감염증
버. 급성호흡기감염증
서. 해외유입기생충감염증
어. 엔테로바이러스감염증
저. 사람유두종바이러스 감염증

73 | ⑤

필수예방접종〈감염병의 예방 및 관리에 관한 법률 제24조 제1항〉 … 특별자치시장·특별자치도지사 또는 시장·군수·구청장은 다음 각 호의 질병에 대하여 관할 보건소를 통하여 필수예방접종(이하 "필수예방접종"이라 한다)을 실시하여야 한다.

1. 디프테리아
2. 폴리오
3. 백일해
4. 홍역
5. 파상풍
6. 결핵
7. B형간염
8. 유행성이하선염
9. 풍진
10. 수두
11. 일본뇌염
12. b형헤모필루스인플루엔자
13. 폐렴구균
14. 인플루엔자
15. A형간염
16. 사람유두종바이러스 감염증
17. 그룹 A형 로타바이러스 감염증
18. 그 밖에 질병관리청장이 감염병의 예방을 위하여 필요하다고 인정하여 지정하는 감염병

74 | ③

검역감염병의 최대 잠복기간〈검역법 시행규칙 제14조의3〉… 검역감염병 접촉자에 대한 감시 등에 따른 검역감염병의 최대 잠복기간은 다음 각 호의 구분에 따른다.

1. 콜레라 : 5일
2. 페스트 : 6일
3. 황열 : 6일
4. 중증 급성호흡기 증후군(SARS) : 10일
5. 동물인플루엔자 인체감염증 : 10일
6. 중동 호흡기 증후군(MERS) : 14일
7. 에볼라바이러스병 : 21일
8. 법 제2조(정의) 제1호 바목 및 자목에 해당하는 검역감염병 : 법 제4조의2(검역관리 기본 계획의 수립·시행 등) 제1항에 따른 검역전문위원회에서 정하는 최대 잠복기간

75 | ④

감염인을 진단하거나 감염인의 사체를 검안한 의사 또는 의료기관은 보건복지부령으로 정하는 바에 따라 24시간 이내에 진단·검안 사실을 관할 보건소장에게 신고하고, 감염인과 그 배우자(사실혼 관계에 있는 사람을 포함한다) 및 성 접촉자에게 후천성면역결핍증의 전파 방지에 필요한 사항을 알리고 이를 준수하도록 지도하여야 한다. 이 경우 가능하면 감염인의 의사(意思)를 참고하여야 한다〈후천성면역결핍증 예방법 제5조(의사 또는 의료기관 등의 신고) 제1항〉.

76 | ②

업무 등〈국민건강보험법 제63조 제1항〉… 심사평가원은 다음 각 호의 업무를 관장한다.

1. 요양급여비용의 심사
2. 요양급여의 적정성 평가
3. 심사기준 및 평가기준의 개발
4. 제1호부터 제3호까지의 규정에 따른 업무와 관련된 조사연구 및 국제협력
5. 다른 법률에 따라 지급되는 급여비용의 심사 또는 의료의 적정성 평가에 관하여 위탁받은 업무
6. 그 밖에 이 법 또는 다른 법령에 따라 위탁받은 업무
7. 건강보험과 관련하여 보건복지부장관이 필요하다고 인정한 업무
8. 그 밖에 보험급여 비용의 심사와 보험급여의 적정성 평가와 관련하여 대통령령으로 정하는 업무

* 요양급여비용의 청구와 지급 등〈국민건강보험법 제47조(요양급여비용의 청구와 지급 등) 제2항〉

요양급여비용을 청구하려는 요양기관은 심사평가원에 요양급여비용의 심사청구를 하여야 하며, 심사청구를 받은 심사평가원은 이를 심사한 후 지체 없이 그 내용을 공단과 요양기관에 알려야 한다.

77 | ①

공단은 「국민건강보험법」에서 정한 요양급여 외에 대통령령으로 정하는 바에 따라 임신·출산 진료비, 장제비, 상병수당, 그 밖의 급여를 실시할 수 있다〈국민건강보험법 제50조(부가급여)〉.

* 요양급여〈국민건강보험법 제41조 제1항〉

가입자와 피부양자의 질병, 부상, 출산 등에 대하여 다음 각 호의 요양급여를 실시한다.

1. 진찰·검사
2. 약제(藥劑)·치료재료의 지급
3. 처치·수술 및 그 밖의 치료
4. 예방·재활
5. 입원
6. 간호
7. 이송(移送)

78 | ⑤

지역보건의료계획의 세부 내용〈지역보건법 시행령 제4조 제1항〉
… 시·도지사 및 특별자치시장·특별자치도지사는 법 제7조(지역보건의료 계획의 수립 등) 제1항에 따라 수립하는 지역보건의료계획에 다음 각 호의 내용을 포함시켜야 한다.
1. 지역보건의료계획의 달성 목표
2. 지역현황과 전망
3. 지역보건의료기관과 보건의료 관련기관·단체 간의 기능 분담 및 발전 방향
4. 보건소의 기능 및 업무의 추진계획과 추진현황
5. 지역보건의료기관의 인력·시설 등 자원 확충 및 정비 계획
6. 취약계층의 건강관리 및 지역주민의 건강 상태 격차 해소를 위한 추진계획
7. 지역보건의료와 사회복지사업 사이의 연계성 확보 계획
8. 의료기관의 병상(病床)의 수요·공급
9. 정신질환 등의 치료를 위한 전문치료시설의 수요·공급
10. 특별자치시·특별자치도·시·군·구(구는 자치구를 말하며, 이하 "시·군·구"라 한다) 지역보건의료기관의 설치·운영 지원
11. 시·군·구 지역보건의료기관 인력의 교육훈련
12. 지역보건의료기관과 보건의료 관련기관·단체 간의 협력·연계
13. 그 밖에 시·도지사 및 특별자치시장·특별자치도지사가 지역보건의료계획을 수립함에 있어서 필요하다고 인정하는 사항

＊ 지역보건의료계획의 수립 등〈지역보건법 제7조〉

① 시·도지사·시장·군수·구청장은 지역주민의 건강 증진을 위하여 다음의 사항이 포함된 지역보건의료계획을 4년마다 제3항 및 제4항에 따라 수립하여야 한다.
  1. 보건의료 수요의 측정
  2. 지역보건의료서비스에 관한 장기·단기 공급대책
  3. 인력·조직·재정 등 보건의료자원의 조달 및 관리
  4. 지역보건의료서비스의 제공을 위한 전달체계 구성 방안
  5. 지역보건의료에 관련된 통계의 수집 및 정리
② 시·도지사 또는 시장·군수·구청장은 매년 제1항에 따른 지역보건의료계획에 따라 연차별 시행계획을 수립하여야 한다.
③ 시장·군수·구청장(특별자치시장·특별자치도지사는 제외한다. 이하 이 조에서 같다)은 해당 시·군·구(특별자치시·특별자치도는 제외한다. 이하 이 조에서 같다) 위원회의 심의를 거쳐 지역보건의료계획(연차별 시행계획을 포함한다. 이하 이 조에서 같다)을 수립한 후 해당 시·군·구의회에 보고하고 시·도지사에게 제출하여야 한다.
④ 특별자치시장·특별자치도지사 및 제3항에 따라 관할 시·군·구의 지역보건의료계획을 받은 시·도지사는 해당 위원회의 심의를 거쳐 시·도(특별자치시·특별자치도를 포함한다. 이하 이 조에서 같다)의 지역보건의료계획을 수립한 후 해당 시·도의회에 보고하고 보건복지부장관에게 제출하여야 한다.
⑤ 제3항 및 제4항에 따른 지역보건의료계획은「사회보장기본법」제16조에 따른 사회보장 기본계획,「사회보장급여의 이용·제공 및 수급권자 발굴에 관한 법률」에 따른 지역사회보장계획 및「국민건강증진법」제4조에 따른 국민건강증진종합계획과 연계되도록 하여야 한다.
⑥ 특별자치시장·특별자치도지사, 시·도지사 또는 시장·군수·구청장은 제3항 또는 제4항에 따라 지역보건의료계획을 수립하는 데에 필요하다고 인정하는 경우에는 보건의료 관련기관·단체, 학교, 직장 등에 중복·유사 사업의 조정 등에 관한 의견을 듣거나 자료의 제공 및 협력을 요청할 수 있다. 이 경우 요청을 받은 해당 기관은 정당한 사유가 없으면 그 요청에 협조하여야 한다.
⑦ 지역보건의료계획의 내용에 관하여 필요하다고 인정하는 경우 보건복지부장관은 특별자치시장·특별자치도지사 또는 시·도지사에게, 시·도지사는 시장·군수·구청장에게 각각 보건복지부령으로 정하는 바에 따라 그 조정을 권고할 수 있다.
⑧ 제1항부터 제7항까지에서 규정한 사항 외에 지역보건의료계획의 세부 내용, 수립 방법·시기 등에 관하여 필요한 사항은 대통령령으로 정한다.

79 | ②

지역주민의 건강을 증진하고 질병을 예방·관리하기 위하여 시·군·구에 1개소의 보건소(보건의료원을 포함한다. 이하 같다)를 설치한다. 다만, 시·군·구의 인구가 30만 명을 초과하는 등 지역주민의 보건의료를 위하여 특별히 필요하다고 인정되는 경우에는 대통령령으로 정하는 기준에 따라 해당 지방자치단체의 조례로 보건소를 추가로 설치할 수 있다〈지역보건법 제10조(보건소의 설치) 제1항〉.

80 | ①

마약류관리자는 「의료법」에 따른 의료기관(이하 "의료기관"이라 한다)에 종사하는 약사로서 그 의료기관에서 환자에게 투약하거나 투약하기 위하여 제공하는 마약 또는 향정신성의약품을 조제·수수(授受)하고 관리하는 책임을 진 자를 말한다〈마약류 관리에 관한 법률 제2조(정의) 제5호 바목〉.

---

* 마약류 관리자〈마약류 관리에 관한 법률 제33조〉

① 4명 이상의 마약류 취급의료업자가 의료에 종사하는 의료기관의 대표자는 그 의료기관에 마약류관리자를 두어야 한다. 다만, 향정신성의약품만을 취급하는 의료기관의 경우에는 그러하지 아니하다.
② 제1항의 마약류관리자가 다음의 어느 하나에 해당하는 경우에는 해당 의료기관의 대표자는 다른 마약류 관리자(다른 마약류 관리자가 없는 경우에는 후임 마약류 관리자가 결정될 때까지 그 의료기관에 종사하는 마약류 취급의료업자)에게 관리 중인 마약류를 인계하게 하고 그 이유를 해당 허가관청에 신고하여야 한다.
  1. 마약류 관리자 지정의 효력이 상실된 경우
  2. 마약류 취급자의 지정이 취소되거나 업무정지처분을 받은 경우

81 | ⑤

⑤ 「응급의료에 관한 법률」 제11조(응급환자의 이송) 제1항〉
① 의료인은 응급환자가 아닌 사람을 응급실이 아닌 의료시설에 진료를 의뢰하거나 다른 의료기관에 이송할 수 있다〈응급의료에 관한 법률 제7조(응급환자가 아닌 사람에 대한 조치) 제1항〉.
② 응급의료종사자는 정당한 사유가 없으면 응급환자에 대한 응급의료를 중단하여서는 아니 된다〈응급의료에 관한 법률 제10조(응급의료 중단의 금지)〉.
③ 응급의료종사자는 응급환자가 2명 이상이면 의학적 판단에 따라 더 위급한 환자부터 응급의료를 실시하여야 한다〈응급의료에 관한 법률 제8조(응급환자에 대한 우선 응급의료 등) 제2항〉.
④ 응급의료종사자는 응급환자가 의사결정능력이 없는 경우, 설명 및 동의 절차로 인하여 응급의료가 지체되면 환자의 생명이 위험하여지거나 심신상의 중대한 장애를 가져오는 경우 동의 없이 응급의료가 가능하다〈응급의료에 관한 법률 제9조(응급의료의 설명·동의) 제1항〉.

---

* 응급환자가 아닌 자에 대한 이송기준 및 절차〈응급의료에 관한 법률 시행령 제2조〉

① 의료인은 응급의료기관에 내원한 환자가 응급환자에 해당하지 아니하나 진료가 필요하다고 인정되는 경우에는 「응급의료에 관한 법률」 제7조의 규정에 따라 본인 또는 법정대리인의 동의를 얻어 응급실이 아닌 의료시설에 진료를 의뢰하거나 다른 의료기관에 이송할 수 있다.
② 의료인은 제1항의 규정에 따라 응급환자에 해당하지 아니하는 환자를 응급실이 아닌 의료시설에 진료를 의뢰하거나 다른 의료기관에 이송하는 경우에는 당해 환자가 응급환자에 해당하지 아니하는 이유를 설명하고, 그에 필요한 진료내용 및 진료과목 등을 추천하여야 한다.
③ 의료기관의 장은 제1항의 규정에 따라 응급환자에 해당하지 아니하는 환자를 다른 의료기관으로 이송한 경우 그 이송 받은 의료기관, 환자 또는 그 법정대리인이 진료에 필요한 의무기록을 요구하는 경우에는 이를 즉시 제공하여야 한다.

82 | ②

주요질병관리체계〈보건의료기본법 제40조 ~ 제43조〉

구분	내용
제40조 감염병의 예방 및 관리	국가와 지방자치단체는 감염병의 발생과 유행을 방지하고 감염병환자에 대하여 적절한 보건의료를 제공하고 관리하기 위하여 필요한 시책을 수립·시행하여야 한다.
제41조 만성질환의 예방 및 관리	국가와 지방자치단체는 암·고혈압 등 주요 만성질환(慢性疾患)의 발생과 증가를 예방하고 말기질환자를 포함한 만성질환자에 대하여 적절한 보건의료의 제공과 관리를 위하여 필요한 시책을 수립·시행하여야 한다.
제42조 정신 보건의료	국가와 지방자치단체는 정신질환의 예방과 정신질환자의 치료 및 사회복귀 등 국민의 정신건강 증진을 위하여 필요한 시책을 수립·시행하여야 한다.
제43조 구강 보건의료	국가와 지방자치단체는 구강질환(口腔疾患)의 예방 및 치료와 구강건강에 관한 관리 등 국민의 구강건강 증진을 위하여 필요한 시책을 수립·시행하여야 한다.

평생국민건강관리체계〈보건의료기본법 제32조 ~ 제38조〉

구분	내용
제32조 (여성과 어린이의 건강 증진)	국가와 지방자치단체는 여성과 어린이의 건강을 보호·증진하기 위하여 필요한 시책을 강구하여야 한다. 이 경우 여성의 건강증진시책에 연령별 특성이 반영되도록 하여야 한다.
제33조 (노인의 건강 증진)	국가와 지방자치단체는 노인의 질환을 조기에 발견하고 예방하며, 질병 상태에 따라 적절한 치료와 요양(療養)이 이루어질 수 있도록 하는 등 노인의 건강을 보호·증진하기 위하여 필요한 시책을 강구하여야 한다.
제34조 (장애인의 건강 증진)	국가와 지방자치단체는 선천적·후천적 장애가 발생하는 것을 예방하고 장애인의 치료와 재활이 이루어질 수 있도록 하는 등 장애인의 건강을 보호·증진하기 위하여 필요한 시책을 강구하여야 한다.
제35조 (학교 보건의료)	국가와 지방자치단체는 학생의 건전한 발육을 돕고 건강을 보호·증진하며 건강한 성인으로 성장하기 위하여 요구되는 생활습관·정서 등을 함양하기 위하여 필요한 시책을 강구하여야 한다.
제36조 (산업 보건의료)	국가는 근로자의 건강을 보호·증진하기 위하여 필요한 시책을 강구하여야 한다.
제37조 (환경 보건의료)	국가와 지방자치단체는 국민의 건강을 보호·증진하기 위하여 쾌적한 환경의 유지와 환경오염으로 인한 건강상의 위해 방지 등에 필요한 시책을 강구하여야 한다.
제37조의2 (기후변화에 따른 국민건강영향평가 등)	① 질병관리청장은 국민의 건강을 보호·증진하기 위하여 지구온난화 등 기후변화가 국민건강에 미치는 영향을 5년마다 조사·평가(이하 "기후보건영향평가"라 한다)하여 그 결과를 공표하고 정책수립의 기초자료로 활용하여야 한다. ② 질병관리청장은 기후보건영향평가에 필요한 기초자료 확보 및 통계의 작성을 위하여 실태조사를 실시할 수 있다. ③ 질병관리청장은 관계 중앙행정기관의 장, 지방자치단체의 장 및 보건의료 관련 기관이나 단체의 장에게 기후보건영향평가에 필요한 자료의 제공 또는 제2항에 따른 실태조사의 협조를 요청할 수 있다. 이 경우 자료제공 또는 실태조사 협조를 요청받은 관계 중앙행정기관의 장 등은 정당한 사유가 없으면 이에 따라야 한다. ④ 기후보건영향평가와 실태조사의 구체적인 내용 및 방법 등에 필요한 사항은 대통령령으로 정한다.
제38조 (식품위생·영양)	국가와 지방자치단체는 국민의 건강을 보호·증진하기 위하여 식품으로 인한 건강상의 위해 방지와 국민의 영양 상태의 향상 등에 필요한 시책을 강구하여야 한다.

83 | ⑤

담배에 관한 경고문구 등 표시〈국민건강증진법 제9조의2 제1항 제4호〉… 담배에 포함된 발암성물질

가. 나프틸아민
나. 니켈
다. 벤젠
라. 비닐 클로라이드
마. 비소
바. 카드뮴

84 | ⑤

혈액 등의 안전성 확보〈혈액관리법 제8조〉

① 혈액원은 다음 각 호의 방법으로 혈액 및 혈액제제의 적격 여부를 검사하고 그 결과를 확인하여야 한다.
  1. 헌혈자로부터 채혈
  2. 보건복지부령으로 정하는 헌혈금지약물의 복용 여부 확인
② 혈액원 등 혈액관리업무를 하는 자(이하 "혈액원등"이라 한다)는 제1항에 따른 검사 결과 부적격혈액을 발견하였을 때에는 보건복지부령으로 정하는 바에 따라 이를 폐기처분하고 그 결과를 보건복지부장관에게 보고하여야 한다. 다만, 부적격혈액을 예방접종약의 원료로 사용하는 등 대통령령으로 정하는 경우에는 그러하지 아니하다.
③ 제1항에 따른 혈액 및 혈액제제의 적격 여부에 관한 판정기준은 보건복지부령으로 정한다.
④ 혈액원은 제1항제2호에 따른 확인 결과 부적격혈액을 발견하였으나 그 혈액이 이미 의료기관으로 출고된 경우에는 해당 의료기관에 부적격혈액에 대한 사항을 즉시 알리고, 부적격혈액을 폐기처분하도록 조치를 하여야 한다.
⑤ 혈액원은 부적격혈액의 수혈 등으로 사고가 발생할 위험이 있거나 사고가 발생하였을 때에는 이를 그 혈액을 수혈받은 사람에게 알려야 한다.
⑥ 혈액원은 헌혈자 및 그의 혈액검사에 관한 정보를 보건복지부령으로 정하는 바에 따라 보건복지부장관에게 보고하여야 한다.
⑦ 보건복지부장관은 제6항에 따라 보고받은 헌혈자 및 그의 혈액검사에 관한 정보를 적절히 유지·관리하여야 한다.
⑧ 제1항에 따른 혈액 및 혈액제제의 적격 여부 검사와 그 밖에 제4항 및 제5항의 부적격혈액 발생 시의 조치에 필요한 사항은 보건복지부령으로 정한다.

※ 부적격혈액 폐기처분의 예외〈혈액관리법 시행령 제6조〉

부적격혈액을 폐기처분하지 아니할 수 있는 경우는 다음과 같다.
1. 예방접종약의 원료로 사용되는 경우
2. 의학연구 또는 의약품·의료기기 개발에 사용되는 경우
3. 혈액제제 등의 의약품이나 의료기기의 품질관리를 위한 시험에 사용되는 경우

85 | ④

연명의료중단 등 결정 이행의 대상〈호스피스·완화의료 및 임종과정에 있는 환자의 연명의료결정에 관한 법률 제15조〉… 담당의사는 임종과정에 있는 환자가 다음의 어느 하나에 해당하는 경우에만 연명의료중단 등 결정을 이행할 수 있다.

1. 연명의료계획서, 사전연명의료의향서 또는 환자가족의 진술을 통하여 환자의 의사로 보는 의사가 연명의료중단 등 결정을 원하는 것이고, 임종과정에 있는 환자의 의사에도 반하지 아니하는 경우
2. 연명의료중단 등 결정이 있는 것으로 보는 경우

제 02 회 정답 및 해설

1교시
국가고시 고난도 모의고사 제 02 회

성인간호학

1	③	2	①	3	④	4	②	5	④
6	①	7	①	8	①	9	①	10	⑤
11	④	12	⑤	13	④	14	⑤	15	①
16	④	17	⑤	18	②	19	②	20	④
21	③	22	②	23	⑤	24	①	25	①
26	①	27	④	28	⑤	29	①	30	②
31	⑤	32	①	33	④	34	①	35	③
36	④	37	⑤	38	④	39	①	40	⑤
41	⑤	42	②	43	②	44	③	45	⑤
46	①	47	④	48	①	49	③	50	⑤
51	③	52	①	53	④	54	⑤	55	①
56	⑤	57	①	58	④	59	①	60	⑤
61	④	62	①	63	⑤	64	①	65	①
66	④	67	④	68	④	69	④	70	⑤

모성간호학

71	③	72	②	73	④	74	①	75	⑤
76	②	77	⑤	78	②	79	③	80	②
81	④	82	④	83	⑤	84	④	85	②
86	①	87	①	88	③	89	④	90	②
91	④	92	①	93	③	94	②	95	④
96	②	97	①	98	④	99	⑤	100	①
101	③	102	⑤	103	③	104	④	105	⑤

성인간호학

1 | ③

③④ 식사는 소량씩 자주 제공한다. 기름진 음식은 피하고 섬유질이 많은 음식, 부드러운 음식, 환자가 좋아하는 음식을 섭취하도록 한다. 임종과정에서 식사량이 감소하는 것은 자연스러운 것임을 가족에게 알려주고 환자에게 음식 섭취를 강요하지 않는다.

①⑤ 식사 전에는 휴식을 취하고 필요한 경우 진토제를 투약한다. 흡인 예방을 위해 식사 중이나 식사 후에는 바로 눕지 않도록 한다.

② 가능한 혼자 식사하는 것보다 가족과 함께 식사하도록 하고 쾌적한 환경을 위해 수시로 실내를 환기시킨다.

2 | ①

항암화학요법으로 골수기능이 억제되어 백혈구 감소증이 초래된다. 백혈구 중 절대호중구수가 1000/uL 이하이면 호중구감소증이다. 절대호중구수가 500/uL 이하이면 감염에 취약해지므로 감염 증상을 사정하고 감염 예방을 위한 무균술을 철저히 준수해야 한다. 골수를 자극하여 백혈구 생성을 돕기 위해 G-CSF 또는 GM-CSF를 투여할 수 있다. 감염 증상을 사정하기 위해 체온을 측정한다. 체온이 38°C 이상일 경우 의사에게 보고 후 균 배양검사를 시행하고 광범위 항생제를 투여한다.

3 | ④

저혈량성 쇼크의 주원인은 출혈이나 체액손실이다. 정맥으로 수액을 공급하여 손실된 혈액, 관류를 회복시킨다. 이후 자발적인 기도유지가 어렵거나 호흡곤란이 있는 경우 기도를 확보하고 산소를 공급한다.

4 | ②

②③④ 혈관이완으로 저혈압, 심박출량 감소, 중심정맥압 감소, 폐동맥쐐기압 감소가 나타난다.
① 신경성 쇼크에서 부교감신경 자극으로 서맥이 나타난다.
⑤ 초기에는 피부가 따뜻하고 건조하지만 신체의 열손실로 변온성 현상이 발생한다.

---

* 교감신경계의 장애

교감신경계 긴장이 저하되고 정맥과 동맥 혈관이 이완되어 신경성 쇼크가 일어날 수 있다. 혈관 이완으로 혈압이 감소하고 정맥귀환혈액이 감소한다. 이로 인해 심박출량이 감소하고 조직에 산소공급이 저하되어 세포손상을 초래한다. 신경성 쇼크는 척수 손상이나 척수 마취, 약물, 스트레스 등에 의해 발생할 수 있다.

5 | ④

①②③ 프로스타글란딘은 염증반응에서 통증과 발열을 일으키는 주된 요인이다. 프로스타글란딘은 사이클로옥시게나제 효소에 의해 합성된다. 비스테로이드 소염제는 사이클로옥시게나제를 억제하여 프로스타글란딘의 합성을 방해함으로써 진통, 해열 효과를 나타낸다. 그러나 프로스타글란딘은 체내의 위 점막 보호에도 중요한 역할을 하기 때문에 프로스타글란딘의 합성이 억제되면 위장관계 부작용이 나타날 수 있다. 아스피린, 이부프로펜, 인도메타신과 같은 비스테로이드 소염제는 위장관 출혈, 소화성 궤양의 발생 위험을 높인다.
⑤ 경구 스테로이드 복용, 비스테로이드 소염제 남용, 음주, 흡연은 소화성 궤양 발생의 위험요인이 된다.

6 | ①

외상으로 인한 다발성 손상환자는 우선순위에 따라 응급치료한다. 기도유지(airway), 호흡(breathing), 순환(circulation)을 우선적으로 사정하고 외상환자는 장애(disability), 노출(exposure)을 추가로 확인한다. 기도 폐쇄나 호흡곤란은 발견 즉시 조치가 필요한 사항으로 기도를 확보하고 산소를 공급하는 것이 먼저 시행되어야 한다.

7 | ①

① 밝은 조명, 소음은 증상을 유발할 수 있으므로 피하도록 한다.
② 머리가 움직이지 않도록 베개로 머리 양쪽을 지지한다.
③ 증상을 악화시키는 염분, 카페인, 알코올, 설탕, 화학조미료의 섭취를 피하도록 한다.
④ 머리를 움직일 땐 천천히 움직이도록 한다.
⑤ 현훈이 심할 경우 평편한 바닥에 누워 눈을 감고 있도록 한다. 낙상 예방을 위해 침상난간을 올리고 안전한 환경을 조성한다.

---

* 메니에르병

막미로의 확장, 내림프액의 과다생성으로 발생하는 내이의 장애이다. 주된 증상은 오심과 구토를 동반한 현훈, 이명, 평형장애, 감각신경성 난청이다. 메니에르병의 발작은 알레르기, 스트레스, 내분비장애, 바이러스성 감염, 염분 섭취, 혈관 수축과 관련이 있다.

8 | ①

급성통증은 수술, 화상, 질병, 조직손상 등에 의해 갑작스럽게 발생하며 강도와 지속기간이 다양하나, 시간이 지나면 소실되기도 한다. 불안정, 집중력 저하, 두려움, 통증 부위 보호 등의 행동적 반응이 나타나며 생리적 반응으로는 혈압 상승(또는 저하), 맥압 상승, 호흡수 증가, 동공 확대, 발한 등이 있다.

---

* 만성통증

3개월 이상 지속되는 통증으로 강도가 다양하며 원인을 알기 어려운 경우도 있다. 부동, 절망, 우울, 위축 등의 행동적 반응이 나타나며 생리적 반응으로는 정상 혈압, 정상 맥박, 정상 호흡, 정상 동공, 피부 건조 등이 있다.

9 | ①

⑤ 목이 조이는 느낌, 호흡곤란, 전신 소양감은 전신 알레르기 반응 징후이다. 아나필락시스는 생명을 위협하는 응급상황으로, 가장 우선적으로 해야 할 간호중재는 에피네프린(IM) 투여이다.
① 기도가 부종으로 막히려는 상황에서는 에피네프린이 선행되어야 한다. 기도 확보가 우선이며 그 다음 산소를 투여한다.
② 국소적인 대처에 해당하며 아나필락시스 상황에서는 효과가 없다.
③ 국소 통증이나 부종 완화를 위한 일반적인 처치에 해당한다.
④ 환자의 전반적인 상태를 사정하는 데 중요하지만, 활력징후를 측정하는 동안 기도 폐쇄가 진행될 수 있으므로, 에피네프린 투여가 우선이다.

10 | ⑤

패혈성 쇼크는 심한 감염으로 인해 발생하는데, 초기에는 보상성 심박출량이 증가하면서 맥박이 빨라지고, 피부 관류가 증가하여 홍조나 발적 등의 증상이 나타난다. 심장이 혈압을 일정하게 유지하기 위해 심장 수축력을 증가시키는 보상 반응이다. 쇼크가 진행되면서 보상기전에 실패하여 심근억압요소가 유리되고, 정맥귀환량이 감소되어 피부는 차고 축축해지고, 창백해지면서 얼룩덜룩해진다. 체온이 저하되고 졸음, 혼미, 혼수 순으로 의식변화가 진행된다.

11 | ④

장천공은 위장관 벽에 구멍이 생기는 것으로 장의 내용물과 세균이 복강 내로 이동하면 복막염으로 이어질 수 있어 즉각적인 치료가 필요하다. 대장암, 위암, 장폐색, 게실염, 소화성궤양, 염증성 장질환이 악화되면서 장천공이 일어날 수 있고 복강 내 손상, 위내시경이나 대장내시경으로 인해 장천공이 발생할 수 있다. 장천공의 증상은 갑작스러운 심한 상복부의 통증, 나무판자처럼 단단한 복부, 어깨로 방사되는 통증, 구토, 쇼크 등이다.

12 | ⑤

급성 위염의 발생위험 요인에는 스테로이드나 비스테로이드 소염제 복용, 너무 뜨겁거나 찬 음식, 자극적인 음식 섭취, 흡연, H.pylori 감염, 지나친 음주, 정서적 스트레스, 패혈증, 화상, 쇼크 등이 있다. 비스테로이드 소염제는 프로스타글란딘의 합성을 억제하여 위염, 소화성 궤양, 위장관 출혈을 일으킨다.

13 | ④

토혈로 인한 저혈량성쇼크로 혈압 감소, 맥박과 호흡 증가(빈맥과 빈호흡), 헤모글로빈과 헤마토크릿 감소가 나타났다. 저혈량성쇼크 환자에게 이루어져야 하는 우선적인 간호중재는 손실된 혈액을 보충하고 출혈의 원인을 찾는 것이다. 순환혈액량을 유지하기 위해 정질성 용액이나 교질용액을 정맥으로 주입하고 필요시 농축적혈구를 수혈한다.

14 | ⑤

⑤ 락툴로오스는 암모니아가 혈액으로 유입되지 못하고 장에 머물게 하여 대변으로 배설되도록 돕는다.
①④ 진정제, 마약성 진통제, 마취제 등의 약물은 간기능 저하로 약물의 대사가 어렵고 뇌의 대사를 저하시키므로 사용을 제한한다.
③ 암모니아는 위장관에서 장내세균에 의해 형성된다. 따라서 저단백, 단순탄수화물 식이를 제공한다.

---

* 간성뇌질환

암모니아는 간에서 요소 형태로 전환되어 신장으로 배설되는데 간세포의 손상으로 혈청 암모니아가 상승하면 간성뇌질환이 발생한다. 간성뇌질환은 위장관 출혈, 변비로 인한 장내 세균 증가, 고단백 식이, 마약성 진통제나 진정제와 같은 약물사용에 의해 악화된다. 집중력 저하, 피로, 행동과 감정, 성격의 변화, 지남력저하, 진전, 과잉반사의 증상이 나타나고 경련, 근육강직, 통증 자극에 반응이 없는 혼수 단계로 진행한다.

15 | ①

① 알부민(albumin) : 간경화증 환자에서 문맥성 고혈압으로 정수압이 높아져 혈장 단백질이 감소하고 혈관 내 교질삼투압이 감소하여 복수가 증가한다. 복수를 감소시키기 위해 수분과 염분 섭취를 제한하고 이뇨제를 투약하는데 식이 요법이나 약물 요법으로 조절되지 않을 때 복수천자를 시행한다. 복수천자 시 저혈량, 혈압 저하, 교질삼투압 감소를 예방하기 위해 알부민이나 수액제제를 투여한다.
② 락툴로오스(lactulose) : 간성뇌질환 환자에게서 대변으로 암모니아의 배설을 증가시키기 위해 투여한다.
③ 푸로세미드(furosemide) : 칼륨을 배설하는 이뇨제로 복수를 제거하기 위해 투여하나 복수천자 시 이뇨제를 투여하면 저혈량, 혈압 저하, 전해질 불균형을 악화 시킬 수 있기 때문에 투여하지 않는다.
④ 프로프라놀롤(propranolol) : 식도정맥류가 있는 환자에게서 식도출혈을 예방하기 위해 투여한다.
⑤ 메트로니다졸(metronidazole) : 광범위 항생제로 장내 정상 세균을 파괴하여 암모니아의 생성을 감소시킨다.

16 | ④

④ 〈보기〉의 증상은 간염의 전형적인 증상이다. AST, ALT의 높은 수치와 total bilirubin 증가, 혈청검사 anti-HAV IgM(+)는 급성 A형 간염을 의미한다. A형 간염은 RNA 바이러스에 의해 유발되며 분변-구강 경로를 통해 전파된다. 분비물이 많을 땐 공기로도 전염되는데 주로 오염된 식수나 음식을 섭취한 가족 또는 거주자에게 전파된다. 따라서 손을 잘 씻고 적절한 개인위생에 대해 교육해야 한다.
① 피로와 권태감을 감소시키고 혈청효소를 낮추기 위해 침상안정이 필요하다.
② 탈수 방지를 위해 하루 2,500 ~ 3,000mL의 적절한 수분을 섭취하도록 한다.
③ 저지방, 고탄수화물, 고열량, 적절한 양의 단백질 식이를 제공한다. 담관 폐쇄가 심하면 지방 음식을 제한하고 혈중 암모니아 수치가 높은 경우 저단백식이를 제공한다.
⑤ 발열 관리 및 탈수 감소를 위해 서늘한 실내온도를 유지한다.

17 | ⑤

⑤ 간질환이 있는 환자의 복수는 문맥성고혈압으로 발생한다. 복수로 인해 체액이 과다하여 혈액이 희석되고 저나트륨혈증이 나타날 수 있다. 수분정체의 증상을 관찰하기 위해 섭취량과 배설량을 정확히 기록하고 매일 체중과 복부둘레를 측정한다.
①②③ 혈중 나트륨이 낮은 경우 수분 섭취를 제한하고 수분 축적을 감소시키기 위해 이뇨제 투약 및 염분섭취를 제한한다. 복수가 있더라도 혈중 나트륨 수치가 정상이면 수분 섭취를 제한하지 않는다.
④ 호흡곤란 완화를 위해 침상머리를 30° 상승시키고, 똑바로 앉는 자세에서 다리를 올려 하지부종을 예방한다.

18 | ②

② 심한 통증을 호소하는 환자에게 생리적 욕구 해결을 위해 우선적으로 진통제를 투여한다. 모르핀은 오디괄약근과 췌장의 경련을 일으킬 수 있으므로 급성 췌장염에서는 모르핀보다는 데메롤을 투여한다.
① 혈당 수치가 올라갈 수 있기 때문에 혈당을 측정하고 고혈당일 경우 처방에 따라 인슐린을 투여한다.
③ 급성기에는 췌장의 휴식과 췌장 효소 분비를 감소시키기 위해 금식하고 비위관을 삽입한다.
④ 앙와위나 횡와위는 통증을 악화시키므로 좌위나 태내자세와 같이 통증을 감소시키는 자세를 취하도록 돕는다.
⑤ 고지방 식이, 알코올 섭취는 통증을 악화시키므로 급성기 이후 저지방, 저단백, 고탄수화물 식이를 제공한다.

19 | ②

② 담낭절제술과 같은 복부 수술 후 장의 운동이 일시적으로 마비되는 장폐색이 발생할 수 있다. 수술이나 마취로 인한 마비성 장폐색에서 복통, 구토, 오심, 복부팽만이 주된 증상으로 나타나고 장음을 청진하였을 때 장음이 감소되어 있다. 장폐색이 의심되는 경우 금식하고 감압을 위해 비위관을 삽입한다. 또한 적절한 수분과 전해질을 공급한다.
① 통증은 앙와위를 취할 때 더 심해지기 때문에 태내자세를 취해준다.
③④ 장폐색 진단과 무관하다.
⑤ 금식하도록 하고 비위관을 삽입하여 감압시킨다.

20 | ④

의식 저하를 동반한 중증 저혈당이다. 저혈당은 인슐린을 과량으로 투여하거나 잘못된 인슐린을 투여할 때, 혈당강하제 복용, 식사거르기, 부족한 음식 섭취, 과도한 신체활동에 의해 발생한다. 혈당이 감소하면 떨림, 발한, 심계항진, 불안, 발한, 배고픔, 얼얼함과 같은 자율신경계 증상을 느낄 수 있다. 저혈당이 지속될 경우 중추신경계 손상으로 허약, 혼동, 기억력 감소, 의식소실, 행동변화와 같은 신경계 증상이 나타난다. 저혈당은 발견 즉시 치료가 필요하다. 의식이 있는 경우 15g의 당질을 섭취하고 15분 후 혈당을 다시 측정한다. 의식이 없는 경우 50% Dextrose를 천천히 정맥주사하거나 1mg의 글루카곤을 피하나 근육 주사한다. 환자가 의식을 회복 한 경우 저혈당의 재발을 예방하기 위해 15g의 당질을 추가로 제공한다.

21 | ③

③ 담관배액관을 적용 중인 환자에게 황달, 진한 소변색, 점토색 대변은 담도가 폐색되어 십이지장으로 담즙이 흐르지 못하는 것을 의미한다. 담도 폐쇄가 있는 경우 혈액검사에서 총빌리루빈, 간접빌리루빈이 상승하고 혈청 alkaline phosphatase, AST/ALT가 상승한다.
①② 염증을 동반한 경우 백혈구가 증가하고 췌장이 영향을 받으면 아밀라아제가 상승한다.
④⑤ 헤모글로빈 증가, 크레아티닌 증가와 관련이 없다.

22 | ②

② 당화혈색소는 약 2~3개월간의 평균 혈당치를 반영하는 검사로 혈청 포도당 농도가 높으면 당화혈색소가 증가한다. 당화혈색소의 정상치는 4~6%로 개인마다 목표치가 다르나 합병증 예방을 위해 7% 이하로 유지되도록 한다.
① 혈청케톤의 정상치는 음성이다.
③ C-펩타이드의 정상치는 1.3~1.5ng/mL이다.
④ 공복 혈당의 정상치는 100mg/dL 미만이다. 당뇨병 환자는 공복 혈당이 90~130mg/dL 유지되도록 한다.
⑤ 식후 2시간 혈당의 정상치는 140md/dL 미만이다. 당뇨병 환자는 식후 2시간 혈당이 180mg/dL 미만으로 유지되도록 한다.

23 | ⑤

⑤ 당뇨성케톤산증에서 가장 중요한 치료는 인슐린이다. 인슐린은 혈당을 낮추고 지방분해를 막아 산 생성을 감소시킨다. 가장 우선적으로 정맥으로 속효성인슐린을 일정한 속도로 주입하고 혈당수치를 지속적으로 측정한다.
① 운동은 지방이 분해되면서 케톤 생성을 촉진하고 젖산 생성과 탈수를 악화시켜 산증을 심화시킬 수 있다.
② 당뇨성케톤산증에서 전해질 불균형이 나타날 수 있다. 특히 혈청 칼륨수치는 초기 인슐린 치료를 하는 동안 감소 할 수 있기 때문에 심전도 모니터와 함께 칼륨을 정맥으로 천천히 공급한다.
③④ 정맥 수액 주입은 체내의 과도한 포도당 배설을 촉진하고 탈수로 인한 수분소실을 보충해준다. 초기에는 빠른 속도로 0.9% 생리식염수를 주입하고 혈청 소듐 농도에 따라 지속적으로 정맥내로 수액을 공급한다. 정맥으로 수액을 공급하는 동안 수분과다 징후를 사정하기 위해 섭취량과 배설량을 정확하게 측정한다.

＊ 당뇨성케톤산증

인슐린 생산 감소, 인슐린 부족으로 발생한다. 인슐린이 부족하면 고혈당증이 생기고 체내의 포도당을 배출하기 위한 고삼투성이뇨로 탈수와 전해질 불균형이 나타난다. 또한 지방산 분해가 증가하여 케톤체가 많이 형성되고 이는 대사성 산증과 혼수를 초래한다. 다뇨, 다갈, 다식, 두통, 흐린 시야, 쇠약감, 기립성 저혈압, 식욕부진, 복통, 오심, 구토, kussmaul 호흡이 나타난다.

24 | ①

①② 궤양성 대장염은 직장의 점막과 점막하층에 병변이 연속적으로 나타나는 염증성 장 질환이다. 염증은 장 점막에 농양과 궤양, 출혈을 일으켜 궤양성 대장염의 특징적인 증상인 혈변을 초래한다.
③ 염증과 궤양은 영양분의 흡수를 방해하여 영양불균형, 체중감소를 일으킨다.
④ 궤양성 대장염은 주로 S자결장과 직장을 침범하므로 하복부에서 통증이 나타난다.
⑤ 문맥성 고혈압은 간경화에서 나타나는 특징적인 증상이다.

25 | ①

① 제산제는 소화성 궤양의 주요한 치료 약물로 위산을 중화시키는 역할을 한다. 제산제에는 마그네슘, 알루미늄, 마그네슘과 알루미늄의 혼합약물이 있다. 제산제는 액체로 복용하는 것이 효과적이며 식후 1시간과 3시간, 자기 전 복용한다.
② 위 점막보호에는 sucralfate(carafate, sulcrate)를 복용한다.
③ 위산분비 억제제에는 H2 수용체 길항체, 양성자 펌프 억제제, 항콜린제, 프로스타글란딘제를 복용한다.
④ H.pylori 감염에는 clarithromycin(biaxin), amoxillin 등 항생제를 복용한다.
⑤ 식도괄약근의 압력 증가 약물로 metoclopramide(reglan), 콜린제(bethanechol), cisapride(propulsid)가 있다. 식도괄약근의 압력을 증가시키는 약물은 위식도 역류질환의 치료를 위해 사용된다.

＊ 위산분비 억제제

㉠ H2 수용체 길항체 : cimetidine(tagamet, tagatin), ranitidine(Zantac, curan), famotidine(pepcid, gaster)
㉡ 양성자 펌프 억제제 : omeprazole(prilosec, losec)
㉢ 항콜린제
㉣ 프로스타글란딘제 : misoprostol(cytotec)

26 | ①

염증성 장질환 환자에게 술파살라진(sulfasalazine)을 투여하면 장내 프로스타글란딘의 합성을 방해하여 염증반응을 조절한다. 경증에서 중증의 염증성 장질환 환자에게 오래 투약해도 효과가 좋고 안전하지만 sulfa 알레르기가 있는 환자에게는 투여 금기이다. 부작용으로 오심, 구토, 설사, 두통, 복통을 유발할 수 있다. 좌약으로 투여하거나 경구로 투여한다.

27 | ④

④ 양이온교환수지약물(kayexalate)을 구강이나 정체관장으로 투여하면 소화관 내에서 칼륨을 나트륨으로 교환시켜 대변을 통해 칼륨이 제거된다. 약물의 부작용은 변비, 설사, 구토, 오심, 저칼륨혈증, 고마그네슘혈증 등이다.
① 배출관장은 변비나 분변매복으로 장에 머물고 있는 변을 배출시키기 위해 시행한다.
② 구풍관장은 가스배출을 돕고 복부팽만을 완화시키기 위해 시행한다.
③ 락툴로오스 관장은 간성혼수를 완화시키기 위해 시행한다.
⑤ 수렴관장은 조직을 수축시켜 지혈하기 위해 시행한다. 주로 찬 수돗물이나 생리식염수를 이용한다.

28 | ⑤

⑤ 신우신염의 가장 흔한 원인균은 E.coli이나 소변배양검사 결과에 따라 적절한 항생제를 선택하여 치료하고 재발 예방을 위해 증상이 없어도 정해진 기간까지 항생제를 복용하도록 교육한다.
① 방광요도 역류를 예방하기 위해 요의가 있으면 바로 배뇨하고, 요의가 없더라도 규칙적으로 배뇨한다.
② 소변을 희석하고 소변 배설을 증가시키기 위해 하루 2~3L 이상 충분한 수분 섭취를 권장한다.
③ 요로감염을 예방하기 위해 조이는 옷, 몸에 딱맞는 나일론 소재의 속옷, 비누, 향수 등 자극적인 물질을 피하고 면 소재의 헐렁한 속옷을 입는다.
④ 배뇨 후 회음부는 앞에서 뒤로 닦는다.

*급성 신우신염

신우와 신배의 염증으로 주로 방광요도 역류로 인해 역행성으로 감염이 발생한다. 급성 신우신염의 증상은 농뇨, 세균뇨, 요통, 옆구리 통증, 오한, 발열, 근육통, 권태, 오심, 구토 등이다.

29 | ①

고칼륨혈증의 간호중재
㉠ 고칼륨혈증은 심부정맥, 심정지를 초래할 수 있기 때문에 심전도 모니터가 필요하다. 고칼륨혈증의 심전도 특징은 넓고 편평한 P파, 길어진 PR간격, 넓은 QRS폭, 내려간 ST분절, QT간격 감소, 뾰족하고 높은 T파이다.
㉡ 푸로세미드(furosemide) 이뇨제를 투여하여 칼륨을 배설시킨다. 스피로놀락톤(spironolactone) 이뇨제는 칼륨 보존이뇨제이다.
㉢ 인슐린은 칼륨을 세포 내로 이동시키는 효과가 있으므로 투여한다. 이때 혈당이 감소할 수 있으므로 포도당과 함께 투여한다.
㉣ kayexalate(양이온 교환수지)를 구강이나 직장으로 투여한다. kayexalate(양이온 교환수지)는 장내에서 칼륨과 나트륨을 교환시키는 효과가 있다.
㉤ 칼륨을 많이 함유한 음식인 오렌지주스, 시금치, 바나나, 토마토주스, 건포도 등의 섭취를 제한한다. 칼륨 수치가 정상화될 때까지 금식과 침상안정 하도록 한다.
㉥ $NaHCO_3$(중탄산염)을 정맥 내로 투여한다. 중탄산염은 산증을 교정하여 칼륨을 세포 내로 이동시키는 작용을 한다.
㉦ calcium gluconate(칼슘 글루코네이트)를 정맥으로 투여한다.
㉧ 이상의 방법으로 교정되지 않을 경우 신장 기능이 회복될 때까지 혈액투석이나 복막투석을 시행한다.

*저칼륨혈증 심전도 특징

약간 상승한 P파, 길어진 PR간격, 내려가고 길어진 ST, QT간격 연장, 현저해진 U파, 편평하고 내려간 T파

30 | ②

수술 후 출혈은 의식 저하, 복부팽만, 저혈압, 빈맥, 소변량 감소를 유발한다. 출혈 여부를 사정하기 위해 수술부위와 수술부위 배액관을 확인하고 헤모글로빈, 헤마토크릿을 측정한다. 섭취량과 배설량을 정확히 측정하고 기록하며 수액을 정맥으로 공급하고 필요시 농축적혈구 수혈을 한다.

31 | ⑤

⑤ 골관절염의 주요증상은 관절의 강직과 통증이다. 관절강직은 같은 자세로 오래있거나 휴식 시에 나타나며 과도한 활동은 일시적으로 강직을 초래할 수 있다. 통증은 습하거나 추운 날씨, 활동 시에 악화되며 휴식을 취할 때 완화되지만 진행된 골관절염에서는 휴식을 취해도 통증이 사라지지 않는다.

①②③④ 류마티스 관절염은 전신증상과 다른 기관을 침범한 증상이 나타난다. 또한 관절의 부종이 대칭적이고 백조목(swan neck) 기형, 부토니에(boutonnire) 기형이 나타난다.

32 | ②

② 자율신경과반사증은 흉추 6번 이상의 손상에서 나타나는 심각한 합병증으로 척수쇼크 이후에 신경충동 전달이 파괴되어 대뇌피질에서 교감신경계를 조절하지 못해 발생한다. 증상은 갑작스럽게 발생하는 뇌압 상승, 심한 두통, 코 막힘, 안면홍조, 발한, 심한 고혈압, 서맥이다. 방광팽만이나 분변매복, 너무 찬 기온과 같은 유해한 자극이 있는지 파악한다.

① 두개내압 상승 방지와 혈압 감소를 위해 침상머리를 약 45° 가량 높인다.
③ 경추칼라는 경추 손상 시 척수 손상 방지를 위한 보조기구로, 흉추 손상에는 의미 없다.
④ 의식 변화, 연하곤란으로 흡인 위험이 있으며 자율신경과반사증 해소에도 직접적인 도움이 되지 않는다.
⑤ 자극은 자율신경과반사증을 더욱 악화시킬 수 있다.

＊ 자율신경과반사증 간호중재

㉠ 의사에게 즉시 알리고 15분마다 혈압을 측정한다. 처방에 따라 항고혈압약물을 투여한다.
㉡ 침상머리를 올려 반좌위를 취해준다. 조이는 옷은 느슨하게 하고 실내 온도가 너무 차지 않도록 온도를 점검한다.
㉢ 방광팽만을 사정하여 요정체가 있는 경우 즉시 도뇨관을 삽입한다. 유치도뇨관이 있는 경우 도뇨관이 막히거나 꼬이지 않았는지 점검하고 필요시 신속하게 도뇨관을 교환한다. 복부팽만을 사정하고 분변매복이 있는 경우 즉시 제거한다.

33 | ⑤

⑤ 굽이 낮은 구두를 신는다. 장시간 서있을 때 발판을 사용하고 체중을 양다리에 교대로 이동시킨다.
① 침대에서 일어날 때 바로 일어나지 말고 한쪽 끝으로 굴러가 다리를 침대 밖으로 내리고 허리는 편 상태로 손을 짚고 일어난다.
② 침요는 단단하지만 딱딱하지 않은 것을 사용한다.
③ 낮은 소파나 의자는 피하고 의자에 비스듬히 앉지 않는다. 의자에 앉을 때는 허리를 꼿꼿이 펴고 앉는다.
④ 물건을 들 때 물건 가까이에 서서 허리를 곧게 펴고 무릎은 굽힌 상태로 들어올린다. 물건이 무거우면 들어올리기 보다는 밀어서 이동시킨다. 혼자 무리해서 들지 않고 몸을 비틀지 않는다.

34 | ④

④ 근력강화 및 혈전 형성을 예방 하기 위해 둔근과 대퇴사두근에 힘주는 운동을 한다.
① 낮은 의자에 앉지 않도록 하고 높은 좌변기를 사용한다.
② 수술한 쪽으로 몸을 돌려 눕거나 몸을 뒤틀지 않는다.
③ 다리 꼬기, 무거운 물건 들기, 허리 굽히기, 조깅 등 고관절에 무리를 주는 활동을 하지 않는다.
⑤ 진통제 투여 30분 후 물리치료, 조기이상을 실시한다.

35 | ③

③ 뼈 돌출부의 신경압박으로 신경이 손상될 경우 지속적이고 심한 통증, 운동 감각이상, 마비, 심부 압박감 등이 나타날 수 있다.
①⑤ 석고붕대 적용 부위의 혈류 손상으로 동맥순환장애가 발생할 경우 맥박 소실, 냉감, 청색증, 창백한 피부, 무감각, 부종 등이 나타날 수 있다.
②④ 석고붕대 적용 부위의 피부 손상으로 감염이 발생할 경우 곰팡이 냄새가 나거나 배농, 체온 상승, 작열감이 나타날 수 있다.

36 | ④

④ 골다공증 환자는 골절 위험이 크기 때문에 낙상 예방을 위한 안전한 환경을 조성하고 과격한 활동을 피하도록 한다.
① 비타민D는 칼슘의 흡수를 돕는다. 비타민D의 합성을 위해 햇빛에 자주 노출되도록 하고 곡류, 계란, 버터, 생선 등 비타민D가 풍부한 음식을 섭취한다.
② 신체선열 유지를 위해 단단한 매트리스를 사용하도록 한다.
③ 하루 권장 칼슘섭취량은 완경 이전 여성은 1,000mg, 완경 후 에스트로겐이 부족한 여성은 1,500mg 이상이다. 칼슘이 강화된 음식인 우유, 유제품, 콩, 견과류, 녹황색채소를 섭취한다.
⑤ 골다공증 환자에게는 체중부하운동이나 근력강화운동이 도움이 된다. 걷기, 자전거 타기와 같은 운동을 1회 30분씩 주 3회 이상 실시한다. 수영은 체중 부하가 되지 않으며, 승마나 볼링 같은 운동은 척추에 부담을 주기 때문에 피하도록 한다.

37 | ⑤

디곡신(digoxin)은 심근 수축력 증가, 심박동수 감소, 심박출량 증가, 맥압 증가, 이뇨작용을 증가시켜 심부전 증상을 호전시킨다. 디곡신(digoxin) 부작용으로 저칼륨혈증, 신장이나 간질환, 설사, 노인 등에서 발생위험이 높으며 식욕부진, 오심, 구토, 설사, 서맥, 의식 저하, 권태, 심부정맥을 초래할 수 있다. 디곡신(digoxin)을 이뇨제와 함께 투여할 경우 혈중 포타슘치 저하로 디곡신(digoxin) 부작용을 유발할 수 있기 때문에 혈중 포타슘 수치를 모니터하고 필요시 보충제나 식품으로 보충한다. 디곡신(digoxin) 투약 전 반드시 심첨맥박을 1분간 측정하여 맥박수나 리듬변화, 식욕부진, 권태 등의 증상이 있으면 투약을 보류하고 즉시 의사에게 알린다.

38 | ④

좌심부전 환자는 좌심실의 기능 부전으로 심박출량이 감소하고 폐정맥 울혈 증상이 나타난다. 심박출량 감소로 인한 조직관류 저하로 사지의 냉감, 창백한 피부, 어지러움, 피로, 핍뇨, 빈맥, 약한 말초맥박, 안절부절못함, 집중력 저하, 활동 지속성 장애 등이 나타날 수 있다.

39 | ①

버거병은 하지 혈관에 염증이 반복적으로 발생하여 혈전을 형성하고 혈관이 폐색된다. 이로 인해 혈류공급이 차단되고 조직에 산소 공급이 감소하여 통증이 발생한다. 버거병은 추운 환경에 노출되었을 때 혈관이 수축하여 통증이 악화되기 때문에 몸을 따뜻하게 보온하여 혈류를 원활하게 한다. 혈관을 수축시키는 카페인과 초콜릿 섭취는 제한하고 금연하도록 한다. 통증 완화를 위해 진통제와 혈관 확장제를 투여하고 궤양과 괴저가 발생한 부위에 상처간호를 제공한다.

40 | ⑤

⑤ 심부전이 발생한 경우 가장 즉각적인 보상기전은 교감신경 자극으로 인한 심박동수 증가이다.
① 심근섬유의 길이가 늘어나 심근의 수축력이 증가하고 심박출량이 증가한다.
② 교감신경자극으로 심장으로 정맥귀환이 증가한다.
③ 교감신경자극으로 혈관이 수축되어 혈압이 상승한다.
④ 심실이 확대되어 심근섬유의 길이가 길어지고 심장의 벽이 두꺼워진다.

41 | ⑤

심실세동은 심실근육세포가 빠르고 불규칙하게 흥분해 심근이 비효과적으로 떨리는 상태이다. 심실이 효과적으로 수축하지 못해 조직으로 혈액 공급이 되지 않기 때문에 즉각적인 치료를 하지 않으면 수분 내 사망할 수 있다. 심실세동이 발생하면 맥박 소실, 동공 확대, 무호흡, 의식을 상실하고 혈압이 측정되지 않는다.

42 | ②

심실빈맥의 심전도이다. 심실빈맥은 우선 맥박과 의식, 호흡을 확인하여 맥박이 있는 경우 심장리듬전환술을 시행하고 항부정맥제와 산소를 투여한다. 맥박이 없는 경우 즉각 제세동을 실시하고 심폐소생술을 시작한다. 기관내삽관을 시행하고 산소를 공급하며 에피네프린, 아미오다론, 마그네슘, 중탄산나트륨 등을 투여한다.

43 | ②

②⑤ 비만과 운동 부족에게 발생 위험이 높다. 체질량 지수가 $18.5 \sim 22.9 kg/m^2$이면 정상, $23 \sim 24.9 kg/m^2$이면 비만 전단계에 해당한다. $25 \sim 29.9 kg/m^2$이면 1단계 비만, $30 \sim 34.9 kg/m^2$이면 2단계 비만, $35 kg/m^2$ 이상이면 3단계 비만이다.
① 주로 50 ~ 60대에게 호발한다.
③ 좌식 생활과 사무직에게서 발생 위험이 높다.
④ 저섬유, 고지방 식이, 튀긴 음식 위주의 식이는 발생 위험을 높인다.

44 | ③

모르핀은 마약성 진통제로 흉통을 완화시키고 불안을 감소시킨다. 통증이 감소하면 심근으로 산소공급이 증가하고 조직의 산소요구도가 감소한다. 모르핀은 5 ~ 10분 간격으로 2 ~ 10mg을 정맥으로 투여한다. 무호흡, 저혈압, 서맥, 구토를 유발할 수 있으므로 활력징후와 심전도를 관찰하며 주의하여 투여한다.

45 | ⑤

심장 눌림증은 심낭 삼출액이 과도하게 축적되어 발생한다. 심장수술 후 흉부 배액이 갑자기 감소할 경우 심낭에 액체가 저류되어 심장을 압박하기 때문에 심장에서 충분한 혈액을 공급할 수 없고 이로 인해 쇼크, 장기 부전, 사망을 초래할 수 있어 위험한 심장질환이다. 심장 눌림증의 증상으로 약한 심음, 정맥압 상승, 빈맥, 경정맥 울혈, 청색증, 호흡곤란, 맥압 감소, 기이맥, 저혈압, 핍뇨가 나타날 수 있다.

46 | ①

심방세동은 심방이 효과적으로 수축하지 못하고 가늘게 떨리고 있는 상태로 피가 고여 심방내벽에 혈전이 잘 형성된다. 혈전은 심방에서 떨어져 나가 심실을 통해 폐로 이동하거나 뇌로 이동하여 폐색전증, 뇌졸중을 초래할 수 있다. 혈액 응고를 예방하기 위해 항응고제(와파린, 헤파린)를 예방적으로 투여한다.

47 | ④

④ 분비물 배출을 돕기 위해 기침과 심호흡을 격려하고 체위배액을 시행한다.
① 분비물의 액화를 돕기 위해 충분한 수분 섭취를 권장한다.
② 침대 상부를 상승시켜 흉부 팽창을 돕고 폐의 환기를 돕는다.
③ 기관 내 삽관 및 기계 환기는 호흡부전이 있는 경우 시행한다. $FiO_2 > 0.6$에서 $SaO_2 < 90\%$이거나 $PaCO_2 > 50mmHg$이며 $pH < 7.30$인 경우, 이 외 동맥혈가스분석검사와 임상증상에 따라 호흡부전이 심한 경우 시행한다.
⑤ 호흡근의 자극을 위해 저농도의 산소를 공급한다.

＊ 만성 기관지염

점액생산이 증가하고 기관지 벽이 두꺼워져 과소 환기가 발생한다. 그 결과 저산소혈증과 호흡성산증이 나타난다. 흉부청진 시 수포음이 들리고 만성 저산소혈증의 결과로 청색증과 곤봉형 손톱이 나타난다.

48 | ①

폐쇄성 기흉은 폐의 감염이나 선천적 허약, 비관통 외상으로 인한 폐의 손상으로 발생한다. 흡기 시 갑작스럽고 날카로운 통증, 저혈압, 빈맥, 얕고 빠른 호흡, 손상된 폐의 과공명음 타진, 청진 시 호흡음 감소, 흉부 X-선에서 폐의 허탈이 나타난다. 기흉이 발생하면 흉관을 삽입하여 폐가 재팽창 될 때까지 밀봉배액체계를 유지한다.

49 | ③

③ 얼음조각이나 아이스크림을 제공하고 수분 섭취를 권장한다.
① 전신마취에서 완전히 회복될 때까지 좌위나 반좌위를 취해준다.
② 인후통 완화를 위해 목에 얼음칼라를 대어주고 아세트아미노펜 계열의 진통제를 투여한다. 활력징후, 자주 삼키는 증상을 하는지 주의 깊게 사정한다.
④ 심한 기침, 코를 푸는 행위, 가래 뱉기는 수술 1~2주까지 피하도록 한다.
⑤ 수술 후 1~2일은 연식이나 유동식을 제공하고 4일째부터 고형식을 제공한다. 양념이 강하거나 거칠고 삼키기 어려운 음식, 딱딱한 음식, 너무 차거나 뜨거운 음식은 피한다. 빨대 사용은 출혈을 유발할 수 있기 때문에 피한다.

50 | ⑤

③⑤ 검사하는 동안에는 바늘로 간이나 폐가 손상될 수 있기 때문에 움직이거나 기침을 하지 않도록 한다. 검사 후에는 폐가 재팽창될 수 있도록 천자부위가 위로 가는 자세를 취해주고 심호흡을 격려한다.
① 흉강천자는 발을 의자에 딛고 앉은 자세에서 탁자에 팔과 어깨를 올리고 머리와 상체를 구부리거나 의자 등받이를 향해 두 다리를 벌리고 앉아 머리와 팔을 의자 등받이에 기대도록 한다. 환자가 앉을 수 없다면 침상을 올리고 천자부위가 위로 가도록 눕힌다.
② 30분 동안 1,500mL 이상의 삼출액을 제거할 경우 저혈압, 폐부종, 저산소혈증이 발생할 수 있다.
④ 천자부위는 무균적 폐쇄 드레싱을 시행하고 압박한다.

51 | ③

③ 반좌위 : 똑바로 누운 상태에서 45° 일으킨 자세다. 반좌위나 좌위는 흉부의 팽창을 증가시키고 흉부 근육을 이완시켜 가스교환을 돕고 호흡을 용이하게 한다.
① 복위 : 엎드린 자세로, 분비물 배출을 위해 고개는 옆으로 돌려준다.
② 앙와위 : 바로 누운 자세로, 척추 수술이나 척추 손상 시 취해준다.
③ 슬흉위 : 가슴을 침대에 대고 무릎은 굴곡 시킨 자세로, 골반부위 압력을 감소시키는 자세이다.
④ 트렌델렌부르크체위 : 머리가 가슴보다 낮도록 다리를 상승시킨 자세로, 쇼크 치료를 위해 사용한다.

52 | ②

리팜핀(rifampin)은 살균작용을 하는 항결핵 약물이다. 부작용으로 객담, 소변, 눈물, 땀 등의 분비물 색이 주황색으로 변할 수 있고 간독성, 위장장애, 피부반응, 면역반응이 나타날 수 있다.

✽ 항결핵제 부작용

㉠ 이소니아지드(isoniazid) : 간염, 말초신경염, 발열, 관절통, 피부발진
㉡ 에탐부톨(ethambutol) : 시신경염, 피부발진, 적색과 녹색을 구분못함
㉢ 피라진아미드(pyrazynamide) : 간독성, 위장장애, 고뇨산혈증, 피부염, 관절통
㉣ 사이클로세린(cycloserine) : 중추신경장애, 신경독성
㉤ 스트렙토마이신(streptomycin) : 이독성, 신경독성

53 | ④

유방절제술 시 액와 림프절과 림프관이 함께 제거되어 림프부종이 발생할 수 있다. 림프부종을 예방하기 위해 환측 팔에서 혈액채취, 혈압측정, 정맥주사, 무거운 물건 들기, 힘주기는 피하도록 한다. 림프부종을 감소시키기 위해 환측 팔을 심장보다 높게 유지시키고 탄력붕대를 감아준다. 환측 팔은 수술 후 24시간 동안만 움직이지 않도록 하고 이후에는 부종완화와 순환증진, 관절기능을 유지시키기 위해 조기에 팔 운동을 시작한다.

54 | ⑤

⑤ 출혈 예방을 위해 배에 힘을 주는 운동, 배변 시 힘주기, 무거운 물건 들기, 오래 앉아 있기, 과격한 활동은 피하도록 한다.
① 혈괴 형성을 예방하기 위해 하루 2 ~ 3L의 수분 섭취를 격려한다.
② 수술 후 어둡고 피가 섞인 소변이 나온다. 적절한 방광세척과 모니터링에 중점을 두어야 한다.
③ 출혈로 인한 혈괴 형성을 예방하기 위해 멸균생리식염수로 지속적으로 방광세척을 한다.
④ 유치도뇨관 풍선의 압박으로 요의를 강하게 느끼지만 아래쪽으로 힘을 주면 방광 경련을 유발하므로 힘을 주지 않도록 교육한다.

* 경요도 전립선절제술
수술 후 다량의 출혈이 있고, 수술 후 약 3주간은 출혈로 인해 소변색이 검게 나오며 소변에 검은색 덩어리가 나오기도 한다. 출혈이 있는 경우 유치도뇨관의 풍선에 약 30cc의 멸균증류수를 주입하고, 도뇨관을 천천히 잡아당겨 풍선이 방광경부에 위치하도록 한다. 풍선은 전립선을 압박하여 출혈을 멈추게 하는 효과가 있다.

55 | ①

① 액체 철분제는 치아에 착색될 수 있으므로 희석해서 빨대로 복용하도록 교육한다.
② 비타민C나 오렌지 주스는 철분의 흡수율을 증가시키므로 함께 복용하도록 한다.
③ 철분제 복용 후 대변에 철분이 섞여 배설되기 때문에 대변색이 검정색으로 변화된다는 것을 알려준다.
④ 당의정 형태는 흡수가 잘 안되므로 피하도록 한다.
⑤ 철분제는 공복에 복용하였을 때 흡수가 더 잘되나 위장관 불편감, 복부경련, 오심 등의 위장자극 증상이 나타나면 음식 섭취 후에 복용하도록 한다.

56 | ⑤

① IgA : 점막에 분포하여 신체 표면을 보호하는 항체다.
② IgG : 태반을 통과하는 유일한 글로불린으로 이차 체액성 면역반응의 주 항체다.
③ IgM : 일차 체액성 면역반응의 주 항체다.
④ IgD : 림프구 표면에 분포하며 B림프구 분화를 보조한다.

57 | ②

②③ 구강 안쪽 깊숙이 음식을 넣어주고 마비되지 않은 쪽으로 음식을 씹도록 한다.
① 침대나 의자에 똑바로 앉는 자세를 취해주고 머리와 목은 약간 앞으로 구부리게 한다.
④ 액체보다는 연식이나 유동식을 제공한다.
⑤ 수분 섭취를 제한하여 체액 균형을 유지한다.

58 | ④

이름을 부르면 눈을 뜨나(E3), 지남력이 없고 횡설수설하며 혼돈된 대답(V4), 통증 자극을 주었을 때 손을 들어 간호사의 손을 치우려는 반응(M5)을 보인다. 글라스 고우 혼수척도(GCS) 점수는 12점이다.

❋ 글라스고우 혼수 척도(GCS)

의식상태를 평가하는 도구인 글라스고우 혼수 척도(GCS)는 눈뜨기 반응(E), 언어 반응(V), 운동 반사 반응(M)에 의해 평가하고 8점 이하인 경우 혼수상태를 의미한다.

㉠ 눈뜨기 반응(E)
- 4 자발적으로 눈을 뜨고 깜빡거린다.
- 3 이름을 부르거나 명령에 눈을 뜬다.
- 2 통증자극에 눈을 뜬다.
- 1 어떠한 자극에도 눈을 뜨지 않는다.

㉡ 언어 반응(V)
- 5 대화가 가능하고 지남력이 있다.
- 4 횡설수설하며 혼돈된 대화를 한다.
- 3 부적절한 언어를 사용한다.
- 2 이해 불명의 소리를 낸다.
- 1 반응이 없다.

㉢ 운동 반사 반응(M)
- 6 지시에 따른다.
- 5 통증에 국소적인 반응이 있다.
- 4 통증에 움츠러든다.
- 3 통증에 비정상적인 굴곡반응을 보인다.
- 2 통증에 비정상적인 신전반응을 보인다.
- 1 통증에 반응이 없거나 간대성근경련이 있다.

59 | ①

① 자신의 마비된 쪽을 인지하지 못하여 씻거나 옷을 입을 때 환측만 씻거나 입는 경우가 있기 때문에 양측 모두 씻도록 하고 옷을 입을 때는 마비가 있는 쪽부터 옷을 입혀준다.
② 감각기능이 저하되기 때문에 시각이 완전한 쪽에서 접근하고 대상자에게 필요한 물건은 대상자의 시야 안에 둔다. 대상자의 건강한 쪽이 방문 쪽을 향하도록 눕힌다.
③ 뇌졸중으로 다리가 이완되고 팔은 경직되기 때문에 이완된 발의 족하수를 예방하기 위해 발목이 높은 욕창 예방 신발을 신겨준다. 또한 자주 수동관절운동을 시행하고 점차 능동관절운동을 수행할 수 있도록 돕는다.
④ 단계별로 한 번에 한 가지만 지시하고 또박또박 명료하게 천천히 말을 한다. 대상자가 이해하고 반응하는 데 시간이 걸리기 때문에 충분한 시간을 제공하고 반복해서 알려준다.
⑤ 브로카 영역의 손상이 있는 경우 말은 이해하지만 표현할 수 없기 때문에 그림판이나 카드를 제공한다.

60 | ⑤

⑤ 브루진스키(brudzinski) 징후 : 똑바로 누운 상태에서 머리를 가슴 쪽으로 굽힐 때 고관절과 무릎이 저절로 구부러진다. 세균성 수막염에서 뇌막자극으로 인해 목의 경직, 브루진스키(rudzinski) 징후, 케르니그(kernig) 징후가 양성으로 나타나는데, 케르니그(kernig) 징후는 똑바로 누운 상태에서 대퇴와 무릎관절을 90°로 구부렸다가 무릎을 펼 때 통증을 호소한다.
① 쿨렌(cullen) 징후 : 급성 췌장염에서 나타나는 징후로 배꼽 주위가 푸르고 흰색을 띄는 것을 의미한다.
② 터너(turner) 징후 : 급성 췌장염에서 나타나는 징후로 좌측 옆구리가 피하출혈로 푸른색을 띄는 것을 의미한다.
③ 머피(murphy's) 징후 : 담낭염에서 나타나는 징후로 오른쪽 갈비뼈 아래를 촉진할 때 공기를 흡입하면 통증이 증가 하는 것을 의미한다.
④ 크보스텍(chvostek's) 징후 : 저칼슘혈증에서 나타나는 징후로 귀 앞의 안면신경을 타진할 때 안면 근육이 수축되며 얼굴을 찡그리는 것을 의미한다.

61 | ④

부갑상샘 기능 저하증의 특징적인 증상으로는 입 주위 및 손가락 끝 감각 저하, 테타니(크로브텍 징후 및 트루소 징후 양성), 경직성 경련, 피부건조, 복시, 흐린 시야, 저칼슘혈증, 오심, 구토, 설사 등이 있다.

62 | ①

① 만니톨은 고삼투성 이뇨제로 삼투효과에 의해 뇌조직의 수분을 제거하여 뇌부종을 감소시킨다. 만니톨은 장기간 투여 시 반동현상에 의해 전해질 불균형과 급성 신부전을 초래할 수 있으므로 투여 중 섭취량과 배설량을 모니터하고 탈수증상을 사정한다.
②③ 항경련제로 경련을 예방하기 위해 투여한다.
④ 통증 완화와 체온 감소를 위해 투여한다.
⑤ 뇌혈관장벽의 투과성을 감소시킴으로써 세포막을 안정시켜 혈관성 부종을 감소시킨다.

63 | ⑤

뇌성 염분소실증후군은 지주막하출혈, 뇌경막출혈, 뇌수막염, 뇌수술, 뇌종양 등에 의해 나트륨과 수분의 배설이 증가하여 나타나는 저나트륨혈증, 저혈량증을 의미한다. 지주막하출혈 후 4～7일경 발생 위험이 높으며 즉각적으로 치료하지 않으면 치명적인 결과를 가져올 수 있기 때문에 소변량, 소변과 혈액의 나트륨, 삼투질 농도, 체액량을 사정하는 것이 중요하다. 표준 치료법은 수분과 염분 보충이다. 등장성이나 고장성 생리식염수를 정맥으로 주입하고 환자 상태에 따라 경구용 소금을 투여한다. 염류코르티코이드가 저나트륨혈증 개선에 도움이 될 수 있다.

64 | ⑤

① 약물의 흡수를 최대화하기 위해 이른 아침 공복에 복용하고, 약물 복용 1시간 동안은 음식섭취를 제한한다. 갑상샘 호르몬의 흡수를 방해하기 때문에 제산제, 철분제, 무기질, 비타민은 levothyroxine 복용 4시간 전후에 복용한다.
② 임신 시간 전체에 걸쳐 태아에게 위험하지 않은 약물로, 약물을 복용하고 있다면 중단하지 말고 의사와 상의하여 용량을 조절해야 한다.
③ 적은 용량으로 시작해 서서히 용량을 늘려 유지용량을 지속적으로 투여한다.
④ 같은 약을 지속적으로 복용할 경우에도 갑상샘 호르몬 기능 검사를 통해 혈중 수치를 확인한다.

65 | ①

① 제7뇌신경은 안면신경으로 얼굴 표정과 혀 전방의 미각, 타액 분비의 기능을 담당한다. 바이러스 감염, 스트레스, 추운 환경에 장시간 노출될 경우 안면신경이 손상되어 안면근육이 마비된다. 안면근육 마비로 휘파람불기, 미소 짓기, 눈감기, 이마 주름잡기, 눈썹 치켜 올리기 등의 동작을 할 수 없고 혀 전방 2/3 미각을 상실하며, 마비된 쪽의 타액이 계속 흐르게 된다.
② 제1뇌신경인 후신경과 관련 있다.
③ 제9뇌신경인 설인신경과 관련 있다.
④ 제11뇌신경인 부신경과 관련 있다.
⑤ 제10뇌신경인 미주신경과 관련 있다.

66 | ④

④⑤ 경정맥 배액을 촉진하기 위해 침상머리를 높여주고, 수술 부위 압력 감소를 위해 수술 받지 않은 쪽으로 눕힌다.
① 뇌부종 완화를 위해 수분 섭취를 제한하고 이뇨제, 코르티코스테로이드를 투여한다.
② 고관절과 무릎 굴곡은 복부, 흉부의 압력을 증가시키고 정맥배액을 감소시키므로 금한다.
③ 개두술 후 심부정맥혈전증 예방을 위해 탄력스타킹을 신겨주나 두개내압 상승과는 관련이 없다.

✽ 두개내압 상승 증상 및 징후

두개내압 상승은 두개내압이 20mmHg 이상 증가하는 것으로 두개 내 혈액, 뇌척수액, 뇌조직 중 1개 이상이 증가하여 증상이 나타난다. 두개내압 상승은 뇌간을 압박하여 사망을 초래할 수 있기 때문에 즉각적인 중재가 필요하다. 특징적인 증상 및 징후로는 두통, 분출성 구토, 의식저하, cushing triad(수축기 혈압 상승, 서맥, cheyne stokes 호흡 또는 실조성 호흡), 체온상승, 동공 반사 변화, 유두부종, 반응감소, 경련, cushing 궤양 등이 있다.

67 | ②

모두 척수손상 환자에게 해당되는 간호중재이나 척수손상 환자의 간호 우선순위는 기도, 호흡, 순환이다.

✽ 경추 1~4번 손상 환자

경부 이하의 모든 운동, 감각기능의 소실로 사지마비 증상이 나타난다. 특히 횡격막 신경의 손상으로 호흡기능이 영향을 받아 호흡마비 증상이 나타나기 때문에 즉각적인 기관내 삽관과 인공호흡기가 필요하다.

68 | ④

②③④ 갑상샘 호르몬이 과다하여 기초대사율이 증가하고 식욕이 증가하여 과식을 하지만 체중은 감소한다.
① 갑상샘 호르몬이 과다하게 분비되어 수축기압은 상승하고 이완기압은 감소하여 맥압이 증가한다. 대사항진에 의해 빈맥, 심계항진, 흉통이 나타난다.
⑤ 대사항진으로 발한이 증가하고 따뜻하고 축축한 피부, 안면홍조가 나타난다.

69 | ④

비타민B_6(pyridoxine)은 간에서 levodopa의 전환을 증가시키고 뇌의 도파민 전환을 감소시켜 levodopa의 효과를 감소시킨다. 따라서 비타민B_6가 함유된 음식이나 보충제의 섭취를 제한한다.

70 | ⑤

①④⑤ 자외선은 망막의 노폐물을 증가시키므로 외출 시 강한 햇빛을 피하고 선글라스를 착용하도록 한다. 수면 중 안대, 콘택트렌즈의 사용은 도움이 되지 않는다.
② 항산화제, 녹황색 채소, 눈 비타민제는 망막모세혈관의 활성화를 돕기 때문에 섭취를 권장한다.
③ 시력 저하 환자는 변화된 환경에 노출될 경우 안전에 위협을 받는다. 자주 사용하는 물건의 위치는 지정해 놓고 물건의 위치를 변경할 경우 환자와 상의하여 결정한다.

✽ 황반변성 간호중재

황반변성은 망막에 노폐물이 쌓여 황반세포가 손상되고 시력이 저하된다. 황반변성은 특별한 치료법이 없기 때문에 남아있는 시력을 유지하기 위한 간호를 제공한다.

모성간호학

71 | ③

③ 정관절제술 : 음낭 양쪽을 절개하여 정관을 전기소작으로 결찰 하고 절단한다. 수술 후 정액의 양이나 내용물은 변하지 않지만 정자는 정관을 통과하지 못하게 된다. 영구적으로 임신을 예방할 수 있기 때문에 경제적이며 안전한 피임 방법이다. 수술 후 정자가 3개월간 정관에 남아있을 수 있기 때문에 약 10회 이상 사정 후에야 임신 가능성이 배제된다.
① 페미돔 : 여성의 질에 맞게 제작된 여성용 콘돔으로 막힌 쪽의 면을 질 내부로 삽입하여 질 전체가 고무로 덮이도록 한다. 성교 전 삽입하고 사정 후 제거한다.
② 질 살정제 : 성교 전 질 내부로 살정제를 투입하여 정자가 경부로 들어가는 것을 차단한다. 성병예방효과도 어느 정도 있으나 피임 실패율이 높다.
④ 다이아프램 : 볼록한 모양의 고무마개로 경부를 씌워 정자가 통과하는 것을 차단함으로써 피임과 성병 예방의 효과가 있다. 피임 효과를 높이기 위해 다이아프램 내부에 살정제 크림이나 젤을 넣어 주어야 하고 사용 전 고정이 정확하게 되어있는지 확인해야 한다.
⑤ 자궁 내 장치 : T자형의 기구로 정자의 이동을 방해하고 자궁내막을 변화시켜 수정란의 착상을 방해한다. 장기간 피임효과가 있고 제거할 경우 임신이 다시 가능하나 골반염증성 질환의 발생위험이 높아진다.

72 | ②

②④ 체액축적이 있는 경우 부종을 감소시키고 체중 증가를 예방하기 위해 저염 식이를 제공한다. 붉은 살코기나 지방 섭취는 제한하고 복합탄수화물, 고단백 식이, 고섬유소 식이를 제공한다.
① 비타민B_6 섭취를 권장한다. 비타민B_6는 신경전달물질의 합성을 보조하는 효소로 피로와 긴장, 흥분 우울을 감소시킨다. 그러나 하루 섭취량이 1g을 넘지 않도록 한다.
③⑤ 카페인(커피나 홍차, 초콜릿 등)은 흥분, 불안, 우울을 증가시키므로 섭취를 제한한다.

73 | ④

④ 원발성 월경곤란증은 월경이 시작되기 몇 시간 전 또는 월경 시작과 함께 발생하며 심한 경련성의 하복부 통증이 등이나 대퇴로 방사된다. 오심, 구토, 식욕부진, 설사, 두통, 어지러움, 피로, 신경과민 등을 동반한다. 초경 시작 후 6개월에서 1년 이내에 나타나며 원인은 확실치 않으나 프로스타글란딘의 과도한 합성, 체액축적, 스트레스, 에스트로겐 과잉과 프로게스테론 결핍 등이 있다.
① 자궁 평활근의 수축을 억제하고 자궁혈류량을 증가시키기 위해 자궁수축 억제제를 투여한다.
② 열요법은 혈관을 확장시켜 혈류를 증가시키고 근육을 이완하여 통증을 완화시킨다.
③ 적정한 운동과 충분한 수면은 월경통증을 감소시킬 수 있다.
⑤ 프로스타글란딘의 과도한 합성은 자궁 평활근을 수축시키고 자궁동맥의 혈관 경련을 초래하므로 프로스타글란딘 합성억제제를 투여한다.

74 | ①

①②③ 난소의 크기 및 무게, 난포 수가 감소하면서 난포호르몬(에스트로겐)과 인히빈 분비가 감소한다.
④⑤ 전기에서는 뇌하수체의 난포자극호르몬(FSH)은 증가하고 황체형성호르몬(LH)은 분비가 감소한다. 후기로 진행되면서 난소에서 배란이 완전히 중단되면 뇌화수체의 황체형성호르몬(LH) 분비가 증가한다.

75 | ⑤

① 1기 여성의 치료방법은 수태능력 보존여부에 따라 달라진다. 수태능력 보존을 원하지 않는 경우 일차적으로 자궁절제술이 선택되고, 수태능력 보존을 원하는 경우 병합화학요법으로 치료한다. 그러나 태반부착부위에 종양이 있는 경우에는 모두 자궁절제술을 수행한다.
② 치료 종료 후 추적관리를 하는 기간 동안 hCG수치를 판단하는데 혼돈이 생길 수 있으므로 1년간은 피임한다.
③ 폐 전이가 흔하게 발생하므로 흉부 X-선 검사를 통해 전이 여부를 확인한다.
④ 1기에서 3기까지 추후관리는 3주 연속 정상수치가 나올 때까지 매주 hCG수치를 측정하고 12개월 연속 정상수치가 나올 때까지 매월 hCG수치를 측정한다. Ⅳ기의 추후관리는 3주 연속 정상수치가 나올 때까지 매주 hCG수치를 측정하고 24개월 연속 정상수치가 나올 때까지 매월 hCG수치를 측정한다.

76 | ②

유피낭종은 양성 기형종으로, 대부분 무증상이나 복통, 비정상적 자궁출혈 등을 호소할 수 있다. 낭종에서 털, 치아, 연골, 뼈 등이 발견된다.

77 | ⑤

⑤ 복강경하자궁절제술 : 전신마취로 시행하며 제와 아래, 양측 하복부, 치골 상부의 피부를 절개하여 장비를 넣고 수술한다. 수술 시야 확보를 위해 복강 내 이산화탄소를 주입하여 복강을 팽창시킨다. 개복수술에 비해 적은 피부절개로 통증이 적고 회복이 빠르다는 장점이 있다. 그러나 수술 중 주입한 이산화탄소 가스로 인해 횡격막 신경이 자극되어 수술 후 복부팽만감과 견갑통을 호소하는 경우가 많다. 이산화탄소 가스는 흡수되면서 회복되기 때문에 많이 움직이도록 교육한다.
① 원추절제술 : 자궁경부를 원추 모양으로 절제하여 자궁경부암의 침윤정도를 확인하거나 치료하는 목적으로 시행한다.
② 자궁소파술 : 자궁내막에 병변이 있는 경우 자궁내막을 긁어내는 것으로 진단목적이나 치료목적으로 시행한다.
③ 복식전자궁절제술 : 자궁절제술의 수술방법 중 하나로 복부를 절개하여 자궁을 제거하는 것으로 복강경이나 질식 전자궁절제술에 비해 출혈이 많고 회복이 느리다는 단점이 있다.
④ 질식전자궁절제술 : 자궁절제술의 수술방법 중 하나로 질구를 통해 자궁을 제거하는 것으로 복식전자궁절제술에 비해 통증이 적고 입원기간을 단축시킬 수 있다는 장점이 있다.

78 | ②

② 인유두종바이러스 : 외음부와 질, 자궁 경부에 건조하고 사마귀 같은 꽃양배추 모양의 콘딜로마가 나타난다. 2기 매독의 편평콘딜로마와는 감별이 필요하며 조직생검 및 자궁경부세포진 검사로 인유두종바이러스에 대한 DNA유형검사를 시행한다. 인유두종바이러스 백신으로 예방이 가능하며 병변이 적을 때는 podophyllin을 사용하고 증상이 지속될 경우 5-FU(5-Fluorouracil)를 사용한다.
① 칸디다 알비칸스 : 외음질 칸디다증의 원인균이다.
③ 트레포네마 필리둠 : 매독의 원인균이다.
④ 나이세리아 고노레아 : 임질의 원인균이다.
⑤ 클라미디아 트라코마티스 : 클라미디아의 원인균이다.

79 | ③

자궁이완 간호중재

㉠ 자궁저부 마사지를 시행한다. 자궁저부 마사지를 시행하면 자궁이 수축하여 견고하고 단단한 자궁이 촉진된다.
㉡ 자궁수축제를 정맥으로 투여한다. 자궁수축제에는 oxytocin, ergotrate, prostaglandin F2a 유도체, nalador 등이 있다.
㉢ 자궁저부 마사지와 자궁수축제 투여 후에도 출혈이 지속되는 경우 양손으로 자궁을 압박한다.
㉣ 저혈량성 쇼크의 증상과 징후를 관찰한다. 손실된 혈액을 보충하기 위해 정맥으로 수액을 주입하고 필요시 수혈을 한다. 응급상황일 경우 분당 6~8L의 산소를 공급한다.
㉤ 자궁이완이 회복되지 않을 경우 자궁절제술과 같은 외과적 중재를 준비한다.

---

* **자궁이완 원인**

자궁이완은 태아 또는 태반만출 후 자궁근이 정상으로 수축하지 않는 상태다. 거대아, 다태임신, 양수 과다 등의 자궁 과다팽만이나 급속 분만, 지연분만, 다산부, 전치태반이나 자간전증 등으로 인한 자궁 근육의 피로 시 발생한다. 산후 출혈의 흔한 원인이며 수분 내 다량의 출혈, 복부 촉진 시 크고 부드럽고 물렁물렁한 자궁, 골반 중압감 등의 증상 및 징후가 있다.

80 | ②

② 배란 후 프로게스테론 분비가 증가하여 체온이 상승한다.
① 기초체온법은 배란이 일어나기 전과 후의 체온변화에 따라 배란을 예측하는 방법이다.
③ 기초체온법은 매일 아침 일어나자마자 침상에서 구강으로 체온을 측정하여 기록해두어야 한다.
④ 주기성을 파악하기 위해 최소 3개월 정도 측정하는 것이 좋다.
⑤ 감염이나 성교, 불안, 흥분, 피로, 불면 등에 의해 영향을 받을 수 있으므로 기록표에 표시해 두도록 한다.

81 | ④

④ 유두를 매일 잠깐씩 공기 중에 노출 시키고 햇빛을 쪼이며 모유수유를 위한 유두 단련을 위해 거친 타월로 문질러 준다.
① 몽고메리 결절은 젖꽃판에 있는 지방샘으로 모유수유 시 유두를 매끄럽게 하는 기능을 한다. 비누는 피지를 제거하므로 사용을 금하고 따뜻한 물로만 씻어준다.
② 함몰유두의 교정을 위해 임신 2기 말부터 유두덮개 사용을 시작하여 하루 1~2시간 착용하고 점차 사용하는 시간을 늘리도록 한다. 유두 덮개는 도넛 모양으로 생긴 플라스틱 컵으로 유륜에 압력을 지속적으로 주어 유두덮개 내부 중앙에 있는 구멍으로 유두가 밀려나오도록 도와준다.
③ 임신 중 프로게스테론과 에스트로겐의 영향으로 유방이 증대되므로 크기가 큰 브래지어를 구입하도록 한다.
⑤ 조산 위험이 있는 임부에게 유두 마사지를 시행할 경우 자궁수축을 유발할 수 있다.

82 | ④

④⑤ 난포자극호르몬과 황체형성호르몬의 자극으로 에스트로겐과 프로게스테론의 분비가 증가한다. 에스트로겐은 자궁과 생식기, 유방을 증대시키고 자궁의 수축성과 탄력성을 유지하며 골반인대와 관절을 이완시킨다. 프로게스테론은 자궁내막의 탈락막 세포 발달을 촉진하여 자궁내막을 증식시키고 자궁수축을 억제하며 평활근의 탄력성을 저하시킨다.
① 임신이 진행됨에 따라 코티솔의 분비가 증가하여 모체의 인슐린 생성을 자극한다.
② 태반에서 분비되는 태반락토젠은 성장호르몬으로 임신 5~6주 이후 검출되어 지속적으로 상승한다. 유방의 발달을 돕고 모체의 당대사율을 감소시켜 혈당을 상승하게 하는 원인이 된다.
③ 프로락틴은 뇌하수체 전엽에서 분비되며 임신 중 점차 증가한다. 에스트로겐과 프로게스테론 고농도가 유선 기능을 억제하여 임신 중에는 수유작용이 일어나지 않는다.

83 | ⑤

조기하강은 태아심박동의 하강이 자궁수축 시작과 함께 서서히 시작하였다가(분당 30회 이하) 자궁수축이 끝나면 기저 태아심박동수로 회복되는 것을 의미한다. 자궁수축 시 일시적 아두 압박으로 인해 태아의 부교감신경이 자극되어 태아심박동수가 하강한다. 이는 정상적인 반응을 나타내기 때문에 특별한 중재가 필요하지 않다.

84 | ④

나이트라진 검사는 질 분비물의 산도로 양막파열을 감별하는 검사이다. 질의 산도는 4.5 ~ 5.5이나 양수의 산도는 7.0 ~ 7.5이기 때문에 양막이 파열된 경우 파랑-회색 또는 짙은 파랑색으로 나이트라진 종이의 색이 변한다. 검사 방법은 손을 씻고 나이트라진 종이를 질 깊숙이 삽입하여 질 분비물을 묻히고 확인한다. 양막이 파열되면 제대탈출로 제대압박을 일으킬 수 있고, 파열 후 24시간 이상 분만이 지연되면 자궁 내 감염 위험성이 커지므로 양막파열을 감별하는 것이 중요하다.

85 | ②

임신 중 프로게스테론이 증가하여 위괄약근이 이완되고, 소화 시간이 지연되며 자궁의 크기가 커져 위가 위쪽으로 밀려 올라가기 때문에 음식과 소화액이 위에서 식도로 역류한다. 임부는 가슴앓이, 목과 등, 턱으로 방사되는 작열감 및 통증, 연하곤란, 위산역류를 호소한다.

＊ 가슴앓이 간호중재
㉠ 꽉 조이는 옷의 착용은 피하고 적절한 체중을 유지하도록 한다.
㉡ 소량씩 자주, 하루 4번 이상 식사를 제공한다.
㉢ 음식이 잘 내려갈 수 있도록 식사 중 적당량의 물을 마시도록 하고 음식이 타액과 충분히 섞이도록 잘 씹는다.
㉣ 너무 뜨겁거나 찬 음식, 신 주스, 자극적인 음식, 가스를 형성하는 음식, 고지방 식이, 과식은 피한다.
㉤ 식사 후, 취침 시 침상머리를 20cm 정도 높게 한다.
㉥ 필요시 식간에 제산제를 투여한다.
㉦ 나비운동을 한다.

86 | ①

MgSO₄(황산마그네슘) 투여 시 간호중재
㉠ 황산마그네슘의 초기 오심, 구토, 열감, 홍조, 반사감소 등이 나타나면 혈중 마그네슘 수치를 모니터링하여 약물의 독성 증상을 조기 발견한다. 황산마그네슘의 독성 증상은 심부건 반사 소실, 호흡정지, 근이완, 심정지, 핍뇨, 저혈압 등이다.
㉡ 약물 투여 시 활력징후를 15분마다 측정한다. 황산마그네슘은 중증의 저혈압과 호흡마비를 초래하므로 갑작스런 저혈압, 분당 12 ~ 16회 이하로 호흡수 감소 시 약물 투여를 중단한다.
㉢ 황산마그네슘의 독성과 체액과다를 예방하기 위해 섭취량과 배설량을 정확하게 측정하고 시간당 소변량이 30mL 미만이거나 혈청 크레아티닌 수치가 상승한 경우 의사에게 보고한다.
㉣ 황산마그네슘은 자궁수축을 억제하기 때문에 분만 진행을 위해 옥시토신(oxytocin) 투여 용량을 늘려야 한다.
㉤ 슬개건, 심부건 반사를 지속적으로 모니터링 하여 반사감소, 반사소실을 확인한다.
㉥ 황산마그네슘의 해독제는 칼슘 글루코네이트이므로 필요시 투여할 수 있도록 환자 곁에 미리 준비해둔다.

87 | ①

임신 시 에스트로겐과 프로게스테론의 영향으로 자궁이 증대되고 이는 자궁저부의 높이를 측정하여 확인할 수 있다. 자궁저부의 높이는 임신 12 ~ 14주에 치골결합 위로 올라와 임신 22 ~ 24주경 제와부(배꼽)로 올라오고 임신 말기인 36주경 검상돌기 수준에 도달한다. 임신 38 ~ 40주에 태아는 골반강으로 하강하여 자궁저부의 높이는 내려간다.

88 | ③

두정위에서 분만기전은 진입, 하강, 굴곡, 내회전, 신전, 외회전, 만출의 단계를 거치며 각 단계는 상호적으로 발생한다. 굴곡 단계는 태아가 아두의 가장 짧은 경선인 소사경으로 골반출구를 통과하기 위해 턱을 가슴 쪽으로 바짝 붙여 몸을 구부리는 단계이다.

89 | ④

임신 중 체위성 저혈압은 임부가 똑바로 누워있을 때 증대된 자궁이 상대정맥에 압력을 가하여 발생한다. 이로 인해 자궁태반 관류와 신장 관류가 감소하고 정맥귀환이 방해받아 혈압이 하강한다. 체위성 저혈압은 좌측위를 취해주면 압력이 감소하여 증상이 사라진다. 또한 자세를 변경할 때는 천천히 움직이는 것이 도움이 된다.

90 | ②

분만 3기는 태아 만출 후 태반이 만출 될 때까지로 태반은 태아 만출 후 강한 자국 수축에 의해 대개 10 ~ 15분 후 배출된다. 자궁이 이완되었을 때는 태반 만출이 쉽게 되지 않는다. 그렇기 때문에 30분이 지나도 태반 배출이 자연스럽게 이루어지지 않는다면 자궁수축 여부를 먼저 파악해야 한다. 만약 자궁수축이 되지 않은 상태에서 제대를 잡아당길 경우 자궁내번증을 유발할 수 있다.

---

* 태반 박리 징후

자궁입구에서 제대가 길어짐, 질의 충만감, 단단한 자궁저부, 자궁저부의 모양이 원반형에서 구형으로 변함, 자궁저부가 치골결합 위에서 촉진 자궁저부의 수축 증가, 질에서 암적색의 혈액 분출

91 | ④

임신 4 ~ 28주까지는 4주 간격, 임신 28 ~ 36주까지는 2주 간격, 임신 37주 이후 ~ 출산 전까지는 1주 간격으로 검사가 진행된다.

92 | ①

산도열상은 자궁이완에 이어 조기 산후출혈의 대표적인 원인으로 자궁저부가 수축되어 단단함에도 불구하고 출혈이 있을 때 의심할 수 있다. 분만과정에서 회음부, 질, 항문올림근, 자궁경부가 손상 받아 발생한다. 열상으로 인해 통증, 부종이 나타나고 선홍색의 출혈이 있다.

93 | ③

옥시토신 유도분만 중 자궁의 과다 자극 증상은 자궁수축 기간 90초 이상, 간격 2분 이내, 이완기 압력 20 mmHg 이상, 태아심박동수 기저선의 변화, 지속적인 태아심박동수 감소, 만기 하강의 반복 등이다. 자궁의 과다 자극 증상이 나타나면 곧바로 주입 중인 옥시토신의 투여를 중단하고 산모를 좌측위로 눕힌다. 태아의 상태를 사정하고 정맥주입 수액 속도를 증가시키며 마스크로 8 ~ 10L/분의 산소를 공급한다.

94 | ②

변이성 하강은 자궁수축기 중 어느 때나 발생하며 주로 제대압박이 원인이다. 변이성 하강은 태아심박동이 기저선 이하로 갑자기 감소하는 것이다. 감소는 기저선에서 15회/min 이상, 최소 15초 이상 지속되며 2분 이내 기저선으로 돌아온다. 변이성 하강은 모든 분만의 50%에서 발생하며 주로 분만 1기 이행기와 분만 2기에 발생한다.

95 | ④

모유수유는 월경이 지연되어 피임효과가 있다.

---

* 모유수유의 이점

아이 영양분의 소화와 흡수를 돕고, 감염성 질환이나 알레르기성 질환을 예방한다. 또한 영아돌연사증후군, 당뇨병, 림프종, 백혈병, 비만, 고지혈증의 발생을 감소시키고 아기의 인지적 발달을 향상시킨다. 모유수유의 엄마를 위한 이점으로는 자궁수축을 촉진하여 산후출혈을 예방하고 자궁의 빠른 복구를 돕는다. 난소암이나 유방암 발생위험을 낮추고 임신 전 체중 회복을 촉진한다. 분유에 비해 비용 감소 효과가 있고 모아결속을 증진시키며 산후우울증의 위험을 낮춘다.

96 | ②

② 비출혈, 질출혈 등의 출혈징후를 관찰하고 1% protamine sulfate를 준비한다. 임신 시 정맥귀환 감소로 혈액이 정체되고 에스트로겐의 영향으로 혈액이 쉽게 응고되어 하지 혈전성정맥염의 발생위험이 높아진다. 혈전성정맥염은 하지의 통증과 부종, 열감, 발적, 비대가 나타나고 호만징후(homan's sign)가 양성이다. 또한 침범된 다리의 둘레가 반대편 다리 둘레보다 지름이 2cm이상 크다.
① 침상안정을 취하도록 한다.
③ 혈전이 떨어져 색전이 발생할 수 있으므로 침범된 다리를 문지르거나 마사지 하지 않는다.
④ 침범된 다리에 침구로 인한 압박을 감소시키기 위해 크래들(cradle)을 대어준다.
⑤ 침범된 다리의 정맥귀환을 촉진시키기 위해 다리를 상승시킨다.

97 | ①

② 이마 : 태세가 불완전 신전일 때 이마가 촉지된다.
③ 둔위 : 천골을 준거지표로 삼는다.
④ 두정위 : 후두골을 준거지표로 삼는다.
⑤ 견갑위 : 견갑골 돌출부를 준거지표로 삼는다.

98 | ④

저긴장성 자궁기능부전은 자궁수축의 강도와 빈도가 감소하여 분만 진행을 위한 자궁경부의 개대와 소실, 태아 아두 하강이 이루어지지 않는다. 진통초기에는 정상적인 수축 양상을 보이지만 진통후기에는 수축압이 정상에 미치지 못하게 된다. 분만 1기 활동기에 주로 발생하며 다태임신이나 양수과다증, 아두골반 불균형, 태위이상이 위험요인이다. 저긴장성 자궁기능부전으로 인한 분만 지연은 산모에게 탈진, 감염, 스트레스를 유발한다. 따라서 아두골반 불균형, 태위이상, 골반 및 자궁 기형 등이 아니면 자궁 수축을 위해 옥시토신 투여, 양막 절개, 체위 변경, 보행, 관장으로 분만을 촉진한다.

99 | ⑤

양수과다증은 임신 32 ~ 36주 사이 양수가 과도하게 증가된 상태이다. 초음파에서 양수지수가 24cm 이상일 때 진단할 수 있다. 원인을 알 수 없는 경우가 많으나 태아의 상부소화기 폐쇄나 중추신경계 기형, 유전성질환, 태아감염, 모성당뇨, 임신성 고혈압, 쌍태아 수혈증후군이 원인이 될 수 있다. 자궁이 커지기 때문에 복부가 비정상적으로 커 보이고 자궁저부 높이가 높아진다. 커진 자궁은 주변 장기를 압박하여 복부 불편감, 하지와 외음부 부종이 발생하고 횡격막 압박으로 짧은 호흡을 하게 된다. 양수과다증은 조기진통, 조기파수, 제대탈출, 태반조기박리, 양수색전증, 산후출혈을 유발할 수 있다.

100 | ①

리토드린은 베타 교감신경계약물로 세포내 유리칼슘을 감소시켜 자궁의 수축을 억제시키기 때문에 조기진통이 있는 임부에게 투약한다. 리토드린은 태아질식 또는 자궁 내 태아사망, 임신 유지가 어려운 경우(융모양막염, 자간전증, 전치태반, 태반조기박리), 조기양막파열은 금기이다.

101 | ③

③ 합성의류나 꽉 조이는 옷은 피하고 면 소재의 속옷을 입는다. 증상이 심할 경우 안정을 취하고 긁는 것을 예방하기 위해 진정제를 투여한다.
① 청결하고 건조한 상태를 유지한다.
②⑤ 자극성 있는 비누나 화장품, 입욕제의 사용은 피하고 따뜻한 물로 세척한다.
④ 완경기 이후 질 건조를 예방하기 위해 에스트로겐 질 크림을 도포한다. 알레르기로 인한 소양증의 경우 항히스타민제를 투여한다.

102 | ⑤

오로는 분만 후 자궁 내막이 재생되면서 탈락되어 나오는 분비물이다. 오로는 혈액, 탈락막, 상피세포, 영양막 조각, 점액, 박테리아 등으로 구성되어있다. 오로는 처음 1~3일 동안 밝은 적색에서 점차 어두워지고 이후 4~9일 동안 색깔이 점점 엷어져 분홍색이나 갈색으로 변한다. 약 10일 후 오로는 백색으로 변해 2~8주간 지속된다. 색의 변화와 함께 오로의 양도 점차 줄어들게 된다.

103 | ③

③④ 유방울혈은 유방이 완전히 비워지면 사라지기 때문에 아기에게 하루 8~12회 이상 유방이 부드러워 질 때까지 충분히 젖을 먹이고 수유 후 남아있는 젖이 있다면 짜낸다.
①② 수유 전 따뜻한 물로 샤워하거나 따뜻한 물수건을 적용하여 모유가 잘 나오도록 한다.
⑤ 부종과 종창 완화를 위해 얼음주머니를 적용한다.

* 유방울혈

유방울혈은 분만 3~5일경 나타나는 일시적인 현상으로 체내의 갑작스런 호르몬의 변화로 유즙의 양이 증가하여 발생한다. 유방으로 혈류가 증가하여 유관 주위조직이 팽대되고 유관이 눌려 유즙이 흘러나오지 않는다.

104 | ④

산후통은 월경통과 유사한 통증으로 분만 후 자궁이 간헐적으로 수축하여 발생한다. 산후통은 분만 3일 후 완화되지만 산후통이 심할 경우 진통제를 투약하고, 정서적지지, 이완요법을 제공한다. 통증을 경감시키는 자세(엎드려 눕기)를 취해주고 복부에 온찜질을 적용한다. 자궁저부 마사지, 심호흡, 아기와 상호작용이 통증 완화에 도움이 된다.

105 | ⑤

① 임신 중 융모성선자극호르몬의 증가는 임부에게 입덧을 일으킬 수 있다. 입덧은 임신 6~14주경까지 지속된다.
② 태반락토젠은 임부의 당 대사율을 저하시켜 혈당을 상승하게 하고 임부에게 당뇨병을 유발시킬 수 있다.
③ 에스트로겐은 염산과 펩신의 분비를 저하시켜 임부에게 소화 장애를 초래할 수 있다.
④ 융모성선자극호르몬은 다태임신에서 분비가 증가한다.

2교시		국가고시 고난도 모의고사 제 02 회					
아동간호학							
1	①	2	⑤	3	①	4	⑤	5	⑤
6	②	7	④	8	③	9	④	10	③
11	⑤	12	④	13	⑤	14	④	15	③
16	②	17	⑤	18	④	19	⑤	20	①
21	⑤	22	③	23	④	24	④	25	④
26	④	27	④	28	①	29	④	30	④
31	②	32	④	33	①	34	⑤	35	⑤
지역사회간호학							
36	②	37	⑤	38	②	39	②	40	①
41	④	42	⑤	43	①	44	③	45	④
46	⑤	47	⑤	48	④	49	④	50	⑤
51	⑤	52	②	53	④	54	④	55	④
56	④	57	③	58	④	59	③	60	④
61	②	62	②	63	④	64	⑤	65	④
66	②	67	②	68	①	69	①	70	④
정신간호학							
71	⑤	72	①	73	⑤	74	③	75	③
76	⑤	77	④	78	①	79	⑤	80	②
81	①	82	④	83	①	84	⑤	85	④
86	④	87	③	88	②	89	①	90	②
91	②	92	⑤	93	②	94	②	95	②
96	④	97	④	98	④	99	②	100	④
101	③	102	⑤	103	①	104	④	105	③

아동간호학

1 | ①

② 학령기
③ 성인기
④ 젊은 성인기
⑤ 초기 아동기

* 에릭슨의 심리사회적 이론

㉠ 영아기(출생 ~ 18개월) : 신뢰 대 불신
㉡ 초기 아동기(18개월 ~ 3세) : 자율성 대 수치감과 의심
㉢ 후기 아동기(3 ~ 6세) : 주도성 대 죄책감
㉣ 학령기(6 ~ 12세) : 근면성 대 열등감
㉤ 청소년기(12 ~ 20세) : 정체감 대 역할 혼돈
㉥ 젊은 성인기(20 ~ 30세) : 친밀감 대 고립
㉦ 성인기(30 ~ 65세) : 생산성 대 침체
㉧ 노년기(65세 ~ 사망) : 자아통합 대 절망

2 | ⑤

3세 아동의 표준예방접종은 DTaP(디프테리아, 파상풍, 백일해), IPV(폴리오), MMR(홍역, 유행성이하선염, 풍진), IJEV(일본뇌염 불활성화 백신), IIV(인플루엔자)이다. 고위험군에 한하여 RV(로타바이러스)도 접종할 수 있다.

3 | ①

② 유아기
③ 학령전기
④ 학령기
⑤ 신생아기

___

※ 단계별 놀이양상

㉠ 신생아기(비몰입행동) : 아동이 놀이하는 것처럼 보이지 않고 일시적으로 일어나는 흥미로운 일에 집중한다.
㉡ 영아기(단독놀이) : 아동이 혼자서 다른 아동들과는 다른 장난감을 사용하고 다른 아동의 행동에 관계없이 자신의 행동을 한다. 자신의 신체부위를 탐색하기도 한다.
㉢ 유아기(평행놀이) : 아동은 독립적으로 놀이하지만 자연스럽게 다른 아동들과 섞인다. 밀고 당기는 장난감과 같이 혼자 놀기가 가능하고 활동 중심적인 장난감이 적당하다.
㉣ 학령전기(연합놀이) : 아동은 다른 아동과 놀고 이야기하며 서로 유사한 물건을 가지고 흉내 내지만 특별한 조직이나 공동의 목적은 없다.
㉤ 학령기(협동놀이) : 공동의 목적을 달성하기 위해 조직하여 집단으로 놀이한다. 일정 규칙을 가지고 각각의 아동이 다른 역할을 하면서 서로에게 도움을 줄 수 있도록 활동이 조직화된다.

4 | ⑤

유아기 전체운동발달

연령	전체운동발달
1개월	머리를 좌우로 움직임
2개월	고개를 45° 정도 듦(복위에서)
3개월	고개를 45 ~ 90° 정도 듦(복위에서)
4개월	머리를 가눔
6개월	엎드린 상태에서 양팔로 몸무게를 지탱함
8개월	도움 없이 앉음
9개월	기어 다님
10개월	가구를 잡고 일어남
12개월	가구를 잡고 걸어다님
15개월	계단을 기어오름
18개월	제자리 점프를 할 수 있음
24개월	두 발로 계단을 내려올 수 있음
30개월	한 계단을 두 발로 오르내릴 수 있음
3세	세발자전거를 탈 수 있음
4세	발 바꿔 계단 오르기를 잘함
5세	깡충깡충 뛸 수 있음
6세	점프, 깡충깡충 뛸 수 있음

5 | ⑤

⑤ 한 가지 음식을 적어도 3 ~ 7일간 먹인다.
① 모유량을 줄일 필요는 없다. 젖이나 우유를 먹이기 전에 이유식을 먼저 제공한다.
② 모유우유병에 조제유와 이유식을 섞어주지 않는다.
③ '쌀 → 야채 → 과일 → 고기' 순으로 제공한다.
④ 소량씩 시작하고 고형식이는 반드시 숟가락으로 먹인다.

6 | ②

② 훈육은 잘못된 행동을 한 즉시 시행하며, 긍정적인 언어를 사용한다.
① 한계 설정은 확고하며 일관성이 있어야 한다.
③ 훈육이 끝난 이후 같은 일에 대해서 더 이상 야단치지 않도록 한다.
④ 아동 자체가 아니라 아동의 행동에 대해 초점을 맞춘다.
⑤ 타인 앞에서 수치심을 느끼지 않도록 사생활을 보장한다.

7 | ④

④ 유치가 12개가량 출현한 18개월경부터 칫솔질을 시작하는 것이 좋다.
① 불소가 첨가된 치약은 삼킬 위험이 있으므로 칫솔질할 때는 불소가 함유된 물만 사용하는 것이 좋다.
② 젖병에 주스나 우유를 담아 주지 않도록 한다. 젖병충치증후군 예방을 위해 밤중 수유는 금지하고 주스는 컵으로 준다.
③ 모든 유치가 발현되면(2.5 ~ 3세) 치과를 방문한다.
④ 부모의 도움을 받아 하루에 두 번씩 칫솔질과 치실을 사용한다.

8 | ③

③ 가능하면 주사기 또는 약컵 등 복용방법 직접 택하게 한다.
① 투약의 이유를 쉽게 설명한다.
② 투약 시 우유나 단 맛이 나는 음식에 섞어주지 않는다.
④⑤ 학령기 투약 지침이다.

＊ 나이에 따른 투약 지침

㉠ 영아기 : 물약을 우유병 젖꼭지나 경구투여용 주사로 투여한다. 물약은 입의 가장자리로 조금씩 넣어준다.
㉡ 유아, 학령전기 : 투약의 이유를 쉽게 설명하고 가능하면 약 먹는 방법을 택하게 한다.
㉢ 학령기 : 투약의 목적을 구체적으로 설명하고 약의 형태(물약, 씹어 먹는 약, 알약)를 아동이 선택하게 한다.
㉣ 청소년기 : 투약의 이유를 더 구체적으로 설명한다.

9 | ④

②④⑤ 아동의 손을 잡아주거나 안아주어서 안심시키고 억지로 깨우지 않고 다시 잘 수 있도록 도와준다.
① 증상이 지속될 경우 의사의 진단에 따라 투약할 수 있겠으나, 수면 보조제를 포함한 수면 유도제는 아동의 뇌와 신체 발달에 영향을 줄 수 있으며 약물 의존이나 내성, 부작용의 위험이 크다. 악몽은 대부분 정신적 스트레스나 불안, 수면 환경에서 비롯되므로 원인 파악과 환경 개선이 우선이다. 절대 의학적 판단 없이 임의로 사용해선 안 된다.
③ 잠들기 전 스크린 시청은 수면 위생 측면에서 권장되지 않는다. TV, 스마트폰, 태블릿 등의 청색광(블루라이트)은 멜라토닌 분비를 억제하여 수면을 방해하고, 잠들기까지 시간을 늦춘다. 또한 자극적인 콘텐츠는 오히려 악몽을 유발하거나 수면 질을 떨어뜨릴 수 있으므로 좋아하는 영상이더라도, 심리적 각성 상태를 유도할 수 있기 때문에 수면 전 루틴으로는 부적절하다.

10 | ③

아프가 점수(APGAR score)

㉠ 5가지 영역의 혼합점수로 평가하며, 출생 후 1분과 5분 후에 평가한다.
㉡ 심박동수 100회/min 이상, 잘 울고, 사지가 굴곡되어 활발히 움직이고, 코를 자극하면 기침·재채기를 하고 전신이 분홍색이면 만점이다.
㉢ 10점을 만점으로 각 항목에 대해 하나씩 점수를 깎아나가는 방법으로 측정한다.
㉣ APGAR score가 정상이라면, 정상 신생아에 대한 중재(인두와 비강 내 흡인 등)가 필요하다.
㉤ 보기에서 제시된 아프가 점수는 총 7점으로 정상 신생아에 대한 중재를 실시한다.

분류	0	1	2
심박동수	없음	느림(100회/분 이하)	100회/분 이상
호흡노력	없음	느리고 불규칙	양호하고 잘 울음
근긴장도	늘어져 있음	사지의 약간의 굴곡	활발한 움직임, 사지의 완전한 굴곡
자극에 대한 반응	무반응	얼굴을 찡그림	기침, 재채기를 함
피부색	청색, 창백	몸통은 분홍색, 사지는 청색	전신이 분홍색

(0 ~ 3점 : 심한 적응 곤란, 4 ~ 6점 : 중등도의 곤란, 7 ~ 10점 : 정상)

11 | ⑤

⑤ 긴장성 경 반사 : 앙와위에서 머리를 한쪽으로 돌리면 머리를 돌린 쪽의 팔과 다리를 뻗고 반대쪽 사지는 굴곡한다.
① 모로 반사 : 손으로 아기 어깨를 받치고 몸을 지탱하면서 갑자기 떨어뜨리면 등과 팔다리를 쭉 펴면서 외전하고 손가락은 따로따로 펴서 엄지와 검지가 'C'자 모양을 보이며 팔은 포옹하려는 듯이 움직인다.
② 보행 반사 : 편평한 곳에 발을 닿도록 세우면 발을 번갈아 내려놓으며 걷듯이 두 발을 교대로 움직인다.
③ 포유 반사 : 뺨을 톡톡 치거나 접촉하면 머리를 자극방향으로 돌린다.
④ 바빈스키 반사 : 발바닥 외측을 가볍게 긁으면 발가락은 쫙 펴고 엄지발가락은 배굴된다.

12 | ④

④ 모체 성호르몬의 영향(프로게스테론과 에스트로겐이 갑자기 줄어듦)으로 나타날 수 있는 정상적인 현상이다. 혈액성, 점액성 질 분비물이 보일 수 있다.
① 특별한 치료가 필요하지 않으며 시간이 지나면 없어진다.
② 가성월경은 여아에게 나타나는 정상적인 현상이지만 질출혈이 장기간 과도하게 지속되는 경우에는 의사의 진료가 필요하다.
③ 프로게스테론과 에스트로겐이 갑자기 줄어서 생기는 현상이다.
⑤ 모체 성호르몬의 영향으로 생기는 현상으로 균배양검사는 필요없다.

13 | ⑤

아동의 영양균형과 편식을 교정하기 위해서는 영양가 있는, 질 좋은 음식들을 규칙적이고 차분하게 식사할 수 있도록 해야 한다. 아동을 식사 준비에 참여시키면서 음식에 대한 흥미와 관심을 높여 올바른 식습관을 형성시킨다.

14 | ④

④ 아동을 눕히고 무릎을 세우면 무릎의 높이가 다르며 탈구된 쪽이 낮다.
① 정상인 다리를 들고 탈구가 있는 쪽 다리로 서면 정상인 쪽으로 골반이 기운다.
② 이상한 걸음걸이를 나타낸다.
③⑤ 둔부 주름이 비대칭이다. 환측이 주름이 더 많다.

  * 선천성 고관절 이형성증 증상

  ㉠ galeazzi sign(allis sign) : 아동을 눕히고 무릎을 세우면 무릎의 높이가 다르며 탈구된 쪽이 낮다.
  ㉡ barlow test(+) : 아동을 눕히고 고관절과 슬관절을 90도로 굴곡시키고 엄지를 소전자부에 위치한 다음 후외방으로 밀면 대퇴골두부가 탈구된다(내전 시 고관절 탈구).
  ㉢ ortolani test(+) : 탈구된 상태에서 대전자부를 내측으로 밀어올리면서 외전시키면 '뚝'하는 느낌을 받는다.
  ㉣ trendelenburg test(+) : 정상인 다리를 들고 탈구 있는 쪽 다리로 서면 정상인 쪽으로 골반이 기운다.

15 | ③

③ 중독성 홍반은 분홍색의 구진상 발진으로 생후 1 ~ 2일에 가슴, 등, 둔부, 복부에 나타나다가 수일 후에 자연 소실된다.
① 태지에 대한 설명이다.
② 몽고인 반점에 대한 설명이다.
④ 딸기 혈관종에 대한 설명이다.
⑤ 점상출혈에 대한 설명이다.

16 | ②

학교나 학교에 관련된 사항(시험, 친구, 교사의 처벌, 학교생활 등)에서 특별히 두려움을 느끼고 정서적인 스트레스를 받으므로 학교에서의 상황을 물어보고 자신의 감정과 생각을 충분히 말하도록 도와준다.

  * 학교 공포증

  ㉠ 일정 기간 동안 등교를 거부하며 경우에 따라서는 신체적인 증상 (구토, 복통, 두통 등)이 동반된다.
  ㉡ 아동이 집에 있을 경우 증상이 사라지며, 주말이나 휴일에는 증상이 없다.
  ㉢ 일차목표는 학교로 돌려보내는 것으로 변형된 수업에 참여하게 하는 등 담임선생님과의 긴밀한 협조가 요구된다.

17 | ⑤

⑤ 아동의 골단 성장판이 손상될 경우 연골세포에 손상을 입혀서 뼈의 길이 성장에도 영향을 줄 수 있다.
①② 성인보다 아동의 골절 융합이 빠르다. 회복이 빠르고 성장판이 있어서 뼈의 재형성과 교정능력이 좋다.
③ 골막이 성인보다 두껍고 강하며 골격이 유연하다.
④ 성장판이 인대보다 약하므로 골절 시 인대 파열 전에 골단 분리가 먼저 발생한다.

18 | ④

④ 휴식, 진통제, 마사지, 온욕을 함으로써 통증을 완화할 수 있고 튼튼하고 지지해주는 신발이 도움이 될 수 있다.
① 주로 저녁에 통증을 호소한다.
② 낮 동안에 과도한 신체활동으로 인해 발생할 수 있다.
③ 휴식을 취하면 특별한 치료 없이 자연스럽게 소멸된다.
⑤ 뚜렷한 원인 없이 간헐적으로 근육당김, 관절이 통증을 호소하는 질환이다.

19 | ⑤

⑤ 담요나 장난감 같은 이행적 대상을 주어, 항상 함께 있음을 확신시켜 준다.
① 영아가 새로운 사람과 익숙해지기 위해서는 낯선 사람을 안전하게 경험할 수 있는 기회를 가져야 한다. 가까운 친구들이나 친척이 방문함으로써 다른 사람들이 아동과 친해져 양육자가 자유시간을 가질 수 있도록 한다.
② 주된 애착대상과의 분리에 대한 심한 불안증상으로 유아 초기까지 증상이 지속되지만 2세경에는 사라진다.
③ 외출 중에는 전화를 걸어 목소리를 들려준다.
④ 낯선 사람이 다가갈 때는 주 양육자와 대화하면서 영아로부터 안전한 거리를 유지하고 될 수 있는 한 신체접촉을 피해야 한다.

20 | ①

① 32주 전에 출생하거나 체중이 1,500g 이하인 영아에게 위관 영양을 고려해볼 수 있다.
② 미숙아는 칼로리 요구도가 높은 편이다.
③ 성장에 필요한 요구도를 충족하기 위해 젖병수유, 모유수유, 위관영양, 완전 및 부분 비경구 영양을 사용한다.
④ 총비경구 영양(TPN) 시 6시간마다 혈당을 측정하여 고혈당 및 저혈당을 예방한다.
⑤ 빠는 욕구충족을 위해 노리개 젖꼭지를 물려준다.

21 | ⑤

⑤ 생리적 황달은 1주일 정도 지나면 자연 소실된다.
①②③ 병리적 황달 치료에 관한 설명이다.
④ 수분 섭취를 제한할 필요 없다.

※ 생리적 황달과 병리적 황달

구분	생리적 황달	병리적 황달
혈청 빌리루빈 수치	5mg/dL 이상	12mg/dL 이상
황달 증상 발현 시기	생후 2~4일경	생후 24시간 이내
예후	약 1주일 뒤 자연 소실됨	뇌저신경절에 빌리루빈이 축적되면 핵황달이 발생
치료	필요치 않음	교환수혈, 알부민 투여, 광선치료

22 | ③

급성 복통, 복부 팽만, 담즙 섞인 구토, 점액성 혈변, 우상복부에서 소시지 모양의 덩어리, 복막염 징후 등의 증상이 나타난다. 바륨관장을 시행할 수 있으므로 바륨 관장 시 간호에 대해 교육한다. 장의 천공, 복막염, 쇼크가 발생하거나 감압이 성공하지 않았다면 즉각 수술을 시행한다.

23 | ④

④ 탈수 증상을 사정하기 위해 섭취량 및 배설량(I/O)과 체중을 매일 측정하고 배변 양상을 확인한다.
① 원인균이 판명될 때까지는 격리한다.
② 모유수유 아동의 경우 모유수유를 중단할 필요는 없다.
③ 지사제는 더 심각한 질병의 징후를 감출 수 있으므로 사용하지 않는다.
⑤ 설사가 심하면 금식하고 증상이 호전되면 맑은 액체로 식이를 시작한다. 설사로 인한 탈수를 예방하기 위해 먼저 경구용 재수화용액을 사용한다. 경구섭취가 불가능하거나 중증 탈수 시 비경구적 수액요법을 사용한다.

24 | ④

1세 이하 영아일 경우 머리를 몸통보다 낮추고, 구조자의 팔 위에 놓아 지지하며 흉부에 압박을 가하여 등을 두드린다.

25 | ②

① 호흡기 분비물을 건조시키므로 사용을 금한다.
③ 격리가 필요하지 않다.
④ 호흡 및 기침 반사를 억제하므로 사용을 금한다.
⑤ 통증으로 음식이나 침을 삼키는 데 어려움이 생길 수 있으나 금식이 필요하지는 않다.

─────────────────
 ※ 급성 후두개염 간호중재

㉠ 환아가 불안해하지 않도록 조용하고 빠르게 대처한다.
㉡ 설압자 사용은 후두발작을 일으킬 수 있으므로 주의한다.
㉢ 마약성 진통제(아편제)는 호흡 및 기침 반사를 억제하므로 사용을 금한다.
㉣ 아트로핀은 호흡기 분비물을 건조시키므로 사용을 금한다.
㉤ 기도 폐쇄 증상이 심해지면 기관 내 삽관을 준비한다.
㉥ 마스크를 통해 산소를 투여한다.

26 | ④

④ 말더듬증 아동은 말하기에 대한 불안감과 긴장이 크기 때문에, 주변에서 압박 없이 충분히 말할 시간을 주는 태도가 중요하다.
① 자율성과 표현력이 저하되고 위축된다.
② 열등감을 유발할 수 있다.
③ 강박적 말하기 습관을 형성한다.
⑤ 불안함을 느끼고 자신감을 상실한다.

27 | ④

점상출혈은 분만 시 정맥 내 압력 상승으로 인한 모세혈관 파열에 의한 것으로 산도를 통과하는 분만과정을 거치면서 또는 제대가 목을 감고 있었던 경우에 발생한다. 몸의 상부나 얼굴에 잘 나타나고 24시간 내에 소실된다.

─────────────────
 ※ 신생아 피부 사정

㉠ 말단 청색증 : 손과 발의 부분적인 청색증으로 일반적으로 나타난다.
㉡ 할리퀸 증상 : 신생아를 옆으로 뉘면 몸의 중앙선을 경계로 하여 바닥에 닿은 부분은 붉고 윗부분은 창백한 채로 있는 증상으로, 체위의 변화에 따른 일시적인 현상이다.
㉢ 태지 : 회백색의 치즈 같은 물질로, 팔의 접혀진 부분이나 액와, 서혜부에서 발견된다. 2~3일 후 건조되어 자연 소실되므로 무리하게 닦아낼 필요는 없다.
㉣ 몽고인 반점 : 불규칙한 짙푸른 착색으로 하요부·둔부에서 나타난다. 대부분 생후 3~5년 이내에 자연 소실된다.
㉤ 중독성 홍반 : 분홍색의 구진상 발진으로 생후 1~2일에 가슴, 등, 둔부, 복부에 나타난다. 수일 후 자연 소실된다.
㉥ 딸기 혈관종 : 모세혈관 이완으로 딸기송이처럼 피부표면에 솟아나며 생후 1년까지 커지고 7~10년이면 소실된다.
㉦ 생리적 황달 : 간의 미성숙으로 인해 피부나 공막이 노란색으로 보인다. 생후 2일경에 시작하여 1주 정도 지나면 사라진다.

28 | ①

① 운동에는 특별한 제한이 없다. 규칙적인 운동은 인슐린 요구량을 감소시킬 수 있다.
② 아동은 특히 개인위생과 감염관리를 강조해야 하며 맨발, 꽉 끼는 신발 등을 금지한다.
③ 저혈당 증상이 발견될 경우 과일주스나 단 음료, 사탕 등으로 포도당(15g)을 제공하며 의식이 없을 땐 glucagon 또는 glucose를 비경구 투여한다.
④ 호흡 시 과일냄새가 나는 것은 고혈당 증상으로, 발견 즉시 인슐린 투여량을 늘린다.
⑤ 인슐린 흡수율은 복부→상완부→대퇴부→둔부 순이나, 아동은 복부 지방이 거의 없으므로 아동이 스스로 인슐린을 주사할 땐 대퇴부위로 교육하는 것이 좋다.

29 | ④

① 확진 후 관절의 염증반응과 열을 줄이기 위해 아스피린을 투여한다.
②③ 재발과 류마티스성 심질환 가능성이 있으므로 3~5년간 지속적인 치료가 필요하다.
⑤ 연쇄상 구균에 의한 상기도 감염 시 빠른 시간 내 치료하며, 급성기 동안에는 침상 안정한다.

30 | ④

④ 중추신경계의 수의근의 힘이나 조절력이 결핍되는 질환이다.
① 뇌성마비는 중추신경계의 손상으로 발생한다.
② 지적 발달장애는 가장 흔하게 볼 수 있는 증상이다. 지능이 낮은 경우도 있지만 지능이 정상임에도 지적으로 지연된 것처럼 보이기도 한다.
③ 만성적이고 비진행성 장애로 지각문제, 언어결핍, 지능문제가 동반될 수 있다.
⑤ 뇌성마비의 치료목표는 완치가 아니라 합병증을 예방하면서 최적의 발달을 도모하는 것이다.

31 | ②

② bryant 견인 : 한쪽 방향으로만 당기는 피부견인이다. 3세 미만, 12~14kg 이하 아동의 대퇴 골절, 발달성 고관절 이형성증 시 적용한다. 항상 양측에 같은 무게를 적용하며, 둔부가 침대에서 약간 떨어지도록 한다.
① halo 견인 : 두개골에 핀을 박고 몸체에는 vest를 착용하여 고정한다. 경추 수술 전후나 경추 골절이나 탈구의 보존적인 치료방법으로 사용된다.
③ russell 견인 : 무릎 아래 패드를 대고 하지를 달아매어 적용하는 피부견인으로 견인선이 2방향(하지와 수평, 수직) 무릎 아래의 비골신경 손상으로 족하수(foot drop)가 유발될 수 있으므로 베개 등을 이용해 적절히 예방한다.
④ cervical 견인 : 경추부의 탈골, 아탈구가 있을 때 머리에 견인띠를 사용한다. 누운 자세에서 견인띠를 할 때는 턱 밑에 맨 후 침상 머리 쪽에 추와 끈을 연결한다.
⑤ buck 신전 견인 : 다리 하부에 적용하는 대표적인 피부견인으로 다리를 뻗친 상태에서 시행한다. 짧은 기간에 적용하는 방법으로 bryant 견인보다 환아의 체위변경이 쉽다. 둔부 굴곡이 없다.

32 | ④

④ 대증치료와 보존적 치료를 하고 통증이 심한 경우 진통제를 투여한다. 발열과 종창 시 절대 안정한다.
① 액체나 유동식을 섭취하도록 권장하고 밥보다는 죽을 제공한다.
② 저작 활동은 통증을 유발하므로 피한다.
③ 종창이 시작되기 전후(전염력이 가장 강함) 전염기간 동안 격리한다.
⑤ 신맛의 음식은 침샘을 자극하여 통증을 증가시키므로 제한한다.

33 | ①

① 발진 부위를 긁으므로 손톱을 짧게 깎고 소양증 완화를 위해 칼라민 로션을 적용한다.
② 발진은 반점 → 구진 → 수포 → 농포 → 가피 순서로 형성되며, 가슴과 몸통에서 시작해 얼굴과 사지로 퍼진다.
③ 비누를 사용하지 않는 차가운 스펀지 목욕을 한다.
④ 전염기간은 발진 1일 전 ~ 첫 수포 발생 후 6일(모든 병변에 가피 형성)까지다. 2차 감염 예방을 위해 항생제를 투여한다.
⑤ 2차 감염 예방을 위해 항생제를 투여한다.

34 | ⑤

이식편대숙주병은 주입된 공여자의 건강한 골수가 환자의 신체를 공격한다. 첫 증상은 주로 손과 발의 피부발진이며 이후에 설사, 복통, 발열, 권태감, 식욕부진, 오심, 구토가 나타난다. 조기 식별이 중요하므로 피부 검사에 특히 중점을 두어 관찰한다. 치료를 위해 사이크로스포린, 프레드니손 등을 사용할 수 있다.

35 | ⑤

신경모세포종 증상
㉠ 복부 팽만, 상복부 무통성 덩어리 촉진(복부의 중앙선을 넘어서는 덩어리)
㉡ 비대된 종양에서 출혈 시 빈혈 발생
㉢ 신장, 요관, 방광 압박으로 인한 요정체 및 빈뇨, 혈뇨
㉣ 뼈에 전이 시 통증 발생
㉤ 두개내 전이 시 불안정, 구토, 동통, 두개내압 상승, 안와주위 부종
㉥ 체중 감소, 간 비대, 과민증, 피로, 열 증상

지역사회간호

36 | ②

② 보건의료자원 중 의료장비, 의료기기, 의료소모품 등과 함께 물적 자원에 해당한다.
①④ 지적자원에 해당한다.
③⑤ 보건의료자원 중 인적자원에 해당한다.

✱ 보건의료체계
㉠ 보건의료자원의 개발
 • 인적자원 : 보건의료인력 교육 및 양성
 • 물적자원 : 의료기기, 의료장비, 의료소모품 의약품 생산
 • 지적자원 : 의료기술, 의료지식체계
㉡ 보건의료조직 : 보건행정조직과 보건의료기관으로 구성되어 있다.
㉢ 보건의료서비스 제공 : 1차 예방, 2차 예방, 3차 예방으로 구분하여 의료서비스를 제공한다.
㉣ 보건의료재정 : 보건의료체계는 국민건강보험 및 의료급여로 재정을 구분하여, 진료비 지불제도 등을 통해 재정을 운영한다.
㉤ 보건의료 정책 및 관리 : 지휘, 의사결정, 규제 과정을 통해 보건의료체계를 관리한다.

37 | ⑤

제5차 국민건강증진종합계획(HP2030)
㉠ 비전 : 모든 사람이 평생건강을 누리는 사회
㉡ 총괄목표 : 건강수명 연장, 건강형평성 제고
 • 건강수명 연장 : 건강수명 2030년까지 73.3세 달성
 • 건강형평성 제고 : 건강수명의 소득 간, 지역 간 형평성 확보
㉢ 기본원칙
 • 국가와 지역사회의 모든 정책 수립에 건강을 우선적으로 반영한다.
 • 보편적인 건강수준의 향상과 건강형평성 제고를 함께 추진한다.
 • 모든 생애과정과 생활터에 적용한다.
 • 건강친화적인 환경을 구축한다.
 • 누구나 참여하여 함께 만들고 누릴 수 있도록 한다.
 • 관련된 모든 부문이 연계하고 협력한다.

ⓔ 중점과제
- 건강생활 실천 : 금연, 절주, 영양, 신체활동, 구강건강
- 정신건강 관리 : 자살예방, 치매, 중독, 지역사회 정신건강
- 비감염성질환 예방관리 : 암, 심뇌혈관질환(심뇌혈관질환 및 선행질환), 비만, 손상
- 감염 및 환경성질환 예방관리 : 감염병 예방 및 관리(결핵, 에이즈, 의료감염·항생제 내성, 예방행태 개선 등 포함), 감염병 위기 대비 대응(검역/감시, 예방접종 포함), 기후 변화성 질환
- 인구집단별 건강관리 : 영유아, 아동·청소년, 여성, 노인, 장애인, 근로자, 군인
- 건강 친화적 환경 구축 : 건강 친화적 법 제도 개선, 건강정보 이해력 제고, 혁신적 정보 기술의 적용, 재원마련 및 운용, 지역사회지원(인력, 시설) 확충 및 거버넌스 구축

38 | ②

② 역학조사 시 가장 먼저 임상소견, 진단에 필요한 검체물 등을 채취하여 진단이 정확하게 된 것인지 확인해야 한다.
① 발생빈도는 유행 여부를 확인하기 위함으로 질병 진단이 확인된 후 시행한다.
③ 감염원과 전파방식에 대한 가설 설정 후 가설 검증을 위해 공통 감염원을 파악한다.
④ 기술한 유행의 특성을 바탕으로 감염원 및 감염전파 방식에 대한 가설을 설정한다.
⑤ 유행여부가 확인된 이후 유행의 특성을 기술하기 위해 환자의 인적특성 및 유행지역 분포 등을 확인한다.

＊ 역학조사 단계

㉠ 진단확인 : 임상소견, 질병 진단 시 요구되는 검체 등을 수집하여 진단이 맞게 내려진 것인지 확인한다.
㉡ 유행확인 : 발생 빈도를 파악하여 유행여부를 확인한다.
㉢ 유행기술 : 발생일시, 유행지역의 분포, 환자 개개인의 인적성 등을 확인하여 유행의 특성을 기술한다.
㉣ 가설설정 : 감염원 및 감염전파 방식에 대한 가설을 설정한다.
㉤ 가설검정 : 감염원과 전파방식에 대한 가설 설정 후 가설 검증 및 가설 지지여부를 검증한다.
㉥ 관리대책 수립 및 보고서 작성 : 발생한 감염병에 대한 관리대책을 수립하고 해당 내용으로 보고서를 작성한다.

39 | ②

① 민감도 : 실제 질병이 있는 사람에게 검사한 결과 양성으로 나올 확률을 의미한다.
③ 위음성률 : 실제 질병이 있는 사람에게 검사한 결과 음성으로 나올 확률을 의미한다.
④ 위양성률 : 실제 질병이 없는 사람에게 검사한 결과 양성으로 나올 확률을 의미한다.
⑤ 음성 예측도 : 검사 결과가 음성인 사람이 실제로도 질병이 없는 사람일 확률을 의미한다.

40 | ①

교차비는 특정조건하에 발생할 확률과 발생하지 않을 확률의 비로, $\frac{A \times D}{B \times C}$ 즉, $\frac{30 \times 80}{60 \times 10}$ 이므로 2400/600이 된다.

41 | ④

④ 통계자료 조사 : 보고서, 통계자료, 회의록, 연구논문 등 기존 조사된 자료를 통해 간접적으로 정보를 수집하는 방법으로, 가장 경제적이고 효율적인 자료수집 방법이다.
① 참여관찰 : 지역행사 등에 직접 참여하여 관찰을 통해 정보를 수집하는 방법으로 지역의 규범 및 권력구조, 문제해결과정 파악에 필요한 정보 수집에 적합한 방법이다.
② 설문지 조사 : 지역사회 대상자들을 대상으로 직접 면담 또는 질문지를 활용하는 정보 수집 방법이다. 구체적인 자료 수집이 가능하지만 시간과 비용이 많이 소요된다.
③ 차창 밖 조사 : 지역사회 내 환경, 특성 등을 보기 위해 도보, 자동차를 통해 관찰하는 정보 수집 방법이다.
⑤ 초점 집단 면담 : 지역사회 내 공통 문제, 관심사에 대해 소수의 인원에게 수행하는 질적 면접의 정보 수집 방법이다.

42 | ⑤

건강이탈 자가 간호요구는 진단, 질병상태 등 치료와 관련되어 자신의 비정상적 상태에 대한 자가 간호요구로, 현재 당뇨를 진단받은 대상자가 합병증 예방을 위해 올바른 발 관리방법에 대해 질문하는 것은 건강이탈 자가 간호요구에 해당한다.

※ 오렘(OREM)의 자가 간호이론에 따른 자가 간호요구 유형

㉠ 일반적 자가 간호요구
- 인간의 구조기능을 유지하는 내외적조건과 관련된 요구로, 모든 사람이 공통적으로 요구하는 자가 간호요구이다.
- 물, 영양, 배설, 휴식과 활동, 사회적 상호작용 등과 관련된 요구이다.

㉡ 발달적 자가 간호요구
- 인간의 발달과정 및 생애주기와 관련된 상황과 관련된 자가 간호요구이다.
- 배변훈련, 임신 등과 관련된 요구이다.

㉢ 건강이탈 자가 간호요구
- 생명 및 건강을 유지하려는 자가 간호요구이다.
- 자신이 가진 질병 상태, 진단 등 비정상적 상태와 관련된 요구이다.

㉣ 치료적 자가 간호요구 : 특정한 기간에 필요한 간호나 일정 기간 동안 개인의 자가간호 요구를 모두 충족시키기 위해 현재 상황 및 상태를 조절하는 것이다.

43 | ①

① 건강상태 : 지역사회의 건강상태 사정을 위해 사용하는 자료 및 지표로는 해당 지역의 출생률, 사망률, 유병률 등의 생물학적통계와 예방적 건강서비스의 유효성, 면역학적 수준 등이 있다.
② 환경적 특성 : 지역 내 주택양상, 물 공급, 교육시설, 수질 및 대기 오염도 등의 자료를 통해 지역사회의 환경특성을 사정한다.
③ 지역사회 자원 : 지역 내 의료인, 지도자 등의 인적자원과 경로당, 이용 가능한 예산과 같은 사회적 자원, 병원, 보건소 등의 보건의료기관 등을 통해 지역사회 자원에 대해 사정한다.
④ 인구학적 특성 : 지역 내 주민 수, 연령별 인구분포, 주민의 소득 및 교육수준 등을 통해 인구학적 특성을 파악한다.
⑤ 지역사회 특성 : 해당 지역사회의 역사적 배경, 지리적 특성, 건강에 대한 지역사회의 가치관 등을 통해 지역사회 특성을 파악한다.

44 | ③

③ 건강형평성 : '사회적 건강불평등'을 줄이기 위한 노력을 말한다.
① 건강권 : 국민의 기본권적 생존 권리로 생명과 건강을 지키는 인간의 권리이다.
② 건강항상성 : 다양한 자극으로부터 체내 생리적 체계를 통해 우리 몸을 항상 일정한 수준으로 유지하는 것을 말한다.
④ 건강비형평성 : 소득, 교육, 직업 등 사회경제적인 위치에 따라 개인의 건강수준의에 불필요하고 불공정한 건강상의 차이가 발생하는 것을 말한다.
⑤ 건강문해력 : 의료정보를 이해하고 활용하는 능력으로 보건의료 서비스를 이용할 때 적절한 의사결정을 위해 필요한 능력이다.

45 | ④

④ 다문화 가족 간호중재 시 문화차이로 인해 발생하는 생활양식 및 행동에 대한 차이를 이해하고 존중하는 태도가 필요하다. 간호사는 대상자의 문화를 사정하면서 자신의 상태 및 문화도 확인하기 위해 문화적 자가 사정을 시행하여 다양성에 대해 지각하고 차이를 존중할 수 있는 역량을 갖출 수 있다.
① 동일 문화권 내의 대상자더라도 개인별 생활습관, 자라온 환경 및 현재 겪고 있는 어려움 등은 모두 다르므로 대상자 사례에 맞는 간호가 제공되어야 한다.
② 대상자가 현재 호소하는 문제뿐만 아니라 잠재적 위험 및 가족의 강점 등을 모두 사정하여 스스로 문제해결 방법을 찾아 문제를 해결할 수 있도록 해야 한다.
③ 대상자의 문화와 간호사가 속한 문화의 차이에 대해 비교하거나 생활습관 등을 변화를 유도하는 것이 아닌 차이를 이해하고 존중하는 태도를 가져야한다.
⑤ 가족대상의 간호중재 시 가족 전체에 초점을 맞추고 가족이 간호과정 전체에 함께 참여하는 것이 가장 중요하다.

46 | ⑤

①⑤ 알파인덱스는 영아사망률과 신생아사망률을 비교하여 보건수준의 지표로 사용한다. 값이 1에 근접할수록 해당 지역의 건강수준이 높은 것으로 해석할 수 있다.
② 영아 사망률 지표는 국가별 보건지표 및 지역사회 건강상태를 반영하며, 보건사업수준 평가에 사용한다.
③ 모성사망수준을 측정하기 위해 개발된 지표는 모성사망비다.
④ 출생률과는 무관하다.

※ 모자보건사업 지표

㉠ 모성사망률
- (해당 연도 임신, 분만, 산욕 합병증으로 사망한 모성 수) / (15 ~ 49세 가임기 여성의 연앙인구) × 100,000
- 모자보건수준 및 지역사회 전반의 보건수준을 반영하는 지표이다.

㉡ 모성사망비
- (해당 연도 임신, 분만, 산욕 합병증으로 사망한 모성 수) / (해당 연도 출생아 수) × 100,000
- 모성사망수준 측정을 위해 개발된 지표이다.

㉢ 영아 사망률
- (해당 연도의 1년 미만 사망아 수) / (해당 연도 출생아 수) × 1,000
- 국가별 보건지표 및 지역사회의 건강상태를 반영하는 지표로, 보건사업수준 평가에 사용한다.

㉣ 신생아 사망률 : (해당 연도의 생후 28일 이내 사망아 수) / (해당 연도 출생아 수) × 1,000

㉤ 주산기 사망률
- (임신 28주 이후 태아 사산 수 + 생후 1주 이내 사망아 수) / (1년간 출생 수) × 1,000
- 모자보건 분야의 건강지표이다.

㉥ 알파 인덱스
- 해당 연도 영아 사망 수 / 해당 연도 신생아 사망 수
- 값이 1에 근접할수록 대부분의 영아사망이 신생아 사망임을 의미하여, 해당 지역의 건강수준이 높은 것으로 해석할 수 있다.

47 | ⑤

⑤ PATCH : 보건사업 기획모형 중 가장 널리 사용되는 모형으로 건강문제의 중요성과 변화의 가능성에 초점을 둔다.
① NIBP : 각각의 건강문제 크기와 해결방법의 효과의 추정을 통해 우선순위를 결정한다.
② BPRS : (건강문제 크기 + 2 × 건강문제의 심각도) × 사업의 추정효과 공식을 통해 우선순위를 계산하며, 각 평가항목은 점수화 기준을 제시하여 자의적 판단으로 발생하는 문제를 줄일 수 있다.
③ Bruant : 문제의 크기, 심각도, 사업의 기술적 해결 가능성, 주민의 관심도 등을 종합하여 우선순위를 결정한다.
④ PEARL : 5가지 평가항목인 적절성, 수용성, 적법성, 경제적 타당성, 자원의 이용가능성에 각 0점 또는 1점을 부여한 후 그 값을 모두 곱하여 사업의 시행여부를 평가한다.

48 | ④

④ 보건소 내부 인력의 높은 역량은 내부 환경적 강점에 해당한다. 지역주민들의 저조한 건강검진 시행률 및 지역 내 만성질환 유병률 증가, 예산 축소는 외부 환경의 위협에 해당된다. 이 경우 새로운 사업을 구상하거나, 새로운 대상자를 모집하는 등 현재의 강점은 사용하며 위협을 회피하는 전략을 사용해야 한다.
①③ 내부 환경적 약점 및 외부 환경의 기회가 주어졌을 때 사용할 수 있는 전략이다.
② 내부 환경적 약점 및 외부 환경의 위협이 있을 때 사용할 수 있는 전략이다.
⑤ 내부 환경적 강점 및 외부 환경의 위협이 있을 때 사용할 수 있는 전략이다.

※ 보건사업 기획 시 SWOT 분석 및 전략

요인	강점	약점
기회	보건사업 확대	혁신운동, 구조조정
위협	새로운 사업 진출	보건사업 축소 또는 중단

㉠ S(strength)
- 사업 목표달성에 도움이 되는 내부 환경적 강점이다.
- 높은 역량을 갖춘 보건소 인력, 내부 의료인간의 높은 협력도이다.

㉡ W(weakness)
- 사업 목표달성에 장애가 되는 내부 환경적 약점이다.
- 보건소 내 전문 인력의 부족 등이 있다.

㉢ O(opportunity)
- 사업 목표달성에 도움이 되는 외부 환경의 기회이다.
- 정부의 사업에 대한 예산 지원 및 확대 등이 있다.

㉣ T(threat)
- 사업 목표달성에 장애가 되는 외부 환경의 위협이다.
- 지역 내 주택의 열악한 지리적 특성, 건강관리에 대한 주민들의 낮은 관심도 등이 있다.

49 | ④

④ 과정평가 : 사업의 질과 만족도, 사업의 효율성, 대상자 참여율 등을 통해 기획한 사업이 계획대로 진행 되었는지 평가한다.
① 구조평가 : 사업에 투입되는 인력, 시설, 예산 등에 대한 적절성에 대해 평가한다.
② 진단평가 : 주로 보건교육에서 사용하는 평가방법으로, 교육 전 대상자의 교육내용에 대한 사전지식 등에 대해 평가한다.
③ 결과평가 : 대상자의 지식, 태도변화 등을 통해 사업의 목표달성 여부 및 목표달성 정도에 대해 평가한다.
⑤ 영향평가 : 결과평가 척도 중 사업의 단기적 효과로 기대되는 대상자의 태도, 가치관 등의 변화 여부 및 정도에 대해 평가한다.

50 | ⑤

⑤ 주도 : 대상자의 주도적 접근이 가장 높은 형태로 대상자 스스로 자주관리 및 참여를 강조하는 형태이다. 위 지문에서는 지역 내 건강문제해결을 위해 주민이 직접 건강위원회를 구성하고 운동 사업 추진 및 계획이 이루어지므로 이는 주민 주도 형태에 해당한다.
① 동원 : 대상자의 자발적 참여도가 가장 낮은 형식적이고 강요된 참여 형태이다.
② 협조 : 대상자의 참여를 유도하지만, 보건사업 계획 및 조정 과정이 여전히 제공자에게 독점되어 있는 참여 형태이다.
③ 협력 : 협조단계보다 강제성이 약화된 형태로 설득방식에 의한 대상자의 참여가 강조되는 형태이다.
④ 개입 : 대상자 측에서 사업과정 공개를 요구하고 의사결정과정에 개입하기를 원하는 참여 형태이다.

51 | ⑤

제시된 내용을 표로 나타내면 아래와 같다.

구분		질병		합계
		유	무	
검사결과	양성	180	30	210
	음성	20	120	140
합계		200	150	350

민감도는 실제 질병이 있는 사람의 검사 결과가 양성으로 나올 확률로써 위의 검사키트의 민감도는 $180 / 200 \times 100 = 90\%$ 이다.

* 측정방법의 타당도 평가

구분		질병		합계
		유	무	
검사결과	양성	(가) 진양성	(나) 위양성	(가) + (다)
	음성	(다) 위음성	(라) 진음성	(다) + (라)
합계		(가) + (다)	(나) + (라)	(가) + (나) + (다) + (라)

㉠ 타당도 : 검사방법이 진단하고자 하는 질병의 유무를 얼마나 정확하게 판별할 수 있는지를 의미하며, 민감도와 특이도를 이용하여 타당도를 평가한다.
㉡ 민감도 : 실제 질병이 있는 사람의 검사 결과가 양성으로 나올 확률, (가) / {(가)+(다)} × 100
㉢ 특이도 : 실제 질병이 없는 사람의 검사 결과가 음성으로 나올 확률, (라) / {(나)+(라)} × 100
㉣ 위음성률 : 실제 질병이 있는 사람의 검사 결과가 음성으로 나올 확률, (다) / {(가)+(다)} × 100
㉤ 위양성률 : 실제 질병이 없는 사람의 검사 결과가 양성으로 나올 확률, (나) / {(나)+(라)} × 100
㉥ 양성예측도 : 검사 결과가 양성인 사람이 실제로도 질병이 있는 사람일 확률, (가) / {(가)+(나)} × 100
㉦ 음성예측도 : 검사 결과가 음성인 사람이 실제로도 질병이 없는 사람일 확률, (라) / {(다)+(라)} × 100

52 | ②

② 계획단계 : 대상자가 자신의 문제에 대한 인식을 하고 있고 6개월 이내 건강행동으로의 변화 의도는 있으나, 현재 구체적인 실행 계획 등은 없는 단계이다.
① 계획 전 단계 : 대상자가 자신의 문제에 대해 아직 인식하지 못 하거나 과소평가 하는 경향 등으로 인해 6개월 이내에 행동을 변화시킬 의지가 없는 단계이다. 계획 전 단계 대상자에게는 관련 문제에 대한 인식을 돕고 동기화될 수 있도록 도와야 한다.
③ 준비단계 : 자신의 문제에 대해 인식하고 있고 1개월 이내에 건강행동으로 변화하겠다는 의도가 있는 단계이다. 건강행동을 통해 기대되는 효과 및 정보를 제공하여 대상자의 적극적인 행동 변화를 촉진한다.
④ 행동단계 : 대상자가 건강행동으로 변화를 시도 후 6개월 이내인 단계이다. 건강행동으로의 변화에 대해 칭찬 등을 통해 행동유지를 돕고, 이전 행위로 돌아가는 것을 방지하기 위해 대처전략 등에 대한 교육이 필요하다.
⑤ 유지단계 : 대상자의 행동 변화가 6개월 이상 지속되어 습관 및 생활의 일부분으로 정학한 단계이다. 이러한 대상자들이 다시 이전의 행위로 돌아가지 않도록 재발 방지에 초점을 맞춰야 한다.

53 | ④

지역주민을 대상으로 간호 사업을 기획할 경우 해당 지역에 대한 인수 특성, 질병범위, 환경 조건, 지역주민의 요구도 등을 파악 및 진단하여 도출된 결과를 기반으로 보건사업의 내용을 선정한다.

54 | ④

④ 구조기능 이론 : 가족구성원 간 다양한 내적관계와 함께 가족과 사회와의 관계를 강조한다. 거시적 관점으로 가족이 사회 통합에 기여하는 방법에 초점을 둔다.
① 통찰이론 : 형태주의 심리학의 한 종류로 학습자를 환경을 해석하는 지각능력을 소유하는 존재로 보고 학습자가 환경과의 상호작용을 통해 문제의 해결책을 스스로 찾을 수 있도록 교사의 역할을 제시한 이론이다.
② 일반체계 이론 : 가족에 대해 개방적으로 접근하여 가족의 내외 상호작용에 모두 초점을 두고 가장 포괄적으로 이해한다.
③ 가족발달 이론 : 가족의 각 단계별 역할 및 발달과업의 효과적인 수행 여부에 초점을 둔다.
⑤ 상징적 상호작용 이론 : 가족구성원 간 상호작용에 대한 개인의 중요성을 강조하고, 가족역할 및 갈등 등 가족의 내적과정에 초점을 둔다.

55 | ④

④ 학습내용은 구체적인 내용을 먼저 진행한 후 추상적인 내용 순으로 진행한다.
① 오래된 정보부터 최신의 정보 순으로 학습내용을 구성하여 교육을 진행한다.
② 동기유발을 위해 친숙한 개념을 먼저 전달한 후 낯선 개념을 전달한다.
③ 단순한 개념을 먼저 설명한 후 복잡한 개념을 설명한다.
⑤ 쉬운 개념을 설명한 후에 어려운 개념을 설명한다.

＊ 보건교육의 특성

㉠ 보건교육에 영향을 미치는 환경요소 : 조명, 소음, 교육장 크기, 의자 배열 등이 있다.
㉡ 보건교육 방법 선정 시 고려요소 : 교육장소, 교육에 참여하는 대상자 수, 대상자의 교육 수준, 학습목표의 난이도, 교육자의 학습전달 능력 등이 있다.

56 | ④

④ 개별교육 : 보건교육방법 중 가장 효과적이며 대상자별 갖고 있는 다양한 문제에 대해 맞춤식으로 지도 및 교육이 가능하다. 개별교육을 통해 구강건강 필요성에 대한 이해를 돕고, 효과적인 구강건강관리 방법에 대해 정보를 제공한다.
① 세미나 : 토의 및 선정된 문제에 대해 과학적이고 전문적으로 분석하기 위해 사용되는 집회 형태의 모임이다. 대상자는 전문가 및 연구자들로 구성되며, 새로운 것을 발견하는 것에 중점을 두는 유도 토의 형식으로 진행된다.
② 원탁토의 : 의사결정이나 교육의 목적보다는 의견 교환을 위해 시행하는 방법으로, 소규모의 그룹을 구성하여 대상자들의 능동적 참여를 돕고 다양한 의견을 주고받으며 의사전달 능력 배양을 목적으로 시행한다.
③ 심포지엄 : 청중, 강연자, 사회자 모두 주제에 대해 전문적 지식, 경험을 갖고 있는 전문가일 때 시행하는 교육방법이다.
⑤ 브레인스토밍 : 소규모 인원에서 일정 시간 동안 특정문제에 대해 자신의 주관적 의견을 제시하며 폭넓게 토의하는 방법으로 프로젝트 등을 기획 시 아이디어 구상을 위해 사용한다.

57 | ③

집단면역은 지역사회나 집단에 병원체가 침입 또는 전파하는 것에 대한 집단의 저항성으로 즉, 총 인구 중 면역성을 가진 사람의 비율이다.

58 | ⑤

⑤ 주민이 주체적으로 기획·운영하고 공동체가 건강문제 해결에 직접 참여하는 활동으로 지역사회 활동 강화에 해당한다.
① 대상자가 스스로 건강한 행동을 실천할 수 있도록 지식과 기술을 제공하는 교육활동으로, 개인의 기술 개발에 해당한다.
② 자기관리 능력 향상을 위한 도구 제공하는 활동으로 교육과 자가기록은 모두 개인의 기술개발에 해당한다.
③ 건강 메시지를 전달하고 건강한 선택이 쉬운 사회·문화적 분위기를 형성하는 활동으로, 지지적 환경 조성에 해당한다.
④ 기존의 치료 중심 서비스를 예방·상담 중심으로 재구성하는 활동으로 건강서비스 방향 재조정에 해당한다.

* 오타와 헌장 건강증진 5대 활동 전략

㉠ 건강에 이로운 공공정책 수립 : 입법, 재정, 조세 등 다양한 정책 수단을 통해 건강을 고려한 정책을 모든 분야에 적용하고, 쾌적한 생활환경과 건강한 공공서비스를 계획·실행한다.
㉡ 지지적 환경 조성 : 직장, 가정, 지역사회 등 물리적·사회적 환경을 건강 친화적으로 조성하여, 건강한 생활을 선택하기 쉬운 환경을 만든다.
㉢ 지역사회 활동 강화 : 지역사회의 인적·물적 자원을 개발하고, 주민이 능동적으로 참여할 수 있도록 하며, 공공기관·지역조직 간 협력을 통해 공동의 건강 문제를 해결한다.
㉣ 개인의 기술 개발 : 생애주기별 건강문제에 대응할 수 있도록 교육, 정보 제공, 기술 훈련 등을 통해 개인의 건강관리 능력을 향상시킨다.
㉤ 건강서비스 방향 재설정 : 의료서비스를 치료 중심에서 예방과 건강증진 중심으로 전환하고, 지역사회 중심의 통합적 건강관리체계를 구축한다.

59 | ③

③ 「농어촌 등 보건의료를 위한 특별조치법」 제15조(보건진료소의 설치·운영) 제2항, 「농어촌 등 보건의료를 위한 특별조치법」 제16조(보건진료 전담공무원의 자격) 제1항
①② 보건진료소는 의료 취약지역을 인구 5천 명 미만을 기준으로 구분한 하나 또는 여러 개의 리·동을 관할구역으로 하여 주민이 편리하게 이용할 수 있는 장소에 설치한다〈농어촌 등 보건의료를 위한 특별조치법 시행규칙 제17조(보건진료소의 설치) 제1항〉.
④ 보건진료 전담공무원의 보수교육은 시·도지사가 실시하되, 관련 기관 또는 단체에 위탁할 수 있다〈농어촌 등 보건의료를 위한 특별조치법 시행규칙 제27조(보건진료 전담공무원의 보수교육) 제2항〉.
⑤ 특별자치시장·특별자치도지사·시장·군수 또는 구청장은 보건진료소의 업무를 지도·감독한다〈농어촌 등 보건의료를 위한 특별조치법 제23조(지도·감독) 제1항〉.

60 | ⑤

⑤ 첫 자녀가 6 ~ 13세에 해당되는 학령기 가족에 해당한다. 학령기의 가족은 가정의 전통과 관습의 전승과 함께 가족 내 규칙과 규범 확립, 자녀의 사회화 등의 발달과업을 달성해야 할 목표로 설정한다.
① 결혼 후부터 첫 자녀 출생 전까지인 신혼기에 해당한다. 결혼에 적응하고 부부관계 및 가족계획 수립, 자녀 출생에 대비하는 등의 발달과업을 달성해야 할 목표로 설정한다.

② 첫 자녀가 20세 ~ 막내가 결혼을 하는 진수기에 해당하는 시기로, 부부관계 재조정 및 자녀들의 출가에 따른 부모 역할 적응, 새로운 흥미 개발을 위한 노력 등을 달성해야 할 발달과업으로 한다.
③ 첫 자녀가 13 ~ 18세에 해당되는 청소년기로, 10대 자녀의 자유와 책임 간의 균형, 자녀들의 성 문제 대처, 자녀들의 독립성 증가에 따른 자유와 책임간의 조화 등을 달성해야 할 발달과업으로 삼는다.
④ 첫 자녀가 유치원에 입학할 시기인 6세 정도인 경우 학령전기에 해당되는 가족으로, 자녀의 사회화 교육 및 영양관리를 수행하는 것과 자녀와의 관계 대처능력 수립하는 것을 달성해야 할 발달과업으로 한다.

✽ Duvall의 가족생활주기 및 발달과업

㉠ 신혼기
- 결혼 ~ 첫 자녀 출생 전
- 발달과업 : 부부관계 및 가족계획 수립, 자녀 출생에 대비, 결혼에 적응

㉡ 양육기 · 육아기
- 첫 자녀 출생 ~ 첫 자녀 30개월
- 발달과업 : 임신에 대한 배우자간 동의, 부모 역할과 책임 적응, 가족 역할 조정

㉢ 학령전기
- 첫 자녀 30개월 ~ 첫 자녀 6세
- 발달과업 : 자녀의 사회화 교육 및 영양관리 수행, 자녀와의 관계 대처능력 수립, 안정적인 부부관계 유지

㉣ 학령기
- 첫 자녀 6세 ~ 첫 자녀 13세
- 발달과업 : 자녀의 사회화, 가족 전통 및 관습 전승, 가족 간 규범 확립

㉤ 청소년기
- 첫 자녀 13세 ~ 첫 자녀 20세
- 발달과업 : 10대 자녀의 자유와 책임 간의 균형, 자녀들의 성 문제 및 세대 간 충돌에 대한 대처, 수입 안정화

㉥ 진수기
- 첫 자녀 20세 ~ 막내 결혼
- 발달과업 : 부부관계 재조정, 자녀 출가에 따른 새로운 부모 역할에 대한 적응, 새로운 흥미 개발을 위한 노력

㉦ 중년기
- 막내 결혼 ~ 은퇴
- 발달과업 : 부부관계 재확립, 자녀와의 유대관계 유지

㉧ 노년기
- 은퇴 후 ~ 사망
- 발달과업 : 은퇴, 건강문제, 배우자 상실 등에 대한 대처

61 | ②

② 가족연대기 : 가족구성원에게 발생한 일 중 건강에 영향을 주었다고 생각되는 중요한 사건들을 순서대로 나열한 것으로, 건강문제가 발생했을 때 사건과 문제간의 연관성 파악에 사용한다.
① 가족구조도 : 3세대 이상의 가족구성원에 대한 정보 및 구성원 간의 관계를 도표로 표시한 가계도이다. 가족체계 변화, 가족 질병력 사정 시 사용한다.
③ 가족밀착도 : 가족구성원 간의 밀착관계 및 상호관계를 파악을 위해 사용한다.
④ 사회지지도 : 가족 구성원 중 가장 취약한 구성원을 중심으로 하여 가족구성원 간의 상호작용 및 하위체계와 함께 가족과 외부체계와의 상호작용 파악 시 사용한다.
⑤ 외부체계도 : 가족구성원 간의 관계 및 외부체계와의 관계를 그림으로 표현한 것으로 중심원을 기준으로 내부에는 가족구조를, 외부에는 외부체계를 배치한다. 가족에게 유용하거나 영향을 주는 외부체계를 사정할 때 사용한다.

62 | ②

② 주로 오염된 물, 식품을 매개로 발생하며 A형 간염에 감염된 환자 혈액에 노출된 경우에도 감염된다.
① 잠복기는 15 ~ 50일 정도이며 평균 약 28일 정도의 잠복기를 보인다.
③ 12 ~ 23개월의 모든 소아에게 예방접종이 권고되며, 기존 발병이 있거나 항체검사를 통해 면역이 없는 것이 확인된 경우 6개월 ~ 1년 간격으로 2회 예방접종 시 면역력 획득에 도움이 된다.
④ 나이가 어릴수록 특히 6세 미만의 소아에서는 무증상 또는 증상이 미미하나, 성인에서는 높은 비율로 피로, 근육통, 구토, 우상복부 통증, 황달 등의 전신증상을 보인다.
⑤ 감염력이 가장 높은 시기는 증상 발현으로부터 1 ~ 2주 전이다.

63 | ④

④ 불현성 감염기 : 병원체의 자극으로 인한 숙주의 반응이 시작되었으나, 아직 증상은 발현되지 않은 시기이다.
① 회복기 : 질병의 회복 또는 질병의 만성화 상태로 사회 복귀, 숙주의 사망으로 질병이 종료되는 시기이다.
② 비 병원성 감염기 : 숙주가 병에 걸리지 않은 상태로 질병 발생 이전 시기이다.
③ 초기 감염기 : 병원체가 숙주에게 자극을 시작하는 시기로, 생리적 변화는 있으나, 병리적 변화는 아직 발생하지 않은 시기이다.
⑤ 발현성 감염기 : 숙주에게 임상증상이 나타나는 시기로 해부학적 및 생리적 기능변화가 나타난다.

✽ 자연사 단계

㉠ 비 병원성기
- 숙주가 병에 걸리지 않은 상태로 질병 발생 이전 시기이다.
- 예방활동 : 보건교육, 영양상담, 생활환경 및 조건 개선, 생리적 기능 향상 도모 등의 1차 예방

㉡ 초기 병원성기
- 병원체가 숙주에게 자극을 시작하는 시기로, 이로 인해 숙주에게 생리적 변화는 발생했으나, 병리적 변화는 발생하지 않은 질병 발생기의 첫 단계이다.
- 예방활동 : 예방접종, 개인 및 환경 위생관리 등의 1차 예방

㉢ 불현성 감염기
- 병원체의 자극으로 인한 숙주의 반응이 시작되는 시기로, 숙주가 병원체에 감염되었으나 증상이 나타나지 않는 잠복기에 해당한다.
- 예방활동 : 개인 및 집단검진, 조기발견, 사례발견 등의 2차 예방

㉣ 발현성 감염기
- 숙주에게 질병의 증상이 구체적으로 나타나는 시기로 해부생리적 기능변화가 나타난다.
- 예방활동 : 적절한 치료 및 장애 감소를 위한 시설 제공 등의 2차 예방

㉤ 회복기
- 질병의 회복 또는 질병의 만성화 상태로 사회 복귀, 숙주의 사망으로 질병이 종료되는 시기이다.
- 예방활동 : 재활 및 남아있는 능력의 최대화를 위한 시설 제공 등의 3차 예방

64 | ⑤

⑤ 앉기, 일어서기, 균형 유지, 보행법 등 일상에서 낙상을 예방할 수 있는 구체적인 동작 실습이 기억과 행동 변화로 가장 잘 이어지는 교육방법이다.
① 시청각 자료는 흥미를 유발할 수 있지만, 수동적인 학습으로 끝날 가능성이 높아 실제 행동 변화로 연결되기 어렵다.
② 인지적 접근은 가능하지만, 고령자에게는 추상적 내용이나 토론 중심 수업이 어렵고 몰입도가 낮을 수 있다.
③ 가장 흔한 방식이지만, 고령자의 학습 특성상 반복·실습·참여 요소가 부족하여 교육 효과가 제한적이다.
④ 디지털 접근성 문제로 인해 고령자에게 적합하지 않다. 정보 전달 효과도 낮다.

65 | ⑤

⑤ 조기사망 위험성에 대한 강조는 만성질환자를 대상으로 대상자가 이미 가지고 있는 만성질환으로 인한 사망 및 중증합병증의 발생을 예방하기 위해 시행하는 3차 예방활동이다
① 만성질환은 직접적인 원인이 존재하지 않는 경우가 대부분이고 다양한 요인의 복합적인 결과로 발생한다. 증상의 호전과 악화가 반복되어 나타나지만 결과적으로는 악화의 방향으로 진행된다.
② 만성질환의 경우 여러 요인들로 인해 발생하며, 잠복기간이 길어 발병일자에 대한 유추가 어렵다.
③ 질병의 발생시점이 불분명하고 연령이 증가하면 유병률도 함께 증가한다.
④ 만성질환의 2차 예방활동의 효과는 유병률 감소로 측정하며, 사망률 감소는 3차 예방활동의 평가 척도이다.

66 | ②

② 의료기관 가정간호사업 : 입원이 필요한 외래환자 또는 조기 퇴원한 환자 중 진료 담당의가 가정에서 계속적인 치료 및 관리가 필요하다고 인정하는 경우, 환자와 협의를 거쳐 가정간호 의뢰를 통해 이용할 수 있다.
① 방문건강관리사업 : 보건의료전문인력이 지역주민 가정을 방문하여 건강문제를 가진 대상자에게 적합한 보건의료서비스를 제공하거나, 필요한 기관에 연계함으로써 자가 관리 능력 향상 및 건강수준 향상을 목표로 시행하는 사업이다. 기초생활보장수급자 또는 차상위계층 중 건강 위험군, 질환군에 해당되는 대상자, 다문화가족, 북한이탈주민, 독거노인 중 건강위험군, 질환군에 해당되는 대상자, 빈곤아동, 지역사회기관으로부터 건강문제로 의뢰된 건강위험군, 질환군을 대상으로 시행한다.
③ 노인맞춤돌봄서비스 사업 : 일상생활이 힘든 노인을 대상으로 적절한 돌봄 서비스를 제공하여 안정적인 노후생활을 보장하기 위해 만 65세 이상 노인 중 해당 사업 조건에 해당되는 대상자에게 시행되는 사업이다.
④ 장기요양보험 방문간호사업 : 노인장기요양보험제도에 의해 실시되는 방문간호는 장기요양 1~5등급 판정자를 대상으로 한다. 간호사, 간호조무사, 치위생사 등이 의사의 방문간호 지시서에 따라 수급자의 가정을 방문하여 간호 및 요양관련 상담 등을 제공한다.
⑤ 근로복지공단 재활공학사업 : 근로복지공단에서 재해근로자를 대상으로 효과적인 재활치료를 위한 재활보조기구를 개발하고 연구하는 사업이다.

67 | ②

② 방문간호 대상에 해당하는 자는 보건소에서 방문건강관리 대상자를 등록하면 이용 가능하다.
① 조세인 공공보건사업비를 재원으로 하여 사업을 진행한다.
③ 방문건강관리 운영주체는 보건기관이다.
④ 독거노인, 기초생활보장수급자 등 건강취약계층을 대상으로 하나 장기요양등급판정을 받은 자는 제외된다.
⑤ 방문건강관리 대상자는 비용 부담 없이 무료로 이용가능하다.

* 방문간호 및 가정간호

구분	방문건강관리사업	장기요양보험 방문간호	의료기관 가정간호
근거 법	지역보건법	노인장기요양법	의료법
운영주체	보건기관	장기요양기관	국공립 및 민간 의료기관
사업대상	독거노인, 기초생활보장수급자 등 건강취약계층	장기요양등급 판정을 받은 대상자 중 1~5등급	입원이 필요한 외래환자, 조기 퇴원한 환자
이용방법	보건소에서 대상자 등록 후 이용	의사의 방문간호지시서 발급 시 대상자와 방문간호기간 간 계약	진료담당의가 환자와 협의 후 가정간호 의뢰
의료인력	의사, 간호사, 사회복지사 등 다학제적 접근	임상경력 2년 이상 보유한 간호사, 경력 3년 이상 700시간 교육을 이수한 간호조무사	가정간호 전문 간호사
비용부담	무료	대상자 일부 부담 기초수급자 무료	대상자 일부 부담 의료급여 1종 무료
재원	공공보건사업비	노인장기요양보험	국민건강보험

68 | ①

① 평가결과는 지역주민 및 의사결정권자 등이 이해하기 쉽도록 간결하고 평이하게 작성해야 한다.
② 평가의 대상이 되는 계획 및 사업에 대한 정보를 충분히 제공하고 공청회 개최 등 지역사회 주민참여를 포함하여 진행해야 한다. 사업에 영향을 받는 지역주민 및 대상자들이 평가과정에 원활하게 참여할 수 있도록 노력해야 한다.
③ 환경영향평가는 헌법에 제시된 국민의 권리 중 환경권을 구체적으로 보장하기 위해 만들어진 제도이다.
④ 평가분야는 대기환경, 수질환경, 토지환경, 자연생태환경, 생활환경 및 사회·경제 분야로 구분되며, 이 중 인구 및 주거항목은 사회·경제 분야에 포함된다.
⑤ 개발 및 건설 사업 등 새로운 사업을 시행하기 전 해당 사업이 환경에 미치는 영향을 미리 예측하고 평가하여 환경보전방안 등을 마련하기 위해 시행한다. 개발사업자가 사업을 착공한 후 해당 사업이 주변 환경에 미치는 영향을 조사하여 사업 승인기관 및 환경부에 제출하는 것은 사후환경영향조사서이다.

69 | ①

① 납 중독 시 수면장애, 피로감, 손 처짐을 동반한 손 마비, 조혈장애로 인한 피부 창백감, 근육통, 치은부 납 침착 등의 증상을 보이며 소변 중 코프로플피린이 증가한 양상을 보인다.
② 신장애, 만성중독 시 비중격 천공이 대표적이며 코, 위장점막 등의 병변 및 두통, 호흡곤란 등의 증상을 보인다. 크롬중독이 의심되는 대상자는 의식 확인 후 우유와 비타민C를 섭취하게 한다.
③ 구내염, 근육진전 및 불면, 근심, 흥분 등의 정신증상을 보인다. 급성중독이 의심되는 대상자는 의식 확인 후 우유와 계란 흰자를 섭취하게 한다.
④ 피부암 등의 위험이 있다.
⑤ 폐기종, 신장애, 단백뇨 증상이 대표적이며 뼈 통증 및 골연화증, 골다공증 같은 증상을 호소한다.

70 | ④

④ 재난 발생 후 대응단계에서 수행하는 활동으로 임시대피소 마련과 함께 피해자 구조 및 중증도 분류를 통해 피해 최소화를 위한 활동을 수행한다.
①② 재난 발생 후 마지막 복구단계에서 시설 복구, 잔해물 제거, 피해보상 등을 수행한다.
③ 위험지도 작성은 재난 발생 전 재난 예방을 위해 재난 위험성을 분석과 함께 시행하는 활동이다.
⑤ 재난 발생 전 대비단계에서 수행하는 활동으로, 비상경보 및 비상통신체계를 구축하여 재난 대비체계를 갖춘다.

* 재난예방 단계
㉠ 일차예방 : 예방접종, 안전교육, 안전한 식수 공급 및 위생체계 구축, 평가를 통해 위험 확인 및 위험으로부터 보호
㉡ 이차예방 : 감염성 질환 통제, 재난 상황에서의 피해자 구출, 응급의료서비스 제공, 단기 상담 제공, 구경꾼 효과 관리
㉢ 삼차예방 : 부상 및 응급서비스 관리, 정신건강 중재, 실천계획 재수립, 장기 상담 제공, 보건서비스 재확립

정신간호학

71 | ⑤

① 행동모형 : 학습이 일어나지 않았거나 적절히 강화되지 않았을 때 이상행동이 발생한다.
② 정신분석모형 : 불안에 대한 자아의 비효과적인 방어가 이상행동을 발생시킨다.
③ 의사소통모형 : 언어적 및 비언어적 메시지의 부정확한 전달이 이상행동을 발생시킨다.
④ 지지치료모형 : 생물학적, 사회적, 정신적 요인들의 결합이 이상행동으로 나타난다.

* 대인관계 모형의 특징
㉠ 거절에 대한 두려움이 이상행동을 초래한다.
㉡ 불안은 대인관계로부터 발생한다.
㉢ 자신을 인정받지 못할 때 부정적인 자아발달이 초래된다.
㉣ 긍정적 대인관계로부터 안정감이 요구된다.
㉤ 신뢰있는 대인관계의 경험이 치료의 목표이다.
㉥ 치료자(혹은 간호사)와 대상자의 치료적인 대인관계를 긍정적인 경험으로 이용한다.

72 | ①

① 함입 : 우울장애 환자들에게서 흔히 볼 수 있는 방어기전으로서 어떤 생각 혹은 행동의 전부를 자신의 탓으로 돌리는 것이다.
② 해리 : 인격의 각 부분이 조절되지 않아 이중인격 혹은 다중인격을 갖는 것이다.
③ 투사 : 자신이 받아들이기 어려운 충동 혹은 욕구를 다른 곳으로 돌리는 것이다.
④ 주지화 : 받아들일 수 없는 욕구를 경험하지 않기 위해 지적인 능력을 사용하여 감정과 사고를 연결시키지 않는 것이다.
⑤ 반동 형성 : 용납될 수 없는 감정을 반대로 표현하는 것이다.

73 | ⑤

⑤ 간호사 자신에 대한 탐구와 더불어 대상자에 대한 의미 있는 자료 수집은 상호작용 전 단계에서 해야 한다.
①④ 오리엔테이션 단계에 대한 설명이다.
②③ 활동단계에 대한 설명이다.

74 | ③

반향언어란 다른 사람이 한 말을 똑같이 따라 하는 것이다. 크게 세 가지로 나눌 수 있는데, 즉각적 반향언어는 들리는 말을 곧바로 따라하는 것이고 지연적 반향언어는 시간이 지난 후에 들었던 말을 되풀이 하는 것이다. 반복적인 반향어는 동일한 어구가 구절을 무한 반복하는 것을 말한다.

75 | ③

③ 형식적 조작기 : 추상적 사고, 연역적 사고를 보인다.
① 전조작기 : 자기중심적 사고, 물활론적 사고를 보인다.
② 감각운동기 : 대상영속성을 획득한다.
④ 구체적 조작기 : 보존개념 획득, 탈중심화한다.
⑤ 초기 청소년기 : 설리반의 대인관계 발달이론으로 독립할 수 있고 이성과 만족스러운 관계를 형성할 수 있다.

76 | ⑤

① 왜곡된 사고를 재평가하고 수정한다.
② 치료자는 교사의 역할을 하며 부적응적 행동을 수정할 수 있도록 도움을 준다.
③ 목표지향적으로 부적응적 행동을 파악하고 해결한다.
④ 시간제한이 있으며 단기적인 치료과정이다.

77 | ④

④ MAOI는 티라민 함유 식품과 병용 시 고혈압의 위험이 있다.
①② SSRI이다.
③ 비정형 항정신병 약물이다.
⑤ TCA이다.

78 | ①

① 말러의 분리개별화(대상관계이론)에 대한 설명이다.
② 설리반은 개인의 인격은 대인관계와 사회적 교류에서부터 형성되며 그 시작은 어머니와의 관계에 있다는 대인관계 발달이론을 주장했다.
③ 에릭슨은 각 단계마다 해결해야 할 정신사회적 과제들이 만족스럽게 해결되어야 단계별 발달과정이 순조롭게 진행된다는 정신사회적 발달이론을 주장했다.
④ 피아제는 인지발달을 아동 스스로 능동적인 행동을 통해 분화 및 수립해나가는 능동적 구성 과정으로 보는 인지 발달 이론을 제시했다.
⑤ 프로이트는 성 본능이 가장 중요한 본능이며 아동기의 경험이 성인기 인격에 결정적인 영향을 미친다는 정신성적 발달 이론을 제시했다.

79 | ⑤

①②③④ 조현병의 음성 증상에 해당한다.

※ 조현병 양성 증상

㉠ 환각 : 환청, 환시, 환촉, 환후, 환미
㉡ 망상 : 피해망상, 종교망상, 관계망상, 과대망상 등
㉢ 사고과정의 장애 : 비논리적 사고, 보속증, 반향언어, 지리멸렬, 자폐적 사고 등
㉣ 와해된 행동 : 긴장성 혼미, 긴장성 흥분상태, 기행증, 반향행동 등

80 | ②

성숙 위기는 발달단계에서 역할의 변화가 있을 때 발생하는 위기로, 새로운 역할에 저항하거나 수용하는 정도에 따라 영향을 받는다.

81 | ①

② 학대나 방임하게 만든 자신을 스스로 원망한다.
③ 자존감이 낮고 우울한 모습을 보인다.
④ 폭력 가해자에게 직접적인 분노와 적개심을 표출하지 못한다.
⑤ 자신이 처한 상황이 개선될 수 없다고 생각한다.

82 | ④

① 혼합형 : 망상증상 중 두 가지 이상이 혼합되어 나타나는 경우이다.
② 과대망상 : 자신의 능력이 특별하다고 믿고 자신을 특별한 존재라고 믿는 경우이다.
③ 피해망상 : 자신이 피해를 입거나 손해를 보았다고 생각하는 경우이다.
⑤ 색정망상 : 특정한 인물과 자신이 실제로는 아니지만 사랑에 빠졌다고 생각하는 경우이다.

83 | ①

② 지나치게 낙천적인 말과 행동은 피한다.
③ 프로그램 참석을 강요하지 않는다.
④ 지나친 동정의 말과 상투적인 말을 삼간다.
⑤ 결정을 빨리 내리도록 재촉하지 않는다.

84 | ⑤

대상자가 병원 음식을 거부한다고 해서 아예 음식을 제공하지 않으면 영양불균형이 올 수 있으므로 음식을 제공해야 한다.

85 | ④

① 환각관리에 대한 간호중재이다.
② 불신관리에 대한 간호중재이다.
③ 사회적 위축 관리에 대한 간호중재이다.
⑤ 망상관리에 대한 간호중재이다.

86 | ④

자살을 시사하는 간접적 표현이 나타날 경우, 간호사는 자살 사고 유무를 명확하고 직접적으로 탐색해야 한다. 자살이라는 단어를 직접 언급하는 것은 환자의 감정을 자극하거나 유도하는 것이 아니라, 오히려 환자가 숨기고 있는 생각을 표현할 수 있는 기회를 제공하며, 신뢰를 형성하고 위기 개입의 단서를 확보하는 데 효과적이다.

87 | ③

③ 환각 : 외부 자극이 없음에도 감각적으로 자극을 지각하는 것이다. 환자가 실제로 존재하지 않는 천장 위의 사람을 '보고' 있으며, 그것이 실재한다고 믿고 반응하는 것은 시각적 환각에 해당한다. 환각은 섬망, 정신병적 장애, 알코올 금단 등에서 자주 나타난다.
① 망상 : 근거 없는 잘못된 믿음을 사실처럼 확신하는 사고의 장애로, 감각 자극과는 관련이 없다.
② 착각 : 실제 있는 자극을 잘못 해석하는 상태로, 본래 자극이 존재해야 한다. 이 사례는 존재하지 않는 대상을 지각하고 있으므로 해당하지 않는다.
④ 전환 : 심리적 갈등이나 스트레스가 마비, 실어증 등의 신체 증상으로 전환되는 경우이다. 감각 지각의 문제는 해당되지 않는다.
⑤ 이인증 : 자신이나 주변 환경이 낯설고 비현실적으로 느껴지는 상태로, 감각 지각 오류와는 다르다.

88 | ②

② 무기력, 자책감, 낮은 자존감으로 인해 작은 실패도 심한 좌절로 이어질 수 있다. 이때, 지나치게 높은 기대나 목표를 갖고 있거나, 현실에 맞지 않는 계획을 세우면 실패 확률이 높아 우울 증상이 악화될 수 있다.
① 지나치게 자극적인 환경에 예민하거나 피로감을 느낄 수 있으므로 심리적으로 안정감을 줄 수 있는 조용하고 단순한 환경을 조성해야 한다.
③ 식욕 저하와 체중 감소가 흔하므로, 영양 상태를 유지하고 기력을 회복할 수 있도록 고열량, 고단백 식사를 소량씩 자주 제공한다. 단, 식사 강요는 금물이며 환자의 상태에 따라 조율해야 한다.
④ 무기력하고 무가치함을 느끼기 쉬우므로, 단순하고 성공 가능한 활동을 통해 점진적으로 자신감을 회복할 수 있도록 돕는다. 작업은 부담 없는 수준이어야 하며, 실패 경험은 피한다.
⑤ 지나치게 화려한 식기는 주의산만이나 거부감을 유발할 수 있으며, 우울 환자에게는 차분하고 안정적인 식사 환경이 더 적절하다. 특히 식욕 저하보다 식이 거부나 죄책감이 동반되는 환자에게는 자극적 환경은 권장하지 않는다.

89 | ①

② lithium을 1차 약제로 사용한다.
③ 충분한 수분섭취를 격려해야 한다.
④ 신장 기능과 갑상선 기능을 사정해야 한다.
⑤ 독성범위와 치료범위의 농도 차이가 좁아 주기적인 혈액검사가 필요하다.

90 | ②

① 한 가지 주제로 대화를 나누며 장시간 소통하지 않도록 한다.
③ 대상자의 내면에 우울함이 있음을 이해하고 다가가야 한다.
④ 대상자의 행동에 항의하고, 논쟁을 벌여서는 안 된다.
⑤ 찬성 혹은 반대의 입장을 나타내지 않는다.

91 | ②

① 불안 없음 : 징후가 나타나지 않은 평온한 상태이다.
③ 중등도 불안 : 지각영역이 오히려 협소해지고, 전보다 덜 듣고 파악한다.
④ 중증 불안 : 수많은 방어기전이 나타나고 근육의 떨림이 심해진다.
⑤ 공황 상태 : 난폭해지므로 즉각적인 중재가 필요한 경우이다.

92 | ⑤

평소 과음을 하던 대상자가 갑작스런 금주 후 발생하는 정신증적 상태란, 알코올 금단 섬망을 말한다. 금단 섬망은 48 ~ 72시간에 가장 심각한 증상을 나타내는데 증상으로는 환각, 불면, 불안, 오심과 구토, 식욕부진, 수면장애, 지리멸렬, 혈압 상승, 체온 증가, 간질발작, 지남력 상실, 주의력 장애, 동공 확대 등이 있다.

93 | ②

① 10대 후반에서 호발하며 대부분이 35세 이전에 발병한다. 여성 발병률이 남성에 비해 2배 높다.
③ 지나치게 의존적인 모습을 보인다.
④ 우울장애, 자살사고, 강박장애, 알코올 및 약물 남용을 동반하는 경우도 있다.
⑤ 인격장애의 행동특성이다.

94 | ②

강박장애 대상자에게 나타나는 방어기전은 격리, 대치, 취소, 반동형성이다.

95 | ②

외상 후 스트레스 장애에서 관찰되는 증상으로는 플래시백, 과각성, 회피, 부정적 인지와 감정상태이다.

96 | ④
① 반사회적 인격장애 특징이다.
② 조현성 성격장애의 특징이다.
③ 조현형 성격장애의 특징이다.
⑤ 반사회성 성격장애의 특징이다.

97 | ④
① 환자의 말에 경청하며 안도감을 갖게 해야 한다.
② 사회적으로 용납될 수 없는 행동은 제한해야 한다.
③ 부적절한 행동을 보이면 단호하고 엄격한 태도로 대해야 한다.
⑤ 계획적인 사회 활동에 참여하도록 해야 한다.

98 | ⑤
① 비지시적이고 비판단적으로 대해야 한다.
② 대상자를 있는 그대로 수용해야 한다.
③ 객관적이고 정직한 태도로 대해야 하며 따뜻하고 개방적으로 대해야 한다.
④ 대상자의 말에 과소, 과대 반응을 보이지 않아야 한다.

99 | ②
① 자폐적 사고 : 외부 현실에는 무관심하며 자신만의 세계를 구축하며 비현실적 사고를 하는 사고장애다.
③ 구체적 사고 : 사고의 폭이 좁아 은유를 사용하지 못하고 그 의미를 헤아리지 못한다.
④ 사고 주입 : 다른 사람이 자신에게 사고를 주입한다고 느낀다.
⑤ 사고 유출 : 자신의 생각이 밖으로 유출된다고 생각한다.

100 | ③
①⑤ 환각제이다.
②④ 아편계 마약이다.

101 | ③
① "일시적인 안심"으로 비치료적 의사소통이다.
② "주제 바꾸기"로 비치료적 의사소통 유형이다.
④ "판단"으로 비치료적 의사소통 유형이다.
⑤ "충고"로 비치료적 의사소통 유형이다.

102 | ⑤
① 요약 : 대상자와의 면담 후 대화 중 느꼈던 느낌과 사고를 정리하는 것을 말한다.
② 직면 : 대상자가 알지 못하거나, 거부하는 생각 혹은 느낌을 환기시키는 것을 말한다.
③ 반영 : 대상자의 말과 행동에서 표현된 의미를 다른 단어로 부연 설명하는 것을 말한다.
④ 재진술 : 대상자의 말을 짧고 간결한 한 두마디 정도로 그대로 반복해서 사용하는 것을 말한다.

103 | ①
① 우회증 : 불필요한 내용으로 빙빙 돌아 결론에 도달하는 것을 말한다.
② 말비빔 : 전혀 무관한 단어들을 나열하는 특징이 있다.
③ 사고의 비약 : 지나치게 빠른 연상 활동으로 주제가 빠르게 바뀌는 특징이 있다.
④ 사고의 지연 : 연상이 거의 이뤄지지 않은 경우를 의미한다.

104 | ④
① 긴장증 : 자발적인 운동이 없거나 극도의 초조성 흥분을 나타내는 것을 말한다.
② 강박행동 : 불합리한 행동임을 인지하면서도 불안해소를 위해 특정 행동을 반복적으로 하는 것을 말한다.
③ 무의욕증 : 과제를 수행하려는 동기가 전혀 없는 상태를 나타내는 것을 말한다.
⑤ 저하된 활동 : 행동의 빈도와 강도가 모두 저하된 상태를 나타내는 것을 말한다.

105 | ③
① ADHD : 주의력 결핍 과다행동장애로 부주의, 산만성과 충동성 과잉행동이 특징이다.
② 지적장애 : 발달 시기에 개념적, 사회적 일상영역에서 지적 및 적응적 기능 모두가 저하된 경우이다.
④ 의사소통 장애 : 언어, 비언어적 문자 상징가 체계를 인지, 표현, 처리, 이해하는 능력의 장애이다.
⑤ 자폐 스펙트럼 장애 : 사회적 상호작용 장애와 제한적, 반복적인 행동패턴을 특징으로 보이는 행동적 증후군을 뜻한다.

간호관리학									
1	①	2	③	3	⑤	4	⑤	5	①
6	④	7	③	8	⑤	9	②	10	③
11	⑤	12	⑤	13	①	14	④	15	①
16	①	17	①	18	⑤	19	④	20	③
21	④	22	②	23	③	24	⑤	25	③
26	③	27	③	28	③	29	④	30	④
31	⑤	32	④	33	③	34	②	35	③

기본간호학									
36	④	37	③	38	④	39	③	40	⑤
41	③	42	④	43	①	44	①	45	⑤
46	①	47	④	48	①	49	①	50	①
51	③	52	②	53	①	54	④	55	②
56	②	57	③	58	①	59	③	60	①
61	③	62	②	63	①	64	③	65	②

보건의약관계법규									
66	②	67	④	68	④	69	①	70	③
71	②	72	⑤	73	④	74	④	75	①
76	④	77	①	78	④	79	③	80	⑤
81	⑤	82	③	83	⑤	84	②	85	②

간호관리학

1 | ①

① 통계자료를 제시하여 환자를 체계적으로 관리하였다.
② 천사 같은 간호보다는 행정적인 일을 우선적으로 생각하였다.
③ 질병간호가 아니라 병든 사람을 간호하는 것이라고 생각하였다.
④ 간호사 면허 등록제도를 반대하였다.
⑤ 간호사는 직업이 아니라 사명이라고 여겼다.

2 | ③

① 에드먼즈 – 최초의 간호교육기관 보구여관 설립
② 로렌스 – 세브란스 간호사 양성소 소장
④ 웹스터 – 장로교 해외 선교부에서 파송된 첫 간호사, 제중원 근무
⑤ 쉴즈 – 한국의 나이팅게일, 최초의 간호사 협회 조직, 세브란스 간호사 양성소 설립

3 | ⑤

① 공동체 의식이 비교적 높은 편이다.
② 지역사회와 결속력이 높은 편이다.
③ 윤리규정이 고도로 발달되어 있다.
④ 훈련방식이 일원화 되어있다.

---

* 간호 전문직

생명을 다루는 특성상 훈련 기간이 장기간이고, 면허 제도로 자격을 규제하며, 윤리규정이 발달된 특징이 있다. 또한 단순 전문직과는 달리 이타적인 선택동기를 가지고, 사회적 가치를 추구한다는 특징을 가지고 있다. 하지만 이론 개발이 진행중이며, 대부분 의사의 처방으로 실무를 진행하므로 실무에서의 자율성이 제한적이라는 특징이 있다.

4 | ⑤

⑤ 자율성 존중의 원칙 : 정보제공 등을 통하여 환자가 자율적으로 의사결정을 하도록 돕는 것이다.
① 선행의 원칙 : 해나 악을 가하지 않는 원칙이다.
② 정의의 원칙 : 환자의 상황과 상관없이 공정한 치료를 제공해야 한다는 원칙이다.
③ 분배적 원칙 : 정의의 원칙에 속한다.
④ 악행 금지의 원칙 : 타인에게 의도적으로 해를 입히거나 타인에게 해를 입히는 위험을 초래하는 것을 금지할 의무이다.

5 | ①

① 분석 : 윤리적 사고 과정은 사정-분석-계획-수행-평가의 5단계이다. 분석은 핵심 참여자와 선택해야 할 사항을 확인하는 단계이다.
② 수행 : 윤리적 사고에 의한 선택을 수행하는 단계이다.
③ 사정 : 윤리적 문제를 규명하고 자료를 수집하는 단계이다.
④ 계획 : 기대되는 결과를 확인하는 단계이다.
⑤ 평가 : 더 나은 결과를 위한 다른 선택을 확인하는 단계이다.

6 | ④

④ 1947년 뉘른베르크 재판에서 대상자 보호, 사전 동의 지침 마련의 계기가 되었다.
① 최대 다수, 최대 행복의 결과중심 윤리 이론이다.
② 1974년, 전 세계 전문분야별 윤리강령의 기초가 되었다.
③ 1964년, 뉘른베르크 강령 보완, 피험자의 권익이 사회이익보다 중요함을 강조하였다.
⑤ 1960년대 미국에서 만든 단체로 시작, 다양한 임상 윤리 문제 해결하는 방향으로 체계화되었다.

7 | ③

확인의 의무는 간호의 내용이나 행위가 정확하게 이루어지는가를 확인해야 하는 의무이다. 간호보조행위(간호학생이나 보조인력)에 대한 확인의 의무, 다른 보건 의료인의 행위가 위반되지 않는지에 대한 확인의 의무, 의약품 및 기자재 사용에 대한 확인의 의무 등이 있다.

8 | ⑤

⑤ 동기부여는 간호관리 체계모형 중 전환단계에서 일어나는 지휘기능에 해당한다. 재무관리는 간호기획기능에 해당하므로 전환단계에 해당한다.
①③ 투입기능
②④ 산출기능

---

* 간호관리 체계모형

㉠ 투입 : 간호인력, 물자, 자금, 정보기술, 시간, 건물 설계 등
㉡ 전환
  • 기획 : 의사결정, 재무관리, 시간관리
  • 조직 : 조직구조, 조직문화, 조직변화
  • 인사 : 직무관리, 간호전달체계, 경력개발, 노사협정
  • 지휘 : 리더십, 동기부여, 주장행동, 의사소통, 갈등관리, 스트레스 관리
  • 통제 : 의료 및 간호의 질 관리
㉢ 산출
  • 환자 : 간호 서비스의 양과 질, 환자 만족도, 재원일수 등
  • 간호사 : 간호사 만족도, 이직률, 퇴사율, 결근율 등
㉣ 피드백 : 재정보고서, 질 평가 보고서, 동료평가 등

9 | ②

② 이중의 조직구조이므로 명령통일 일원화가 어렵다.
① 책임에 대한 혼란을 일으킬 수 있다.
② 공식적인 절차와 규칙에 얽매이지 않는다.
③ 갈등 발생 소지가 크고, 권력투쟁 조장의 위험성이 있다.
④ 급격한 환경 변화에 신속하게 대응할 수 있다.

---

* 매트릭스 조직

전통적인 직능부제 조직과 전통적인 프로젝트 조직을 통합한 형태이다.

10 | ③

① 전자회의 : 문제 제시와 토론을 컴퓨터로 하는 방법이다.
② 델파이법 : 사안에 대해 전문가들이 설문지를 통해 의견을 제시하고, 다른 사람이 제시한 의견을 반영하여 설문지 수정하는 것을 반복하는 방법이다.
④ 브레인스토밍 : 리더가 제기한 문제에 대하여 자발적으로 아이디어를 제시하는 방법이다.
⑤ 집단노트기법 : 노트에 문제에 대한 해결 방법을 제시하고 다른 사람에게 넘기는 방법이다.

11 | ⑤

⑤ 기대되는 소요 시간을 계산하기 위해서는 낙관적 소요 시간, 가능성이 많은 소요 시간, 비관적 소요 시간이 필요하다.
①③ PPBS에 대한 설명이다.
② CPM에 대한 설명이다.
④ PERT는 불확실한 상황에서의 기획과 통제를 하는 데 사용되는 모형이다.

※ CPM (주경로기법)
PERT와 매우 유사하나 프로젝트 완성을 위한 하나의 완성시간만을 추정한다는 다른 점이 있다.

※ PPBS(기획예산제도)
장기적인 계획수립과 단기적인 예상 편성을 유기적으로 연관시킴으로써 자원배분에 대한 의사결정을 합리적으로 일관성 있게 하려는 제도이다.

12 | ⑤

③ 재고를 적정하게 유지해야 한다.
② 물품은 유효기간 내에 사용해야 한다.
① 의료장비 및 비품에 대한 사용법을 지침서로 작성하고 그대로 활용한다.
④ 사용빈도가 높고 부피가 작은 제품은 정수 교환으로 공급한다.

13 | ①

② 진료수가금액은 상대가치점수 × 유형별 점수당 단가로 계산한다.
③ 행위별수가제의 단점은 과잉진료가 발생할 수 있다는 점이다.
④ 우리나라는 의료보험 도입 당시부터 행위별수가제를 사용하고 있다.
⑤ 우리나라는 총액계약제를 사용하지 않는다.

14 | ④

④ 3단계 마케팅믹스에 대한 설명이다.
① 표적시장은 2단계에서 선정한다.
② 시장기회분석이 필요한 것은 1단계이다.
③ 1단계에서 구매자 특성(지리적, 인구통계적, 심리분석적, 행태적 특성)에 따라 시장을 세분화한다.
⑤ 4단계 마케팅 실행 및 통제 과정에 대한 설명이다.

15 | ①

한국간호사 윤리강령(2023년 개정)
㉠ 간호사와 대상자
- 평등한 간호 제공 : 간호사는 간호 대상자의 국적, 인종, 종교, 사상, 연령, 성별, 정치적·사회적·경제적 지위, 성적 지향, 질병, 장애, 문화 등의 차이에 관계없이 평등하게 간호한다.
- 개별적 요구 존중 : 간호사는 간호 대상자의 관습, 신념 및 가치관에 근거한 개인적 요구를 존중하여 간호하는 데 최선을 다한다.
- 사생활 보호 및 비밀유지 : 간호사는 간호 대상자의 개인 건강 정보를 포함한 사생활을 보호하고, 비밀을 유지하며, 간호에 필요한 최소한의 정보 공유를 원칙으로 한다.
- 알 권리 및 자기결정권 존중 : 간호사는 간호의 전 과정에 간호 대상자를 참여시키며, 충분한 정보 제공과 설명으로 간호 대상자가 스스로 의사 결정을 하도록 돕는다.
- 취약한 간호 대상자 보호 : 간호사는 취약한 환경에 처해 있는 간호 대상자를 보호하고 돌본다.
- 건강 환경 구현 : 간호사는 건강을 위협하는 사회적 유해 환경, 재해, 생태계의 오염으로부터 간호 대상자를 보호하고, 건강한 환경을 보전·유지하는 데 적극적으로 참여한다.
- 인간의 존엄성 보호 : 간호사는 첨단 의과학 기술을 포함한 생명 과학 기술의 적용을 받는 간호 대상자를 돌볼 때 인간 생명의 존엄과 가치를 인식하고 간호 대상자를 보호한다.

㉡ 전문인으로서 간호사의 의무
- 간호 표준 준수 : 간호사는 모든 업무를 대한간호협회 간호 표준에 따라 수행하고 간호에 대한 자신의 판단과 행위에 책임을 진다.
- 교육과 연구 : 간호사는 간호 수준의 향상과 근거 기반 실무를 위한 교육과 훈련에 참여하고, 간호 표준 개발 및 연구에 기여한다.
- 정책 참여 : 간호사는 간호 전문직의 발전과 국민 건강 증진을 위해 간호 정책 및 관련 제도의 개선 활동에 적극적으로 참여한다.
- 정의와 신뢰의 증진 : 간호사는 의료자원의 분배와 간호 활동에 형평성과 공정성을 유지함으로써 사회의 공동선과 신뢰를 증진하는 데에 기여한다.
- 안전을 위한 간호 : 간호사는 간호의 전 과정에서 간호 대상자의 안전을 우선시 하며, 위험을 최소화하기 위한 조치를 취해야 한다.

- 건강 및 품위 유지 : 간호사는 자신의 건강을 보호하고 전문인으로서의 긍지와 품위를 유지한다.

ⓒ 간호사와 협력자
- 관계 윤리 준수 : 간호사는 동료 의료인이나 간호 관련 종사자와 협력하는 경우 상대를 존중과 신의로서 대하며, 간호 대상자 및 사회에 대한 윤리적 책임을 다한다.
- 간호 대상자 보호 : 간호사는 동료 의료인이나 간호 관련 종사자에 의해 간호 대상자의 건강과 안전이 위협받는 경우, 간호 대상자를 보호하기 위한 적절한 조치를 취한다.
- 첨단 생명 과학 기술 협력과 경계 : 간호사는 첨단 생명 과학 기술을 적용한 보건 의료 연구에 협력함과 동시에, 관련 윤리적 문제에 대해 경계하고 대처한다.

16 | ①

① 관찰법 : 조사자가 직접 집무담당자가 업무 수행하는 것을 관찰하는 방법이다. 시간과 노력이 오래 걸리는 것이 단점이나 정확한 정보를 얻을 수 있다.
② 면접법 : 질문하고자 하는 내용을 조사자가 말로 물어보고, 그 응답을 통해 자료를 수집하는 방법이다.
③ 질문지법 : 조사하고자 하는 내용을 설문지로 작성하여, 이를 조사대상자에게 보내서 기입하게 하는 방법이다.
④ 직무기술서 : 직무분석을 통해 얻은 특정 직무에 대한 정보를 직무 특성에 중점을 두고 체계적으로 정리한 문서이다.
⑤ 자가보고일기 : 관찰이 어려운 직무분석에 많이 활용된다.

17 | ①

② 모듈방법 : 2 ~ 3명이 팀을 이루어 간호단위의 특정한 영역에서 환자 간호를 제공하는 방법이다.
③ 팀간호방법 : 전문적 간호사가 팀지도자가 되어 간호를 계획하고 조정하며 팀구성원들을 지도하는 방법이다.
④ 일차간호방법 : 환자를 담당하는 간호사가 정해지면 간호사가 환자의 모든 간호를 책임지는 방법이다.
⑤ 기능적 분담방법 : 간호사들은 특정한 환자를 분담 받는 것이 아니라 수행할 업무들을 분담 받는다.

18 | ⑤

⑤ 간접적 보상 : 구성원의 생활안정과 질 향상을 위해 직접적인 보상 이외의 방법으로 제공되는 복리후생보상이다.
① 내적 보상 : 비금전적인 형태로 지급되는 보상으로, 구성원 개인이 심리적으로 느끼는 성취감, 보람, 자율성 등의 만족감이다.
② 성과급 보상 : 보너스, 인센티브 등 업무성과에 따라 지급되는 금전적 보상이다.
③ 연공급 보상 : 근속연수, 연령에 따라 보상이 구성되는 체계이다.
④ 부가급 보상 : 기본급에 부수적인 역할 및 보완하는 방식의 금전적 보상이다.

19 | ④

직접간호시간은 간호사가 대상자에게 직접적으로 간호를 시행하는 시간을 말한다. 인계 및 물품관리, 간호기록 시간은 간접간호시간에 해당된다.

20 | ③

① CLS(경력사다리)는 미국간호사들의 간호실무능력 평가, 간호능력개발 시스템이다.
② 간호사의 사기진작과 직업만족도 향상의 장점이 있다.
④ zimmer는 임상 승진 제도 실행을 위한 도구로 경력사다리를 이용했다.
⑤ buchan은 임상 간호 실무나 교육 등과 관련해 능력과 기술의 수준을 구별했다.

21 | ④

④ 부가급 설정 시 특수한 근무환경, 직무내용, 생활조건을 고려해야 한다.
①②③⑤ 간호사의 기대, 근무의욕의 향상, 병원인사제도의 성격, 조직의 형태 등은 기본급 산정 시 고려되는 부분이다.

22 | ②

② 인력부족, 과로, 간호의 질 저하를 초래한다.
① 구성원 간의 협동심 및 지지적인 분위기가 저해된다.
③ 다른 부서와는 문제가 생긴다고 보기 어렵다.
④ 직원의 이직으로 과로 수 있으며 사기가 저하된다.
⑤ 신규간호사 선발, 교육 등으로 비용이 증가하며, 미숙함으로 인한 손실 등이 생긴다.

23 | ①

① 준거적 권력 : 자신보다 뛰어나다고 인식하는 사람을 닮고자 할 때 발생한다.
② 보상적 권력 : 권력자가 경제적, 정신적 보상을 해줄 수 있는 자원과 능력을 가지고 있을 때 발생한다.
③ 강압적 권력 : 위협, 감봉, 해고, 처벌 등을 사용하여 구성원을 강제적으로 통제하는 것이다.
④ 합법적 권력 : 권력행사에 대한 정당한 권리를 전제로 한다.
⑤ 연결적 권력 : 중요인물이나 조직 내 영향력 있는 사람과의 연계능력으로 발생한다.

24 | ⑤

① 매슬로의 이론을 확대시켜 개발한 이론이다.
② 과정이론에 대한 설명이다.
③ 공정성이론에 대한 설명이다.
④ 만족 요인과 불만족 요인의 구분에 대한 타당성이 낮다.

25 | ④

①②⑤ 과정적 측면
③ 결과적 측면

* 도나베디언 간호 질 평가 접근법

㉠ 구조적 측면(조건에 대한 평가) : 간호서비스 제공 시 사용되는 인·물적 등 재정, 정책, 절차, 지침, 직무기술서, 조직구조, 인력 배치, 업무량, 교육 및 연구, 설비, 장비, 물품 등
㉡ 과정적 측면(간호수행 과정 관찰 및 수행 자체 평가) : 간호실무과정 측정, 간호과정, 간호부서와 타부서와의 상호작용, 리더십, 의사소통, 간호사의 숙련도 및 태도 등
㉢ 결과적 측면(간호수행 결과 평가) : 환자의 만족도 점수, 건강상태, 자가간호 수준, 합병증 발생 유무, 비용 등

26 | ③

① 팀의 규모는 2 ~ 16명 정도가 적당하다.
②⑤ 팀리더는 토론에 적극적인 개입을 하거나 방관해서는 안 되며 개인보다는 이슈 등에 초점을 두어야 한다.
④ 팀은 다양한 역할을 수행하는 사람들로 구성하는 것이 좋다.

27 | ③

①② 자신의 입장을 견고히 하려고 하거나, 개인 또는 개인의 행동이 아닌 문제 자체에 초점을 둔다.
④ 상호 양보를 통해 합의점에 도달한다.
⑤ 사실과 객관적 표준을 사용하여 해결책을 구체화한다.

28 | ③

①③ 정의, 측정, 분석, 개선, 관리, 총 5단계의 DMAIC단계이다.
② 잭 웰치에 의해 유명해진 혁신적 품질경영기법이다. PDCA(Plan-Do-Check-Act) 사이클은 데밍, 슈하트 등에 의해 알려졌다.
④ TQM(Total Quality Management)에 대한 설명이다.
⑤ 업무상에서 실현될 수 있는 가장 낮은 수준의 에러이다.

* 6시그마

㉠ 모든 프로세스에 적용할 수 있는 전방위 경영혁신 운동으로, 모든 서비스와 상품의 불량률이나 결함을 줄이고 고객만족을 높이기 위한 질 향상 활동 방법이다.
㉡ 6시그마 품질수준이란 3.4PPM으로 100만 개의 제품 중 발생하는 불량품이 평균 3.4개라는 것을 의미한다.
㉢ 해결기법 과정은 정의(define), 측정(measure), 분석(analyze), 개선(improve), 관리(control)를 거쳐 최종적으로 6시그마 기준에 도달하게 된다.

29 | ④

①⑤ 지원체계에 해당한다.
② 성과관리체계에 해당한다.
③ 기본가치체계에 해당한다.

   ＊ 의료기관 인증 기준 체계

㉠ 기본 가치체계
  • 안전보장 활동
  • 지속적인 질 향상
㉡ 환자 진료체계
  • 진료전달 체계와 평가
  • 환자 진료
  • 수술 및 마취 진정관리
  • 의약품관리
  • 환자권리 존중 및 보호
㉢ 지원체계
  • 경영 및 조직운영
  • 인적자원관리
  • 감염관리
  • 안전한 시설 및 환경 관리
  • 의료 정보 · 의무기록 관리
㉣ 성과관리체계 : 임상 질 지표

30 | ④

① 휠체어는 몸이 불편하지 않고 힘이 있는 쪽으로 둔다.
② 보호자뿐만 아니라 환자에게도 낙상예방교육을 하여야 한다.
③ 낙상간호기록은 근무조마다 1회 이상 하는 것이 좋다.
⑤ 침대 난간은 항상 올려두도록 교육한다.

   ＊ 낙상예방교육

㉠ 침대에 있을 때에는 침대 난간을 반드시 올리도록 한다.
㉡ 오랫동안 누워있다가 일어설 때에는 체위성 저혈압이 올 수 있으므로 천천히 일어서도록 한다.
㉢ 주변에 이동을 방해하는 물체(물건, 쓰레기, 전기코드 등)는 모두 정리하도록 한다.
㉣ 휠체어 이용 시, 힘이 있는 쪽으로 휠체어를 두고 이동하도록 한다.

31 | ⑤

① 근본 원인 분석은 오류 발생 시 관련된 요인을 찾기 위한 방법이다.
② 오류 유형 영향 분석법(FMEA)에 대한 설명이다.
③ 사건 발생을 후향적으로 조사하는 방법이다.
④ 준비－근접원인 규명－근본원인 규명－개선활동의 4단계로 나뉜다.

32 | ④

① 치료가 아닌 간호에 필요한 인력, 시설, 물품의 상태를 확보하는 것이다.
② 간호부가 다른 부서들과 긴밀한 의사소통을 하고, 협조체계를 가지도록 돕는다.
③ 진단과 치료활동을 대행할 수는 없다. 적극적으로 돕는다.
⑤ 간호직원과 간호학생의 교육적 욕구를 충족시킨다.

33 | ③

병원환경에서 온도는 18 ~ 23℃, 습도는 40~ 60%를 권장하고 있다.

34 | ②

② 잔여 마약은 주사기, 앰플, 경구약 등 그대로 반납 처리한다.
① 사용 후 남은 마약은 처방전과 대조한 후 약국에 반납한다.
③ 마약 파손 시, 즉시 사진을 찍고 파손된 조각도 함께 반납한다.
④ 마약대장은 사용할 때마다 개인별로 기록한다.
⑤ 마약장 열쇠는 담당간호사 간에 직접 인수인계한다.

35 | ③

진료기록부 등의 보존〈의료법 시행규칙 제15조 제1항〉… 의료인이나 의료기관 개설자는 법 제22조 제2항에 따른 진료기록부등을 다음 각 호에 정하는 기간 동안 보존하여야 한다. 다만, 계속적인 진료를 위하여 필요한 경우에는 1회에 한정하여 다음 각 호에 정하는 기간의 범위에서 그 기간을 연장하여 보존할 수 있다.

1. 환자 명부 : 5년
2. 진료기록부 : 10년
3. 처방전 : 2년
4. 수술기록 : 10년
5. 검사내용 및 검사소견기록 : 5년
6. 방사선 사진(영상물을 포함한다) 및 그 소견서 : 5년
7. 간호기록부 : 5년
8. 조산기록부 : 5년
9. 진단서 등의 부본(진단서·사망진단서 및 시체검안서 등을 따로 구분하여 보존할 것) : 3년

기본간호학

36 | ④

① 위급한 상부기도 폐색 시 시행한다.
② 밀봉흉곽튜브 배액의 목적이야.
③ 장기간 기계적 호흡이 요구될 때 시행한다.
⑤ 무의식 환자의 분비물 흡인 방지를 위해 시행한다.

37 | ③

③ 진동이 끝난 후 대상자에게 기침을 하게 하여 분비물을 뱉어낼 수 있도록 한다.
① 흉부물리요법 적용 시 체위배액, 타진, 진동, 기침 또는 흡인 순서로 시행한다.
② 척추, 흉골, 유방, 늑골연 부위에는 시행하지 않는다.
④ 천천히 호기하는 동안 흉벽을 진동시킨다.
⑤ 체위배액에 대한 설명이다. 진동법의 경우 약 분당 200회 진동으로 한 곳에 여러 번, 수분간 실시한다.

38 | ④

④ 숨을 최대한 깊게 들이마신 후 공이 목표로 한 기준선에서 2~5초간 유지될 수 있도록 숨을 참는다.
① 최대한 깊게 숨을 들이마신 후 지표가 기준선에 2~5초 유지되도록 숨을 참는다.
② 기구를 바로 세운 후 호스를 입에 물고 사용한다.
③ 횡격막을 아래로 내려 폐 확장 범위를 증가시키기 위해 좌위나 반좌위를 취하도록 한다. 또한, 수술 후 통증이 있는 환자에게 적용 시 베개나 담요로 절개부위를 지지하면 통증 및 당김이 감소된다.
⑤ 마우스피스를 떼어낸 후 호흡 시 입술을 오므린 채로 천천히 내쉴 수 있도록 한다.

39 | ③

①③⑤ 폐로부터 공기의 흐름에 대한 저항을 만들어 기관지 내 압력을 증가시키고 세기관지의 허탈을 막을 수 있다.
② 강화폐활량계의 효과다.
④ 기침의 효과다.

40 | ⑤

⑤ 상완삼두박근에서 피부주름두께를 측정한다. 측정 시 먼저 피부 두 겹 두께 측정기로 견갑골 견봉 돌기와 척골 주두 돌기를 측정한 그 중간 부위를 측정자의 손으로 피부를 집어 들어 올린 후 캘리퍼(caliper)를 통해 측정기 표기란 수치를 읽는다.
① 측정치 표준 값은 남성 12.5mm, 여성 16.5mm로 보통 여성이 남성보다 크게 측정된다.
② 피부주름두께 측정은 피부를 가볍게 들어 올렸을 때 접힌 피하지방의 두께를 측정하여 영양을 평가하는 것으로 주로 삼두박근을 이용하여 측정한다.
③ 측정 오차 예방을 위해 적어도 2회 이상 측정한 후, 그 측정값들의 평균값을 사용한다.
④ 상박 근육 두께 또는 삼두박근의 피부 두 겹의 두께가 표준값의 85% 이하로 측정 시 영양 상태 불량을 의미한다.

41 | ③

③ 주입 전 위 내의 잔유량을 확인하고, 흡입한 내용물은 체액과 전해질 소실을 예방하기 위해 다시 위로 주입한다.
① 영양액의 온도가 높은 경우 점막을 자극하고, 온도가 낮은 경우 혈관 수축을 유발하여 소화액 분비 감소 및 경련 유발의 위험이 있으므로, 영양액은 가능한 체온 및 방 안 온도와 비슷하게 하여 공급한다.
② 영양액 주입 전과 후로 튜브에 소량의 물을 주입하여 튜브가 막히는 것을 방지한다.
④ 영양액을 주입하기 전에 반드시 삽입된 튜브의 위치를 확인해야 한다.
⑤ 주사기가 완전히 비워지면 공기가 유입되므로 완전히 비워지기 전에 50cc가량의 물을 주입한 후 튜브를 막는다.

* 비위관 위치 확인 방법

㉠ 흉부 또는 복부 X-ray 촬영을 통해 비위관의 위치를 확인하며 가장 정확하다.
㉡ 튜브 관으로 5~10cc 공기를 주입하며 복부 검상돌기 아래 부분 청진한다. 이때, 공기 주입 시 '휙' 소리가 난다면 비위관이 위로 바르게 들어간 것이다.
㉢ 위 내용물 흡인을 통해 양상 관찰 시 영양용 실린지를 비위관 튜브에 꽂고 당겨 청록색의 내용물이 관찰된다면 비위관이 위로 바르게 들어간 것이다. 또는 흡인된 내용물의 산도를 측정하여 pH 1~4인 경우 위액으로 보아 비위관이 위로 바르게 들어간 것이다.
㉣ 튜브의 끝을 물에 담근 후 공기방울 발생 유무를 확인한다. 이때 물에서 공기방울이 생긴다면, 이는 비위관이 폐로 들어간 것을 의미한다.

42 | ④

④ 영양액을 빠르게 주입하는 경우 또는 고농도의 식이 제공 시 설사가 발생할 수 있으므로, 영양액을 천천히 주입하거나 농도를 낮추어 제공한다.
① 위관영양 중인 대상자는 섬유소 섭취 및 움직임 저하로 변비가 발생할 수 있다. 이 경우 완화제 투약을 고려한다.
② 주사기와 피딩백의 높이가 높은 경우 설사, 구토를 유발할 수 있으므로 45~50cm 높이를 유지한다.
③ 영양액이 빠르게 주입되면 설사, 장경련 등이 발생할 수 있으므로 영양액의 농도를 묽게하여 천천히 주입해야 한다.
⑤ 찬 용액은 설사를 유발할 수 있으므로 영양액은 대상자의 체온과 비슷하게 데운 후 제공한다.

43 | ①

① 분변이 직장 유입 시 직장 팽창으로 직장 내 압력이 30mmHg가량 상승되며 배변반사가 시작된다.
② 배변반사의 중추는 연수와 척수이다.
③ 직장의 장간막신경총이 하행결장, S자 결장, 직장의 부교감신경을 자극하여 결장의 연동운동을 강화하고 이를 통해 분변이 항문으로 이동한다.
④ 분변이 항문으로 이동 시, 내항문 괄약근 이완을 통해 변의가 발생되고 변을 배출시킬 준비를 한다.
⑤ 직장내압이 약 55mmHg에 도달하면 내항문 괄약근과 함께 외항문 괄약근도 함께 이완되어 배변이 이루어진다.

* 배변기전

㉠ 배변반사는 직장 내부의 분변에 의해 유발된다.
㉡ 분변으로 인해 직장이 팽창되고 이로 인해 직장 내 압력이 상승된다.
㉢ 압력 상승으로 직장의 지각신경이 자극되어 배변반사가 시작된다.
㉣ 직장의 장간막신경총이 하행결장, S자 결장, 직장의 부교감신경을 자극하여 결장의 연동운동을 강화한다.
㉤ 결장의 연동운동을 통해 분변이 항문으로 이동한다.
㉥ 항문의 내항문 괄약근 이완된다.
㉦ 외항문 괄약근 이완을 통해 배변이 이루어진다.

44 | ①

① 대변 완화제는 물과 지방이 대변을 윤활하게 하는 것을 돕고, 장을 통과할 수 있게 하는 정화작용을 유발하여 배설을 돕는다.
② 신체활동은 장의 연동운동을 자극하고 배변에 도움이 되는 복부, 횡격막, 회음부의 근긴장도를 향상시켜 배변에 도움이 된다.
③ 수분은 변을 부드럽게 만들고 연동운동을 증가시킨다. 수분을 제한할 경우 변이 딱딱해지고 대변에서 변의 부피팽창이 이루어지지 않아 변비를 악화시킨다. 금기가 아닌 한 하루 2~3L 수분을 섭취하게 한다.
④ 저섬유 식이 식단은 변비를 유발하는 원인이 된다. 섬유질은 분변의 팽창 및 양을 증가시켜 연동운동을 촉진하므로 고섬유 식이를 제공한다.
⑤ 호흡기 질환, 심질환 및 뇌 손상이 있는 환자가 발살바수기로 호흡 시 흉곽 및 두개내압이 증가되므로 금기이다.

45 | ⑤

⑤ 갑작스러운 강한 요의와 함께 다량의 소변 실금이 발생하는 것은 긴박성 요실금의 증상이다. 방광 조절 훈련을 위해 대상자가 요의를 느끼지 못해도 배뇨 시간을 정하여 화장실에 가도록 한다. 깨어있는 시간 동안은 1~2시간마다, 밤에는 4시간마다 배뇨를 시도하도록 한다.
① 카페인은 방광을 자극하여 방광 훈련에 어려움을 줄 수 있으므로, 카페인 섭취를 제한한다.
② 배뇨 시 물소리를 들려주면 배뇨반사가 자극되므로, 배뇨가 어려운 대상자의 배뇨 촉진을 위해 시행한다.
③ 적절한 소변량 유지를 위해 하루 1.5~2L의 수분을 섭취하도록 한다. 단, 밤 동안의 배뇨횟수를 줄이기 위해 저녁 이후 수분 섭취는 제한한다.
④ 배뇨 장애가 있는 대상자에게 정상 배뇨습관 유지를 위해 배뇨를 위한 정상 자세를 취하도록 해야 한다. 남성의 경우 서 있는 자세로 배뇨하도록 하고, 여성의 경우 쪼그리거나 앉아서 약간 앞으로 구부리는 자세로 배뇨하도록 한다.

※ 요실금 종류

종류	원인	증상
기능성 요실금	방광기능 이상은 없으나 치매, 감각 인지기능 손상, 기동성 장애 등 정신적·육체적 장애로 수의적 배뇨 조절 불가	불수의적이고 예측 불가능한 실금 발생
긴박성 요실금	방광용적 감소, 방광의 과대팽만, 신경 손상, 알코올 섭취 등으로 무의식적 배뇨근 수축 발생	갑작스럽게 참을 수 없을 정도의 강한 요의를 느끼고 불다량의 실금 발생
반사성 요실금	조직 손상, 배뇨중추의 신경학적 손상	방광 내 소변이 어느 정도 이상 차 있을 때 다소 예측 가능한 간격으로 불수의적 실금 발생
복압성 요실금	출산, 비만, 갱년기 등 회음부 근육 긴장도 감소	복압이 높아지는 행동을 할 때 자신도 모르게 실금 발생
역류성 요실금	신경 손상, 약물 복용, 분변매복 등 방광의 과도 팽만 및 방광의 소변 배출 기능 저하로 발생	방광이 소변으로 과다 팽만되어 소변의 실금 발생

46 | ①

① 부동으로 인해 폐 확장 감소, 호흡근육 약화 및 분비물이 정체된다. 이를 예방하기 위해 심호흡과 기침을 격려한다.
② 장기간 부동 시 뼈의 칼슘이 혈중에 유리되고 칼슘 재흡수 기능이 저하되어 고칼슘혈증이 발생할 수 있다.
③ 하루 2~3L 수분 섭취로 분비물을 배출한다.
④ 수동 관절가동범위 운동은 스스로 움직일 수 없는 대상자에게 각 관절의 가동성 유지를 위해 시행하는 운동으로, 근위축, 경축 예방을 위해 시행한다. 근육의 발달 및 근력 유지가 목적인 경우 능동 관절가동범위 운동을 시행한다.
⑤ 장기간 부동 상태는 인슐린 생산 저하와 포도당 대사능력 감소를 유발하여 체내 저장된 단백질을 분해하여 에너지원으로 사용한다. 단백질 섭취가 부족할 경우 저장된 단백질 분해가 증가되어 신체 내 음성 질소균형이 유발된다. 이를 예방하기 위해 적당한 단백질 섭취가 필요하므로 단백질이 포함된 식사를 소량씩 자주 제공해야 한다.

47 | ④

④ 간호사는 무릎으로 환자의 마비측 무릎을 지지한다.
① 휠체어는 환자의 건강한 측 침대난간에 붙인다.
② 발 받침대는 환자의 다리가 걸리지 않도록 젖혀 놓는다.
③ 낙상 예방을 위해 이동 전 침대와 휠체어 모두 잠금장치가 되어있는지 확인한다.
⑤ 환자의 건강한 손은 휠체어의 팔걸이를 잡도록 한다.

48 | ①

① 정상적인 신체 선열 자세를 유지하기 위해 관절은 중립자세를 유지한다.
② 한 쪽 부위의 운동이 끝난 후 다른 쪽 부위의 운동을 시작한다.
③ 운동은 머리에서 발끝 순서로 시행한다.
④ 각 관절은 움직임은 통증이 아닌 어떠한 저항감이 느껴질 때까지 움직인다.
⑤ 큰 근육부터 시작하여 작은 근육 순으로 하루에 2회 정도 실시한다.

49 | ①

① 수면발작증 또는 기면증은 수면-각성 주기를 조절하는 뇌의 기능장애로 통제할 수 없는 수면 요구가 발생된다. 기면증의 주요 증상은 급발작 또는 갑작스러운 수의근의 소실, 잠이 들 때 또는 깨어날 때의 생생한 환각, 그리고 수면의 시작과 끝에 발생하는 전신마비 증상이 있다.
② 1개월 이상 지속되는 과도한 주간 수면이 특징이다.
③ 수면 중 코를 고는 사이에 호흡을 하지 않거나 호흡이 감소되는 것이 특징이다.
④ 수면의 양, 질의 감소로 수면을 취하지 않는 상태가 지속되는 것을 말한다. 피로, 집중력 저하, 포도당 대사 및 조절 능력 저하 등의 문제가 발생한다.
⑤ 가만히 누워있지 못하고 다리가 불쾌하게 떨리거나 저린 감각이 느껴지는 것을 말한다.

50 | ①

① 고열과 함께 기면 증세는 발열단계 중 고온기 증상에 해당된다. 체온 하강을 위해 미온수 스펀지 목욕을 제공한다.
② 체온 하강을 위해 가벼운 침구와 옷을 제공한다.
③ 탈수 예방을 위해 수분 섭취를 권장한다.
④ 활동을 제한하고 휴식을 취할 수 있는 환경을 제공해야 한다.
⑤ 고온기 환자의 경우 환기를 시켜 내부 공기를 차갑게 해야 한다.

* 발열

종류	원인	증상
상승기 (오한기)	심박동수 증가, 오한, 추위 호소, 차가운 피부	여분 담요 제공, 수분 섭취, 활동 제한, 필요 시 산소 공급
고온기 (발열기)	맥박과 호흡수 증가, 오한 사라짐, 갈증 호소, 따듯한 피부, 기면 또는 안절부절 하는 모습	가벼운 침구, 수분 섭취, 구강 및 비강 점막 내 윤활제 적용, 미온수 스펀지 목욕, 환기
회복기 (해열기)	피부 홍조, 발한, 탈수	가벼운 침구, 수분 섭취, 미온수 스펀지 목욕

51 | ③

인슐린, 헤파린, 백신 등의 피하주사 시 상완 외측 후면, 하복부, 대퇴전면, 등 상부, 배둔근 윗부분에 주사한다.

52 | ②

체위별 욕창 호발 부위
㉠ 앙와위 : 발꿈치, 천골, 팔꿈치, 후두, 견갑골
㉡ 반좌위 : 발꿈치, 천골, 골반, 척추
㉢ 측위 : 복사뼈, 무릎, 대전자, 장골, 견봉돌기, 귀, 머리 측면
㉣ 복위 : 발가락, 무릎, 생식기(남), 유방(여), 견봉돌기, 관골

53 | ①

① 튜브, 카테터 등 치료 목적으로 적용 중인 유지 장치 제거 예방을 위해 사지억제대, 크로브 히치(Clove hitch), 8자 억제대를 양쪽 손목, 발목에 적용할 수 있다.
② 억제대는 침상 난간이 아닌 침상 틀에 묶고 고정시키고, 대상자의 손에 쉽게 닿지 않는 곳이어야 한다.
③ 억제대와 피부 사이에 손가락 2개 정도 들어갈 여유를 두고 적용하여, 혈액순환에 영향을 주지 않도록 한다.
④ 30분마다 억제 부위를 사정하고, 2~4시간마다 억제대를 제거하여 관절운동 및 피부간호를 제공한다.
⑤ 8시간마다 억제대를 계속 적용해야 하는지에 대해 재사정한다.

54 | ④

④ EO 가스 멸균 : EO 가스를 이용한 화학적 멸균법이다. 아포까지 사멸하며 플라스틱, 고무제품 등 고압 멸균이 불가능한 물품에 사용한다. 공기 중 인화성이 높아 보관에 유의해야 한다.
① 여과법 : 고성능 필터를 이용하여 가열 및 살균이 불가능한 무균실, 무균 공기 생성 등에 이용한다.
② 자비 소독 : 100℃ 이상에서 15분 이상 가열하는 방법이다. 사용이 쉽고 저렴하지만, 아포와 일부 바이러스는 파괴되지 않는다.
③ 자외선 소독 : 이온화되지 않은 방사선을 적용하여 물품을 소독하는 방법이다. 세균의 아포까지는 제거되지 않는다.
⑤ 이소프로필 알코올 : 수용성 알코올을 이용하여 곰팡이, 바이러스 살균에 효과적이지만 아포에는 효과가 없고 플라스틱 제품에 사용할 경우 제품이 손상될 수 있다.

* 소독과 멸균
㉠ 소독 : 세균의 아포를 제외한 모든 병원성 미생물을 제거하는 것이다.
㉡ 멸균 : 세균의 아포를 포함한 모든 병원성 미생물을 제거하는 것이다.

55 | ②

② 미생물이 손에서 손목 쪽으로 전파되는 것을 방지하기 위해 '손바닥 – 손가락 사이 – 손바닥 주름 – 손목' 순서로 내과적 손씻기를 시행한다.
① 뜨거운 물로 손을 씻을 경우 피부의 방어막 기능을 하는 유분이 제거되어 피부가 쉽게 손상되어 감염에 노출될 수 있다.
③ 내과적 손씻기는 손을 팔꿈치 아래로 하여 물이 손가락 쪽으로 흐르게 한다.
④ 내과적 무균법은 감염회로를 차단을 통해 병원체 수와 전파를 줄이기 위한 목적으로 시행한다.
⑤ 멸균 장갑 착용은 외과적 무균법에 해당되며, 멸균 장갑 착용 시 손이 소매 밖으로 나오지 않도록 착용한다.

* 무균법

㉠ 내과적 무균법
- 세정, 소독, 멸균, 격리, 내과적 손씻기 등을 통해 감염회로를 차단하여 병원체의 수와 전파 감소를 위해 시행한다.
- 오염되지 않은 영역을 먼저 깨끗이 한 후 오염된 영역을 깨끗하게 함으로써 추가 오염을 예방한다.
- 기관에서 규정한 격리지침, 방어벽 기술 지침에 따라 시행한다.
- 내과적 손씻기 시 손을 팔꿈치 아래로 내려서 물이 손가락 끝으로 흐르게 한다.

㉡ 외과적 무균법
- 아포를 포함한 모든 병원성 미생물이 전혀 없는 멸균 상태 유지를 위해 시행한다.
- 멸균물품은 다른 멸균물품과 접촉했을 때에만 멸균상태가 유지되는 것으로 본다.
  - 멸균영역의 가장자리(1인치) 또는 멸균용기의 가장자리는 오염된 것으로 간주한다.
  - 생리식염수를 멸균포에 쏟은 것과 같이 멸균물품 표면이 젖는 경우 멸균포가 멸균상태더라도 오염된 것으로 간주한다.
  - 허리 아래 또는 시야 범위 바깥에 위치한 멸균물품은 오염된 것으로 간주한다.
- 외과적 손씻기 시 손을 팔꿈치보다 높게 유지하여 손끝이 가장 청결한 상태를 유지하도록 한다.

56 | ②

② 의료폐기물은 격리의료폐기물, 위해의료폐기물, 일반의료폐기물로 분류된다. 주삿바늘, 수술용 칼날 등 파손된 유리재질의 기구는 위해의료폐기물로 분류되며, 그중에서도 손상성폐기물에 해당된다.
① 주사기와 주삿바늘은 되도록 일회용품으로 사용하고 재사용하지 않는다.
③ 찔림 사고 예방을 위해 사용한 주삿바늘은 뚜껑을 씌우지 않고 그대로 버려야 한다.
④ 사용한 바늘은 구부리거나 손으로 만지지 않는다.
⑤ 사용한 주삿바늘은 즉시 견고한 합성수지류로 제작된 의료폐기물전용용기에 폐기한다.

* 의료폐기물의 종류〈폐기물관리법 시행령 별표2〉

1. 격리의료폐기물 : 「감염병의 예방 및 관리에 관한 법률」 제2조 제1호의 감염병으로부터 타인을 보호하기 위하여 격리된 사람에 대한 의료행위에서 발생한 일체의 폐기물
2. 위해의료폐기물
   가. 조직물류폐기물 : 인체 또는 동물의 조직·장기·기관·신체의 일부, 동물의 사체, 혈액·고름 및 혈액생성물(혈청, 혈장, 혈액제제)
   나. 병리계폐기물 : 시험·검사 등에 사용된 배양액, 배양용기, 보관균주, 폐시험관, 슬라이드, 커버글라스, 폐배지, 폐장갑
   다. 손상성폐기물 : 주사바늘, 봉합바늘, 수술용 칼날, 한방침, 치과용침, 파손된 유리재질의 시험기구
   라. 생물·화학폐기물 : 폐백신, 폐항암제, 폐화학치료제
   마. 혈액오염폐기물 : 폐혈액백, 혈액투석 시 사용된 폐기물, 그 밖에 혈액이 유출될 정도로 포함되어 있어 특별한 관리가 필요한 폐기물
3. 일반의료폐기물 : 혈액·체액·분비물·배설물이 함유되어 있는 탈지면, 붕대, 거즈, 일회용 기저귀, 생리대, 일회용 주사기, 수액세트

57 | ③

① IM : Intramuscular(근육 내),
   QD : Every(=q) day(매일)
② ID : Intradermal injection(피내),
   stat : statim, at once(즉시)
④ SC : Subcutaneous(피하),
   TID : Ter in Die 또는 three times a day(하루에 세 번)
⑤ ID : Intradermal injection(피내),
   PRN : Pro Re Nata 또는 When needed(필요시마다)

58 | ③

투여용량 = (처방용량/약물의 용량) × 용액의 양이므로, 처방 용량 2mg, 약물의 용량 10mg, 용액의 양 1cc를 각각 대입하면 투여되어야 하는 약물의 용량은 0.2cc이다.

59 | ③

㉠ 1ml당 약물 주입량 계산 : 먼저 혼합액 1ml에 몇 mg의 약물이 희석되어 있는지를 구한다. 포도당 용액 500ml에 약물 250mg을 희석했으므로, 혼합액 1ml당 0.5mg의 약물이 있다(0.5mg/mL).
㉡ 체중에 맞는 약물 주입량 계산 : 환자의 체중이 50kg 이므로, 처방 'aminophylline 0.5mg/kg/hr'에 체중 50kg를 곱하면 25mg/hr이다.
㉢ 시간당 총 주입량 계산 : 혼합액 1ml당 0.5mg 약물이 있으므로, 시간당 약물 25mg가 투여되기 위해선 시간당 혼합액 50ml가 투여되어야 한다.
㉣ 분당 방울 수(gtt/min) = (시간당 주입량(mL/hr) × 20gtt)/60min 공식에 대입하여, 분당 적정 주입 속도 계산 : (50mL/hr × 20gtt)/60 = 약 16.66… gtt/min

따라서, 분당 17gtt/min 속도로 약물을 주입한다.

60 | ③

③ 수돗물은 직장 점막에 자극을 주지 않아 직장에 질환이 있는 대상자에게 사용한다.
① 수돗물 관장과 같은 저장액 관장은 수분 중독증을 유발한다. 심부전, 신부전 환자에게 금기이다.
② 생리식염수와 같은 등장성 관장은 노인과 유아에게 사용 가능하다.
④ 등장액의 경우 나트륨 정체를 유발할 수 있어 나트륨 정체가 있는 대상자에게는 금기이다.
⑤ 비눗물 관장 시 직장 점막에 화학적 자극을 유발하므로 10분 이내에 배설하도록 한다.

※ 관장 종류

㉠ 청결관장
- 직장 내 대변 제거 목적으로 시행
- 절차 : 심스위를 취한 후 직장에 10cm 정도 관을 삽입한다. 30 ~ 40cm 높이에서 관장용액 주입 후 10분 정도 참은 후에 배설하도록 한다.
- 종류
  - 500 ~ 1000ml 저장성 용액(수돗물) : 자극이 없어 직장 질환자에게 사용 가능, 수분중독증 유발 위험, 심부전 및 신부전 환자에게 금기
  - 500 ~ 1000ml 등장성 용액(생리식염수) : 노인과 유아에게 사용 가능, 나트륨 정체 위험
  - 90 ~ 120ml 고장성 용액(고장성 식염수) : 관장 용액이 적어 피로와 통증 유발이 적음, 수분·전해질 불균형 유발 위험
  - 500 ~ 1000ml 비눗물 : 직장 팽만을 유도하여 배변 유도, 직장 점막에 화학적 자극 유발
㉡ 구풍관장 : 장내 가스 배출을 유도하여 복부 팽만 완화 목적으로 시행
㉢ 정체관장
- 약물, 영양액 등의 관장액을 30 ~ 60분간 대장 내에 보유하는 관장
- 종류
  - 투약 관장 : 약물을 점막에 흡수시킬 목적으로 사용
  - 유류정체 관장 : 장 내 글리세린 등 기름을 주입하여 변을 부드럽게 한 후 배변 유도
  - 영양주입 관장 : 포도당 용액 등을 주입하여 수분과 영양분 공급 목적으로 사용

61 | ③

③ 항생제 피부반응검사 시 발적 15mm 이상, 팽진 10mm 이상, 두통, 구내이상감, 안면홍조, 이명 등의 이상증상이 있는 경우 양성으로 판정한다. 양성반응인 경우 처방된 항생제는 사용하지 못 하고 다른 항생제로 변경해야 한다. 고혈압 대상자와 같이 blocker agent를 복용 중인 환자에게 피부반응검사 시행 시 위양성 반응이 나타날 수 있다.
① 두통, 호흡곤란 등의 이상 증상이 없으므로 아나필락시스를 투여할 필요는 없다.
② 팽진 지름이 11mm로 양성반응에 해당되어 처방 받은 약물은 투여하면 안 된다.
④ 양성 판정 시 의사에게 보고 후 해당 약물은 투약하지 않고, 의양성 판정 시 생리식염수 대조검사를 시행한다.
⑤ 항히스타민제를 복용 중인 환자에게 피부반응검사 시행 시 위음성 반응이 나타날 수 있다.

62 | ②

② 수면, 휴식, 척추 마취를 시행한 대상자에게 앙와위를 적용한다. 앙와위 시 어깨의 내회전 및 팔꿈치 과신전 예방을 위해 전완이 약간 회내될 수 있도록 전완 아래에 팔 지지대를 둔다.
① 목의 과신전 예방을 위해 어깨, 목, 머리에 베개를 둔다. 높은 베개는 경추 굴곡이 발생할 수 있어 낮은 베개를 사용한다.
③ 무릎 바로 아래에 베개를 둘 경우 혈관 손상, 정맥염이 발생할 수 있으므로 피한다.
④ 대상자의 경추와 흉추, 요추 지지를 위해 단단한 매트리스를 제공하고, 필요시 침대 깔판을 사용한다.
⑤ 족하수 예방을 위해 발바닥 전체가 발판에 닿도록 하며 필요시 발 지지대를 사용한다.

63 | ①

① 앙와위를 취하도록 하고 팔은 환자의 양 옆에 붙이거나 배 위에 올려둔다.
② 환자의 어깨 부분에 맞춰 윗 홑이불을 덮어준다.
③ 대상자가 의치가 있는 경우 의치는 끼워주고 눈, 입을 다물도록 해 준다.
④ 조직 손상, 사체 변형 방지를 위해 가능한 유가족에게 사망 사실을 빨리 알린 후 사후 간호를 수행한다.
⑤ 환자 이름표는 손목에 그대로 두고, 수의 표면에 추가 이름표를 붙인다.

64 | ③

③ 사망 시 혈액순환이 정지되면서 적혈구가 파괴된다. 이로 인해 헤모글로빈이 유리되고 신체의 가장 낮은 부분에 혈액이 정체되어 주위 조직 변색이 발생한다. 이때 환자의 머리 밑에 베개를 고여주면, 사후 시반으로 얼굴 변색되는 것을 방지할 수 있다.
① 사망 후 30분 ~ 1시간 정도 지나면 사후 강직이 시작되어 2 ~ 4시간 이내 신체가 경직된다. 사후 강직이 오기 전에 앙와위로 변경하여 바른 체위가 될 수 있도록 한다.
② 근긴장도 상실로 안면 근육이 이완되어 눈과 입이 벌어진다. 필요시 턱 아래 패드를 끼워 입 벌어짐을 예방한다.
④ 사망 후 시상하부 기능과 혈액 기능 정지로 시간당 1°C씩 체온이 하강한다.
⑤ 사후 한랭으로 체온이 하강하면서 피부 탄력성도 함께 상실된다.

65 | ②

② 피부가 습기에 노출 될 경우 욕창 발생 위험이 높아지므로 피부는 건조, 청결을 유지한다. 뜨거운 물은 가급적 피하고, 연성비누와 비알콜성 로션을 사용하여 피부 간호를 시행한다.
① 도넛 모양의 쿠션은 국소 압박을 초래할 수 있으므로 사용하지 않는다.
③ 압박 경감을 위해 2시간마다 체위 변경을 실시한다.
④ 혈액순환 증진을 위해 마사지가 도움이 될 수 있지만, 강한 마사지는 금지하고 뼈 돌출부는 마사지 하지 않는다.
⑤ 머리를 30° 이상 상승 시 전단력에 의해 피부 압력과 마찰이 가해질 수 있다. 전단력에 의한 욕창 발생 위험을 줄이기 위해 머리는 30° 이상 높이지 않는다. 환자를 베개로 지지하여 변형된 30° 측위를 취하도록 하는 것이 좋다.

보건의약관계법규

66 | ②

상급종합병원지정〈의료법 제3조의4 제1항〉… 보건복지부장관은 다음의 요건을 갖춘 종합병원 중에서 중증질환에 대하여 난이도가 높은 의료행위를 전문적으로 하는 종합병원을 상급종합병원으로 지정할 수 있다.
1. 보건복지부령으로 정하는 20개 이상의 진료과목을 갖추고 각 진료과목마다 전속하는 전문의를 둘 것
2. 전문의가 되려는 자를 수련시키는 기관일 것
3. 보건복지부령으로 정하는 인력·시설·장비 등을 갖출 것
4. 질병군별(疾病群別) 환자구성 비율이 보건복지부령으로 정하는 기준에 해당할 것

※ **종합병원**〈의료법 제3조의3〉

① 종합병원은 다음의 요건을 갖추어야 한다.
　1. 100개 이상의 병상을 갖출 것
　2. 100병상 이상 300병상 이하인 경우에는 내과·외과·소아청소년과·산부인과 중 3개 진료과목, 영상의학과, 마취통증의학과와 진단검사의학과 또는 병리과를 포함한 7개 이상의 진료과목을 갖추고 각 진료과목마다 전속하는 전문의를 둘 것
　3. 300병상을 초과하는 경우에는 내과, 외과, 소아청소년과, 산부인과, 영상의학과, 마취통증의학과, 진단검사의학과 또는 병리과, 정신건강의학과 및 치과를 포함한 9개 이상의 진료과목을 갖추고 각 진료과목마다 전속하는 전문의를 둘 것
② 종합병원은 진료과목(이하 이 항에서 "필수진료과목"이라 한다) 외에 필요하면 추가로 진료과목을 설치·운영할 수 있다. 이 경우 필수진료과목 외의 진료과목에 대하여는 해당 의료기관에 전속하지 아니한 전문의를 둘 수 있다.

※ **전문병원 지정**〈의료법 제3조의5〉

① 보건복지부장관은 병원급 의료기관 중에서 특정 진료과목이나 특정 질환 등에 대하여 난이도가 높은 의료행위를 하는 병원을 전문병원으로 지정할 수 있다.
② 제1항에 따른 전문병원은 다음 각 호의 요건을 갖추어야 한다.
　1. 특정 질환별·진료과목별 환자의 구성비율 등이 보건복지부령으로 정하는 기준에 해당할 것
　2. 보건복지부령으로 정하는 수 이상의 진료과목을 갖추고 각 진료과목마다 전속하는 전문의를 둘 것
　3. 최근 3년간 해당 의료기관 또는 그 개설자가 제64조 제1항에 따른 3개월 이상의 의료업 정지나 개설 허가의 취소 또는 폐쇄 명령을 받은 사실이 없을 것
③ 보건복지부장관은 제1항에 따라 전문병원으로 지정하는 경우 제2항 각 호의 사항 및 진료의 난이도 등에 대하여 평가를 실시하여야 한다.
④ 보건복지부장관은 제1항에 따라 전문병원으로 지정받은 의료기관에 대하여 3년마다 제3항에 따른 평가를 실시하여 전문병원으로 재지정할 수 있다.
⑤ 보건복지부장관은 제1항 또는 제4항에 따라 지정받거나 재지정받은 전문병원이 다음 각 호의 어느 하나에 해당하는 경우에는 그 지정 또는 재지정을 취소할 수 있다. 다만, 제1호에 해당하는 경우에는 그 지정 또는 재지정을 취소하여야 한다.
　1. 거짓이나 그 밖의 부정한 방법으로 지정 또는 재지정을 받은 경우
　2. 지정 또는 재지정의 취소를 원하는 경우
　3. 제2항 제1호 또는 제2호의 요건에 해당하지 아니하여 제63조에 따른 시정명령을 받고 이를 이행하지 아니한 경우
　4. 제64조 제1항에 따라 의료업이 3개월 이상 정지되거나 개설 허가의 취소 또는 폐쇄 명령을 받은 경우
　5. 전문병원에 소속된 의료인, 의료기관 개설자 또는 종사자가 제27조 제1항 또는 제5항을 위반하여 전문병원 지정을 계속 유지하는 것이 부적절하다고 인정되는 경우
⑥ 보건복지부장관은 제3항 및 제4항에 따른 평가업무를 관계 전문기관 또는 단체에 위탁할 수 있다.
⑦ 전문병원 지정·재지정의 기준·절차 및 평가업무의 위탁 절차 등에 관하여 필요한 사항은 보건복지부령으로 정한다.

67 | ④

④ 「의료법」 제8조(결격사유 등) 제6호
① 면허를 대여한 사람, 면허를 대여 받거나 면허 대여를 알선한 사람은 5년 이하의 징역이나 5천만 원 이하의 벌금에 처한다〈의료법 제87조의2(벌칙) 제2항 제1호 및 1의2호〉.
② 비급여 진료비용 등의 보고 및 현황조사 등을 보고를 하지 아니하거나 거짓으로 보고한 자에게는 200만 원 이하의 과태료를 부과한다〈의료법 제92조(과태료) 제2항 제2호〉.
③ 진단서·검안서 또는 증명서를 거짓으로 작성하여 내주거나 진료기록부 등을 거짓으로 작성하거나 고의로 사실과 다르게 추가기재·수정한 때 1년의 범위에서 면허자격을 정지시킬 수 있다. 이 경우 의료기술과 관련한 판단이 필요한 사항에 관하여는 관계 전문가의 의견을 들어 결정할 수 있다〈의료법 제66조(자격정지 등) 제1항 제3호〉.
⑤ 관련 서류를 위조·변조하거나 속임수 등 부정한 방법으로 진료비를 거짓 청구한 때 1년의 범위에서 면허자격을 정지시킬 수 있다. 이 경우 의료기술과 관련한 판단이 필요한 사항에 관하여는 관계 전문가의 의견을 들어 결정할 수 있다〈의료법 제66조(자격정지 등) 제1항 제7호〉.

68 | ④

④ 「의료법」 제23조(전자의무기록) 제3항
① 의료인이나 의료기관 개설자는 환자 명부를 5년 동안 보존하여야 한다〈의료법 시행규칙 제15조(진료기록부 등의 보존) 제1항 제1호〉.
② 의사·치과의사·한의사 및 조산사는 대통령령으로 정하는 바에 따라 최초로 면허를 받은 후부터 3년마다 그 실태와 취업상황 등을 보건복지부장관에게 신고하여야 한다〈의료법 제25조(신고) 제1항〉.
③ 의사·치과의사·한의사 및 조산사는 사체를 검안하여 변사(變死)한 것으로 의심되는 때에는 사체의 소재지를 관할하는 경찰서장에게 신고하여야 한다〈의료법 제26조(변사체 신고)〉.
⑤ 의사·치과의사 또는 한의사는 사람의 생명 또는 신체에 중대한 위해를 발생하게 할 우려가 있는 수술, 수혈, 전신마취(이하 이 조에서 "수술 등"이라 한다)를 하는 경우 환자(환자가 의사결정능력이 없는 경우 환자의 법정대리인을 말한다)에게 설명하고 서면(전자문서를 포함한다)으로 그 동의를 받아야 한다. 다만, 설명 및 동의 절차로 인하여 수술 등이 지체되면 환자의 생명이 위험하여지거나 심신상의 중대한 장애를 가져오는 경우에는 그러하지 아니하다〈의료법 제24조의2(의료행위에 관한 설명) 제1항〉.

69 | ①

보수교육〈의료법 시행규칙 제20조 제1항〉… 중앙회는 다음 각 호의 사항이 포함된 보수교육을 매년 실시하여야 한다.
1. 직업윤리에 관한 사항
2. 업무 전문성 향상 및 업무 개선에 관한 사항
3. 의료 관계 법령의 준수에 관한 사항
4. 선진 의료기술 등의 동향 및 추세 등에 관한 사항
5. 그 밖에 보건복지부장관이 의료인의 자질 향상을 위하여 필요하다고 인정하는 사항

70 | ③

2,016 ÷ 12 = 168
(입원환자 1,212명 + 외래환자 168명) ÷ 2.5 = 552명

* 의료기관에 두는 의료인의 정원〈의료법 시행규칙 [별표5] 제38조 관련〉

구분	간호사(치과의료기관의 경우에는 치과위생사 또는 간호사)
종합병원·병원·치과병원·의원·치과의원·한의원	연평균 1일 입원환자를 2.5명으로 나눈 수(이 경우 소수점은 올림). 외래환자 12명은 입원환자 1명으로 환산함
한방병원	연평균 1일 입원환자를 5명으로 나눈 수(이 경우 소수점은 올림). 외래환자 12명은 입원환자 1명으로 환산함
요양병원	연평균 1일 입원환자 6명마다 1명을 기준으로 함(다만, 간호조무사는 간호사 정원의 3분의 2 범위 내에서 둘 수 있음). 외래환자 12명은 입원환자 1명으로 환산함

71 | ②

면허 취소와 재교부〈의료법 제65조 제1항〉 … 보건복지부장관은 의료인이 다음 각 호의 어느 하나에 해당할 경우에는 그 면허를 취소할 수 있다. 다만, 제1호·제8호의 경우에는 면허를 취소하여야 한다.

1. 제8조(결격사유) 각 호의 어느 하나에 해당하게 된 경우. 다만, 의료행위 중 「형법」 제268조(업무상과실·중과실 치사상)의 죄를 범하여 제8조(결격사유) 제4호부터 제6호까지의 어느 하나에 해당하게 된 경우에는 그러하지 아니하다.
2. 제66조(자격정지 등)에 따른 자격 정지 처분 기간 중에 의료행위를 하거나 3회 이상 자격 정지 처분을 받은 경우
2의2. 제2항에 따라 면허를 재교부 받은 사람이 제66조(자격정지 등) 제1항 각 호의 어느 하나에 해당하는 경우
3. 제11조(면허 조건과 등록) 제1항에 따른 면허 조건을 이행하지 아니한 경우
4. 제4조의3(의료인의 면허 대여 금지 등) 제1항을 위반하여 면허를 대여한 경우
5. 삭제〈2016. 12. 20.〉
6. 제4조(의료인과 의료기관의 장의 의무) 제6항을 위반하여 사람의 생명 또는 신체에 중대한 위해를 발생하게 한 경우
7. 제27조(무면허 의료행위 등 금지) 제5항을 위반하여 사람의 생명 또는 신체에 중대한 위해를 발생하게 할 우려가 있는 수술, 수혈, 전신마취를 의료인 아닌 자에게 하게 하거나 의료인에게 면허 사항 외로 하게 한 경우
8. 거짓이나 그 밖의 부정한 방법으로 제5조(의사·치과의사 및 한의사 면허) 및 제6조(조산사 면허)에 따른 의료인 면허 발급 요건을 취득하거나 제9조(국가시험 등)에 따른 국가시험에 합격한 경우

* 자격 정지 등〈의료법 제66조 제1항〉

보건복지부장관은 의료인이 다음 각 호의 어느 하나에 해당하면(제65조 제1항 제2호의2에 해당하는 경우는 제외한다) 1년의 범위에서 면허자격을 정지시킬 수 있다. 이 경우 의료기술과 관련한 판단이 필요한 사항에 관하여는 관계 전문가의 의견을 들어 결정할 수 있다.

1. 의료인의 품위를 심하게 손상시키는 행위를 한 때
2. 의료기관 개설자가 될 수 없는 자에게 고용되어 의료행위를 한 때
2의2. 제4조 제6항을 위반한 때
3. 제17조 제1항 및 제2항에 따른 진단서·검안서 또는 증명서를 거짓으로 작성하여 내주거나 제22조 제1항에 따른 진료기록부등을 거짓으로 작성하거나 고의로 사실과 다르게 추가기재·수정한 때
4. 제20조를 위반한 경우
5. 삭제〈2020. 12. 29.〉
6. 의료기사가 아닌 자에게 의료기사의 업무를 하게 하거나 의료기사에게 그 업무 범위를 벗어나게 한 때
7. 관련 서류를 위조·변조하거나 속임수 등 부정한 방법으로 진료비를 거짓 청구한 때
8. 삭제〈2011. 8. 4.〉
9. 제23조의5를 위반하여 경제적 이익 등을 제공받은 때
10. 그 밖에 이 법 또는 이 법에 따른 명령을 위반한 때

* 결격사유 등〈의료법 제8조〉

1. 「정신건강증진 및 정신질환자 복지서비스 지원에 관한 법률」 제3조 제1호에 따른 정신질환자. 다만, 전문의가 의료인으로서 적합하다고 인정하는 사람은 그러하지 아니하다.
2. 마약·대마·향정신성의약품 중독자
3. 피성년후견인·피한정후견인
4. 금고 이상의 실형을 선고받고 그 집행이 끝나거나 그 집행을 받지 아니하기로 확정된 후 5년이 지나지 아니한 자
5. 금고 이상의 형의 집행유예를 선고받고 그 유예기간이 지난 후 2년이 지나지 아니한 자
6. 금고 이상의 형의 선고유예를 받고 그 유예기간 중에 있는 자

72 | ⑤

의사 등의 신고〈감염병의 예방 및 관리 관한 법률 제11조 제1항〉 … 의사, 치과의사 또는 한의사는 다음의 어느 하나에 해당하는 사실(표본감시 대상이 되는 제4급 감염병으로 인한 경우는 제외한다)이 있으면 소속 의료기관의 장에게 보고하여야 하고, 해당 환자와 그 동거인에게 질병관리청장이 정하는 감염 방지 방법 등을 지도하여야 한다. 다만, 의료기관에 소속되지 아니한 의사, 치과의사 또는 한의사는 그 사실을 관할 보건소장에게 신고하여야 한다.
1. 감염병환자 등을 진단하거나 그 사체를 검안(檢案)한 경우
2. 예방접종 후 이상반응자를 진단하거나 그 사체를 검안한 경우
3. 감염병환자 등이 제1급 감염병부터 제3급 감염병까지에 해당하는 감염병으로 사망한 경우
4. 감염병환자로 의심되는 사람이 감염병병원체 검사를 거부하는 경우

73 | ④

업무 종사의 일시 제한〈감염병의 예방 및 관리에 관한 법률 시행규칙 제33조〉
① 일시적으로 업무 종사의 제한을 받는 감염병 환자 등은 다음의 감염병에 해당하는 감염병 환자 등으로 하고, 그 제한 기간은 감염력이 소멸되는 날까지로 한다.
  1. 콜레라
  2. 장티푸스
  3. 파라티푸스
  4. 세균성이질
  5. 장출혈성대장균감염증
  6. A형간염
② 업무 종사의 제한을 받는 업종은 다음과 같다.
  1. 「식품위생법」 제2조 제12호에 따른 집단급식소
  2. 「식품위생법」 제36 제1항 제3호 따른 식품접객업

74 | ④

정의〈검역법 제2조 제1호〉 … "검역감염병"이란 다음의 어느 하나에 해당하는 것을 말한다.
가. 콜레라
나. 페스트
다. 황열
라. 중증 급성호흡기 증후군(SARS)
마. 동물인플루엔자 인체감염증
바. 신종인플루엔자
사. 중동 호흡기 증후군(MERS)
아. 에볼라바이러스병
자. 가목에서 아목까지의 것 외의 감염병으로서 외국에서 발생하여 국내로 들어올 우려가 있거나 우리나라에서 발생하여 외국으로 번질 우려가 있어 질병관리청장이 긴급 검역조치가 필요하다고 인정하여 고시하는 감염병

75 | ①

의사 또는 의료기관 등의 신고〈후천성면역결핍증 예방법 시행규칙 제2조 제1항〉 … 「후천성면역결핍증 예방법」에 따라 감염인을 진단하거나 감염인의 사체를 검안한 의사 또는 의료기관은 진단 또는 검안한 때부터 24시간 이내에 다음의 사항을 별지 제1호 서식(전자문서를 포함한다)에 따라 보건소장에게 신고해야 한다.
1. 감염인에 대한 진단방법, 주요 증상 및 주요 감염경로
2. 감염인에 대한 진단 및 초진연월일
3. 검사물번호
4. 감염인의 사망 및 검안연월일과 검안 내용(사체를 검안한 경우로 한정한다)
5. 진단한 의사의 성명과 그가 종사하는 의료기관의 주소 및 명칭

76 | ④

자격의 취득 시기 등〈국민건강보험법 제8조 제1항〉 … 가입자는 국내에 거주하게 된 날에 직장가입자 또는 지역가입자의 자격을 얻는다. 다만, 다음의 어느 하나에 해당하는 사람은 그 해당되는 날에 각각 자격을 얻는다.
1. 수급권자이었던 사람은 그 대상자에서 제외된 날
2. 직장가입자의 피부양자이었던 사람은 그 자격을 잃은 날
3. 유공자 등 의료보호대상자이었던 사람은 그 대상자에서 제외된 날

---

* 자격의 상실 시기 등〈국민건강보험법 제10조 제1항〉

가입자는 다음의 어느 하나에 해당하게 된 날에 그 자격을 잃는다.
1. 사망한 날의 다음 날
2. 국적을 잃은 날의 다음 날
3. 국내에 거주하지 아니하게 된 날의 다음 날
4. 직장가입자의 피부양자가 된 날
5. 수급권자가 된 날
6. 건강보험을 적용받고 있던 사람이 유공자 등 의료보호대상자가 되어 건강보험의 적용배제신청을 한 날

77 | ①

비급여대상〈국민건강보험 요양급여의 기준에 관한 규칙 별표2〉
1. 다음 각목의 질환으로서 업무 또는 일상생활에 지장이 없는 경우에 실시 또는 사용되는 행위·약제 및 치료재료
   - 가. 단순한 피로 또는 권태
   - 나. 주근깨·다모(多毛)·무모(無毛)·백모증(白毛症)·딸기코(주사비)·점(모반)·사마귀·여드름·노화현상으로 인한 탈모 등 피부질환
   - 다. 발기부전(impotence)·불감증 또는 생식기 선천성기형 등의 비뇨생식기 질환
   - 라. 단순 코골음
   - 마. 질병을 동반하지 아니한 단순포경(phimosis)
   - 바. 검열반 등 안과질환
   - 사. 기타 가목 내지 바목에 상당하는 질환으로서 보건복지부장관이 정하여 고시하는 질환
2. 다음 각목의 진료로서 신체의 필수 기능개선 목적이 아닌 경우에 실시 또는 사용되는 행위·약제 및 치료재료
   - 가. 쌍꺼풀수술(이중검수술), 코성형수술(융비술), 유방확대·축소술, 지방흡인술, 주름살제거술 등 미용목적의 성형수술과 그로 인한 후유증치료
   - 나. 사시교정, 안와격리증의 교정 등 시각계 수술로써 시력개선의 목적이 아닌 외모개선 목적의 수술
   - 다. 치과교정. 다만, 선천성 기형으로 저하된 씹는 기능 및 발음 기능을 개선하기 위한 치과교정으로서 보건복지부장관이 정하여 고시하는 경우는 제외한다.
   - 라. 씹는 기능 및 발음 기능의 개선 목적이 아닌 외모개선 목적의 턱얼굴(악안면) 교정술
   - 마. 관절운동 제한이 없는 반흔구축성형술 등 외모개선 목적의 반흔제거술
   - 바. 안경, 콘텍트렌즈 등을 대체하기 위한 시력교정술
   - 사. 질병 치료가 아닌 단순히 키 성장을 목적으로 하는 진료
   - 아. 그 밖에 가목부터 사목까지에 상당하는 외모개선 목적의 진료로서 보건복지부장관이 정하여 고시하는 진료
3. 다음 각목의 예방진료로서 질병·부상의 진료를 직접목적으로 하지 아니하는 경우에 실시 또는 사용되는 행위·약제 및 치료재료
   - 가. 본인의 희망에 의한 건강검진(법 제52조의 규정에 의하여 공단이 가입자 등에게 실시하는 건강검진 제외)
   - 나. 예방접종(파상풍 혈청주사 등 치료목적으로 사용하는 예방주사 제외)
   - 다. 구취제거, 치아 착색물질 제거, 치아 교정 및 보철을 위한 치석제거 및 구강보건증진 차원에서 정기적으로 실시하는 치석제거. 다만, 치석제거만으로 치료가 종료되는 전체 치석제거로서 보건복지부장관이 정하여 고시하는 경우는 제외한다.
   - 라. 불소부분도포, 치면열구전색(치아홈메우기) 등 치아우식증(충치) 예방을 위한 진료. 다만, 18세 이하인 사람의 치아 중 치아우식증(충치)이 생기지 않은 순수 건전치아인 제1큰어금니 또는 제2큰어금니에 대한 치면열구전색(치아홈메우기)은 제외한다.
   - 마. 멀미 예방, 금연 등을 위한 진료
   - 바. 유전성질환 등 태아 또는 배아의 이상유무를 진단하기 위한 유전학적 검사
   - 사. 장애인 진단서 등 각종 증명서 발급을 목적으로 하는 진료
   - 아. 기타 가목 내지 마목에 상당하는 예방진료로서 보건복지부장관이 정하여 고시하는 예방진료

* 요양급여〈국민건강보험법 제41조 제1항〉

가입자와 피부양자의 질병, 부상, 출산 등에 대하여 다음의 요양급여를 실시한다.
1. 진찰·검사
2. 약제(藥劑)·치료재료의 지급
3. 처치·수술 및 그 밖의 치료
4. 예방·재활
5. 입원
6. 간호
7. 이송(移送)

78 | ④

지역보건의료서비스 중 보건복지부령으로 정하는 서비스를 필요로 하는 사람과 그 친족, 그 밖의 관계인은 관할 시장·군수·구청장에게 지역보건의료서비스의 제공을 신청할 수 있다〈지역보건법 제19조(지역보건의료서비스의 신청) 제1항〉.

79 | ③

지역주민의 건강을 증진하고 질병을 예방·관리하기 위하여 시·군·구에 1개소의 보건소(보건의료원을 포함한다. 이하 같다)를 설치한다. 다만, 시·군·구의 인구가 30만 명을 초과하는 등 지역주민의 보건의료를 위하여 특별히 필요하다고 인정되는 경우에는 대통령령으로 정하는 기준에 따라 해당 지방자치단체의 조례로 보건소를 추가로 설치할 수 있다〈지역보건법 제10조(보건소의 설치) 제1항〉.

80 | ⑤

마약류취급자의 준수사항〈마약류 관리에 관한 법률 시행령 제12조의2〉… 법 제38조 제3항에 따라 마약류취급자는 다음 각 호의 사항을 준수하여야 한다.
1. 마약류취급자가 보관·소지 또는 관리하는 의료용 마약류의 입고·출고 및 사용에 대한 기록을 작성하고 2년간 보관할 것. 다만, 법 제11조에 따라 마약류취급자가 보관·소지 또는 관리하는 의료용 마약류의 입고·출고 및 사용에 대하여 식품의약품안전처장에게 보고한 경우는 제외한다.
2. 의료용 마약류의 저장시설에는 마약류취급자 또는 마약류취급자가 지정한 종업원 외의 사람을 출입시켜서는 아니 되며, 저장시설을 주 1회 이상 점검하여 점검부를 작성·비치하고 이를 2년간 보존할 것
3. 종업원에 대한 지도·감독을 철저히 하여 의료용 마약류의 도난사고가 발생하지 아니하도록 할 것

* 마약류관리에 관한 법률 제38조(마약류취급자의 관리의무) 제3항

마약류취급자가 그 업무에 종사할 때에는 의료용 마약류의 도난 및 유출을 방지하기 위하여 대통령령으로 정하는 사항을 준수하여야 한다.

81 | ⑤

"응급의료기관"이란 「의료법」 제3조에 따른 의료기관 중에서 이 법에 따라 지정된 권역응급의료센터, 전문응급의료센터, 지역응급의료센터 및 지역응급의료기관을 말한다〈응급의료에 관한 법률 제2조(정의) 제5호〉.

* 응급의료기관

중앙응급의료센터, 권역응급의료센터, 응급의료지원센터, 전문응급의료센터, 지역응급의료센터

82 | ③

평생국민건강관리체계〈보건의료기본법 제32조 ~ 제38조〉

구분	내용
제32조 (여성과 어린이의 건강 증진)	국가와 지방자치단체는 여성과 어린이의 건강을 보호·증진하기 위하여 필요한 시책을 강구하여야 한다. 이 경우 여성의 건강증진시책에 연령별 특성이 반영되도록 하여야 한다.
제33조 (노인의 건강 증진)	국가와 지방자치단체는 노인의 질환을 조기에 발견하고 예방하며, 질병 상태에 따라 적절한 치료와 요양(療養)이 이루어질 수 있도록 하는 등 노인의 건강을 보호·증진하기 위하여 필요한 시책을 강구하여야 한다.
제34조 (장애인의 건강 증진)	국가와 지방자치단체는 선천적·후천적 장애가 발생하는 것을 예방하고 장애인의 치료와 재활이 이루어질 수 있도록 하는 등 장애인의 건강을 보호·증진하기 위하여 필요한 시책을 강구하여야 한다.
제35조 (학교 보건의료)	국가와 지방자치단체는 학생의 건전한 발육을 돕고 건강을 보호·증진하며 건강한 성인으로 성장하기 위하여 요구되는 생활습관·정서 등을 함양하기 위하여 필요한 시책을 강구하여야 한다.
제36조 (산업 보건의료)	국가는 근로자의 건강을 보호·증진하기 위하여 필요한 시책을 강구하여야 한다.
제37조 (환경 보건의료)	국가와 지방자치단체는 국민의 건강을 보호·증진하기 위하여 쾌적한 환경의 유지와 환경오염으로 인한 건강상의 위해 방지 등에 필요한 시책을 강구하여야 한다.
제37조의2 (기후변화에 따른 국민건강영향 평가 등)	① 질병관리청장은 국민의 건강을 보호·증진하기 위하여 지구온난화 등 기후변화가 국민건강에 미치는 영향을 5년마다 조사·평가(이하 "기후보건영향평가"라 한다)하여 그 결과를 공표하고 정책수립의 기초자료로 활용하여야 한다. ② 질병관리청장은 기후보건영향평가에 필요한 기초자료 확보 및 통계의 작성을 위하여 실태조사를 실시할 수 있다. ③ 질병관리청장은 관계 중앙행정기관의 장, 지방자치단체의 장 및 보건의료 관련 기관이나 단체의 장에게 기후보건영향평가에 필요한 자료의 제공 또는 제2항에 따른 실태조사의 협조를 요청할 수 있다. 이 경우 자료제공 또는 실태조사 협조를 요청받은 관계 중앙행정기관의 장 등은 정당한 사유가 없으면 이에 따라야 한다. ④ 기후보건영향평가와 실태조사의 구체적인 내용 및 방법 등에 필요한 사항은 대통령령으로 정한다.
제38조 (식품위생·영양)	국가와 지방자치단체는 국민의 건강을 보호·증진하기 위하여 식품으로 인한 건강상의 위해 방지와 국민의 영양 상태의 향상 등에 필요한 시책을 강구하여야 한다.

83 | ⑤

담배에 관한 경고문구 등 표시〈국민건강증진법 제9조의2〉

① 「담배사업법」에 따른 담배의 제조자 또는 수입판매업자(이하 "제조자 등"이라 한다)는 담뱃갑 포장지 앞면·뒷면·옆면 및 대통령령으로 정하는 광고(판매촉진 활동을 포함한다)에 다음의 내용을 인쇄하여 표기하여야 한다. 다만, 흡연의 폐해를 나타내는 내용의 경고그림 표기는 담뱃갑 포장지에 한정하되 앞면과 뒷면에 하여야 한다.
 1. 흡연의 폐해를 나타내는 내용의 경고그림(사진을 포함한다. 이하 같다)
 2. 흡연이 폐암 등 질병의 원인이 될 수 있다는 내용 및 다른 사람의 건강을 위협할 수 있다는 내용의 경고문구
 3. 타르 흡입량은 흡연자의 흡연습관에 따라 다르다는 내용의 경고문구
 4. 담배에 포함된 다음의 발암성물질
  가. 나프틸아민
  나. 니켈
  다. 벤젠
  라. 비닐 크롤라이드
  마. 비소
  바. 카드뮴
 5. 보건복지부령으로 정하는 금연상담전화의 전화번호
② 제1항에 따른 경고그림과 경고문구는 담뱃갑 포장지의 경우 그 넓이의 100분의 50 이상에 해당하는 크기로 표기하여야 한다. 이 경우 경고그림은 담뱃갑 포장지 앞면, 뒷면 각각의 넓이의 100분의 30 이상에 해당하는 크기로 하여야 한다.
③ 제1항 및 제2항에서 정한 사항 외의 경고그림 및 경고문구 등의 내용과 표기 방법·형태 등의 구체적인 사항은 대통령령으로 정한다. 다만, 경고그림은 사실적 근거를 바탕으로 하고, 지나치게 혐오감을 주지 아니하여야 한다.
④ 제1항부터 제3항까지의 규정에도 불구하고 전자담배 등 대통령령으로 정하는 담배에 제조자 등이 표기하여야 할 경고그림 및 경고문구 등의 내용과 그 표기 방법·형태 등은 대통령령으로 따로 정한다.

84 | ②

정의〈혈액관리법 제2조 제8호〉… "혈액제제"란 혈액을 원료로 하여 제조한 「약사법」에 따른 의약품으로서 다음의 어느 하나에 해당하는 것을 말한다.
가. 전혈(全血)
나. 농축적혈구(濃縮赤血球)
다. 신선동결혈장(新鮮凍結血漿)
라. 농축혈소판(濃縮血小板)
마. 그 밖에 보건복지부령으로 정하는 혈액 관련 의약품

＊ 원료혈장〈혈액관리법 제2조(정의) 제8의2호〉

혈액제제 중 혈장분획제제(혈장을 원료로 일련의 제조과정을 거쳐 얻어진 의약품)의 제조를 위하여 혈액원이 혈장분획제제 제조업자에게 공급하는 혈장을 말한다.

85 | ②

정의〈호스피스·완화의료 및 임종과정에 있는 환자의 연명에 관한 법률 제2조 제6호〉… "호스피스·완화의료"란 다음의 어느 하나에 해당하는 질환으로 말기환자로 진단을 받은 환자 또는 임종과정에 있는 환자(이하 "호스피스 대상 환자"라 한다)와 그 가족에게 통증과 증상의 완화 등을 포함한 신체적, 심리사회적, 영적 영역에 대한 종합적인 평가와 치료를 목적으로 하는 의료를 말한다.
가. 암
나. 후천성면역결핍증
다. 만성 폐쇄성 호흡기질환
라. 만성 간경화
마. 그 밖에 보건복지부령으로 정하는 질환

제 03 회 정답 및 해설

1교시   국가고시 고난도 모의고사 제 03 회

성인간호학									
1	②	2	②	3	②	4	①	5	⑤
6	④	7	④	8	③	9	③	10	④
11	②	12	③	13	④	14	⑤	15	④
16	④	17	②	18	④	19	⑤	20	⑤
21	②	22	①	23	④	24	②	25	④
26	①	27	④	28	③	29	⑤	30	④
31	⑤	32	①	33	①	34	⑤	35	①
36	⑤	37	③	38	③	39	①	40	②
41	②	42	⑤	43	①	44	②	45	②
46	④	47	③	48	③	49	④	50	③
51	⑤	52	⑤	53	①	54	②	55	④
56	②	57	③	58	③	59	④	60	④
61	①	62	②	63	②	64	③	65	②
66	④	67	④	68	②	69	④	70	⑤
모성간호학									
71	②	72	②	73	⑤	74	③	75	⑤
76	②	77	④	78	④	79	②	80	①
81	①	82	①	83	③	84	②	85	⑤
86	①	87	③	88	⑤	89	①	90	③
91	④	92	①	93	⑤	94	③	95	②
96	⑤	97	①	98	②	99	⑤	100	④
101	①	102	⑤	103	③	104	⑤	105	⑤

성인간호학

1 | ②

② 항암화학요법은 골수억제를 유발하여 백혈구, 적혈구, 혈소판 수치를 감소시키는데, 이로 인해 혈소판 감소증이 나타나면 지혈 기능이 저하되어 멍(타박상), 점상출혈, 반상출혈(피부에 넓게 퍼진 출혈) 등이 쉽게 생길 수 있다. 이와 같은 출혈 증상은 주의 깊게 관찰하고 즉시 보고해야 한다.
① 남성의 경우 정자 수와 운동성이 감소하여 불임의 가능성이 있으며 여성의 경우 월경 불규칙, 일시적 또는 영구적으로 월경을 하지 않을 수 있다.
③ 발열, 오한, 코피, 검은 변 등은 일반적인 반응이 아니라 감염이나 패혈증의 징후일 수 있으므로 즉각적인 보고가 필요하다.
④ 늦은 저녁시간에 항암제를 투여하여 구토 증상이 있을 시간에 수면을 취하게 한다.
⑤ 출혈의 위험성이 있으므로 아스피린 계열의 약물을 금지한다.

✳ 와파린 부작용

purple toe syndrome(자색발가락 증후군), 출혈, 사지괴저, 피부괴사, 알레르기 반응, 피로, 졸림, 권태감, 어지러움, 오한, 구토, 복통, 간염, 황달, 지속발기증, 기관지 석회화 등이 있다.

2 | ②

메니에르 병의 3대 증상으로 현훈, 이명, 감각신경성 난청이 있다.

3 | ②

② 분노 : 퀴블러 로스의 2단계 '분노' 반응은 질병에 대한 두려움, 억울함, 책임 전가 등이 나타나는 시기로, "왜 하필 나인가?" "병원에서 진작에 처치를 했더라면…" 등 타인에 대한 분노, 특히 의료진에 대한 원망이 나타난다.
① 부정 : 진단을 마음속으로 받아들이지 못하고 현실을 부정하려는 것으로 충격, 부인, 현실 회피 등을 보인다. "검사 잘못된 거 아니에요?" "저는 멀쩡해요." "설마 내가 암일 리 없어." 등의 반응이 나타난다.
③ 수용 : 질병이나 죽음이라는 현실을 담담하게 받아들이는 상태이다. 감정의 동요가 줄고, 비교적 평온하고 체념한 태도를 보인다. "남은 시간을 의미 있게 보내고 싶어요." "이제 받아들일게요." 등의 반응이 나타난다.
④ 우울 : 자신의 상태를 인식한 후 나타나는 슬픔과 무기력의 시기로, 외부에 분노하던 단계에서 벗어나, 자기 내면을 돌아보며 절망감에 빠진다. 눈물, 침묵, 식욕 저하, 고립 등이 나타날 수 있으며 "이제 다 끝났어." 등의 반응을 보인다.
⑤ 타협 : 현실을 부정하거나 분노한 후, 운명이나 신, 의료진과 협상하려는 단계이다. 조건부 희망이 특징으로 불안과 희망이 혼재된 상태이다. "이제부터 운동하고 약도 잘 먹을 테니 낫게만 해 주세요." 등의 반응을 보인다.

4 | ①

② ST분절이 상승한다.
③ 비정상적인 Q파가 출현한다.
④ QRS 간격 좁아지는 경우는 빈맥에 해당한다.
⑤ P파의 높이와 간격이 불규칙한 경우는 심방세동에 해당한다.

✳ 심근경색 시 ST분절

ST분절이 상승 시 응급 상황이고, 하강 시에는 관동맥이 완전히 막히지 않은 심근경색이다.

5 | ⑤

우선적으로 환자가 혀를 깨물지 않도록 구강 내 압설자나 깨끗한 수건을 삽입한다. 환자를 바로 눕혀 옷을 느슨하게 풀어주고 신체적 손상 방지 및 경련 시 시간과 양상을 관찰하며 기도를 유지한다. 경련 환자의 병실은 조용하고 간호사실과 가까운 곳이 좋다.

6 | ④

당화혈색소는 혈액 내에서 산소를 운반해주는 역할을 하는 적혈구 내의 혈색소가 당화되었는가를 보는 검사이다. 적혈구의 평균 수명에 따라 최근 2 ~ 3개월의 혈당 변화를 반영한다. 검사 결과가 6.5% 이상이면 당뇨병으로 진단한다.

7 | ④

궤양성 대장염의 증상으로는 혈액과 점액을 포함한 묽은 변 또는 설사 및 복통, 탈수, 열, 체중 감소, 탈수, 빈혈 등이 있다.

8 | ③

배뇨량 30ml/hr은 핍뇨로, 쇼크의 전반적인 증상이다.

9 | ③

① 증상으로는 복통(타는듯하고 쥐어짜는듯한 통증 등), 속쓰림, 역류, 오심 및 구토, 출혈 및 출혈로 인한 흑색변 등이 있으며 증상 악화 시 저섬유성 식이를 권장한다.
②④⑤ 제산제 및 점막방어벽 보호제(sucralfate), 위산 분비 억제제(히스타민수용체 차단제, 양성자 펌프 억제제, 부교감 신경차단제), 제산제 등이 있다. 비스테로이드 소염제는 소화성 위궤양증상을 악화시킨다.

10 | ④

전신 홍반루푸스는 자가면역질환으로 면역 체계가 신체 조직을 공격하는 만성 염증 반응이다. 특히 20 ~ 40대 여성에게 호발한다. 면역글로블린이 230mg/dL이 넘어가면 전신 홍반루푸스로 진단할 수 있다.

* 전신 홍반루푸스 주요 증상

나비 모양 홍반, 광과민성, 혈뇨, 단백뇨, 피로감, 전신권태감, 발열, 부종, 체중 감소, 관절염, 심근염 등이 있다.

11 | ②

② 항문 주위의 병적인 변화가 동반된다. 흔히 치핵, 치루 등이 생기는데, 크론병이 동반되지 않은 경우보다 증상이 복잡하기 때문에 조심해야 한다.
① 주로 15 ~ 35세의 젊은 연령층에서 호발한다.
③ 회맹부 질환이 가장 흔하다.
④ 약에 의해 발진이 나타날 수 있으나, 크론병의 직접적인 증상은 아니다. 복통 및 설사, 식욕 감퇴, 미열, 체중 감소 등의 증상이 나타난다.
⑤ 정확한 원인은 알려져 있지 않지만 환경적 요인과 소화기관 내 정상 세균에 대한 과잉 면역 반응으로 발병한다.

12 | ③

통증 점수가 높을수록 호흡수와 혈압, 맥박수가 증가하며, 동공은 확대된다.

13 | ④

울혈성 심부전 환자는 전신적인 허약, 호흡곤란, 부동, 산소 수요와 공급의 불균형의 문제를 가지고 있으며, 심기능 부전과 폐울혈로 인한 2차 피로로 활동 지속성이 감소하고, 산소포화도 및 활력징후가 정상 범위 밖에 존재할 가능성이 높다. 환자가 혈관 확장제(이뇨제, 베타 차단제)를 복용할 시 체위성 저혈압이 발생할 수 있다.

14 | ⑤

쇼크는 크게 신체의 보상 작용이 나타나는 보상 단계와 진행 단계, 치료에 더 이상 반응하지 않는 비가역 단계로 나눌 수 있다. 쇼크의 단계들은 연속적이며 복잡한 증후군이기 때문에 초기에 빨리 인지하고 대응해야 한다.

15 | ④

pH가 높아 알칼리증 상태이며 $PaCO_2$가 낮아 CO_2가 과다하게 빠져나가고 있다. 따라서 호흡성 알칼리증을 예상할 수 있다. HCO_3^-가 21mEq/L로 살짝 낮지만, 대사성 보상이 뚜렷하지 않아, 급성 또는 보상 초기단계로 보인다. 호흡성 알칼리증은 과호흡이 주된 원인이며 이로 인해 손발저림, 말초근육 경련, 두통, 의식 저하, 심박수 감소 등이 있다.

16 | ④

① 혈소판이 활성화된다.
② 섬유소막이 방어벽 또는 그물을 형성하여 염증 확대를 막는다.
③ 초기에 혈관은 일시적으로 수축한다.
⑤ 혈관내피세포에서 간질 내로 이동한다.

17 | ②

② 단어를 발음할 수 없을 뿐, 단어를 이해하고 쓰거나 볼 수 있다.
①③ 피질 감각성 실어증의 증상이다.
④ broca's area의 손상으로 발생한다.
⑤ 조사 등이 누락된 전보식 언어를 사용하며 문법적으로 비정상적인 문장을 구사한다.

18 | ④

① 급성 감염기에 발열, 근육통, 식욕부진, 복통, 발진 등 비특이적인 증상을 보이며, 대개 감염 후 평균 1개월 전후로 증상이 나타난다. 약 10 ~ 15일가량 증상이 지속된다.
② 림프조직 내 HIV는 계속 증식하는 특징을 보이며 타인에게 전파위험이 있다.
③ 노출로부터 약 11일 이후 바이러스 검출이 가능하다.
⑤ 항바이러스제 복용 시작 후 약 2주일 후에 바이러스 수가 급감하며 약 8주 후에는 검사에서 발견되지 않을 정도로 바이러스 수를 감소시켜 면역기능을 회복시킨다. 단 약제 복용을 중단할 경우 다시 바이러스가 몸속에 증식한다.

19 | ⑤

① 지연성 과민반응에는 항체가 관여하지 않으며 감작된 T세포가 림포카인을 유리시켜 항원에 대한 식균작용을 지시하여 발생한다.
② 즉시 발현된다.
③ 알레르기 비염은 아나필락틱 과민반응에 해당되며, 세포독성반응에는 수혈 이상반응이 해당한다.
④ 면역복합체성 과민반응은 IgG, lgM 항체에 의해 매개된다. lgE 항체는 아나필락틱 과민반응에 해당한다.

※ 과민반응 비교

구분	제1유형	제2유형	제3유형	제4유형
반응	아나필락틱 과민반응	세포독성반응	면역복합체성 과민반응	지연성 과민반응
항체	IgE	IgG, IgM	IgG, IgM	없음
발현 시간	즉시	즉시	즉시, 지연	24 ~ 72시간
매개 물질	• 히스타민 • 비만세포 • 프로스타글란딘	조직 내 대식세포	보체용해	• 사이토카인 • 독성T세포 • 대식세포
예	• 천식 • 알레르기비염 • 아나필락시스 쇼크 • 호흡곤란 • 부종 • 콧물 • 청색증	수혈 이상반응	• 전신 홍반루푸스 • 류마티스 관절염	• 접촉성 피부염 • 장기이식 거부반응

20 | ⑤

세포외액량 결핍 증상
㉠ 갈증 및 근육의 약화
㉡ 피부탄력성 저하 및 피부와 점막의 건조, 심할 경우 안구의 함몰
㉢ 불안감과 안절부절못함, 두통, 혼돈, 심할 경우 혼수
㉣ 체온 상승, 빈맥, 맥압 감소, 중심정맥압과 폐모세혈관 쐐기압 감소
㉤ 누운 자세에서 경정맥이 관찰되지 않음
㉥ 체중 감소, 핍뇨(< 30mL/시간), 대변의 횟수 감소 및 수분 감소
㉦ 삼투질 농도의 증가, 혈청 내 Na 증가
㉧ BUN의 증가, 고혈당
㉨ 헤마토크리트의 상승, 요비중 증가

21 | ②

② ABGA 결과를 모니터링하고 혈청 칼륨 및 칼슘 수준을 관찰한다. 비효율적 조직 관류에서 피부색과 온도, 긴장도 및 습도를 모니터링하며 체액량 부족에서 소변색, 요비중을 감시한다. 섭취량과 배설량을 감시하고 기록한다.
① 욕창 환자의 간호중재에 해당된다.
③ 항생제를 투여한다.
④ 고혈당은 면역 체계가 감염에 반응할 때 손상을 가하므로 인슐린을 투여하여 혈당 수치를 낮춘다.
⑤ 노피에피네프린으로 혈관을 수축시켜 혈압을 높인다. 그럼에도 혈압이 낮을 경우 정맥으로 코르티코스테로이드를 투여할 수 있다.

22 | ①

구분	양성 종양	악성 종양
성장 속도	지연	신속
세포분열상	적음	많음
핵염색소 및 과염색소성	정상	증가
분화도	양호	낮음
국소성장	팽창성	침윤성
피막화	있음	없음
조직 파괴	적음	많음
혈관 침범	없음	흔함
전이	없음	흔함

23 | ③

③④ 위관영양이나 필요시 총 비경구 영양을 제공한다. 연동운동이 돌아오면 물부터 구강 섭취를 시작하고 연식이나 반연식을 소량씩 섭취한다.
① 장루 간호중재에 해당한다.
② 식후 1시간 동안 파울러씨 체위를 취해 위의 과팽만과 역류를 예방한다.
⑤ 단순포진 바이러스 시 간호중재다.

24 | ②

① 펩신과 염산의 생산 저하
③ 위 자극 발생 증가
④ 직장벽의 점액 분비와 탄력성 감소
⑤ 소장의 장벽 흡수세포수 감소

25 | ④

④ 결장의 위치, 움직임, 채워지는 모양을 관찰하기 위해 바륨 관장을 시행하며 투시검사와 함께 여러 가지 체위를 취하며 X-선 촬영을 한다.
① 검사 후 수분 섭취를 권장한다.
② 검사 당일 청결관장을 시행한다.
③ 바륨으로 인해 대변이 흰색일 수 있음을 설명한다.
⑤ 공장과 회장은 상부 위장관 조영술에서 관찰할 수 있다.

26 | ①

30분 이상 지속되는 흉통이 발생한다. 이밖에도 식은 땀, 발한, 오심 및 구토 등을 동반하며 호흡곤란, 갑작스런 의식소실 부정맥 등이 사정된다.

27 | ④

① 광범위한 식도경련은 역류성 질환 및 점막의 변화로 생긴다.
②③ 위 식도 역류 질환의 하부식도 괄약근의 부적절한 이완이 원인이다. 이는 제산제나 수분 섭취로 증상이 완화된다.
⑤ 여성의 발병률이 남성보다 높다.

---

* 식도 열공 탈장

횡격막 탈장이라고도 하며, 분문괄약근이 커져 위가 흉부 내로 들어온 상태를 말한다. 식도열공 탈장은 60세 이상의 연령 및 여성에서 높은 발병률을 보인다.

28 | ⑤

⑤ 저칼륨혈증은 복부팽만, 장음감소, 마비성 장폐색, 혼돈, 근육 허약, 저혈압 등의 증상을 동반하며 내려가고 길어진 ST분절, 약간 상승한 P파, 편평하고 내려간 T파를 확인할 수 있다. 바나나, 고기, 오렌지주스, 토마토주스 등 고칼륨 식이를 섭취해야 한다.
①③ 고칼륨혈증의 간호중재이다.
② 저칼슘혈증의 간호중재이다.
④ 고칼슘혈증의 간호중재이다.

29 | ⑤

췌장암은 60 ~ 70%가 췌장머리에서 발생하며 암 진단 후 5년 생존율이 가장 낮은 질환이다. 췌장암의 증상 및 징후로는 체중감소, 좌상복부, 갉아 먹는 듯한 통증 등이 있으며 통증은 밤에 더 악화된다.

30 | ④

수분과 전해질 공급을 우선으로 시행하며 이후 항생제 투여 및 장관을 삽입한다.

31 | ⑤

HBsAg 양성, HBsAb 음성이면 B형 간염 보균자인 상태이다. HBsAg 음성, HBsAb 음성이면 B형 간염 백신접종을 해야 하는 상태이다. HBsAg 음성, HBsAb 양성은 항체(면역)을 가지고 있는 상태이다.

32 | ①

기관 내 삽관을 위해 환자를 앙와위로 눕히고 최대한 기도를 곧게 하기 위하여 머리를 뒤로 약간 젖힌 상태에서 베개를 받친 후 목과 어깨를 움직이지 않도록 한다. 이후 후두경을 왼손으로 잡고 구강 우측가로 넣는다. 삽관이 끝나는 대로 즉시 5 ~ 10mL의 공기로 커프를 부풀리고 인공기도를 삽입한 후 100% 산소를 엠부백으로 투여하는 동안 호기말 이산화탄소 감지기나 지속적 호기말 이산화탄소 장치 또는 청진기로 양쪽 폐 저부의 첨부, 상복부를 청진하여 정확한 위치에 들어갔는지 확인한다.

33 | ①

복압을 상승시키는 행위(꽉 끼는 옷 입기, 몸을 앞으로 구부리거나 무거운 물건 들기, 배변 시 과도한 힘주기)는 피하고 적절한 체중을 유지한다.

※ 위-식도 역류질환 환자 생활습관 교육방법

㉠ 수면 시 침상머리를 10 ~ 20cm 정도 상승시킨다.
㉡ 식사 중 적당량의 물을 마시도록 하여 음식물이 잘 내려가도록 한다.
㉢ 식사는 소량씩 자주하고 식사 후에는 침상머리를 높게 하여 음식물이 잘 내려가도록 한다.
㉣ 수면 시 역류를 예방하기 위해 취침 3시간 전에는 음식 섭취를 피한다.
㉤ 너무 자극적이거나 뜨겁고 차가운 음식은 피한다.
㉥ 질환을 악화시키는 아스피린, 담배, 항콜린제, 칼슘통로차단제의 복용을 삼간다.

34 | ⑤

천식의 특징적인 증상은 호흡곤란, 기침, 천명음이다. 혈액 내 호산구가 증가하며 혈청 IgE가 증가한다. 동맥혈 가스 분석 검사에서 초기에는 과다호흡으로 인하여 호흡성 알칼리증이 나타나고 심한 상태일 때 과탄산혈증 및 호흡성 산증이 나타난다. 폐기능 검사에서 강제 폐활량(FVC)에 대한 1초 강제 호기량(FEV1)의 비율 및 강제 중간호기유량(FEF 25 ~ 75%)이 감소되는 소견을 나타낸다. 기관제 확장제를 투여 후 강제 호기량이 증가하면 기도 평활근이 가역적인 변화를 보이고 있는 것이라는 의미이기 때문에 천식으로 진단할 수 있다.

35 | ①

무기폐는 폐의 일부 또는 전부가 허탈되어 공기가 없거나 줄어든 상태로 주 원인은 기관지 분비물이나 종양 또는 기관지 경련, 이물질에 의한 기도폐색과 감염, 흉막삼출액과 수술 및 부동으로 인한 합병증으로 발생한다. 정상호흡을 방해하는 과도한 진정제 사용이 원인이 되기도 하며 흡입 마취나 기관지 확장증, 호흡을 억제하는 복부나 흉부수술 시에도 발생한다.

36 | ⑤

① 식전 1시간 전부터 식후 2시간까지는 수분섭취를 하지 않는다.
② 국물이 많은 음식은 소화가 빠르게 되므로 피하도록 한다.
③ 음식물이 빠르게 내려가는 것을 막기 위해 식후에는 누워 있는 것이 좋다.
④ 위에 무리가 가지 않도록 유동식에서 연식, 일반식으로 가는 단계적인 식사를 하도록 한다.

37 | ③

디기탈리스의 주요 중독 증상에는 위장관계에서 식욕부진과 오심, 구토, 설사, 복통이 있으며 중추신경계에서 두통, 피로, 나른함, 우울증, 불안과 흥분, 경련, 망상, 환각, 실어증 등이 있다. 심혈관계에서는 부정맥 – 서맥, 심실성 빈맥, 이중맥, 완전 방실 전도장애, 심부전이 있으며 시력감퇴, 복시, 노란색이 푸른색으로 보임, 광선눈통증이 있다. 내분비계에는 남성에게서 여성형 유방이 나타나며 투약을 중지하면 사라진다. 알레르기성으로 두드러기 및 호산구 증가증이 나타나기도 한다.

38 | ③

①④ 반좌위나 좌위를 취해 흉부를 확장시켜 폐신장성을 높여 준다.
② 수분 섭취를 제한하고 이뇨제를 사용하여 정맥환류량을 줄인다.
⑤ 혈관확장제를 사용하여 후부하를 감소시키고 전신혈관 저항도를 낮춰준다.

39 | ①

심실 빈맥은 3개 이상의 심실 조기박동이 100회/min 이상으로 연속하여 나타나는 것으로, 발생 기전은 자동성 항진과 회귀 기전에 의해 발작적으로 일어난다. 심실 빈맥은 심실세동으로 이어지는 치명적인 부정맥이며 가장 흔한 원인으로는 관상 동맥 질환을 꼽을 수 있다. 맥박이 없는 심실 빈맥은 심실세동과 같은 방법으로 빠른 심폐소생술과 더불어 제세동이 시행되어야 한다.

40 | ②

심부전 환자의 증상과 증후에는 허약감과 피로감, 호흡곤란, 기침과 중증 시 혈담 및 가래 증가, 폐잡음 증가, 야간 발작성 호흡곤란, 빈맥, 하지 요흔성 부종, 황달, 복수 등이 있다. 이때 가스교환 장애 증후 발견 시 산소측정기를 통해 가스교환의 양상과 증상 악화 여부를 평가하며 호흡부전 시 기관 내 삽관과 인공호흡기 치료가 요구된다.

41 | ②

죽상경화증 2단계에서 손상 부위 혈관 내피에 다발성 황색 줄무늬 혹은 점 같은 지방선조가 나타나며 혈관 내 지질이 침착된다.

※ 죽상경화증 단계

㉠ 1단계 : 혈관 내막이 두꺼워진다.
㉡ 2단계 : 손상 부위 혈관 내피에 다발성 황색 줄무늬 혹은 점 같은 지방선조가 나타나며 혈관 내 지질이 침착된다.
㉢ 3단계 : 죽상판 전 단계로 혈액의 방어 역할을 하는 단핵구와 림프구가 탐식세포로 변하여 지방층이 형성된다.
㉣ 4단계 : 죽상판 형성 단계로 죽상판이 커지면서 혈관 내경이 좁아지고 혈관중막 평활근세포가 증식된다.
㉤ 5단계 : 죽상판이 점점 더 커지면서 섬유층으로 둘러싸여 죽상판을 이룬다.
㉥ 6단계 : 석회화가 되어가며 복합 죽상판으로 변화된다.

42 | ⑤

골다공증은 뼈의 양이 줄어들어 뼈가 얇아지고 약해지는 질환이다. 주로 완경 이후 빠른 속도로 골량이 줄어들면서 발생되는데 비타민D 합성을 위해 규칙적으로 일광욕을 하며 걷기 같은 유산소 운동을 하고, 음주, 흡연, 카페인, 인스턴트 식품, 패스트푸드와 같은 식품의 섭취를 피해야 한다.

43 | ①

① 철분제 복용 시 변비 증상이 동반된다면 고섬유 식이를 권장한다.
②⑤ 철분제 복용 시 흡수를 촉진시키기 위해 비타민C와 함께 복용한다.

③ 식사 1시간 전에 복용하는 것이 흡수에는 좋을 수 있으나 위장 장애가 있는 경우 음식과 함께 복용하도록 한다.
④ 알루미늄과 마그네슘, 칼슘함유 제산제, 위산분비 억제제, 테트라사이클린제제 등의 제제와 함께 복용 시 철분 흡수가 저해된다.

44 | ②

② Level 1의 소생환자로 최우선순위이다.
①③ Level 2의 긴급환자이다.
④ Level 3의 응급환자이다.
⑤ 사망환자는 최우선순위가 아니다.

※ KTAS 분류

㉠ Level 1(소생)
- 생명이나 사지가 악화될 위협이 있거나 악화 가능성이 높은 상태로 즉각적인 처치가 필요한 단계이다. 진료 최우선순위로 즉시 의사가 진료한다.
- 무의식(GCS3 ~ 8점), 심정지, 중증외상(쇼크), 호흡곤란으로 인한 의식장애 등

㉡ Level 2(긴급)
- 생명, 신체기능에 잠재적인 위협이 있어서 빠른 치료가 필요한 단계이다. 진료 2순위로 15분 이내 의사 진료 또는 간호사의 재평가 실시가 필요하다.
- 의식장애(GCS9 ~ 13점), NRS 8점 이상의 복통, 심근경색, 뇌출혈, 뇌경색 의심 등

㉢ Level 3(응급)
- 치료가 필요한 상태로 추후 진행될 잠재적 가능성을 고려해야 하는 단계이다. 진료 3순위로 30분 이내 의사진료가 필요하다.
- 경한 호흡부전(SpO_2 90% 이상), 출혈을 동반한 설사, 구토와 오심으로 인한 경한 탈수, 증상이 없는 고혈압 등

㉣ Level 4(준응급)
- 환자의 나이, 통증이나 악화, 합병증 등으로 증상이 악화될 가능성이 있어서 1 ~ 2시간 이내 처치가 시행되어야 하는 단계이다. 진료 4순위로 1시간 이내 의사의 진료가 필요하다.
- 만성 착란, 복통을 동반한 요로감염, 경한 통증의 변비 등

㉤ Level 5(비응급)
- 긴급하지만 응급은 아닌 상태 또는 만성적인 문제거나 악화의 가능성이 낮은 상태. 진료 5순위로 2시간 이내 의사의 진료가 필요하다.
- 단순 감기, 장염, 상처소독, 약처방 등

45 | ②

혈압 상승, 혈전 발생 위험으로 피임 시 구강피임약을 제외한 다른 피임법을 권장한다.

46 | ④

방광암의 초기 임상증상은 무통성 혈뇨, 옆구리 통증, 덩어리 촉진 등으로 특히 무통성 혈뇨는 방광암 환자의 85%에서 나타난다.

47 | ③

③ 크랜베리의 프로안토시아니딘 성분은 방광 점막에서 세균이 성장하는 것을 막아주므로 요로감염 예방 효과가 있다.
① 장시간 목욕을 자제한다. 샤워를 권장하며 대변을 본 후 회음부는 앞에서 뒤로 닦는다.
② 요의가 없어도 규칙적으로 배뇨하고, 요의가 있을 때는 즉시 배뇨한다.
④ 유치도뇨관 삽입 환자는 유치도뇨관 적용 기간을 최소한으로 한다.
⑤ 소변 희석, 세균 정체를 막기 위해 하루 3L 이상의 수분 섭취를 권장한다.

48 | ④

철분 결핍성 빈혈은 일반적으로 만성적이며 적혈구의 크기가 작고 혈색소가 정상보다 낮은 특성이 있다. 가벼운 빈혈에서는 증상이 없지만 보다 심해지면서 창백, 심계항진, 현기증, 추위에 예민한 증상이 나타난다. 더 진행될수록 머리카락과 손톱이 부서지고 아주 심한 경우에는 연하곤란 및 구내염, 위축성 설염이 나타난다. 그 외 구각염 및 두통, 이상감각, 혀의 작열감 등이 나타난다.

49 | ④

활력징후를 4시간 간격으로 측정하여 출혈 경향을 경향을 확인한다. 혈압 하강의 경우 출혈상태를 나타내므로 반드시 주의 깊게 살펴본다. 꼭 필요한 경우를 제외하고는 침습적인 행위를 제한하며 점상출혈, 자반, 대변잠혈이 있는지 확인한다.

50 | ③

결핵의 경우 2주간 항결핵제의 복용으로 전염성이 거의 없어지나, 이때까지는 사람들과의 접촉을 피해야 한다.

51 | ⑤

① 팔을 어깨 위로 올려서 움직일 때 통증이 악화되며, 온종일 통증이 지속된다.
② 통증이 있는 팔을 아래로 하고는 잠들 수 없을 정도로 통증이 있고 손이 등 뒤로 잘 돌아가지 않는다.
③ 팔을 사용할수록 통증이 악화되어 옷을 입거나 목욕할 때도 힘들어진다.
④ 회전근개 파열에서는 수동운동은 가능하다.

52 | ⑤

부갑상샘 기능 저하증은 부갑상샘호르몬(PTH)의 분비가 감소하면서 혈중 칼슘 농도가 저하되고, 이로 인해 저칼슘혈증에 따른 신경근육계 과흥분 증상이 나타난다. 이러한 상태에서 대표적으로 관찰되는 징후가 손발의 경련이나 근육의 불수의적 수축으로 나타나는 증상인 테타니(Tetany) 징후이다.

53 | ①

구획은 근막으로 둘러싸인 근육, 뼈, 신경 및 혈관으로 구성되어 있으며 구획 증후군은 심각한 골절의 합병증이다. 석고붕대나 꽉 조이는 드레싱 같은 외부적 압력에 의해 발생하기도 하며 진통제로도 잘 조절되지 않는 허혈성 통증으로 동맥혈이 감소되거나 수동적으로 움직일 때 더욱 심해진다. 능동적 움직임이 감소되고 핀으로 찌르는듯한 감각이상, 맥박의 소실이나 감소, 냉감과 창백함이 나타난다.

54 | ②

②③ 통증 관리를 위해 NSAIDs 약물을 투여하며, 관절에 냉찜질을 적용한다. 또한 급성 재발을 촉진할 수 있으므로 조기이상을 금지한다.
① 신석 형성 예방을 위해 수분 섭취를 권장한다.
④ 요산을 배설하고 통풍을 완화시키는 콜히친을 복용한다. 또한 요산 생성 억제제 allopurinol, 요산 배설 촉진제 probenecid를 복용하며, 아스피린은 요산을 축적시키므로 복용을 금지한다.
⑤ 곡류, 계란, 우유, 치즈 등의 저퓨린 식이 및 알카리성 식품을 섭취하여 요산을 배출한다.

55 | ④

④ 복막투석의 합병증 중 복막염의 증상에 해당한다. 복막염이 의심되면 배액 된 투석액의 배양검사, 민감도 검사, 세포검사를 시행한다. 이후 정맥으로 항생제를 투여하고 투석액에 항생제를 첨가한다. 또한 투석액에 헤파린을 첨가하여 섬유소 응괴가 생기는 것을 예방한다. 복막염을 예방하기 위해 투석액 백 교환이나 카테터 관리 시 무균술을 준수한다.
① 투석액 주입 중에는 좌위를 취해 호흡을 용이하게 한다.
② 복막염이나 삽입구 및 카테터 터널 감염이 반복될 경우 카테터 제거를 고려할 수 있지만 복막투석 카테터를 제거한 경우 혈액투석을 위한 카테터나 복막투석 카테터를 다시 삽입해야 하기 때문에 일차적으로는 배양검사 시행 후 항생제를 투여한다.
③ 투석액이 너무 차가우면 복부 불편감이 발생하므로 투석액의 온도는 체온정도로 데워 주입한다.
⑤ 투석액의 포도당 농도가 높은 경우 삼투압이 증가하여 더 많은 수분을 제거할 수 있다. 이들은 복막염과는 관련이 없다.

56 | ②

뇌간은 중뇌와 뇌교, 연수로 구성되어 있으며 10개의 뇌신경핵이 포함되어 있다. 중뇌에는 동안 신경과 활차 신경, 뇌교에는 삼차 신경과 외전 신경, 안면 신경, 청신경이 연수에는 설인 신경과 미주 신경, 부신경과 설하 신경이 있다.

57 | ③

의식의 수준은 일반적으로 5단계로 구분한다. 제1단계는 명료, 제2단계는 졸림 혹은 기면, 자극에 대한 반응이 느려지고 불완전하다. 제3단계는 혼미, 환자는 지속적이고 강한 자극에 반응을 보인다. 제4단계는 반혼수로 자발적인 근육의 움직임이 거의 없다. 제5단계는 혼수로 모든 자극에 반응을 보이지 않는다.

58 | ③

저혈당은 70mg/dL 이하인 경우를 의미하는데, 인슐린 또는 경구혈당강화제를 과량 투여했거나, 밤사이 공복, 알코올 섭취 등으로 인해 유발된다. 의식이 있을 땐 과일주스, 탄산수, 사탕, 초콜릿 등 속효성 탄수화물을 경구 섭취시키며 의식이 없을 땐 50% 포도당 50ml 정맥 주입 또는 글루카곤을 근육주사한다.

59 | ④

④ 면봉으로 구역박사 및 혀 뒤쪽 1/3 미각을 검사함으로 이상여부를 판단할 수 있다.
① 펜라이트를 이용해 대광반사, 상안검거근, 외안근 움직임을 검사한다.
②③ 안구가 6방향으로 잘 움직이는지 평가한다.
⑤ 설압자를 통해 연구개의 움직임을 평가하며 음성을 들어본다.

60 | ④

글라스고우 혼수 척도는 개인 반응, 언어 반응, 운동반응 세 가지 범주로 평가한다. 세 가지 범주에서 모두 검사할 수 없을 때 0점에 해당되며, 어떠한 자극에서 눈을 뜨지 않을 때는 개인 반응에서 1점, 이해불명의 말소리를 할때는 언어 반응에서 2점에 해당된다.

61 | ②

② 황달, 피로감, 오심을 호소하며 HBsAg(+), HBeAg(+), Anti-HBc IgM(+)이고 간효소인 AST, ALT가 상승한 것으로 보아 현재 활동성 B형간염이다. 출혈위험성이 증가하므로 소변, 대변, 점막, 피부의 출혈 증상을 관찰한다.
① 피로감을 호소하는 급성기에는 침상안정 시키고 휴식을 격려한다.
③ 담즙산염이 피부에 축적되어 소양증이 나타난다. 소양증 완화를 위해 미지근한 물이나 전분으로 목욕하고 크림과 로션을 사용하여 피부가 건조해지는 것을 막는다.
④ 저지방, 적절한 양의 단백질, 고칼로리, 고탄수화물 식이를 제공한다.
⑤ B형간염은 혈액, 체액에 접촉, 성적 접촉, 손상된 피부와 점막을 통해 전파되기 때문에 사용한 주사침은 뚜껑을 닫지 않고 폐기한다. 또한 혈액이나 체액에 접촉 시 장갑을 착용하고 공동으로 면도기와 칫솔을 사용하지 않는다.

62 | ②

② 조용하고 어두운 방에서 침상안정하도록 한다. 주위 환경을 가능한 조용하고 편안하게 유지한다.
①④ 의식수준의 변화 및 편마비, 통증 정도, 동공의 크기와 모양 맥압의 증가와 호흡 변화를 감시한다.
③ 산소를 제공하고 기도를 유지한다. 두개내압을 감소시키기 위해 배변으로 인한 긴장 및 과다한 기침, 발살바 수기를 피한다. 발작 여부를 관찰하고 낙상을 예방한다.
⑤ 항혈전제를 투여하고 심부정맥혈전이나 호흡기계 혈전 및 허혈이 있는지 감시한다.

63 | ⑤

①②③④ 가역성 치매 원인

---

* 치매의 원인

크게 가역성 치매와 비가역성 치매로 나눌 수 있다. 가역성 치매의 원인으로는 우울증이나 약물, 알코올 및 화학물질 중독에 의한 정신과적 질환, 전해질 장애, 갑상선 질환, 비타민 결핍증, 감염성 뇌질환, 두부외상, 정상압 수두증과 다발성 경색증이 있으며 비가역성 치매의 원인은 퇴행성 뇌질환이 대표적 원인이다. 감염 및 대사성 질환 또는 중독으로 인한 원인을 배제한다.

64 | ③

① 티넬 징후 : 손목을 가볍게 두드릴 때 손과 손가락에 저린 감각이 발생하는 것이다.
② 호만 징후 : 무릎을 구부리고 발목을 천천히 등 쪽으로 굽힐 때 생기는 장딴지의 통증으로 혈전성 정맥염 진단에 사용한다.
④ 브루진스키 징후 : 뇌막염일 경우 앙와위 자세에서 머리를 앞으로 굴곡시켰을 때 고관절과 무릎이 자동으로 굴곡되는 것을 말한다.
⑤ 트렌델렌버그 징후 : 고관절 탈구의 징후로 손상당한 쪽 골반이 상대 쪽 골반보다 상대적으로 높아지는 것이다.

65 | ②

저작기능과 안면감각에 문제가 있는 것으로 보아 삼차신경, 즉 제5뇌신경이 손상된 것이다. 삼차신경 검사 시, 눈을 감고 안전핀으로 촉각, 따뜻한 물로 온각을 사정하며 저작기능과 각막반사를 측정한다.

66 | ②

② 갑상샘 위기는 기능항진증의 증상이 급격하게 심해지는 상태이다. 열을 낮추기 위해 얼음 주머니를 사용한다.
① 갑상샘 호르몬 분비를 차단시키기 위해 요오드화 칼륨을 투여한다. 코르티코스테로이드가 처방된다.
③ 갑상샘 호르몬 합성을 감소시키기 위해 항갑상선 약물을 투여한다.
④ 아스피린은 티록신과 salicylate 사이에 약물 상호작용이 있기 때문에 보통 아세트아미노펜을 사용한다.
⑤ 정맥 내로 수액을 투여하여 탈수를 완화시킨다.

67 | ④

pH가 7.35 이하 산증, $PaCO_2$가 낮으므로 호흡성 염기, HCO_3가 낮으므로 대사성 산증, 동맥혈 가스검사 결과 부분적 보상이 이루어진 대사성 산증이다. 대사성 산증에서는 중탄산이온을 투여한다.

* 동맥혈가스검사 정상 범위

㉠ pH : 7.35 ~ 7.45
㉡ $PaCO_2$: 35 ~ 45mmHg
㉢ HCO_3^- : 22 ~ 26mEq/L

68 | ②

② 요로결석에는 차, 코코아, 인스턴트 커피, 맥주, 콩, 시금치 등 고수산염 함유 식품을 피해야 한다.
① 요로결석의 경우 수분은 적어도 하루 3L 이상 섭취 해야 한다.
③ 칼슘석과 과칼슘뇨가 있으면 유제품의 섭취를 제한한다.
④ 요산 결석이 있으면 저퓨린 식이를 해야 하므로 치즈 및 육류의 내장, 술 등을 제한, 시스틴 결석 시 메티오닌을 감소시키기 위해 단백질을 제한한다.
⑤ 부갑상샘 호르몬 생성 자극을 막기 위하여 Vit. D가 많이 함유된 식품을 피해야 한다.

69 | ④

④ 유방절제술 후 액와 부위를 핀으로 자극했을 때 무감각은 정상적이다.
① 상처배액의 상태를 주의 깊게 관찰해야 한다. 호흡운동과 폐활량계 사용을 권장한다.
② 드레싱 부위 출혈과 감염 여부를 관찰해야 한다.
③ 수술 부위 팔을 움직이는 것은 가동성을 도우나 무거운 물건을 들지 않도록 해야 한다.
⑤ 수술 부위 팔은 심장보다 위로 두어 정맥 및 림프절 순환을 증가시킨다.

70 | ⑤

②⑤ 당이 포함되지 않은 희석된 다량의 소변(하루에 약 5L)을 배출한다.
① 소변의 색은 무색 또는 연한 색을 보인다.
③ 삼투압이 100mOsm/L 이하로 낮아 농축되지 않는다.
④ 소변이 매우 묽고 비중이 일반적으로 1.005 이하로 낮다.

모성간호학

71 | ②

여성건강간호는 여성의 일생을 통한 전 생애주기에 대한 건강관리를 제공하며, 여성 자신과 그 가족 전체의 건강 유지 및 증진을 돕는다. 질병 중심이 목적이 아닌 최적의 안녕감을 유지하고 획득하는 것을 목적으로 한다.

72 | ②

가족 이론과 여성주의 이론은 여성건강간호에 바탕이 되는 이론으로 가족 중심, 여성 중심 접근 방법을 통한 건강문제 해결과 삶의 질 향상을 하고자 한다.

73 | ⑤

⑤ 경관 점액이 맑고 양이 많아야 불임 가능성이 적다.
①②③④ 정상 경관 점액 상태이다.

✻ 배란 시 자궁경부 점액 관찰 상태

㉠ 경관 점액은 약알칼리성을 띤다.
㉡ 슬라이드에 말려 본 점액은 양치 모양을 띤다.
㉢ 분비물이 탄력 있게 늘어나는 견사 성질이 증가한다.
㉣ 경관 점액은 맑고 저하된 점성도 상태로 양이 많다.

---

74 | ③

기초체온은 배란 전에는 낮은 상태를 유지하다가 배란 직후 황체호르몬의 영향으로 급격히 상승하며, 이후 임신이 되지 않으면 다시 떨어진다. 기초체온이 상승하기 직전인 배란 전 1~2일과 배란일 당일이 임신 가능성이 가장 높은 시기이다. 대부분의 여성은 월경주기 14일 전후에 배란하므로, 월경주기 12~16일 사이가 가임기이다.

75 | ⑤

경구 피임약은 분만 2주 이내, 비정상 생식기 출혈, 심혈관 질환, 뇌혈관 장애, 간기능 장애, 혈전성 정맥염, 고혈압, 당뇨, 고지혈증, 유방암, 편두통이 있을 시 금기한다.

76 | ②

난관 임신 대부분이 난관 팽대부에서 발생한다. 난관의 끝과 가깝고 비교적 통로가 넓어서 출혈 증상이 적다.

77 | ④

④ 에스트로겐, 프로게스테론 등 여성 성장발달에 필요한 호르몬을 생성하고 분비한다.
① 질의 기능이다.
②⑤ 난관의 기능이다.
③ 자궁의 기능이다.

78 | ④

④ 생식기 검진 24시간 전 질 세척이나 윤활제 사용을 금지한다.
① 월경 기간이 아닐 때 검사한다.
② 검사 전 방광을 비운다.
③ 질경은 따뜻하게 준비한다.
⑤ 쇄석위를 취한 뒤 검진 부위만 노출시킨다.

79 | ②

세포도말 검사 시 class 2는 염증으로 인한 이상 세포 출현을 의미한다.

✻ 세포진 검사(pap smear)

자궁경부 세포검사로 악성 종양 진단 시 실시하며, 편평 원주 상피세포 접합부에서 얻은 세포를 검사한다.

㉠ class 1 : 이상 세포 없음
㉡ class 2 : 염증으로 인한 이상 세포 출현
㉢ class 3 : 비정상 유핵세포
㉣ class 4 : 암을 생각할 수 있는 세포 출현
㉤ class 5 : 침윤암으로 볼 수 있을 만한 세포 출현

80 | ①

② 종양성 세포 변화가 가장 잘 일어나는 곳으로 pap smear 검사부위이다.
③ 초산부와 경상부의 모양이 다른 부위는 cervix이다.
④ 내자궁경부는 원주상피세포로 외자궁경부는 편평상피세포로 이루어져있다.
⑤ 조직생검을 통해 자궁내막암 확진이 가능하다.

＊ 편평원주 접합점

㉠ 원주상피세포와 편평상피세포가 만나는 부위이다.
㉡ Pap Smear 검사부위로 종양성 세포 변화가 가장 잘 일어나는 부위이다.

81 | ①

월경 5 ~ 14일까지를 증식기라고 하는데 난소의 난포성장이 활발해지면서 에스트로겐 분비가 증가한다.

82 | ①

자궁내막증은 자궁 바깥에 자궁내막 조직이 존재하는 자궁내막 양성질환이다. 난소, 골반장기, 복막에 호발하며 자궁내막의 성장과 발달이 에스트로겐에 영향을 받아 초경 이전에는 발견되지 않는다. 대개는 25 ~ 45세 미산부에게 자궁내막증이 호발하며, 자궁내막증 환자의 30 ~ 50%에서 불임이 나타난다. 자궁 크기는 정상이나 성교 곤란증이 매우 심하며 월경통, 오심 및 구토 등의 증상이 있다.

83 | ①

① 요도 pH 증가로 요도염 위험이 증가한다.
② 질 내 pH 증가로 위축성 질염이 발생할 수 있다.
③ 질의 탄력성과 긴장도가 감소한다.
④ 골반저부근육이 약화된다.
⑤ 질 상피 두께가 얇아져 출혈성 반점, 염증 등이 발생할 수 있다.

84 | ③

혈중 칼슘 농도 저하로 뼈에서 칼슘이 유출되어 골밀도 저하가 나타난다.

＊ 완경에 따른 신체 변화

㉠ 혈중 칼슘 농도 저하로 뼈에서 칼슘이 유출되어 골밀도 저하가 나타난다.
㉡ 자율신경계 불안정에 따른 모세혈관 수축과 이완 장애가 생긴다.
㉢ 에스트로겐과 인히빈 분비가 저하되고 난포 자극 호르몬 분비 증가, 황체호르몬 분비가 저하된다.
㉣ 에스트로겐 저하로 인한 고밀도 지질 단백 콜레스테롤이 감소한다.

85 | ⑤

①③ 완경 초기 증상이다.
②④ 완경 말기 증상이다.

＊ 완경기 증상

㉠ 초기
• 야간 발한, 심계항진, 안면홍조(자율신경계 변화)
• 안절부절못함, 피로 등(정신 증상)
㉡ 중기
• 요실금
• 피부 위축
• 교원질 감소
• 요로 생식기 위축
㉢ 말기
• 치매
• 골다공증
• 심혈관계 질환

86 | ①

위축성 질염은 완경 후 에스트로겐 부족으로 인해 나타나는 비특이적 염증성 질염으로 소양감, 질 분비물, 성교통, 빈뇨, 야뇨, 질 점막 위축, 출혈 증상이 나타난다.

87 | ③

월경 후 2~3일은 난자가 방사선 영향을 적게 받고 자궁내막이 증식하기 전으로 조영제 소통이 원활하다.

✻ 자궁난관 조영술

㉠ 검사 목적 : 난관의 위치와 소통 여부, 운동성 정도를 알아보기 위함이다.
㉡ 검사 시기 : 월경 이후 2~3일이 적당하다.
㉢ 검사 방법 : 경관에 캐뉼라를 삽입하여 자궁강 내 조영제를 투여하여 자궁과 난관을 촬영한다.

88 | ⑤

① 37.7℃ 정도의 미열이 발생한다.
② 골반 압통이 나타난다.
③ 백혈구가 증가한다.
④ 배뇨곤란과 빈뇨가 나타난다.

✻ 골반 염증성 질환 증상

㉠ 급성 증상
• 월경 중이나 직후에 나타난다.
• 심한 월경통을 호소하며 골반과 하복부 심한 통증이 있다.
• 악취가 나는 농성 질 분비물이 있다.
• 38℃ 이상 고열이 발생하고 백혈구 증가증이 나타난다.
• 구역, 구토, 빈맥이 나타난다.
• 성교통, 배변통의 증상이 나타난다.
㉡ 만성 증상
• 만성 재발성 골반통이 나타나며 골반 압통이 있다.
• 비정상적 질 출혈과 대하증이 발생한다.
• 37.7℃ 정도 미열이 발생하고 백혈구 수가 증가하고 적혈구 침강속도가 증가한다.
• 배뇨곤란과 빈뇨가 나타난다.

89 | ②

② 자궁선근증 : 자궁내막샘 조직과 간질이 자궁근층에 존재한다. 통증이 있는 커다란 자궁이 촉지되며 만성 골반통, 성교통과 속발성 월경통이 발생하며 과다 월경 증상이 있다.
① 포상기태 : hCG(임신검사) 양성으로 나타난다.
③ 자궁경부암 : 하부생식기 성 전파성 감염 경험으로 나타난다.
④ 자궁내막 용종 : 폴립이 자궁경부로 튀어나올 정도로 커지거나 2차 퇴행성 변화가 없는 한 증상이 없다.
⑤ 다낭성 난소낭종 : 뇌하수체 자극 호르몬 분비기능 과민으로 발생한다.

90 | ③

임신 4~5개월 이전에 치료해야 태아의 기형이나 사산을 예방할 수 있다.

✻ 매독

㉠ 원인
• Treponema Pallidum이 원인균이다.
• 주로 성교 중 피부 상처로 침입한다.
• 태반을 통한 선천성 매독이 원인이 될 수 있다.
㉡ 증상
• 1기 : 단단하고 통증이 없는 결절이 구강이나 외음에(경성하감) 나타난다.
• 2기 : 회색의 괴사성 삼출액이 외음부에 덮여있는 둥근 병소(편평콘딜롬)가 나타난다.
• 3기 : 매독성 궤양, 고무종이 나타난다.

91 | ④

④ variable deceleration : 변이성하강이다. 제대 압박으로 인해 나타난다.
① early deceleration : 조기하강이다. 아두 압박으로 인해 나타난다.
② late deceleration : 만기하강이다. 태반부전으로 인한 태아 저산소증으로 인해 나타난다.
③ brachycardia : 서맥이다. 태아 저산소증의 후기 Sign이다.
⑤ prolonged deceleration : 지속적 하강이다. 자궁의 과도한 수축으로 인해 나타난다.

92 | ①

NTS(무자극검사)는 태동에 대한 반응으로 태아 심박수가 적절히 증가하는지 보는 태아 건강사정이다. 태아 심음이 기준선보다 15박동(bpm) 이상을 상승하여 15초 이상 지속하는 것이 10분 동안 2회 이상 나타나는 것이 정상적인 반응이다.

93 | ⑤

① 자궁 수축 여부를 확인하고 자극을 최소화한다.
②③ 침상안정으로 최대한 임신 유지를 하도록 한다.
④ 내진은 금지한다.

---

* 전치 태반

㉠ 태반이 자궁 경부 내구를 전체 또는 부분적으로 덮고 있는 상태이다.
㉡ 임신 3기에 무통성의 선홍색 질 출혈이 특징이다.
㉢ 저혈량 쇼크, 저혈압, 빈맥 등의 증상이 나타난다.
㉣ 전치 태반 시 간호중재
• 초음파로 전치 태반 증상을 확인한다.
• 침상안정을 하여 최대한 임신을 유지시킬 수 있도록 한다.
• 태아전자감시기로 태아의 심박동을 체크하고, 내진은 금한다.
• 출혈량을 확인하여 정확한 양을 측정한다.
• 자궁을 촉지하여 자궁 수축 여부를 확인한다.

94 | ③

Gravida = 임신 횟수, Para = 출산 경력으로, 현재 임신 상태를 포함하여 임신 횟수는 4회, 출산 횟수는 1회이다.

95 | ②

① 임신 35주 이상 시 L/S 비율이 2 : 1에 달한다.
③ 당뇨병 산모의 경우 높은 인슐린 농도로 계면활성제 합성이 지연된다.
④ 계면활성제는 폐포의 표면장력을 감소시켜 호흡을 원활히 한다.
⑤ 임신 6개월경 계면활성제가 생성되기 시작하고 35주차 이후 폐가 충분히 성숙된다.

96 | ⑤

심한 하복부 통증, 질 출혈, 자궁 강직 상태로 태반 조기 박리를 의심할 수 있다.

---

* 태반 조기 박리

㉠ 정상적으로 착상된 태반 일부 또는 전체가 자궁에서 박리되어 떨어진 상태이다.
㉡ 원인
• 자궁내막, 태반에 혈액을 공급하는 나선 동맥의 변성
• 자간전증, 자간증
• 양수과다증에서 파막 시 갑작스런 양수 소실
㉢ 증상
• 잦은 자궁 수축과 자궁 긴장항진
• 지속적 복통과 자궁압통에서 둔한 통증, 산통으로의 변화
• 태아질식 또는 사망
• 암적색 질 출혈

97 | ①

② nitrazine test는 양막파열 의심 시 시행한다.
③④ 자궁경부가 10cm으로 완전 개대되고 100% 소실하였을 때 분만을 시작한다.
⑤ 분만 1기에 수의적 힘주기는 경부 개대에 비효과적이다.

※ 분만 단계

㉠ 개대기(분만 제1기)
- 경관개대
- 경부거상
- 경부 개대

㉡ 태아만출기(분만 제2기)
- 팽륜
- 배림&발로

㉢ 태반기(분만 제3기) : 태반박리
㉣ 회복기(분만 제4기) : 자궁 수축과 견축

98 | ②

② 제대가 눌리는 것을 방지하기 위해 골반을 높일 수 있는 슬흉위를 취해준다.
① 응급 시 제왕절개분만을 한다.
③④ 제대가 외부로 노출 시 제대를 압박하거나 질강 쪽으로 밀어 넣지 않는다.
⑤ 산소를 공급한다.

※ 제대 탈출 시 간호중재

㉠ 제대가 눌리는 것을 방지하기 위해 슬흉위를 취해준다.
㉡ 자궁이 수축되는 동안 제대 압박과 관련된 태아 질식 상태를 확인하기 위해 태아 심음을 감시한다.
㉢ 산소를 공급한다.
㉣ 제대가 외부로 노출 시 건조되는 것을 방지하기 위해 소독된 생리식염수 거즈로 덮어준다.
㉤ 응급 시 제왕절개를 시행한다.

99 | ⑤

① demerol은 통증이 있을 시에만 투여한다. 태아 호흡중추 억압 가능성이 있기 때문에 투여에 신중한다.
② 보통 IIOC가 있는 산모에게 ergot를 투여한다.
③ 분만 시에는 짧은 흉식 호흡을 한다.
④ 힘이 주어지지 않을 때 힘을 주면 태아 산소 공급이 곤란할 수 있다.

100 | ④

④ NSAIDs는 프로스타글란딘 생성을 억제하여 자궁근육의 과수축을 완화하고, 통증을 줄이는 데 가장 효과적인 약물이다. 생리 시작 전이나 초기에 바로 투여하는 것이 좋다.
① 일차월경통은 자궁 수축과 관련된 혈류 감소가 원인이기 때문에 온찜질이 근육 이완과 혈류 개선에 효과적이다.
②③ 일차월경통은 과도한 자궁수축이 원인이므로, 마사지로 인한 추가 자극과 자궁수축 유도제는 증상을 악화시킬 수 있다.
⑤ 절대안정보다는 가벼운 운동이나 스트레칭, 산책 등이 통증 완화에 효과적이며, 활동은 가능한 한 유지하는 것이 좋다.

101 | ①

① 자궁 증대로 인해 횡격막이 상승한다.
② 흉곽 둘레는 5 ~ 7cm가량 늘어난다.
③ 폐활량은 증가한다.
④ 산소 요구량이 증가하면서 호흡기계에 변화가 발생한다.
⑤ 호흡수에는 변화가 없다.

102 | ⑤

⑤ 제왕절개의 경우 자궁 수축제 투여로 인해 자연분만보다 오로의 양이 더 적다.
① 산후 3일 동안 적색오로가 나온다.
② 자궁퇴축이 늦은 비수유부가 오로의 양이 더 많다.
③ 초산부의 경우 자궁퇴축이 더 잘 일어나 오로의 양이 더 적다.
④ 육류 냄새 나는 적색오로는 정상이다.

103 | ③

자연분만으로 인한 외상 시 산후혈종이 발생할 수 있다.

※ 산후혈종

㉠ 골반 연조직 사이 혈관손상으로 인한 외음, 질점막 아래 결합 조직 등에 혈액이 축적된 상태이다.
㉡ 자연분만이나 기계분만 시 외상, 아두 만출 시 압박으로 인한 혈관 파열, 분만 2기 난산 등이 원인이다.
㉢ 배뇨곤란, 회음부팽만감, 통증, 저혈압, 빈맥 등의 증상이 나타난다.

104 | ⑤

조기 출혈은 분만 24시간 이내 산도를 통한 500ml 이상의 출혈이며, 후기 출혈은 분만 24시간 이후부터 6주 사이 나타나는 출혈이다.

105 | ⑤

분만 24시간 이후 38℃ 이상 열이 두 번 이상일 경우 산후감염을 의심할 수 있다.

* 산욕기 산모 신체 변화
- ㉠ 야간성 땀 : 과다 축적된 수액 배설로 야간에 많이 생기며 점차 호전된다.
- ㉡ 정상 범위 체온 : 체온은 정상 범위를 유지하며, 24시간 이후 38℃ 이상 열이 두 번 이상 지속 시 산후 감염을 의심한다.
- ㉢ 다뇨증 : 조직 내 축적된 수분 배설로 3,000ml/일 5일까지 배뇨할 수 있다.
- ㉣ leukocytosis : 분만 후 10~12일 20,000~30,000/mm³ 까지 증가한다.
- ㉤ 기립성 저혈압 : 내장 울혈로 인해 분만 후 48시간 지속될 수 있다.
- ㉥ 월경은 비수유부의 경우 7~9주에 시작한다.
- ㉦ 자궁의 크기는 분만 6주 후쯤 정상으로 복구된다.
- ㉧ 산후동화작용으로 인한 일시적 단백뇨가 배출되기도 한다.

2교시 — 국가고시 고난도 모의고사 제 03 회

아동간호학

번호	답	번호	답	번호	답	번호	답	번호	답
1	⑤	2	④	3	①	4	⑤	5	⑤
6	③	7	④	8	③	9	③	10	⑤
11	④	12	②	13	③	14	⑤	15	④
16	③	17	④	18	⑤	19	①	20	⑤
21	⑤	22	④	23	①	24	⑤	25	④
26	①	27	①	28	②	29	④	30	⑤
31	⑤	32	②	33	②	34	⑤	35	④

지역사회간호학

번호	답	번호	답	번호	답	번호	답	번호	답
36	⑤	37	②	38	②	39	①	40	⑤
41	⑤	42	①	43	④	44	③	45	④
46	⑤	47	③	48	⑤	49	④	50	④
51	②	52	④	53	④	54	⑤	55	③
56	⑤	57	⑤	58	⑤	59	④	60	⑤
61	④	62	②	63	⑤	64	⑤	65	⑤
66	④	67	⑤	68	⑤	69	⑤	70	⑤

정신간호학

번호	답	번호	답	번호	답	번호	답	번호	답
71	①	72	①	73	⑤	74	⑤	75	⑤
76	③	77	①	78	①	79	③	80	③
81	①	82	①	83	④	84	①	85	①
86	⑤	87	②	88	②	89	④	90	①
91	④	92	①	93	⑤	94	②	95	③
96	②	97	④	98	①	99	④	100	①
101	①	102	⑤	103	④	104	④	105	①

아동간호학

1 | ⑤

⑤ 윤리적 의사결정자 역할은 대상자와 가족의 가치관, 문화, 종교적 배경 등을 고려하여 최소한의 해를 주는 방향으로 치료나 간호 대안을 결정하는 것이다.
① 간호제공자로서 직접적인 간호 행위를 수행하는 역할이다.
② 조정자로서 다학제 간 협력을 통해 계획을 조율하는 역할이다.
③ 교육자로서 대상자 및 보호자에게 정보를 제공하고 교육하는 역할이다.
④ 연구자로서 간호 중재의 효과성을 분석하고 평가하는 역할이다.

* 아동간호사의 역할

㉠ 양육자(돌봄제공자) : 간호과정에 근거하여 아동과 가족의 직접적인 간호수행자 역할이다. 전문적인 지식과 기술이 요구된다.
㉡ 옹호자 : 아동과 가족이 스스로 의사결정을 할 수 있도록 치료 및 절차에 대한 정보를 제공한다.
㉢ 교육자 : 질병예방 및 건강증진을 위해 교육한다.
㉣ 지도자 및 관리자 : 간호 환경을 조정하고 아동과 직원을 관리하는 지도자적 역할이 요구된다.
㉤ 연구자 : 근거중심의 간호를 제공하고 임상간호 문제 해결을 위한 연구와 평가에 참여한다.
㉥ 윤리적 의사결정자 : 아동과 가족의 가치관, 문화, 신념 등을 고려하여 최소한의 해와 최대 이익이 되는 간호 중재를 아동과 가족이 최적의 의사결정을 내릴 수 있도록 돕는다.

2 | ④

① 아동의 건강 및 발달상 최대한 가능성 성취를 위해 노력한다.
② 아동 성장발달은 유전과 환경의 복합적 영향을 받는다.
③ 아동간호의 대상자는 가족도 포함되는 경우가 대부분으로 가족 중심 간호를 제공한다.
⑤ 아동에게 해가 되는 요구는 적절한 제한을 필요로 한다.

* 아동간호학

㉠ 아동 성장발달 과정 중 발생하는 문제를 다루며 건강 및 발달상의 최대한 가능성을 성취할 수 있도록 한다.
㉡ 아동과 가족을 대상으로 간호를 수행한다.
㉢ 아동의 개별적 차이를 바탕으로 아동 건강 유지와 건강한 성장발달을 위한 최적의 극대화를 도모한다.

3 | ①

거부증은 에릭슨의 심리사회적 발달이론 중 자율성 성취 과정에서 나타나는 하나의 갈등 현상으로, 반대로 하는 경향이다. 유아는 제안에 동의하면서도 표면적으로는 부정적 표현을 사용한다. 이때 부모는 무조건적인 명령이 아니라 선택할 수 있는 질문을 하는 것이 좋다.

4 | ⑤

3세 이상 아동 귀약 점적 시 아동의 귓바퀴는 후상방으로 당긴다.

* 귀약 점적 시 아동간호

㉠ 앉거나 누운 자세로 환측 뒤가 위쪽으로 오는 자세를 취한다.
㉡ 3세 이하의 아동은 후하방, 3세 이상의 아동은 후상방으로 당겨서 이도를 곧게 한다.
㉢ 약물 점적 후 5분 정도 자세를 유지한다.

5 | ⑤

① 수포는 감염 예방과 피부 보호를 위해 절대 터뜨리지 않는다. 자연스럽게 마를 때까지 두는 것이 원칙이다.
② 밀폐성 연고나 기름성 물질은 수포 부위를 덮어 2차 감염 위험을 높일 수 있다. 바세린은 화상 부위 등에서만 제한적으로 사용한다.
③ 고열이 있을 때는 수분을 충분히 공급해주는 것이 필수다. 수분 제한은 체온 조절에도 부적절하다.
④ 온찜질은 오히려 피부를 자극하고 발진을 악화시킬 수 있다.

6 | ③

①②③ 산류는 분만 시 압력으로 생긴 부종으로 서서히 흡수되어 사라지므로 특별한 처치가 필요하지 않다.
④ 산도에 맞추기 위해 머리 봉합이 좁아져 발생한 것은 주형이다.
⑤ 두개골과 고막 사이 파열된 혈관의 혈액이 고인 것은 두혈종이다.

* 산류(Caput Succedaneum)

㉠ 분만 시 압력으로 인해 생기며 봉합선을 넘어 분포한다.
㉡ 두피와 골막 사이에 부종이 나타나고 서서히 흡수되어 사라진다.
㉢ 수일 내 서서히 흡수되어 사라지므로 특별한 처치는 필요없다.

7 | ④

① 두뇌발달의 결정적 시기는 만 2세까지다. 생후 2년 동안 성인의 80% 가까이 성장한다.
② 여아는 만 10 ~ 14세, 남아는 만 12 ~ 16세에 급성장이 일어난다.
③ 발달의 방향성은 두미발달(두부→미부), 근원발달(중심→말초), 세분화(단순→복잡)으로 구분할 수 있다.
⑤ 신체발달, 정서발달, 사회성발달, 성격발달, 지적발달 등은 밀접하여 통합된 전체로서 발달한다.

8 | ③

페닐케톤뇨증은 아미노산 대사 이상으로 발생하는 선천성 대사장애로, 증상에는 성장발달 장애, 백색증, 잦은 구토, 행동과다, 경련성 근육운동, 땀과 오줌에서 나는 특징적인 곰팡이 냄새, 지능발달 지연 등이 있다. 치료는 식이요법으로 시행하며 식이제한에 대한 가족 교육이 반드시 필요하다.

9 | ③

계면활성제 사용은 폐포 표면장력 감소로 팽창을 도와 호흡을 용이하게 하는 작용을 한다.

10 | ⑤

⑤ 생나무 골절 : 한쪽은 구부러지고 다른 쪽은 골막과 뼈까지 뚫고 부러진 형태로 아동에게 자주 발생하는 유연 골절이다.
① 횡골절 : 직접적인 타격이나 압력으로 인해 골절선이 뼈 장축과 수직을 이루고 날카롭게 생긴다.
② 경사 골절 : 골절선이 뼈를 가로질러 비스듬하게 사선으로 생긴다.
③ 개방 골절 : 외부의 힘으로부터 피부와 연부조직에 개방성 손상을 일으키고 내부 골절까지 발생한다.
④ 나선형 골절 : 골절선이 둥글고 골간 주위로 뒤틀린 형태로 아동학대 시 주로 발생한다.

11 | ④

④ 전방 90°로 몸을 구부려 전방굴곡 검사를 시행하였을 때 등의 높이가 다르다.
① 좌우 어깨 높이가 다르다.
② 골반 경사가 비대칭적이다.
③ 견갑골 돌출부위가 다르다.
⑤ 한쪽 엉덩이의 돌출이 있고 높이가 다르다.

12 | ②

① 유전적 요인을 원인으로 하는 가족적 소인이 있다.
③ 발과 발목의 복합적 기형이다.
④ 남아의 발생 빈도가 여아보다 2배 정도 높다.
⑤ 자궁 내 자세에 의해 발생한 경우 유연성이 있는 편이다.

＊ 만곡족 유형

㉠ 침족 : 발이 발바닥면으로 굽은 족저굴곡
㉡ 종족 : 발가락이 뒤꿈치에 비해 높게 위치한 배측굴곡
㉢ 내반족 : 내전 또는 안쪽으로의 굴곡
㉣ 외반족 : 외전 또는 바깥쪽으로의 굴곡

＊ 만곡족

㉠ 발과 발목의 복합적 기형으로 발이 휘어진다.
㉡ 여아보다 남아에서 2배 정도 발생 빈도가 높다.
㉢ 가장 빈번한 유형의 내반 첨족이다.
㉣ 유전적 요인, 자궁 내 자세 이상, 비정상적 태아 발달 등이 원인이다.

13 | ③

과도한 설사로 인한 탈수가 유발되므로 수분 전해질 불균형에 대한 중재가 우선적으로 제공되어야 한다.

＊ 설사 시 간호중재

㉠ 탈수, 전해질 불균형, 감염, 영양 장애 등의 증상이 나타난다.
㉡ 탈수 증상을 관찰하며 수분 전해질 불균형을 사정한다.
㉢ 설사가 심하면 금식을 하고 감염성 설사 시 항생제를 사용한다.
㉣ 감염성 설사 시 격리를 적용하고 손 씻기, 린넨 등의 처리방법을 준수한다.
㉤ 설사 시 피부자극을 일으킬 수 있으므로 기저귀가 닿는 부위의 피부 간호를 시행한다.

14 | ⑤

비후성 유문 협착증은 우상복부 올리브 모양 종창과 비담즙성 사출성 구토 증상을 특징적으로 나타낸다.

＊ 비후성 유문 협착증

㉠ 상복부(RUQ)에서 올리브 모양의 종양이 만져지며 상복부 팽만이 있다.
㉡ 상복부를 가로지르는(왼쪽 → 오른쪽) 위 연동운동을 볼 수 있다.
㉢ 체중 감소, 대사성 알칼리증, 성장 장애, 탈수의 증상이 나타난다.
㉣ 사출성 비담즙성 구토 증상을 보인다.

15 | ④

선천성 거대결장은 변비, 성장 장애, 복부 팽만, 리본 모양 대변 등의 증상이 나타난다.

＊ 선천성 거대결장

㉠ 장관 내 신경절세포가 선천적으로 존재하지 않는 질환이다.
㉡ 대표 증상
- 변비
- 성장 장애
- 복부 팽만
- 리본 모양 대변

16 | ③

기도 흡인 가능성을 나타내는 증상으로 아기를 엎드린 자세로 머리를 낮춰 등을 두드려 토할 수 있게 돕는다.

17 | ④

① 격리는 특별히 필요하지 않다.
②⑤ 찬 습기와 높은 습도가 도움이 된다.
③ 후두 부종을 감소시키기 위해 크룹텐트를 적용한다.

＊ Croup Syndromes

㉠ 후두 부종이나 폐쇄로 인해 쉰 목소리, 개 짖는 소리, 쇳소리 같은 기침이 특징이다.
㉡ 흡기 시 협착음이 들리고, 호흡곤란으로 묘사되는 공명성 기침이 나타난다.
㉢ 크룹 환아 간호중재
- 후두 부종 감소를 위해 크룹텐트를 적용한다.
- 높은 습도와 차가운 습기로 증상이 악화되지 않도록 한다.
- 통증이 심해 입원한 경우 찬 습기와 분무용 에피네프린을 제공한다.

18 | ⑤

①②④⑤ 비누와 물로 깨끗하게 씻고 공기에 자주 노출시켜 피부를 건조하게 유지하며, 피부의 산도가 높아지게 한다.
③ 알코올은 발진을 악화시키고 통증을 초래한다.

19 | ①

아스피린 부작용으로 오심, 구토, 이명, 발한, 과호흡, 혼수, 경련 등이 나타날 수 있다.

20 | ⑤

일시적으로 소양감이 없고 경계가 분명한 홍반성 반점이 나타난다.

✱ 급성 류마테스열 증상

㉠ 심염, 다발성 관절염
㉡ 무도병
㉢ 피하결절
㉣ 홍반성 반점
㉤ 관절통, 피로, 창백, 열, 체중 감소, 비출혈 등

21 | ⑤

① 5일 이상의 고열이 난다.
② 손, 발바닥에 홍반이 나타나다
③ 치료하지 않은 아동의 15 ~ 25%에서 관상동맥류가 나타난다.
④ 급성기 염증 증상에는 항염 목적으로 아스피린을 투여한다.

✱ 가와사키병(kawasaki disease)

㉠ 원인불명 급성 전신성 혈관염으로 80%가 5세 미만 아동에서 발생한다.
㉡ 치료하지 않을 시 아동의 15 ~ 25%에서 관상동맥류가 나타난다.
㉢ 5일 이상의 열이 있다.
㉣ 다음 임상기준 5가지 중 4가지를 동반한다.
 • 사지말단 변화 : 손, 발바닥 홍반, 손, 발톱 주위 상피박리, 급성말초 부종
 • 삼출물이 동반되지 않는 양쪽 눈 결막충혈
 • 입술 홍반, 딸기 혀와 같은 구강 점막 변화
 • 경부림프선 종창
 • 여러 유형 발진

22 | ④

① 첫째 발가락과 둘째 발가락 사이가 넓다.
② 양 눈 사이가 멀고 눈꼬리가 올라가 있다.
③ 코가 낮고 얼굴은 둥글고 납작하다.
⑤ 선천성 심장 기형을 동반하기도 하고 지능 및 성장발달이 늦다.

23 | ①

① 출혈 시간 연장은 있지만 PT, PTT는 정상이다.
② 하지 혈종이 나타난다.
③ 혈소판 수 감소를 보인다.
④ 급, 만성으로 분류된다.
⑤ 2 ~ 10세에서 빈번하게 발생한다.

✱ 특발성 혈소판 감소성 자반증

㉠ 혈소판의 과도한 파괴와 피부 밑 출혈반에 의한 피부 변색을 보이는 질환이다.
㉡ 치료 회복기나, 감염증 등을 앓고 난 후 급성으로 많이 발견되며 6개월 이상 지속되는 만성으로 나타나기도 한다.
㉢ 진단
 • 혈소판 감소 : 20,000/mm^3
 • 출혈 시간 연장
 • PT, PTT 정상
㉣ 증상
 • 점막 출혈
 • 잦은 타박상
 • 하지 혈종

24 | ⑤

선천성 갑상샘 기능 저하증은 선천적 갑상샘 형성부전으로 인해 기능이 저하되어 있는 상태이다. 미숙아는 시상하부와 뇌하수체 미성숙으로 일시적으로 나타날 수 있다. 기면, 황달, 호흡곤란, 청색증, 변비, 천문 확장, 서맥, 쉰 울음소리 증상이 나타난다. 치료하지 않았을 경우 낮은 콧등, 좁은 이마, 큰 혀, 건조한 머리카락의 증상이 나타나고 골발육의 지연으로 대천문이 열려 있다. 신경계 발달 지연으로 정신지체를 유발해 지능 저하가 유발되기도 한다. 조기 발견과 치료 시작이 중요하며 갑상샘호르몬을 평생 투여한다. 빠른 치료 시작으로 정상적 성장이 가능하고 지능 발달도 정상일 수 있다.

25 | ④

② 제2형은 인슐린 비의존성 당뇨이다.
① 제1형에게서 심한 당뇨성 케톤산증이 빈발한다.
③ 제1형은 인슐린 형성 능력이 없다.
⑤ 제1형은 전형적으로 날씬한 아동에서 발병하고, 제2형은 과체중과 비만한 사람에게서 발병한다.

---

* 제1, 2형 당뇨병

㉠ 제1형 당뇨병
• 인슐린을 생산하는 췌장 베타세포 파괴로 인해 인슐린이 절대적으로 부족한 상태이다.
• 전형적으로 날씬한 아동에서 발병한다.

㉡ 제2형 당뇨병
• 부적절한 인슐린 사용을 하는 인슐린 저항이 나타나고 상대적으로 인슐린이 부족한 상태이다.
• 45세 이상 성인에서 나타나며 과체중과 비만한 사람에게 발병한다.

26 | ①

저산소증과 조산은 뇌성마비의 가장 특징적인 원인이다.

---

* 뇌성마비

㉠ 중추신경계 손상으로 나타나는 영구적 신체장애이다.
㉡ 아동기에 가장 흔한 질환으로 환아의 약 50%에서 경련이 동반된다.
㉢ 지적 장애, 언어 장애, 감각 장애 등이 동반될 수 있다.
㉣ 가장 큰 발생 요인은 조산과 저산소증이다.

27 | ①

① 재발율이 높으며 반복되는 경우 간질로 발전할 수 있다.
②④ 신경적 손상은 없으며 뇌파는 정상이다.
③ 6 ~ 24개월 아동에게 흔히 발생한다.
⑤ 남아가 여아보다 2배 더 많이 발생한다.

---

* 열성 경련

㉠ 이전 비열성 경련이 없던 생후 1개월 이상 아동에게 중추신경계 감염, 전해질 불균형 없이 열성 질환과 관련해 나타나는 발작이다.
㉡ 남아가 여아보다 2배 이상 많으며 대부분 6 ~ 24개월 아동에서 호발한다.
㉢ 38.8℃ 이상 체온이 상승하는 동안 발생한다.

28 | ③

② 급성 천식 발작은 기도 내 강한 수축과 염증, 분비물로 인해 심한 호흡곤란을 초래한다. 따라서 가장 우선적으로 시행해야 하는 간호는 기도 개방 유지와 산소 공급이다. 이는 저산소혈증을 예방하고 생명을 보존하기 위한 기본적이고 즉각적인 간호 중재이다.
① 금식은 기관지 확장제 투여 전 반드시 필요한 절차는 아니며, 우선순위 간호에 해당하지 않는다.
③ 부모 교육은 상태가 안정된 후 장기적인 관리 차원에서 필요하지만 응급 상황의 즉각적 중재는 아니다.
④ 수분 섭취 증가는 가래 배출을 돕지만, 급성 발작 시에는 기도 폐쇄 위험이 있어 우선 시행하는 간호는 아니다.
⑤ 체위 변경은 호흡을 돕는 방법이 될 수 있으나 산소 공급이나 기도 확보보다 우선순위는 낮다.

29 | ④

아토피 피부염은 발적, 수포, 피부 건조, 심한 소양감, 삼출물, 가피, 반흔 등을 특징으로 하는 염증성 피부질환이다.

30 | ⑤

동물 털, 털실 등의 소재로 피부에 가려움을 유발할 수 있는 장난감을 피해 피부자극이 되지 않는 장난감을 선택한다.

31 | ⑤

① 통풍이 잘되는 면 내의를 입힌다.
② 피부를 건조하게 하거나 흡수를 방해하는 파우더 사용을 하지 않는다.
③ 서늘하고 시원한 환경을 유지한다.
④ 고탄수화물, 고지방 식이를 제한한다.

✱ 습진 환아 간호중재

㉠ Wet Dressing으로 염증을 완화시켜준다.
㉡ 미온수 사용으로 소양증을 완화시킨다.
㉢ 고탄수화물 식이나 고지방 식이를 제한한다.
㉣ 부드러운 면 의류를 입힌다.
㉤ 긁어서 상처가 나지 않도록 손톱을 짧게 잘라주고 장갑이나 긴팔 소매 옷으로 손가락을 가려주도록 한다.

32 | ②

② 통증 완화와 열을 내리기 위해 해열진통제를 투여한다.
① 종창이 가라앉을 때까지 활동을 줄이고 안정을 취할 수 있게 한다.
③④ 단단하고 신 음식은 침샘자극으로 통증을 증가시키므로 제한한다.
⑤ 산소 공급은 필요 없다.

✱ 귀밑 샘염, 유행성 이하선염(mumps)

㉠ 감염자의 침으로부터 직접접촉되거나 비말을 통한 감염으로 전파된다.
㉡ 종창이 시작된 전후 강한 전염력을 나타내므로 전염 기간 동안 격리한다.
㉢ 종창이 가라앉을 때까지 활동을 줄이고 안정을 취한다.
㉣ 통증 조절과 열을 내리기 위해 진통제나 해열제를 투여한다.
㉤ 신 음식이나 단단한 음식은 통증을 증가시키므로 유동식을 제공한다.
㉥ 목에 온습포나 냉습포를 적용해 편안함을 제공한다.

33 | ②

② 발진은 나타난 순서대로 소실된다.
① 발진은 안면부위 홍반성 구진으로 시작되어 아래로 확산되어 나타난다.
③ 전구기에 전염성이 가장 강하다.
④ 회복기에 중이염, 폐렴, 사망 등의 합병증이 잘 발생하므로 주의해야 한다.
⑤ 허물이 벗겨지면 7 ~ 10일 이내 발진이 소실한다.

✱ 홍역의 증상

㉠ 전구기 : 콧물, 기침, 결막염, 열, 권태감, Koplik 반점(발진 2일 전에 최초로 생기는 미세하고 불규칙한 반점)이 생긴다.
㉡ 발진 : 전구기 3 ~ 4일째 나타나며 얼굴 홍반성 구진으로 시작하여 아래로 확산해 3 ~ 4일 후 갈색을 띠고 심한 부위는 인설이 생긴다.

34 | ⑤

수두 전염 기간은 발진 1일 전인 전구기부터 첫 수포 발생 후 6일인 가피형성까지이다.

35 | ④

통증이 없는 상복부 덩어리가 촉진된다.

---

* 신아세포종(neuroblastoma)

㉠ 아동 두개골 밖에서 발생하는 가장 흔한 악성 종양이다.
㉡ 부신수질이나 교감신경절로 분화하는 배아신경능선세포에서 주로 발생한다.
㉢ 대부분 10세 이전 발현하며 여아보다 남아에게서 발생 빈도가 높다.
㉣ 환아의 70%가 전이된 후에 진단을 받는 침묵의 종양이다.
㉤ 증상
  • 초기에는 복통이 흔하지 않다.
  • 통증이 없는 상복부 덩어리가 촉진된다.
  • 요관이나 방광의 압박으로 요정체나 빈뇨가 나타난다.
  • 비대된 종양의 출혈 시 빈혈이 발생한다.
  • 뼈, 간, 골수 전이로 인해 통증, 간비대, 범혈구 감소증이 나타난다.
  • 두개내 전이 시 복통, 구토, 불안정, 안와부종, 두개내압 상승이 나타난다.

지역사회간호학

36 | ⑤

직접 수집한 1차 자료와 기존 자료인 2차 자료를 적절히 이용하여 자료 수집하는 것이 바람직하다.

---

* 자료 수집 방법

㉠ 1차 자료(직접 정보 수집) : 면담, 참여관찰, 설문지 조사, 차창 밖 조사
㉡ 2차 자료(간접 정보 수집) : 출처가 분명한 자료, 표준화된 통계 자료, 의료기관 건강 기록 등

37 | ②

① 개개인을 대상으로 의뢰한다.
③ 의뢰 직전 대상자의 상태를 한 번 더 확인한다.
④ 의뢰 시 의뢰하는 기관에 대한 설명과 필요한 정보를 제공한다.
⑤ 의뢰서에 정보를 기재하고 대상자나 가족에게 전달하고 직접 방문한다.

38 | ②

(A + 2B) × C = 문제의 크기 + 2(문제의 심각도) × 사업의 추정 효과

---

* BPRS 척도

㉠ 간호진단의 우선순위 판단을 위한 척도이다
㉡ 척도의 기준은 A(문제의 크기), B(문제의 심각도), C(사업의 추정 효과)이다.
㉢ A, B, C를 (A + 2B) × C로 점수화하여 크기를 비교한 후 우선순위를 부여한다.

39 | ①

① 오마하진단 분류체계 : 지역사회 간호진단 시 가장 활용도가 높은 분류체계로 간호과정에 기초를 둔 간호진단이다.
② 가족간호진단 분류체계 : 가정 간호에서 사용하는 분류체계로 대상자에게 요구되는 자원을 결정하기 위해 사정하고 분류하는 것이다.
③ 자가간호진단 분류체계 : 스스로 간호진단을 내리는 데 사용된다.
④ 국제간호진단 분류체계 : 간호실무 기술을 위해 국제적으로 통용될 수 있는 공동 언어와 분류체계를 개발하는 것이다.
⑤ 북미간호진단 분류체계 : 급성관리 상황에 초점을 맞춘 분류체계이다.

40 | ⑤

평가 범주에는 사업 성취도, 투입된 노력, 진행 정도, 적합성, 효율성이 포함된다.

✽ 평가 계획

㉠ 누가(평가자), 언제(평가시기), 무엇으로(평가도구), 어떤 범위(평가 범주)에서 평가할 것인가 정하는 것이다.
㉡ 평가 범주
• 사업 성취도
• 투입된 노력
• 사업 진행 정도
• 사업 적합성
• 사업 효율성

41 | ⑤

① 실현 가능한 목표를 설정한다.
② 구체적이고 명확한 목표를 설정한다.
③ 대상자에게 실제적으로 제공되는 간호시간을 고려하여 계획한다.
④ 내용, 범위, 대상, 장소, 평가자가 포함된 목표를 수립한다.

42 | ①

정기적 방문을 통한 목표 진행 정도 평가, 주어진 업무 수행 수준 관찰 문제점 토의나 조언 등을 시행하는 관리활동이다.

43 | ④

① 사회화 기능 : 지역사회가 공유하는 일반적 지식이나 사회적 가치, 행동양상을 창출하고 유지 및 전달하는 과정으로 다른 지역사회 구성원들과는 구별되는 생활양식을 터득하도록 하는 기능이다.
② 경제적 기능 : 필요한 물자와 서비스를 생산 및 분배, 소비하는 과정과 관련된 기능이다.
③ 사회통제 기능 : 지역사회가 지역사회 구성원에게 규범 등을 순응하게 하는 기능이다.
⑤ 상부상조 기능 : 지역사회 내 도움이 필요한 상황(실업, 질병, 사망 등)에 대해 서로 지지하고 조력하는 기능이다.

44 | ③

타문화를 수용하고 이해하는 문화적 역량이 우선시되어야 한다.

45 | ④

④ 변화촉진자 : 변화를 일으켜 솔선하며 시도하는 사람으로 변화의 수행을 돕고 변화를 위한 동기부여에 조력한다.
① 옹호자 : 대상자의 요구를 사정하고 적합한 방법을 규명한다.
② 교육자 : 지식을 제공하고 질병에 대한 인식을 돕는다.
③ 협력자 : 다른 보건의료 인력들과 의사소통 및 의사결정하여 업무를 협력적으로 추진한다.
⑤ 자원의뢰자 : 지역사회 내 다양한 보건 서비스를 적합한 유형으로 연결시켜주는 역할을 한다.

46 | ⑤

① 3차 예방
②③④ 1차 예방

---

* 질병 예방

㉠ 1차 예방 : 질병을 막고자 하는 예방활동을 의미한다.
㉡ 2차 예방 : 질병 발생 시 그 질병을 조기 발견하고 초기 치료 하고자 하는 것을 의미한다.
㉢ 3차 예방 : 질병 발병 후 합병증을 최소화하고 장애가 있는 대상자의 사회 기능 훈련과 강화를 위해 노력을 의미한다.

47 | ③

③ 사회적 타당성이란, 간호사업이 지역사회 대상자에게 수용 가능하고, 사회적으로 받아들여질 수 있는지를 평가하는 기준이다.
① 기술적으로 가능하고 효과가 있는지 실현 가능성을 판단하는 기술적 타당성에 해당한다.
② 경제적으로 시행 가능하고 경제적 측면에서 효과가 분명한지 비용 효율성을 판단하는 경제적 타당성에 해당한다.
④ 법률·제도적으로 보장이 되는지 법적 근거를 검토하는 법적 타당성에 해당한다.
⑤ 정책 결정자나 기관, 이해관계자 등 행정적·정치적 측면에서 이 사업이 받아들여질 수 있느냐, 즉 정책적 수용 가능성을 탐색하는 정치적 타당성에 해당한다.

48 | ④

건강보험, 산재보험은 사회보험 의료보장에 해당된다.

* 사회보장

구분			내용
사회보장	사회보험	소득보장	산재보장, 연금보험, 고용보험
		의료보장	건강보험, 산재보험
	공공부조	소득보장	기초생활보장
		의료보장	의료급여
	사회서비스		

49 | ④

① 의료비가 저렴하다.
② 의료의 질이 높다
③ 의료인의 재량권이 많이 부여된다.
⑤ 지역, 계층 간 편차가 심하다.

---

* 자유방임형 의료전달체계

㉠ 정부의 간섭과 통제를 최소화 한 제도이다.
㉡ 국민의 자유와 능력을 최대한 존중한다.
㉢ 의료의 질적 수준이 높다.
㉣ 의료인의 재량권이 많이 부여된다.
㉤ 의료기관의 경쟁이 심화된다.
㉥ 지역, 계층 간 심한 편차로 비효율적으로 자원을 이용하게 되고 의료비가 높다.

50 | ④

①②③⑤ 행위별 수가제에 대한 설명이다.

---

* 포괄수가제

㉠ 환자의 질병이나 요양일수별로 보수단가를 결정하여 정해지 진료비를 지불하는 제도이다.
㉡ 사전결정 방식으로 과잉 진료를 막고 진료비 억제효과를 볼 수 있다.
㉢ 행정업무 절차가 간편하고 수익을 위한 의료기관의 자발적 경영효과 노력을 기대할 수 있다.
㉣ 과소 진료로 의료질 저하를 초래할 우려가 있다.
㉤ 의료진에 대한 행정 간섭이 지나칠 수 있다.

51 | ②

유년 부양비 = (15 ÷ 75) × 100 = 20.0

---

* 부양비

㉠ 총 부양비 = (0 ~ 14세 인구 + 65세 이상 인구 ÷ 15 ~ 64세 인구) × 100
㉡ 유년 부양비 = (0 ~ 14세 인구 ÷ 15 ~ 64세 인구) × 100
㉢ 노년 부양비 = (65세 이상 인구 ÷ 15 ~ 64세 인구) × 100
㉣ 노령화 지수 = (65세 이상 인구 ÷ 0 ~ 14세 인구) × 100

52 | ④

① 출산율 증가
② 유병률 감소
③ 평균 수명 증가
⑤ 영유아 사망률 감소

※ 지역사회 건강 수준
㉠ 다양한 인구측정지표들을 종합하여 평가한다.
㉡ 영유아, 모성 사망률과 감소를 기초로 하며 유병률과 질병 이환률 감소, 출산률 및 평균 수명 연장, 예방접종률 증가로 평가한다.

53 | ④

① 모성 건강 유지, 임신과 분만에 수반되는 합병증 발생 위험 감소, 차기 임신에 대한 준비, 신생아 사망률 감소, 불임증의 예방과 치료를 목적으로 시행된다.
② 모자보건의 대상 아동 인구는 광의의 의미로는 생후부터 18세까지의 미성년자이며 협의의 의미로는 생후부터 미취학 아동이다.
③ 모자보건의 대상인구는 전체 인구의 50 ~ 70%로 다수를 차지한다.
⑤ 성교육·성상담, 보건에 관한 지도·교육·연구·홍보 및 통계관리를 한다.

54 | ⑤

① 접종 전날 목욕시키고 당일은 목욕을 피한다.
② 피부 습진이 있는 경우 예방접종을 하지 않는다.
③ 당일과 다음 날에는 격렬한 활동을 삼간다.
④ 면역 결핍성 질환이 있는 경우 예방접종 금기이다.

55 | ③

고령화 등으로 인해 수발이 필요하고 과보호가 필요한 노인인구가 급격하게 증가하고 있기 때문에 노인인구의 의료 이용률이 증가하고 또한 의료비가 증가하고 있다.

56 | ⑤

노인의료복지시설의 입소절차 등〈노인복지법 시행규칙 제19조 제2항〉… 제18조 제1항 제1호 나목 및 다목에 해당하는 자가 당해 시설에 입소하고자 하는 때에는 입소신청서에 다음 각 호의 서류를 첨부하여 주소지를 관할하는 특별자치시장·특별자치도지사·시장·군수·구청장에게 제출하여야 한다.
1. 건강진단서 1부
2. 입소신청사유서 및 관련 증빙자료 각 1부(「국민기초생활 보장법」 제7조 제1항 제1호에 따른 생계급여 수급자 또는 같은 항 제3호에 따른 의료급여 수급자의 경우에는 제외한다)

57 | ⑤

이산화탄소는 실내공기 오염 지표로 사용되며 허용 농도는 일반적으로 0.1%, 광산일 경우 0.1 ~ 0.5%이다.

58 | ③

③ 1차 예방 활동은 건강문제가 발생하기 전에 건강증진과 건강보호를 위해 행하는 활동이다.
①④ 2차 예방 활동은 존재하는 건강문제를 조기 발견하고 치료, 해결하는 데 중점을 두어 심각한 결과를 초래하는 것을 예방한다.
②⑤ 3차 예방 활동은 건강문제의 악화, 재발을 예방하고 재활을 통해 사회에 재적응할 수 있도록 돕는 것이다.

59 | ④

① 쾌감대 : 안정 시 보통 착의 상태에서 가장 쾌적하게 느끼는 범위이다.
② 냉각력 : 기온·습도·기류 3요소가 인체의 열을 빼앗는 힘을 일컫는다.
③ 불쾌지수 : 습도와 온도로 인해 느끼는 불쾌감을 수치로 표시한 것이다.
⑤ 지적온도 : 최적의 온도로 생리적, 주관적, 생산적 지적온도가 있다.

60 | ⑤

① 온실 효과 : 이산화탄소 등의 원인 물질이 지구층을 둘러싸서 지구를 덥게 하는 현상으로 엘니뇨 현상, 라니냐 현상 등이 있다.
② 열섬 현상 : 인구 증가, 인공 시설물의 증가, 온실 효과 등으로 인해 도시 중심부 기온이 주변 지역보다 현저하게 높게 나타나는 현상이다.
③ 기온 역전 : 대기층의 상부 공기층의 온도가 하부 공기층의 온도보다 높아서 지표면에 오염물질 등이 침체되어 나타나는 현상이다.
④ 오존층 파괴 : 염화불탄소, 질소산화물 등이 성층권에 있는 오존층의 오존을 파괴하여 그 밀도가 낮아지는 현상이다.

61 | ④

④ 박무(haze) : 오염물질과 수분으로 구성된 입자상물질이다.
① 검댕(soot) : 불완전 연소로 형성된 탄소함유 물질의 응집체이다.
② 연무(mist) : 물이 주성분을 이루고 안개보다 투명하다.
③ 연기(smoke) : 탄소성분과 연소물질로 구성된 미세입자이다.
⑤ 훈연(fume) : 가스상 물질이 화학반응 과정에서 응축될 때 생성된 고체입자이다.

62 | ②

①③ 사회보험에 해당한다.
④⑤ 사회 서비스에 해당한다.

* 사회보장 형태

㉠ 사회보험 : 사회적 위험으로부터 국민의 건강과 소득을 보장하는 제도이다.
㉡ 공공부조 : 생활이 어렵고 생활유지 능력이 없는 국민의 최저생활을 보장하고 지원하는 제도이다.
㉢ 사회복지 서비스 : 모든 국민에게 상담, 재활, 사회복지시설 등을 제공하여 정상 생활이 가능하도록 지원하는 제도이다.

63 | ⑤

⑤ 사회 재난 : 국가기반체계 마비와 감염병 확산 등으로 인한 피해이다.
① 자연 재난 : 자연현상으로 인해 발생하는 재해이다.
② 인적 재난 : 인간의 부주의로 발생하는 사고성 재해이다.
③ 특수 재난 : 인위적 원인에 의한 불특정 다수의범죄행위로 일어나는 재해이다.
④ 국내 재난 : 국내에 전반적인 재해를 일컫는다.

64 | ⑤

⑤ 대응단계에서는 환자를 분류하고 개발 알고리즘에 따라 의료 서비스를 제공한다.
①② 유해취약성 평가, 교육과 훈련 등을 시행하는 재난 대비 단계이다.
③ 정상을 찾아가기 위한 재난 복구 및 회복 단계이다.
④ 예방, 보호, 완화활동을 하는 재난 완화 및 예방 단계이다.

* 재난관리 과정

㉠ 재난 완화 및 예방 : 재난 발생 전 재난 요인을 미리 제거하고 표출되지 않도록 예방하는 단계이다.
㉡ 재난 대비 : 재난 대응 운영능력 향상 단계이다.
㉢ 재난 대응 : 재난이 발생한 경우 각종 기능을 적용해 손실을 최소화하는 단계이다.
㉣ 재난 복구 및 회복 : 재난 발생 이전 상태로 회복하기 위한 노력 단계이다.

65 | ⑤

①④ 민감도는 질병으로 확진된 자가 검사를 해서 양성이 나온 확률이다.
② 특이도는 질병이 없을 때 검사를 해서 음성이 나온 확률이다.
③ 양성 예측도는 새로운 검사에서 양성이 나오고 확진검사에서도 양성인 확률이다.

* 타당도

측정 방법이 평가하고자하는 내용을 얼마나 정확히 측정하였는지의 정도이다.

66 | ④

④ 병원소를 박멸하는 것은 가장 영구적이고 근본적인 감염병 예방법이다.
① 환자격리는 병원소 격리 방법이다.
② 예방접종은 면역 증강 방법이다.
③ 환자치료는 감염력 감소 방법이다.
⑤ 환자가 사용한 물품을 소독하는 것은 환경위생 관리 방법이다.

67 | ⑤

⑤ 건강문해력이 낮은 대상자에게는 복잡한 문장보다는 시각적 자료(그림, 도식 등)와 쉬운 언어를 사용한 교육자료가 효과적이다.
① 치료 제공은 임상적 중재이며, 건강문해력과 직접적인 관련은 없다.
② 환경적 개선에 해당하며, 정보 이해도(문해력) 고려와는 무관하다.
③ 감염 경로 차단 및 역학조사 중심의 중재로, 대상자의 문해력 고려와는 거리가 있다.
④ 단순한 글로 된 안내문은 건강문해력이 낮은 대상자에게 비효율적일 수 있다.

---

* 건강문해력

환자가 자신의 건강을 위해 갖춰야 할 기본 능력으로, 읽고 쓰기/숫자 이해/의사소통/의료기기 활용능력 등이다. 고령자, 외국인, 낮은 교육 수준, 저소득층 등에서 더 높게 나타나며 건강문해력이 낮을수록 불필요한 외래 진료 횟수가 증가한다.

68 | ⑤

① 병원체 수가 많아야 한다.
② 병원체의 강한 독성으로 감염력이 높아야 한다.
③ 적절한 침입 경로로 침투해야 한다.
④ 숙주의 면역 결여 상태여야 한다.

69 | ⑤

⑤ 의음성률과 의양성률이 낮아야 특이도와 민감도가 높아진다.
① 음성 예측도는 높아야 한다.
② 양성 예측도는 높아야 한다.
③④ 신뢰도, 타당도(민감성, 특이성, 예측성) 모두 높아야 한다. 신뢰도는 높고 특이성은 낮아야 한다.

70 | ⑤

국가안전관리기본계획은 지난 2004년 재난 및 안전관리 기본법 제정 전에는 자연재난을 중심으로 하는 방재기본계획, 인적재난을 대상으로 하는 국가재난관리계획으로 분리되어 수립되었다. 재난 및 안전관리 기본법 제정 이후, 2005년 제1차 국가안전관리기본계획을 시작으로 모두 4차례의 기본계획을 수립해왔으며, 제4차 기본계획이 2024년도로 종료되어 제5차(2025 ~ 2029) 기본계획을 수립했으며 2024년 6월 30일에 확정하였다.

---

* 제5차(2025 ~ 2029) 국가안전관리기본계획 5대 전략

㉠ 새로운 위험에 대비하는 재난 안전관리
㉡ 디지털기반의 재난안전관리
㉢ 현장에서 신속하게 작동하는 재난안전관리
㉣ 회복력을 강화하는 재난안전관리
㉤ 국민과 함께하는 재난안전관리

정신간호학

71 | ①

① 전치 : 어떤 한 사람에 대해 가진 적개심, 좌절 등의 감정을 덜 위협적인 다른 대상(사람 혹은 물건)에게 이동하는 것으로, 속담 '종로에서 뺨 맞고 한강에서 화풀이'가 이의 예시이다.
② 투사 : 받아들이기 힘든 생각이나 행동의 책임을 다른 사람에게 돌리는 것이다.
③ 전환 : 정서적 갈등이 신체증상으로 무의식적으로 표출되는 것으로, 이 점에서 꾀병과는 다르다.
④ 퇴행 : 갈등이나 고통을 감소시키기 위해 현재 겪고 있는 어려움이 없는 이전의 발달단계로 후퇴하여 의존적인 모습을 보이는 것이다.
⑤ 대리 형성 : 성취할 수 없는 혹은 수용될 수 없는 욕구, 감정, 충동 등으로 인한 좌절감을 줄이기 위해 원래 원했던 대상과 비슷하면서도 사회적으로 수용될 수 있는 대상으로 대신 만족하는 것을 의미한다.

---

* 방어기전

이드(Id)의 사회적으로 용납될 수 없는 욕구나 충동과 이에 대한 초자아(Superego)의 압력 때문에 발생하는 불안으로부터 자아를 보호하기 위한 것이다.

72 | ①

② 남용 : 개인의 생활에 문제를 일으킬 만큼 쾌락을 목적으로 알코올이나 약물을 사용 또는 과용하는 것이다.
③ 중독 : 조절이 불가능할 정도로 약물에 강박적 집착을 나타내며 신체적·심리적 의존상태를 일컫는다.
④ 금단증상 : 복용 중단으로 인해 일시적으로 나타나는 증상이다.
⑤ 플래시백 : 환각제를 복용하지 않았는데도 중독 시 경험했던 지각적 증상을 다시 경험하는 것이다.

73 | ⑤

⑤ 간호사와 대상자의 치료적 관계는 명확한 경계가 확립될 것을 전제로 한다. 치료적 관계의 초기 단계에서 상호 역할에 대하여 설명, 비밀보장, 책임 등에 대한 계약을 설정하는 이유가 여기에 있다. 공감적 태도를 보이면서도 치료자 – 대상자 관계의 경계를 명확히 하고 있다. 대상자와의 비밀을 공유하는 것은 치료적 관계를 넘어 개인적 관계를 형성하게 되므로 치료관계의 장애요인인 부적절한 경계가 된다.
① 반영은 치료적 의사소통의 기법 중 하나이지만, 제시된 대화에서 더 중점을 두어야 할 곳은 비밀이다.
②④ 대상자의 생각과 행동에 대해 숙고하지 않는 태도이므로 비치료적이다.
③ 부적절한 경계의 예시이다.

74 | ⑤

① 공감 : 직접적인 경험이 없어도 대상자의 관점에서 상황을 바라보고 감정을 이해하는 능력이다.
② 돌봄 : 간호실무의 본질로, 대상자 고유 감정을 파악하여 배려하는 것이다.
③ 진실성 : 간호사의 개방적, 진실적, 실제적일 수 있는 능력이다.
④ 상호존중 : 대상자가 정신건강문제를 극복할 수 있도록 그들의 문제를 파악하고 존중하는 것이다.

75 | ⑤

⑤ 환자는 대답을 하던 도중 말을 갑자기 중단하였다. 이는 연상의 진행이 중단된 것으로, 사고의 두절로 보아야 한다. 이렇게 대상자의 연상이 중단될 경우, 간호사는 대상자가 사고를 이어나갈 수 있도록 단서를 제공하거나 원래의 질문을 반복하여 사고 흐름을 되찾을 수 있도록 해야 한다.
①④ 사고의 이탈에서는 연상이 목적을 잃고 계속 진행되는 양상을 보인다.
② 사고의 두절인 것은 맞지만, 원래의 질문 대신 다른 질문으로 넘기는 것은 치료적인 해결책이 아니다.
③ 연상의 해이의 경우, 사고 진행이 와해되어 이야기가 논리적 연결이 없이 진행되는 양상을 보인다.

76 | ③

③ 범불안장애 : 일상적인 여러 상황에 대해 과도한 걱정과 불안이 6개월 이상 지속되며, 이로 인해 일상생활에 어려움이 생기는 상태를 말한다. 사례는 회사 컴퓨터 고장, 상사의 반응 등 현실적으로 큰 위협이 아닌 일에 대해 반복적으로 걱정하고 있으며, 신체 증상(소화불량, 수면장애)도 동반되고 있다. 불안의 내용이 특정 대상에 한정되지 않고 전반적이므로 범불안장애에 해당한다.
① 강박장애 : 원치 않는 생각(강박 사고)이나 행동(강박 행위)을 반복하는 것을 말한다.
② 특정공포증 : 특정 대상이나 상황(고소공포, 동물 등)에만 극심한 공포를 느끼는 것을 말한다.
④ 사회불안장애 : 타인의 평가나 시선에 대한 두려움이 중심이며, 대인관계 회피가 특징이다.
⑤ 외상후 스트레스장애 : 실제 외상 사건(사고, 재난, 폭력 등)을 경험하거나 목격한 후, 그 사건을 반복적으로 악몽, 플래시백 등으로 겪으며 관련 자극을 회피하고, 과각성(불면, 과민반응, 집중 곤란 등) 증상을 지속적으로 보이는 상태이다.

77 | ①

① 치료적 인간관계의 형성 단계 중 오리엔테이션 단계(초기 단계)는 대상자와 처음 만나 서로 소개하고 협력관계를 형성하는 단계이다. 해당 단계에서는 간호사와 대상자 관계의 한계와 계약을 설정하고, 면담시간, 역할 등을 설명하며 종결에 대한 계획을 수립하여 대상자가 종결에 준비하도록 한다.
② 종결 단계에 대한 설명이다.
③④ 활동 단계에 대한 설명이다.
⑤ 상호작용 전 단계에 대한 설명이다.

78 | ①

① 환자는 신체망상을 겪고 있다. 망상 장애 환자를 중재하는 데 가장 중요한 것은 망상에 정당성에 대하여 직접 도전하지 않으면서 대상자의 감정에 공감하고 신뢰관계를 형성하는 것이다. 망상 자체에 초점을 두지 않고 대상자의 감정에 공감하는 것은 효과적인 중재 방법이다.
②④⑤ 망상에 대한 논리적 설득과 비평은 효과가 없다. 망상의 정당성에 직접 도전해서는 안 된다.
③ 식사를 할 수 없다는 환자의 말에 따라 보조적인 방법을 이용하는 것은 환자의 망상을 강화하는 행동이다.

79 | ③

자살 예방은 우울 장애 대상자 간호에서 중요한 부분을 차지한다. 심한 우울증이 갑자기 호전된 경우, 죽음에 대한 양가 감정이 해결되어 자살시도 위험이 매우 높다. 특히 회복기에는 건강이 호전되어 자살을 실제로 시도할 수 있는 에너지가 생기므로 가장 유의해야 한다.

80 | ③

③ 지문 속의 대상자는 강박행동을 보이고 있다. 강박적인 행동은 불안을 완화하기 위하여 나타나며, 이를 제한하고 억제할 경우 불안을 조절할 수 없어 공황상태가 될 수 있다. 그러므로 강박 장애를 가진 대상자에게는 수용하는 태도를 보여야 하며 구체적인 불안 및 스트레스 요인을 사정하기 위한 시도가 필요하다.
①⑤ 강박행동을 억제하려고 할 시에는 불안과 긴장이 고조되어 심한 경우 공황상태에 빠질 수 있으므로 강박적 행동을 허용해야 한다.
② 강박 장애의 행동 치료 요법으로 체계적 둔감법, 홍수법등 환자를 자극에 노출시켜 불안반응을 소거하는 방법이 존재하지만, 이러한 행동 치료는 약물 치료와 병행할 때에 가장 효과가 뛰어나므로 단독으로 행하는 경우가 거의 없다.
④ 강박행동은 스스로 불합리하다는 것을 알면서도 저항과 억제가 불가능한 행위이다. 그러므로 논리적인 설명은 효과가 없다.

81 | ①

① A 씨가 보이는 증상은 정형 항정신병 약물의 부작용 중 하나인 급성 근긴장증이다. 이는 추체외로계 증상 중에 하나로 혀, 얼굴, 목 등 부위의 급성 지속성 근육 수축을 특징으로 한다. 지속기간은 1 ~ 5일이다. 치료하는 방법은 항콜린성 약물, 벤조트로핀, 벤조디아제핀을 IM이나 IV로 투여하는 것이다. 이 외에도 조용한 환경을 제공하거나 영구적인 증상이 아님을 알려 환자를 안심시키는 것이 있다.
② 체위 변경의 속도와 증세의 안정은 관계가 없다.
③ 지속기간은 1 ~ 5일이다.
④ 증상이 심한 경우 다른 항정신병 약물로 변경하는 것은 고려할 만한 사항이나, 아예 복용을 중지하는 것은 권고되지 않는다.
⑤ 체내에 등장성 용액을 주사한다고 약물은 희석되지 않으며, 혈액의 부피를 늘려 또 다른 부작용을 일으킬 수 있다.

82 | ①

① 반영 : 대상자의 주 생각을 간략하게 반복하면서 대상자 스스로가 듣고 생각해볼 수 있도록 한다.
② 피드백 : 타인이 대상자를 어떻게 지각하고 대하는지 건설적인 정보를 제공한다.
③ 명료화 : 간호사가 대상자의 말을 이해하지 못했을 때 사용하여 대상자가 이해하는 것을 명확하게 한다.
④ 정보제공 : 대상자의 적절한 선택을 돕기 위해 필요한 지식과 정보를 제공한다.
⑤ 초점 맞추기 : 대상자가 중요한 주제에서 벗어나지 않고 하나의 주제에만 집중할 수 있도록 한다.

83 | ④

주거 서비스는 지역사회 내 정신질환자의 정신사회적 재활을 돕는 서비스 중 환경적 지지에 속한다. 지문에서 제시된 것은 지정 아파트(Satellite Apartments)에 대한 설명으로, 대상자가 자신의 아파트에서 독립적으로 살아가도록 교육하는 시설을 의미한다. 지정 아파트에서 치료 팀은 한 달에 1회 정도 지도 감독을 하고, 대상자는 안정적인 직업을 가지고 약물 복용을 스스로 책임지며 다양한 사회적 지지체계에 참여한다.

84 | ③

③ 주의력 결핍 및 과다행동 장애(ADHD) 환자의 간호중재에 대한 질문이다. ADHD는 증상이 12세 이전에 발생하며 2개 이상의 개별적인 환경에서 나타난다.
① 엄격하고 일관된 태도로 환아를 대해야 한다.
② 자폐아동의 간호중재에 속한다.
④ 증상완화에 효과적인 것은 리탈린 등의 중추신경자극제, 즉 흥분제다.
⑤ 사람이 많은 곳을 피해야 한다.

85 | ②

지문에 제시된 A 씨는 인격 장애에 속하는 편집성(망상성) 인격 장애를 갖고 있다. 편집성 인격 장애의 주요 특징은 다른 사람에 대한 불신과 의심이며, 이들은 타인이 자신을 부당하게 이용하고 속일 것이라고 추측하여 방어적이고 경계적인 태도를 보인다. 감정표현이 적고 유머가 없으며 화를 잘 내는 것이 편집성 인격 장애의 주요 정서이며, 이러한 행동의 근간에는 극단적으로 낮은 자존감으로 인한 적의와 분노를 타인에게 투사하는 것이 깔려있다.

86 | ⑤

⑤ 문제에서 제시된 환자의 병명은 신경성 식욕부진이다. 신경성 식욕부진은 신체상의 장애로 인하여 체중 증가에 대한 극도의 두려움을 갖게 되고 그로 인한 식이 거부가 발생하여 체중이 지나치게 감소하는 병이다. 사망률은 약 5% 정도이며, 정신질환이 직접적인 사망원인이 되는 드문 사례에 속한다.
① 신경성 식욕부진증 환자는 왜곡된 신체상과 낮은 자아 존중감을 갖고 있다. 지적 대신 긍정적인 신체상을 가질 수 있도록 인지를 교정하는 것이 중요하다.
② 대상자에게 식이 제공 관련하여 강요, 설득을 해선 안 된다. 강요와 설득 없이 조용하고 일관성 있는 태도로 음식을 제공하여야 한다.
③ 식사시간과 섭취 열량은 환자와 의료진이 함께 결정한다.
④ 다른 사람과 함께 식사하도록 하여야 하며, 특히 식사 후 2시간은 보상행동으로 구토를 할 수 있으므로 간호사가 같이 있어야 한다.

87 | ②

② A 씨는 기면증을 앓고 있다. 기면증은 뇌에서 각성을 증진하고 REM 수면을 억제하는 신경전달물질인 하이포크레틴의 부족으로 나타나며, 낮 시간 동안의 저항할 수 없는 졸음, 탈력발작, 수면마비 등을 특징으로 한다.
① 항우울제와 중추신경자극제가 사용된다.
③ 불규칙한 낮잠을 피하고 아무 때나 누워있는 것을 피하여야 한다.
④ 중추신경 작용물질의 남용은 피하는 것이 좋다.
⑤ A 씨의 증상은 탈력발작으로, Rem 수면 시 나타나는 근긴장 저하가 각성 중에 나타나는 것, 즉 갑작스러운 운동근육의 긴장 소실을 의미한다. 양측성이며 증상은 몇 분간 지속된 뒤 바로 회복된다.

88 | ②

② 성 불쾌감에 대한 질문이다. 성 불쾌감은 자신의 생물학적 성(biological sex)과 정신적 성정체감 간의 괴리로 인하여 심한 고통을 느끼는 것을 의미한다. DSM-5 이전에는 성 정체성 장애로 불렸으나 DSM-5는 명칭에서 장애를 의미하는 'disorder'를 빼고, 성의 불일치로 인한 'distress'를 강조하여 더 이상 정신과적 장애로 분류되지 않음을 명시하였다.
① 약물 치료는 호르몬 치료(원하는 성의 호르몬을 투여)가 있다. SSRI와 beta blocker는 성기능 장애의 약물 치료에 사용된다.
③ 해당 특성을 보이는 아동 중 소수만이 청소년기나 성인기까지 특성을 유지한다.
④ 성의 네 가지 측면인 유전적 정체감, 정신적 성정체감, 성역할, 성 지향성 중 성 불쾌감은 유전적 정체감과 정신적 성정체감의 괴리로 인하여 발생한다.
⑤ 성도착 장애에 대한 설명이다.

89 | ④

① 음식을 단시간 내 폭식한다.
② 젊은 성인 여성에게 호발한다.
③ 정상에서 과체중 범위의 체중이다.
⑤ 체중 증가를 피하기 위해 구토, 이뇨제, 하제 등의 보상행동을 보인다.

90 | ①

① 조현병 환자의 사회적 위축 중재에 대한 질문이다. 조현병 환자의 사회적 위축 중재에는 많은 인내가 필요하며, 대상자가 위협을 느끼지 않도록 간호사 – 대상자 간의 신뢰관계를 먼저 구축한 뒤 점차적으로 다른 이들을 포함시켜야 한다.
② 간호사는 대상자에게 비위협적이되 적극적으로 접근하여야 한다.
③ 직접적인 질문은 대상자의 프라이버시를 위협하는 것으로 인식될 수 있으므로 피한다.
④ 침묵을 피하겠다는 목적으로 간호사 자신의 이야기를 해서는 안 된다.
⑤ 간호사 – 대상자와의 관계가 편안해지면 점차적으로 사회적 상황 내에 다른 이들을 포함시킨다. 그 이전까지는 다른 사람들이 없고 방해받지 않는 장소에서 차분하게 접근한다.

91 | ④

양극성 및 관련 장애 대상자의 자가 간호 결핍에 대한 문제이다. 양극성 장애 환자는 쉽게 자극받고 흥분하여 위생과 식사 등 자가 간호에 무관심하며 이로 인해 탈수, 체중 감소, 영양상태 불균형 등을 겪을 수 있다. 탈수를 예방하기 위하여 카페인이 들어간 음료는 피해야 하므로, 섭취 가능한 음료는 주스, 물 등으로 제한한다.

92 | ①

① 이상화와 평가 절하가 번갈아 나타나는 대인관계의 모습과 자기 파괴적인 행동으로 타인의 행동을 조정하려는 시도에서 대상자가 경계성 인격 장애를 갖고 있음을 확인할 수 있다.
② 치료자에 대한 극적 이상화와 평가절하는 경계성 인격 장애 대상자의 특성이다. 역전이를 주의하되 치료자와 분리하여 행동 조종 시도에 답하여서는 안 된다.
③ 구조화된 환경과 규율을 제공해야 한다.
④ 심층적인 분석보다는 현실에서 매일 경험하는 대인관계 문제 중심으로 해석해야 한다.
⑤ 자해 행동과 자살사고가 타인을 조종하기 위한 수단임은 맞으나, 실제 시도로 이어질 수 있으므로 지속적으로 관찰해야 한다.

93 | ⑤

① SSRIs를 우선적으로 투여한다.
② 간호사 – 대상자 간의 신뢰관계를 형성하기 위하여 치료자를 자주 바꾸지 않는다.
③ 플래시백 상황에서 대상자 곁에 있어주며, 대상자가 감정과 심리적 반응을 조절하고 대처할 수 있도록 지지하여야 한다.
④ 환자에게 지시적 진술을 사용하는 것은 지양해야 한다.

94 | ②

지문에서 환자는 약물 투여를 거부하며 acting out(행동화)하고 있다. 이런 상황에서는 환자를 안정시키는 것이 최우선이다. 행동화의 원인이 투약에 대한 거부이므로, 투약을 잠시 중단하고 안정시킨 뒤 투약의 이유를 설명하는 것이 필요하다. 투약의 이유를 설명할 때에는 침착하고 부드러운 태도와 분명하고 일관적이며 직접적인 말을 사용해야 한다.

95 | ③

③ 지문에서 설명하는 대상자는 양극성 장애를 겪고 있다. 양극성 장애 치료에 우선적으로 사용되는 약물은 리튬(lithium)이다. 리튬은 치료 용량의 범위가 0.8 ~ 1.4mEq/L로 좁아 정기적인 검사로 용량조절에 유의해야 한다.
① 독성 증상 예방을 위해 적정량의 염분 및 수분 섭취가 중요하다.
② 약물의 효과가 발현될 때까지 2 ~ 6주가량 소요된다.
④ 설사, 오심, 구토, 보행 불능, 무기력, 기면 등은 리튬의 독성 증상이며 해독제가 없으므로 해당 증상이 나타날 시 복용을 즉시 중단하고 배설을 촉진해야 한다.
⑤ 땀이 많이 날 경우 치료 용량을 벗어나 독성 증상이 발생할 수 있다.

96 | ②

② 폭력 공격자는 자기중심적인 이기심, 낮은 자존감으로 인한 좌절, 폭력 정당화 등의 특성을 가진다.
①③④⑤ 폭력 피해 대상자의 특성이다.

97 | ④

①②③⑤ 자가 간호 결핍은 식사, 옷 입기, 씻기, 화장실 사용과 같은 일상적 활동을 수행하거나 완료하지 못하는 상태를 의미한다. 주로 조현병과 우울 장애의 음성증상으로 나타난다. 뚜렷하게 보이는 특성으로는 청결·위생 관련 문제가 있으나, 스스로 요의나 변의 등을 해결하지 못하는 것과 기동성 감소 등의 특성 역시 유념해야 한다.
④ 간호진단 '사회적 상호작용 장애'의 특징적인 증상이다.

98 | ⑤

통합(integrity)은 에릭슨(erikson)의 정신사회적 발달이론 중 노년기의 과업이다. 65세 이상의 노년기에서 사람들은 자신의 삶을 반추하며 인생의 한계를 받아들이고 자신이 과거에 내린 선택이 당시의 최선이었음을 인정함으로써 자아를 통합할 수 있다. 이러한 과업의 실패는 절망(despair)으로 이어진다.

99 | ④

④ 치료적 의사소통인 공감을 통해 타인의 입장에서 정서적으로 이해하고 있다.
① 비치료적 의사소통인 일시적 안심이다. 일시적인 안심은 대상자가 경험해야 할 감정에 대한 권리를 부정한다.
② 비치료적 의사소통인 거절이다. 대상자의 행동과 말에 대해 숙고하지 않고 거부하는 것을 뜻한다.
③ 비치료적 의사소통인 판단이다. 간호사의 가치기준에 따라 대상자의 적합성을 인정하고 용납하는 것이다.
⑤ 비치료적 의사소통인 문자적 반응이다. 이는 대상자가 하는 말의 의미가 아닌 말 자체에 반응하는 것을 의미한다.

100 | ⑤

열거된 특성은 모두 히스테리성(연극성) 인격 장애의 특징이다. 히스테리성 인격 장애는 타인의 관심과 주의를 끌기 위해 연극적이며 과장된 행동을 하지만 실제로는 의존적이며 무능하고 깊은 인간관계를 맺지 못한다. 스스로 사교적이라고 생각하나 대인관계에 피상적이고 불성실하며 상대를 조종하려는 성향 역시 히스테리성 인격 장애의 특징 중 하나이다.

101 | ①

마리야호다의 정신건강기준
㉠ 자신에 대한 긍정적 태도 : 자기 자신에 대해 객관적으로 인식하며 자신의 욕구와 행동을 알고 하나의 인간으로서 스스로를 수용하는 것이다.
㉡ 성장, 발달, 자기실현 : 자신의 잠재력을 개발하여 실현하고 새로운 성장과 도전을 하는 것이다.
㉢ 통합력 : 개인의 내적·외적 갈등 및 기분과 정서를 조절하여 균형을 잡는 것이다.
㉣ 자율성 : 자기결정이라고도 한다. 자신의 결정과 행동을 스스로 조절하는 능력으로 행동, 사고, 감정 등에 스스로 책임지는 것을 의미한다.
㉤ 현실 지각 : 주위를 어떻게 인식 및 파악하고 행동하는가에 대한 것이다.
㉥ 환경의 지배 : 사회에서 인정하는 역할에 성공적으로 기능하고 환경에 효율적으로 대처하여 자신의 주변 환경을 지배하는 것이다.

102 | ⑤

⑤ 인지행동 치료는 왜곡된 사고를 재평가하고 수정함으로써 상황과 문제에 대처하는 법을 학습시키는 치료법이다. 즉, 인지적 문제와 행동상의 문제를 함께 다루는 기법이다.
① 관찰할 수 있는 구체적 행동에 대하여 현실적으로 성취할 수 있는 목표를 설정하고 증상을 정량적으로 평가한다.
② 인지행동 치료는 단기적이며 시간제한적인 치료과정이다.
③ 환경 치료에 대한 설명이다.
④ 부적응 행동의 원인이 아닌 '지금 - 여기'에서 드러나는 부적응 행동 자체에 집중한다.

103 | ④

노인의 정신장애 간호중재에서 목표는 현실 지남력을 최대로 제공하는 것이다. 대상자가 쉽게 읽을 수 있도록 숫자판이 큰 시계와 달력을 배치하는 것을 시작으로, 방, 화장실 등 자주 오가는 공간에 표지판이나 풍선을 설치하고 환경에 익숙해질 수 있도록 음악 등을 제공하는 등 노인 대상자의 무능력을 감소시켜 독립성을 최대화하는 것이 중요하다.

104 | ④

① 주의력 결핍 과잉행동 장애(ADHD)의 증상이다.
② 증상은 36개월 이전(초기 발달시기)에 발생한다.
③ 한정되고 반복적인 행동양상을 보인다.
⑤ 부모를 포함한 모든 사회적 상호관계에 장애가 있다.

105 | ①

지문에 나오는 A 씨는 1주 이상 지속되는 조증 삽화를 겪었으며 이러한 조증 삽화는 우울증 삽화에 선행하였다. 이는 '적어도 한 번 이상의 조증 삽화가 적어도 1주일 이상 지속됨', '조증 삽화는 경조증 삽화 혹은 우울증 삽화에 선행하거나 이후에 나타남'에 속하여 Ⅰ형 양극성 장애의 진단 기준을 충족한다.

3교시

국가고시 고난도 모의고사 제 03 회

간호관리학

1	③	2	③	3	①	4	④	5	②
6	④	7	②	8	③	9	④	10	①
11	⑤	12	②	13	⑤	14	②	15	⑤
16	②	17	⑤	18	③	19	③	20	⑤
21	⑤	22	②	23	④	24	④	25	④
26	③	27	③	28	④	29	④	30	③
31	②	32	⑤	33	①	34	⑤	35	③

기본간호학

36	①	37	⑤	38	①	39	③	40	④
41	①	42	①	43	⑤	44	①	45	⑤
46	⑤	47	②	48	③	49	⑤	50	②
51	⑤	52	③	53	③	54	③	55	④
56	④	57	③	58	③	59	③	60	④
61	③	62	①	63	①	64	⑤	65	①

보건의약관계법규

66	②	67	③	68	④	69	③	70	⑤
71	②	72	③	73	①	74	⑤	75	②
76	①	77	④	78	①	79	③	80	③
81	②	82	③	83	①	84	②	85	⑤

간호관리학

1 | ③

③ 교회의 구호사업 중단, 간호사업 기관의 폐쇄로 수녀간호사들이 병원을 떠나면서 간호의 질이 저하되고, 대부분 의료기관의 운영권이 국가로 이양되면서 자질 없는 자들을 고용하였다. 병원이 공포의 장소가 되고, 이교도의 미신적인 관습과 주술이 부활했던 간호의 암흑기다.
① 원시시대의 특징이다.
② 현대에 들어서 간호대상이 모든 인류로 확장되었다.
④ 초기 기독교시대의 특징이다.
⑤ 중세시대 특징이다.

2 | ③

③ 펜위크 : 국제간호협의회(ICN)을 창립하였으며 간호사 면허제도를 주장, 1919년 면허시험제도가 의회에 통과했다.
① 푀베 : 최초의 방문 간호사이다.
② 파울라 : 순례자를 위한 호스피스를 마련하고, 최초로 간호사를 체계적으로 훈련시킨 여성이다.
④ 마르셀라 : 자신의 집을 수도원으로 만들고 자선사업 등을 실시하였다.
⑤ 클라라 바톤 : 미국 적십자사 및 응급처치부의 창설자이다.

3 | ①

① 실무에 필요한 활동을 계획하고 병동 내 수칙을 마련한다.
② 최고 관리자에 의해 수행되는 것은 전략적 기획이며, 운영적 기획은 하부(일선) 관리자가 주관한다.
③ 단기 목표 달성을 위해 세부적인 계획을 실행한다.
④ 위험하고 불확실한 환경에서 이루어지는 것은 전략적 기획이다.
⑤ 조직이 지향하는 분명한 목표 및 방향을 제시하는 것은 전략적 기획이며, 운영적 기획은 구체적이고 측정가능한 목표를 수립하여 발생가능한 오류를 감소시키기 위한 방안을 검토한다.

4 | ④

생명윤리의 기본 원칙에 대한 질문이다. 생명윤리의 원칙에는 자율성 존중의 원칙, 악행금지의 원칙, 선행의 원칙, 정의의 원칙이 포함된다.

※ 자율성 존중의 원칙과 선행의 원칙

㉠ 자율성 존중의 원칙
- 환자 스스로 자신의 생각을 가지고 선택을 하며 개인적 가치와 신념을 가지고 행동할 권리를 말한다.
- 사전동의(Informed Consent) : 환자가 시행될 치료와 처치에 자발적으로 동의하고 협조할 수 있도록 치료에 관련된 모든 정보를 제공하도록 하는 법적이고 윤리적인 조건. 자의적 동의 능력이 없는 환자의 경우 대리인을 통하여 자율성을 보장한다.

㉡ 선행의 원칙
- 타인을 돕기 위하여 적극적으로 선을 실천하여야 할 의무. 보다 적극적인 선을 의미한다.
- 선의의 간섭주의(온정적 간섭주의) : 환자의 자율성 존중의 원칙과 의료인의 선행의 원칙이 갈등을 일으킬 때 환자의 자율성이나 자유가 희생될 수 있다. 이를 정당화하기 위해서는 선의 행위를 당장 행하지 않을 경우 대상자에게 해가 있을 것이 분명하며 대상자가 선택할 수 있는 상황이라면 승낙했을 것이라는 추측이 가능해야 한다.

5 | ②

①③⑤ 1962년 의료법 개정
④ 1987년 의료법 개정

6 | ④

한국 간호사 윤리강령은 1972년 대한간호협회 제39회 정기총회에서 제정 및 채택되었다. 법적 근거가 아닌 간호사의 의사결정 판단의 근거가 되기 위하여 제정되었다. 윤리강령의 서문에는 간호사의 근본이념과 책무가 제시되어 있다.

※ 한국 간호사 윤리강령 서문 일부〈2023. 2. 28. 개정〉

간호의 근본이념은 인간 생명을 존중하고 인권을 지키는 것이다. 간호사의 책무는 인간 생명의 시작부터 삶과 죽음의 전 과정에서 간호 대상자의 건강을 증진하고, 질병을 예방하며, 건강을 회복하고, 고통이 경감되도록 돌보는 것이다.

7 | ②

② 간호사의 법적 책임 중 민사 책임에 대한 질문이다. 민사 책임은 민사상의 손해에 대한 배상, 정신상의 고통에 대한 위자료, 사망의 경우 보호자에 대한 위자료 지불 등 환자 측에 대한 손해 배상의 책임을 의미한다. 불법행위에 대한 입증책임은 환자측에 있다.
①⑤ 간호사고에 대한 형사책임에 속한다.
③ 민사책임의 발생 요건에는 불완전이행(채무불이행)과 위법행위(불법행위)가 모두 포함된다.
④ 위법행위는 민사책임에 해당하므로 형사책임에 해당하는 형벌은 받지 않는다.

8 | ③

간호관리 과정 중 지휘에 대한 설명이다. 지휘란 간호직원이 조직의 목표 달성에 효율적이고 능률적으로 기여할 수 있도록 그들을 이끌고 감독하는 것을 의미한다. 조직의 목적과 직원의 목적 간의 조화를 창출하기 위하여 권력과 권한을 적절히 활용해야 한다.

9 | ④

① 서열법의 장점이다.
②③ 직무등급법의 장점이다.
⑤ 요소비교법의 장점이다.

10 | ①

설명에 해당하는 간호전달체계는 기능적 간호 방법이다. 기능적 간호 방법은 분업에 기초하여 간호수행의 효율성을 높이려는 목적하에 사용되며 단기간에 많은 업무를 수행할 수 있다는 장점이 있으나, 간호 제공이 단편화되어 환자에 대한 전체적인 상황 판단이 어려우며 총체적이고 통합된 간호 요구를 기대할 수 없다는 단점이 있다.

11 | ⑤

목표관리이론(MBO)은 조직의 상급 관리자와 하급 관리자가 조직의 공동목표를 함께 세우고 기대되는 결과의 측면에서 각자의 주요 책임분야를 규정한 뒤 정해진 기준에 따라 조직단위의 활동과 각 구성원의 기여도를 측정 및 평가하는 하나의 총체적인 과정을 의미한다. 주요 활동으로는 목표 설정, 수행 및 경과 관리, 결과 평가가 있다. 목표 설정은 주요조직의 목표에 맞는 과업에 대한 명확한 정의가 필요하며, 이를 구체적이고 측정 가능하며 달성 가능하게 설정하여야 한다. 즉, 시간적 구분과 제한이 명확하고 구성원 행동의 최종 상태를 반영하여야 한다.

12 | ②

② 전략적 기획 : 조직이 지향하는 미래 목표 및 방향을 제시한다. 최고 관리자에 의해 수행된다.
① 전술적 기획 : 최고 관리자의 전략적 계획을 수행하기 위해 설계된 계획을 의미하며, 중간 관리자에 의해 개발 및 수행된다.
③ 운영적 기획 : 단기 목표를 달성하기 위해 세부적인 계획을 실행하는 것을 의미한다. 일선 관리자가 주관한다.
④ 일반적 기획 : 구체성에 의한 분류 시 융통성 있는 기획을 일컫는다.
⑤ 구체적 기획 : 구체성에 의한 분류 시 구체적이고 분명한 목표가 있는 기획을 일컫는다.

13 | ⑤

⑤ 우리나라에서 충수염은 포괄수가제가 적용되는 질병이다. 포괄수가제는 환자의 질병에 따라 미리 책정된 일정액의 진료비를 지급하는 제도이며, 현재 4개 진료과의 7개 질병군에 적용되고 있다. 해당 질병군은 안과(수정체 수술), 이비인후과(편도 및 아데노이드 절제술), 외과(항문수술, 탈장수술, 맹장수술), 산부인과(자궁적출 및 자궁부속기 수술, 제왕절개 분만)이다.
①②④ 행위별 수가제에 대한 설명이다.
③ 환자분류체계에 의한 간호수가 산정제도에 대한 설명이다.

14 | ②

② 간호 서비스 시장의 세분화는 간호 서비스 마케팅 과정 중 시장기회 분석에 속한다. 간호 서비스 시장은 간호 고객 시장, 공급업자 시장, 영향자 시장, 간호 내부 시장, 간호리크루트 시장, 간호 서비스 의뢰 시장으로 세분화된다.
① 간호 서비스 의뢰 시장에 속한다.
③ 내부 시장에 속한다.
④ 공급업자 시장에 속한다.
⑤ 간호 고객 시장에 속한다.

15 | ⑤

공식적 조직의 유형 중 하나인 라인 – 스태프 조직(계선 – 막료 조직)에 대한 설명이다. 라인 – 스태프 조직은 명령 통일의 원칙과 전문화 원칙이 조화로운 조직으로 경영관리 기능의 복잡화에 대응할 수 있는 조직이다. 스태프는 직능적 권한을 가지게 되어 조언, 조력, 정책 및 통제 기능을 갖는다.

16 | ②

계획적 변화는 상관과 부하직원이 대등한 입장에서 공동으로 목표를 설정하고 충분한 숙고에 의해 일어나는 조직 변화를 일컫는다. 상관과 부하직원이 함께 목표를 설정하여 일어나는 변화에는 주입식, 상호작용적, 계획적 변화가 포함되지만, 주입식 변화는 부하직원이 상관의 신념을 주입받은 불균형한 상태에서 이루어지는 변화를 의미하며 상호작용적 변화는 충분한 숙고 없이 무의식 중 다른 사람의 의견을 좇아서 이루어지는 변화를 의미하므로 이 세 개념을 혼동하지 않아야 한다.

17 | ⑤

팀 간호 방법은 책임 간호사(팀장), **몇 명의** 일반 간호사, 보조인력으로 이루어진 그룹 활동을 통하여 환자 중심의 간호를 제공하는 방법이다. 보조인력의 활용을 통하여 전체적인 간호업무의 효율성을 높일 수 있으며 **팀이** 효과적으로 기능하였을 시 포괄적이고 전인적인 간호를 제공할 수 있어, 팀 구성원이 기여에 대한 자부심을 갖는다는 장점이 있으나, 팀 구성원 간 업무조정을 위한 상호작용에 불필요한 시간과 비용이 소모된다는 단점이 있다.

18 | ③

직무 분석이란 직무를 구성하는 구체적인 과업을 설정하고 직무에 필요한 기술, 지식, 책임 등 직무 수행에 관한 기본 정보자료를 수집, 분석, 정리하는 과정을 의미한다. 직무 분석의 결과물로 직무기술서와 직무명세서가 있는데, 전자는 특정 직무에 대한 자료와 정보를 직무의 특성에 중점을 두고 체계적으로 정리한 것이고, 후자는 성공적인 직무수행에 필요한 인적 조건을 명시한 것이다.

19 | ③

간호업무량을 예측하는 질문이다. 간호시간에는 환자에게 직접 간호를 제공하는 직접 간호시간과 직접 간호를 준비하거나 수행하기 위해 발생하는 간접 간호시간을 모두 포함한다. 하루 총 필요한 간호시간은 90 + 30으로 120시간이며 한 명의 간호사가 하루에 일하는 시간은 8시간이므로, 이 병동에 필요한 간호사 수는 총 15명이다.

20 | ⑤

관대화 경향이란 실제 능력이나 업적보다 높게 평가하는 경향을 의미한다. 이 경우 등급별 비율을 적용하여 모두에게 높은 점수를 주지 않고 평가할 수 있도록 하면 오류를 줄일 수 있다.

21 | ⑤

임금은 외적 보상 중 직접적 보상에 속한다. 임금에는 기본급, 부가급, 상여금이 있으며, 기본급은 연공급, 직무급, 직능급, 성과급으로 나뉜다. 직능급은 연공 서열급과 직무급을 절충한 방식으로 직무수행능력에 따라 임금을 결정하는 체계이다.

22 | ③

직원 훈육은 직원 자신이 스스로 행위를 적절히 조절하여 문제 행위를 교정하도록 동기를 부여하는 것을 의미한다. 훈육의 과정은 면담 → 비공식적 질책·구두 경고 → 공식적 견책·서면 경고 → 무급 정직 → 사임·해고로 이어진다.

23 | ④

④ 상황이론에 대한 설명이다. 상황이론은 조직의 효용성은 상황과 수용도에 따라 다르다는 점을 강조하며 효율성을 높이기 위하여 상황에 따라 적절한 일을, 적절한 시간에, 적절한 방법으로 수행하기 위한 틀을 제공한다.
① 관료제 이론에 해당한다.
② 체계이론에 해당한다.
③ 인간관계론에 해당한다.
⑤ 행동과학론에 해당한다.

24 | ③

피들러(F. Fiedler)의 상황적합성 이론은 상황을 고려한 최초의 리더십 이론으로, 리더의 유형과 리더십 상황의 호의성 간의 적합 정도에 따라 리더십 효과가 달라진다는 것을 골자로 한다. 리더십 상황 변수로는 리더와 구성원 간의 관계, 과업 구조, 리더의 직위가 있으며 리더십 상황이 호의적이거나 비호의적일 경우 과업 지향적 리더십이, 중간일 경우 관계 지향적 리더십이 효과적이다.

25 | ④

자기주장 행동이란 의사소통 과정에서 상대방의 권리나 감정을 존중하면서 자신의 권리, 욕구, 의견, 느낌을 상대방에게 나타내는 학습된 행동과정을 의미한다. 자신이 표현하고자 하는 말을 참지 않고 말하되 내용은 분명하게, 예절을 지키며 이야기하여야 하며 상대방의 말 역시 경청하며 공감을 표시하고 타협하려 노력해야 한다.

26 | ③

③ 협상은 협의를 통해 당사자 간 대화를 하여 각자의 주장을 조정, 목적에 부합된 결정을 도출하는 방법이다. 즉 상호의존적인 당사자들의 의사결정 과정이라고 할 수 있다. 협상의 원칙은 이슈와 문제에 초점을 둔 채 상호 양보를 통해 합의점에 도달하는 것이며, 상호이익을 위하여 경쟁보다는 협력을 촉진하여야 한다.
① 비용 측면에서 대안을 제시하기보다는 상호이익을 강조한다.
② 각자의 입장을 확고하게 하기 보다는 이슈에 초점을 맞춘다.
④ 필요시 조정자나 중재자가 개입할 수 있다.
⑤ 창의적 대안을 탐색하기 위해 열린 마음을 유지하고 상호 양보를 통해 합의점에 도달한다.

27 | ③

③ 팀이란 상호보완적 기능을 가진 소수의 전문가들이 공동의 목표 달성을 위해 모인 조직이다. 팀 빌딩은 상호의존적인 팀을 조직하여 함께 업무를 설계하고 수행하는 것을 의미한다. 팀 발달 단계는 형성기(탐색기) → 갈등기(혼돈기) → 규범기 → 성취기 → 해체기로 이루어져 있다.
① 팀은 상호보완적인 소수의 전문가들이 모인 조직으로, 공동의 목표를 세운다.
② 규범기에는 새로운 업무수행 방식과 절차, 규범 등이 확립되어 성과를 기대할 수 있다.
④ 리더에 대한 의존도가 높다.
⑤ 상호의존적인 팀을 조직하여 함께 업무를 설계하고 수행하는 것이다.

28 | ④

원인결과도(어골도)는 일의 결과와 관련된 요인들을 계통적으로 표시하고 결과에 어떤 요인이 어떻게 영향을 미치는지 연결하여 원인을 파악하는 데에 사용되는 질 관리 도구이다. 지역사회 건강문제라는 결과에 관련된 요인들을 표시한 뒤 영향 요인을 파악하려는 데에는 어골도가 적절하다.

29 | ④

의료기관 인증은 의료의 질과 환자 안전 수준을 제고함으로써 국민건강의 유지 및 증진에 기여하기 위하여 실시된다. 이 중 급성기 병원의 인증 기준은 기본가치체계, 환자진료체계, 조직관리체계, 성과관리체계의 4개 영역으로 나뉜다. 감염 예방 및 관리는 조직관리체계에 속한다.

* 4주기 급성기 병원 인증기준(2023 ~ 2026년)의 기본 틀

㉠ 기본가치체계 : 환자안전보장활동
㉡ 환자진료체계
  • 진료전달체계와 평가
  • 환자진료
  • 의약품관리
  • 수술 및 마취진정관리
  • 환자권리존중 및 보호
㉢ 조직관리체계
  • 질 향상 및 환자안전활동
  • 감염관리
  • 경영 및 조직운영
  • 인적자원관리
  • 시설 및 환경관리
  • 의료정보 · 의무기록관리
㉣ 성과관리체계 : 성과관리

30 | ③

환자 안전사고는 근접 오류, 위해 사건, 적신호 사건의 세 가지로 나뉜다. 근접 오류는 의료 오류로 인하여 위해를 끼칠 수 있었으나 사고 발생 전 발견되어 대상자에게 해를 입히지 않은 채 예방된 사건을 의미한다. 위해 사건은 의학적 관리 때문에 발생하는 예기치 않은 상해나 잠재적 상해로서 중재가 필요한 사건을 뜻한다. 적신호 사건은 환자의 질환이나 자연적인 경과와 상관없는 장기적이고 심각한 위해를 가져온 위해 사건을 말한다. 지문에서 제시된 상황은 환자의 기저상태와 상관없이 예기치 않은 위해가 발생하였으나 중재를 통하여 이를 해결하였으므로 위해 사건에 해당한다.

31 | ②

근본 원인 분석은 위해 사건과 근접 오류가 발생한 원인을 파악하고 기여요인을 규명하는 환자안전 분석 방법으로, 사고 발생 시 '무슨(what)' 사고가 '왜(why)' 발생했는지에 초점을 맞춘다. 의료시스템 과정 자체의 결함을 발견하여 개선하고 재발을 방지하는 것이 목적이다.

32 | ⑤

⑤ 퇴원 환자 간호는 환자 관리의 일부이다. 간호사는 퇴원 지시 혹은 의사의 동의가 없는 환자가 퇴원을 요구할 경우 적절한 절차(각서)가 있는지 확인하여야 한다.
① 퇴원 환자 계획은 입원 시부터 준비한다.
② 퇴원 후 약물 복용 시 약에 관한 전반적인 내용을 설명하고 교육한다.
③ 차트는 누락을 확인하고 순서대로 철하여 의무기록실로 보낸다.
④ 모든 환자에게 자가 간호 교육을 실시한다.

33 | ①

① 간호사실은 40dB 이하, 중환자실은 30 ~ 35dB, 환자방은 30dB를 유지한다.
② 청소의 순서는 청결한 곳 먼저, 그 다음 오염된 곳이다.
③ 밤에는 침상조명등을 이용하며 출구 쪽에 약한 조명을 하여 환자의 이동을 용이하게 한다.
④ 중환자실의 조도는 400Lux를 기준으로 유지한다.
⑤ HEPA 필터를 이용한 환기를 유지하는 곳은 중환자실이다.

34 | ⑤

약품 관리는 병원에서의 약품 구입, 분배, 통제, 투약을 아우르는 개념으로, 약사(조제), 간호사(투약), 의사(처방)에 의해 관리의 질이 결정된다. 펜타닐은 마약성 진통제로, 마약관리 방법을 지켜야 한다. 마약류 주사제가 파손될 경우, 파손 상태 그대로 깨진 조각까지 보존하며 '사고 마약류 발생 보고서'와 함께 약국에 반납한다. 보고서에는 파손 경위, 파손자, 파손 후 상태까지 정확히 기재하여야 한다.

35 | ③

보건의료기관에서 간호 서비스 및 자원 관리, 환자간호 제공, 표준화된 환자간호정보 관리, 간호 실무 연구자원 및 교육 응용 연계 등을 위한 정보를 수집, 저장, 처리, 검색, 전달할 수 있는 컴퓨터 체계이다. 간호정보체계의 궁극적 목적은 직접 간호시간을 늘려 양질의 간호를 제공하는 것이며, 간호비용의 효율성이 높고 업무능률이 증대된다는 장점을 갖고 있다.

기본간호학

36 | ①

섭취량은 환자의 체내로 들어간 모든 수분의 양을 의미한다. 섭취량에는 경구 섭취(음식물, 물)뿐만 아니라, 정맥 주사, 수혈, 튜브 영양, 복막투석액 주입 등이 포함된다. 반면, 배설량은 체외로 배출된 수분을 의미하며, 소변, 대변, 구토물, 출혈량, 흡인된 분비물, 배액 등이 이에 해당한다.

37 | ⑤

⑤ 수술 후 간호에 대한 질문이다. 수술이 끝나면 환자는 회복실에서 머물며 활력징후, 의식 정도, 수술 부위 등을 사정받게 된다. 이후 환자가 정상적인 상태라고 판단될 경우 병실로 이송된다.
① 복식호흡을 하여야 한다.
② 배액량이 과도할 경우 출혈, 감염, 창상열개의 가능성이 있으므로 상처 부위를 살피고 의사에게 보고하여야 한다.
③ 수술 당일부터 조기이상을 권고하여야 한다.
④ 체온이 높게 측정되는 데에는 감염 외에도 부동으로 인한 폐 합병증의 가능성이 있기 때문에 우선 심호흡과 강화폐활량계 사용, 기침 등을 권고하여야 한다.

38 | ①

요도를 통한 감염을 방지하기 위하여 단순 및 유치도뇨는 외과적 무균술을 적용한다.

---
* 의과적 무균술

장비에 아포를 포함한 미생물이 없도록 하는 방법을 의미하며, 이를 위하여 멸균영역을 만들고 비멸균 물건이 닿지 않도록 하며 처치를 진행한다.

39 | ⑤

멸균영역은 아포를 포함한 미생물이 전혀 없는 영역을 의미하며 이를 위하여 멸균영역 내의 모든 물품은 멸균되어야 한다. 허리선 이하에 있는 멸균품은 철저히 감시되지 못하므로 오염된 것으로 간주한다.

40 | ④

고압 증기 멸균법은 관리 방법이 편리하며 독성이 없고 저렴하여 두루 사용되는 물리적 멸균법이나, 열에 약한 플라스틱, 고무 등으로 만들어진 제품이나 내시경 제품에 적용하기 어렵다는 한계가 있다. 주로 수술용 기구 및 물품, 린넨류, 스테인리스 제품에 적용된다.

41 | ①

① 일반 수액처럼 1/2만 채울 시 혈액이 점적되면서 혈구가 파괴되어 용혈 반응이 생길 수 있다.
② 주삿바늘은 18 ~ 20G의 카테터를 사용한다.
③ 첫 15분간은 분당 15방울의 속도로 주입하여 부작용을 관찰하고 부작용이 없을 경우 주입량을 늘려 4시간 이내에 수혈을 모두 마치도록 하여야 한다.
④ 혈장과 혈소판은 실온 보관한다.
⑤ 수혈 중 오한, 빈맥, 저혈압 등 수혈 부작용이 생길 경우 즉시 수혈을 중단하고 생리식염수로 정맥을 확보한 뒤 의사에게 알려야 한다.

42 | ①

② 영양액 주입 전 물을 20 ~ 30ml 주입한다.
③ 복부 X - ray는 가장 정확한 위관위치 확인법이나 비용 문제로 현실적이지 않다. 지속적으로 위관 영양을 실시하고 있는 환자의 경우, 위관에서 위액을 흡인하여 산도(pH)를 확인하거나 상복부를 청진하며 위관으로 공기를 주입하는 등의 방법을 사용한다.
④ 잔류량이 100cc 이상일 경우 식이를 공급하지 않고 의사에게 보고한다.
⑤ 영양액은 중력을 이용하여 천천히 주입하며, 튜브를 30cm 이상 높여선 안된다.

43 | ⑤

①② 튜브 삽입 시에는 삽입이 용이하도록 입으로 숨을 쉬며 삼키게 한다.
③ 삽입 시 인두를 지날 때에는 고개를 약간 앞으로 숙여 식도를 넓힌다.
④ 튜브의 길이는 대상자의 코에서 귓불을 지나 검상돌기까지의 길이로 측정한다.

44 | ①

지문에 나온 처방은 acetaminophen 500mg을 하루 4번 경구 투약하는 것을 5일간 지속하라는 standing 오더다.

45 | ⑤

항생제 처방이 나면 투약에 앞서 피부 반응 검사를 시행하여야 하며, 이는 25 ~ 27G의 바늘을 사용한 피내주사로 이루어진다. 주사 15분 후의 반응을 토대로 판단하며, 5mm 이하는 음성, 5 ~ 9mm는 의양성, 10mm 이상은 양성으로 판단한다. 질문에서 제시된 팽진과 발적의 크기는 의양성을 가리키므로 반대쪽 부위에 같은 양의 생리식염수를 주사하여 대조검사를 시행하여야 한다.

46 | ⑤

희석액이 3초에 1방울 점적된다면, 1분에 20방울이 점적될 것이며 이는 1ml이다. 분당 1ml가 주입될 경우 시간당 주입용량은 60ml이며, 5시간 후에 환자에게 주입되는 양은 총 300ml이다. 시작 용량이 500ml였으므로 5시간 이후의 잔량은 500ml – 300ml = 200ml이다.

47 | ②

kg당 아미노필린 0.5mg을 투여하는 것이므로 해당 대상자에게 시간당 투여해야 하는 아미노필린은 36 × 0.5, 즉 18mg이다. 1L(1,000ml)의 5% 포도당용액에 300mg의 아미노필린이 희석되어 있다면, 18mg의 아미노필린을 투여하기 위해서는 희석액 60ml가 필요하다. 즉, 해당 환자에게 투여해야 하는 약물은 시간당 60ml이며 이를 분당 점적수로 계산할 경우 20gtt/min가 된다. 20방울/60초 = 1방울/3초이므로 답은 3초에 1방울이다.

48 | ③

① 슬관절 : 굴곡, 신전, 내회전, 외회전
② 팔꿈치 : 굴곡, 신전, 회내, 회외
④ 손목관절 : 굴곡, 신전, 요측편위, 척측편위
⑤ 손가락마디 : 굴곡, 외전, 내전

49 | ⑤

①② 욕창 예방 중재는 옳으나 3단계가 아닌 2단계이다.
③ 도넛 모양 혹은 링 모양 쿠션을 적용할 경우 국소 부위에 압력이 증가하므로 지양해야 한다.
④ 욕창 2단계의 경우 괴사조직이 없으며, 하이드로겔은 3단계 이상의 욕창에 사용한다.

※ 욕창

특정 부위에 지속적인 압력이 가해져 순환 장애로 인해 조직이 손상되는 것을 의미한다. 압력과 전단력이 가장 직접적인 원인이 되며 내부요인으로는 영양 부족, 고령, 습기, 부동 등이 있다. 수포, 찰과상, 표재성 궤양, 진피와 표피를 포함한 부분적인 피부상실은 욕창 2단계의 특징이다. 욕창 2단계의 치료는 투명 드레싱, 하이드로 콜로이드 드레싱을 사용한다.

50 | ②

② 욕창 예방을 위해서는 2~3시간마다 체위 변경을 하고 올바른 신체선열을 유지하며, 압박 부위를 지지하는 것이 중요하다. 욕창의 내재적 요인에는 영양 부족 및 빈혈이 있으며 이는 영양 및 산소 공급이 불충분하여 손상이 쉽고 치유가 지연되기 때문이다.
① 체위 변경 시에는 끄는 대신 들어서 옮겨야 한다.
③ 침상머리를 30° 이상 높일 경우 응전력이 발생하여 욕창이 호발할 수 있다.
④ 욕창 발생 전 돌출부위를 제외한 부분에 마사지를 시행한다.
⑤ 물침대나 에어매트리스를 사용한다.

51 | ⑤

하루 소변량이 400~500ml 미만이면 핍뇨에 해당한다.

52 | ③

③ 강화폐활량계는 수술 후 폐합병증이 발생하는 것을 예방하기 위하여 심호흡을 유도하는 기구로, 수술 전 대상자의 최대 흡식량을 지표로 삼는다.
① 좌위 혹은 반좌위를 취하게 한다.
② 대상자가 최대한 깊게 숨을 들이마실 때 공이 위치한 곳을 기준으로 삼는다. 공이 반드시 끝에 닿아야 하는 것은 아니다.
④ 지표가 기준선에 3~5초 유지될 수 있도록 한다.
⑤ 최대한 숨을 내쉬고 호스를 입에 물도록 한다.

53 | ③

③ 목발 보행에서 계단을 오를 때에는 목발에 체중을 의지한 채 건강한 다리를 먼저 올리고, 내려갈 때에는 건강한 다리에 체중을 의지한 채 환측 다리를 먼저 내리는 것이 중요하다.
① 액와에 체중을 부하할 경우 목발마비가 올 수 있으므로 기대선 안 된다.
② 대상자는 좌측이 환측이고 우측은 건강하므로, 한 다리에 체중을 지탱할 수 있어 3점 보행법이 적절하다.
④ 목발로 계단을 오를 때에는 목발에 체중을 의지한다.
⑤ 목발의 길이는 대상자의 신장보다 40cm 짧은 길이로 정한다.

54 | ④

④ 억제대는 대상자 혹은 타인의 손상을 예방하기 위하여 대상자의 활동을 억제 및 보호하는 방법이다. 억제대는 최후의 해결책이어야 하므로 필요성 여부가 결정되면 억제대를 사용하는 목적과 방법을 설명한 뒤 동의서를 받아야 한다.
① 대상자는 섬망으로 낙상 위험이 높은 와상환자이기 때문에 8자 억제대 혹은 사지 억제대를 사용하는 것이 적절하다.
② 매듭을 잡아당길 때 억제대가 조여져서는 안 되며, 억제대는 침대 난간이 아닌 침대 틀에 묶어야 한다.
③ 혈액순환 및 피부의 손상 징후는 가능한 한 자주 관찰해야 하며, 병동 프로토콜에 따라 다르나 대개 최소 1시간에 1번씩 확인한다.
⑤ 매 2~4시간마다 적어도 10분씩 억제대를 풀어주도록 한다.

55 | ④

①③ 영양관장의 목적이다.
② 투약관장의 목적이다.
⑤ 청결관장의 목적이다.

56 | ④

깊고 빠르며 아세톤 향이 나는 호흡양상은 쿠스말 호흡이다. 이는 대사성 산증의 대표적인 보상작용이다. 기저질환이 당뇨병인 것으로 보아 당뇨병성 케톤산증으로 추측할 수 있다. 대사성 산증의 간호중재는 의식수준에 맞춘 안전대책과 과환기로 인한 구강건조 관리, 중탄산 이온 투여, I/O 확인, 수분 공급 등이 있으며 마약성 진통제는 호흡을 억제하여 대사성 산증의 보상기전인 과다환기를 방해하므로 금기이다.

57 | ②

② 저칼륨혈증에 대한 문제이다. 저칼륨혈증은 혈장 내 K^+의 농도가 3.5mEq/L 이하일 때를 의미하며 주로 K^+의 배출이 많은 투석 환자, 변 완하제나 이뇨제 사용 환자, 설사나 지나친 발한을 한 환자 등에 발생한다.
①④⑤ 고칼륨혈증에 대한 간호중재이다.
③ 염화칼륨은 반드시 희석한 뒤 점적 정맥주사로만 투약한다.

58 | ③

③ 흡인은 기도를 폐쇄하는 분비물을 제거하여 기도개방을 유지하고 호흡 기능을 증진하여 환기를 도모하기 위한 목적으로 시행된다. 흡인의 압력은 아동의 경우 95~110mmHg, 성인은 110~150mmHg로 시행한다.
① 총 흡인 시간이 5분을 초과하지 않도록 한다.
② 의식이 있는 환자는 반좌위를, 무의식 환자는 측위를 취하게 하여 간호사와 마주보도록 한다.
④ 카테터를 삽입하는 동안에는 기관지 점막 손상을 피하기 위해 흡인하지 않는다.
⑤ 분비물의 양이 많아 추가로 흡인이 필요한 경우, 각 흡인 사이 20~30초 정도의 시간 간격을 두어야 한다.

59 | ④

④ 흉부 물리 요법은 폐 분비물을 중력 또는 기계적인 힘을 이용하여 기도 내로 이동시키는 방법이다. 흉부 타진, 진동, 체위 배액의 세 가지로 분류된다.
① 진동법은 대상자가 깊게 흡기 후 천천히 호기하는 동안 적용한다.
② 체위 배액법은 주로 폐 하엽의 배액에 적용한다.
③ 영아나 소아에게는 진동을 실시하지 않는다.
⑤ 타진은 피부가 직접적인 압통을 받지 않도록 가운이나 내복 위에 적용한다.

60 | ②

① 좌약은 차갑게 준비한다.
③ 삽입 시 직장 벽에 닿게 한다.
⑤ 삽입 후 적어도 15분 정도 좌약을 보유하고 있도록 해야 한다.
④ 삽입 후 20~30분간 운동을 하지 않도록 한다.

✽ 직장 좌약

㉠ 건조한 대변을 부드럽게 하고 평활근 수축으로 직장을 더욱 팽만하게 해 배변을 유도한다.
㉡ 좌약은 냉장고에 보관하여 삽입이 쉽게 한다.
㉢ 천천히 심호흡하여 근육이완을 돕는다.
㉣ 성인은 10cm, 소아는 5cm 정도 삽입한다.
㉤ 좌약이 대변 내로 들어가지 않게 하고, 직장 벽에 밀착되게 삽입해야 효과가 나타난다.

61 | ③

1회 복용량이 0.5g=500mg이므로, 하루 4번 500mg씩 경구 복용해야 한다. 1정이 250mg이고 1회 복용량이 500mg이므로 1회 2정을 복용한다. 하루 4회 복용해야 하므로 8정이 된다.

62 | ①

① 혈액순환을 촉진시켜 회복을 증진시킨다.
② 장관의 연동운동을 증진한다.
③ 전신마취로 인한 허탈된 폐의 확장을 도모한다.
④ 기관지 분비물 배액을 유도한다.
⑤ 대사요구가 증가하여 산소요구량이 증가한다.

63 | ①

① 낙상은 병원에서 가장 흔히 발생하는 사고로 특히 노인에게 빈발한다.
② 점자의 유무는 낙상 예방과 큰 관련이 없다.
③ 낙상 위험이 높다고 침대에 누워있도록 하는 것은 부동으로 인한 다른 합병증을 야기할 수 있다.
④ 낙상 위험 요인에는 과거력 외에도 65세 이상의 고령, 시력 또는 균형감각의 손상, 보행장애, 낯선 환경 등이 있다. 이처럼 낙상의 위험 요인은 다양하므로 과거력만을 중재해야 할 위험 요인으로 보아서는 안 된다.
⑤ 기동성 장애는 낙상의 위험 요인이나, 사용하는 보조도구에 따라 위험정도가 달라지지 않는다.

64 | ⑤

⑤ VRE 환자는 접촉주의 격리 환자에 속한다. 접촉주의 격리 방침을 적용할 경우, 의료진은 대상자와 접촉 전 장갑과 가운을 착용하여야 하고 병실을 떠나기 전 장갑을 벗고 손을 씻어야 한다.
① 비말주의 격리 방침에 속한다.
②④ 공기주의 격리 방침에 속한다.
③ 표준주의와 더불어 적용한다.

65 | ①

② 머리 아래에 작은 베개를 두어 머리를 약간 높여야 한다.
③ 오염된 부위를 깨끗하게 한 후 깨끗한 환의로 갈아입힌다.
④ 정상적인 안면윤곽 유지를 위해 의치는 끼워두어야 한다.
⑤ 부검을 할 경우 튜브를 제거해서는 안 된다.

보건의약관계법규

66 | ②

② 문제에서 제시된 발생 또는 유행 시 24시간 이내에 신고하여야 하고 격리가 필요한 감염병은 제2급 감염병에 대한 설명이다.
① 한센병은 제2급 감염병, 두창은 제1급 감염병, 매독은 제3급 감염병에 속한다.
③ 첨규콘딜롬은 제4급 감염병, 디프테리아는 제1급 감염병, 성홍열은 제2급 감염병에 속한다.
④ 결핵, 유행성이하선염은 제2급 감염병이지만 B형 간염은 제3급 감염병에 속한다.
⑤ 제3급 감염병에 속한다.

※ **제2급 감염병**
- 결핵(結核)
- 홍역(紅疫)
- 장티푸스
- 세균성이질
- A형 간염
- 풍진(風疹)
- 수막구균 감염증
- 폐렴구균 감염증
- 성홍열
- 유행성이하선염(流行性耳下腺炎)
- 반코마이신내성황색포도알균(VRSA) 감염증
- 카바페넴내성장내세균속균종(CRE) 감염증
- 수두(水痘)
- 콜레라
- 파라티푸스
- 장출혈성대장균감염증
- 백일해(百日咳)
- 폴리오
- b형 헤모필루스 인플루엔자
- 한센병
- E형 간염

67 | ③

그 밖의 신고의무자〈감염병의 예방 및 관리에 관한 법률 제12조 제1항〉… 다음 각 호의 어느 하나에 해당하는 사람은 제1급감염병부터 제3급감염병까지에 해당하는 감염병 중 보건복지부령으로 정하는 감염병이 발생한 경우에는 의사, 치과의사 또는 한의사의 진단이나 검안을 요구하거나 해당 주소지를 관할하는 보건소장에게 신고하여야 한다.
1. 일반가정에서는 세대를 같이하는 세대주. 다만, 세대주가 부재중인 경우에는 그 세대원
2. 학교, 사회복지시설, 병원, 관공서, 회사, 공연장, 예배장소, 선박·항공기·열차 등 운송수단, 각종 사무소·사업소, 음식점, 숙박업소 또는 그 밖에 여러 사람이 모이는 장소로서 보건복지부령으로 정하는 장소의 관리인, 경영자 또는 대표자
3. 「약사법」에 따른 약사·한약사 및 약국개설자

68 | ④

결격사유 등〈의료법 제8조〉… 다음 각 호의 어느 하나에 해당하는 자는 의료인이 될 수 없다. 다만, 간호사에 대하여는 「간호법」에서 정하는 바에 따른다.
1. 「정신건강증진 및 정신질환자 복지서비스 지원에 관한 법률」 제3조 제1호에 따른 정신질환자. 다만, 전문의가 의료인으로서 적합하다고 인정하는 사람은 그러하지 아니하다.
2. 마약·대마·향정신성의약품 중독자
3. 피성년후견인·피한정후견인

4. 금고 이상의 실형을 선고받고 그 집행이 끝나거나 그 집행을 받지 아니하기로 확정된 후 5년이 지나지 아니한 자
5. 금고 이상의 형의 집행유예를 선고받고 그 유예기간이 지난 후 2년이 지나지 아니한 자
6. 금고 이상의 형의 선고유예를 받고 그 유예기간 중에 있는 자

* 결격사유〈간호법 제7조〉

다음 각 호의 어느 하나에 해당하는 사람은 간호사 등이 될 수 없다.
1. 「정신건강증진 및 정신질환자 복지서비스 지원에 관한 법률」 제3조 제1호에 따른 정신질환자. 다만, 「의료법」 제77조에 따른 전문의가 간호사 등으로서 적합하다고 인정하는 사람은 그러하지 아니하다.
2. 마약 · 대마 · 향정신성의약품 중독자
3. 피성년후견인 · 피한정후견인
4. 금고 이상의 실형을 선고받고 그 집행이 끝나거나 집행이 면제된 날부터 5년이 지나지 아니한 사람
5. 금고 이상의 형의 집행유예를 선고받고 그 유예기간이 지난 후 2년이 지나지 아니한 사람
6. 금고 이상의 형의 선고유예를 받고 그 유예기간 중에 있는 사람

69 | ③

① 처방전의 보존기간은 2년이다.
② 수술기록의 보존기간은 10년이다.
④ 방사선 사진 및 그 소견서의 보존기간은 5년이다.
⑤ 진료기록부의 보존기간은 10년이다.

* 진료기록부 등의 보존〈의료법 시행규칙 제15조 제1항〉

의료인이나 의료기관 개설자는 법 제22조 제2항에 따른 진료기록부등을 다음 각 호에 정하는 기간 동안 보존하여야 한다. 다만, 계속적인 진료를 위하여 필요한 경우에는 1회에 한정하여 다음이 정하는 기간의 범위에서 그 기간을 연장하여 보존할 수 있다.
1. 환자 명부 : 5년
2. 진료기록부 : 10년
3. 처방전 : 2년
4. 수술 기록 : 10년
5. 검사내용 및 검사소견기록 : 5년
6. 방사선 사진(영상물을 포함한다) 및 그 소견서 : 5년
7. 간호기록부 : 5년
8. 조산기록부 : 5년
9. 진단서 등의 부본(진단서 · 사망진단서 및 시체검안서 등을 따로 구분하여 보존할 것): 3년

70 | ⑤

검역조사의 대상 등〈검역법 제6조 제3항〉 … 제1항과 제2항에도 불구하고 검역감염병 환자 등과 사망자가 없는 운송수단으로서 다음 각 호의 어느 하나에 해당하는 운송수단은 대통령령으로 정하는 바에 따라 검역조사의 전부 또는 일부를 생략할 수 있다.
1. 외국으로 나가는 운송수단으로서 질병관리청장이 우리나라에서 검역감염병이 발생하여 국외로 번질 우려가 없다고 인정하는 운송수단(출입국자 및 화물을 포함한다)
2. 연료나 자재 및 생활필수품 등을 공급받을 목적으로 우리나라에 일시 머무르는 운송수단 중 보건복지부령으로 정하는 운송수단
3. 군용(軍用) 운송수단으로서 해당 운송수단의 장이 운송수단 안에 검역감염병 환자등과 감염병 매개체가 없다는 사실을 통보한 군용 운송수단
4. 「남북교류협력에 관한 법률」 제23조 제2항에 따른 통일부장관이 요청하는 운송수단(이 경우 검역조사 또는 그 절차의 일부를 생략할 수 있다)
5. 관계 중앙행정기관의 장이 검역조사의 생략을 요청하는 운송수단으로서 질병관리청장이 인정하는 운송수단

* 검역조사의 생략 등〈검역법 시행규칙 제3조 제1항〉

"보건복지부령으로 정하는 운송수단"이란 다음의 어느 하나의 사유로 우리나라에 일시 머무르는 운송수단을 말한다.
1. 급유 또는 급수를 위한 경우
2. 운행에 필요한 물품을 공급받기 위한 경우
3. 도착 또는 출발 증명서를 받기 위한 경우
4. 운송수단을 수리하기 위한 경우
5. 태풍 등 기상악화의 경우

71 | ②

채혈금지대상자〈혈액관리법 시행규칙 [별표1의2] 제2조의2 및 제7조 관련〉

1. 건강진단관련 요인
   가. 체중이 남자는 50킬로그램 미만, 여자는 45킬로그램 미만인 자
   나. 체온이 섭씨 37.5도를 초과하는 자
   다. 수축기혈압이 90밀리미터(수은주압) 미만 또는 180밀리미터(수은주압)이상인 자
   라. 이완기혈압이 100밀리미터(수은주압) 이상인 자
   마. 맥박이 1분에 50회 미만 또는 100회를 초과하는 자

2. 질병관련 요인
   가. 감염병
   1) 만성 B형간염, C형간염, 후천성면역결핍증, 바베스열원충증, 샤가스병 또는 크로이츠펠트-야콥병 등 「감염병의 예방 및 관리에 관한 법률」 제2조에 따른 감염병 중 보건복지부장관이 지정하는 혈액 매개 감염병의 환자, 의사환자, 병원체보유자
   2) 일정 기간 채혈금지 대상자
      가) 말라리아 병력자로 치료종료 후 3년이 경과하지 아니한 자
      나) 브루셀라증 병력자로 치료종료 후 2년이 경과하지 아니한 자
      다) 매독 병력자로 치료종료 후 1년이 경과하지 아니한 자
      라) 급성 B형간염 병력자로 완치 후 6개월이 경과하지 아니한 자
      마) 그 밖에 보건복지부장관이 정하는 혈액매개 감염병 환자 또는 병력자
   나. 그 밖의 질병
   1) 발열, 인후통, 설사 등 급성 감염성 질환이 의심되는 증상이 없어진지 3일이 경과하지 아니한 자
   2) 암환자, 만성폐쇄성폐질환 등 호흡기질환자, 간경변 등 간질환자, 심장병환자, 당뇨병환자, 류마티즘 등 자가면역질환자, 신부전 등 신장질환자, 혈우병, 적혈구증다증 등 혈액질환자, 한센병환자, 성병환자(매독환자는 제외한다), 알콜중독자, 마약중독자 또는 경련환자. 다만, 의사가 헌혈가능하다고 판정한 경우에는 그러하지 아니하다.

3. 약물 또는 예방접종 관련 요인
   가. 약물
   1) 혈소판 기능에 영향을 주는 약물인 아스피린을 투여 받은 후 3일, 티클로피딘 등을 투여받은 후 2주가 경과하지 아니한 자(혈소판 헌혈의 경우에 한한다)
   2) 이소트레티노인, 피나스테라이드 성분의 약물을 투여 받고 4주가 경과하지 아니한 자
   3) 두타스테라이드 성분의 약물을 투여 받고 6개월이 경과하지 아니한 자
   4) B형간염 면역글로불린, 태반주사제를 투여 받고 1년이 경과하지 아니한 자
   5) 아시트레틴 성분의 약물을 투여 받고 3년이 경과하지 아니한 자
   6) 제9조 제2호마목에 따라 보건복지부장관이 인정하여 고시하는 약물의 투여자로서 해당 약물의 성격, 효과 및 유해성 등을 고려하여 보건복지부장관이 정하는 기간을 경과하지 아니한 자
   7) 과거에 에트레티네이트 성분의 약물을 투여 받은 적이 있는 자, 소에서 유래한 인슐린을 투여 받은 적이 있는 자, 뇌하수체 유래 성장호르몬을 투여 받은 적이 있는 자, 변종크로이츠펠트-야콥병의 위험지역에서 채혈된 혈액의 혈청으로 제조된 진단시약 등 투여자, 제9조제1호마목에 따라 보건복지부장관이 인정하여 고시하는 약물의 투여자는 영구 금지
   나. 예방접종
   1) 콜레라, 디프테리아, 인플루엔자, A형간염, B형간염, 주사용 장티푸스, 주사용 소아마비, 파상풍, 백일해, 일본뇌염, 신증후군출혈열(유행성출혈열), 탄저, 공수병 예방접종을 받은 후 24시간이 경과하지 않은 사람
   2) 홍역, 유행성이하선염, 황열, 경구용 소아마비, 경구용 장티푸스 예방접종을 받은 날부터 2주가 경과하지 않은 사람
   3) 풍진, 수두 예방접종 또는 BCG 접종을 받은 날부터 4주가 경과하지 않은 사람

4. 진료 및 처치 관련 요인
   가. 임신 중인 자, 분만 또는 유산 후 6개월 이내인 자. 다만, 본인이 출산한 신생아에게 수혈하고자 하는 경우에는 그러하지 아니하다.
   나. 수혈 후 1년이 경과하지 아니한 자
   다. 전혈채혈일로부터 8주, 혈장성분채혈, 혈소판혈장성분채혈 및 두단위혈소판성분채혈일로부터 14일, 백혈구성분채혈 및 한단위혈소판성분채혈일로부터 72시간, 두단위적혈구성분채혈일로부터 16주가 경과하지 아니한 자
   라. 과거 경막 또는 각막을 이식 받은 경험이 있는 자

5. 선별검사결과 부적격 요인 : 과거 헌혈검사에서 B형간염검사, C형간염검사, 후천성면역결핍증검사, 인체(T)림프영양성바이러스검사(혈장성분헌혈의 경우는 제외한다) 및 그 밖에 보건복지부장관이 별도로 정하는 혈액검사 결과 부적격 기준에 해당되는 자
6. 그 밖의 요인
   가. 제6조 제2항 제2호의 문진 결과 헌혈불가로 판정된 자
   나. 그 밖에 의사의 진단에 의하여 건강상태가 불량하거나 채혈이 부적당하다고 인정되는 자

72 | ③

③ 시 · 도지사의 허가를 받는다.
①②④⑤ 허가 주체가 식품의약품안전처장이다.

※ 마약류취급자의 허가 등〈마약류 관리에 관한 법률 제6조 제1항〉

마약류취급자가 되려는 다음 각 호의 어느 하나에 해당하는 자로서 총리령으로 정하는 바에 따라 제1호 · 제2호 및 제4호에 해당하는 자는 식품의약품안전처장의 허가를 받아야 하고, 제3호 및 제5호에 해당하는 자는 특별자치시장 · 시장 · 군수 또는 구청장의 허가를 받아야 한다. 허가받은 사항을 변경할 때에도 또한 같다.
1. 마약류수출입업자 : 「약사법」에 따른 수입자로서 식품의약품안전처장에게 의약품 품목허가를 받거나 품목신고를 한 자
2. 마약류제조업자 및 마약류원료사용자 : 「약사법」에 따라 의약품제조업의 허가를 받은 자
3. 마약류도매업자 : 「약사법」에 따라 등록된 약국개설자 또는 의약품 도매상의 허가를 받은 자
4. 마약류취급학술연구자 : 연구기관 및 학술기관 등에서 학술연구를 위하여 마약류의 사용을 필요로 하는 자
5. 대마재배자 : 「농업 · 농촌 및 식품산업 기본법」 제3조 제2호에 따른 농업인으로서 섬유나 종자를 채취할 목적으로 대마초를 재배하려는 자

73 | ①

지역보건의료계획의 수립 등〈지역보건법 제7조 제1항〉 … 시 · 도지사 또는 시장 · 군수 · 구청장은 지역주민의 건강 증진을 위하여 다음 각 호의 사항이 포함된 지역보건의료계획을 4년마다 수립하여야 한다.
1. 보건의료 수요의 측정
2. 지역보건의료서비스에 관한 장기 · 단기 공급대책
3. 인력 · 조직 · 재정 등 보건의료자원의 조달 및 관리
4. 지역보건의료서비스의 제공을 위한 전달체계 구성 방안
5. 지역보건의료에 관련된 통계의 수집 및 정리

※ 보건소의 기능 및 업무〈지역보건법 제11조 제1항〉

보건소는 해당 지방자치단체의 관할 구역에서 다음 각 호의 기능 및 업무를 수행한다.
1. 건강 친화적인 지역사회 여건의 조성
2. 지역보건의료정책의 기획, 조사 · 연구 및 평가
3. 보건의료인 및 「보건의료기본법」 제3조 제4호에 따른 보건의료기관 등에 대한 지도 · 관리 · 육성과 국민보건 향상을 위한 지도 · 관리
4. 보건의료 관련기관 · 단체, 학교, 직장 등과의 협력체계 구축
5. 지역주민의 건강증진 및 질병예방 · 관리를 위한 다음 각 목의 지역보건의료서비스의 제공
   가. 국민건강증진 · 구강건강 · 영양관리사업 및 보건교육
   나. 감염병의 예방 및 관리
   다. 모성과 영유아의 건강유지 · 증진
   라. 여성 · 노인 · 장애인 등 보건의료 취약계층의 건강유지 · 증진
   마. 정신건강증진 및 생명존중에 관한 사항
   바. 지역주민에 대한 진료, 건강검진 및 만성질환 등의 질병관리에 관한 사항
   사. 가정 및 사회복지시설 등을 방문하여 행하는 보건의료 및 건강관리사업
   아. 난임의 예방 및 관리

74 | ⑤

⑤ 입국 전 1개월 이내에 발급받은 음성확인서가 필요하다.
① 감염인의 배우자 및 성 접촉자의 경우만 검진 대상자다.
② 공중과 접촉이 많은 업소에 종사하는 자라고 할지라도 감염이 쉬운 환경 혹은 감염되었다고 판단되는 충분한 사유가 없다면 검진 대상자가 아니다.
③ 재난상륙허가의 대상자 중 배우자를 동반하는 사람은 검진 대상자에서 제외된다.
④ 90일 이내의 단기 체류자는 검진 대상자에 속하지 않는다.

✽ 검진 대상자〈후천성 면역 결핍증 예방법 제8조 제2항 및 제3항〉
① 질병관리청장, 시·도지사, 시장·군수·구청장은 후천성 면역 결핍증에 감염되었다고 판단되는 충분한 사유가 있는 사람 또는 후천성 면역 결핍증에 감염되기 쉬운 환경에 있는 사람으로서 다음의 어느 하나에 해당하는 사람에 대하여 후천성 면역 결핍증에 관한 검진을 할 수 있다
  1. 감염인의 배우자 및 성 접촉자
  2. 그 밖에 후천성 면역 결핍증의 예방을 위하여 검진이 필요하다고 질병관리청장이 인정하는 사람
② 해외에서 입국하는 외국인 중 90일 이상 국내에 체류하기 위해 입국하는 사람으로서 수입을 목적으로 한 연예, 운동경기, 그 밖의 흥행업을 하려는 사람(배우자, 동반자 제외)

✽ 검진 대상자〈후천성 면역 결핍증 예방법 시행령 제10조〉
① 삭제〈2020. 1. 29.〉
② "대통령령으로 정하는 장기 체류자"란 「출입국관리법」 제16조에 따른 재난상륙허가의 대상자로서 질병관리청장이 후천성 면역결핍증의 예방을 위하여 필요하다고 인정하는 사람을 말한다. 다만, 배우자를 동반하는 사람은 제외한다.
③ 장기 체류자는 입국 전 1개월 이내에 발급받은 후천성 면역 결핍증 음성확인서를 질병관리청장에게 보여주어야 한다. 이를 보여주지 못하는 경우에는 입국 후 72시간 이내에 검진을 받아야 한다.

75 | ②

② 본인의 동의를 얻어 타 의료시설에 진료를 의뢰하는 것으로 옳은 조치이다.
① 응급의료종사자는 의학적 판단에 따라 더 위급한 환자부터 응급의료를 실시하여야 한다.
③ 주취자의 의사결정 능력에 대하여 임의로 판단해서는 안 된다.
④ 응급의료종사자는 업무 중에 응급의료를 요청받거나 응급환자를 발견하면 즉시 응급의료를 하여야 하며 정당한 사유 없이 이를 거부하거나 기피하지 못한다.
⑤ 응급환자의 이송에 관한 규정으로, 해당 환자는 응급환자가 아니므로 해당되지 않는다.

✽ 응급환자가 아닌 사람에 대한 조치〈응급의료에 관한 법률 제7조〉
① 본인 또는 법정대리인의 동의를 얻어 응급시설이 아닌 의료시설에 진료를 의뢰하거나 다른 의료기관에 이송할 수 있다.
② 진료 의뢰·환자 이송의 기준 및 절차 등에 관하여 필요한 사항은 대통령령으로 정한다.

76 | ①

건강검진 등의 신고〈지역보건법 제23조〉
① 「의료법」 제27조(무면허 의료행위 등 금지) 제1항의 어느 하나에 해당하는 사람이 지역주민 다수를 대상으로 건강검진 또는 순회 진료 등 주민의 건강에 영향을 미치는 행위(이하 "건강검진 등"이라 한다)를 하려는 경우에는 보건복지부령으로 정하는 바에 따라 건강검진 등을 하려는 지역을 관할하는 보건소장에게 신고하여야 한다.
② 의료기관이 「의료법」 제33조(개설 등) 제1항의 어느 하나에 해당하는 사유로 의료기관 외의 장소에서 지역주민 다수를 대상으로 건강검진 등을 하려는 경우에도 제1항에 따른 신고를 하여야 한다.
③ 보건소장은 제1항 및 제2항에 따른 신고를 받은 경우에는 그 내용을 검토하여 이 법에 적합하면 신고를 수리하여야 한다.

* 건강검진 등의 신고〈지역보건법 시행규칙 제9조〉

① 법 제23조(전자의무기록)에 따른 신고는 건강검진 등을 실시하기 10일 전까지 별지 제1호 서식의 건강검진 등 신고서를 관할 보건소장(보건의료원장을 포함한다. 이하 같다)에게 제출하는 방법으로 해야 한다. 이 경우 관할 보건소장은 「전자정부법」 제36조 제1항에 따른 행정정보의 공동이용을 통하여 의료기관 개설허가증 또는 의료기관 개설신고증명서(의료기관만 해당한다)와 의사·치과의사 또는 한의사 면허증을 확인할 수 있는 경우에는 그 확인으로 첨부자료의 제공을 갈음할 수 있고, 신고인이 자료 확인에 동의하지 않는 경우에는 해당 자료를 첨부하도록 해야 한다.

② 보건소장은 제1항에 따른 건강검진 등 신고서를 제출받은 날부터 7일 이내에 신고의 수리 여부를 신고인에게 통지해야 한다. 이 경우 신고를 수리하는 때에는 별지의 건강검진 등 신고확인서를 발급해야 한다.

* 무면허 의료행위 등 금지〈의료법 제27조 제1항〉

의료인이 아니면 누구든지 의료행위를 할 수 없으며 의료인도 면허된 것 이외의 의료행위를 할 수 없다. 다만, 다음의 어느 하나에 해당하는 자는 보건복지부령으로 정하는 범위에서 의료행위를 할 수 있다.
1. 외국의 의료인 면허를 가진 자로서 일정 기간 국내에 체류하는 자
2. 의과대학, 치과대학, 한의과대학, 의학전문대학원, 치의학전문대학원, 한의학전문대학원, 종합병원 또는 외국 의료원조기관의 의료봉사 또는 연구 및 시범사업을 위하여 의료행위를 하는 자
3. 의학·치과의학·한방의학 또는 간호학을 전공하는 학교의 학생

77 | ④

① 마약류는 이중으로 잠금장치가 된 철제금고에 보관 및 저장하여야 한다.
② 향정신성 의약품의 보관은 잠금장치가 설치된 장소로, 꼭 이중으로 잠금장치가 되어있을 필요는 없다.
③ 반출, 반입하는 경우는 잠금장치와 출입제한 조치가 제외된다.
⑤ 마약류저장시설은 이동할 수 없도록 설치해야 한다.

* 마약류의 저장〈마약류 관리에 관한 법률 제15조〉

마약류취급자, 마약류취급승인자 또는 제4조(마약류취급자가 아닌 자의 마약류 취급 금지) 제2항 제3호부터 제5호까지 및 제5조의2(임시마약류 지정 등) 제6항 각 호에 따라 마약류나 예고임시마약류 또는 임시마약류를 취급하는 자는 그 보관·소지 또는 관리하는 마약류나 예고임시마약류 또는 임시마약류를 총리령으로 정하는 바에 따라 다른 의약품과 구별하여 저장하여야 한다. 이 경우 마약은 잠금장치가 되어 있는 견고한 장소에 저장하여야 한다.

* 마약류의 저장〈마약류의 관리에 관한 법률 시행규칙 제26조〉

마약류, 예고임시마약류 또는 임시마약류의 저장기준은 다음 각 호와 같다.
1. 마약류, 예고임시마약류 또는 임시마약류의 저장장소(대마의 저장장소를 제외한다)는 마약류취급자, 마약류취급승인자 또는 법 제4조(마약류 취급자가 아닌 자의 마약류 취급 금지)제2항 제3호부터 제5호까지 및 법 제5조의2(임시 마약류 지정 등) 제6항 각 호에 따라 마약류, 예고임시마약류 또는 임시마약류를 취급하는 자의 업소 또는 사무소(법 제57조(다른 법률의 적용) 및 「약사법 시행규칙」 제37조(의약품 도매상의 시설 기준) 제2항에 따라 마약류의 보관·배송 등의 업무를 위탁받은 마약류도매업자의 업소 또는 사무소를 포함한다)안에 있어야 하고, 마약류, 예고임시마약류 또는 임시마약류저장시설은 일반인이 쉽게 발견할 수 없는 장소에 설치하되 이동할 수 없도록 설치할 것
2. 마약은 이중으로 잠금장치가 설치된 철제금고(철제와 동등 이상의 견고한 재질로 만들어진 금고를 포함한다)에 저장할 것
3. 향정신성의약품, 예고임시마약류 또는 임시마약류는 잠금장치가 설치된 장소에 저장할 것. 다만, 마약류소매업자·마약류취급의료업자 또는 마약류관리자가 원활한 조제를 목적으로 업무시간 중 조제대에 비치하는 향정신성의약품은 제외한다.
4. 대마의 저장장소에는 대마를 반출·반입하는 경우를 제외하고는 잠금장치를 설치하고 다른 사람의 출입을 제한하는 조치를 취할 것

78 | ①

호스피스전문기관의 지정 취소 등〈호스피스·완화의료 및 임종과정에 있는 환자의 연명의료 결정에 관한 법률 제30조〉
① 보건복지부장관은 호스피스전문기관이 다음의 어느 하나에 해당하는 경우 그 지정을 취소하거나, 6개월 이내의 기간을 정하여 호스피스 업무의 정지를 명할 수 있다. 다만, 거짓이나 그 밖의 부정한 방법으로 지정을 받은 경우에는 그 지정을 취소하여야 한다.
  1. 거짓이나 그 밖의 부정한 방법으로 지정을 받은 경우
  2. 호스피스전문기관의 지정 기준에 미달한 경우
  3. 정당한 사유 없이 호스피스전문기관의 평가를 거부한 경우
② 제1항에 따른 호스피스전문기관 지정 취소의 기준·방법·절차 및 운영에 필요한 사항은 보건복지부령으로 정한다.
③ 제1항에 따라 지정이 취소된 호스피스전문기관은 지정이 취소된 날부터 2년 이내에는 호스피스전문기관으로 지정받을 수 없다.

79 | ③

정의〈호스피스·완화의료 및 임종과정에 있는 환자의 연명의료 결정에 관한 법률 제2조 제6호〉 … "호스피스·완화의료"(이하 "호스피스"라 한다)란 다음의 어느 하나에 해당하는 질환으로 말기환자로 진단을 받은 환자 또는 임종과정에 있는 환자(이하 "호스피스 대상 환자"라 한다)와 그 가족에게 통증과 증상의 완화 등을 포함한 신체적, 심리사회적, 영적 영역에 대한 종합적인 평가와 치료를 목적으로 하는 의료를 말한다.
- 암
- 후천성 면역 결핍증
- 만성 폐쇄성 호흡기 질환
- 만성 간경화
- 그 밖에 보건복지부령으로 정하는 질환

80 | ⑤

적용 대상 등〈국민건강보험법 제5조〉
① 국내에 거주하는 국민은 건강보험의 가입자 또는 피부양자가 된다. 다만, 다음 각 호의 어느 하나에 해당하는 사람은 제외한다.
  1. 「의료급여법」에 따라 의료급여를 받는 사람(이하 "수급권자"라 한다)
  2. 「독립유공자예우에 관한 법률」 및 「국가유공자 등 예우 및 지원에 관한 법률」에 따라 의료보호를 받는 사람(이하 "유공자 등 의료보호대상자"라 한다). 다만, 다음 각 목의 어느 하나에 해당하는 사람은 가입자 또는 피부양자가 된다.
    가. 유공자 등 의료보호대상자 중 건강보험의 적용을 보험자에게 신청한 사람
    나. 건강보험을 적용받고 있던 사람이 유공자등 의료보호대상자로 되었으나 건강보험의 적용배제신청을 보험자에게 하지 아니한 사람
② 제1항의 피부양자는 다음 각 호의 어느 하나에 해당하는 사람 중 직장가입자에게 주로 생계를 의존하는 사람으로서 소득 및 재산이 보건복지부령으로 정하는 기준 이하에 해당하는 사람을 말한다.
  1. 직장가입자의 배우자
  2. 직장가입자의 직계존속(배우자의 직계존속을 포함한다)
  3. 직장가입자의 직계비속(배우자의 직계비속을 포함한다)과 그 배우자
  4. 직장가입자의 형제·자매
③ 제2항에 따른 피부양자 자격의 인정 기준, 취득·상실시기 및 그 밖에 필요한 사항은 보건복지부령으로 정한다.

81 | ②

보수 교육〈의료법 시행규칙 제20조 제6항〉 … 다음 각 호의 어느 하나에 해당하는 사람에 대하여는 해당 연도의 보수교육을 면제한다.
1. 전공의
2. 의과대학·치과대학·한의과대학의 대학원 재학생
3. 영 제8조에 따라 면허증을 발급받은 신규 면허취득자
4. 보건복지부장관이 보수교육을 받을 필요가 없다고 인정하는 사람

82 | ③

정의〈호스피스·완화의료 및 임종과정에 있는 환자의 연명의료결정에 관한 법률 제2조 제6호〉… "호스피스·완화의료"란 다음 각 목의 어느 하나에 해당하는 질환으로 말기환자로 진단을 받은 환자 또는 임종과정에 있는 환자와 그 가족에게 통증과 증상의 완화 등을 포함한 신체적, 심리사회적, 영적 영역에 대한 종합적인 평가와 치료를 목적으로 하는 의료를 말한다.
가. 암
나. 후천성면역결핍증
다. 만성 폐쇄성 호흡기질환
라. 만성 간경화
마. 그 밖에 보건복지부령으로 정하는 질환

83 | ①

금연을 위한 조치〈국민건강증진법 제9조 제4항〉… 다음 각 호의 공중이 이용하는 시설의 소유자·점유자 또는 관리자는 해당 시설의 전체를 금연구역으로 지정하고 금연구역을 알리는 표지를 설치하여야 한다. 이 경우 흡연자를 위한 흡연실을 설치할 수 있으며, 금연구역을 알리는 표지와 흡연실을 설치하는 기준·방법 등은 보건복지부령으로 정한다.
1. 국회의 청사
2. 정부 및 지방자치단체의 청사
3. 「법원조직법」에 따른 법원과 그 소속 기관의 청사
4. 「공공기관의 운영에 관한 법률」에 따른 공공기관의 청사
5. 「지방공기업법」에 따른 지방공기업의 청사
6. 「유아교육법」·「초·중등교육법」에 따른 학교[교사(校舍)와 운동장 등 모든 구역을 포함한다]
6의2. 「대안교육기관에 관한 법률」에 따른 대안교육기관(교사와 운동장 등 모든 구역을 포함한다)
7. 「고등교육법」에 따른 학교의 교사
8. 「의료법」에 따른 의료기관, 「지역보건법」에 따른 보건소·보건의료원·보건지소
9. 「영유아보육법」에 따른 어린이집
10. 「청소년활동 진흥법」에 따른 청소년수련관, 청소년수련원, 청소년문화의집, 청소년특화시설, 청소년야영장, 유스호스텔, 청소년이용시설 등 청소년활동시설
11. 「도서관법」에 따른 도서관
12. 「어린이놀이시설 안전관리법」에 따른 어린이놀이시설
13. 「학원의 설립·운영 및 과외교습에 관한 법률」에 따른 학원 중 학교교과교습학원과 연면적 1천제곱미터 이상의 학원
14. 공항·여객부두·철도역·여객자동차터미널 등 교통 관련 시설의 대기실·승강장, 지하보도 및 16인승 이상의 교통수단으로서 여객 또는 화물을 유상으로 운송하는 것
15. 「자동차관리법」에 따른 어린이운송용 승합자동차
16. 연면적 1천제곱미터 이상의 사무용건축물, 공장 및 복합용도의 건축물
17. 「공연법」에 따른 공연장으로서 객석 수 300석 이상의 공연장
18. 「유통산업발전법」에 따라 개설등록된 대규모점포와 같은 법에 따른 상점가 중 지하도에 있는 상점가
19. 「관광진흥법」에 따른 관광숙박업소
20. 「체육시설의 설치·이용에 관한 법률」에 따른 체육시설로서 1천명 이상의 관객을 수용할 수 있는 체육시설과 같은 법 제10조에 따른 체육시설업에 해당하는 체육시설로서 실내에 설치된 체육시설
21. 「사회복지사업법」에 따른 사회복지시설
22. 「공중위생관리법」에 따른 목욕장
23. 「게임산업진흥에 관한 법률」에 따른 청소년게임제공업소, 일반게임제공업소, 인터넷컴퓨터게임시설제공업소 및 복합유통게임제공업소
24. 「식품위생법」에 따른 식품접객업 중 영업장의 넓이가 보건복지부령으로 정하는 넓이 이상인 휴게음식점영업소, 일반음식점영업소 및 제과점영업소와 같은 법에 따른 식품소분·판매업 중 보건복지부령으로 정하는 넓이 이상인 실내휴게공간을 마련하여 운영하는 식품자동판매기 영업소
25. 「청소년보호법」에 따른 만화대여업소
26. 그 밖에 보건복지부령으로 정하는 시설 또는 기관

84 | ②

급여의 제한〈국민건강보험법 제53조〉

① 공단은 보험급여를 받을 수 있는 사람이 다음 각 호의 어느 하나에 해당하면 보험급여를 하지 아니한다.
   1. 고의 또는 중대한 과실로 인한 범죄행위에 그 원인이 있거나 고의로 사고를 일으킨 경우
   2. 고의 또는 중대한 과실로 공단이나 요양기관의 요양에 관한 지시에 따르지 아니한 경우
   3. 고의 또는 중대한 과실로 제55조에 따른 문서와 그 밖의 물건의 제출을 거부하거나 질문 또는 진단을 기피한 경우
   4. 업무 또는 공무로 생긴 질병·부상·재해로 다른 법령에 따른 보험급여나 보상(報償) 또는 보상(補償)을 받게 되는 경우
② 공단은 보험급여를 받을 수 있는 사람이 다른 법령에 따라 국가나 지방자치단체로부터 보험급여에 상당하는 급여를 받거나 보험급여에 상당하는 비용을 지급받게 되는 경우에는 그 한도에서 보험급여를 하지 아니한다.
③ 공단은 가입자가 대통령령으로 정하는 기간 이상 다음 각 호의 보험료를 체납한 경우 그 체납한 보험료를 완납할 때까지 그 가입자 및 피부양자에 대하여 보험급여를 실시하지 아니할 수 있다. 다만, 월별 보험료의 총 체납 횟수(이미 납부된 체납보험료는 총 체납 횟수에서 제외하며, 보험료의 체납기간은 고려하지 아니한다)가 대통령령으로 정하는 횟수 미만이거나 가입자 및 피부양자의 소득·재산 등이 대통령령으로 정하는 기준 미만인 경우에는 그러하지 아니하다.
   1. 제69조 제4항 제2호에 따른 보수 외 소득월액보험료
   2. 제69조 제5항에 따른 세대단위의 보험료
④ 공단은 제77조 제1항 제1호에 따라 납부의무를 부담하는 사용자가 제69조 제4항 제1호에 따른 보수월액보험료를 체납한 경우에는 그 체납에 대하여 직장가입자 본인에게 귀책사유가 있는 경우에 한하여 제3항의 규정을 적용한다. 이 경우 해당 직장가입자의 피부양자에게도 제3항의 규정을 적용한다.
⑤ 제3항 및 제4항에도 불구하고 제82조에 따라 공단으로부터 분할납부 승인을 받고 그 승인된 보험료를 1회 이상 낸 경우에는 보험급여를 할 수 있다. 다만, 제82조에 따른 분할납부 승인을 받은 사람이 정당한 사유 없이 5회(같은 조 제1항에 따라 승인받은 분할납부 횟수가 5회 미만인 경우에는 해당 분할납부 횟수를 말한다. 이하 이 조에서 같다) 이상 그 승인된 보험료를 내지 아니한 경우에는 그러하지 아니하다.
⑥ 제3항 및 제4항에 따라 보험급여를 하지 아니하는 기간(이하 이 항에서 "급여제한기간"이라 한다)에 받은 보험급여는 다음 각 호의 어느 하나에 해당하는 경우에만 보험급여로 인정한다.
   1. 공단이 급여제한기간에 보험급여를 받은 사실이 있음을 가입자에게 통지한 날부터 2개월이 지난 날이 속한 달의 납부기한 이내에 체납된 보험료를 완납한 경우
   2. 공단이 급여제한기간에 보험급여를 받은 사실이 있음을 가입자에게 통지한 날부터 2개월이 지난 날이 속한 달의 납부기한 이내에 제82조에 따라 분할납부 승인을 받은 체납보험료를 1회 이상 낸 경우. 다만, 제82조에 따른 분할납부 승인을 받은 사람이 정당한 사유 없이 5회 이상 그 승인된 보험료를 내지 아니한 경우에는 그러하지 아니하다.

85 | ⑤

보건소의 설치〈지역보건법 시행령 제8조〉

① 법 제10조 제1항 단서에 따라 보건소를 추가로 설치할 수 있는 경우는 다음 각 호의 어느 하나에 해당하는 경우로 한다.
   1. 해당 시·군·구의 인구가 30만 명을 초과하는 경우
   2. 해당 시·군·구의 「보건의료기본법」에 따른 보건의료기관 현황 등 보건의료 여건과 아동·여성·노인·장애인 등 보건의료 취약계층의 보건의료 수요 등을 고려하여 보건소를 추가로 설치할 필요가 있다고 인정되는 경우
② 법 제10조 제1항 단서 및 이 조 제1항에 따라 보건소를 추가로 설치하려는 경우에는 「지방자치법 시행령」 제73조에 따른다. 이 경우 해당 지방자치단체의 장은 보건복지부장관과 미리 협의해야 한다.

제 04 회 정답 및 해설

1교시 — 국가고시 고난도 모의고사 제 04 회

성인간호학

1	⑤	2	②	3	①	4	②	5	③
6	③	7	①	8	⑤	9	①	10	②
11	③	12	①	13	③	14	⑤	15	④
16	②	17	①	18	④	19	④	20	②
21	④	22	④	23	①	24	②	25	⑤
26	②	27	③	28	②	29	①	30	⑤
31	②	32	④	33	②	34	⑤	35	⑤
36	③	37	④	38	③	39	④	40	③
41	②	42	⑤	43	③	44	④	45	⑤
46	⑤	47	⑤	48	③	49	⑤	50	③
51	⑤	52	④	53	⑤	54	②	55	④
56	④	57	①	58	④	59	⑤	60	③
61	④	62	②	63	⑤	64	②	65	⑤
66	⑤	67	③	68	⑤	69	③	70	③

모성간호학

71	④	72	②	73	①	74	①	75	①
76	①	77	⑤	78	④	79	②	80	③
81	⑤	82	④	83	④	84	③	85	③
86	③	87	④	88	③	89	①	90	③
91	④	92	③	93	④	94	④	95	④
96	④	97	③	98	④	99	④	100	②
101	④	102	④	103	①	104	⑤	105	⑤

성인간호학

1 | ⑤

⑤ 생리식염수를 적신 거즈 위에 열손실을 막기 위해 건조한 담요를 덮어준다.
① 손상부위를 얼음에 대면 동상을 유발할 수 있으므로 시행하지 않는다.
② 외부자극의 노출을 막기 위해 물집을 터뜨리지 않는다.
③ 넓은 화상부위를 찬물에 담그면 과도한 열 손실을 야기하므로 권장하지 않는다.
④ 화상부위는 생리식염수로나 수돗물로 세척 가능하다.

2 | ②

② 고칼슘혈증 : 피로감, 전신 근육허약, 반사 감소, 뼈의 통증, 골다공증, 병리적 골절이 초래된다.
① 저칼슘혈증 : 강축증, 코, 귀, 손가락, 발가락 무감각, 얼얼함을 호소한다.
③ 저칼륨혈증 : 심부건 반사 감소나 소실, 전신 허약감, 다리경련, 마비성 장폐색이 나타난다.
④ 고칼륨혈증 : 지각이상, 경련, 통증, 위장관 산통, 설사 증상이 나타난다.
⑤ 고나트륨혈증 : 불안정, 근긴장도 증가, 심부건반사 항진, 섬망, 경련, 혀와 입의 건조가 나타난다.

3 | ①

1~3개월간의 평균적인 혈당 조절 상태를 반영하는 지표로 당화혈색소를 확인하는데, 당화혈색소가 5.7% 미만일 경우 정상 범주에 해당한다.

4 | ②

① IgD는 림프구 표면에 존재하며 B림프구의 분화를 돕는다.
③ IgE는 알레르기 반응 증상을 일으키며 비만세포와 호염구에 부착되어 있고 기생충 감염에 대한 방어를 보조한다.
④ IgM은 1차 면역 반응을 유발하며 ABO혈액 항원에 대해 항체를 형성한다.
⑤ IgG는 유일하게 태반을 통과하며 2차 면역반응을 유발한다.

5 | ③

헤파린은 혈전을 예방하고 치료하는 데 사용되는 항응고제이지만, 과도한 효과로 출혈이 증가할 수 있다. 헤파린 과다 투여로 잇몸 출혈, 코피, 혈뇨, 토혈 등 점막출혈이 발생할 수 있다.

6 | ③

체액성 면역의 예로는 아나필락시스 쇼크와 아토피 질환, 수혈 반응과 세균 감염이 있다 관련된 면역세포는 B림프구이며 항체가 생성되고 기억세포가 존재한다. 세균과 바이러스, 호흡기와 위장관 병원체를 방어한다.

7 | ①

아나필락시스 쇼크는 심한 알레르기 반응을 유발하는 물질에 노출되어 발생하는 과민반응으로 초기 중재에서 기도 확보가 중요하다. 이후 고농도 산소를 투여하고 벌레 침이 있는 경우 제거하며 정맥경로를 확보하고 에피네피린과 같은 약물을 투여하며 쇼크의 치료가 이루어져야 한다.

8 | ⑤

⑤ 화상 환자의 초기 처치에서 가장 중요한 것은 순환혈액량을 유지하여 저혈량성 쇼크를 예방하는 것이다. 소변 배출량은 순환 상태를 평가하는 간접 지표로, 성인의 정상 소변 배출량은 시간당 0.5~1.0 mL/kg이다. 0.4 mL/kg/시간은 기준치보다 낮으며, 순환 혈류량이 부족함을 시사하는 이상 소견이다. 즉시 수액 공급 등 적절한 중재가 필요하다.
① GCS 15점은 경도 손상, 의식이 명료한 상태이다.
② 정상 범위에 해당한다.
③ 산소포화도 정상 범위는 95% 이상이다.
④ 혈청칼륨의 정상 범위는 3.5~5.0mEq/L이다.

9 | ①

① 암의 진행 과정은 세포 증식과 세포 분화의 결함이라는 기능적 장애를 보인다.
② 정상세포는 주변 세포 세포막과 자신의 세포막의 물리적 접촉을 통해 세포의 성장이 억제되는데 암세포는 억제가 일어나지 않는 특징이 있다.
③ 세포 간 영역과 크기에 따른 제한이 없다.
④ 유전적 구조의 변형만으로 암이 생겨나기에는 충분하지 않으며 유전적 변형이 있는 상태에서 이를 촉진하는 물질이 존재함으로 암 발생 가능성은 증가된다.
⑤ 끊임없이 무조건적으로 분열한다.

10 | ②

임상적 병기 분류체계는 해부학적 범위에 의해 결정된다. 0기는 상피내암, 1기는 종양이 원발장기에 국한되며 2기는 주위 조직, 림프절에 국소전이, 3기는 광범위한 1차성종양, 4기는 원격전이다.

11 | ③

궤양성 대장염은 대장의 점막과 점막하층에 국한된 만성 염증성 질환으로, 가장 특징적인 증상은 혈액이 섞인 점액성 설사이다. 복통, 발열, 체중 감소, 복부 팽만 등이 동반될 수 있으며, 증상이 악화되면 출혈성 설사가 심해지기도 한다.

12 | ①

② 피부에 표시된 그림은 지워지지 않도록 주의한다.
③ 면도 시 전기면도기를 사용한다.
④ 치료부위는 물로만 닦고 비누는 사용하지 않는다.
⑤ 치료부위에 직접적으로 햇빛에 노출시키거나 찬바람을 쐬지 않도록 한다.

13 | ③

심박출량 = 1회 박동량 × 심박동수로, 심박출량은 심박동수, 심근수축력, 저부하, 후부하의 영향을 받는다.

14 | ⑤

나트륨의 정상 범위는 135 ~ 145mmEq/L로 환자는 현재 고나트륨혈증에 해당된다. 수분 부족에서 오는 고나트륨혈증에서는 지속적인 수분 손실을 방지하고 구강이나 정맥을 통해 수분을 보충한다. 저장성 생리식염수를 즉시 정맥주입하며, 혈청 나트륨의 수치를 점진적으로 감소시켜야 한다. 급속한 교정은 수분을 빠르게 세포로 이동시켜 뇌부종을 초래하기 때문이다. 또한 식염 섭취를 제한해야 한다.

15 | ④

④ 골단판 : 뼈 성장을 담당하며 뼈 성장이 멈추면 골단판은 뼈로 대치된다.
① 골막 : 건과 인대가 부착되는 장소이다.
② 골단 : 원형으로 된 뼈의 끝부분을 말한다.
③ 골간 : 장골의 중앙을 차지하는 부분으로 내부에 골수가 있다.
⑤ 골수강 : 뼈 구조물의 일부분으로 치밀골 내부의 속이 빈 부분이다.

16 | ②

칼슘의 정상 수치는 9.0 ~ 11.5mEq/L으로 감소했을 때 비타민D 또는 칼슘 보충제를 투여해야 한다.

17 | ①

① 사구체여과율이 심하게 감소하여 합병증 관리 및 신대체요법이 필요한 4단계다.
②⑤ 콩팥 손상은 있지만 사구체여과율은 정상이거나 약간 상승한 1단계로, 위험인자에 대한 중재가 필요한 단계다.
③ 위험요인에 대한 검진이 필요한 단계는 0단계로, 사구체여과율 감소는 없지만 위험군이 있는 상태다.
④ 5단계 특징으로, 투석 및 신장이식이 필요한 단계다.

18 | ④

녹내장 환자에게 베타 아드레날린 차단하는 녹내장 약물은 1도 심장블록이나 심장성 쇼크, 심부전 환자, 서맥 환자에게 금기이다. 고삼투압제제는 고위험한 환자의 심부적이나 폐수종을 유발하기도 한다. 류마티스 관절염으로 고용량 아스피린을 처방받는 환자는 탄산 탈수 효소 억제제를 사용한 녹내장 약물은 사용이 금지된다.

19 | ④

메니에르병은 갑작스러운 현훈과 이명, 감각신경성 난청, 귀가 가득 차 있는 느낌 등이 대표적인 증상으로 나타난다. 글리세롤 복용 후 청력검사를 시행하면 청력이나 어음명료도가 좋아지는 경우 메니에르 증후군일 가능성이 높다. 현훈을 감소시키고 환자의 안전을 유지하는 방향으로 진행된다. 조용하고 어두운 방에서 편안한 자세로 쉬게 하고, 갑자기 머리를 움직이거나 체위를 바꾸지 않도록 한다. 텔레비전 시청이나 깜박이는 불빛은 피하며, 낙상 위험을 최소화한다.

20 | ②

녹내장 수술 후에는 홍채와 수정체 사이의 유착(후방유착)이 발생할 수 있다. 이러한 유착은 안압 상승 및 수술 실패로 이어질 수 있으므로 예방이 중요하다. 산동제는 홍채를 후방으로 당겨 동공을 확장시킴으로써 유착을 방지하는 역할을 하는데, 특히 아트로핀 등의 산동제는 염증을 억제하고, 통증 완화에도 도움이 된다. 반대로, 축동제는 방수 유출을 촉진하지만 유착을 방지하는 데에는 부적절하다.

21 | ⑤

계면활성제는 폐포의 표면장력을 낮추고 폐포를 팽창하는 데 필요한 압력을 줄이며, 폐포의 허탈을 감소시키는 역할을 한다.

22 | ④

깊고 빠른 호흡(이산화탄소 과다 배출), 손가락 무감각, 입 주위 무감각, 저림 증상은 과다환기 증상으로 느린 호흡을 유도하고 비닐주머니에 숨을 내쉬고 들이쉬게 한다. 통증과 불안 완화를 위한 약물을 투여한다.

23 | ①

① 협착음 : 후두 혹은 기관상기도가 붓거나 염증성 조직 등으로 인한 폐색일 때 나타난다. 경부에서 크게 들리며 크룹, 기관지 폐색 등의 질병에서 나타난다.
② 악설음 : 공기가 분비물이 부딪히면서 나타난다. 머리카락이 비벼지는 소리가 들리며 만성 폐쇄성 폐질환, 폐렴 등의 질병에서 나타난다.
③ 천명음 : 좁은 기도에 흐르는 공기로 인해 나타난다. 쉬쉬하는 소리가 들린다. 천식이나 기도 폐색, 만성 기관지염 등의 질병에서 나타난다.
④ 수포음 : 기도에 분비물이 생겼을 때 나타난다. 코를 고는 소리가 나며 폐렴이나 울혈성 심부전 등의 질병에서 나타난다.
⑤ 흉막 마찰음 : 흉막 염증으로 인해 나타난다. 가죽을 비비는 소리가 나며 폐렴이나 결핵, 늑막염 등의 질병에서 나타난다.

24 | ②

결핵약의 부작용에는 간염, 혈소판 감소, 오렌지색 체액, 안구 독성(적색과 녹색의 차이 감별이 감소), 호흡구 감소, 이독성, 신경독성, 부정맥, 소화기계 기능 저하, 신경계 효과(어지러움증, 두통), 발진 등이 있다.

25 | ⑤

결핵은 화농성 객담, 가슴압박 및 흉통을 동반한 기침, 체중 감소, 식욕 감퇴, 야간 발한 등의 증상이 있다. 결핵을 진단하는 방법으로는 투베르쿨린 반응검사, 흉부 X-ray, 객담 검사가 있다.

＊ 투베르쿨린 반응검사 양성반응

㉠ 결핵군에 노출된 과거력이 있는 경우, 잠복 결핵
㉡ 현재 활동성 결핵 감염된 경우
㉢ 비결핵성 항산균, 나병균에 노출된 경우
㉣ BCG 접종한 경우

26 | ②

우유는 타액과 분비물 농도를 증가시키므로 피하는 것이 좋다.

27 | ③

③ 재생불량성 발병 빈도는 낮은 편으로 대부분 특발성이며 자가면역에 기인한다.
①④ 엽산의 결핍 및 코발라민(B12)으로 초래되는 빈혈은 거대적아구성 빈혈이다.
② 상염색체 열성 유전질환은 지중해성 빈혈이다.
⑤ 여성과 임산부, 노인에게 빈발하는 빈혈은 철분 결핍성 빈혈이다.

28 | ②

② 침투성 물질은 출혈위험이 있으므로 사용을 자제한다.
①③ 혈소판 감소증 환자의 경우 대변의 변화(흑색변), 점상 출혈 등과 같이 출혈 경향을 주의 깊게 관찰해야 하며, 강한 운동을 삼가고 가벼운 운동을 해야 한다.
④ 잇몸출혈 방지를 위해 부드러운 칫솔로 부드럽게 닦아낸다.
⑤ 아스피린과 같은 응고를 지연시키는 약물의 복용을 피해야 하며, 여성의 경우 월경 시 평소보다 생리양이 많으면 바로 의료진에게 보고해야 한다.

29 | ①

혈우병은 PT(프로트롬빈 시간)가 정상 범위에 속하며, aPTT(활성화부분트롬보플라스틴 시간)의 수치는 연장된다. BT(출혈시간) 수치는 정상 범위에 속하는데, 혈우병은 주로 응고인자결핍을 인해 2차 지혈에 영향을 미쳐 출혈시간에 큰 변화를 일으키지 않는다.

＊ **혈우병 증상**

혈관절증, 혈종, 점상출혈, 두개내 출혈(합병증) 등이 있다.

30 | ⑤

압력수용체는 대동맥궁과 경동맥동에 있다. 용량과부담과 같은 이유로 수용체가 자극되면 뇌간에 있는 혈관운동중추로 정보를 보내며 그 결과 심박동수를 감소시키고 말초혈관을 확장시킨다. 교감신경계에 의해 일시적인 억제와 부교감신경의 영향으로 상승을 일으킨다.

31 | ②

심방세동은 대부분 판막 질환, 관상 동맥 질환과 동반된다. 발작성 심방세동 및 심계항진, 답답하거나 어지러움을 호소하며 심방세동의 대표적인 합병증은 뇌졸중으로 혈전형성을 예방하기 위해 와파린을 투여한다.

32 | ④

급성 심근경색에서 CK – MB는 심근조직 손상 시 증가되는 심장특이성 효소이다. Troponin은 심근경색 후 방출되는 수축성 단백질이며, Myoglobin은 저분자량 단백질로 심근손상에 민감성이 있다.

33 | ②

① 소변배설량이 섭취량보다 적다.
③ 6 ~ 8주에 걸쳐 장루 크기가 감소한다.
④ 수술 직후 밝은 분홍색을 띠며 만일 수술부위가 거무스레하고 청색증을 보이면 응급처치를 요한다.
⑤ 수술 후 나타나는 혈액이 점차 사라진다.

34 | ⑤

진폐증의 합병증이기도 한 만성 기관지염은 타진 시 공명음이 들리며 청진 시 수포음, 천명음이 들린다. 우심부전을 초래할 수 있으며 호흡성산증, 빈맥, 저산소혈증, 청색증, 간비대 등의 증상이 있다. 만성 기관지염의 합병증으로는 산증, 급성 호흡부전, 소화성궤양, 우울증, 불안, 위식도 역류 질환 등이 있다.

35 | ⑤
만성 안정형 협심증의 치료 목적은 산소 요구량 감소와 산소 공급량의 증가이다. 위험 요인에 대한 감소가 지속적으로 모니터링되어야 하며, 약물 요법과 더불어 금연, 혈압조절, 당뇨병 관리, 식이 및 체중 관리 등도 함께 이루어져야 한다.

36 | ③
항결핵 약물을 3개월 복용하면 객담검사 시 음성반응이 나온다. 객담검사는 활동성 결핵을 확진할 수는 있지만 결핵의 완치는 확진할 수 없다.

37 | ④
대동맥 박리증의 가장 심각한 합병증은 생명을 위협하는 심장 압전으로, 이는 혈액이 심낭으로 유입되며 일어난다. 심장압전의 증상은 저혈압, 맥압이 좁아짐, 경정맥의 확장, 약해진 심음 및 기이맥이다.

38 | ③
③ 부종감소와 배액촉진 위해 반좌위를 취해준다.
① 분비물 배출이 용이하도록 수분 섭취를 격려한다.
② 출혈과 부종 감소를 위해 냉찜질을 적용한다.
④ 기침이나 코를 푸는 행위로 수술 부위 압력을 증가시키지 않도록 한다.
⑤ 분비물은 뱉어내게 하며 코는 가볍게 닦아낸다.

39 | ④
④ 활액낭의 파편 생성으로 혈전성 정맥염이 발생할 수 있다.
①②⑤ 검사로 인한 관절 손상 위험성은 증가하지만 직접적인 질환을 유발시키진 않는다.
③ 움직임이 감소된다.

40 | ③
우상복부에는 간과 담낭, 유문, 십이지장, 췌장 두부 등이 있으며 좌상복부에는 간의좌엽, 비장, 위, 췌장 체부가 있다. 우하복부에는 맹장 및 상행결장 부위, 팽창 시 방광이 있으며 좌하복부에는 S자결장 만곡부와 하행결장 부위, 팽창 시 방광 등이 있다.

41 | ②
복부의 과공명음이 확인될 시 장폐색을 의심할 수 있다. 그 외 장음이 소실되면 복막염이나 마비성 장폐색, 폐색이 의심되며, 반동성 압통의 경우 복막성 염증이나 충수돌기염 시 증상으로 나타난다.

42 | ⑤
소리에 의해 눈을 뜨나(E3점), 이해할 수 없는 언어를 사용하며(V2점), 자극에 움츠리는 반응(M4점)을 보인다. 글라스고우 혼수척도(GCS)의 점수는 9점이다.

43 | ③
비경구영양의 합병증인 재급식 증후군의 특징은 체액 정체이며 저인산혈증 및 저칼륨혈증, 저마그네슘혈증을 포함한 전해질 불균형과 고혈당증이 있다.

44 | ④
위식도 역류 질환과 소화성 궤양질환에서 사용되는 약제는 다음과 같다. 프로톤 펌프 억제제 및 히스타민 수용체 차단제, prokinetic agent, 세포보호제, 콜린성 약물, 제산제, 위산중화제, 프로스타글린딘(합성)제이다.

45 | ⑤
① HCl 분비가 감소한다.
② 음식에 의해 악화되어 식후 30분 ~ 1시간 후 통증을 느낀다.
③ 45 ~ 55세가 가장 흔하며 남성이 여성보다 2배가량 발생률이 높다.
④ 제산제 효과가 없다.

46 | ⑤
방광세척을 시행하는 동안 섭취량과 배설량을 정확히 측정하고 배설량이 섭취량보다 적을 경우 요도 카테터의 개방성을 확인하도록 한다.

47 | ⑤
상부 위장관 출혈 시 무엇보다 신속하게 활력징후를 측정해야 한다. 이는 환자의 쇼크상태를 알려주는 지표이기 때문이다. 혈압 저하 및 빠르고 약한 맥박, 차고 축축한 피부, 안절부절못함 등의 증상을 주의 깊게 관찰해야 한다.

48 | ③
③ P파가 없고 불규칙하며, 미세한 선으로 나타나는 것은 심방세동의 특징이다. 심방세동은 혈전이 생성될 수 있으므로 예방적으로 항응고제를 투여한다.
① 제세동이 필요한 경우로는 심실빈맥과 심실세동의 경우가 있다.
② 심방빈맥의 치료법으로 미주신경 자극을 할 수 있다.
④ 인공심박동기는 동정지의 경우 심박출량이 줄어들 때 사용한다.
⑤ 심실세동의 경우 산증 교정을 목적으로 중탄산나트륨을 정맥 주입한다.

49 | ④
① 음식은 중력에 의해 서서히 주입한다.
② 금기가 아닌 이상 대상자를 반파울러씨 자세를 취하게 한다.
③ 매 급식 때마다 관을 바꾸면 식도 손상의 우려가 있다.
⑤ 공기가 들어가거나 오염되지 않도록 관을 닫는다.

50 | ③
③ 아스피린은 천식이나 부비동염을 악화시킬 수 있으므로 금기다.
① 후두염의 경우 성대 휴식이 필요하다.
② 부비동염은 비강염증이므로 비강 세척을 한다.
④ 급성, 만성 부비동염 모두 수분 섭취를 격려한다.
⑤ 울혈제거제 투여하여 점막의 부종을 감소시킨다.

51 | ⑤
바이러스성 간염 환자와 관련된 간호진단에는 식욕부진, 오심과 관련하여 신체요구량보다 부족한 상태, 피로와 허약과 관련된 활동 지속성 장애, 바이러스 감염과 관련된 간기능 손상 위험성 등이 있다.

52 | ④
식도정맥류는 식도하부 정맥들이 문맥성 고혈압으로 인해 비후되어 나타난다. 정맥류는 탄력조직이 거의 없어 손상되기 쉬우며 높은 압력으로 인해 출혈이 쉽게 발생된다. 이는 생명을 위협하는 가장 흔한 합병증이며, 다량의 출혈은 응급상황이다.

53 | ⑤
간성 뇌증의 간호중재 목표는 암모니아 생성의 감소이다. 락툴로오즈는 장내 암모니아를 감소시키며, 효과가 없는 일부 환자에게는 하제를 이용하여 장내 암모니아를 배출하기도 한다.

54 | ②

② 환자 혼자 들어가게 됨을 사전에 설명하고 불편사항 등이 있을 경우 의사소통이 당연히 가능하다는 것을 알려준다.
① 치료 후 1~2일 정도 안정을 취하나 절대안정 할 필요는 없이 활동이 가능하다.
③ 치료 후 격리는 불필요하다.
④ 치료를 받는 동안 아무런 통증이 없다.
⑤ 잔여 방사능은 남지 않는다.

55 | ④

④ 호기 후 숨을 참으면 횡격막이 안정되어 정확한 위치에 간생검을 할 수 있다.
① 검사 후 우측위로 눕는다.
② 간생검 전 출혈 예방을 위해 비타민K를 투여한다.
③ 국소마취가 필요하므로 국소마취 교육을 실시한다.
⑤ 8~9늑간 부위에서 간생검을 진행한다.

56 | ④

① 알코올이 없는 구강액을 사용한다.
② 곰팡이 감염 조절을 위해 nystatin 구강 현탁액을 사용한다.
③ 증상이 나타나면 구강간호 자주 시행한다.
⑤ 부드러운 칫솔을 사용한다.

57 | ①

복압성 요실금은 골반근육이 약화된 여성에게 흔히 발생되며, 에스트로겐 감소로 인한 여성 요도의 위축 및 양성 전립선 비대증이나 전립선암으로 수술 시 발생한다. 절박성 요실금은 수축 조절력 장애나 배뇨근의 과활동성, 방광이 신경계의 억제를 벗어나 반사적으로 수축, 중추신경계 장애 및 척수의 억제성 경로장애, 방광 출구 폐쇄 및 원인불명으로 발병한다.

58 | ④

④ 분홍색 소변이나 요통, 배뇨 시 작열감이 있을 수 있음을 교육한다.
① 요도부종으로 인한 소변정체가 생길 수 있으므로 온수좌욕을 적용하고 근육이완제를 투여한다.
② 감염위험성 감소를 위해 충분한 수분을 섭취하도록 한다.
③ 하복부 통증 시 하복부 마사지를 시행하고 필요시 진통제를 투여한다.
⑤ 검사 직후 일어서거나 혼자 걷지 않도록 한다.

59 | ⑤

⑤ 간뇌는 시상과 시상하부로 구분되며, 시상하부에서 평형과 항상성의 기능을 담당한다.
① 숨뇌(연수)는 심장박동과 호흡 등 생명 유지 기능을 담당한다.
② 대뇌는 정보 분석과 기억 저장의 기능을 한다.
③ 교뇌(다리뇌)는 대뇌와 소뇌 사이의 정보 중계 기능을 담당한다.
④ 소뇌는 신체의 균형과 운동기능을 조절한다.

60 | ③

①②④⑤ 뇌하수체 전엽에서 분비되는 호르몬이다.

61 | ②

부갑상샘은 부갑상샘 호르몬을 분비하며 주요 역할은 칼슘의 혈중 수준을 조절하는 것이다. 뼈, 신장에 작용하며 간접적으로 위장관에도 영향을 미친다.

62 | ②

①② 제2형 당뇨는 35세 이상에서 주로 발생하며, 당뇨병의 90 ~ 95%를 차지한다.
③ 환경적 요인으로 비만 및 운동부족이 있으며 오랜 기간에 걸친 인슐린 생성 감소 및 인슐린 저항성이 근본 원인이다.
④ 제1형 당뇨병은 젊은 연령에서 주로 발병하며 갑작스럽게 발생되어 수년에 걸쳐 악화된다. 전체 당뇨병의 5 ~ 10%를 차지하고 인슐린 생성 중단 또는 부족이 근본 원인이다.
⑤ 제1형 당뇨병은 이화작용상태로 야윈 모습이 관찰되며 내인성 인슐린이 없다.

63 | ⑤

인슐린 용액을 사용하기 전 알맞은 종류와 농도인지 확인해야 하며, 유효기간이 지나지 않았는지, 변색되거나 다른 입자들이 보인다면 폐기해야 한다. 또한 약물을 미리 꺼내 실내온도로 맞추고 인슐린 용액이 뿌옇다면 두 손바닥 사이로 부드럽게 굴려 섞어준다.

64 | ②

제시된 심전도는 넓고 빠른 QRS 파형이 일정한 간격으로 반복되며, P파는 보이지 않거나 QRS와 무관하게 나타난다. 이러한 소견은 심실에서 기원한 빠른 빈맥, 즉 심실성 빈맥을 시사한다. 심실성 빈맥은 생명을 위협할 수 있는 부정맥으로, 빠른 판단과 치료가 필요하다. 반면, 상심실성 빈맥은 QRS가 좁고 P파가 숨거나 뒤에 나타나는 경우가 많아 심전도 소견이 다르다.

65 | ⑤

⑤ 모세혈관 투과성 증가로 단백질이 조직으로 이동하여 저단백혈증이 나타난다.
① 신혈류량 감소로 핍뇨가 나타난다.
② 세포손상으로 칼륨이 유리되고 콩팥기능 감소로 배출이 감소되어 혈중 칼륨이 증가한다.
③ 나트륨이 콩팥에서 재흡수 되지만 삼출액으로 소실되어 저나트륨혈증이 나타난다.
④ 외상으로 인해 스트레스가 발생하여 신혈류량이 감소한다.

66 | ⑤

갑상샘 절제술 후 환자에게 말을 시켰을 때 쉰 목소리 등 목소리 변화가 있으면 회귀후두신경 손상으로 의심한다. 며칠 내 소실되는 것이 정상이나 4일 이상 지속되면 비정상을 의심한다.

67 | ③

① 어린아이에게 많이 발생하는 것은 부재성 발작이다.
② 근육의 수축과 이완이 교대로 일어나는 것은 발작의 단계 중 간대기에 해당한다.
④ 행동변화가 있으나 무슨 일이 일어났는지 알지 못하는 것은 복잡형 발작이다.
⑤ 신체 일부분에서 시작되어 전신 강직성 간대성 발작으로 진행하는 것은 국소발작이다.

68 | ⑤

'혈종 및 육아조직형성 → 가골형성 → 골화 → 골 강화와 재형성'의 순서로 이루어진다.

∗ 골절의 치유 과정
㉠ 혈종 및 육아조직형성 : 골절부위와 인접한 조직에 혈종이 형성되어 골절된 뼈의 말단에 혈액을 공급한다. 골절 24시간 내 혈종 내 혈액이 응고되어 섬유소 그물망을 형성하고 혈종은 골절 2~3일 내 육아조직을 형성한다. 괴사된 조직들은 대식작용에 의해 흡수된다.
㉡ 골화 : 골절 3~6주 내 칼슘과 무기질이 침착하여 단단한 진성 가골로 변한다.
㉢ 가골형성 : 손상 6~10일 내 각종 무기질과 골기질이 유골 내 축적되어 가골을 형성한다. 가골은 정상보다 크고 느슨하여 충격에 쉽게 손상된다.
㉣ 골 강화와 재형성 : 과잉 형성되어있던 골조직이 흡수되어 골조직간 거리가 좁혀지고 단단해진다.

69 | ③

혼미 상태에는 간단한 질문에 몇 마디 대답하지만 의사소통이 불가능하다. 지속적이고 강한 외부자극이 있어야 깨어나고 통증 자극에 대해 의도적인 회피반응을 보인다.

70 | ③

심실세동의 심전도이다. 심실세동은 심실근육세포가 빠르고 불규칙하게 흥분해 심실이 비효과적으로 떨리는 상태이다. 심전도상에서 파형을 구분할 수 없으며 후기로 갈수록 파형의 폭이 좁아지고 높이가 낮아져 심정지에 이르게 된다. 심실세동 상태에서는 맥박 소실, 의식 소실, 무호흡 상태가 되기 때문에 즉각적인 처치가 필요하며 즉시 심폐소생술과 제세동을 시행한다. 제세동 직후에는 magnesium sulfate, sodium bicarbonate, lidocaine, epinephrine, aminodarone를 정맥 투여한다.

모성간호학

71 | ④

④ 여성의 전 생애주기에 대한 건강관리를 제공한다.
①②③⑤ 여성의 건강관리에 대한 일부분이다.

∗ 여성건강간호 개념
여성의 일생을 통한 전 생애주기에 대한 건강관리를 제공하며, 여성 자신과 그 가족 전체의 건강 유지 및 증진을 돕는다.

72 | ②

전자궁절제술은 자궁체부와 경부를 모두 절제하는 수술로, 수술 이후 에스트로겐이 분비되나 월경을 하지 않으며 임신이 되지 않는다.

73 | ①

① 생식과 자녀 양육, 건강 유지는 생리적 기능에 속한다.
② 어린이나 가족구성원의 사회화는 사회문화적 기능에 속한다.
③⑤ 가족 간 애정적 결속, 정신적 상호지지는 정신적 기능에 속한다.
④ 가족의 재정적 안전 보장은 경제적 기능에 속한다.

74 | ①

① 점액 생성이 많아 정자 투과성이 증가하는 배란기에 검사를 시행한다.
② 에스트로겐 수치가 최고치에 달하는 배란기에 시행한다.
③ 정확한 검사를 위해 검사 전 방광을 비우도록 한다.
④ 검사 24시간 전 질 세척이나 질정제 사용은 세포의 변화를 유발할 수 있으므로 금기한다.
⑤ 난관통기성 검사는 캐뉼러를 통한 가스 주입으로 난관의 소통 여부를 검사하는 것이다.

75 | ①
자궁내막증은 자궁내막 조직이 자궁강 이외의 부위, 특히 난소, 자궁인대, 골반벽 등에 존재하는 상태이다. 이 질환은 생리통, 성교통, 만성 골반통, 난임 등의 원인이 될 수 있으며, 완경 전 여성에게 흔하게 나타난다. 검사에서 자궁외 부위에서 자궁내막조직이 확인되었다면 자궁내막증을 우선적으로 의심해야 한다.

76 | ①
배란기 프로게스테론의 영향으로 기초체온곡선이 약간 하강 후 0.3~1℃ 정도 상승하여 황체기 고온을 유지한다.

77 | ⑤
내음부 동맥으로부터 회음부에 혈액이 공급된다.

78 | ④
성적 자극 시에 점액 물질이 다량 배출되어 질 주위를 윤활하게 한다.

* 바르톨린샘
㉠ 질 양옆 2개의 분비기관이다.
㉡ 성 자극 시 다량의 알칼리성 점액물질을 배출한다.
㉢ 질 주위를 축축하고 윤활하게 한다.
㉣ 임균성 감염이나 낭종의 호발 부위이다.

79 | ②
② 난소피질에 있는 원시난포는 월경주기에 따라 하나씩 배출된다.
①③④⑤ 자궁의 기능이다.

* 난소의 기능
㉠ 약 40만 개의 난포를 가지고 태어나며 사춘기가 되면 성숙한 난세포를 난관으로 배출한다.
㉡ 난소의 난포와 황체 즉, 에스트로겐과 프로게스테론은 난소 호르몬을 분비하는 대표적 내분비샘이다.

80 | ③
① 월경의 양, 기간, 간격이 불규칙하다.
② 무통성, 무배란성인 경우가 많다.
④ 초경은 보통 9~14세에 시작한다.
⑤ 초경 후 12~18개월 이후부터 정상 월경주기를 가진다.

81 | ⑤
⑤ 유방암 치료에 사용하는 항암호르몬제 타목시펜은 자궁내막암 위험을 높인다.
①②④ 미산부, 고령, 비만 여성에게 호발한다. 특히 비만 여성은 에스트로겐 농도가 높기 때문에 위험이 높다.
③ 완경이 늦게 나타날 경우 프로게스테론의 부족으로 발생 위험이 높아진다.

82 | ④
프로게스테론 분비가 최고에 이르는 중기황체기(21~23일)가 혈청 프로게스테론을 측정하는 데 좋은 시기이다.

* 황체호르몬(Progesterone)
㉠ 배란 후 황체에서 분비되는 호르몬으로 배란이 일어났는지 알 수 있다.
㉡ 월경주기 21일째경 가장 많이 분비되며, 월경 전 2일간 가장 낮다.
㉢ 황체에서 점차 분비가 증가되어 중기황체기에 최고에 이르고 황체가 소멸하면서 감소한다.

83 | ④
알파피토프로테인(AFP)은 모체혈청 검사 시 3중 검사에서 알 수 있는 수치로, 신경관 결함의 위험이 있는 태아 또는 기형아 확인을 위해 시행한다. 임신 주수에 따라 수치가 변하므로 정확한 주수 파악이 필요하다. 수치 상승 시엔 신경관 결함(무뇌아 등), 태아용혈성 질환, 식도폐쇄, 선천성 신증, 양수과소증, 저체중, 태아사망을 의미한다. 수치가 하강했을 때에는 염색체 삼체성(다운증후군 등), 임신성 영양막성 질환, 태아 사망, 임신 주수 잘못 계산 등을 의미한다.

84 | ③

자궁내막주기는 난소에서 분비되는 에스트로겐, 프로게스테론과 뇌하수체 전엽에서 분비되는 FSH, LH에 의해 조절된다.

85 | ③

③ 과다 월경 : 주기와 기간은 정상으로 월경 양이 많다.
① 빈발 월경 : 월경 주기가 짧다.
② 희발 월경 : 월경 주기가 길다.
④ 부정 자궁 출혈 : 월경의 양은 정상이고 주기가 불규칙하며 기간이 정상이거나 길다.
⑤ 불규칙 빈발 월경 : 월경 주기가 불규칙하게 짧다.

86 | ③

①②④⑤ 트리코모나스 질염에 대한 설명이다.

* 모닐리아성 질염
㉠ 칸디다 알비칸스에 의한 염증이다.
㉡ 장기간의 항생제 사용, 감염, 당뇨, 임신, 완경으로 인해 발생할 수 있다.
㉢ 백색의 짙은 크림타입의 냉 대하증과 질벽의 노란 치즈 같은 반점이 특징이다.
㉣ 심한 소양감, 배뇨곤란, 성교통, 빈뇨의 증상이 나타난다.

87 | ④

임신 3기에 해당하는 임신 9개월경 태아 지방 축적으로 인해 체중이 현저하게 증가하여 태아의 몸은 둥글둥글해진다.

88 | ③

① 죄측위로 자궁혈류 증진을 도울 수 있도록 한다.
② 필요시 이뇨제와 항고혈압제를 투여한다.
④ 4시간 간격 심부건 반사를 사정한다.
⑤ 경련 예방을 위해 $MgSO_4$를 투여한다.

* 임신성 고혈압
㉠ 조용하고 자극이 적은 환경을 제공하여 침상안정을 취할 수 있게 한다.
㉡ 경련 예방을 위해 정맥 내로 항경련제($MgSO_4$)를 투여한다.
㉢ 필요시 항고혈압제와 이뇨제를 사용할 수 있으나 되도록 사용하지 않는 것이 좋다.
㉣ $MgSO_4$ 독성 반응 시 나타날 수 있는 반사 감소를 사정하기 위해 심부건반사를 4시간 간격으로 사정한다.

89 | ①

① 완전 유산 : 태아와 그 부속물은 전부 배출된 상태로 유산 후 출혈이 멈추고 통증이 사라진다. 자궁의 크기가 임신 기간보다 작아지고 자궁경관은 닫혀있다.
② 계류 유산 : 자궁경부가 닫힌 상태로 수일에서 수 주 동안 사망한 임신산물이 자궁 내 남아 있다.
③ 절박 유산 : 임신 20주 이전 질 출혈이 있고 유산의 증세가 있으나 안정과 관리를 통한 임신 유지 가능성이 있다.
④ 불가피 유산 : 유산을 피할 수 없는 상태로 경관이 이미 개대되었고 심한 출혈이 있다.
⑤ 불완전 유산 : 태아는 만출 되었으나 태반 일부나 전부가 자궁 내에 남아 있는 경우이다.

90 | ③

①② 간헐적, 무통성의 약한 수축이다.
④ 임신 16 ~ 18주경 나타나는 임신 징후이다.
⑤ 걷거나 누워 있으면 증상이 완화된다.

* braxton hicks 수축
㉠ 무통의 간헐적이고 약한 자궁 수축이다.
㉡ 16 ~ 18주 나타나는 임신 징후이다.
㉢ 임신 중 자궁의 긴장 유지를 돕는다.
㉣ 복부가 쪼이는 듯한 느낌으로 걷거나 누워 있으면 완화된다.

91 | ④

① 식욕 증가
② 장운동 저하
③ 질 분비물 증가
⑤ 하지 정맥압 증가

92 | ③

LMP가 2025년 9월 15일로 분만예정일은 2026년 6월 22일이다.

* 네겔 법칙에 따른 분만예정일(EDC)
㉠ EDC는 LMP에 + 1년 – 3개월 + 7일 또는 + 9개월 + 7일로 계산한다.
㉡ LMP는 마지막 월경시작일로 계산한다.
㉢ 임신주기를 28일로 가정한 계산법이다.

93 | ④

ritodrine hydrochloride은 분만억제제로 사용되며 빈맥, 저혈압, 부정맥, 호흡곤란, 저칼륨혈증, 두통, 구역, 진전 등의 부작용이 나타날 수 있다.

94 | ④

수축 기간이 점점 길어지고 주기가 점점 짧아지는 것이 분만 1기 자궁 수축 정상 변화이다.

95 | ④

산도의 열상
㉠ 1도 열상 : 질점막, 음순소대의 피부열상(근육열상은 없는 상태)이 있는 상태다.
㉡ 2도 열상 : 질점막, 음순소대, 회음, 회음체에 열상이 있는 상태다.
㉢ 3도 열상 : 질점막, 음순소대, 회음, 회음체, 항문조임근까지 열상이 있는 상태다.
㉣ 4도 열상 : 질점막, 음순소대, 회음, 회음체, 항문조임근, 직장전벽까지 열상이 있는 상태다.

96 | ⑤

① 걸으면 심해진다.
② 휴식 시 통증이 완화되지 않는다.
③ 등과 복부에 통증이 있다.
④ 수축 기간이 규칙적이다.

97 | ⑤

⑤ 양수과소증 : 양수의 양이 비정상적으로(500ml 미만) 적은 상태로, 과숙아, 태반부전증, 양수의 만성적 누수, 태아의 요로계 이상, 쌍둥이, 태아기형 등의 원인으로 발생한다.
① 자궁파열 : 과거 제왕절개, 자궁체부수술 반흔, 인공유산 등으로 내막이 얇아진 경우 또는 자궁저부에 지나친 압박을 가하는 등으로 발생한다.
② 포상기태 : 융모막 융모가 수포성 변성을 일으켜 작은 낭포를 형성하는 종양이다.
③ 제대탈출 : 아두 만출 전에 제대가 먼저 선진부 앞부분으로 밀려나와 태아태반 관류를 방해하거나 차단하는 것을 말한다.
④ 양수과다증 : 양수의 양은 800 ~ 1,200ml가 정상이나, 2L 이상으로 많은 상태이다.

98 | ③

③ 적극 분만의 경우가 아니면 경과관찰이 가능하고 복부 태아 촉진이 가능하다.
① 병리적 견축륜의 발생위험이 있다
② 산도 내 상행성 감염 위험이 있다.
④ 분만 시작 24시간 전 양막파열이다.
⑤ 항생제 투여로 융모 양막염을 예방한다.

* 조기파막
㉠ 분만 시작 24시간 전 양막파열이 발생한다.
㉡ 적극적 분만해야 하는 경우가 아니라면 경과를 관찰하고 항생제를 사용한다.
㉢ 산도 내 상행성 감염이나 병리적 견축, 조산, 제대 탈출, 자궁파열의 문제가 생길 수 있다.

99 | ④

① 태아 혈액 산도는 7.25 ~ 7.35가 정상이다.
② 태아 심음은 1분에 120 ~ 160회 사이가 정상이다.
③ 둔위 태아에게서 정상적으로 관찰된다.
⑤ 조기감퇴로 인한 아두 압박 시 정상 태아에게 발생한다.

100 | ②

장액성, 백색오로가 6주 이상 지속되는 것은 자궁 내막염을 의심할 수 있다.

---

* 오로
㉠ 산후 3일 정도 적색오로가 분비된다.
㉡ 산후 4 ~ 10일 정도 갈색오로가 분비된다.
㉢ 산후 10 ~ 20일 정도 백색오로가 분비된다.
㉣ 산후 3주 정도 뒤 오로는 거의 사라진다.

101 | ④

④ 분만 후 3시간 이내에 90% 감소한다.
① 융모성선 자극 호르몬은 24시간 이내 급격히 감소하고 출산 후 1주일이면 측정되지 않는다.
② 유즙 생성 호르몬 증가로 프로락틴 분비량이 증가한다.
③ 난포 자극 호르몬은 분만 후 10 ~ 12일 정도까지 낮은 수준으로 유지된다.
⑤ 프로게스테론은 분만 후 3일 이내 황체기 수준으로 감소한다.

102 | ④

① 질 세척을 시행하는 것은 오히려 자극이 되어 치유가 늦어지고 세균이 자궁 내로 유입될 수 있다.
② 경관 열상의 경우 즉시 봉합하도록 한다.
③ 2도 열상 이상의 경우 봉합처치를 시행한다.
⑤ 봉합 후 더운물 좌욕을 적용하면 감염 예방, 통증 조절 등에 도움이 된다.

103 | ①

② 유즙 분비 기전은 유선 발달 → 유즙 생성 → 유즙 분비 순이다.
③ 에스트로겐과 프로게스테론 증가로 임신 시 유방 조직이 발달한다.
④ 사출반사는 아무런 자극 없이 산모가 아기 생각만으로 유즙이 분비된다.
⑤ 젖샘 포상조직과 선방세포에 작용하여 유즙을 생성하는 것은 프로락틴이다.

104 | ⑤

⑤ 임신성 당뇨병의 경우 태아가 거대하고 거대아 출산으로 심한 산후통을 유발할 수 있다.
① 초산부보다 경산부일수록 산후통이 심하다.
② 모유 수유 시 옥시토신 분비로 자궁 수축이 발생하여 수유부가 산후통을 더 호소할 수 있다.
③④ 자궁이 과다하게 확장된 경우, 자궁 수축제를 투여한 경우 산후통이 더 심하다.

105 | ⑤

산욕기 감염 환자는 좌위 자세를 통해 질 분비물의 배설을 촉진시키고 상행 감염을 예방할 수 있다.

---

* 산후감염 간호
㉠ 산후 오로 배출 촉진과 상행성 감염 방지를 위해 fowler's 또는 semi fowler's 자세를 취한다.
㉡ 3,000 ~ 4,000ml/day 수액을 공급한다.
㉢ 고단백, 고비타민 식이를 제공한다.
㉣ 충분한 휴식을 격려하고 필요시 항생제를 투여한다.

2교시 국가고시 고난도 모의고사 제 04 회

아동간호학

1	⑤	2	③	3	④	4	③	5	①
6	④	7	④	8	④	9	①	10	④
11	②	12	⑤	13	③	14	④	15	④
16	⑤	17	⑤	18	⑤	19	②	20	⑤
21	②	22	④	23	⑤	24	②	25	②
26	④	27	①	28	①	29	⑤	30	⑤
31	④	32	⑤	33	②	34	⑤	35	④

지역사회간호학

36	⑤	37	⑤	38	④	39	②	40	④
41	⑤	42	②	43	①	44	④	45	④
46	⑤	47	②	48	②	49	④	50	⑤
51	①	52	④	53	①	54	②	55	①
56	⑤	57	③	58	⑤	59	②	60	⑤
61	⑤	62	②	63	①	64	⑤	65	①
66	②	67	②	68	⑤	69	④	70	⑤

정신간호학

71	①	72	②	73	③	74	②	75	④
76	②	77	③	78	③	79	④	80	①
81	③	82	④	83	④	84	⑤	85	①
86	④	87	⑤	88	①	89	①	90	②
91	⑤	92	⑤	93	④	94	③	95	③
96	①	97	⑤	98	①	99	③	100	④
101	④	102	①	103	⑤	104	⑤	105	②

아동간호학

1 | ⑤

① 아동간호는 가족 중심 간호로 아동과 그 가족을 대상으로 하는 간호이다.
② 아동 성장발달에는 유전과 환경이 복합적으로 영향을 미친다.
③ 아동간호는 아동의 발달과정 중 발생하는 문제를 다룬다.
④ 아동 건강 및 발달상 최대한의 가능성을 성취할 수 있게 한다.

2 | ③

① 학령전기 때 아동들은 현실과 상상을 자주 혼동하는데, 이때 꾸짖지 말고 "진짜 같네~"와 같은 반응으로 대응한다.
② 유아기 때 격렬하게 저항하며 자신의 독립을 주장하는 분노 발작을 보이는데, 이때 유아가 진정될 때까지 무관심으로 대하되 자리를 떠나지 않는다.
④ 청소년기 때 심리사회적으로 자신의 진로에 대해 고민한다.
⑤ 학령전기 때 아동이 사회적으로 바람직하지 않은 행동을 할 때 일관적이면서도 부드럽게 제재하여 죄책감을 갖지 않도록 한다.

3 | ④

울음 없음 → 0점, 심박수 80회/min → 1점, 근긴장도 약함 → 1점, 사지 청색증 → 1점, 자극 시 찡그림 반응 → 1점으로 총 아프가 점수는 4점으로 중증도 저하 상태에 해당한다. 이 경우, 즉각적인 생명 유지 처치가 우선되어야 한다. 저산소증 예방과 호흡 자극을 목표로 기도 확보와 산소 공급이 가장 중요한 간호중재이다.

4 | ③

① 삼각근 부위 피내주사로 투여한다.
② 예방접종은 가능한 오전에 실시한다.
④ 기본 접종 시 생후 4주 이내에 시행한다.
⑤ 세포면역이 결핍된 경우 예방접종을 할 수 없다.

5 | ①

② 모체 혈관과 태아 혈관은 태반을 통해 연결되어 있다.
③ 제대 혈관은 2개의 동맥과 1개의 정맥으로 되어 있다.
④ 폐순환 시 혈액은 폐동맥에서 동맥관으로 흐른다.
⑤ 폐동맥 혈액은 동맥관을 통해 대동맥으로 흐른다.

* 태아 순환

㉠ 모체와 태아의 혈관은 태반을 통해 연결되어 있다.
㉡ 제대 혈관은 2개의 동맥과 1개의 정맥으로 되어 있다.
㉢ 태아에게만 존재하는 순환기계
 · 정맥관 : 제대 정맥과 아래 대정맥 사이에 있다.
 · 난원공 : 오른심방과 왼심방 사이에 있고, 출생 직후 기능적 폐쇄한다.
 · 동맥관 : 폐동맥과 대동맥 사이에 있고, 4일 이내 기능적 폐쇄한다.
㉣ 태아 폐순환 : 태아 → 제대 정맥 → 정맥관 → 아래 대정맥 → 오른심방 → 타원구멍 → 왼심방 → 왼심실 → 대동맥 → 팔과머리 → 위대정맥 → 오른심방 → 오른심실 → 폐동맥 → 동맥관 → 대동맥 → 다리와 몸통 → 제대 동맥 → 태반

6 | ④

new ballard scale 기준
㉠ 신체성숙도

항목		기준
피부	성숙	갈라지고 주름져있다.
	미성숙	끈적끈적하고 투명하다.
솜털	성숙	대부분 벗겨져있다.
	미성숙	없다.
유방	성숙	· 완전한 유륜을 띤다. · 유두 5~10mm 정도이다.
	미성숙	감지할 수 없다.
발바닥 주름	성숙	발바닥 전체 주름이 있다.
	미성숙	발뒤꿈치에서 발가락까지 있으며 40~50mm인 경우 -1, 40mm 미만인 경우 -2이다.
눈·귀	성숙	귀 연골이 두껍고 단단하다.
	미성숙	눈꺼풀이 느슨하게(-1) 또는 단단하게(-2) 붙어있다.
생식기(여)	성숙	대음순이 음핵과 소음순을 덮고 있다.
	미성숙	음핵이 도출되어 있고 음순이 편평하다.
생식기(남)	성숙	· 고환이 매달려 있다. · 음낭에 깊은 주름이 잡혀있다.
	미성숙	음낭이 편평하며 부드럽다.

㉡ 근신경계 성숙도

항목		기준
자세	성숙	팔과 다리가 완전 굴곡을 이루고 있다.
	미성숙	팔과 다리가 신전 상태를 이루고 있다.
손목굴곡	성숙	손목을 고정한 상태에서 손과 전박의 전면 각도가 0°이다.
	미성숙	손목을 고정한 상태에서 손과 전박의 전면 각도가 180°이다.
슬와각도	성숙	고관절을 완전히 굴곡한 상태에서 무릎을 폈을 때 무릎관절 아래의 각도가 90°보다 작다.
	미성숙	고관절을 완전히 굴곡한 상태에서 무릎을 폈을 때 무릎관절 아래의 각도가 180°이다.
스카프징후	성숙	팔꿈치가 몸체 중간선까지 닿는다.
	미성숙	팔꿈치가 반대편 겨드랑이 선까지 닿는다.
팔 반동	성숙	팔을 완전히 굴곡시켰다가 놓았을 때 팔의 굴곡 각도가 90°보다 작다.
	미성숙	팔을 완전히 굴곡시켰다가 놓았을 때 팔이 굴곡되지 않고 펴진 상태이다.
발뒤꿈치 귀 닿기	성숙	발뒤꿈치와 귀의 거리가 멀고 무릎이 굴곡된다.
	미성숙	발뒤꿈치와 귀의 거리가 가깝고 무릎이 신전된다.

7 | ④

④ 입 주변 청색증 : 울거나 우유를 먹을 때 입 주변에 나타나는 청색증은 심장기형을 의심할 수 있는 비정상 소견이다.
① 가성 월경 : 갑작스런 모체 호르몬 감소로 인한 점액과 혈액의 질 분비물로 2~4주 후에 사라진다.
② 할리퀸 증상 : 체위 변경에 의한 일시적 증상으로 측위를 취할 때 신체 하반부는 분홍색이고 위는 창백하게 나타나는 일시적 증상이다.
③ 대리석양 피부 : 낮은 온도에 피부가 노출될 때 전신에 반점이 일시적으로 생긴다.
⑤ 생후 3일째 공막 황달 : 간의 미성숙으로 나타나는 생리적 황달로 생후 2~4일경에 나타나 1주일 정도 후 사라진다.

8 | ④

④ milwaukee brace, wilmington, TLSO 등의 보조기 착용은 치료에 도움이 된다.
① 지속적 관찰이 요구되며 20 ~ 45°일 때는 보조기를 사용하고, 보조기로도 치료가 어려운 45 ~ 50°의 경우 수술한다.
② 고탄수화물, 고당음식은 체중을 증가시켜 보조기가 맞지 않게 됨으로 적절한 식이를 권장한다.
③ 부드럽고 푹신한 침요는 척추 교정을 방해한다.
⑤ 운동이나 목욕 시를 제외하고 언제나 보조기를 착용한다.

9 | ①

① 주로 성장판이나 뼈끝(골단) 부위에 골절이 생긴다.
② 생목 골절이 주로 나타난다.
③ 나이가 어릴수록 빠른 치유를 보인다.
④ 골격이 유연하여 융합이 빠르다.
⑤ 골막이 성인보다 두껍고 강하다.

※ 아동 골절의 특징
㉠ 움직임이 증가하여 쉽게 골절이 발생한다.
㉡ 주로 구부러지거나 뒤틀리는 생목 골절이 발생한다.
㉢ 성인보다 두껍고 강한 골막과 유연한 골격을 가지고 있어 골절 융합이 더 빠르게 나타난다.
㉣ 성장판이나 골단 부위에 골절이 잘 생긴다.

10 | ④

생후 초기에는 식도하부조임이 덜 성숙되었고 위 분문 조임근이 이완되어있는 상태로 장관 미성숙 상태의 연동운동이 일어나기 때문에 구토가 흔히 발생한다.

11 | ②

①③ 심부전으로 호흡수 증가가 나타난다.
④ 뇌압 상승으로 인한 두위 증가가 나타난다.
⑤ 고혈압으로 인한 고음의 울음소리가 나타난다.

※ 수분 과다
㉠ 정맥을 통한 급속한 수액 주입이나 수돗물 관장, Na+의 급격한 감소 등이 원인이다.
㉡ 체내 수분량 증가로 인한 고혈압, 폐 부종, 뇌압 상승, 신부전 등의 문제가 발생한다.

12 | ⑤

⑤ 침범된 쪽으로 눕혀 침범 받지 않은 쪽 폐 확장을 도모한다.
①④ 중력에 의해 탈장된 장기가 아래로 내려갈 수 있게 반좌위를 취한다.
②③ 산소 제공이 필요하지만 CPR 시 위에 공기가 채워져 호흡 기능 저하를 유발할 수 있다. CPR이나 마스크, 백을 이용한 산소 제공은 피한다.

13 | ③

① 진통제를 투여한다.
②④ 온욕으로 통증을 완화시켜준다.
⑤ 튼튼하고 지지해주는 신발을 신게 한다.

14 | ④

급성 연쇄상 구균 인두염은 화농성 연쇄 구균에 의해 발생하는 인후와 편도선의 감염으로, 감염이 적절하게 관리되지 않았을 경우 합병증이 발생할 수 있다. 화농성 합병증으로는 편도 주위 농양, 인두후농양, 중이염, 부비동염, 유양돌기염, 경부 림프절염 등이 있고 비화농성 합병증은 급성 류마티스열, 연쇄상 구균 사구체신염, 성홍열 등이 있는데 비화농성 합병증은 연쇄 구균 감염에 대한 면역 매개 반응으로 심각한 합병증이다.

15 | ④

화농성 분비물, 안면 통증, 구취, 미열, 귀 통증, 후비루 등이 대표적인 증상이다.

※ 부비동염
㉠ 최근 상기도 감염 과거력이 있다.
㉡ 악취나는 호흡과 구강호흡을 한다.
㉢ 지속적으로 농성 비강 분비물이 있으며 미열과 안와부종 등의 증상이 있다.
㉣ 만성 부비동염 시 안면 통증과 뒤로 넘어가는 콧물, 화농성 분비물, 중비갑개 부종, 코막힘 등의 증상이 나타난다.

16 | ⑤
분비물을 묽게 하여 배출이 용이하게 하기 위해 크룹텐트를 적용한다.

17 | ⑤
② 균형 잡힌 영양 식이, 고열량 식이, 단백질과 칼슘 섭취를 권장한다.
①③ 꾸준한 약물 복용, 객담도말검사상 음성, 임상증상이 없으면 일상 활동이 가능하다.
④ 격렬한 운동만 제한하고 침상안정은 필요하지 않다.

---
* 결핵 간호중재
㉠ 휴식과 활동을 증진하며 침상안정은 필요 없다.
㉡ 고열량 균형 잡힌 식이, 단백질과 칼슘 식이를 권장한다.
㉢ 꾸준하고 정확한 약물 복용을 해야 함을 교육한다.
㉣ 객담도말 검사 시 음성이고 임상증상이 감소된 경우 일상 활동 복귀가 가능하다.

18 | ⑤
⑤ 신증후군은 단백뇨와 저알부민혈증으로 인한 부종이 주요 증상이며, 재발 예방을 위해 감염 예방 교육이 매우 중요하다. 감염이 재발의 주요 유발 요인이므로 손 씻기, 위생 교육을 반드시 강조해야 한다. 과거에는 고단백 식이를 권장했으나, 지나친 단백질 섭취는 신장 부담을 증가시킬 수 있어 자제하는 것이 현재 권고되는 지침이다.
①③ 체중 급증, 부종 등은 재발의 신호일 수 있으므로 의료진 상담 없이 임의로 약을 중단해서는 안 된다.
② 일반적으로 수분은 제한하지 않으며 체중 및 부종 상태를 고려해 조절한다.
④ 예방접종은 특별히 제한하지 않으며, 필요시 주치의와 상의 후 시행한다.

19 | ②
회복기 동안 혈소판 응집을 예방하기 위해 4~6주간 지속적으로 다량 투여한다.

---
* 가와사키병 투약 간호
㉠ 초기에는 항염증성 용량으로 투여한다.
㉡ 회복기 동안에는 항혈소판 용량으로 투여한다.
㉢ 관상 동맥 질환 발생 시 장기 투여한다.

20 | ⑤
① 남아에게서 2배 이상 호발한다.
② 혈소판 비감소성 자반과 관절 증상이 나타난다.
③ 전신적 반응으로 나타난다.
④ 봄, 가을에 호발한다.

21 | ②
② 음식으로 인해 철분 흡수가 방해되지 않도록 식간에 섭취하고 철분 흡수를 돕는 비타민C가 들어있는 오렌지주스와 함께 복용하도록 한다.
① 모유에는 많은 철분이 포함되어 있으므로 모유 수유를 권장하도록 한다.
③ 우유는 철분 흡수를 방해하는 식품으로 하루 700ml 이하로 제한하도록 한다.
④ 근육주사 후 피부자극과 착색 방지를 위해 주사 부위를 마사지 하지 않는다.
⑤ 철분 섭취 시 검은색이나 청록색 변을 볼 수 있으며 변비가 발생할 수 있다.

22 | ④
아동은 아직 흉골이 단단하지 않아 손상 위험성이 있기 때문에 장골 전방이나 후장골능에 천자를 시행한다.

---
* 골수천자
㉠ 혈액질환이나 종양 진단을 위해 골수 표본을 채취하는 것이다.
㉡ 성인의 경우 흉골천자를 시행하지만 아동의 경우 흉골이 단단하지 못해 장골 전방이나 후장골능을 많이 사용한다.
㉢ 장골후방 천자 후 고관절 아래 작은 롤을 대 주고 복위를 취한다.
㉣ 시술 부위가 따뜻해지거나 축축하면 바로 보고하도록 한다.

23 | ⑤
⑤ 운동은 인슐린 요구량을 감소시키므로 인슐린 투여량이 감소된다.
①②③④ 고혈당 위험 상황으로 인슐린 요구량이 증가 된다.

24 | ②

인슐린 쇼크의 대표적 증상으로 발한, 창백, 혼수가 나타난다.

---
* 인슐린 쇼크
㉠ 중추신경계 포도당 결핍 : 어지러움, 두통, 의식혼탁, 경련, 혼수 등의 증상이 발생한다.
㉡ 에피네프린 증가와 카테콜라민 분비 증가 : 창백증, 신경과민, 빈맥, 발한, 손떨림 등의 증상이 발생한다.

25 | ⑤

당뇨 케톤산증 증상으로 호흡 시 아세톤 향, 케톤뇨, 혈중 케톤산 증가, 구토, 혼수 증상이 나타난다.

26 | ④

두개골과 두피정맥의 확장, 부풀어 오르고 박동이 없는 대천문, Macewen Sign, 움푹 들어간 눈, 느린 동공반사, 보챔, 기면, 들어 올리거나 흔들면 울고 눕히면 조용해지는 등의 증상이 있다.

27 | ①

발작 후 깨어나지 않고 통증에 무반응일 경우 응급조치가 필요하다.

---
* 발작 후 응급조치가 필요한 경우
㉠ 호흡정지나 5분 이상 발작이 지속될 때
㉡ 발작 후 비대칭적 동공이거나 깨어나지 않고 통증에 무반응 일 때
㉢ 발작 후 30분간 구토를 할 때
㉣ 첫 번째 발작이거나 간질이 지속 상태일 때

28 | ①

① 3개월 이후 목을 가누지 못할 때 뇌성마비 조기 신체징후로 볼 수 있다.
② 8개월까지 지지 없이 혼자 앉지 못할 때 의심한다.
③④⑤ 모로반사나, 긴장성 목반사 등 원시반사가 계속 남아있을 경우 의심한다.

29 | ⑤

①③ 카타르기(1~2주)에는 상기도 감염으로 재채기, 콧물, 미열, 마른기침 등을 보이는데 이 때 전염성이 가장 강하여 격리가 필요하다.
② 카타르기에 항생제(erythromycin, ampicillin을 투여한다.
④ 가습기를 틀어 따뜻하고 충분한 습기를 제공한다.

30 | ⑤

① 1~2년 내에 재발률이 높다.
② 영유아기(6~24개월) 남아에게 호발한다.
③ 체온 상승기에 발작이 발생한다.
④ 경련이 심할 경우 항경련제(diazepam, lorazepam)를 투여한다.

31 | ④

소양증 경감을 위해 서늘한 환경을 제공한다.

32 | ⑤

브라이언트 견인은 한쪽 방향으로만 당기는 피부견인이다. 2세 이하 또는 12~14kg 이하 아동의 대퇴골절이나 발달성 고관절 이형성증 시 사용한다. 체중이 역견인 역할을 하게 되며, 한쪽 다리만 골절되었어도 항상 양측에 같은 무게를 적용한다. 주로 선천성 고관절 탈구 아동의 정복과 고관절 안정을 위해 적용한다.

33 | ②

① 광선과민증은 홍역 발생 시 나타나는 증상이다.
③ 직접 접촉, 비말 접촉으로 전파된다.
④ 종창이 나타나기 전후 전염력이 가장 강하다.
⑤ 급성기에는 귀밑샘 팽창이 있고 통증, 압통을 수반한다.

34 | ⑤

① 5세 미만 아동이 전체 발생 75%를 차지한다.
② 초기 발견이 쉽지 않고 전이가 빠르다.
③ 남아와 백인에서 발생률이 더 크다.
④ 장골에 전이되어 통증을 호소한다.

35 | ④

①⑤ 자극을 더하는 음식, 뜨겁거나 차가운 음식을 피하고, 고단백, 고열량의 부드러운 음식을 제공한다.
② 오심이나 구토로는 약물을 중단하지 않는다.
③ 구강점막 손상으로 인해 아스피린 사용 시 출혈을 야기 시킬 수 있다.

지역사회간호학

36 | ⑤

⑤ 직접적으로 수집한 1차 자료이다.
①②③④ 간접적으로 수집한 2차 자료이다.

37 | ⑤

① 평가 계획은 목표 설정에 근거한 기준안으로 간호수행 이전에 시행한다.
② 간호사정 단계에서는 건강 특성 및 지역사회 특성과 자원, 환경 특성을 모두 조사한다.
③ 지역사회 간호사의 역량은 필수적 요소이다.
④ 사정 → 진단 → 계획 → 수행 → 평가 순으로 진행한다.

38 | ④

범주화 → 요약 → 비교 및 확인 → 결론 및 추론단계 순으로 이루어진다.

＊ 자료 분석

㉠ 범주화 : 수집된 자료를 관련 있는 것끼리 분류한다.
㉡ 요약 : 분류된 자료를 그래프나 차트 등으로 작성한다.
㉢ 비교 및 확인 : 과거 자료나 통계 자료 등과 비교하여 부족하거나 필요한 부분을 확인한다.
㉣ 결론 및 추론 : 지역사회 건강요구 및 구체적 문제를 찾아 결론 짓는다.

39 | ②

평가 계획은 사업 계획 시 수립한다.

＊ 평가 계획

㉠ 사업의 계획 단계에서 수립된다.
㉡ 사업 수행 후 처음 설정한 목표의 달성정도를 평가하기 위해 계획된다.

40 | ④

④ 사업 평가 범주의 사업 성취도 평가로 설정된 목표가 제한된 기간 동안 어느 정도 도달되었는지 파악한다.
① 투입된 노력은 투입된 인적, 물적 자원 소비량이다.
② 사업의 효율성은 투입량에 대한 산출량이다.
③ 사업의 적합성은 인적, 물적 자원의 충족 여부를 파악할 수 있다.
⑤ 사업의 진행 정도는 수행 계획에서 설정된 일정에 맞도록 수행되었는지 파악한다.

41 | ⑤

① 조정에 대한 설명이다.
②④ 감독에 대한 설명이다.
③ 업무활동의 질적 표준을 유지한다.

42 | ②

② 옹호자 : 대상자가 의사결정을 할 수 있도록 하고, 대상자에 대한 요구를 결정하고 적합한 방법을 규명하는 역할을 한다.
① 관리자 : 대상자의 건강요구 사정과 확인, 간호 계획, 간호감독, 간호결과를 평가 한다.
③ 교육자 : 대상자의 교육요구를 사정하고 보건교육을 계획하여 수행하고 결과를 평가한다.
④ 변화촉진자 : 변화 상황에 작용하는 요인들을 확인하고 대상자의 동기부여와 변화 수행을 돕는다.
⑤ 직접 간호 제공자 : 대상자의 건강상태 사정하고 진단을 내려 보건교육을 수행하고 결과를 평가한다.

43 | ①

② 대상자 및 가족의 비밀을 유지한다.
③ 한 명의 단면적 정보에 의존하지 않고 여러 사람으로 부터 나온 복합적인 정보를 수집한다.
④ 간호사 소개 및 방문 목적 설명을 하고 신뢰감을 형성한다.
⑤ 가정 방문이 가능한 날짜와 시간을 대상자와 협의 후 결정한다.

44 | ④

①②③⑤ 가정 방문에 대한 설명이다.

45 | ④

① 보건 의료가 현대의학, 약학, 한의학 등의 갈등과 서비스의 중복 등으로 다원화 되어있다.
② 공공보건의료가 상대적으로 취약하고 민간 위주 의료공급체계가 발달되었다.
③ 보건의료 서비스는 대체적으로 인구밀도가 높은 도시지역에 집중되어 있다.
⑤ 공공기관과 민간기관 상호 간 기능적으로 단절되어있다.

46 | ⑤

① 의사결정, 조정은 관리 구성요소이다.
② 공공재원, 지역사회는 재정지원 구성요소이다.
③ 인력, 시설, 장비 보건의료자원 개발 구성요소이다.
④ 1차, 2차, 3차 예방은 보건의료 서비스 제공 구성요소이다.

❋ 국가보건의료체계 구성요소

㉠ 보건의료 서비스 제공 : 1차(예방), 2차(진료), 3차의료(재활)
㉡ 보건의료자원 개발 : 인력, 장비, 시설, 물품, 지식
㉢ 자원의 조직화 : 국가보건당국, 의료보험당국, 정부기관 등
㉣ 재정지원 : 공공재원, 민간자원, 지역사회 등
㉤ 관리 : 지도력, 의사결정, 규제, 조정

47 | ②

역학조사는 '진단의 확인 → 유행의 확인 → 유행자료의 수집 및 분석 → 역학적 가설 설정 → 가설검정 → 관리대책 수립 → 보고서 작성' 단계로 이루어진다.

48 | ②

① 종형 : 출생률, 사망률이 모두 낮은 구조로 0 ~ 14세 인구는 50세 이상 인구 2배다.
③ 호로형 : 농촌인구 유형으로 생산연령 인구가 많이 유출되는 구조이다.
④ 항아리형 : 낮은 사망률과 사망률보다 더 낮은 출생률로 0 ~ 14세 인구가 50세 이상 인구 2배가 안되는 인구가 감퇴하는 유형 구조이다.
⑤ 피라미드형 : 출생률, 사망률이 모두 높은 구조로 0 ~ 14세 인구가 50세 이상 인구 2배보다 많은 구조이다.

49 | ④

① 임신이 될 가능성이 높다.
②③ 영구적 피임 방법이다.
⑤ 분만 후 21 ~ 28일째 되는 날부터 복용한다.

❋ 자궁 내 장치

㉠ 자궁 내 수정란이 착상하지 못하도록 하는 피임 방법이다.
㉡ 월경 시작 5일 이내에 시행한다.
㉢ 임신 경험이 없거나 활동성 골반 감염이 있는 경우는 시행하지 못한다.

50 | ⑤

⑤ 의미 있는 학습이 일어날 수 있도록 기존 지식에서 새로운 정보를 연결해 나가는 것이 핵심 교육 전략이다.
① 일반적인 보건교육은 구체적인 것 → 추상적인 것 순으로 진행되어야 이해도가 높아진다. 추상→구체는 비효율적 순서이다.
② 학습자의 수준을 고려하지 않는 설명은 비효율적인 교육이다.
③ 복잡한 개념을 더 복잡하게 확장하는 것은 학습자의 이해를 방해할 수 있다. 단순한 것에서 복잡한 것으로 구성하는 것이 일반적이다.
④ 교육자 중심이고 학습자의 흥미나 이해 수준을 고려하지 않은 방식은 비효과적인 조직 방법이다.

51 | ①

비례 사망자 수가 낮으면 50세 미만 사망자 수가 많은 것으로 영아 사망이나 사고사가 많다는 것을 의미한다.

* 비례 사망자 수

㉠ (그해 50세 이상 사망자 수/1년 동안 총 사망자 수) × 100
㉡ 높은 비례 사망자 수 : 50세 이상 사망자 수가 많고, 노화에 의한 사망자 수가 많음을 의미한다.
㉢ 낮은 비례 사망자 수 : 50세 미만 사망자 수가 많고, 영아 사망이나 사고에 의한 사망자 수가 많음을 의미한다.

52 | ④

① 질환의 여부보다 일상생활이 어느 정도 가능한지가 중요하다.
② 노인의 기능 상태는 질병 상태와 필요한 돌봄 수준이 차이가 있을 수 있다.
③⑤ 노년기 필요한 외부 도움 정도는 질병이 아닌 기능수준에 달려있다.

53 | ①

②③ 저지방, 저칼로리, 고단백 식이를 섭취한다.
④ 단당류 섭취는 줄이지만 복합 탄수화물의 섭취는 권장한다.
⑤ 음식물을 과잉 섭취하지 않도록 한다.

54 | ②

② 노인 장기 요양보호법에 따라 국민건강보험공단에서 관리한다.
①③ 소득수준과 우선순위에 따라 대상자가 결정된다.
④ 등급에 따른 균등한 분배가 가능하다.
⑤ 지역사회 방문 간호사에 의해 간호가 제공된다.

55 | ①

교차비는 특정 조건하에 사건이 일어날 확률과 일어나지 않을 확률의 비를 나타낸 것으로, 환자군-대조군 연구에서는 교차비로 상대위험비를 추정한다.

* 환자군-대조군

환자군과 대조군이 각 원인 요인에 노출된 여부를 확인하여 관련성을 규명한다. 즉, 흡연-후두암 등 원인으로 추정되는 요인과 질병의 관련성을 검증하는데 교차비로 요인과 질병의 관계를 검증한다.

56 | ⑤

⑤ 비례사망지수 : $\frac{같은 기간 50세 이상 사망자 수}{특정 연도 총 사망자 수} \times 100$

① 재생산율 : 합계출산율 $\times \frac{여아출생수}{총출생수}$

② 조사망률 : $\frac{같은 해 1년간 총 사망자 수}{특정 연도 연앙인구} \times 1000$

③ 영아사망률 : $\frac{같은 해 1년 미만 사망아 수}{특정 연도 출생아 수} \times 1000$

④ 연령별사망률 : $\frac{같은 기간 같은 연령군의 총 사망자 수}{특정 연도의 특정 연령군의 연앙인구} \times 1000$

57 | ③

음용수에는 1.5mg/L 불소 포함이 기준이며 불소가 과다하게 함유된 경우는 반상치가 발생하게 된다.

58 | ④

① 개인의 기술 발달 : 사람들이 생애주기의 모든 단계에 대해 배우고 준비하게 하며, 만성질환 및 손상 등에 대처할 수 있도록 하는 활동이 이루어져 한다. 또한 개인의 기술 개발을 위한 활동들은 교육기관, 전문직협회, 민간 혹은 자원봉사단체 등을 통해서 이루어져야 한다.
② 지지적 환경 조성 : 사람과 환경 간 건강을 위한 사회생태학적 접근과 지역사회와 자연환경 간에 상호 돌봄 노력이 장려되어야 한다. 급변하는 환경, 특히 기술발달, 작업 및 에너지 생산과 도시화 등이 건강에 미치는 영향을 체계적으로 평가하여 건강에 이로운 방향으로 활동이 이루어지도록 하고, 자연환경 및 인위적 환경의 보호와 천연자원의 보존을 위한 노력이 모든 건강증진 활동에서 다루어져야 한다.
③ 지역사회 역량 강화 : 건강수준 향상을 위한 건강증진활동의 우선순위 설정 및 결정, 기획 및 수행 등에 이르는 전 과정에서 지역사회의 구체적이고 효과적인 활동을 강조한다. 지역사회 주민들의 참여, 민주주의와 역량함양 및 자주성의 가치에 기반한 활동들이 이루어져야 한다.
⑤ 건강서비스 방향 재설정 : 보건의료서비스 분야에서의 건강증진에 관한 책임은 개인, 지역사회 그룹, 보건의료전문직 및 보건의료기관과 정부가 공유함을 명시하고, 보건의료체계가 실제적으로 건강 수준 향상에 기여할 수 있도록 노력해야 한다. 보건의료서비스 방향을 재설정 또는 재정립함에 있어서 전문직 교육 및 훈련과 보건의료서비스 연구가 필요하며, 개인의 전체적인 요구에 초점을 두는 보건의료서비스 구성과 전문직의 태도변화가 이루어져야 한다.

59 | ②

② 강의 : 짧은 시간 내 많은 양의 지식이나 정보를 많은 사람에게 전달할 수 있으므로 경제적이다.
① 전시 : 수집한 자료를 모아 보여주는 것이다.
③ 토의 : 공동학습의 형태로 민주주의 원칙에 기반을 둔 학습법이다. 많은 시간이 소요된다.
④ 역할극 : 학습자들이 실제 상황의 한 인물을 연기하면서 그 상황에 처한 사람들의 입장이나 상황을 이해하고 해결방안을 모색하는 방법이다.
⑤ 시뮬레이션 : 실제 현장과 유사한 여건에서 안전하고 빠르게 경험하는 방법이다.

60 | ④

④ 자기감시법 : 정의적 영역(태도)의 학습을 평가하는 데 적합하다. 내면적·외향적 행위 후 자신의 행위를 기록하는 방법으로, 외부에서 관찰한 자료와 상이할 수 있다.
① 관찰법 : 정의적 영역의 학습을 평가하는 데 적합하다. 행동 측정에 유용한 방법이지만 객관적인 방법으로 관찰해야 한다.
② 질문지법 : 인지적 영역(지식)의 학습을 평가하는 데 적합하며 질문지 개발의 타당성과 신뢰성이 검증되어야 한다.
③ 구두질문법 : 인지적, 정의적 영역(태도)의 학습을 평가하는 데 적합하며 관찰과 함께 사용할 수 있는 평가방법이다. 쉽게 관찰되지 않는 행동을 평가할 수 있으나 시간이 많이 소요된다.
⑤ 자가보고서 : 정의적 영역의 학습을 평가하는 데 적합하다. 대상자의 태도, 흥미, 선호, 불안 등을 평가한다.

61 | ⑤

가정방문 시 우선순위는 '영유아 → 청소년 → 노인 → 성인', '신환자 → 구환자', '질환 의심자 → 질환자', '비감염성 질환 → 감염성 질환', '급성 질환 → 만성 질환', '개인 → 집단', '비감염 → 직접감염 → 간접감염'이다. 감염성 질환을 우선적으로 방문하나 하루에 여러 곳을 방문해야 하는 경우 비감염성 질환과 면역력이 낮은 집단 대상자부터 우선 방문하며 접촉감염(성병)과 비접촉감염(결핵) 대상 중 접촉감염이 우선, 공기감염이 후순위다. 따라서 '건강한 신생아 → 임신 6개월의 건강한 임부 → 당뇨 진단을 받은 완경기 여성 → 성병 치료 중인 청년 → 결핵약을 2개월째 투약 중인 중년 남성' 순으로 방문해야 한다.

62 | ④

① 자연현상에 의해 발생하는 자연 재난뿐만 아니라 인적 재난, 사회 재난, 특수 재난 등이 포함된다.
② 재난은 미리 대비 할 수 있다.
③ 재난에는 반드시 외부자원을 필요로 한다.
⑤ 재난은 지역사회 전체 및 국가에 영향을 준다.

63 | ①

② 공공시설 복구는 재난 복구 및 회복 단계 활동이다.
③ 재난 위험시설 점검은 재난 완화 및 예방 단계 활동이다.
④ 방재관련 연구 진행은 재난 완화 및 예방 단계 활동이다.
⑤ 취약인구집단 교육과 훈련은 재난 대비 단계 활동이다.

64 | ⑤

같은 대상자에게 검사를 반복해서 시행했을 때 결과가 동일하게 나타나야 신뢰도가 높다고 할 수 있다.

＊ 신뢰도

㉠ 동일한 대상의 반복 측정이 얼마나 일정한지 검정하는 것이다.
㉡ 오차가 작을수록 신뢰도가 높다.

65 | ①

① 집단검진은 지역사회의 유병률, 질병상태, 질병 발생에 관계되는 요소, 질병 규모 등을 파악하기 위해 실시되며 조기 진단으로 질병의 조기상태를 파악하고 생명 연장 및 질병 치유에 도움이 된다. 따라서 유병률과 발생률이 높은 질병일 때 집단검진을 계획할 수 있다.
② 치료법이 개발된 질병이어야 한다.
③ 어느 정도 초기 증상이 나타나는 질병이어야 한다.
④ 질병 발생 및 진행 과정이 밝혀진 질병이어야 한다.
⑤ 주민들이 검사 방법을 수용해야 한다.

＊ 집단검진 조건

㉠ 유병률과 발생률이 높은 질병이어야 한다.
㉡ 치료법이 개발된 질병이어야 한다.
㉢ 조기에 질병을 발견할 수 있어야 한다.
㉣ 어느 정도 초기 증상이 나타나는 질병이어야 한다.
㉤ 높은 민감성과 특이성, 간단한 검사 과정으로 주민들이 검사 방법을 수용해야 한다.
㉥ 질병의 발생, 진행 과정이 밝혀진 질병이어야 한다.
㉦ 경비가 의료비에 준해 부담되지 않아야 하며, 환자 색출을 계속적으로 이루어져야 한다.

66 | ②

역학조사에서 원인적 연관성을 결정짓기 위해서는 통계적 관련성, 시간적 관련성, 예측 가능한 특이성이 확인되어야 한다.

67 | ②

① 납 – 호염기성 과립 적혈구 증가, 소변 내 코프로포르피린 증가 등
③ 크롬 – 비중격천공 등
④ 카드뮴 – 골연화증, 급성위장염, 착색뇨 증
⑤ 베릴륨 – 인후염, 기관지염, 폐부종 등

68 | ⑤

① 일정 기간 중 중앙인구에 대한 사망자 수는 조사망률이다.
② 일정 기간 중 인구에 대한 질병 발생자 수는 발생률이다.
③ 일정 기간 중 중앙인구에 대한 질병 이환자 수는 기간 유병률이다.
④ 어떤 시점에 중앙인구에 대한 특정질병으로 인한 사망자 수는 원인별 특수 사망률이다.

69 | ④

만성 질환은 발생률이 낮고 이환 기간이 길어 유병률이 높게 나타난다.

70 | ⑤

물품을 소독함으로 비활성 전파를 예방한다.

＊ 전파

㉠ 탈출한 병원체가 새로운 숙주로 옮겨가는 것이다.
㉡ 직접전파 : 매개체 없이 숙주에서 다른 숙주로 옮긴다.
㉢ 간접전파
• 중간개체를 통해 숙주에게 전파된다.
• 먼지나 비말에 의한 공기전파
• 물, 음식, 토양 등에 의한 비활성 전파
• 생명력이 있는 매개체에 의한 활성 전파

정신간호학

71 | ①
프로이트의 정신역동에서 제시된 방어기전에 대한 질문이다. 이러한 방어기전은 이드(Id)의 사회적으로 용납될 수 없는 욕구나 충동과 이에 대한 초자아(Superego)의 압력 때문에 발생하는 불안으로부터 자아를 보호하기 위한 것이다. 투사(Projection)는 자신이 받아들이기 힘든 충동이나 욕구를 외부로 돌려버리는 심리기제이다.

72 | ②
만성 알코올 의존증 환자가 갑자기 알코올을 끊는 경우 나타나는 금단 섬망에 대한 질문이다. 금단 섬망은 알코올 금단 증상 중 가장 심각한 증상으로 금주 후 1~3일째 시작되고 약 1주일간 지속된다. 불안, 초조, 식욕부진, 진전, 공포에 의한 수면장애가 전구 증상으로 나타나며 섬망, 환각, 의식혼미, 착각, 지남력 상실, 혈압 상승, 발한, 간질발작, 불면 등이 나타난다. 금단 섬망에 대한 중재로는 포도당 수액 공급, 티아민 등 부족한 비타민 공급, 체온 유지, 환자 안전 관리 등이 있다. 조명의 조도를 낮출 경우 왜곡된 지각 및 공포가 일어날 수 있으므로 방 안을 밝게 유지하여야 한다.

73 | ③
명료화는 간호사가 자신이 이해하지 못했다는 것을 대상자가 알도록 하는 것으로, 모호하거나 무의미한 것, 대상자가 이해하고 있는 것을 명확하게 한다. 의사소통이 직접적이지 못할 때 주로 사용하는 치료적 의사소통이다.

74 | ②
연상이완(loosening of association)은 사고과정 장애 중 하나로 생각이 한 주제에서 관련이 적은 다른 것으로 이동하는 장애이다. 심한 경우 사고의 논리성이 없이 횡설수설하는 지리멸렬을 보인다.

75 | ④
④ 반향언어 : 타인의 말을 그대로 따라하는 언어장애이며, 행동장애로 보기도 한다.
① 발비빔 : 지리멸렬의 극심한 형태로 전혀 무관한 일련의 단어들만 나열한다.
② 보속증 : 떠올랐던 생각이 계속해서 떠올라 사고 진행이 제자리에서 맴돌고 진전되지 않는 현상이다.
③ 사고이탈 : 빗나간 사고가 다시 중점으로 돌아오지 못해서 처음 의도한 생각이나 목표에 도달하지 못한다.
⑤ 지리멸렬 : 사고의 논리성이 없어서 말의 앞뒤가 맞지 않고 일관성이 없이 횡설수설한 상태다.

76 | ②
조현병의 예후에 대한 질문이다. 양성증상이 아닌 음성증상이 주된 경우 조현병의 예후가 좋지 않다.

※ 조현병의 예후가 나쁜 경우
㉠ 병전의 사회적·성적·직업적 기능이 낮은 경우
㉡ 뚜렷한 사회심리적인 스트레스원이 없는 경우
㉢ 조기 발병한 경우
㉣ 점진적으로 악화되는 경우
㉤ 정서장애가 없는 경우
㉥ 남성 환자
㉦ 유병기간이 긴 경우
㉧ 지지체계가 불충분한 경우
㉨ 음성증상이 주된 경우

77 | ③
환청의 수준은 '위로 → 비난 → 조종 → 지배' 순으로 진행된다. 명령 환청에서 비롯된 자해 및 타해의 가능성을 사정하여 안전한 환경을 유지하는 것이 최우선적으로 시행해야 할 중재이며, 환각 이면의 감정에 공감하되 환각의 내용이 현실이 아님을 대상자에게 인식시키는 것이 중요하다.

78 | ③

엘렉트라 콤플렉스는 남근기(약 3 ~ 6세)에 나타나는 심리적 갈등으로, 여아가 아버지에게 애착을 느끼며 어머니에 대한 경쟁심을 가지는 무의식적 갈등이다. 이 갈등을 건강하게 해결하려면, 어머니와의 동일시 과정을 통해 성정체감을 형성하고, 자신의 정체성과 역할을 안정적으로 발달시킨다.

79 | ④

통합은 노년기의 과업이다. 통합성은 지난 삶을 되돌아보며 최선을 다해 살았다는 만족감을 느끼고 가치 있는 것으로 수용할 때 이루어진다. 이에 실패하여 자신의 삶의 의미를 찾지 못하거나 죽음에 대한 두려움, 상실감을 느낄 때 절망감을 얻게 된다.

80 | ①

조현병 환자의 사회적 고립은 대인관계에 대한 두려움이나 의사소통의 어려움, 타인과의 감정 공유가 어려워 가족이나 지인 등과 만남을 피하고 고립된 상태로 말을 하지 않는 무언증을 보인다.

81 | ③

③ 조정망상 : 외부의 어떠한 세력이 자신의 생각을 지배한다고 느끼는 망상 유형이다.
① 피해망상 : 다른 사람이 자신 또는 다신과 가까운 사람에게 의도적으로 피해를 주고 있다는 망상 유형으로 타인에 대한 공격행동으로 이어질 수 있다.
② 과대망상 : 자신은 위대하지만 남들이 모르는 재능 또는 통찰력을 가졌거나 정부의 직책을 맡았다고 망상하는 유형이다.
④ 부정망상 : 정당한 이유 없이 배우자나 애인을 의심하는 망상 유형이다.
⑤ 종교망상 : 자신이 전지전능한 신 또는 악마라고 주장하는 종교적인 망상 유형이다.

82 | ④

①③ 생리적 증상이다.
② 정서적 증상이다.
⑤ 행동적 증상이다.

---

* 우울증 환자의 행동특성

㉠ 생리적 증상 : 무월경, 체중 변화, 식욕 변화, 현훈, 기면, 성욕변화, 수면장해, 허약, 소화불량, 오심 및 구토 등이 있다.
㉡ 인지적 증상 : 양가감정, 혼돈, 우유부단, 강박사고, 염세적 사고, 자기비난, 자해사고, 자살사고, 사고의 지연, 신체망상, 불확실성 등이 있다.
㉢ 정서적 증상 : 분노, 불안, 무감동, 비관, 낙담, 피로, 우울, 죄의식, 무가치감, 무력감, 고립, 외로움, 압도감 등이 있다.
㉣ 행동적 증상 : 공격성, 초조, 알코올 · 약물 중독, 개인위생 불량, 언어의 빈곤, 낮은 자존감, 무기력, 슬픔 등이 있다.

83 | ④

①④ 우울 장애의 약물 치료에 사용되는 선택적 세로토닌재흡수억제제(SSRI)는 부작용이 적어 1차 선택제제로 활용하는 약이며 증상 완화에 최소 4 ~ 6주가 걸린다.
② 약물은 유일한 치료 방법이 아니다.
③ 삼환계 항우울제에 대한 설명이다.
⑤ MAO억제제에 대한 설명이다.

84 | ⑤

지나친 칭찬이나 말은 오히려 환자의 죄 의식을 증가시켜 역효과를 낼 수 있다. 대상자의 반응에 대해 침착하고 온화한 태도를 보이도록 노력하며 치료적인 의사소통을 시도하여야 한다. 치료적 의사소통 중 반영은, 간호사가 객관적으로 관찰한 것을 재진하는 행위다.

85 | ①

② 증상에 대해 직접적으로 언급하고 환자의 말을 적극적으로 경청하여야 한다.
③ 약물 치료와 행동 치료를 이용한다.
④ 억제할 경우 불안이 상승하여 공황상태에 빠질 수 있다.
⑤ 대상자는 이미 자신의 행동이 비합리적임을 인지하고 있다.

* 강박 장애

불안 완화를 위해 자신의 의지와는 무관하게 반복되는 강박적 사고와 행동을 되풀이하는 장애로, 대상자가 불합리함을 스스로 인지하고 있으나 억제할 수 없고 억제하려고 하면 불안이 상승한다.

86 | ④

④ 추체외로계 부작용은 1형(정형) 항정신병 약물의 대표적인 부작용으로, 파킨슨의증, 급성 근긴장 이상증, 정좌 불능증, 지연성 운동 장애를 뜻한다. 이 중 정좌 불능증은 불수의적인 좌불안석 상태와 지독한 불안, 초조감을 느끼는 증상이다. 이에 대한 중재로는 항정신병 약물의 용량을 감량하는 것과 항파킨슨 약물을 투여하는 것, 베타 차단제, 벤조디아제핀을 투여하는 것이 있다. 일반적인 불안, 초조와 구별하는 것이 중요하다.
①② haldol의 복용 부작용이다.
③ 항정신병 약물은 상태가 호전되었다고 느껴져도 계속 복용해야 한다.
⑤ 운동과 상관이 없다.

87 | ⑤

정형 항정신병 약물에 대한 설명이다. 정형(혹은 1형) 항정신병 약물은 도파민 수용체 중 하나인 D_2 수용체를 차단하여 양성 증상을 감소시키나, 다른 도파민 경로를 비선택적으로 차단하여 추체외로계 증상 등 다양한 부작용을 야기한다. 정형 항정신병 약물에는 chlorpromazine, halo peridol, phenothiazine, fluphenazine 등이 있다.

88 | ①

②③⑤ 1차 예방
④ 3차 예방

* 지역사회 정신건강 간호

지역사회 정신건강 간호는 전통적 치료에서 벗어나 지역사회를 기반으로 하는 지속적이고 포괄적인 통합적 치료 접근을 의미한다. 지역사회 정신건강 간호의 목표는 1차, 2차, 3차 예방으로 나뉘는데, 1차 예방은 건강한 사람들의 안녕을 유지하고 잠재적인 위험에서 보호하며 발생률을 낮추는 것을 의미한다. 2차 예방은 현존하는 정신건강 문제를 초기에 확인하고 유병기간을 감소시키는 것이다. 3차 예방은 정신질환으로 인한 부차적인 정신적 결함이나 사회적응장애를 줄이는 데에 목적을 둔 재활과 사회복귀를 의미한다.

89 | ①

주의력 결핍·과다활동장애(ADHD) 아동에 대한 간호중재 질문이다. ADHD 아동은 부주의하여 집중이 어렵고 일을 끝까지 해내지 못하거나 일을 순서대로 진행하지 못하는 등의 증상과 과다활동 및 충동성으로 산만하고 타인의 일을 방해 및 간섭하는 증상을 보인다. 이를 중재하기 위해서는 아동이 과다한 에너지를 배출할 수 있는 출구를 제공하고 사람이 많은 곳을 피하며 엄격한 태도로 훈련을 시켜야 한다. 일을 끝내는 데에 집중할 수 있도록 지시는 단순하고 구체적이어야 하고 과다한 자극을 주어선 안 된다.

90 | ②

편집성 인격 장애는 다른 사람에 대한 불신과 의심, 다른 사람이 자신을 부당하게 이용하고 속일 것이라고 추측하는 것이 주요 특징이다. 그렇기 때문에 화를 잘 내고 경계적이며 적대적이다. 방어적이며 고지식하고 유머감각이 없는 것 역시 편집성 인격 장애의 특징이다.

91 | ⑤

자기애적 인격 장애에 대한 설명이다. 자기애적 인격 장애 대상자를 간호할 때엔 자기애적 손상의 취약성을 인지하고 환자에게 공감해주어야 한다.

92 | ⑤

반사회적 인격 장애는 사회적 규범을 무시하고 지속적으로 반사회적인 행위를 하며 타인을 무시하는 것을 특징으로 하는 인격 장애 유형이다. 원인으로는 유전적 소인과 혼란스러운 가정환경, 비일관적인 양육 태도, 부모의 관심과 애정 결핍 등이 있다. 겉으로는 남의 기분을 잘 알아주는 것처럼 보이지만 속에는 신의가 없고 거짓으로 가득 차있다.

93 | ④

심각한 저체중임에도 불구하고 자신의 신체상에 장애가 있으며 음식 섭취에 죄책감을 느끼는 환자로, 신경성 식욕부진에 해당한다. 신경성 식욕부진 환자의 중재는 섭취 열량과 시간을 의료진과 상의하에 결정하고 다른 사람과 함께 식사를 하게 하며, 식사 후 2시간 동안은 보상행동 여부 등을 관찰하기 위해 같이 있도록 한다. 치료 초기에는 1,400 ~ 1,800kcal 정도의 유동식을 제공하고 체중 증가가 없는 경우 비위관을 통한 비경구 투여를 고려해야 한다.

94 | ②

② 성숙위기란 삶의 주기에서 점차적으로 일어나는 예상 가능한 삶의 사건을 의미한다.
① 자연재해는 사회적위기에 해당한다.
③④⑤ 예상치 못한 사건이 개인의 생리적, 사회적, 심리적 통합을 위험할 때 발생하는 상황위기다.

95 | ③

① 절정감 장애에 대한 설명이다.
② 성교통에 대한 설명이다.
④ 성애물 장애에 대한 설명이다.
⑤ 성욕 감퇴 장애에 대한 설명이다.

※ 발기 장애
성행위에 대한 신체적 반응을 유지하는 데 완전히 또는 부분적으로, 그리고 지속적이거나 반복적으로 실패하면서 성접촉을 회피하고 예기불안을 경험하는 것을 의미한다. 발기 장애 대상자는 성행위가 일어나는 동안 성적인 흥분과 즐거움에 대한 주관적 느낌이 결여된다.

96 | ①

순환성 장애는 최소 2년 이상 지속되는 만성 기분 장애로 경우울증과 경조증이 수차례 교대로 나타난다. 10대 또는 20대 초기에 서서히 발생하며 만성적이고 지속적으로 유지되며 15 ~ 50%가 양극성 장애, 주요 우울 장애로 발전하는 예후를 가지고 있다.

97 | ⑤

⑤ 양극성 장애 중 조증삽화를 보이고 있다. 양극성 장애 대상자들은 쉽게 자극받고 흥분하여 자가 간호에 무관심하므로 들고 다니면서 먹거나 마실 수 있는 고단백질과 고열량의 음식과 간식을 제공하여야 한다.
① 한 번에 한 가지 주제에만 초점을 맞춰 대화하고 장시간 대화는 피한다.
② 파괴적이며 충동적인 행동 시 격리 및 신체적 제제를 가할 수 있으나 억제대는 최후의 수단이다.
③ 자극을 줄이기 위하여 가족의 면회는 제한하도록 한다.
④ 경쟁적 활동은 대상자를 자극하고 흥분시키므로 제한한다.

98 | ①

조증 환자에게는 자극을 제한하는 것이 중요하다. 따라서 조명의 조도를 낮춰 어두운 조명을 유지하고 불필요한 물건은 제한하며 조용한 환경을 조성해야 한다.

99 | ⑤

⑤ 외상 후 스트레스 장애는 극심한 위협적 사건이나 스트레스로 심리적 충격을 경험한 후, 특수한 정신적 증상이 유발되는 장애를 의미한다.
① 대개 회복가능하다.
② 증상이 나타난 후 오히려 내적 긴장은 증가한다.
③ 외상 후 부정적 인지와 감정상태가 지속된다.
④ 사건과 관련된 장소, 행동, 사람 등을 회피하려는 모습을 보인다.

100 | ④

① 주로 남아에게서 호발한다.
② 증상은 초기 발달시기인 3세 이전에 발생한다.
③ 약 70 ~ 80%가 지적 장애를 동반한다.
⑤ 예후가 대체로 나쁘며 나이가 들면서 증상이 호전되나 완치는 되지 않는다.

* 자폐 스펙트럼 장애
자폐 스펙트럼 장애는 사회적 상호작용 장애와 제한적·반복적인 행동 패턴을 특징으로 보이는 행동적 증후군이다. 만성 질환으로 예후가 나빠 완치가 어려우므로 치료 목표는 사회적 의사소통과 상호교류를 증진하는 것이다.

101 | ④

인지행동 치료는 왜곡된 사고를 재평가하고 수정하여 상황에 대처하는 현실적이고 적응적인 방법을 학습하여 증상을 경감시키는 정신치료 방법 중 하나이다. 강박 장애를 가진 대상자의 경우 역기능적인 사고와 신념을 갖고 있으므로 인지행동 치료가 도움이 된다.

102 | ①

신경인지 장애의 가장 큰 특징은 지남력 장애이며 간호사는 이에 대해서 지남력을 제공해야 한다.

103 | ⑤

정신건강은 단지 정신질환이 없는 상태가 아닌, 성격 중 결핍이 있더라도 주변 환경과 자극에 적절히 반응하고 대처할 수 있는 상태를 의미한다. 마리 야호다는 6가지 정신건강기준을 제시하였는데, 자신을 객관적으로 바라보며 자기 자신을 인식하는 "자신에 대한 긍정적인 태도", 잠재력을 개발하여 실현하는 "자기실현", 개인의 내적·외적 갈등 및 기분과 정서의 조절간의 균형을 맞추는 "통합력", 자신의 결정과 행동을 스스로 조절하는 자기결정 능력인 "자율성", 주위를 어떻게 파악하는 지에 대한 "현실지각", 사회에서 인정하는 역할에 성공적으로 기능하고 환경에 효율적으로 대처하는 "환경의 지배"이다.

104 | ⑤

공황장애는 예기치 못한 반복적인 공황발작으로 인해 사회적 기능의 장애가 초래되는 것을 의미한다. 주 증상은 곧 죽을 것 같은 강한 공포이며 50% 이상이 20대에 발병한다. 공황발작을 일으킨 경우 가장 우선적인 간호는 환자에게 안정과 안전에 대한 확신을 제공하는 것이다. 간호사는 발작으로 인하여 나타날 수 있는 신체적 손상을 예방하고 환자의 옆에 있어주며 침착하게 환자를 안정시켜야 한다.

105 | ②

활동 요법은 다양한 활동을 통해 대상자가 자신의 에너지를 건설적인 방향으로 사용하도록 유도하여 치료적 도움을 얻도록 하는 방법이다. 모든 선지가 전부 활동요법의 목적과 효과에 해당하지만, 불안 장애 환자를 활동요법에 참여시키는 이유로 가장 적절한 것은 ②이다.

3교시			국가고시 고난도 모의고사 제 04 회					
간호관리학							
1	②	2	④	3	②	4	①	5	⑤
6	④	7	②	8	③	9	④	10	③
11	③	12	⑤	13	④	14	②	15	④
16	⑤	17	⑤	18	②	19	④	20	⑤
21	④	22	④	23	①	24	⑤	25	①
26	①	27	③	28	⑤	29	③	30	①
31	②	32	⑤	33	①	34	④	35	③
기본간호학							
36	④	37	①	38	①	39	②	40	③
41	⑤	42	②	43	③	44	⑤	45	③
46	②	47	②	48	①	49	⑤	50	⑤
51	④	52	②	53	⑤	54	①	55	⑤
56	①	57	⑤	58	②	59	⑤	60	②
61	①	62	⑤	63	①	64	⑤	65	⑤
보건의약관계법규							
66	①	67	①	68	⑤	69	①	70	③
71	③	72	⑤	73	①	74	①	75	①
76	①	77	④	78	①	79	⑤	80	④
81	④	82	⑤	83	②	84	⑤	85	②

간호관리학

1 | ②

② 대한민국 건국기(1945 ~ 1961)는 한국 간호사업의 성장기였다. 미 군정하에 설치된 간호사업국은 간호 교육, 행정 등 간호사업의 중요성을 인식시키는 계기가 되었고 간호 교육제도가 개편되어 나온 '고등간호학교'에서는 최소 중학교 4년 졸업자를 입학 조건으로 걸게 되었으며 교육 연한을 3년으로 통합하였다.
① 간호사 자격 검정고시 폐지 운동이 일어났다.
③ 육군간호장교단은 1948년 8월 26일 창설되었다.
④ 1948년 대한간호협회로 개칭한 뒤 1949년 ICN 정회원으로 등록하였다.
⑤ 명칭이 간호부에서 간호원으로 변경되었다.

2 | ④

① 회원국의 간호협회를 지원한다.
② WHO의 설립목적이다.
③ 국가 단위가 할 수 없는 일을 수행한다.
⑤ 독립적으로 연구하지 않고 국가 단위로 할 수 없는 일을 수행한다.

---

* 국제간호협의회(ICN)

영국의 펜위크를 주축으로 1899년 창립된 단체로, 국제적으로 가장 오랜 역사를 지닌 직업 여성단체이다. ICN은 독립적인 비정부기구로 4년마다 총회를 개최하며 스위스 제네바에 본부를 두고 있다. 간호사의 자질 및 전문직으로서의 지위 향상이 목적이다.

3 | ②

① 미국간호협회의 조직에 도움을 주었다.
③ 간호사 면허제도를 최초로 제안한 이는 액클랜드였다.
④⑤ 나이팅게일의 업적이다.

∗ 펜위크(Bedford Fenwick)

펜위크는 제2의 간호혁명을 이끈 인물로, 공식적인 간호사의 자격과 대우 인정을 위한 노력을 기울였다. 간호사 면허제도를 확립시키기 위하여 30년간 투쟁한 끝에 1919년 면허시험제도를 의회 통과시킨 인물이기도 하다. 1887년 영국간호협회를 조직하고 1899년 국제간호협의회를 창립하는 등 다양한 조직을 이끌었다.

4 | ①

전문인으로서 간호사의 의무〈한국간호사 윤리강령(2023.2.28. 개정)〉

㉠ 간호 표준 준수: 간호사는 모든 업무를 대한간호협회 간호 표준에 따라 수행하고 간호에 대한 자신의 판단과 행위에 책임을 진다.
㉡ 교육과 연구: 간호사는 간호 수준의 향상과 근거 기반 실무를 위한 교육과 훈련에 참여하고, 간호 표준 개발 및 연구에 기여한다.
㉢ 정책 참여: 간호사는 간호 전문직의 발전과 국민 건강 증진을 위해 간호 정책 및 관련 제도의 개선 활동에 적극적으로 참여한다.
㉣ 정의와 신뢰의 증진: 간호사는 의료자원의 분배와 간호 활동에 형평성과 공정성을 유지함으로써 사회의 공동선과 신뢰를 증진하는 데에 기여한다.
㉤ 안전을 위한 간호: 간호사는 간호의 전 과정에서 간호 대상자의 안전을 우선시 하며, 위험을 최소화하기 위한 조치를 취해야 한다.
㉥ 건강 및 품위 유지: 간호사는 자신의 건강을 보호하고 전문인으로서의 긍지와 품위를 유지한다.

5 | ⑤

생명윤리의 기본 원칙에 대한 질문이다. 생명윤리의 원칙에는 자율성 존중의 원칙, 악행금지의 원칙, 선행의 원칙, 정의의 원칙이 포함된다.

∗ 자율성 존중의 원칙

㉠ 환자 스스로 자신의 생각을 가지고 선택을 하며 개인적 가치와 신념을 가지고 행동할 권리를 말한다.
㉡ 사전동의(Informed Consent): 환자가 시행될 치료와 처치에 자발적으로 동의하고 협조할 수 있도록 치료에 관련된 모든 정보를 제공하도록 하는 법적이고 윤리적인 조건. 자의적 동의 능력이 없는 환자의 경우 대리인을 통하여 자율성을 보장한다.

6 | ④

생명윤리의 원칙 중 정의의 원칙에는 공평한 간호 제공과 의료자원의 분배가 포함된다.

∗ 정의의 원칙

㉠ 인간의 권리는 발달 정도에 따라 각기 달리 분배될 수 없다는 분배적 원칙이다.
㉡ 균등한 분배, 필요에 따른 분배, 노력과 성과에 따른 분배, 공적 분배 등이 포함된다.

7 | ②

환자는 간호사로부터 간호행위를 제공받기 전에 충분한 설명을 들을 권리가 있으며, 설명을 통해 얻은 정보를 기초로 하여 간호행위를 받을 것인지를 결정할 권리가 있다. 이처럼 의료인으로서 설명 및 동의의 의무는 기본 법적의무이나, 알 권리를 가진 자가 그 권리를 유효하게 포기하거나 설명이 환자의 심신에 중대한 역기능을 하는 경우, 응급 환자인 경우와 가정적인 승낙이 전제된 경우에는 이러한 설명의 의무가 면제된다.

8 | ③

전문직의 재사회화 과정 모델을 제시한 학자는 크래머, 베너, 그리고 달튼이 있다. 베너(benner)는 간호직의 전문성 개발에 있어서 경험을 강조하며 간호사는 경험을 통하여 초심자로부터 전문가로 발전함을 설명하였다.

* 베너(benner)의 전문직 재사회화 과정 모델

㉠ 초심자(novice) : 제한적 업무, 융통성 부재
㉡ 신참자(advanced Beginner) : 좁은 범위의 업무 수행
㉢ 적임자(competent) : 조직능력, 기획능력 발휘
㉣ 숙련가(proficient) : 전체적인 상황을 이해하고 장기적인 목표에 집중
㉤ 전문가(expert) : 매우 능숙하고 융통성 있는 업무수행. 직관적인 상황파악 및 업무수행 가능

9 | ④

간호 관리 과정 중 지휘는 조직 구성원이 조직의 목표 달성을 위해 자신들의 과업을 적극적으로 수행하도록 유도하는 관리 기능이다.

10 | ③

① 계획은 관리자가, 집행은 근로자가 하는 계획과 집행의 분리가 이루어진다.
② 경험적 실무를 과학적 실무로 전환하였다.
④ 조직마다 처한 조직 환경이 다름을 간과했다는 단점이 있다.
⑤ 성취자에게 이득을, 실패자에게 손해를 보도록 하였다.

* 과학적 관리론

과학적 관리론은 시간연구와 동작연구를 이용한 생산방법의 체계적 관찰을 통해 직무 운영의 효율성과 생산성의 향상을 실현하는 관리 방법이다. 특징으로는 분업 및 전문화의 원리에 입각한 직무 설계와 시간·동작 연구를 통한 직무 표준화, 성과에 따른 차별 등이 있다. 오늘날 관리학의 기초가 되었으나 인간을 기계화한다는 비판이 존재한다.

11 | ③

중간 관리자(간호과 팀장)의 역할은 최고 관리자가 설정한 조직의 목표, 전략, 정책을 집행하기 위한 제반 활동을 수행하는 것과 상급자인 최고 관리자와 부하인 일선 관리자의 중간에서 상호 간의 관계를 조정하는 것으로 나뉜다. 최고 관리자가 연간계획과 예산을 수립하여 수행, 평가, 지휘하는 것을 보조하여 간호부서의 정책수립과 업무집행에 참여하고 간호 단위의 보고를 받아 파악한 간호부서의 전반적인 사항을 최고 관리자에 보고하는 것이 대표적이다.

12 | ⑤

⑤ 기획의 과정은 기획수립을 위한 합리적인 절차이다. '간호목표 설정 → 현황분석 및 문제확인 → 대안의 탐색과 선택 → 대안결정 → 수행 → 평가'의 6가지 절차로 나뉜다.
① 능력의 범위 내에서 목표를 구체화하는 과정이다.
② 우선순위를 결정하는 것은 대안 결정이다. 대안 탐색에서는 설정된 목표를 달성할 수 있는 대안을 찾아내고 각각의 대안에 관하여 시행가능 여부, 기대효과, 효율성 등을 검토한다.
③ 객관적인 방법을 통하여 측정하고 분석한다.
④ 목표에 적합한 최종안에 따라 간호활동을 수행한다.

13 | ④

기획은 모든 관리활동에 선행하는 첫 번째 활동으로, 조직이 성취해야 할 목표를 정하고 이를 가장 효율적으로 달성할 수 있는 방법과 절차를 개발하는 과정을 의미한다. 이러한 기획의 계층, 즉 구성 요소로는 목적과 사명, 철학, 목표, 정책과 절차, 규칙과 규정, 계획안이 있다. 이 중 절차는 목표 달성을 위한 일반적 지침 및 수단으로 목적 성취를 위해 직원들의 행동 범위와 경로를 제약하고 명시하는 지침을 의미한다.

14 | ②

PERT는 불확실한 상태에서 기획과 통제를 하기 위하여 사용되는 네트워크 체계모형으로, 프로젝트의 주요 활동을 확인하여 진행도표로 나열하고 각 활동의 소요 시간을 낙관적 소요 시간, 가장 가능성이 많은 소요 시간, 비관적 소요 시간으로 나누어 할당한다. 이를 통하여 다른 작업 시작 전에 완성되어야 하는 하위 작업과 주요 사건이 확인되고 번호와 순서가 주어져 업무 흐름의 방향이 결정될 수 있다.

15 | ④

환자분류체계에 의한 간호수가 산정에 대한 질문이다. 환자분류체계에서 환자는 경환자군, 중환자군, 위독환자군으로 분류가 되고 각 군에 대한 원가가 산정된다. 차등화된 간호를 제공함으로써 간호자원의 효율적 관리와 간호기술의 전문수준 향상, 간호료 지불에 대한 투명성 확보라는 장점을 갖지만 환자 분류 사정 업무가 번거롭다는 단점이 있다.

16 | ⑤

라인 – 스태프 조직(계선 – 막료 조직)에 대한 설명이다. 스태프는 전문능력을 바탕으로 조언·조력의 기능과 정책 및 통제의 기능을 가지며 조직의 합리적 의사결정을 돕는다.

17 | ⑤

직무 분석은 직무를 구성하는 구체적인 과업을 설정하고 직무에 필요한 기술, 지식, 책임 등 직무 수행에 관한 기본 정보자료를 수집, 분석, 정리하는 과정이다. 직무 분석을 위한 자료 수집 방법에는 중요 사건법, 작업 표본 방법, 관찰법, 면접법, 질문지법 등 다양한 방법이 있는데 작업 표본 방법은 특정 간호직원의 활동을 관찰 및 기록하는 방식의 자료 수집법을 뜻한다.

18 | ②

① 조정의 원리 : 분리·독립된 부서들을 함께 행동하는 세력의 집합체로 집중시키는 원리이다.
③ 명령 통일의 원리 : 각 조직구성원이 한 상사로부터 지시를 받고 보고하는 원리이다.
④ 통솔범위의 원리 : 한 통솔자가 직접 감독할 수 있는 조직단위의 수는 효과적인 범위를 초과해서는 안 된다는 원리이다.
⑤ 분업·전문화의 원리 : 업무를 그 종류와 성질에 따라 나누어 구성원들이 한 가지 주된 업무를 분담할 수 있도록 하는 원리이다.

※ 계층제

계층제의 장점으로는 권한과 책임 위임의 통로가 되고 조직 내부 통제의 경로가 된다는 것이 있지만 단점으로는 하위계층의 자율성과 창의력이 저해된다는 것이 있다.

19 | ④

간호전달체계는 대상자의 요구를 충족시키기 위해 간호를 제공하고 조직하는 방법으로, 효과적인 간호 제공을 위한 업무 분담을 통해 간호업무를 전달하고 수행하는 모델을 의미한다. 지문에서 나온 간호전달체계는 일차간호 방법(Primary Nursing Method)으로, 일차간호사가 4 ~ 6명의 환자에게 총체적 간호를 제공하고 24시간 책임을 지는 것을 특징으로 한다. 간호사의 자율성과 책임성이 높으며 가정 간호와 호스피스 간호에 적합하다는 특성이 있다.

20 | ⑤

① 중세 후기 간호사업에 가장 큰 영향을 미쳤다.
② 중세시대에 여자들과 어린이를 위한 단체로 자선 사업과 행려병자 중에 있는 산모와 아이들을 간호했다.
③ 중세시대에 페스트의 공포로 간호를 위한 사회집단이 생성되었고, 생계를 구걸하면서 간호 활동을 하였다.
④ 1873년에 벨뷰 병원 간호학교, 보스톤 간호학교, 코네티컷 간호학교 등 나이팅게일식 간호학교가 설립되었다.

21 | ④

지문에서 제시한 것은 레빈(lewin)의 조직변화 과정으로, 해당 설명에 해당하는 개념은 조직 변화이다. 조직변화의 유형으로 옳지 않은 것이 답이다.

* 조직 변화의 유형
㉠ 강압적 변화
㉡ 경쟁적 변화
㉢ 주입식 변화
㉣ 상호작용적 변화
㉤ 자연적 변화
㉥ 사회화변화
㉦ 기술관료적 변화
㉧ 계획적 변화

22 | ④

프로젝트 조직(TF팀)은 특수한 업무를 수행하기 위하여 구성된 임시 조직으로, 최고 관리자와 각종 업무분야에서 모인 전문인력으로 구성된다. 인적, 물적 자원의 탄력적 운영이 가능하나 추진 업무의 일관성 유지가 어렵다는 특징이 있다.

23 | ①

환자분류체계는 환자들의 간호 요구를 합리적으로 결정하여 간호인력을 산정 및 배치하고 병원 표준화를 실현하고자 하는 목적에서 시행된다. 환자 분류 접근 방법은 원형평가제와 요인평가제로 나뉘는데, 이 중 원형평가제는 전형적인 특성을 나타내는 환자를 기준으로 간호의 범주를 분류하고 이를 3 ~ 4개 군으로 나누어 각 범주별 간호 요구량을 기술하는 방식이다. 이 방법은 분류자의 주관이 개입되어 신뢰성에 제한이 있다는 단점이 있다.

24 | ⑤

간호시간에는 환자에게 직접 간호를 제공하는 직접 간호시간과 직접 간호를 준비하는 시간인 간접 간호시간이 모두 포함된다. 즉, 해당 병동의 총 간호시간은 $96 + 120 = 216$시간이며, 한 명의 간호사가 하루에 일하는 시간은 8시간이므로, $216 \div 8 = 27$. 이 병동에서 하루에 필요한 간호사의 수는 총 27명이다.

25 | ①

체크리스트(대조표법)는 표준업무수행 목록을 미리 작성해두고 가부를 표시하는 방법이다. 직무수행평가는 적정 배치, 능력 개발, 공정 처우, 경영전략과의 연계를 목적으로 실시되는데 이 과정을 통하여 직원의 상대적 가치를 결정한다.

26 | ①

보상은 조직이 바라는 일을 수행하는 것에 대한 대가로 구성원들에게 지급되는 것이다. 보상에는 외적 보상과 내적 보상이 있는데, 외적 보상 중 직접적 보상에 임금제도가 포함된다. 직무급은 동일 직무에 동일 급여라는 철학에 입각하여 각 직무의 중요성과 난이도에 따라 상대적 가치를 분석 평가하여 임금을 결정하는 방식이다.

27 | ③

간호사의 이직 및 사직은 다양한 부정적 결과를 낳는다. 이직의 부정적 결과로는 신규 직원을 모집하고 교육하는 비용과 업무 미숙으로 인한 손실로 인한 경제적 손실과 직원의 사기 저하, 구성원 간의 협동감 저하 등이 있으므로 관리자는 이직을 감소시키기 위하여 대책을 강구하여야 한다. 이직을 감소시키기 위한 전략에는 대표적으로 개인적 불만이나 고민을 해결할 수 있는 고충처리기구 혹은 인사상담제도를 운영하는 것, 인간관계 개선을 위한 교육, 워크숍을 운영하는 것, 승진, 임금, 복리후생 정책을 구성원의 요구에 인접하도록 시도하는 것 등이 있다.

28 | ⑤

지휘는 조직 구성원이 조직의 목표 달성을 향해 자신들의 과업을 적극적으로 수행하도록 유도하는 관리 기능이다. 이러한 지휘의 활동에는 지시, 명령, 감독, 조정, 동기부여가 해당된다.

29 | ③

맥그리거의 XY이론 중 Y이론에 대한 설명이다. 맥그리거는 매슬로우의 욕구 단계 이론에 근거하여 이 이론을 개발하였다. XY이론은 과거 전통적 인간관을 가진 X이론과 현대적 인간관을 가진 Y이론으로 나뉘며, 이 중 Y이론은 인간에게는 일을 하며 인정받고 자신의 잠재력을 능동적으로 발휘하려는 상위의 욕구가 있기 때문에 관리자는 조직 구성원이 스스로 책임을 갖고 자기개발을 할 수 있는 직무환경을 제공해야 한다는 주장을 포함하고 있다.

30 | ①

① Y형 : 집단을 대표할 수 있는 인물이 있는 경우에 나타난다. 라인-스탭 구조에서 확인할 수 있다.
② 원형 : TF나 위원회처럼 특정 문제 해결을 위해 구성된 조직에서 나타나는 유형이다.
③ 사슬형 : 공식적인 명령계통, 수직적인 경로를 통해 정보 전달이 위아래로 이루어지는 형태이다. 명령과 권한 체계가 명확한 공식적인 조직에서 사용된다.
④ 완전연결형 : 조직 구성원 전체가 상호 의견을 자유롭게 교환하는 형태이다.
⑤ 수레바퀴형 : 집단 내 특정 리더가 있을 때 나타난다. 따라서 리더에게 정보가 집중되는 현상이 발생한다.

※ 의사소통

다른 사람들과 어떤 생각이나 의견 또는 감정을 교환하여 공통의 이해를 도모하고 상대방의 의식이나 태도 또는 행동에 변화를 일으키게 하는 일련의 행동을 의미한다. 조직 차원의 의사소통에서는 조직의 구조와 위계 수준 등에 따라 의사소통의 유형이 달라진다.

31 | ②

간호의 질은 특정 서비스나 절차, 진단 혹은 임상적 문제에 있어 일반적으로 인정되는 좋은 실무에 대한 현행 기준과 예상되는 결과의 달성에 부합되는 정도를 의미한다. 의료의 질은 효과성, 효율성, 기술 수준, 접근성, 가용성, 적정성, 합법성, 지속성, 형평성, 이용자 만족도, 수용성, 적합성으로 구성이 되어 있는데, 이 중 적정성은 건강개선과 이에 드는 비용의 균형을 의미한다.

32 | ⑤

도나베디언의 간호 질 평가 접근법은 평가 요소를 구조적 요소, 과정적 요소, 결과적 요소의 세 가지로 분류하여 평가하는 방법이다. 구조적 요소는 보건 의료 제공자의 자원과 작업여건 등 구조적 환경으로 이루어져 있으며 조건에 대한 평가를 의미한다. 과정적 요소는 간호사와 대상자의 상호작용 속에서 이루어지는 간호활동을 의미하며 간호 수행 자체를 평가한다. 결과적 요소는 간호를 받은 결과로 나타나는 환자의 변화 결과를 의미하며 간호 수행의 결과를 평가한다. 즉, 지문에서 나타난 구조적 요소는 간호인력, 의료인력, 병원 환경 등이고 과정적 요소는 수술 전 교육이며 결과적 요소는 수술 후 환자의 변화이다.

33 | ①

근접 오류는 의료 오류가 발생하여 환자에 대한 위해의 가능성이 있을 수 있지만 회복 조치에 의해서 원하지 않는 결과가 예방된 경우를 의미한다. 지문에서 나온 사건의 경우 처방오류라는 의료 오류가 발생하여 그대로 실행이 되었을 시 환자에 대한 위해가 생길 수 있었지만, 간호사가 처방을 걸러 환자에게 위해가 가지 않았으므로 근접 오류 사건에 해당된다.

34 | ④

물품 관리는 가장 경제적인 방법으로 필요한 곳에 물품과 서비스가 제공되도록 하는 방법으로, 효과적인 병원 경영과 질적인 간호 제공에 필수적이다. 물품의 종류는 재고 자산, 고정 자산, 일반 소모성 자산으로 나뉘며 물품의 적정 재고를 유지하고 표준량을 확보하기 위하여 예상 소모량에 여유분을 더한 양을 청구 기준량으로 한다. 비품은 침상 수에, 소모품은 환자 수에 따라 결정하는 것이 일반적이다.

35 | ③

화재 발생을 처음 발견한 사람은 상황을 파악한 뒤 가장 먼저 화재 발생 경보를 울려야 한다. 화재 발생 대비 순서는 다음과 같다.

※ 화재 발생 시 대비 순서

상황 파악 → 화재 발생 경보 울리기 → 산소통 잠그기 → 환자 대피시키기 → 필요한 서류 운반하기 → 대피한 환자 수와 상태 확인

기본간호학

36 | ④

① 좌위에 대한 설명이다.
② 좌측위에 대한 설명이다.
③ 측위에 대한 설명이다.
⑤ 앙와위에 대한 설명이다.

※ 파울러 체위(fowler's position, 반좌위)

침상머리 부분을 45~60° 정도 올려서 앉히는 자세이다. 이 자세는 흉곽을 최대한 확장시켜 심폐질환자에게 유용하며 두개강 내압 상승 예방에도 적합하다. 아래로 미끄러질 시 응전력이 생겨 욕창 호발 요인이 될 수 있으므로 대퇴 아래에 작은 베개나 패드를 받쳐 이를 방지하여야 한다.

37 | ①

변비는 대장의 연동운동이 저하되어 원활한 배변 활동을 하지 못하는 질환을 의미하며, 배변이 주 3회 미만이거나 배변 시 건조하고 단단한 변이 나오는 경우 변비로 진단한다. 변비 대상자의 간호에서 가장 중요한 것은 정상 배변 습관을 형성하는 것이다. 이를 위하여 일정한 시간에 배변할 수 있도록 하며 고섬유 식이와 수분 섭취를 권장한다. 규칙적인 운동과 관장 역시 변비 대상자 중재에 도움이 된다.

38 | ①

외과적 무균술은 장비에 아포를 포함한 미생물이 전혀 없도록 하는 방법으로 무균 물건이 오염되는 것을 방지하는 행위를 의미한다. 욕창 드레싱, 중심정맥관, 도뇨관 삽입 등 침습적인 처치를 할 때 이용된다. 단순도뇨의 경우 요도를 통한 감염을 막기 위하여 외과적 무균술을 적용한다.

39 | ②

② 피내주사는 비경구 투약 중 가장 흡수가 느려 약물에 대한 반응을 육안으로 쉽게 확인할 수 있기 때문에 약물 반응 검사, 투베르쿨린 반응 검사 등에 활용된다. 투베르쿨린 반응 관찰 시에는 주사 후 48~72시간이 필요하다.
① 대개 0.01~0.05cc의 적은 양을 주사하므로 1cc 주사기를 사용한다.
③ 주삿바늘을 10~15° 정도로 삽입한다.
④ 피내주사라고 한다.
⑤ 일반적인 항생제 피부 반응 검사에 대한 설명이다.

40 | ③

평소 심질환이 있던 환자가 불규칙한 맥박, 빈맥, 심계항진, 어지러움 등의 증상을 호소한 것이므로 더 자세한 사정이 필요하다. 맥박 결손은 심첨 맥박과 요골 맥박의 차이로 심첨 맥박과 요골 맥박 수치가 차이가 날 경우 이는 심장에서 말초까지 혈액 공급이 원활하지 않다는 신호이다.

41 | ⑤

⑤ 위관 영양을 시행하기 전 삽입된 튜브의 위치를 확인하는 것은 필수이다. 비위관의 위치를 가장 정확하게 확인할 수 있는 것은 X-Ray이지만, 비용적으로 효율성이 떨어지므로 흡인, 공기주입 등의 방법을 사용한다.
①② 위액으로 추정가능하다.
③ 튜브가 호흡기 내에 위치한 것으로 추정된다.
④ 튜브가 위가 아닌 식도 내에 있는 것으로 추정된다.

42 | ②

고체온은 미열(37~38.2℃), 38.2℃가 넘는 열, 고열(40℃가 넘는 열)로 나뉜다. 간호중재는 수분 섭취, 휴식 등으로 대동소이하나 고열의 경우 미온수 목욕이 권고된다. 미온수 목욕은 체표면에서의 증발기전을 이용한 열 소실을 목적으로 이루어진다.

43 | ③

③ 파울러 체위는 폐를 확장시켜 호흡곤란 환자들에게 유용하므로 대상자에게 적용하기 적절하다.
②⑤ 만성 폐쇄성 폐질환 환자의 경우 과탄산혈증에 장기간 적응이 되어 있으므로 고농도의 산소를 주입할 시 호흡 중추에 문제가 생겨 호흡이 저하될 수 있다. COPD 환자의 경우 반드시 저농도의 산소를 정확한 농도로 투여해야 한다.
① 환자는 호흡곤란을 호소하고 있지만 기침이나 수포음 등의 증상이 없는 것으로 보아 객담으로 인한 기도폐쇄라고 보기 어렵다.
④ 입술 오므리기 호흡법은 호기를 지연시켜 폐포허탈을 예방한다.

44 | ⑤

낙상은 노인을 비롯하여 과거력이 있거나 균형감각, 운동능력에 변화가 있는 경우, 이뇨제나 신경안정제, 진정제 등의 약물을 복용하는 경우, 지남력을 상실한 경우, 기동성 장애를 가진 경우, 낯선 환경에 놓인 경우 등을 위험군으로 분류한다. 위의 보기는 모두 낙상 위험군에 속하지만, E 씨의 경우 손상 부위가 기동성과 크게 상관이 없으며 현재 침상안정을 취하고 있어 낙상 위험이 가장 적다.

45 | ③

얼굴 표정 척도(face rating scale)는 미소를 지은 얼굴에서 찡그린 얼굴까지의 표정을 일직선상 위에 나타낸 것으로, 소아나 글을 모르거나 이해 능력이 부족한 사람을 위해 개발된 통증 사정 척도이다. 그러므로 글을 모르고 인지 장애가 있는 A 씨의 통증을 사정하는 데에 적합하다.

46 | ②

환자의 몸무게가 72kg이므로 시간당 1,080unit이 필요하다. 이를 ml로 환산하면, 1080÷25000×500으로 21.6 ml/hr가 나오게 되고 이를 소수점 첫째자리에서 반올림하면 답은 22ml/hr가 된다.

47 | ②

한 번에 투여할 암브록솔의 용량이 22.5mg이므로 이는 총 3ml이다. 새벽 5시, 오후 1시, 밤 9시에 매 8시간 간격으로 투여해야 하므로 하루에 투여되는 암브록솔의 양은 3ml×3, 총 9ml이다.

48 | ①

경구 투약은 구강으로 약물을 투여하는 것으로 구강, 설하, 볼점막 투여를 포함한다. 설하로 투여하는 약물은 삼킬 시 약이 위액에 의해 파괴되어 치료적 혈액 수치를 달성하지 못하므로 반드시 혀 아래에서 녹여서 흡수시켜야 하며, 완전히 녹아 흡수되기 전까지 물을 마셔서는 안 된다.

49 | ⑤

수혈 부작용은 용혈 반응, 발열 반응, 알레르기 반응이 있다. 이 중 알레르기 반응은 두드러기, 천식, 관절통, 전신 가려움, 기관지 경련을 특징으로 한다. 소양증만 있다면 천천히 수혈을 진행해도 되지만 반응이 심할 경우 수혈을 중지하고 의사에게 보고하여야 한다. 이후 아나필락시스가 일어나지 않는지 관찰하며 항히스타민제를 투여해야 한다.

50 | ⑤

팔꿈치 억제대는 설압자와 이러한 것을 끼울 수 있는 천으로 만들어진 억제대로 영아들의 팔꿈치 굴곡을 막기 위해 사용된다. 구순구개열 수술을 받은 경우 얼굴을 만지지 않도록 유의해야 하므로 적절한 억제대는 팔꿈치 억제대이다.

51 | ④

4점 보행에 대한 설명이다. 3점 보행은 한 다리에 체중을 지탱할 수 있는 대상자에게 적합하다.

52 | ②

② 정상 소변의 pH는 4.6 ~ 8.0으로 산성 ~ 염기성을 모두 띨 수 있다.
① 정상 성인의 1일 배뇨량은 1,500 ~ 2,000cc이다.
③ 단백뇨의 특징이다.
④ 200 ~ 300ml 축적될 경우 요의를 느낀다.
⑤ 무뇨라고 부른다.

53 | ⑤

노인은 NREM 3, 4단계 수면이 감소하고 일찍 잠들고 새벽에 깨는 전진수면위상 증후군이 나타난다. REM 수면은 짧아지며, 인지장애 노인일 경우 밤이 되면 지남력을 상실하는 일몰증후군을 보이기도 한다.

54 | ①

① 고압 증기 멸균법은 120 ~ 130℃의 온도와 15 ~ 17lb/inch^{3}의 압력으로 30 ~ 40분간 멸균하는 방법으로 관리 방법이 편리하고 독성이 없으며 비용이 저렴하여 병원 내의 린넨류, 수술용 기계 및 기구, 스테인리스 기구 등에 널리 사용된다. 열에 약한 플라스틱, 고무, 내시경 제품에는 적용하기 어렵다는 단점이 있다.
② 산화에틸렌 가스의 장점이다.
③ 과산화수소의 장점이다.
④ 포비돈 아이오다인의 장점이다.
⑤ 건열 소독의 장점이다.

55 | ⑤

피부 발적과 팽진의 지름이 5 ~ 9mm일 경우 의양성으로 판독한다. 이 경우 재검사가 필요한데, 재검사의 방법은 주사 부위 반대쪽 부위에 같은 양의 생리식염수를 피내주사한 뒤 그 결과와 비교하는 것이다.

56 | ①

병원성 미생물의 대부분은 침입구를 통해 외부에서 내부로 침입한다. 미생물의 침입은 탈출구와 거의 비슷한 경로이며 침입구로 피부감염, 기도 감염, 비뇨생식기계 감염이 이루어진다. 피부통합성 유지는 병원성 미생물이 외부에서 침입구를 통해 숙주 내부로 침입하는 것을 차단하는 효과를 한다.

57 | ⑤

칼슘 알지네이트 드레싱은 상처의 사강을 줄이기 위한 패킹용으로 사용 가능한 드레싱으로, 삼출물을 흡수하여 상처 표면에 젤을 형성하고 지혈 성분을 함유하여 출혈성 상처의 지혈을 촉진한다. 삼출물의 흡수력이 뛰어나지만 2차 드레싱이 필요하다는 단점이 있다.

58 | ②

① 빈호흡이 나타난다.
③ 빈맥이 나타난다.
④ 몸이 창백해진다.
⑤ 근육긴장도가 증가한다.

59 | ⑤

⑤ 오한 예방 및 프라이버시를 위해 목욕 담요를 사용한다.
① 정맥혈의 흐름을 원활하기 위해 말단인 원위부에서 근위부로 문지른다. 말초에서 중추로 목욕을 진행하며 혈액순환을 통하여 근수축 방지할 수 있다.
② 깨끗한 부분에서 더러운 부분으로 씻고 눈, 얼굴, 팔, 손, 가슴, 복부, 다리, 발 등, 회음부 순서로 진행한다.
③ 목욕 동안 환자에게 편안한 체위를 취하도록 한다.
④ 환자가 피로를 느끼지 않도록 10분에서 15분 이내로 진행한다.

60 | ③

욕창 3단계에 대한 설명이다. 욕창의 3단계는 피하지방의 손상 혹은 괴사를 포함한 완전 피부 손상과 광범위한 손상, 깊게 패인 상처를 의미한다.

61 | ①

① 지문은 저칼륨혈증의 증상과 EKG 결과에 대해 설명하고 있다. 현저한 U파와 장음감소 등은 저칼륨혈증의 특징적인 증상이다. furosemide는 칼륨 보유 이뇨제이므로 칼륨 배출을 막을 수 있어 저칼륨혈증 환자에게 권고된다.
② 고나트륨혈증에 대한 설명이다.
③④ 고칼륨혈증에 대한 설명이다.
⑤ 환자가 의식이 있을 경우 구강 섭취가 권고되고 정맥 투입 시에는 희석하여 EKG 모니터를 관찰하며 주사한다.

62 | ⑤

ABGA의 결과는 'pH - PCO_2 - PO_2 - HCO_3^-' 순서다. 지문에 나온 ABGA를 살펴보면, pH가 7.48로 염기성, PCO_2 염기성, PO_2 정상, HCO_3^- 정상으로 현재 호흡성 알칼리증임을 알 수 있다. 호흡성 알칼리증 대상자의 호흡 격려로는 재호흡기 아스크 또는 종이봉투를 이용한 호흡법이 있다.

* ABGA 정상 범위

구성 요소	정상 범위
pH	7.35 ~ 7.45
PCO_2	35 ~ 45mmHg
PO_2	80 ~ 100mmHg
HCO_3^-	22 ~ 26mEq/L

63 | ①

① 사후한랭에 대한 설명이다.
② 적혈구가 파괴되고 헤모글로빈이 방출되어 조직변색이 일어난다.
③ 연조직 액화는 4주 이후에 일어난다.
④ 신체의 가장 낮은 부위(발)과 눌린 부위에 나타난다.
⑤ 사후강직을 방지하기 위해서 최대한 빨리 처리해야 한다.

* 사후 신체 변화

사후 신체 변화는 크게 3가지이다. 사망한지 2 ~ 4시간 후에 신체가 경직되기 시작하여 96시간까지 지속되는 사후강직과 체온이 점차적으로 하강하는 사후한랭, 혈액순환이 정지된 후에 적혈구가 파괴되고 헤모글로빈이 방출되어 나타나는 사후시반이 그것이다.

64 | ⑤

초점기록은 환자중심의 기록이며 환자의 현재 상태, 증상이나 징후, 변화된 상태, 주요한 사건 등에 초점을 맞춘다. 초점기록은 DAR로 이루어지는데, D(data)는 환자의 주관적 혹은 객관적인 행동 및 상태 기록이고 A(action)은 간호 요구 또는 계획에 기초한 중재이며 R(response)는 진료와 간호에 의해 이끌어낸 대상자의 반응을 의미한다.

65 | ⑤

HIV는 감염된 혈액 및 체액의 직·간접적 접촉을 통해 전파되기 때문에 신체적 접촉이나 다회용 식기 사용, 무균법 등은 적용할 필요가 없다. 단, 주사바늘은 반드시 뚜껑을 닫지 않은 채 바로 안전폐기용기에 폐기하여야 한다.

보건의약관계법규

66 | ①

호스피스사업〈호스피스·완화의료 및 임종과정에 있는 환자의 연명의료결정에 관한 법률 제21조 제1항〉… 보건복지부장관은 호스피스를 위하여 다음의 사업을 실시하여야 한다.
1. 말기환자 등의 적정한 통증관리 등 증상 조절을 위한 지침 개발 및 보급
2. 입원형, 자문형, 가정형 호스피스의 설치 및 운영, 그 밖에 다양한 호스피스 유형의 정책개발 및 보급
3. 호스피스의 발전을 위한 연구·개발 사업
4. 호스피스전문기관의 지정 규정에 따른 호스피스전문기관의 육성 및 호스피스 전문 인력의 양성
5. 말기환자등과 그 가족을 위한 호스피스 교육프로그램의 개발 및 보급
6. 호스피스 이용 환자의 경제적 부담능력 등을 고려한 의료비 지원사업
7. 말기환자, 호스피스의 현황과 관리실태에 관한 자료를 지속적이고 체계적으로 수집·분석하여 통계를 산출하기 위한 등록·관리·조사 사업(이하 "등록통계사업"이라 한다)
8. 호스피스에 관한 홍보
9. 그 밖에 보건복지부장관이 필요하다고 인정하는 사업

67 | ①

보수교육〈의료법 시행규칙 제20조 제4항〉… 각 중앙회장은 보수교육을 다음 각 호의 기관으로 하여금 실시하게 할 수 있다.
1. 법 제28조(중앙회와 지부) 제5항에 따라 설치된 지부 또는 중앙회의 정관에 따라 설치된 의학·치의학·한의학 분야별 전문학회 및 전문단체
2. 의과대학·치과대학·한의과대학·의학전문대학원·치의학전문대학원·한의학전문대학원 및 그 부속병원
3. 수련병원
4. 「한국보건복지인력개발원법」에 따른 한국보건복지인력개발원
5. 다른 법률에 따른 보수교육 실시기관

68 | ⑤

보수교육 … 다음 각 호의 어느 하나에 해당하는 사람에 대하여는 해당 연도의 보수교육을 유예할 수 있다〈의료법 시행규칙 제20조 제7항〉.
1. 해당 연도에 6개월 이상 환자진료 업무에 종사하지 아니한 사람
2. 보건복지부장관이 보수교육을 받기가 곤란하다고 인정하는 사람

※ 보수교육〈의료법 시행규칙 제20조 제6항〉

다음 각 호의 어느 하나에 해당하는 사람에 대하여는 해당 연도의 보수교육을 면제한다.
1. 전공의
2. 의과대학·치과대학·한의과대학의 대학원 재학생
3. 영 제8조(면허증 발급)에 따라 면허증을 발급받은 신규 면허취득자
4. 보건복지부장관이 보수교육을 받을 필요가 없다고 인정하는 사람

69 | ①

의료광고의 금지 등〈의료법 제56조 제1항 및 제2항〉
① 의료기관 개설자, 의료기관의 장 또는 의료인(이하 "의료인 등"이라 한다)이 아닌 자는 의료에 관한 광고(의료인 등이 신문·잡지·음성·음향·영상·인터넷·인쇄물·간판, 그 밖의 방법에 의하여 의료행위, 의료기관 및 의료인등에 대한 정보를 소비자에게 나타내거나 알리는 행위를 말한다. 이하 "의료광고"라 한다)를 하지 못한다.
② 의료인 등은 다음의 어느 하나에 해당하는 의료광고를 하지 못한다.
1. 평가를 받지 아니한 신의료기술에 관한 광고
2. 환자에 관한 치료경험담 등 소비자로 하여금 치료 효과를 오인하게 할 우려가 있는 내용의 광고
3. 거짓된 내용을 표시하는 광고
4. 다른 의료인등의 기능 또는 진료 방법과 비교하는 내용의 광고
5. 다른 의료인등을 비방하는 내용의 광고
6. 수술 장면 등 직접적인 시술행위를 노출하는 내용의 광고
7. 의료인 등의 기능, 진료 방법과 관련하여 심각한 부작용 등 중요한 정보를 누락하는 광고
8. 객관적인 사실을 과장하는 내용의 광고
9. 법적 근거가 없는 자격이나 명칭을 표방하는 내용의 광고

10. 신문, 방송, 잡지 등을 이용하여 기사(記事) 또는 전문가의 의견 형태로 표현되는 광고
11. 심의를 받지 아니하거나 심의 받은 내용과 다른 내용의 광고
12. 외국인환자를 유치하기 위한 국내광고
13. 소비자를 속이거나 소비자로 하여금 잘못 알게 할 우려가 있는 방법으로 비급여 진료비용을 할인하거나 면제하는 내용의 광고
14. 각종 상장·감사장 등을 이용하는 광고 또는 인증·보증·추천을 받았다는 내용을 사용하거나 이와 유사한 내용을 표현하는 광고. 다만, 다음의 어느 하나에 해당하는 경우는 제외한다.
    가. 의료기관 인증을 표시한 광고
    나. 「정부조직법」 제2조부터 제4조까지의 규정에 따른 중앙행정기관·특별지방행정기관 및 그 부속기관, 「지방자치법」 제2조에 따른 지방자치단체 또는 「공공기관의 운영에 관한 법률」 제4조에 따른 공공기관으로부터 받은 인증·보증을 표시한 광고
    다. 다른 법령에 따라 받은 인증·보증을 표시한 광고
    라. 세계보건기구와 협력을 맺은 국제평가기구로부터 받은 인증을 표시한 광고 등 대통령령으로 정하는 광고
15. 그 밖에 의료광고의 방법 또는 내용이 국민의 보건과 건전한 의료경쟁의 질서를 해치거나 소비자에게 피해를 줄 우려가 있는 것으로서 대통령령으로 정하는 내용의 광고

70 | ③

종합병원의 간호사 수는 연평균 1일 입원 환자를 2.5명으로 나눈 수이며, 외래환자는 12명을 입원 환자 1명으로 환산한다. 즉, 해당 병원의 연평균 1일 입원 환자 수는 50 + 10 = 60이며 이를 2.5로 나눈 값인 24가 필요한 간호사의 정원이다.

* 의료인 등의 정원〈의료법 시행규칙 제38조〉

구분	내용
종합병원, 병·의원, 치과병원, 치과의원	연평균 1일 입원 환자를 2.5명으로 나눈 수(소수점은 올림). 외래환자 12명은 입원 환자 1명으로 환산함
요양병원	연평균 1일 입원 환자 6명마다 1명을 기준으로 함(다만, 간호조무사는 간호사 정원의 3분의 2 범위내에서 둘 수 있음). 외래환자 12명은 입원 환자 1명으로 환산함
한방병원, 한의원	연평균 1일 입원 환자를 5명으로 나눈 수(소수점은 올림). 외래환자 12명은 입원 환자 1명으로 환산함

71 | ③

③ 7년 이하의 징역 또는 1천만 원 이상 7천만 원 이하의 벌금에 처한다.
①②④⑤ 5년 이하의 징역 또는 5천만 원 이하의 벌금에 처한다.

---

* 벌칙〈의료법 제87조의2〉

① 제12조 제3항을 위반한 죄를 범하여 사람을 상해에 이르게 한 경우에는 7년 이하의 징역 또는 1천만 원 이상 7천만 원 이하의 벌금에 처하고, 중상해에 이르게 한 경우에는 3년 이상 10년 이하의 징역에 처하며, 사망에 이르게 한 경우에는 무기 또는 5년 이상의 징역에 처한다.
② 다음 각 호의 어느 하나에 해당하는 자는 5년 이하의 징역이나 5천만원 이하의 벌금에 처한다.
1. 제4조의3 제1항을 위반하여 면허를 대여한 사람
1의2. 제4조의3 제2항을 위반하여 면허를 대여받거나 면허 대여를 알선한 사람
2. 제12조 제2항 및 제3항, 제18조 제3항, 제21조의2 제5항·제8항, 제23조 제3항, 제27조 제1항, 제33조 제2항(제82조 제3항에서 준용하는 경우만을 말한다)·제8항(제82조 제3항에서 준용하는 경우를 포함한다)·제10항을 위반한 자. 다만, 제12조 제3항의 죄는 피해자의 명시한 의사에 반하여 공소를 제기할 수 없다.
3. 제27조 제5항을 위반하여 의료인이 아닌 자에게 의료행위를 하게 하거나 의료인에게 면허 사항 외의 의료행위를 하게 한 자
3의2. 제38조의2 제5항을 위반하여 촬영한 영상정보를 열람하게 하거나 제공한 자
3의3. 제38조의2 제6항을 위반하여 촬영한 영상정보를 탐지하거나 누출·변조 또는 훼손한 자
3의4. 제38조의2 제7항을 위반하여 촬영한 영상정보를 이 법에서 정한 목적 외의 용도로 사용한 자
4. 제40조의3 제3항을 위반하여 직접 보관한 진료기록부등 외 진료기록보관시스템에 보관된 정보를 열람하는 등 그 내용을 확인한 사람
5. 제40조의3 제7항을 위반하여 정당한 접근 권한 없이 또는 허용된 접근 권한을 넘어 진료기록보관시스템에 보관된 정보를 훼손·멸실·변경·위조·유출하거나 검색·복제한 사람

72 | ⑤

① 결핵은 제2급 감영병이다.
② 리프트밸리열은 제1급 감염병이다
③ A형간염과 백일해는 제2급 감염병이다.
④ 홍역은 제2급 감염병이다.

　※ 정의〈감염병의 예방 및 관리에 관한 법률 제2조 제4호〉

"제3급감염병"이란 그 발생을 계속 감시할 필요가 있어 발생 또는 유행 시 24시간 이내에 신고하여야 하는 다음 각 목의 감염병을 말한다. 다만, 갑작스러운 국내 유입 또는 유행이 예견되어 긴급한 예방·관리가 필요하여 질병관리청장이 보건복지부장관과 협의하여 지정하는 감염병을 포함한다〈감염병의 예방 및 관리에 관한 법률 제2조 제4호〉.
　가. 파상풍(破傷風)
　나. B형간염
　다. 일본뇌염
　라. C형간염
　마. 말라리아
　바. 레지오넬라증
　사. 비브리오패혈증
　아. 발진티푸스
　자. 발진열(發疹熱)
　차. 쯔쯔가무시증
　카. 렙토스피라증
　타. 브루셀라증
　파. 공수병(恐水病)
　하. 신증후군출혈열(腎症侯群出血熱)
　거. 후천성면역결핍증(AIDS)
　너. 크로이츠펠트-야콥병(CJD) 및 변종크로이츠펠트-야콥병(vCJD)
　더. 황열
　러. 뎅기열
　머. 큐열(Q熱)
　버. 웨스트나일열
　서. 라임병
　어. 진드기매개뇌염
　저. 유비저(類鼻疽)
　처. 치쿤구니야열
　커. 중증열성혈소판감소증후군(SFTS)
　터. 지카바이러스 감염증
　퍼. 매독(梅毒)

73 | ①

① 「감염병의 예방 및 관리에 관한 법률」 제7장 감염 전파의 차단 조치
② 시·도지사에게 알려야 한다〈감염병의 예방 및 관리에 관한 법률 제35조(시·도별 감염병 위기관리대책의 수립 등) 제1항〉.
③ 보건복지부장관, 질병관리청장, 시·도지사 또는 시장·군수·구청장은 감염병관리시설의 설치 및 운영에 드는 비용을 지원하여야 한다〈감염병의 예방 및 관리에 관한 법률 제36조(감염병관리기관의 지정 등) 제4항〉.
④ 대통령령으로 정한다〈감염병의 예방 및 관리에 관한 법률 제34조(감염병 위기관리대책의 수립·시행)〉.
⑤ 질병관리청장, 시·도지사 및 시장·군수·구청장은 국민의 건강에 위해가 되는 감염병 확산으로 인하여 「재난 및 안전관리기본법」에 따른 주의 이상의 위기경보가 발령되면 감염병 환자의 이동경로, 이동수단, 진료의료기관 및 접촉자 현황, 감염병의 지역별·연령대별 발생 및 검사 현황 등 국민들이 감염병 예방을 위하여 알아야 하는 정보를 정보통신망 게재 또는 보도자료 배포 등의 방법으로 신속히 공개하여야 한다. 다만, 성별, 나이, 그 밖에 감염병 예방과 관계없다고 판단되는 정보로서 대통령령으로 정하는 정보는 제외하여야 한다〈감염병의 예방 및 관리에 관한 법률 제34조의2(감염병위기 시 정보공개) 제1항〉.

74 | ①

검역조사의 대상 등〈검역법 제6조〉
① 다음의 어느 하나에 해당하는 사람과 운송수단 및 화물(운송수단 내의 컨테이너, 운송수단 내 비치용품, 소모용품 및 개인 소지 물품을 포함한다. 이하 같다)은 제12조에 따른 검역조사를 받아야 한다.
  1. 우리나라로 들어오거나 외국으로 나가는 승객, 승무원 등 모든 사람(이하 "출입국자"라 한다), 운송수단 및 보건복지부령으로 정하는 화물
  2. 범죄의 예방, 수사 업무나 피의자 체포 업무 수행 등 대통령령으로 정하는 사유로 제1호에 해당하는 운송수단과 접촉한 사람과 운송수단 및 화물
② 제1항에 따른 검역조사를 받지 아니한 운송수단과 사람 및 화물은 검역 절차가 끝나기 전에는 우리나라로 들어오거나 외국으로 나갈 수 없다.
③ 제1항과 제2항에도 불구하고 검역 감염병 환자등과 사망자가 없는 운송수단으로서 다음의 어느 하나에 해당하는 운송수단은 대통령령으로 정하는 바에 따라 검역조사의 전부 또는 일부를 생략할 수 있다.
  1. 외국으로 나가는 운송수단으로서 질병관리청장이 우리나라에서 검역 감염병이 발생하여 국외로 번질 우려가 없다고 인정하는 운송수단(출입국자 및 화물을 포함한다)
  2. 연료나 자재 및 생활필수품 등을 공급받을 목적으로 우리나라에 일시 머무르는 운송수단 중 보건복지부령으로 정하는 운송수단
  3. 군용(軍用) 운송수단으로서 해당 운송수단의 장이 운송수단 안에 검역 감염병 환자등과 감염병 매개체가 없다는 사실을 통보한 군용 운송수단
  4. 「남북교류협력에 관한 법률」 제23조 제2항에 따른 통일부장관이 요청하는 운송수단(이 경우 검역조사 또는 그 절차의 일부를 생략할 수 있다)
  5. 관계 중앙행정기관의 장이 검역조사의 생략을 요청하는 운송수단으로서 질병관리청장이 인정하는 운송수단

75 | ①

① 「후천성면역결핍증 예방법」 제2조(정의) 제2호
② 감염인이라고 한다〈후천성 면역 결핍증 예방법 제2조(정의) 제1항〉.
③ 질병관리청장에게 신고하여야 한다〈후천성 면역 결핍증 예방법 제5조(의사 또는 의료기관 등의 신고) 제4항〉.
④ 관할 보건소장에게 신고한다〈후천성 면역 결핍증 예방법 제5조(의사 또는 의료기관 등의 신고) 제3항〉.
⑤ 감염인과 그 배우자 및 성 접촉자에게 알린다〈후천성 면역 결핍증 예방법 제5조(의사 또는 의료기관 등의 신고) 제1항〉.

76 | ①

① 제60조에 따른 요양급여를 받는 경우
②④⑤ 보험급여가 제한되는 경우
③ 보험급여가 해당 기간 동안 중지되는 경우

※ 급여의 제한〈국민건강보험법 제53조 제1항 및 제2항〉

① 공단은 보험급여를 받을 수 있는 사람이 다음의 어느 하나에 해당하면 보험급여를 하지 아니한다.
  1. 고의 또는 중대한 과실로 인한 범죄행위에 그 원인이 있거나 고의로 사고를 일으킨 경우
  2. 고의 또는 중대한 과실로 공단이나 요양기관의 요양에 관한 지시에 따르지 아니한 경우
  3. 고의 또는 중대한 과실로 제55조에 따른 문서와 그 밖의 물건의 제출을 거부하거나 질문 또는 진단을 기피한 경우
  4. 업무 또는 공무로 생긴 질병·부상·재해로 다른 법령에 따른 보험급여나 보상(報償) 또는 보상(補償)을 받게 되는 경우
② 공단은 보험급여를 받을 수 있는 사람이 다른 법령에 따라 국가나 지방자치단체로부터 보험급여에 상당하는 급여를 받거나 보험급여에 상당하는 비용을 지급받게 되는 경우에는 그 한도에서 보험급여를 하지 아니한다.

※ 급여의 정지〈국민건강보험법 제54조〉

보험급여를 받을 수 있는 사람이 다음 각 호의 어느 하나에 해당하면 그 기간에는 보험급여를 하지 아니한다. 다만, 제3호 및 제4호의 경우에는 제60조에 따른 요양급여를 실시한다.
1. 삭제〈2020. 4. 7.〉
2. 국외에 체류하는 경우
3. 「병역법」에 따른 현역병(지원에 의하지 아니하고 임용된 하사를 포함한다), 전환복무된 사람 및 군간부후보생)에 해당하게 된 경우
4. 교도소, 그 밖에 이에 준하는 시설에 수용되어 있는 경우

77 | ④

①② 국민건강보험에서 제외된다.
③ 국민건강보험 가입자로의 자격이 상실된다.
⑤ 직장가입자의 피부양자이다.

✳ 적용 대상 등〈국민건강보험법 제5조〉

① 국내에 거주하는 국민은 건강보험의 가입자 또는 피부양자가 된다. 다만, 다음 각 호의 어느 하나에 해당하는 사람은 제외한다.
  1. 「의료급여법」에 따라 의료급여를 받는 사람(이하 "수급권자"라 한다)
  2. 「독립유공자예우에 관한 법률」 및 「국가유공자 등 예우 및 지원에 관한 법률」에 따라 의료보호를 받는 사람(이하 "유공자 등 의료보호대상자"라 한다). 다만, 다음 각 목의 어느 하나에 해당하는 사람은 가입자 또는 피부양자가 된다.
     가. 유공자등 의료보호대상자 중 건강보험의 적용을 보험자에게 신청한 사람
     나. 건강보험을 적용받고 있던 사람이 유공자 등 의료보호대상자로 되었으나 건강보험의 적용배제신청을 보험자에게 하지 아니한 사람
② 제1항의 피부양자는 다음 각 호의 어느 하나에 해당하는 사람 중 직장가입자에게 주로 생계를 의존하는 사람으로서 소득 및 재산이 보건복지부령으로 정하는 기준 이하에 해당하는 사람을 말한다.
  1. 직장가입자의 배우자
  2. 직장가입자의 직계존속(배우자의 직계존속을 포함한다)
  3. 직장가입자의 직계비속(배우자의 직계비속을 포함한다)과 그 배우자
  4. 직장가입자의 형제·자매
③ 제2항에 따른 피부양자 자격의 인정 기준, 취득·상실시기 및 그 밖에 필요한 사항은 보건복지부령으로 정한다.

78 | ①

보건소의 기능 및 업무〈지역보건법 제11조〉

① 보건소는 해당 지방자치단체의 관할 구역에서 다음 각 호의 기능 및 업무를 수행한다.
  1. 건강 친화적인 지역사회 여건의 조성
  2. 지역보건의료정책의 기획, 조사·연구 및 평가
  3. 보건의료인 및 「보건의료기본법」 제3조 제4호에 따른 보건의료기관 등에 대한 지도·관리·육성과 국민보건 향상을 위한 지도·관리
  4. 보건의료 관련기관·단체, 학교, 직장 등과의 협력체계 구축
  5. 지역주민의 건강증진 및 질병예방·관리를 위한 다음의 지역보건의료서비스의 제공
     가. 국민건강증진·구강건강·영양관리사업 및 보건교육
     나. 감염병의 예방 및 관리
     다. 모성과 영유아의 건강유지·증진
     라. 여성·노인·장애인 등 보건의료 취약계층의 건강유지·증진
     마. 정신건강증진 및 생명존중에 관한 사항
     바. 지역주민에 대한 진료, 건강검진 및 만성질환 등의 질병관리에 관한 사항
     사. 가정 및 사회복지시설 등을 방문하여 행하는 보건의료 및 건강관리사업
     아. 난임의 예방 및 관리
② 보건복지부장관이 지정하여 고시하는 의료취약지의 보건소는 가정 및 사회복지시설 등을 방문하여 행하는 보건의료 및 건강관리사업 중 대통령령으로 정하는 업무를 수행할 수 있다.
③ 제2항 및 제3항에 따른 보건소 기능 및 업무 등에 관하여 필요한 세부 사항은 대통령령으로 정한다.

79 | ⑤

지역보건의료계획의 수립 등〈지역보건법 제7조 제1항〉 … 시·도지사 또는 시장·군수·구청장은 지역주민의 건강 증진을 위하여 다음 각 호의 사항이 포함된 지역보건의료계획을 4년마다 제3항 및 제4항에 따라 수립하여야 한다.
1. 보건의료 수요의 측정
2. 지역보건의료서비스에 관한 장기·단기 공급대책
3. 인력·조직·재정 등 보건의료자원의 조달 및 관리
4. 지역보건의료서비스의 제공을 위한 전달체계 구성 방안
5. 지역보건의료에 관련된 통계의 수집 및 정리

※ 지역보건의료계획의 세부 내용〈지역보건법 시행령 제4조〉

① 시·도지사 및 특별자치시장·특별자치도지사는 법 제7조 제1항에 따라 수립하는 지역보건의료계획(이하 "지역보건의료계획"이라 한다)에 다음 각 호의 내용을 포함시켜야 한다.
1. 지역보건의료계획의 달성 목표
2. 지역현황과 전망
3. 지역보건의료기관과 보건의료 관련기관·단체 간의 기능 분담 및 발전 방향
4. 법 제11조에 따른 보건소의 기능 및 업무의 추진계획과 추진현황
5. 지역보건의료기관의 인력·시설 등 자원 확충 및 정비 계획
6. 취약계층의 건강관리 및 지역주민의 건강 상태 격차 해소를 위한 추진계획
7. 지역보건의료와 사회복지사업 사이의 연계성 확보 계획
8. 의료기관의 병상(病床)의 수요·공급
9. 정신질환 등의 치료를 위한 전문치료시설의 수요·공급
10. 특별자치시·특별자치도·시·군·구(구는 자치구를 말하며, 이하 "시·군·구"라 한다) 지역보건의료기관의 설치·운영 지원
11. 시·군·구 지역보건의료기관 인력의 교육훈련
12. 지역보건의료기관과 보건의료 관련기관·단체 간의 협력·연계
13. 그 밖에 시·도지사 및 특별자치시장·특별자치도지사가 지역보건의료계획을 수립함에 있어서 필요하다고 인정하는 사항
② 시장·군수·구청장은 지역보건의료계획에 다음 각 호의 내용을 포함시켜야 한다.
1. 제1항 제1호부터 제7호까지의 내용
2. 그 밖에 시장·군수·구청장이 지역보건의료계획을 수립함에 있어서 필요하다고 인정하는 사항

80 | ④

마약류취급자가 아닌 자의 마약류 취급 금지〈마약류 관리에 관한 법률 제4조〉
① 마약류취급자가 아니면 다음 각 호의 어느 하나에 해당하는 행위를 하여서는 아니 된다.
1. 마약 또는 향정신성의약품을 소지, 소유, 사용, 운반, 관리, 수입, 수출, 제조, 조제, 투약, 수수, 매매, 매매의 유인·권유·알선 또는 제공하는 행위
2. 대마를 재배·소지·소유·수수·운반·보관 또는 사용하는 행위
3. 마약 또는 향정신성의약품을 기재한 처방전을 발급하는 행위
4. 한외마약을 제조하는 행위
② 제1항에도 불구하고 다음 각 호의 어느 하나에 해당하는 경우에는 마약류취급자가 아닌 자도 마약류를 취급할 수 있다.
1. 이 법에 따라 마약 또는 향정신성의약품을 마약류취급의료업자로부터 투약받아 소지하는 경우
2. 이 법에 따라 마약 또는 향정신성의약품을 마약류소매업자로부터 구입하거나 양수(讓受)하여 소지하는 경우
3. 이 법에 따라 마약류취급자를 위하여 마약류를 운반·보관·소지 또는 관리하는 경우
4. 공무상(公務上) 마약류를 압류·수거 또는 몰수하여 관리하는 경우
5. 마약류 취급 자격 상실자 등이 마약류취급자에게 그 마약류를 인계하기 전까지 소지하는 경우
6. 의료 목적으로 사용하기 위하여 대마를 운반·보관 또는 소지하는 경우
7. 그 밖에 총리령으로 정하는 바에 따라 식품의약품안전처장의 승인을 받은 경우
③ 마약류취급자는 이 법에 따르지 아니하고는 마약류를 취급하여서는 아니 된다. 다만, 대통령령으로 정하는 바에 따라 식품의약품안전처장의 승인을 받은 경우에는 그러하지 아니하다.
④ 제2항 제3호에 따라 대마를 운반·보관 또는 소지하려는 자는 특별자치시장·시장(「제주특별자치도 설치 및 국제자유도시 조성을 위한 특별법」에 따른 행정시장을 포함한다. 이하 같다)·군수 또는 구청장(자치구의 구청장을 말한다. 이하 같다)에게 신고하여야 한다. 이 경우 특별자치시장·시장·군수 또는 구청장은 그 신고 받은 내용을 검토하여 이 법에 적합하면 신고를 수리하여야 한다.
⑤ 제4항 전단에 따른 신고 절차 및 대마의 운반·보관 또는 소지 방법에 관하여 필요한 사항은 총리령으로 정한다.

81 | ④

① 분실 역시 사고 마약류에 해당한다.
② 5일 이내에 이루어져야 한다.
③ 수사기관이 발급하는 증명서를 첨부한다.
⑤ 마약류의 변질, 부패, 파손은 증명서류를 첨부하지 아니한다.

* 사고마약류 등의 처리〈마약류 관리에 관한 법률 시행규칙 제23조〉

① 마약류취급자 또는 마약류 취급 승인자가 법 제12조 제1항에 따라 사고마약류의 보고를 하고자 하는 경우에는 그 사유가 발생한 것을 안 날부터 5일 이내에 별지 제25호 서식에 따른 보고서(전자문서로 된 보고서를 포함한다)에 그 사실을 증명하는 서류(전자문서를 포함한다)를 첨부하여 지방식품의약품안전청장, 시·도지사 또는 시장·군수·구청장에게 제출하여야 한다. 다만, 법 제12조 제1항 제3호의 사유가 발생하여 보고하는 경우에는 그 사실을 증명하는 서류를 첨부하지 아니한다.
② 제1항의 규정에 의하여 사고마약류의 보고를 받은 지방식품의약품안전청장, 시·도지사 또는 시장·군수·구청장은 이를 식품의약품안전처장에게 보고하여야 한다.
③ 제1항의 사실을 증명하는 서류(전자문서를 포함한다)는 다음의 기관에서 발급하는 서류에 한한다.
  1. 법 제12조 제1항 제1호의 사유 : 관할 시·도지사
  2. 법 제12조 제1항 제2호의 사유 : 수사기관
④ 마약류취급자 또는 마약류 취급 승인자는 법 제12조 제2항에 해당하는 사고마약류 등을 폐기하려는 때에는 별지 제26호 서식에 따른 신청서(전자문서로 된 신청서를 포함한다)를 지방식품의약품안전청장, 시·도지사 또는 시장·군수·구청장에게 제출하여야 한다.
⑤ 제4항에 따른 폐기신청을 받은 지방식품의약품안전청장, 시·도지사 또는 시장·군수·구청장은 해당 폐기처분대상 마약류가 법 제12조 제2항에 해당하는지 여부 등을 관계 공무원 참관하에 확인한 후 이를 영 제21조의 어느 하나에 해당하는 폐기방법에 따라 폐기처분하여야 한다.
⑥ 제5항에 따라 마약류를 폐기처분한 지방식품의약품안전청장, 시·도지사 또는 시장·군수·구청장은 별지 제27호 서식에 따른 보고서(전자문서로 된 보고서를 포함한다)를 지체 없이 식품의약품안전처장에게 제출하여야 한다.

82 | ⑤

① 1병상 이상 확보하여야 한다.
② 예비 병상의 사용은 응급실을 전담하는 의사가 입원을 의뢰한 응급 환자에 한정된다.
③ 예비 병상의 수는 허가받은 병상 수의 100분의 1 이상이다.
④ 10병상이다.

* 예비병상의 확보 및 유지〈응급의료에 관한 법률 시행규칙 제20조〉

① 응급의료기관이 법 제33조의 규정에 따라 확보하여야 하는 예비 병상의 수는 「의료법」 제33조 제4항에 따라 허가받은 병상 수의 100분의 1 이상(병·의원의 경우에는 1병상 이상)으로 한다.
② 응급의료기관은 응급실을 전담하는 의사(이하 "전담의사"라 한다)가 입원을 의뢰한 응급환자에 한하여 제1항에 따른 예비 병상을 사용하게 해야 한다. 다만, 최근의 응급 환자 발생 상황과 다음 날의 예비병상 확보가능성 등을 고려하여 매일 오후 10시 이후에는 응급실에 있는 응급환자 중 입원 등의 필요성이 더 많이 요구되는 환자의 순으로 예비 병상을 사용하도록 할 수 있다.

83 | ②

① 국가와 지방자치단체이다.
③ 공공보건의료기관이 중심적 역할을 할 수 있도록 시책을 강구한다.
④ 산업 보건의료는 국가가 단독으로 주관한다.
⑤ 주요 질병 관리체계에 대한 설명이다.

* 평생국민건강관리사업〈보건의료기본법 제31조〉

① 국가와 지방자치단체는 생애주기(生涯週期)별 건강상 특성과 주요 건강위험 요인을 고려한 평생국민건강관리를 위한 사업을 시행하여야 한다.
② 국가와 지방자치단체는 공공보건의료기관이 평생국민건강관리사업에서 중심 역할을 할 수 있도록 필요한 시책을 강구하여야 한다.
③ 국가와 지방자치단체는 평생국민건강관리사업을 원활하게 수행하기 위하여 건강지도·보건교육 등을 담당할 전문인력을 양성하고 건강관리정보체계를 구축하는 등 필요한 시책을 강구하여야 한다.

* 여성과 어린이의 건강 증진〈보건의료기본법 제32조〉

국가와 지방자치단체는 여성과 어린이의 건강을 보호·증진하기 위하여 필요한 시책을 강구하여야 한다. 이 경우 여성의 건강증진시책에 연령별 특성이 반영되도록 하여야 한다.

※ 보건의료〈보건의료기본법 제36조〉
국가는 근로자의 건강을 보호·증진하기 위하여 필요한 시책을 강구하여야 한다.

84 | ⑤

⑤ 「호스피스·완화의료 및 임종과정에 있는 환자의 연명의료결정에 관한 법률」 제18조(환자의 의사를 확인할 수 없는 경우의 연명의료중단등결정 제1항)

① 의료기관의 장은 연명의료중단 등 결정 및 그 이행에 관한 기록을 연명의료중단 등 결정 이행 후 10년 동안 보존하여야 한다〈호스피스·완화의료 및 임종과정에 있는 환자의 연명의료결정에 관한 법률 제20조(기록의 보존)〉.

② 담당의사는 연명의료중단 등 결정을 이행하는 경우 그 과정 및 결과를 기록(전자문서로 된 기록을 포함한다)하여야 한다〈호스피스·완화의료 및 임종과정에 있는 환자의 연명의료결정에 관한 법률 제19조(연명의료중단 등 결정의 이행 등) 제4항〉.

③ 담당의사가 연명의료중단 등 결정의 이행을 거부할 때에는 해당 의료기관의 장은 윤리위원회의 심의를 거쳐 담당의사를 교체하여야 한다. 이 경우 의료기관의 장은 연명의료중단 등 결정의 이행 거부를 이유로 담당의사에게 해고나 그 밖에 불리한 처우를 하여서는 아니 된다〈호스피스·완화의료 및 임종과정에 있는 환자의 연명의료결정에 관한 법률 제19조(연명의료중단 등 결정의 이행 등) 제3항〉.

④ 연명의료중단 등 결정 이행 시 통증 완화를 위한 의료행위와 영양분 공급, 물 공급, 산소의 단순 공급은 시행하지 아니하거나 중단되어서는 아니 된다〈호스피스·완화의료 및 임종과정에 있는 환자의 연명의료결정에 관한 법률 제19조(연명의료중단 등 결정의 이행 등) 제2항〉.

85 | ②

부적격 혈액의 범위 및 혈액·혈액제제의 적격 여부 판정 기준〈혈액관리법 시행규칙 [별표1] 제2조 관련〉

1. 채혈과정에서 응고 또는 오염된 혈액 및 혈액제제
2. 다음의 혈액선별검사에서 부적격기준에 해당되는 혈액 및 혈액제제

검사 항목 및 검사 방법		부적격 기준
B형 간염검사	B형간염표면항원(HBsAg) 검사	양성
	B형간염바이러스(HBV) 핵산증폭검사	양성
C형 간염검사	C형간염바이러스(HCV) 항체 검사	양성
	C형간염바이러스(HCV) 핵산증폭검사	양성
후천성 면역 결핍증 검사	사람면역결핍바이러스(HIV) 항체 검사	양성
	사람면역결핍바이러스(HIV) 핵산증폭검사	양성
사람T세포 림프친화 바이러스 검사 (혈장성분은 제외한다)	사람T세포림프친화바이러스(HTLV) Ⅰ형/Ⅱ형 항체 검사 (혈장성분은 제외한다)	양성
매독검사		양성
간기능검사		101 IU/L 이상

3. 채혈금지 대상자 기준 중 감염병 요인, 약물 요인 및 선별검사결과 부적격 요인에 해당하는 자로부터 채혈된 혈액 및 혈액제제
4. 심한 혼탁을 보이거나 변색 또는 용혈된 혈액 및 혈액제제
5. 혈액용기의 밀봉 또는 표지가 파손된 혈액 및 혈액제제
6. 보존기간이 경과한 혈액 및 혈액제제
7. 그 밖에 안전성 등의 이유로 부적격 요인에 해당한다고 보건복지부장관이 정하는 혈액 및 혈액제제

제 05 회 정답 및 해설

1교시

국가고시 고난도 모의고사 제 05 회

성인간호학

1	①	2	④	3	③	4	④	5	③
6	⑤	7	①	8	⑤	9	⑤	10	⑤
11	②	12	④	13	⑤	14	④	15	③
16	⑤	17	②	18	③	19	⑤	20	③
21	①	22	③	23	③	24	⑤	25	①
26	③	27	③	28	②	29	③	30	②
31	④	32	③	33	⑤	34	②	35	②
36	③	37	⑤	38	①	39	④	40	①
41	②	42	②	43	④	44	①	45	⑤
46	①	47	⑤	48	⑤	49	⑤	50	②
51	⑤	52	②	53	③	54	⑤	55	④
56	③	57	④	58	④	59	⑤	60	⑤
61	②	62	①	63	②	64	⑤	65	⑤
66	④	67	②	68	①	69	③	70	④

모성간호학

71	③	72	④	73	①	74	①	75	②
76	⑤	77	⑤	78	①	79	④	80	⑤
81	①	82	③	83	④	84	④	85	①
86	④	87	⑤	88	③	89	①	90	④
91	②	92	②	93	②	94	④	95	③
96	①	97	④	98	④	99	⑤	100	①
101	①	102	②	103	②	104	②	105	③

성인간호학

1 | ①

①③ 해당 증상은 급성 용혈성 수혈 부작용이다. 급성 용혈성 수혈 부작용이 나타나면 즉시 수혈을 중단해야 한다. 이후 혈압 유지를 위해 식염수를 정맥 주입, 혈액 분석을 위해 남은 혈액과 환자의 혈액을 채혈하여 혈액은행으로 보낸다.
② 신부전이 발생할 경우 투석을 시행한다.
④ 두드러기, 천식, 가려움 등 알레르기 반응이 일어날 경우 잠시 수혈을 중단하고 항히스타민제를 투여한다.
⑤ 발열성 비용혈성 수혈 부작용 시 백혈구 제거 혈액제제를 고려한다.

2 | ④

④ 심방조동 : 심방 내 이소성 심박조절자나 빠른 회귀전도로 생성된다. 심실파형은 규칙적이며 톱니모양의 빠른 심방파형이 나타난다. 빈맥 조절을 위한 도페틸리드, 이부틸리드, 베타차단제, 아미오다론, 칼슘차단제를 투여하며 약물치료에 뚜렷한 호전이 없는 경우 전기적 심장리듬 전환술을 적용하기도 한다.
① 동성서맥 : 동방결절이 60회/min 미만의 상태로 P파 모양은 같고, QRS군 간격도 정상이나 QRS군 앞에 P파가 선행한다. 심박출량 감소로 인한 증상이 나타나면 아트로핀을 투여한다.
② 동성빈맥 : 심장박동이 100회/min 이상으로 동방결절의 규칙적인 리듬이 원인이다. P파 모양은 같고, QRS군 간격도 정상이나 QRS군 앞에 P파가 선행한다. 교감신경계 자극 증가 또는 미주신경 자극 감소로 발생한다. 심박동 조절을 위해 베타차단제, 칼슘차단제를 투여한다.
③ 심방세동 : 노인에게 흔히 발생하며 심방의 이소성 부분에서 350 ~ 600회/min의 흥분이 생성되어 심방이 제대로 수축되지 않는 상태이다. 비정상적인 P파가 나타나며 심방울혈로 혈전을 형성시킬 가능성이 많아 뇌졸중 발병위험을 높인다. 베타차단제, 칼슘차단제, 아미오다론, 디지털리스 제제가 투여된다.
⑤ 심방조기수축 : 동방결절이 아닌 심방의 다른 부위에서 박동이 생성되어 정상리듬이 깨진 상태이다. P파가 조기에 나타나지만 정상 동성 P파와 다르다.

3 | ③

영양상태 사정 시 신장과 체중의 변화를 확인하며 요비중 선별검사를 하고 피하지방 저장률, 총철결합능력, 트랜스페린 포화도, 단백질, 알부민, 적혈구 용적률, 혈색소, 전해질 등을 측정한다. 피하지방 저장률 측정 시 삼두근 피하지방주름 두께를 측정하는데, 어깨와 팔꿈치 사이 피부와 피하지방의 절반 정도를 잡고 캘리퍼로 측정한다.

4 | ④

세포내액의 감소는 탈수로 쉽게 발전될 가능성이 높으므로 탈수와 관련된 체액 부족이 가장 올바른 간호진단이라 할 수 있다.

5 | ③

①②③⑤ 안압 상승 방지를 위해 머리를 30° 정도 올리고 수술하지 않은 쪽으로 눕게 하며, 필요시 배변완화제를 투여한다. 또한, 기침 및 재채기를 최소한으로 하도록 하고 고개를 숙이지 않도록 한다. 부드러운 식사 제공도 안압 상승을 예방하는 방법 중 하나이다.
④ 백내장 수술 후 제일 우선적으로 간호해야 할 것은 안압 상승 예방이다. 통증 조절은 안압 상승 예방 다음으로 중재해야 할 문제다.

6 | ⑤

⑤ 대량 출혈로 인한 저혈량성 쇼크가 의심되는 상황에서 가장 우선적으로 정맥로 확보 후 수액을 빠르게 투여하여 순환혈류량을 보전해야 한다. 혈압 저하와 장기 관류 저하를 막기 위한 빠른 수액 공급이 핵심이다.
① 대상자의 전반적인 활력징후 사정은 중요하지만, 출혈성 쇼크가 의심되는 응급 상황에서는 우선순위가 아니다. 체온 측정은 급하지 않은 사정 항목이다.
② 저혈압과 맥박 증가 등의 순환기적 이상이 있는 상황에서 산소 공급은 필요할 수 있으나, 순환혈류량 자체가 부족한 경우에는 먼저 혈류량을 회복시키는 처치가 우선이다. 따라서 1차적 중재는 아니다.
③ 의식 수준은 쇼크의 진행 정도를 평가하는 지표이지만, 생명 유지와 직결된 순환기적 지지보다 우선순위는 낮다. 수액 공급이 선행되어야 한다.
④ 수혈이 필요한 상황을 대비해 혈액형 검사는 필요하지만, 이 또한 응급 상황에서는 즉각적인 생명 유지 조치보다 후순위이다.

7 | ①

① 강제 호기 운동은 기도 내 분비물 제거와 폐 환기 개선, 폐 합병증 예방에 중요한 호흡 재활 기법이다. 특히 만성 호흡기 질환자에게는 반드시 교육되어야 할 내용이다.
② 인플루엔자 예방접종은 호흡기 질환자에게 강력히 권장되며, 감염 예방을 통해 증상 악화를 막는 데 중요한 역할을 한다.
③ 미세먼지나 황사 시기에는 창문을 닫는 것이 필요할 수 있으나, 일상적으로는 적절한 환기를 통해 공기 중 오염 물질과 세균을 줄이는 것이 중요하다. 무조건 실내에 머무는 것은 폐기능에 오히려 해롭다.
④ 흡연은 호흡기 질환의 발병 요인일 뿐만 아니라, 이미 진단받은 환자의 증상 악화 및 예후에도 매우 부정적인 영향을 준다. 금연 교육은 핵심 중재 항목이다.
⑤ 자가 관리와 약물 순응도도 중요하지만, 환경적 요인(미세먼지, 온습도, 흡연, 곰팡이 등)은 질환 유발 및 악화의 중요한 요소이므로 비교적으로 경시해서는 안 된다. 두 요소 모두 병행되어야 한다.

8 | ⑤

⑤ 개방형 질문으로 대상자를 분명히 확인해야 하는 것은 정확한 대상자 확인이다. 정확한 약을 확인하기 최소 3번 이상 확인해야 한다.
① 약의 이름과 유효기간을 확인한다.
② 적절한 작용 시간에 맞춰 투여해야 최대의 효과를 얻을 수 있고 부작용을 최소화 할 수 있어 이를 확인하고 지켜야 한다.
③ 연령과 성별, 체중과 작용시간, 약물 농도, 투여횟수를 확인한다.
④ 근육주사인지 정맥주사인지, 경구투여인지에 대해 정확하게 확인한다.

9 | ⑤

① 수두보다 전염성이 약하다.
② 수포는 편측성으로 발생하며 비대칭적이다.
③ 항바이러스제제, 진통제, 해열제, 항히스타민제를 복용한다.
④ 면역된 숙주에게 일어나는 면역반응이다.

10 | ⑤

③⑤ 1회 식사량은 적게 자주 먹는 것으로 교육하고 하루 4~5번에서 7~8번 식사를 나눠하도록 권유한다. 음식물은 10번 이상 꼭꼭 씹어 천천히 삼키는 것이 중요하며, 식사 시간을 30분 이상 걸리도록 해야 함을 설명한다.
① 자기 전에는 음식을 제한하며 담즙역류 증상이 있을 경위 취침 2~3시간 전부터 금식하도록 한다.
②④ 식사 중 물은 반 컵 이하로 제한하고 국물과 함께 하는 식사를 제한하도록 한다.

※ 위공장문합술(billrth Ⅱ)

위아전절제술을 하고 공장에 개구부를 만들어 남아있는 위와 공장을 문합하는 수술이다. billrth Ⅰ에 비하여 남는 위의 크기는 작지만 십이지장 궤양을 완화시킬 수 있으며 십이지장 자극을 감소시켜 담즙이 공장으로 흐르도록 한다. 위의 중간부위에 암이 있는 경우 시행한다. 수술 후 덤핑증후군이 발생할 수 있는데 초기 덤핑증후군은 식후 30분 전후로 심계항진 및 땀 흘림, 무기력, 복통, 설사, 구토를 동반한다.

11 | ②

② 흡기용적 : 정상 호기 후 최대로 들이마실 수 있는 공기량으로 정상치는 3,500L이다.
① 잔기량 : 최대 호기 후 폐 내에 남아있는 공기량으로 정상치는 1,500ml이다.
③ 예비흡기량 : 정상 흡기 후 더 들이마실 수 있는 공기량으로 정상치는 3,000ml이다.
④ 호기예비량 : 정상 호기 후 더 내쉴 수 있는 공기량으로 정상치는 1,000ml이다.
⑤ 일회호흡량 : 안정 시 1회 호흡으로 들이마시거나 내쉬는 공기량으로 정상치는 500ml이다.

12 | ④

④ atropine(아트로핀), glycopyrrolate(글리코피롤레이트), scopolamine(스코폴라민)은 항콜린제로 구강과 호흡기계의 분비물을 감소시켜 전신마취 전 기관 내 삽관을 용이하게 하고 서맥을 예방하기 위해 투약한다.
① 수술 종류와 대상자의 상태에 따라 수술 전 예방적 항생제를 투약한다.
② 수술 후 오심과 구토를 방지하기 위해 항구토제를 투약한다.
③ 불안감을 감소시키고 진정을 유도하기 위해 benzodia zepines(벤조디아제핀)와 같은 진정제를 투약한다.
⑤ 생리적 스트레스 상황인 수술로 인해 위-십이지장 궤양이 발생하는 것을 예방하기 위해 위산생성을 줄여주는 히스타민 수용체 길항제를 투약한다.

13 | ⑤

⑤ 하루 1,500mg 이상의 칼슘을 섭취하도록 한다. 칼슘이 풍부한 음식에는 우유, 치즈, 녹황색 채소, 멸치 등이 있다. 칼슘의 흡수를 돕기 위해 비타민D의 적절한 섭취도 중요하다. 햇빛에 자주 노출시키고 집에만 있는 경우 곡류, 달걀, 버터, 간유, 강화우유와 같은 비타민D가 풍부한 음식을 섭취한다.
① 단단한 매트리스를 사용하도록 한다.
② 장기간의 부동 상태는 골 형성을 억제하고 골 흡수를 증가시키기 때문에 근력강화운동이나 체중부하운동을 격려한다. 낙상으로 인한 골절을 예방하기 위해 침상 난간을 올리고 안전한 환경을 제공한다.
③ 볼링이나 승마와 같은 운동은 척추에 부담을 주기 때문에 피한다.
④ 고단백 식이는 뼈에서 칼슘 배설을 증가시키므로 적절한 양의 단백질을 섭취한다.

14 | ④

④ 면역기능이 저하되어 있고 감염에 취약하기 때문에 사람이 많이 모이는 곳은 피하도록 한다.
① 햇빛에 노출되었을 때 발진이 악화되기 때문에 외출 시 자외선을 차단하고 햇빛 노출은 피한다.
② 손과 발이 차가운 환경에 노출되었을 경우 혈관경련으로 인해 심한 통증이 발생한다.
③ 관절통이 심한 경우 운동보다는 휴식과 안정을 취하도록 한다.
⑤ 스테로이드는 의사와 상의하여 서서히 중단해야 하며 보통 증상이 호전되더라도 질병이 악화되는 것을 예방하기 위해 유지용량을 투여한다.

＊ 전신 홍반 루푸스

발열, 피로감, 식욕부진, 체중감소가 나타나고 얼굴에 나비모양 발진, 탈모와 함께 관절염이 발생한다. 만성 진행성 염증성 결체조직질환으로 혈액과 조직에 면역복합체를 만들어 염증을 일으키고 조직에 광범위한 손상을 초래한다. 신장 침범은 치명적이며 혈뇨, 단백뇨, 전신부종, 소변량 감소가 나타난다. 이외에도 중추신경계와 심장을 침범하여 심낭염, 마비, 발작, 두통 등을 초래할 수 있다.

15 | ③

동맥경화증은 당뇨가 있는 환자에게 흔히 발생하며 심장에서 나오는 큰 혈관이 영향을 받는 죽상경화증과는 달리 심장에서 가장 멀리 있는 작은 혈관이 주로 영향을 받게 된다. 동맥조영술과 방사선검사로 동맥경화증을 진단할 수 있으며 진동검사에서는 다른 수준에서의 동맥 맥박을 사정할 수 있다. 표면 온도가 진단 척도로 사용되기 위해서는 최소 1시간 동안 따뜻하고 안정된 환경에서 머물게 해야 하며 동맥경화증의 치료에는 혈관 확장제 사용, 안정, 따뜻함 유지, 버거 – 앨런 운동 등이 있다.

16 | ⑤

⑤ 경정맥 배액 및 정맥순환계로의 유입을 돕기 위해 침상머리를 30°상승시킨다.
① 흡인은 기침반사를 자극하여 두개내압을 상승시키기 때문에 가능하면 짧게, 10초 미만으로 시행한다.
② 두개내압 상승을 예방하기 위해 수분 섭취를 제한한다. 정맥수액은 식염수나 고장성 용액을 사용한다.
③ 등척성운동은 혈압을 높이고 두개내압을 상승시키기 때문에 금한다.
④ 기침, 배변 시 힘주기로 인한 valsalva maneuver은 두개내압을 상승시키므로 금한다.

17 | ②

② 상지 기능은 완전하여 독자적 수행이 가능하고 휠체어 이용이 가능하다. 독자적으로 간헐적 단순 도뇨를 시행하여 소변 배출이 가능하다.
①③④⑤ 경추수준의 척수 손상에서 나타난다. 특히 C1 ~ 4 척수 손상 시 경부 이하의 모든 운동기능과 감각기능을 상실하고 횡격막 신경의 손상으로 호흡장애가 발생하기 때문에 기관절개관 및 인공호흡기 치료가 필요하다.

18 | ③

방광의 벽이 자극되거나, 경련으로 일어나는 요실금으로 갑작스러운 배뇨를 일으키는 것은 절박성 요실금에 해당 된다. 요로 감염이나 전립선비대, 골반종양에 의해 발생된다.

19 | ⑤

사구체신염에서 간호중재는 항생제 투여 및 단백질과 나트륨 식이 제한, 수분 섭취 권장과 배설에 대한 관찰과 기록이 기본적으로 이루어진다.

20 | ③

①③ 2~3주간 지속적으로 투약 시 전염성이 없어지나 결핵균은 증식 속도가 느리고 일부는 간헐적 증식을 하기 때문에 결핵균을 모두 살균하고 균의 활동을 정지시키기 위해서는 6개월 이상 약물복용을 지속해야 한다.
② 항결핵제의 약제 내성을 예방하기 위해 처방에 따라 여러 가지 항결핵제를 동시에 복용한다.
④ 약제의 최대 효과를 위해 하루에 한 번 공복에 복용한다.
⑤ Isoniazid의 주요 부작용은 말초신경염과 간독성으로 주기적으로 간 기능검사를 시행하고 예방적으로 pyridoxine을 투여한다. Rifampin을 투약하는 경우 소변, 땀, 눈물, 객담 등 분비물 색이 오렌지색으로 변색될 수 있음을 알려준다.

21 | ①

요산이 혈액 내에 과도하게 축적되어 발생하는 질환이 통풍이며, 요산 결정체는 심각한 통증 및 관절의 압통, 열감, 발적, 주변 조직의 부종을 발생시킨다.

22 | ③

③ 황달, 피로감, 오심을 호소하며 HBsAg(+), HBeAg(+), Anti-HBc IgM(+)이고 간효소인 AST, ALT가 상승한 것으로 보아 현재 급성 B형간염 상태를 의미한다. 출혈위험성이 증가하므로 소변, 대변, 점막, 피부의 출혈 증상을 관찰한다.
① 담즙산염이 피부에 축적되어 소양증이 나타난다. 소양증 완화를 위해 미지근한 물이나 전분으로 목욕하고 크림과 로션을 사용하여 피부가 건조해지는 것을 막는다.
② 피로감을 호소하는 급성기에는 침상안정 시키고 휴식을 격려한다.
④ 저지방, 적절한 양의 단백질, 고칼로리, 고탄수화물 식이를 제공한다.
⑤ B형간염은 혈액, 체액에 접촉, 성적접촉, 손상된 피부와 점막을 통해 전파되기 때문에 사용한 주사침은 뚜껑을 닫지 않고 폐기한다. 또한 혈액이나 체액에 접촉 시 장갑을 착용하고 공동으로 면도기와 칫솔을 사용하지 않는다.

23 | ③

피로, 권태감, 식욕부진, 창백함, 기억력감소, 사지의 무감각과 저림은 비타민B_{12} 결핍성빈혈의 증상에 해당한다. 비타민B_{12} 결핍성빈혈은 악성빈혈이라 하며 위 점막의 위축으로 인해 위벽세포에서 분비되는 내적인자가 분비되지 않아 발생한다. 내적인자는 비타민B_{12}와 결합하여 회장에서 비타민B_{12}가 흡수되도록 돕는다. 악성빈혈의 원인은 위벽세포의 손실, 위암, 위절제술, 회장에서 비타민B_{12} 흡수장애 등이다. 비타민B_{12}가 결핍되면 적혈구 막이 얇아져 적혈구가 쉽게 파괴되기 때문에 빈혈이 발생한다. 악성빈혈은 평생 비타민B_{12}를 투여해야 하며 비타민B_{12}가 많이 함유된 쇠고기, 닭고기, 계란, 우유, 간, 내장 등을 섭취하도록 교육한다.

24 | ⑤

운동 장애와 관련된 간호진단으로는 자가간호결핍, 만성 자긍심 저하, 낙상의 위험성, 신체 손상 위험성, 성문제 호소, 피부 손상, 사회적 상호작용 장애, 삼킴 장애로 인한 영양불균형, 구강 점막의 손상, 무력감 등이 있다.

25 | ①

뇌졸중은 고혈압, 중증 동맥경화증, 통풍이나 빈혈, 당뇨, 심근경색증 및 탈수 환자에게서 발생 위험성이 증가한다. 우선시되어야 할 간호 중재로는 환자의 기도유지다.

26 | ③

파킨슨 질환에서 진전을 조절하기 위해 항콜린제가 사용될 수 있다. 항콜린제는 녹내장을 악화시킬 수 있으며, 또한 일시적인 무뇨증을 일으키기도 한다.

27 | ③

의식이 완전히 회복되지 않은 환자가 구토를 할 경우, 가장 중요한 간호문제는 기도 보호이다. 이 상황에서는 구토물의 기도 흡인 위험이 매우 높아 기도 폐쇄, 흡인성 폐렴, 저산소증 등의 심각한 합병증이 발생할 수 있다. 따라서 다른 생리적 변화보다 흡인을 방지하는 간호가 최우선이다.

28 | ②

간경화에서 알부민 수치가 감소하면 혈장 삼투압 저하로 인해 체액이 혈관 밖으로 빠져나가 복강 내에 복수가 고인다. 복부 팽만, 말초 부종, 급격한 체중 증가 등은 전형적인 복수 증상이다. 혈뇨, 빈뇨, 체열 상승, 기침은 간기능 저하와 직접적인 관련이 없다.

---
* **혈청 알부민 정상 범위**

혈청 알부민의 정상 범위는 3.5 ~ 5.0g/dL이다. 3.5g/dL 미만이면 저알부민혈증으로 간주하며, 이는 간경변증, 영양결핍, 신증후군, 만성질환 등에서 흔히 나타난다. 2.5g/dL 이하로 떨어지면 부종, 복수, 저혈압, 약물 결합력 저하 등의 임상증상 위험이 급격히 증가한다.

29 | ③

당화혈색소 검사는 혈액 내 당화헤모글로빈의 양을 측정하고 당뇨 조절의 효과를 관찰하는 데 사용된다. 6 ~ 12주 이상의 기간 동안 환자의 혈액 혈당 조절 평균치를 제공한다.

30 | ②

탈구 예방을 위해 외전 베개를 적용한다. 이 외에도 고관절 탈구 예방을 위해서는 4 ~ 6주간 과도한 내회전이나 내전, 90° 굴곡을 피해야 한다.

31 | ④

포타슘은 세포 내 삼투질 농도를 조절한다. 나트륨을 많이 섭취하면 포타슘의 손실이 증가한다. 신경자극의 전도와 골격근, 심장 및 평활근의 수축을 돕는다. 세포 대사에서 효소 활동과 간에 글리코겐의 저장을 도우며 산 – 염기 균형을 유지하는 데 기여하는 알칼리증을 교정하기 위해, 수소 이온은 세포 밖으로 이동하고 포타슘 이온이 세포 내로 이동하여 혈청 포타슘의 농도는 낮아진다. 산증일 때는 포타슘이 세포 밖으로 나와 세포외 액의 포타슘 농도가 높아지며, 체내 정상 포타슘 농도는 3.5 ~ 5mEq/L이다.

32 | ③

부갑상샘은 칼슘대사에 관여한다. 저칼슘혈증에서는 강직현상, 심전도검사에서 QT 간격이 넓어지는 증상이 관찰된다. 심계항진, 부정맥, 약한 맥박, 저혈압, 심부전 증상 및 호흡곤란, 후두연축, 천명, 장운동의 증가 및 설사, 병리적 골절이 관찰된다. 또 혈청 내 칼슘의 손실로 Ca^+ 4.5mEq/L 이하로 관찰된다.

33 | ⑤

세포외액량의 결핍은 혈관 내의 체액과 간질액이 감소된 상태로 흔히 탈수라고 한다. 혈관 내 체액량이 감소(저혈량증)를 일으키며 심각한 수분 불균형으로 고삼투질 체액량 결핍으로 수분이 전해질 손실보다 많은 경우, 등삼투질 액량 결핍으로 수분과 전해질(나트륨)이 동일비율로 손실된 상태, 흔하지는 않지만 저장성 체액량 결핍으로 전해질손실이 수분의 손실보다 많은 경우가 있다.

34 | ②

② 혈소판이 감소한 경우 출혈 경향이 증가하므로 출혈증상을 관찰하고 출혈을 예방해야 한다. 손상을 예방하기 위해 침대난간에 패드를 대어주고 과격한 운동이나 발치는 제한한다. 면도를 할 때는 전기면도기를 사용하고 보행 시 편안하고 튼튼한 신발을 신도록 한다. 코를 세게 풀거나 후비지 않도록 한다.
①⑤ 직장체온측정, 근육주사, 좌약, 관장, 탐폰이나 질정사용을 피한다.
③ 아스피린과 항응고제는 출혈경향을 증가시키므로 사용을 제한하고 발열 시 아세트아미노펜을 투약한다.
④ 부드러운 칫솔을 사용하여 구강간호를 시행하고 출혈위험이 높은 경우 생리식염수로 구강을 세척한다.

35 | ②

정맥압 상승, 약해진 심음, 혈압 하강은 심장압전의 중요 3징후다. 심장압전은 응급상황으로 즉각적인 치료가 필요하다. 심장막 천자를 시행하여 심막강으로부터 액체를 빨리 제거해야 한다.

36 | ③

심근경색 시 ECG는 ST분절 상승(급성 심근허혈에서 심근경색으로의 진행 의미) 또는 ST분절 하강(혈루 흐름 회복, 심실 후벽 허혈 의미), 이상 Q파(심근 괴사 의미), T파 역전(심근허혈이 원인)이 나타난다.

37 | ⑤

⑤ 급성천식발작 환자에게 속효성 β_2 - agonist 흡입제를 우선적으로 투약한다. 속효성 β_2 -agonist은 기관지 평활근을 이완시켜 호흡곤란을 완화시킨다. 속효성 β_2 - agonist에는 albuterol, terbutaline이 있다.
①③④ 속효성 β_2 - agonist 투약 후 기도 내 염증 감소를 위해 스테로이드, 비만세포 안정제, 류코트리엔 완화제를 투여한다.
② 투여하는 약물이 아니다.

38 | ①

응급실에 내원한 환자의 부상, 질병 정도에 따라 분류하여 치료의 우선순위를 결정한다. 치료의 우선순위가 가장 높은 긴급상태의 환자는 즉각적인 응급처치를 받아야 생존이 가능한 상태로 기도폐쇄, 호흡부전, 심정지, 개방성 흉부 또는 복부열상, 긴장성 기흉, 연가양 흉곽, 심한 쇼크 및 대량 출혈, 경추손상, 50% 이상의 2~3도 화상 또는 기도화상 등이다.

39 | ④

④ 숨을 참은 상태에서 시행해야 횡격막이 파열되는 것을 예방한다.
① 간에 문제가 있는 경우 저단백 식이를 권장한다.
②③ 간 생검 시 검사 전 6시간 금식하며 혈액검사에서 PT, PTT, Hct, beeding time 등을 체크한다.
⑤ 수술 후 2시간 동안 우측위를 취하고 어깨통증을 관찰하며 비타민K를 투여하여 출혈을 예방한다.

40 | ①

C형간염은 수혈 후 감염이 90% 이상, 약물 남용으로 인한 주사기 공동 사용이 50%, 감염 경로가 불분명한 경우도 적지 않으나 대부분 혈액이나 체액을 통해 감염된다.

41 | ②

②③ 단기 기억상실이 먼저 나타나며, 오래된 기억은 비교적 잘 기억한다.
① 같은 행동을 2회 이상 반복하고 판단이나 추리를 할 수 없게 되며 불안과 조증, 우울 등의 감정 기복이 나타난다. 폭력적인 공격적인 언어를 사용하는 행동장애가 나타나기도 한다.
④ 본래 지니고 있던 성격이 달라져 다른 사람처럼 보이기도 한다.
⑤ 과거 능숙하게 했던 활동들은 제대로 수행하지 못한다.

42 | ②

공기 중 산소농도를 20%로 적용하며, 산소투여 1L = 4%의 산소농도가 적용된다. 따라서 1L/min의 산소를 주입하게 되면 FiO_2(흡인한 산소의 농도, 주입산소를 백분율로 나타낸 것)는 20% + 4% = 24%가 된다.

43 | ③

천식 환자는 차고 건조한 공기에서 천식발작이 호발되므로 온도와 습도를 적절히 조절하도록 한다.

44 | ①

천식, 만성 기관지염, 기도폐색의 질환에서 흔히 나타나는 호흡음은 천명음이며 좁아진 기도를 흐르는 공기로 인하여 '쉬쉬'하는 소리와 날카로운 소리가 특징이다.

45 | ⑤

⑤ 급성충수염의 통증은 복부중앙에서 시작하여 나중에는 McBurney point에서 반동성 압통이 나타난다. 반동성 압통은 McBurney point를 손으로 눌렀다 뗄 때 나타나는 통증을 의미한다. 또한 급성충수염에서 발열, 오심, 구토, 식욕부진, 설사를 동반할 수 있다.
① 담낭염에서 우측 늑골아래를 촉진 시 공기를 깊게 흡입하면 통증이 증가한다.
② 췌장염에서 나타나는 cullen's sign이다.
③ 췌장염에서 나타나는 tuner's sign이다.
④ 담낭염의 통증은 대개 우측 어깨나 견갑골로 방사된다.

46 | ①

심부정맥 혈전증 환자의 경우 혈전이 떨어져나가 색전증을 일으킬 위험이 높으므로 침상에서 절대안정을 취해야 한다.

47 | ⑤

조직의 대사 요구량이 감소되는 요인에는 안정 및 신체활동의 감소, 국소적인 냉적용이며, 대사 요구량이 감소될 때 혈관이 수축되고 혈류가 감소한다. 신체의 대사 요구 증가로 인해 혈관 확장이 이뤄지지 않는 경우 조직의 국소 빈혈이 발생한다.

48 | ③

③ digitalis는 심부전 환자의 심근수축력과 심박출량을 증가시키고 이뇨작용을 촉진하여 부종을 완화시킨다.
①② 저칼륨혈증은 digitalis 독작용을 가중시킬 수 있기 때문에 혈중 포타슘 수치를 관찰하며 포타슘 보충제나 식품으로 포타슘을 보충한다. furosemide 이뇨제는 부작용으로 저칼륨혈증을 유발할 수 있기 때문에 digitalis와 함께 복용하지 않는다.
④ 혈중 digitalis 약물 농도를 적정 수준으로 유지하기 위해 정기적으로 혈액검사가 필요하다. 혈중 digitalis 농도 검사를 시행하는 경우 채혈한 후 투약한다.
⑤ digitalis 독작용으로는 서맥, 전신권태, 식욕부진, 오심, 구토, 두통, 의식변화, 쇠약, 혼돈, 소변량 감소 등이 발생할 수 있다. 해당 증상이 나타날 경우 즉시 의사에게 알리고 투약을 중지한다. 서맥에 주의하며 투약 전 심첨맥박을 1분간 측정한다.

49 | ⑤

혈당이 높아진 경우 인슐린이 분비되어 포도당을 글리코겐 형태로 저장하게 된다. 혈당이 낮아진 경우 글루카곤이 분비되어 간에서 글리코겐을 분해하여 혈액내 포도당의 이용을 증가시킨다. 제1형 당뇨의 경우 췌장의 베타세포가 파괴로 인해 인슐린 분비가 불가하여 인슐린 의존성 당뇨병이라고도 하며, 제2형 당뇨병은 인슐린은 분비하나 이를 활용할 수가 없어 인슐린 비의존성 당뇨병이라 한다. 당뇨는 유전적 경향을 보인다.

50 | ②

① 정기적으로 간기능 검사를 모니터링해야 한다.
③ 식사 시간에 인슐린의 최대효과가 날수 있도록 투여를 계획하고 실행해야 하며 정확한 약물 투여 시간을 교육해야 한다.
④ 저혈당 증상을 사정하고 증상발현 시 빠르게 흡수되는 탄수화물 공급원을 제공해야 한다.
⑤ 인슐린을 투여하는 주사 부위는 일주일마다 변경해야 한다.

51 | ⑤

④⑤ 안정형 협심증과 심근경색의 중간 정도로 통증이 20분 이상 지속되며 점차 통증의 강도, 지속기간, 빈도가 악화된다. 통증은 휴식이나 NTG 투여 후에도 완화되지 않는다.
①② 심근 손상을 알려주는 혈액지표인 CK – MB, troponin T&I, myoglobin은 정상이다.
③ 심박출량의 감소로 피부는 차고 축축하다.

52 | ②

② 장상지 석고 : 겨드랑이부터 손바닥 까지 전박골, 원위부 상박골 골절 시 적용된다.
① 단상지 석고 : 팔꿈치 밑에서 손바닥까지이며 손과 손목, 손가락 골절 시 적용된다.
③ 단하지 석고 : 무릎 밑에서 발가락까지이며 발목골절 혹은 인대손상, 족근골 골절 시 적용한다.
④ 원통형 석고 : 대퇴부에서 발목까지이고 무릎관절이나 원위부 대퇴골, 근위부 경골의 경미한 골절 시 적용한다.
⑤ 양면절개 석고붕대 : 석고붕대가 위아래로 분리되므로 골절을 고정하면서 관절운동이 허용된다. 이는 주로 상박이나 경골 골절에 이용된다.

53 | ③

③ 알칼리성 소변에 요산이 잘 녹기 때문에 우유나 감귤 같은 알칼리성 식이를 권장한다.
① 탈수, 체액의 산성화, 신장의 요산 결석 형성을 예방하기 위해 금기가 아니라면 하루 3L 이상의 충분한 수분 섭취를 권장한다.
②④ 소고기와 내장, 진한 고기국물과 같은 고퓨린 식이의 섭취를 제한한다. 정어리, 쇠고기, 새우, 말린 콩, 동물의 간과 허파, 뇌, 곱창, 곰국은 퓨린을 많이 함유하고 있다. 저퓨린 식이에는 빵, 쌀, 우유, 계란, 치즈, 과일, 야채, 감자 등이 있다.
⑤ 알코올은 산증, 케톤증을 유발하고 신장에서 배설하는 능력이 감소되어 고요산혈증이 초래된다. 따라서 알코올 섭취를 금한다.

54 | ⑤

③⑤ 끈이 있는 신발이나 지퍼달린 옷과 같이 복잡하고 정교한 것보다는 끈이 없는 신발, 접착포가 달린 옷을 착용하도록 하여 가능한 일상생활을 독립적으로 수행하도록 격려한다.
① 운동 부족으로 변비가 발생할 수 있기 때문에 수분섭취를 격려하고 고섬유질 식이를 제공한다.
② 보행훈련 시 발을 질질 끌지 않고 의식적으로 발을 들어 올려 걷도록 교육한다.
④ 근 위축과 경축을 예방, 기동력 증진을 위해 매일 점진적인 운동을 할 수 있도록 격려한다.

55 | ④

유방절제술을 한 경우 액와 림프절과 림프관의 제거로 림프부종이 발생할 수 있다. 수술 부위의 정맥과 림프액의 정체를 예방하기 위해 수술한 쪽의 팔을 베개로 받쳐 팔꿈치를 어깨보다 높게 올려준다.

56 | ③

화상 환자의 간호중재에 있어서 가장 우선시되는 것은 기도유지이다. 특히 얼굴과 목의 화상을 입은 환자는 기도부종과 기도폐색의 위험이 크므로 기도확보가 가장 우선시 되어야 한다. 기도유지 후 수분과 전해질을 공급하여 조직관류를 유지한다.

57 | ④

레이노병은 약물요법을 통해 혈관 수축을 완화하고 동맥혈류를 증가할 수 있는데 이때 사용되는 약물은 교감신경차단제, 칼슘통로차단제, α -아드레날린 수용체 차단제, 혈관확장제가 있다. 증상이 심할 경우 교감신경절제술을 시행하기도 한다. 추위노출을 최소화하여 환측을 보온하고, 카페인이나 초콜릿은 혈관 수축을 유발하므로 섭취를 제한한다.

58 | ④

장액성 염증의 예로는 경미한 화상물집으로 혈관투과성 항진으로 혈액 내 액체가 조직 내로 빠져나오는 것 등이 있다.

59 | ⑤

암 발생 경고 증상
㉠ 치료되지 않는 상처
㉡ 배변, 배뇨 습관의 변화
㉢ 비정상적 출혈이나 분비물
㉣ 유방이나 기타 조직의 멍울
㉤ 소화불량, 연하곤란
㉥ 점이나 사마귀의 명백한 변화
㉦ 지속적인 기침이나 쉰 목소리

60 | ⑤

A군 베타 용혈성 연쇄상 구균에 의한 상기도 감염 후 나타나는 과민성 반응으로 류마티스성 심장염이 발생하며, 심근에 작은 결정인 아쇼프소체를 형성하여 반흔을 남긴다.

61 | ②

① 낮 수면의 증가를 보인다.
③ 깊은 숙면을 취하면 느려지는 저속 수면파동이 감소한다.
④ NREM 수면 3, 4단계가 감소한다.
⑤ 수면 중 깨어나는 횟수가 늘어난다.

＊ 수면

㉠ 수면의 단계
- NREM 수면 1단계 : 가벼운 정도의 수면
- NREM 수면 2단계 : 가벼운 수면
- NREM 수면 3단계 : 깊은 수면
- NREM 수면 4단계 : 가장 깊은 수면
- REM 수면 : 꿈수면, 뇌파활동 활발

㉡ 노인 수면양상
- REM 수면 감소
- NREM 수면 거의 없음
- 숙면의 어려움
- 낮 수면 증가
- 수면 중 깨는 횟수 증가

62 | ①

승모판막 협착증은 가장 흔한 판막질환으로 운동성 호흡곤란, 피로, 기좌호흡, 기침 및 객혈 증상이 있으며 수축기 잡음이 없고, 경정맥 위축 소견이 관찰되지 않는다. 심근의 산소 요구도가 증가하여 심박출량에 영향을 미치며 심실세동이 나타날 수 있다.

63 | ①

② 배액량이 100ml/hr 이상이면 과다출혈이다.
③ 발사바 수기로 숨을 내쉰 후 참고 공기의 유입을 방지한다.
④ 배액병은 환자보다 낮은 곳에 위치해야 한다.
⑤ 호기 시 기포가 소량 발생하는 경우는 정상이며 발생이 증가할 경우 공기가 새고 있음을 의미하고 발생되지 않았을 경우 폐의 재팽창, 배액관의 꼬임, 폐색을 의미한다.

64 | ⑤

① 분비물은 내안각에서 외안각 방향으로 닦아낸다.
② 안압 10 ~ 21mmHg은 정상이다.
③ 안약은 질환이 있는 쪽에만 투약한다.
④ 저녁마다 안구운동을 위해 눈을 손으로 마사지 하는 것은 좋다.

65 | ⑤

화학물질로 인한 눈 손상 시 바로 안 세척을 실시하고 pH가 6 ~ 7이 될 때까지(약 20분) 세척하도록 한다.

66 | ④

④ 제7뇌신경은 안면신경으로 얼굴표정짓기와 미각, 누선, 타액 분비에 관여하며 제8뇌신경은 청신경으로 전정신경 및 와우신경과 관련한다.
①② 제2뇌신경은 시신경, 제3뇌신경은 동안 신경으로 동공조절능력 및 동공수축반사에 관여한다.
③ 제5뇌신경은 삼차 신경으로 각막반사 및 얼굴감각과 하악 운동을 담당한다.
⑤ 제12뇌신경은 설하신경으로 혀운동과 관련있다.

67 | ②

② 미온수와 약한 비누를 이용해 씻고 순한 로션을 바르되 발가락 사이는 바르지 않는다.
① 불필요한 자극으로 손상을 줄 수 있으므로 되도록 하지 않는다.
③ 맨발로 다니지 않도록 하고, 슬리퍼보다는 발에 잘 맞는 신발을 신는다.
④ 항상 건조하게 유지한다.
⑤ 티눈이나 사마귀는 병원에 방문하여 제거하도록 한다.

68 | ①

② 날카로운 통증을 심하게 느낀다.
③④⑤ 빈맥, 혈압 하강, 얕은 호흡이 나타난다.

69 | ③

③ 혈중 칼슘 농도 증가로 인한 결석 발생 가능성이 커지므로 장기간 부동환자는 주의한다.
①④ 하루 3~4L 이상 수분 섭취를 증진시킨다.
② 요로결석 예방을 위해 퓨린 섭취를 제한한다.
⑤ 칼슘결석 예방을 위해 비타민D와 인산 섭취를 제한한다.

* 신장 결석 시 간호
㉠ 수분 섭취를 증진한다.
㉡ 퓨린, 비타민D, 인산, 염분 섭취를 제한한다.
㉢ 정상적 배뇨를 유지한다.
㉣ 결석 여부 확인을 위해 배뇨 시 거즈로 소변을 거른다.

70 | ④

심인성 쇼크는 심장 수축력의 장애로 심박출량이 감소하여 발생한다. 원인으로는 심근경색증, 심장수축 부전, 심실세동, 심실성 빈맥, 판막부전증 등이 있으며 증상으로는 빈맥, 저혈압, 맥압 저하 등이 있다.

모성간호학

71 | ③

출산, 양육, 사회화 등 여성의 일만이 아닌 가족 전체의 과업으로 간주한다. 참여분만, 자연분만, 모자동실, 외력을 배제한 출산, 선택적 출산과 가정 분만 부활 등 사회와 가족 과정의 출산에 초점을 둔다.

72 | ④

완경이 진행되면 난소의 에스트로겐 분비가 급격히 감소하면서 시상하부-뇌하수체-난소 축의 음성 피드백이 약화된다. 그 결과 난포자극호르몬(FSH)과 황체형성호르몬(LH)이 상대적으로 상승한다. 에스트로겐과 프로게스테론은 오히려 감소하고, 인슐린이나 갑상선자극호르몬(THS)는 완경과 직접적인 관련이 없다.

73 | ①

월경은 2차 성징 대표적 징후이다.

* 2차 성징

사춘기에 나타나며 시상하부 및 뇌하수체, 난소 중심으로 내분비계 변화가 일어나는 것이다.

74 | ①

①④ 성 상담 시 구원감정, 양가감정 등 주관적 느낌과 같은 심리적 상태에 당면하는 것을 주의해야 한다.
② 성 상담 시 대상자의 지식을 설불리 가정하지 않고 질문을 통해 지식 정도를 파악해야 한다.
③ 성 상담자는 최소한의 반응으로 촉진적 침묵을 사용한다.
⑤ 성 상담자는 자신의 성과 관련하여 민감하고 사적인 내용을 표현할 필요 없다.

75 | ②

루빈검사 후 견갑통 호소는 난관의 소통을 의미하며 일시적으로 나타날 수 있는 현상이다.

※ 루빈검사(Rubin Test)

㉠ 루빈검사는 자궁경관에 루빈캐뉼러를 통해 이산화탄소 가스를 주입하는 것으로 난관 소통 여부를 보는 검사이다.
㉡ 루빈검사 시 사용한 가스에 의한 일시적 현상으로 환자는 견갑통을 호소할 수 있다.

76 | ⑤

바르톨린샘은 질 바로 밑에 위치한 2개의 부비기관으로, 성 자극 시 다량의 알칼리성 점액물질 배출한다. 임균성 감염이나 낭종의 호발 부위이다.

77 | ④

질 분비물을 산성으로 유지한다.

※ doderlein's Bacillus

㉠ 질 내 정상 질강 세균이다.
㉡ 질 상피세포에서 나오는 글리코겐을 분해하여 lactic acid를 생성한다.
㉢ 생성된 유산(clactic acid)으로 질 분비물을 산성으로 유지하는 역할을 한다.

78 | ①

한쪽 난소만 절제하였기 때문에 월경과 배란이 정상적으로 이루어지며 자연 임신이 가능하다.

79 | ④

① 성적 자극 시 바르톨린샘에서 다량의 점액물질이 배출되며 성적 흥분으로 붉어지는 것은 소음순이다.
② 바르톨린샘은 임균의 좋은 은신처가 되어 임질 감염 시 샘 전체의 화농이 진행된다.
③ 질 후벽은 통각이 덜 발달되어 질 내 통증이 잘 느껴지지 않는다.
⑤ pap smear 검사 부위는 자궁경부이다.

80 | ⑤

⑤ 성 경험이 없는 여성의 생식기 검진 시 직장 - 질 검진 방법을 사용한다.
① 정확한 검진을 위해 월경 시기는 피하도록 한다.
② 검진 절차와 계획에 대한 정보는 사전에 충분히 제공한다.
③ 월경 후 일주일 이내 유방검진을 시행한다.
④ 정확한 검진을 위해 검사 전 24시간 이내 질 세척을 하지 않도록 한다.

81 | ①

②⑤ 비타민B_6, 녹황색 야채 섭취를 권장한다.
③④ 고칼로리 음식, 붉은 육류 섭취를 제한한다.

※ 월경 전 증후군 간호

㉠ 규칙적인 운동과 수면을 격려하고 스트레스를 관리한다.
㉡ 저염의 규칙적인 식사를 권장한다.
㉢ 비타민B_6를 섭취하고 알코올, 붉은 육류, 카페인을 제한한다.

82 | ③

자궁내막이 두꺼워지는 시기는 생리 후 난포기부터 증대되기 시작하여 배란기 때 착상을 준비할 시기가 되면서 두꺼워진다.

83 | ④

① 인히빈 수치 저하
② 황체호르몬 분비 저하
③ 에스트로겐 수치 저하
⑤ 난포 자극 호르몬 분비 증가

84 | ④

④ 에스트로겐 : 성숙난포에서 분비되며, 자궁내막비후, 황체호르몬 생성 촉진, 난포 자극 호르몬 분비 억제 등의 역할을 한다.
① 프로락틴 : 뇌하수체 전엽에서 분비되며, 유즙사출에 관여하는 호르몬이다.
② 옥시토신 : 뇌하수체 후엽에서 분비되며, 자궁수축 호르몬이다.
③ 태반락토겐 : 태반 기능을 나타내는 태반 호르몬이다.
⑤ 프로게스테론 : 태아 착상, 임신 유지를 위한 여성 호르몬이다.

85 | ①

자궁근종은 에스트로겐에 의존하여 근종이 성장한다. 완경 후 에스트로겐 분비 저하로 근종 크기가 감소하여 증상이 사라지기도 한다. 하복부 덩어리 촉지가 촉지되며 압박감과 골반통 증상이 나타난다. 월경주기에 영향을 미치며 월경통, 긴 월경 기간, 과다 월경과 빈혈이 초래된다.

86 | ④

자궁이 질구 쪽으로 탈출되어 나온 비정상적 위치를 질식 자궁 절제술이나 탈수 교정술의 외과적 요법으로 치료할 수 있다.

* 자궁 탈출증

㉠ 골반근막층 결함이나 골반층 손상, 과잉신장으로 자궁이 질구 쪽으로 탈출되어 나온 비정상적 위치이다.
㉡ 외과적 요법으로 질식 자궁절제술이나 탈수 교정술을 시행하고, 보존 요법으로 페서리교정을 할 수 있다.

87 | ⑤

노인성 질염의 치료로 에스트로겐 처방을 한다.

* 노인성 질염

㉠ 에스트로겐 농도 저하로 인한 질 점막이 위축되어 발생한다.
㉡ 소양감, 타는 듯한 통증, 질 궤양, 혈액 섞인 분비물 등의 증상이 나타난다.
㉢ 에스트로겐 치료로 에스트로겐 경구 투여나 질 크림, 질정을 사용한다.

88 | ③

마지막 생리 시작 달인 2025년 8월에서 9개월을 더하면 2026년 5월, 마지막 생리 시작 일 26일에서 7일을 더하면 1개월 + 2일이 되므로 2026년 6월 2일이 예정일이다.

* 분만예정일

LMP(마지막 월경 시작일)로부터 280일째로, LMP 월에 9개월을 더하거나 1년을 추가하여 3개월을 뺀 후 7일을 더한다.

89 | ①

① 자궁의 증대로 정상적인 척추 전만이 진행된다.
② 복부 중심에 짙은 색 수직선이 나타나는 것은 색소 침착으로 인한 것이다.
③ 복근의 과도팽창으로 복직근이 벌어진다.
④ 횡격막 상승으로 숨 쉴 때 어려움이 발생한다.
⑤ 분만 후 복벽은 원상 복구된다.

90 | ④

④ 맹낭 천자 시 응고되지 않은 혈액이 나온다.
① 출혈이 맹낭에 고여 맹낭 팽만감을 유발한다.
② 골반 통증과 민감성이 증가한다.
③ 내출혈로 인한 저혈압과 빠르고 약한 맥박, 빈호흡이 나타난다.
⑤ 정상 임신에 비해 hCG 호르몬 수치는 덜 상승한다.

91 | ②

② 고혈당으로 인해 케톤산증이 나타날 확률이 높다.
① 당뇨병 임부와 임신성 고혈압과의 연관성이 높아 고혈압이 발생할 수 있다.
③ 태반만출로 모체로부터 받던 혈당 공급이 중단되어 신생아에게 저혈당증이 나타날 수 있다.
④ 태아 고혈당으로 고인슐린혈증이 나타날 수 있다.
⑤ 태아의 높은 인슐린 농도는 계면활성제 합성을 지연시킨다.

92 | ②

철분결핍성 빈혈 진단 기준
㉠ 임신 초기
- Hb 11g/dl 이하
- Hct 37% 이하

㉡ 임신 중기
- Hb 10.5g/dl 이하
- Hct 35% 이하

㉢ 임신 말기
- Hb 10g/dl 이하
- Hct 33% 이하

93 | ②

융모막 융모생검은 임신 1기에 실시 가능하다. 유전적 진단을 위한 영양막 조직을 얻는 효과적인 방법이다. 질출혈이나 자궁의 전방, 후방전위가 심한 경우, 생식기 감염 등이 있는 경우 금기하며 합병증으로 자연 유산, 양수과소증, 자연파막, 융모 양막염 등이 발생할 수 있다.

94 | ④

④ 수축 시 자궁 내 압력은 20 ~ 75mmHg 정도이다.
① 자궁외적 신경의 조절을 받으며 불수의적 수축과 이완을 반복한다.
②③ 분만이 진행될수록 강도가 증가되고 간격은 좁아지며 기간은 길어진다.
⑤ 정상 분만 시 자궁저부 수축이 강하고 경부 수축이 약해야만 거상과 개대가 가능하여 이루어진다.

95 | ③

oxytocin 사용 시 자궁 수축의 duration, interval, 자궁 내 압력을 측정하여 duration 60 ~ 90초 이상, interval 2분 이상, 자궁 내 압력 75mmHg 이상일 때 즉시 투입을 중단한다.

96 | ①

산과적 결합선은 진결합선 − 0.5cm, 진결합선은 대각결합선 − 1.5 ~ 2cm이므로, 산모의 진결합은 11 ~ 11.5cm(13 − 1.5 ~ 2cm)로 예상됨에 따라 산과적 결합선은 10.5 ~ 11cm로 볼 수 있다.

＊ 산도

㉠ 진결합선
- 치골결합 상연 ~ 천골갑 까지의 길이(11cm)이다.
- 골반 입구의 가장 짧은 경선으로 태아 선진부가 진골반 내에 진입하는 것을 결정한다.
- 진결합선 = 대각결합선 − 1.5 ~ 2cm

㉡ 대각결합선
- 치골결합 하연 ~ 천골갑 까지의 길이(12.5cm 이상)이다.
- 내진에 의해 측정 가능하다.

㉢ 산과적결합선
- 치골결합 내면 ~ 천골갑 까지의 길이(10cm 이상)이다.
- 분만 시 가장 짧은 경선이다.
- 산과적결합선 = 진결합선 − 0.5cm

97 | ④

④ 소독 장갑 착용 후 산도 내 손가락을 넣어 제대 맥박을 확인한다.
① 좌측위를 취해 주어 제대 압박을 감소시킨다.
② 자궁 활동 감소로 태반관류 항진을 위해 자궁근 이완제를 투여한다.
③ 감염 위험으로 제대를 손가락으로 밀어넣지 않는다.
⑤ 탈출된 제대 건조 방지를 위해 소독된 생리식염수를 적신 거즈로 잘 덮어준다.

98 | ④

④ betamethasone : 스티로이드제로 조기분만 시 태아 폐성숙을 위해 투여한다.
① oxytocin : 유도 분만 시 자궁 수축제로 사용된다.
② ritodrine : 조기진통 억제제로 사용된다.
③ hydralazine : 임신성 고혈압 산모에게 투여하는 혈압하강제이다.
⑤ magnesium Sulfate : 임신성 고혈압 산모의 발작 예방을 위해 사용된다.

99 | ⑤

질 분만에 영향을 미치는 5가지 요소(5P)는 산도(passage way), 만출력(power), 만출물질(passenger), 산모 자세(position)대 심리적 반응(psychological response)

100 | ①

임신 3기(27 ~ 분만)에는 임신 2기 증상과 더불어 압박감으로 인해 순환장애, 하지부종이 생기고 과다 호흡, 하강감, 태아의 머리와 등을 쉽게 촉진하여 구분할 수 있다.

＊ 임신 증상

㉠ 임신 1기(수정 ~ 14주)
- 무월경, 오심 및 구토
- 유방 민감, 유방팽만
- 빈뇨, 색소침착, 몽고메리선, 자궁증대
- 기초체온 상승
- hegar's sign, goodell's sign, chadwick's sign

㉡ 임신 2기(15 ~ 26주)
- 오심 및 구토 사라짐
- 자궁증대
- 첫 태동 및 전초유 분비
- 부구감, 색소침착
- braxton-hick's contraction

㉢ 임신 3기(27주 ~ 분만)
- 2기 증상과 압박감으로 인한 순환장애 및 하지부종
- 과다 호흡, 하강감
- 태아의 머리, 등을 촉진하여 구분

101 | ①

①② 대퇴혈정성 정맥염 예방을 위해 조기이상을 격려하나 초기 급성기는 안정이 필요하다.
③⑤ 이환된 다리를 비비거나 마사지를 시행하면 혈괴가 떨어져 색전의 위험이 있으므로 금기한다.
④ 이환된 다리를 상승시켜 준다.

✳ 대퇴혈전성 정맥염
㉠ 분만 10 ~ 20분 후 발병한다.
㉡ 대퇴, 슬와, 오금 정맥에 침범한다.
㉢ 침범하지의 동통이 있고 부종이 있으며 milk's Leg 증상이 나타난다.
㉣ 간호중재
 • 예방을 위해 조기이상을 격려하나 초기 급성기에는 안정을 유지한다.
 • 침범다리를 상승시킨다.
 • 냉 · 온찜질을 적용한다.
 • 항응고제, 항생제, 진통제를 투여한다.
 • 색전의 위험이 있으므로 마사지하거나 문지르지 않는다.

102 | ②

출산 후 4 ~ 6시간 이내 자연배뇨를 실시하되 소량 배뇨 시 잔뇨량 측정으로 방광을 사정한다.

✳ 산후 배뇨 간호중재
㉠ 출산으로 인한 방광벽 이완으로 소변이 정체할 수 있다.
㉡ 산후 감염을 예방하고 방광 기능을 확인하기 위해 분만 4 ~ 6시간 이내 자연배뇨를 실시하도록 한다.
㉢ 잔뇨감이 있고 소량배뇨 시 잔뇨검사를 실시하고 100cc 이상 일 시 다음 배뇨를 다시 관찰한다.
㉣ 3번 이상 배뇨 곤란이 사정될 시 유치도뇨관을 삽입한다.

103 | ②

분만 후 24시간 동안은 산모의 탈수와 유방 울혈로 인해 체온이 0.5℃ 정도 상승할 수 있지만, 분만 24시간 이후 38℃ 이상 고열이 두 번 이상일 경우는 산후 감염을 의심한다.

104 | ②

① 비수유부의 경우 월경은 7 ~ 9주에 시작한다.
③ 신장 혈액량 증가로 4 ~ 5일간 다뇨증이 발생할 수 있다.
④ 자궁 내용물 배출 시 갑작스런 내장의 팽창으로 기립성저혈압이 나타난다.
⑤ 분만 후 자궁은 첫 2일간 큰 변화가 없다가 그 이후 감소하기 시작하여 분만 후 9일경에 복부에서 촉지가 불가능하다.

105 | ③

유방 울혈은 산 후 2 ~ 3일경 에스트로겐 감소와 프로락틴 증가, 모유의 양 증가로 발생한다.

2교시 국가고시 고난도 모의고사 제 05 회

아동간호학

1	①	2	④	3	①	4	①	5	⑤
6	⑤	7	⑤	8	⑤	9	④	10	③
11	③	12	③	13	④	14	②	15	③
16	⑤	17	②	18	①	19	①	20	④
21	④	22	③	23	②	24	②	25	②
26	②	27	③	28	②	29	②	30	⑤
31	③	32	①	33	②	34	④	35	①

지역사회간호학

36	②	37	⑤	38	②	39	③	40	③
41	⑤	42	⑤	43	⑤	44	③	45	③
46	⑤	47	②	48	⑤	49	⑤	50	②
51	③	52	④	53	①	54	②	55	①
56	④	57	⑤	58	①	59	③	60	⑤
61	⑤	62	①	63	⑤	64	⑤	65	③
66	④	67	②	68	③	69	②	70	①

정신간호학

71	②	72	①	73	④	74	④	75	①
76	②	77	⑤	78	①	79	②	80	④
81	①	82	④	83	②	84	②	85	⑤
86	④	87	④	88	③	89	③	90	②
91	①	92	⑤	93	④	94	③	95	⑤
96	②	97	⑤	98	⑤	99	③	100	⑤
101	②	102	④	103	①	104	⑤	105	⑤

아동간호학

1 | ①

생후 6개월 영아의 표준 예방접종은 HepB, DTaP, IPV, Hib, PCV, RV5, IIV이다.

2 | ④

눈 주위 부기, 복부 팽만, 피로감, 체중 증가, 함몰성 부종 등 소아 신증후군의 전형적 증상으로, 단백뇨로 인해 혈장 내 삼투압이 떨어지며 체액이 조직으로 빠져나가 부종이 생긴다. 이때 간호사는 단백뇨 유무, 소변량 감소, 소변 색 변화 등 소변 관련 사정을 가장 우선적으로 확인해야 한다.

3 | ①

2~5세 아동의 말 더듬 증상은 정상으로 나타나는 반응으로 아동이 말을 끝낼 수 있도록 충분히 기다려준다.

---

* 말 더듬

㉠ 머릿속에 떠오른 단어를 이야기 할 때 감각과 운동이 통합되지 않은 상태에서 하기 때문에 발생한다.
㉡ 여아보다 남아에게서 빈도가 높으며, 2~5세에 나타나는 것은 정상이다.

4 | ①

①② 모체로부터 받은 철분이 고갈되는 5~6개월에 시작한다.
③ 영아의 혀 앞으로 밀어내는 반사로 음식은 숟가락으로 떠서 혀 뒤쪽으로 밀어 넣는다.
④ '곡분 → 야채 → 과일 → 육류 → 달걀, 치즈' 순으로 진행한다.
⑤ 새로운 고형식을 줄 때는 한 번에 한 가지씩 주며 식품 알레르기 여부를 확인한다.

5 | ⑤

apgar 점수는 신생아의 피부색, 심박동수, 호흡노력, 근긴장도, 자극 5가지 항목에 대한 반응을 평가한다.

※ apgar 점수

㉠ 신생아 상태 파악을 위한 점수 측정 도구이다.
㉡ 출생 후 1분과 5분에 평가 한다.
㉢ 7~10점은 자궁 외 생활 적응에 어려움이 없음으로 평가하고 4~6점은 중정도의 적응곤란, 0~3점은 심한 적응 곤란으로 평가한다.

6 | ⑤

⑤ 양측을 항상 같은 무게로 사용하고 한쪽 다리 골절 시에도 양쪽 다리 모두 적용한다.
① 한쪽 방향으로만 당기는 피부견인이다.
② 무릎아래 비골신경에 대한 손상으로 발이 늘어지는 현상이 생길 수 있는 Russel 견인에서 Foot Drop이 생기지 않는지 관찰한다.
③ 체중 18kg 이하나 2세 이하 아동 대퇴골절 시 사용한다.
④ 다리를 펴고 둔부를 90도 각도로 구부려 둔부가 침상 표면에서 약간 떨어지도록 한다.

7 | ⑤

⑤ 넓은 위장관 공간으로 설사 시 수분이 다량 손실된다.
① 많은 양의 세포외액을 가지고 있다.
② 체중에 비해 넓은 체표면적으로 신진대사율이 높다.
③ 사구체 여과율이 낮아 물 보존이 어렵다.
④ 기초대사량이 높고, 호흡이 빨라 수분 상실이 많다.

8 | ⑤

부식성 물질 중독은 가정용세제와 같은 부식성 물질은 강산성이나 강알칼리성을 띠어 심한 화학적 화상을 초래할 수 있다. 구토로 인해 점막 재손상 위험이 있으므로 구토는 금기이다. 다량의 물이나 우유를 섭취해 희석하고 응급실로 내원한다.

9 | ④

노리개 젖꼭지를 통해 빠는 욕구를 충족시켜준다.

※ 위루술 환아 간호중재

㉠ 턱운동과 빠는 욕구 충족을 위해 노리개 젖꼭지를 빨도록 한다.
㉡ 노리개 젖꼭지를 통해 음식을 넣고 삼키는 방법을 익힐 수 있게 한다.
㉢ 비위관을 통한 구강이나 비강 분비물을 흡인하고 적절한 영양 공급을 시행한다.

10 | ③

① 장 내용물 통과가 용이하도록 복위로 눕힌다.
② 산통이 있어도 잘 먹고, 체중도 증가한다.
④ 모유 수유 시 가스생성 음식이 원인이 될 수 있다.
⑤ 우유 알레르기, 수유기술, 기질적 요소와 관련 있다.

11 | ③

고단백, 고탄수화물, 저지방 식이로 제공한다.

※ 담도 폐쇄증 간호중재

㉠ 안정과 휴식을 취하게 한다.
㉡ 복수 증가로 인한 복압 증가 시 반좌위를 취해 호흡을 보조한다.
㉢ 고단백, 고탄수화물, 저지방 식이를 제공한다.
㉣ 전분목욕이나 전환요법으로 소양증을 경감시킨다.

12 | ③

① 진통제를 투여한다.
②④ 온욕으로 통증을 완화시켜준다.
⑤ 튼튼하고 지지해주는 신발을 신게 한다.

13 | ④

④ reye's 증후군과 관련성 문제로 아스피린 사용은 금기한다.
① 병실 습도를 높여줌으로써 분비물이 묽어져 배출이 쉽도록 한다.
② 침상머리 부분을 올려 분비물 배액이 용이하게 한다.
③ 수분 섭취를 충분히 하여 조직 통합성을 유지한다.
⑤ 비강폐쇄 시 수유 전 흡인한다.

14 | ②

② 팔로 4징후는 대표적인 청색증 선천성 심질환이다. 네 가지 심장기형(심실중격결손, 폐동맥협착, 대동맥 우위기시, 우심실 비대)으로 인해 폐혈류가 감소되고, 산소포화도가 낮은 혈액이 전신순환에 유입되어 청색증이 발생한다.
① 동맥관개존증(PDA)은 대동맥과 폐동맥 사이에 태아 순환의 일부였던 동맥관이 닫히지 않아 좌-우 단락이 나타나고, 폐혈류가 오히려 증가하는 질환이다.
③ 대혈관전위(TGA)는 대동맥이 우심실에서, 폐동맥이 좌심실에서 나오는 구조 이상을 말한다. 폐정맥이 우심방에 연결되는 건 정맥환류 이상이다.
④ 심실중격결손(VSD)은 좌심실의 혈액이 우심실로 넘어가면서 폐동맥 혈류가 증가한다.

15 | ③

③ 기관지 경련 감소를 나타내는 천명음 감소는 일차적 회복 징후로 볼 수 있다.
①②④⑤ 천식으로 진단 내릴 수 있는 증상들이다.

---

* 천식

㉠ 여러 가지 자극에 노출 후기도 과민성 면역 장애로 재발된다.
㉡ 가역성 폐쇄성 하부기도 질환이다.
㉢ 호기 시 들리는 천명음은 경련이 진전되면 흡기 시에도 청진된다.
㉣ 기관지 경련 감소와 정상 공기 흐름 회복이 중재의 목적이다.
㉤ 천명이 없어진 것은 기관지 경련이 완화됨을 의미한다.

16 | ⑤

영아는 A형간염, B형간염, DTaP, HepB, IIV 예방 접종 시 외측 광근에 주사하며, 소아나 성인의 경우 삼각근 부위에 주사한다.

17 | ②

② 비중격 부위를 압박하여 지혈을 돕는다.
①④ 코를 풀지 않도록 하며 코 위에 얼음주머니를 적용한다.
③ 뒤로 고개를 숙이면 혈액을 삼키게 되고 혈액이 기도로 들어갈 수 있으므로 금지한다.
⑤ 에피네프린은 지혈이 되지 않을 경우 솜에 묻혀 비공에 삽입할 수 있으나 우선적으로 사용되는 처치는 아니다.

18 | ①

② 영아를 앙와위로 재운다.
③④⑤ 밤 중 젖병 수유, 산모의 흡연 및 약물 경험, 푹신한 침대, 어른과 함께 공유하는 침요 등은 영아 돌연사 증후군을 호발 시킨다.

---

* 영아 돌연사 증후군

㉠ 확실한 원인이 밝혀지지는 않았다.
㉡ 생후 2~4개월 남아에서 흔하다.
㉢ 조산아나 미숙아, 형제 순위가 낮은 아이에서 호발한다.
㉣ 산모의 흡연이나 약물경험처럼 산후환경이 좋지 않은 경우 발생할 수 있다.
㉤ 푹신한 침대, 잠자리 봉제 인형, 복위, 과열, 젖병 수유 등의 수면습관 등은 좋지 않다.

19 | ①

급성기 침상안정을 권장하며 심장 부담을 줄일 수 있는 놀이를 하도록 격려한다.

---

* 급성 류마티스열

㉠ 심장, 관절, 피하조직, 중추신경계를 침범하는 전신성 염증 질환이다.
㉡ 주증상
 • 심염
 • 번연성 홍반
 • 다발성 관절염
 • 피하결절
 • 무도증
㉢ 일반적 증상
 • 미열, 창백, 허약, 피로, 체중 감소
 • 관절통, 복통, 원인불명 비출혈 등
㉣ 연쇄상 구균에 의한 상기도 감염 시 빠른 시간 내 치료가 필요하다.
㉤ 심장 부담을 줄이기 위해 급성기 동안 침상안정을 한다.
㉥ 피부, 관절 압박을 감소시키기 위해 주기적으로 체위 변경을 하고 크래들 침상을 사용한다.
㉦ 급성기부터 페니실린 투여를 시작한다.

20 | ④

5일 이상 고열, 양측 안구 결막 충혈, 딸기 모양 혀, 부정형 발진, 경부 임파선 종창은 가와사키병의 특징적인 증상이다.

＊ 가와사키병

㉠ 피부점막 림프절 증후군으로 원인 불명의 급성 열성 질환이다.
㉡ 5세 이하 아동에게서 호발하며 특히 남아에게서 더 흔하다.
㉢ 심혈관계 일차적으로 발병하고 보통 질병 급성기에 심근염이 발생한다.
㉣ 특징적 증상
 • 항생제나 해열제에 반응하지 않는 5일 이상 고열
 • 분비물 없는 안구 결막 충혈
 • 딸기 모양의 혀, 입술 홍조, 마르고 갈라진 구강 점막
 • 손발부종, 손바닥 홍반
 • 발병 10~15일 후 해열 시점부터 피부 낙설 발생, 손바닥이나 발바닥 전체가 벗겨질 수 있고 그 이상 진전은 없음
 • 수포를 형성하지 않는 부정형 발진
 • 경부 임파선 1.5cm 이상 종창

21 | ④

④ 백혈구의 한 종류인 호중구는 세균 및 감염으로부터 인체를 보호하고 염증 반응의 초기 반응을 수행한다. 절대호중구수는 1,000/mm³ 이상이 정상 수치로 정상 이하인 백혈병 환자에게서는 감염 예방에 주의를 기울여야 한다.
① 헤마토크릿 정상 수치는 35~46%이다.
② 헤모글로빈 정상 수치는 12~16g/dl이다.
③ 백혈구 정상 수치는 4,000~10,000/mm³이다.
⑤ 혈소판 정상 수치는 150,000~400,000/mm³이다.

22 | ③

③ Hb 5g/dl 중증도 빈혈 상태로 자주 보채고 쉽게 짜증을 낼 수 있다.
① 철분제 복용 시 검거나 녹색변을 볼 수 있다.
② 음식과 함께 철분제를 복용하면 음식으로 인해 철분 흡수가 방해 된다.
④ 비타민C 함량이 많은 음식은 철분 흡수를 증가시킨다.
⑤ 모유 수유를 적극 권장하며 우유는 철분 흡수를 방해한다.

＊ 철분 결핍성 빈혈

㉠ 생후 6개월~2세경에 출생 시 저장된 철분 소모로 철분결핍성 빈혈에 걸릴 확률이 높다.
㉡ Hb 8~11g/dl은 경증, Hb 3~7g/dl은 중증도, Hb 3g/dl 이하는 중증 빈혈로 분류된다.
㉢ 식욕부진, 빈맥, 심비대, 창백, 예민함, 쉽게 짜증 내는 증세 등이 나타난다.

23 | ②

aPTT는 가장 민감하고 간단한 검사로 혈우병 진단 시 지연되어 나타난다.

＊ 혈우병 진단

㉠ aPTT는 가장 민감하고 간단한 검사로 혈우병 진단 시 지연되어 나타난다.
㉡ PT, 혈소판, 출혈 시간 피브리노겐 농도는 정상이다.

24 | ②

인슐린이 부족할 때 포도당 대신 지방을 에너지로 분해하면서 발생하는데, 입에서 과일향이나 리무버 같은 아세톤 향이 나면 즉각적인 치료가 필요하다.

25 | ②

요붕증은 항이뇨 호르몬 부족에 의한 신장 수분 재흡수장애이다. 다음, 다뇨(저비중, 저삼투성), 다갈이 주 증상이다. 소변량에는 변화가 없다. 단, 당뇨일 땐 소변량이 감소한다. 식욕부진, 성장장애, 탈수가 동반된다. 저혈압, 빈맥, 피부긴장도 저하가 나타나며 요비중이 1.010 이하로 낮다.

26 | ②

뇌성마비의 가장 중요한 원인은 저산소증이다.

* 뇌성마비 원인
㉠ 저산소증으로 인한 뇌손상이 가장 중요한 원인이다.
㉡ 허혈, 출혈, 선천성기형, 지속적 폐 고혈압, 핵황달
㉢ 모체 약물 중독, 임신 중 모체의 풍진 감염, 분만 중 외상, 미숙아, 두부 손상 합병증, 출산 후 감염

27 | ③

뇌 척수액의 빠른 배액을 막기 위해 수술 후 베개를 베지 않고 24시간 동안 편평하게 누워있어야 한다.

28 | ②

① 아스피린 사용 시 reye's 증후군 위험성이 있으므로 금기한다.
③ 칼라민로션이나 전분목욕으로 소양감 완화를 도울 수 있다.
④ 비누를 사용하지 않는 차가운 스펀지 목욕을 한다.
⑤ 2차 감염 예방을 위해 항생제를 투여한다.

29 | ⑤

⑤ 종창 시 국소적 냉습포나 온습포로 동통을 완화한다.
① 종창이 시작되기 전후 전염성이 가장 강한 시기이므로 이 기간에는 격리해야 한다.
② 아스피린은 간과 뇌 손상을 일으킬 수 있는 라이 증후군 위험이 있으므로 진통제(acetaminophen, ibuprofen)를 투여한다.
③ 신맛은 침샘을 자극하여 통증을 증가시키므로 제한한다.
④ 단단한 음식은 통증을 악화시키므로 액체나 죽을 제공한다.

30 | ⑤

⑤ 병변은 절대 손으로 만지지 않도록 교육한다.
① 세안 시 중성비누와 따뜻한 물을 사용하여 먼지 등을 제거한다.
② 적당한 운동은 피지의 흐름을 원활하게 도와, 유용하다.
③ 균형 잡힌 식이와 적당한 휴식을 취해 정서 긴장 완화를 돕도록 한다.
④ 지나친 세안으로 피부자극을 초래하지 않도록 한다.

31 | ③

① 충분한 영양 및 수분을 공급한다.
② 방을 어둡게 하여 자극을 최소화 한다.
④ 신체적 및 정서적으로 안정을 취할 수 있게 하여 자극을 최소화한다.
⑤ 가습기를 이용하여 따뜻하고 충분한 습기를 제공한다.

32 | ①

② 증상은 경증에서 중증까지 다양하게 나타난다.
③ 오심, 구토, 복부 팽만, 미열, 혼수, 황달, 사망까지 이르는 증상이 발생한다.
④ 나이가 어릴수록 황달이 빨리 없어지고 증상이 없는 경우도 있다.
⑤ 소아 A형 간염은 98% 이상에서 완전회복된다.

33 | ②

① 구토는 주로 아침에 침상에서 일어날 때 발생한다.
③ ICP 상승 시 서맥, 느린 호흡, 혈압 상승이 나타난다.
④ 유두 종창은 검안경으로 진단하며 ICP 말기 증상이다.
⑤ ICP 상승은 흔하지 않다.

34 | ④

④ 거즈나 면봉으로 입안을 깨끗하게 유지하는 구강간호로 감염을 예방한다.
① 아스피린 투여로 출혈을 야기할 수 있으므로 금기한다.
② 딱딱한 음식 섭취로 인해 구강 출혈 위험이 초래될 수 있다.
③ 오심, 구토로 인해 약물을 중단하지는 않는다.
⑤ 면역력 저하로 인한 감염 위험성이 있으므로 생백색 투여를 금지한다.

35 | ①

② 고혈압이 발생한다.
③ 식욕부진과 체중 저하가 나타난다.
④ 초기 복통은 흔치 않다.
⑤ 복부 중앙선을 넘지 않는 덩어리가 촉진된다.

✻ 신아세포종(wilm's tumor)

㉠ 신장을 침범하는 악성 배아기 신생물이다.
㉡ 복강 내에서 신생물이 급성장한다.
㉢ 증상
 • 복부 중앙선을 넘지 않는 덩어리 촉지된다.
 • 복부 팽만, 복부불편감이 느껴진다.
 • 초기 복통은 흔하지 않고 종양이 커지거나 전이 될 경우 복통 발생한다.
 • 식욕 부진, 체중 저하, 혈뇨, 고혈압이 발생한다.
㉣ 종양 파열 위험으로 수술 전 절대 복부를 만지지 않게 한다.

지역사회간호학

36 | ②

① 주민 가정을 방문하여 면담하는 방법은 설문지조사법이다.
③ 지역 지도자와 면담을 통해 자료를 수집하는 것은 정보원면담 방법이다.
④ 주민을 대상으로 한 설문지 활용법은 설문지 조사 방법이다.
⑤ 지역사회 환경이나 생활을 자동차를 이용하여 두루 관찰하는 것은 차창 밖 조사 방법이다.

✻ 자료 수집 방법

㉠ 기존 자료 조사 : 통계자료, 보고서, 논문자료 등을 이용한 간접적 정보 수집 방법이다.
㉡ 차창 밖 조사 : 지역사회를 두루 살피기 위해 직접 걷거나 자동차를 이용하는 방법이다.
㉢ 정보원 면담 : 지역사회 지도자와 면담하여 자료를 수집하는 방법이다.
㉣ 참여관찰 : 지역사회 행사, 의식 등에 참여하여 직접 관찰하는 방법이다.
㉤ 설문지 조사 : 지역사회 주민의 가정을 방문하여 면담하거나 질문지를 활용하여 자료를 수집하는 방법이다.

37 | ⑤

재원기간이 단축되는 것은 임상간호의 결과이다. 따라서 지역사회 간호과정의 장점이라고 할 수 없다.

✻ 지역사회 간호과정 적용의 장점

㉠ 간호사 측면
 • 실무표준
 • 자신감 증가
 • 지속적 학습
 • 직무 만족 증가
㉡ 대상자 측면
 • 간호 연속성
 • 개별화된 간호
 • 대상자 참여 증진
 • 간호 누락 혹은 중복 예방
㉢ 전문직 측면
 • 의료진 간 협력 증진
 • 간호 역할 이해 증진

38 | ②

② 목표는 구체적으로 기술되어야 한다.
① 목표는 측정 가능해야 한다.
③ 목적이나 문제해결과 직접적인 관련성이 있어야 한다.
④ 목표는 성취 가능한 수준이여야 하며 노력 없이 성취할 수 있는 소극적 목표는 안 된다.
⑤ 목적 달성을 위한 기간이 있어야 한다.

* 목표 설정 시 고려사항

㉠ specific : 구체성
㉡ measurable : 측정가능성
㉢ achievable & aggressive : 성취가능성 & 적극성
㉣ relevant : 연관성
㉤ time limited : 기한

39 | ③

③ 평가 계획은 누가(평가자), 언제(평가시기), 무엇으로(평가도구), 어떤 범위(평가 범주)에서 평가할 것인가 정하는 것이다.
① 사업진행 중에도 평가가 실시되어야 한다.
② 간호진단 후 평가 계획이 수립된다.
④ 설정된 목표의 도달 정도를 평가하는 것은 사업의 성취도이다.
⑤ 반복측정 시 동일한 결과를 나타내는 것은 평가도구의 신뢰도이다.

40 | ③

수립된 목표를 달성하기 위한 간호활동에서 조정, 감시, 감독의 활동이 요구된다.

* 간호수행 활동

㉠ 조정 : 간호사업 목적에 도달하기 위해 요원들 간 업무분담을 한다.
㉡ 감시 : 사업 목적 달성을 위한 진행 정도를 확인하고 업무활동의 표준을 유지한다.
㉢ 감독 : 정기적으로 지역사회를 방문하여 목표 진행 정도를 평가하고, 업무 수행 수준 관찰, 문제점과 개선점 토의 등 필요시 조언을 수행하는 활동을 한다.

41 | ⑤

오마하 문제분류 체계는 오마하 방문간호사협회가 20여 년간 문제 중심 접근방법을 적용하여 개발한 것으로, 지역사회 보건 간호 실무영역에서 가장 유용하게 적용 가능하다. 문제 분류체계는 영역, 문제, 수정인자, 증상 및 징후로 구분할 수 있다. 불균형적인 식이(영양문제), 비속적인 운동(신체적 활동문제), 부적절한 건강자원(건강관리감시문제)은 건강관련 행위 영역 8개 문제에 속한다.

42 | ⑤

간접 자료 수집은 2차 자료로, 표준화된 통계자료, 출처가 분명한 자료, 인구학적 자료 및 생정 통계, 공식 보고 통계자료 및 의료기관의 건강 기록, 연구 논문 자료, 지방 자치 단체 연보 등이 있다.

43 | ⑤

⑤ 직접 간호제공자 : 지역사회 대상자의 건강상태를 사정하고 간호과정을 적용하여 간호문제를 해결한다.
① 교육자 : 대상자의 교육요구를 사정하고 보건교육을 계획, 수행하고 결과를 평가한다.
② 옹호자 : 대상자의 이득을 위해 행동하고 그들의 입장에서 의견을 제시하여 대상자가 스스로 자원을 파악할 능력이 생길 때까지 안내한다.
③ 상담자 : 대상자 스스로 문제를 확인하도록 하고 문제해결 범위를 스스로 정해 해결과정을 알도록 돕는다.
④ 변화촉진자 : 문제해결 과정에서 대상자가 적합한 의사결정을 할 수 있도록 돕고, 대상자의 동기부여 및 바람직한 방향으로의 행동 변화를 촉진한다.

44 | ③

③ 기능적 지역사회 : 지역적 공감을 기반으로 한 집합체로 관심 및 목표에 따라 변한다.
① 대면 공동체 : 구성원 간 상호교류가 원활하고 친근감과 공동의식을 소유하고 있는 집단이다.
② 구조적 지역사회 : 지역주민들 간 시간적, 공간적 관계로 모인 공동체이다.
④ 감정적 지역사회 : 지역사회의 감성 중심으로 모인 공동체이다.
⑤ 특수흥미 공동체 : 특수분야에서 서로 관심과 목적으로 관계를 맺고 있는 공동체이다.

45 | ③

건강 형평성은 사회경제적, 인구지리적으로 정의된 인구집단 간에 건강 측면에서 건강상 잠재적으로 치유 가능한 체계적인 차이가 없음을 의미하며 건강에서의 개인 간 변이가 아닌 사회경제적 위치에 따른 건강수준의 차이를 나타내는 사회경제적 건강불평등을 줄이려는 노력을 의미한다.

46 | ⑤

효과적 의료전달체계확립을 통해 제한된 보건 의료 자원으로 양질 의료를 공급할 수 있다.

* 보건의료체계
㉠ 국민 건강 회복과 유지 증진을 위해 국가가 행하는 모든 활동이다.
㉡ 의료가 필요할 때 적절한 시기, 적절한 장소, 적정한 의료인에 의해 양질의 의료를 누구에게나 제공한다.

47 | ②

①③ 사회보험
④⑤ 사회복지 서비스

* 사회보장 형태
㉠ 사회보험 : 사회적 위험으로부터 국민의 건강과 소득을 보장하는 제도이다.
㉡ 공공부조 : 생활이 어렵고 생활 유지 능력이 없는 국민의 최저생활을 보장하고 지원하는 제도이다.
㉢ 사회복지 서비스 : 모든 국민에게 상담, 재활, 사회복지시설 등을 제공하여 정상 생활이 가능하도록 지원하는 제도이다.

48 | ⑤

⑤ 의료기관 경쟁심화로 자원 이용 편차가 심해져 오히려 의료자원 이용이 비효율적이게 된다.
① 의료비가 높아진다.
②④ 지역 간, 사회계층 간 편차가 심해진다.
③ 의료의 질적 수준은 다른 체계에 비해서 높다.

* 자유기업형 의료전달체계
㉠ 정부의 간섭과 통제가 최소화된 제도이다.
㉡ 국민 개인의 자유와 능력을 최대한 존중한다.
㉢ 의료의 질적 수준이 높고 의료인의 재량권이 많이 부여된다.
㉣ 의료기관 경쟁이 심화되고 계층 간 자원의 편차가 심해진다.
㉤ 자원의 비효율적 이용으로 의료비가 높아진다.

49 | ⑤

선천성 이상아 등록관리 및 의료비 지원 사업을 한다.

* 아동보건정책
㉠ 미숙아, 선천성 이상아 등록관리 및 의료비 지원
㉡ 선천성 대사이상 검사 및 관리
㉢ 신생아 청각선별검사
㉣ 취학 전 아동 실명 예방
㉤ 영유아 건강검진
㉥ 예방접종

50 | ②

② 합계 출산율 : 15 ~ 49세 가임여성 1명이 평생 동안 낳을 수 있을 것으로 예상되는 평균 출생아 수를 나타낸 지표이다.
① 조출생률 : 같은 해 총 출생아수를 그 해 총인구수로 나눈 수치를 1,000분비로 나타낸 수로 특정인구집단의 출산수준을 나타내는 기본적인 지표이다.
③④ 일반 출산율 : 1년간 총 출생아수를 그 해 가임기 연령 여성인구로 나눈 수치를 1,000분비로 나타낸 수이다. 보통 출산율이라고도 한다.
⑤ 연령별 출산율 : 특정 연령군에서 당해년도 출생아 수를 그 연령의 여자인구로 나눈 비율을 1,000분비로 나타낸 수이다.

51 | ③

영아 사망률은 한 국가의 보건학적 상태, 경제, 문화, 사회의 지표로 사용된다.

52 | ④
①③ 2차 예방에 해당한다.
②⑤ 3차 예방에 해당한다.

53 | ①
② 사용 방법이 간편해야 한다.
③ 피임 효과는 확실해야 한다.
④ 비용이 적게 들어야 한다.
⑤ 복원 가능한 방법이어야 한다.

54 | ②
① 임신 시 풍진, 홍역, 볼거리 예방접종은 금기이다.
③ 임신 3개월 이후 결핵감염에 대한 흉부 X-ray 촬영을 시행한다.
④ 임신 7개월까지 4주에 1회 산전관리 하도록 한다.
⑤ 매독 혈청 검사 양성 시 즉시 치료하여야 한다.

55 | ①
② 운동 장애가 초래되는 만성질환 유병률이 높다.
③ 많은 신체적 변화를 경험하고 청력 등의 감각기관 기능이 저하된다.
④ 위장 기능 저하로 약물 소화도 저하된다.
⑤ 통증에 대한 역치 증가로 생체 반응 능력이 감소된다.

56 | ④
노인인구 성비 감소는 여성 대비 남성노인의 짧은 평균수면으로 나타나는 비율로 노령화 현상과는 관계없다.

* 노령화 현상
㉠ 평균 수명의 연장으로 전체인구 중 노인인구 비율이 증가한다.
㉡ 노인부양비나 노령화 지수의 증가가 나타난다.

57 | ⑤
이산화탄소는 실내공기 오염의 지표로 사용되며, 위생학적 허용 기준은 0.1%이다.

58 | ①
무풍, 포화습도 상태에서 동일한 온감을 준다.

* 감각온도
㉠ 실제 인체에 주는 온감 정도로 기온, 기류, 기습을 종합하는 기온이다.
㉡ 의복 착용이나, 계절, 연령, 성별 등에 따라 변화한다.
㉢ 100% 습도(포화습도), 기류 0m/sec(무풍) 상태에서 동일한 온감을 준다.

59 | ③
③ 생물학적 산소 요구량이 낮을수록 물이 깨끗하며, 5ppm 이상에서는 물고기가 생존할 수 없다.
① 용존산소량이 높을수록 물이 깨끗하다.
② 화학적 산소 요구량이 낮을수록 물이 깨끗하다.
④ 하천오염이 심할수록 부영양화가 일어난다.
⑤ 생물이 생존하기 위한 용존산소량은 5ppm 이상이다.

60 | ⑤
⑤ 장염 비브리오균 : 여름철에 호발하며 해산물이나 어패류 등을 통해 감염된다.
① 살모넬라균 : 육류, 유제품, 달걀을 통해 감염된다.
② 포도상구균 : 아이스크림, 케이크, 유제품 등을 통해 감염된다.
③ 병원성 대장균 : 햄버거, 축산식품, 분쇄육을 통해 감염된다.
④ 보툴리누스균 : 통조림, 소시지, 밀봉식품 등을 통해 감염된다.

61 | ⑤
포름알데히드는 대표적 실내오염 물질로 피부질환이나 눈, 코, 목의 자극, 어지럼증 등을 유발한다.

62 | ①
① 소각법 : 매립장의 확보나 재이용이 어려운 경우 고체폐기물을 연소시키는 방법이다.
② 매립법 : 매립지역에서 쓰레기를 흙으로 덮는 방법이다.
③ 퇴비법 : 유기물을 퇴적 호기성 미생물에 의해 산화하고 발효시킨다.
④ 투기법 : 폐기물을 육상이나 해상에 버리는 방법이다.
⑤ 열적처리법 : 고온에서 폐기물을 가스상, 액상, 고체상 물질로 전환한다.

＊ 소각법
㉠ 매립장 확보와 재사용이 어려울 때 이용한다.
㉡ 화학연료의 필요로 고비용 문제가 발생한다.
㉢ 소각 시 발생되는 오염물질로 대기오염이 유발된다.

63 | ⑤
① 재난 복구 단계 중재이다.
②③④ 재난 대응 단계 중재이다.

＊ 재난관리과정
㉠ 재난 완화 및 예방 : 재난이 발생하기 전 요인을 미리 제거하거나 표출되지 않도록 예방하는 단계이다.
㉡ 재난 대비 : 재난 대응 운영 능력을 향상시키기 위한 단계이다.
㉢ 재난 대응 : 재난이 발생한 경우 각종 기능을 적용해 손실을 최소화하는 단계이다.
㉣ 재난 복구 및 회복 : 재난 발생 이전 상태로 회복하기 위해 노력하는 단계이다.

64 | ③
①③ 간호사는 첫 번째로 정보를 제공하는 출처가 되어야 한다.
② 루머에는 바로 대응하여 위기대응을 한다.
④ 대상자 스스로 적절한 결론에 도달할 수 있도록 돕는다.
⑤ 전문성 표출로 간호사 능력에 대한 대상자의 신뢰를 얻도록 한다.

65 | ③
③ 숙주가 높은 감수성을 지니면 감염이 용이하게 된다.
①②④⑤ 감염의 실패를 초래한다.

66 | ④
사례관리는 대상자의 여러 가지 욕구를 충족시키기 위해 사정, 계획, 치료·간호중재, 조정, 의뢰, 감독하는 체계적인 과정으로 대상자마다 처한 환경과 건강 문제가 다르기 때문에 대상자의 요구도 달라지며, 이를 정확히 파악하여 서비스를 제공해야 한다.

67 | ②
② 인공 피동 면역 : 회복기 환자 혈청, 면역혈청으로 얻어지고 사람 혈청 단백 중 감마글로불린에 항체가 있어 여러 감염증의 피동면역이 된다.
① 선천 면역 : 숙주가 선천적으로 가지고 있는 저항성이다.
③ 인공 능동 면역 : 인공적으로 감염물질을 접종하여 얻어지는 면역이다.
④ 자연 피동 면역 : 태아가 모체로부터 획득하는 면역이다.
⑤ 자연 능동 면역 : 병원체에 감염 후 얻어지는 면역이다.

68 | ③

① 많은 사람에게 영향을 미치는 질환을 발견할 수 있어야 한다.
② 간단한 방법으로 검진 방법이 어렵지 않아야 한다.
④ 검진도구의 민감성과 특이성이 높아야 한다.
⑤ 발견된 질병은 치료할 수 있어야 한다.

69 | ②

①④ 측정조건은 매번 동일한 환경이어야 한다.
③ 측정도구는 도중 교체하지 않는다.
⑤ 측정자 간 발생 오차 감소를 위해 측정자 수를 줄인다.

※ 신뢰도
동일 대상에 대한 반복측정이 얼마나 일정성을 가지고 일치하는지 검정하는 것이다.

70 | ①

발생률 = (관찰 기간 내 위험에 노출된 인구 중 새로 발생한 환자수/관찰 기간 내 발병 위험에 노출된 인구수) × 100, 따라서 3주째 발생률은 $2/(120 - 10 - 5) \times 100 = 1.9\%$이다.

정신간호학

71 | ②

프로이트의 정신역동 이론에서 제시된 방어기전에 대한 질문이다. 이러한 방어기전은 이드의 사회적으로 용납될 수 없는 욕구나 충동과 이에 대한 초자아의 압력 때문에 발생하는 불안으로부터 자아를 보호하기 위한 것이다. 취소는 과거의 어떤 행동으로 되돌아가 고치거나 보상하는 방법을 뜻한다.

72 | ①

감정 반영은 대상자가 암시한 것의 숨겨진 의미를 찾아 말로 표현하는 것으로, 모호하게 표현된 감정을 분명히 할 수 있어 대상자가 자신의 감정을 수용하고 인정하는 데 도움이 된다.

73 | ④

④ 침묵은 대상자가 자신의 생각을 정리하고 자신의 문제를 알게 해주는 기회를 제공하는 치료적 반응 기술이다. 침묵을 미숙하게 사용하거나 할 말이 없어서 말을 하지 않는 경우에는 오히려 불편한 느낌을 야기하니 주의해야 한다.
① 대상자가 대화를 주도하도록 해야 한다.
② 일시적인 안심은 대상자가 경험해야 할 감정에 대한 권리를 부정하는 것이며 부득이한 상황이 아니면 신체적 접촉은 삼가야 한다.
③ 대상자로 하여금 자신의 반응을 존중하지 않고 정보만을 요구한다고 느끼게 할 수 있다.
⑤ 망상이 있는 대상자에게 유머를 사용할 경우 개인적 공격으로 오해할 수 있다.

74 | ④

조현병의 예후에 대한 질문이다. 조현병 발병 전 사회적 기능이 양호한 경우 예후가 좋다.

* 조현병의 예후가 좋은 경우

㉠ 병전의 사회적·성적·직업적 기능이 양호한 경우
㉡ 사회심리적인 스트레스원이 뚜렷한 경우
㉢ 늦게 발병한 경우
㉣ 급성인 경우
㉤ 정서 장애가 있는 경우(특히 우울 장애)
㉥ 여성 환자
㉦ 유병기간이 짧은 경우
㉧ 지지체계가 충분한 경우
㉨ 양성증상이 주된 경우

75 | ①

① 조현병으로 인하여 망상과 환각, 대인관계 부족을 겪고 있는 환자이다. 환각의 내용에 대해 대상자와 논쟁하지 않되 현실이 아님을 인식시켜두는 것이 중요하다.
② 망상은 설득되지 않는다.
③ 리튬은 양극성 장애와 우울 장애에 주로 사용하는 기분조절제이다.
④ 피해망상을 야기할 수 있으므로 작은 소리로 속삭이거나 귓속말을 하는 등의 행위를 피한다.
⑤ 환각의 내용이 아닌 그 내면에 담긴 대상자의 감정에 집중한다.

76 | ②

사회적 위축 환자를 중재할 때에는 많은 인내가 요구된다. 대상자에게 적극적으로 접근하여야 하며, 접근할 때에는 다른 사람들이 없고 방해받지 않는 장소에서 차분한 목소리로 접촉해야 한다. 침묵을 피하기 위하여 자신의 이야기를 하는 것은 금물이고 개방적인 질문을 한 뒤 대상자가 반응할 수 있는 충분한 시간을 줘야 한다. 대상자의 프라이버시를 존중하지 않거나 위협하는 것으로 인식될 수 있는 직접적인 질문은 피한다. 대상자의 흥미와 참여를 이끌 수 있도록 대상자의 관심을 파악하는 것도 중요하다. 간호사와 대상자 간의 관계가 편안해지면 점차적으로 사회적 상황 안에 다른 사람들을 포함시킨다.

77 | ⑤

⑤ 만성 알코올 의존증 환자가 갑자기 알코올을 끊는 경우 나타나는 금단 섬망에 대한 질문이다. 금단 섬망은 알코올 금단 증상 중 가장 심각한 증상으로 금주 후 1~3일째 시작되고 약 1주일간 지속된다. 불안, 초조, 식욕부진, 진전, 공포에 의한 수면 장애가 전구 증상으로 나타나며 섬망, 환각, 의식혼미, 착각, 지남력 상실, 혈압 상승, 발한, 간질발작, 불면 등이 나타난다. 금단 섬망에 대한 중재로는 포도당 수액 공급, 티아민 등 부족한 비타민 공급, 체온 유지, 환자 안전 관리 등이 있다.
① 자조 모임은 알코올 의존증 환자에게 추천하는 활동이지만, 현재 겪는 증상의 중재에 도움이 되지 않는다.
② 왜곡된 지각 및 공포를 제거하기 위해서 방안의 불은 켜두어야 한다.
③ 벤조디아제핀계 약물을 사용한다.
④ 억제대 적용 시 심한 요동으로 인한 탈진, 심장마비의 우려가 있어 억제를 금기한다.

78 | ①

① 말러는 분리-개별화 이론 또는 대상관계 이론이라고 불리는 이론을 주장하였다. 해당 이론은 소아정신분석 의사인 본인의 임상경험과 관찰을 근거로 한 연구에 의하여 발표된 이론으로, 최초의 애정의 대상인 어머니와의 관계를 통해 성장할 때 발달하는 심리과정을 분석한 것이다.
② 에릭슨 - 정신사회적 발달
③ 프로이드 - 정신성적 발달
④ 피아제 - 인지 발달
⑤ 설리번 - 대인관계 발달

79 | ②

만 2세 아동은 유아기에 속한다. 프로이드의 정신성적 발달이론에서 18개월~3세 아동은 항문기에 속하여 배뇨와 배변과 관련된 근육의 통제를 받고, 에릭슨의 정신사회적 발달이론에서 해당 시기의 아동은 자율성 획득을 목표로 성장하며 실패 시 수치감을 얻게 된다. 피아제의 인지 발달이론에서 만 2~7세 유아는 전조작기에 속하는데, 이 시기의 유아는 자아중심적이며 직관적으로 사고하고 물활론적 사고와 상징적 활동을 보인다.

80 | ④

망상은 이유나 논리로 교정될 수 없는 논리적으로 그릇된 믿음을 의미한다. 교육 정도나 환경과 관계없이 나타난다. 자신이 어떠한 위대한, 그러나 남들이 모르는 재능이나 통찰력을 가졌거나 정부의 직책을 맡았다고 주장하는 망상의 유형은 과대망상으로, 주로 양극성 및 관련 장애나 조현병, 치매에서 나타난다.

81 | ②

② 우울 장애 대상자의 자존감을 증진시키기 위한 간호에 대한 질문이다. 자존감을 증진시키기 위해서는 대상자에게 수용적인 태도를 보이며 강점과 성취에 초점을 맞추고 간단한 작업을 통해 성취감을 느끼게 하는 것이 중요하다.
① 자존감 증진에 도움이 되지 않는 중재이다.
③ 대상자를 수용적으로 대하여 자기 가치감을 증진시키도록 한다.
④ 일시적인 위안은 비치료적 의사소통이다.
⑤ 대상자의 강점에 초점을 맞춘다.

82 | ④

환자는 현재 자살 위험성이 있으므로 자살위험 평가를 실시해야 한다. 자살의 단서가 되는 대상자의 행동과 말을 찾아내기 위하여 관찰과 경청을 하는 것과 더불어 직접적으로 자살 사고와 자살 계획에 대해 질문하는 것이 바람직하다. 자살 생각에 대해 물어보는 것이 환자가 자살을 생각하도록 하진 않는다.

83 | ②

② clomipramine(anafranil)은 삼환계 항우울제(TCAs)에 해당한다. 삼환계 항우울제는 항콜린 작용을 하고 고용량에서 치명적이므로 환자가 약을 모으는지 잘 관찰해야 한다. 또 심장환자에게는 금기이다.
① 증상 완화에는 최소 4 ~ 6주가 걸린다.
③ 약물은 유일한 치료 방법이 아니다.
④ SSRI에 대한 설명이다.
⑤ MAOI에 대한 설명이다.

84 | ②

추체외로계 부작용 증상 중 하나인 파킨슨의증에 대한 설명이다. 추체외로계 부작용은 1형(정형) 항정신병 약물의 대표적인 부작용으로, 파킨슨의증, 급성 근긴장 이상증, 정좌불능증, 지연성 운동 장애를 뜻한다. 파킨슨의증은 파킨슨 증후군과 동일하게 경직, 진전, 운동완서의 3대 증상과 근육강직, 침 흘림 등이 나타난다. 간호중재는 의사에게 보고하고 움직임 제한에 대한 안전간호를 제공하는 것과 항파킨슨제를 투여하는 것이 있다.

85 | ⑤

⑤ 정신사회적 재활이란 만성 정신질환이 있는 대상자의 강점과 약점을 평가하고 지역사회에서 최적의 기능을 하며 살아갈 수 있도록 돕는 서비스를 의미한다. 정신사회적 재활의 목표는 사회적 복귀, 삶의 질 향상, 재입원 감소 등이다.
① 지역사회 중심이다.
②③ 치료와 예방이 아닌 재활과 사회로의 복귀에 중점을 둔다.
④ 재활대상자의 가족 역시 가족교육의 대상이다.

86 | ④

주의력 결핍·과다활동장애(ADHD) 아동에 대한 간호중재 질문이다. ADHD 아동은 부주의하여 집중이 어렵고 일을 끝까지 해내지 못하거나 일을 순서대로 진행하지 못하는 등의 증상과 과다활동 및 충동성으로 산만하고 타인의 일을 방해 및 간섭하는 증상을 보인다. 현재 A 군은 과다한 활동을 하고 있으므로 사고 위험성이 크다. 따라서 안전한 환경을 제공하는 것이 가장 우선적으로 시행되어야 한다.

87 | ④

반사회적 인격 장애는 사회적 규범을 무시하고 지속적으로 반사회적인 행위를 하며 타인을 무시하는 것을 특징으로 하는 인격장애 유형이다. 원인으로는 유전적 소인과 혼란스러운 가정환경, 비일관적인 양육 태도, 부모의 관심과 애정 결핍 등이 있다.

88 | ③

편집성 인격 장애 대상자와 관계를 형성할 때에는 일관되고 중립적이면서도 솔직하고 포용적인 태도를 견지하여 환자와 신뢰관계를 구축하는 것이 가장 우선시된다. 편집성 인격 장애 대상자의 경우 너무 잘해주거나 지나치게 관심을 표현할 시 동기를 의심받을 수 있으므로 이런 태도는 지양하여야 한다.

89 | ③

섭식 장애의 원인은 생물학적, 심리적, 환경적, 사회문화적 요인의 네 가지 분류로 나뉜다. 생물학적 요인에는 코티졸의 과잉분비, 세로토닌의 감소, 트립토판의 고갈 등이 있으며 심리적 요인에는 완벽주의에 대한 높은 욕구, 낮은 자아정체성, 사회불안 장애, 충동조절의 어려움, 감정을 통제하기 어렵거나 지나치게 통제하는 것 등이 포함된다. 환경적 요인에는 과잉보호를 하거나 과하게 자녀를 통제하려는 부모의 태도, 과거의 질병 경험 등이 있고 사회문화적 요인에는 날씬함이 문화적으로 가치 있게 수용되는 문화가 있다.

90 | ②

② 낮 동안의 저항할 수 없는 졸음이 3개월 이상 지속되는 경우 이를 기면증이라고 한다. 기면증의 약물 요법은 암페타민류의 중추신경자극제 혹은 항우울제를 사용하여 이루어진다.
① 저녁을 적당히 먹어 배고픔으로 인한 수면에 어려움이 없도록 해야 한다.
③ 불규칙한 낮잠을 피해야 한다.
④ 운전이나 위험한 기계를 만지는 것은 사고나 상해의 위험이 크므로 지양한다.
⑤ 중추신경계 작용물질은 피하는 게 좋다.

91 | ①

야경증은 자다가 갑자기 울거나 비명을 지르면서 깨는 행동을 반복적으로 보이는 장애이다. 대개 수면의 초기, NREM 수면 3단계 중에 일어난다. 증상이 나타나면 부드럽게 말을 걸거나 손을 가볍게 잡아주는 등 안심시키되 억지로 깨우지 말아야 한다.

92 | ⑤

⑤ 양극성 장애 대상자는 비난을 참지 못하고 기분의 동요가 극심한 정서적인 특성과 공격적이고 도발적이며 과다행동을 하는 행동적인 특성으로 인하여 자신과 타인에 대한 폭력 위험성이 높다. 때문에 비도전적, 비자극적인 환경을 구성하고 부정적 감정을 행동이 아닌 언어로 표현하도록 권고하며 파괴적이고 충동적인 행동 시 격리 및 신체적 제제가 적용될 수 있음을 설명하는 것이 필요하다.
① 파괴적이며 충동적인 행동 시 격리 및 신체적 제제를 가할 수 있으나 억제대는 최후의 수단이다.
② 치료진은 진지하고 일관적인 태도를 보여야 한다.
③ 비슷한 행동을 보이는 환자끼리는 분리시킨다.
④ 자극을 줄이기 위하여 가족의 면회는 제한하도록 한다.

93 | ④

양극성 장애 대상자들은 쉽게 자극받고 흥분하여 자가 간호에 무관심하므로 들고 다니면서 먹거나 마실 수 있는 고단백질과 고열량의 음식과 간식을 제공하여야 한다.

94 | ③

Ⅰ형 양극성 장애는 조증과 우울증이 교대로 나타나거나 조증이 반복적으로 나타나는 기분 장애로, 1주 이상 지속되는 한 번 이상의 조증이나 혼재성 삽화를 특징으로 한다. A 씨가 경험한 수면욕구의 감소와 과다행동, 주의산만 등은 병적기분 삽화에 해당하며 이들이 1주일 이상 지속되어 사회적, 직업적 기능에 현저한 손상을 초래한 것은 조증삽화를 의미한다. 따라서 A 씨의 진단명은 Ⅰ형 양극성 장애이다.

95 | ⑤

외상 후 스트레스 장애는 극심한 위협적 사건이나 스트레스로 심리적 충격을 경험한 후, 특수한 정신적 증상이 유발되는 장애를 의미한다. 극단적 외상 사건에 노출이 된 후 재경험 등의 침입적 증상이 1개월 이상 지속되어 일상생활에 장애를 초래하는 경우 외상 후 스트레스 장애로 진단 내릴 수 있다.

96 | ②

② 공황장애는 예기치 못한 반복적인 공황발작으로 인해 사회적 기능의 장애가 초래되는 것을 의미한다. 주 증상은 곧 죽을 것 같은 강한 공포이며 공황발작을 일으킨 경우 가장 우선적인 간호는 환자에게 안정과 안전에 대한 확신을 제공하는 것이다. 간호사는 발작으로 인하여 나타날 수 있는 신체적 손상을 예방하고 환자의 옆에 있어주며 침착하게 환자를 안정시켜야 한다.
① 공포대상에 맞서도록 강요하지 않는다.
③ 대상자의 옆에 있어주며 안전에 대한 확신을 준다.
④ 대상자의 인지과정이 방해받지 않도록 대상자 시야의 중심에 간호사 자신을 둔다.
⑤ 라디오나 TV 등 환경적 자극은 최소화 한다.

97 | ⑤

⑤ 리튬(lithium)은 대표적인 기분안정제로 양극성 및 관련 장애 치료에 우선적으로 사용되는 약물이다. 치료 용량의 범위가 0.8 ~ 1.4mEq/L로 작고, 독성 범위가 1.5mEq/L로 낮아 정기적인 혈액검사를 통하여 농도를 확인해야 한다. 독성을 예방하기 위하여 적정량의 염분 및 수분 섭취가 중요하다. 갑상샘 호르몬 분비 억제 효과가 있어 부작용으로 갑상샘 기능 저하증이 생길 수 있으나 이는 가역적이며 치료 가능하다.
① 태아 기형의 원인이 되므로 임신·수유부에게 금기이다.
② 약효가 나오기 까지 2 ~ 6주가 걸린다.
③ 대상자가 땀이 많이 날 경우 독성 증상이 발생할 수 있으므로 주의하고 보고하도록 한다.
④ 갑상샘 호르몬 분비 억제 효과가 있어 부작용으로 갑상샘 기능 저하증이 생길 수 있으나 이는 가역적이며 치료 가능하다.

98 | ⑤

클로자핀(clozapine)은 비정형 항정신병 약물로 양성, 음성증상에 모두 효과적인 약물이다. 무과립구증이라는 치명적인 부작용을 유발하여 다른 항정신병 약물로는 치료가 되지 않을 때에만 사용을 권장한다. 대사성 부작용으로 체중 증가가 일어날 수 있다.

99 | ④

④ 자폐 스펙트럼 장애는 사회적 상호작용 장애와 제한적·반복적인 행동 패턴을 특징으로 보이는 행동적 증후군이다. 만성 질환으로 예후가 나빠 완치가 어려우므로 치료 목표는 사회적 의사소통과 상호교류를 증진하는 것이다.
① 언어발달문제로 인한 의사소통 장애가 존재한다.
② 증상은 대부분 36개월 이전에 발생한다.
③ 만성 질환으로 나이가 들면서 증상이 호전되지만 완치는 되지 않는다.
⑤ 부모를 포함한 타인과의 사회적 상호작용 장애가 있다.

100 | ⑤

지남력 장애 노인의 간호목표는 현실 지남력을 최대로 제공하는 것이므로, 노인 대상자가 직접 공간에 쉽게 접근할 수 있게 풍선이나 표지판으로 방향표시를 하는 것이 권장된다.

101 | ②

② 인지행동 치료는 왜곡된 사고를 재평가하고 수정하여 상황에 대처하는 현실적이고 적응적인 방법을 학습하여 증상을 경감시키는 정신치료 방법 중 하나이다.
① 부적응 행동의 원인이 아닌 행동 자체에 관심을 갖는다.
③ 치료자와 대상자는 협조적 치료적 관계를 유지해야 하나 친밀할 필요는 없다.
④ 관찰할 수 있는 구체적 행동에 대하여 현실적으로 성취 가능한 목표를 설정한다.
⑤ 목표 지향적인 치료 방법으로 "지금 – 여기"를 강조한다.

102 | ④

환자의 자살 의도 파악은 정신질환 환자 간호에서 최우선으로 행해야 할 일이다. 자살 계획과 죽음에 대한 환상 등에 대하여 직접적으로 질문하고 자살 위험을 파악한 뒤에는 치료진들과 즉각 공유하여 안전대책을 세워야 한다. 자살 위험이 높은 대상자는 24시간 1대 1로 집중 관찰하고 잠들기 전까지 결코 혼자 두지 않는다. 또한 비정기적으로 병동을 순회하며 관찰한다. 가위, 유리조각, 면도날, 칼, 수저, 옷걸이, 끈 등 위험 물건은 제거하고 우울 환자의 급작스러운 행동 변화가 보일 때 유의하여 관찰한다.

103 | ①

전환 장애(conversion disorder)는 신경학적 또는 내과적 질환에 기인하지 않는 하나 이상의 신경학적 증상으로 감각기관이나 수의적 운동의 극적인 기능상실이 특징이다. 이 경우 환자가 신체적 증상과 결함에 대해 몰두할 때마다 사무적인 태도를 취하고 대화의 초점을 돌리며, 대상자가 직접 스스로의 두려움과 불안에 대해 표현하도록 하는 것이 중요하다.

104 | ⑤

암페타민은 중추신경계 자극제로, 각성 상태를 높이고, 식욕을 감소시키며, 집중력과 기민성 증가 효과가 있다. 과량 복용 시 불안, 불면, 동공확대, 고혈압, 중독 및 심리적 의존을 유발할 수 있으며, ADHD, 기면증 치료 등에 제한적으로 사용된다. 암페타민은 의존성과 남용 가능성이 있는 약물이라, 장기 복용은 반드시 의료진 관리하에 제한적으로 사용해야 한다.

105 | ⑤

불안의 단계는 경증, 중등도, 중증, 공황상태로 나뉜다. 이 중 중등도 불안은 스트레스 상황을 극복할 수 있지만 지각범위가 좁아져 당면 문제에만 관심이 집중되는 것과 선택적인 부주의, 약간의 발한과 근육 긴장을 특징으로 한다.

3교시 — 국가고시 고난도 모의고사 제 05 회

간호관리학

1	⑤	2	③	3	④	4	①	5	④
6	⑤	7	①	8	③	9	①	10	④
11	①	12	①	13	②	14	⑤	15	③
16	⑤	17	⑤	18	④	19	⑤	20	③
21	④	22	③	23	①	24	④	25	⑤
26	③	27	②	28	①	29	②	30	⑤
31	①	32	⑤	33	①	34	②	35	⑤

기본간호학

36	②	37	③	38	③	39	③	40	④
41	④	42	③	43	④	44	③	45	⑤
46	②	47	⑤	48	①	49	①	50	①
51	④	52	③	53	①	54	①	55	④
56	②	57	④	58	①	59	①	60	①
61	③	62	③	63	①	64	④	65	④

보건의약관계법규

66	⑤	67	①	68	①	69	⑤	70	④
71	①	72	②	73	⑤	74	④	75	④
76	③	77	⑤	78	④	79	⑤	80	②
81	③	82	⑤	83	①	84	①	85	③

간호관리학

1 | ⑤

1903년 한국 최초의 간호사 훈련과정은 마가렛 에드먼드에 의하여 보구여관에서 시작되었다. 에드먼드는 선교사 출신 간호사로 우리나라에 서양식·현대식 간호 교육을 도입한 인물이다.

2 | ③

대한민국 간호 교육 기관의 명칭과 간호 교육제도의 변화는 '간호부양성소 → 고등간호학교 → 간호고등기술학교 → 간호학교 → 간호전문학교 → 간호전문대학·대학' 순서로 이루어졌다.

※ 대한민국 간호 교육제도의 변화

㉠ 1903년 : 최초의 서양식 간호사 훈련과정 시작. 보구녀관 간호부 양성소
㉡ 1945 ~ 1948년 : 간호부 양성소 폐지, 고등간호학교로 개칭
㉢ 1952년 : 고등간호학교에서 간호고등기술학교로 개칭
㉣ 1962년 : 전국 23개 간호고등기술학교 중 19개교 간호학교로 승격
㉤ 1971년 : 간호학교가 간호전문학교로 승격
㉥ 1979년 : 전국 36개 간호전문학교가 간호전문대학으로 승격

3 | ④

① 1923년 : 조선간호부회 창립 시기이다.
② 1946년 : 조선간호부회에서 조선간호협회로 개칭하였다.
③ 1948년 : 조선간호협회에서 대한간호협회로 개칭하였다.
⑤ 1953년 : 남미브라질 제10회 총회에 정회원 자격으로 참석하였다.

4 | ①

업무 능력이 있는 사람이 주의의무를 다하지 않음으로써 타인에게 손해를 입히는 것을 주의의무 태만이라고 부른다. 이러한 주의의무 태만을 통하여 타인의 생명 또는 건강에 위해를 초래한 경우에는 민·형사상 책임 추궁의 핵심이 된다.

5 | ④

악행금지의 원칙은 타인에게 의도적으로 해를 입히거나 해를 입힐 위험을 초래하는 행위를 하지 말아야 할 의무이다. 경구약이 오염된 것을 인지한 뒤 이를 폐기한 것은 대상자에게 해를 입힐 위험을 제거한 것으로 소극적인 선의 실천이므로 악행금지 원칙의 사례에 해당한다.

6 | ⑤

뉘른베르크 강령은 1945년부터 1946년까지 뉘른베르크에서 열렸던 전범 재판을 계기로 1947년 제정된 최초의 국제적 지침이다. 뉘른베르크 재판은 나치와 일본군이 저지른 비윤리적인 생체 실험에 대하여 단죄하며 이는 의료 분야의 윤리지침을 마련하는 계기가 되었다. 뉘른베르크 강령에는 대상자 보호, 대상자의 충분한 정보에 근거한 자발적인 사전 동의 등의 내용이 포함되어 있다.

7 | ①

① 간호사의 법적 책임 중 민사 책임에 대한 설명이다. 간호사고에 대한 간호사의 책임은 윤리적 책임과 법적 책임으로 나뉘고, 법적 책임은 다시 한 번 형사책임과 민사 책임으로 나뉜다. 이 중 민사 책임은 민사상의 손해에 대한 배상, 정신상의 고통에 대한 위자료, 사망의 경우 보호자에 대한 위자료 지불 등 환자 측에 대한 손해 배상의 책임을 의미하는데, 그 종류는 고의 또는 과실로 발생한 위법한 행위를 뜻하는 불법행위와 의무의 불완전한 이행으로 발생하는 채무 불이행 책임의 두 가지이다. 불법행위에 대한 입증책임은 환자에게 있으므로 환자는 간호사와 과실의 인과관계를 증명해야 한다.
② 직업윤리에 기초한다.
③ 조직적 예방방안에 속한다.
④ 간호과오에 대한 설명이다.
⑤ 사용자의 배상책임에 대한 설명이다.

8 | ③

③ 파발코(pavalko)가 제시한 전문직의 특성에는 이론이나 지적 기술, 기본적 사회가치와 관련성, 장기간의 교육기간, 이타적인 선택 동기, 자율성, 구성원 간의 약속 이행, 공동체 의식, 윤리 규약이 포함된다.
①② 일반적 특성에 해당한다.
④⑤ abraham flexner에 따른 전문직 특성에 속한다.

9 | ①

① 전문직의 재사회화 과정 모델을 제시한 학자는 크래머, 베너, 그리고 달튼이 있다. 이 중 베너는 간호직의 전문성 개발에 있어서 경험을 강조하며 간호사는 경험을 통하여 초심자로부터 전문가로 발전함을 설명하였다.
② 단계별 주요 활동, 역할, 심리적 이슈를 강조하였다.
③ 4단계 모델을 제시하였다.
④ 신참자(advanced beginner)에 속한다.
⑤ 신규 간호사가 업무장소에서 효과적인 업무수행에 대한 준비가 되지 않았을 때 발생한다.

10 | ④

관리의 궁극적인 목표는 최소의 자원을 투입하여 최대의 목표를 달성하는 것이다. 이를 위하여 효과성과 효율성을 모두 고려해야 하는데, 효과성은 목표를 달성하는 정도이고 효율성은 자원을 낭비하지 않고 목표를 달성하는 것을 의미한다. 이러한 두 가지의 개념이 동시에 고려된 것이 생산성이다. 간호생산성은 간호의 질과 적절성에 관련된 간호의 효과성과 효율성을 고려한 것을 의미하며, 투입 요소와 산출 요소로 나뉜다. 간호생산성의 투입 요소는 생산량을 산출하기 위하여 투입하는 요소로 간호인력, 간호소비자의 특성, 간접비, 간호전달체계 리더십, 간호관리 등이 있고 산출 요소는 양적 측면에서는 간호의 능률성을, 질적 측면에서는 간호의 효과성을 측정하게 되며 간호의 질, 재원일수, 직·간접 간호시간, 환자 만족도 등이 있다.

11 | ①

관료제 이론은 막스 베버에 의해 주창된 고전기의 관리 이론으로, 조직의 권한 구조를 기초로 권한을 분류하고 조직 목표 수행을 위하여 권위를 구조를 강조하는 특징을 가진다. 인간보다는 규칙을, 호의보다는 능력을 중요시하여 업무수행의 규칙과 절차를 공식화하고 계층에 따른 책임과 권한을 구체적으로 규정하며 의사결정은 문서화를 통해 공식화한다. 경력에 따른 보상을 제공하고 계층에 따른 고도의 분업화와 전문화를 시행하는 것 역시 관료제이론의 특징이다.

12 | ①

기획은 모든 관리활동에 선행하는 첫 번째 활동으로, 조직이 성취해야 할 목표를 정하고 이를 가장 효율적으로 달성할 수 있는 방법과 절차를 개발하는 과정을 의미한다. 이러한 기획의 계층, 즉 구성 요소로는 목적과 사명, 철학, 목표, 정책과 절차, 규칙과 규정, 계획안이 있다. 이 중 정책은 목표달성을 위한 일반적 지침 및 수단으로, 목적 성취를 위해 직원들의 행동 범위와 경로를 제약하고 명시하는 지침을 뜻한다.

13 | ②

② 예산은 미리 계획된 것과 실제의 결과를 비교하여 앞으로의 운영을 계획하고 통제하는 과정으로 예상되는 수입과 지출에 대한 계획안을 의미한다. '예산의 과정은 예산편성 → 예산심의 및 확정 → 예산집행 → 결산 및 보고' 순서로 이루어진다. 이 중 결산의 과정에서는 객관적 사실에 입각한 정확한 계수로 작성하는 것이 중요하다.
① 인력예산 역시 고려한다.
③ 예산을 확정하기 전 감독기관으로부터 심사와 의결을 받는 과정이다.
④ 심의 이전의 과정으로 다음 회계 연도에 부서가 수행할 정책이나 사업 계획을 금액으로 표시하고 예산안을 작성하는 행위이다.
⑤ 재정적 한계를 엄수하되 신축성을 유지할 필요가 있다.

14 | ⑤

환자분류체계는 환자의 간호요구와 해당 환자를 간호하는 데 필요한 간호시간이 비슷한 환자들을 범주화하여 환자분류군으로 설정하고 각 군에 대한 원가를 산정하는 방식의 간호수가 산정 방법이다. 즉, 수가 산정을 위해서는 환자의 간호요구 혹은 해당 환자에게 소요되는 간호시간이 필요하다.

15 | ③

매트릭스 조직(행렬 조직)은 프로젝트 조직과 라인 조직을 통합한 형태로, 2명의 상사 시스템을 갖추었다는 특징을 갖는다. 조직 환경이 불확실하고 조직의 규모가 큰 경우와 부서 간 의존도가 높고 생산과 기능을 이원화하여 전문화할 필요성이 있는 경우 유리한 조직이다. 변화에 융통성 있는 대처가 가능하다는 장점이 있으나 이중적 부문화로 관리 비용이 증대된다는 점과 이중적인 명령체계로 권력의 갈등 가능성이 존재한다는 단점이 있다.

16 | ⑤

⑤ 직무 설계는 경영효율의 유지 또는 개선을 위해 직무의 내용이 직원 개개인의 능력 및 희망과 가능하면 일치하도록 작업, 작업 환경 및 노동조건을 조직화 하는 것을 뜻한다. 직무 설계 방법에는 직무 단순화, 직무 순환, 직무 확대, 직무 충실화, 직무특성 모형이 있다.
①②③ 직무 충실화에 대한 설명이다.
④ 직무 단순화에 대한 설명이다.

17 | ⑤

모듈 방법은 일차 간호 방법과 팀 간호 방법이 결합한 형태의 간호전달체계로, 이직 등의 요인으로 간호사가 부족할 때 효율적인 질적 간호를 제공할 수 있다는 장점과 책임과 의무의 한계가 불분명하다는 단점이 있다.

18 | ④

적정 간호인력을 산정하기 위한 방법에는 서술적 방법, 산업 공학적 방법, 관리 공학적 방법이 있다. 이 중 산업 공학적 방법은 시간 – 동작 분석기술을 통하여 간호활동에 소요되는 시간을 측정하고 업무에 필요한 간호인력을 산정하는 방법이다. 이 방법은 양적인 조사 방법으로 질에 대한 평가가 이루어지지 않는다는 한계점이 존재한다.

19 | ⑤

③⑤ 원내 공개 모집은 내부 모집 방법에 속한다. 내부 모집은 고과 기록으로 적합한 인재를 적재적소에 배치할 수 있고 직원의 능력을 최대한 활용할 수 있다는 장점이 있지만, 모집 범위의 제한으로 유능한 인재영입이 어려우며 다수 인원 채용 시 인력공급이 불충분하며 능력 이상으로 승진하여 조직 자체가 무능력해진다는 단점이 있다.
①②④ 외부 모집의 장점이다.

20 | ③

③ 보상은 조직이 바라는 혁신적인 일을 수행하는 것에 대한 대가로 지급되는 것을 의미하며 외적 보상과 내적 보상으로 나뉜다. 내적 보상은 비금전적인 형태로 지급되는 보상으로 구성원 개인이 심리적으로 느끼는 보상이며 직무 만족의 결과물이다. 내적 보상은 외적 보상보다 동기유발에 효과적이며 외적 보상의 한계성을 극복할 수 있어 중요하다.
② 외적 보상 중 부가급이다.
① 외적 보상 중 상여금이다.
④ 직무 내용에 내적 보상이 담기면 직무 비용이 덜 든다.
⑤ 외적 보상 중 간접적 보상인 복리후생이다.

21 | ④

직원 훈육은 직원 자신이 스스로 행위를 적절히 조절하여 문제 행위를 교정하도록 동기를 부여하는 것을 의미한다. 훈육의 과정은 '면담 → 비공식적 질책·구두 경고 → 공식적 견책·서면 경고 → 무급 정직 → 사임·해고'로 이어진다.

22 | ③

예비교육은 신규 간호사가 자신의 직위에서 효과적으로 역할을 수행할 수 있게 준비시키려는 목적에서 시행된다. 예비교육은 유도훈련과 직무오리엔테이션으로 구분되며, 이 중 유도훈련은 채용 후 첫 3~4일 정도 실시되는 훈련으로 신규 직원이 기관의 조직문화에 잘 적응할 수 있도록 기관의 철학, 목적, 역사, 규칙, 급여일 등 기관에 대한 정보를 제공하는 것을 말한다.

23 | ①

상황모형은 조직이 처한 상황에 따라 특정 리더십 유형의 효과성과 효용성이 달라진다는 관점의 리더십이론인 상황이론의 일부로, 허쉬와 블랜차드에 의하여 고안되었다. 구성원의 성숙도 여하에 따라 리더십 유형을 달리 할 경우 리더 행위의 효과가 증가한다는 이론으로, 이때 구성원의 성숙도는 능력과 동기로 구분한다. 구성원의 능력이 부족하지만 동기나 자신감을 갖고 있는 단계일 때 효과적인 리더십 유형은 설득형으로 높은 과업지향과 관계지향을 가진 것이 특징이다.

24 | ④

④ 알더퍼의 ERG 이론은 maslow가 주창한 욕구단계이론의 문제점을 극복하기 위하여 개발되었다. ERG 이론의 3가지 욕구는 존재욕구, 관계욕구, 성장욕구이며 욕구의 충족은 하위 단계에서 상위 단계로 진행된다. 상위 욕구의 충족이 좌절될 경우 하위 욕구를 추구하게 된다. 이 이론에서는 개별적인 충족보다는 통합적인 욕구 충족을 강조하며 개인차를 인정하여 신축성이 있다.
② 하위에서 상위로 진행된다.
① 통합적인 욕구 충족을 강조한다.
③ 매슬로우의 이론보다 신축성이 있다.
⑤ 창조적·개인적 성장을 위한 개인의 노력과 관련이 있는 것은 성장 욕구이며, 존재 욕구는 가장 하위의 욕구인 생리적 욕구, 안전 욕구같이 존재 확보를 위해 필요한 욕구이다. 조직에서는 임금 또는 작업 환경에 해당한다.

25 | ⑤

자기주장 행동은 의사소통 과정에서 상대방의 권리나 감정을 존중하면서 자신의 권리, 욕구, 의견, 느낌을 상대방에게 나타내는 학습된 행동과정이다. 자기를 표현하는 동시에 상대방을 고려하는 소통 방법으로, 의사소통 증진과 인간관계의 개선, 정신건강 증진, 능력개발 촉진, 간호 업무 능력의 향상 등이 목적이자 필요성이다.

26 | ③

③ 자기주장 행동의 요소는 내용적, 언어적, 비언어적 요소로 나뉜다. 이 중 비언어적 요소에는 단호하고 분명하게 적절한 크기로, 온화하고 중단되지 않는 어조로 말하는 것과 지속적으로 눈 맞추기, 말의 의미와 일치하는 표정 짓기, 적극적인 몸짓, 적당한 거리 유지 등이 있다.
① 나(I) 메시지를 사용한다.
②④ 상대방을 위하여 나의 권리를 희생하지 않는다.
⑤ 현재 상황을 직면하고 분명한 입장을 취하는 것이 권고된다.

27 | ②

모든 선지가 조직적 차원의 직무 스트레스 관리 방안에 속한다. 그러나 문제행동의 가해자와 피해자가 명확한 상황이기 때문에 피해자에게 사회적 지지를 제공하고 인사관리 제도를 개선하여 가해자와 피해자를 분리하거나 가해자에게 경고를 하는 것이 가장 적절한 답변이다.

28 | ②

② 통제의 목적은 비용효과적인 관리 혁신 요구와 효과적인 조직행태 유지, 조직의 효과적인 목표 달성이 있으며 이를 위해 조직의 목표와 구성원의 목표를 일치하게 하는 것 역시 목적으로 한다.
① 미래 지향적이어야 한다.
③ 인적자원 회계에 포함된다.
④ 표준 설정 → 성과 측정 → 성과 비교 → 개선활동의 과정으로 이루어진다.
⑤ 지휘에 대한 설명이다.

29 | ②

② 도나베디언의 간호 질 평가 접근법은 평가 요소를 구조적 요소, 과정적 요소, 결과적 요소의 세 가지로 분류하여 평가하는 방법이다. 구조적 요소는 보건의료 제공자의 자원과 작업여건 등 구조적 환경으로 이루어져 있으며 조건에 대한 평가를 의미한다. 과정적 요소는 간호사와 대상자의 상호작용 속에서 이루어지는 간호활동을 의미하며 간호 수행 자체를 평가한다. 결과적 요소는 간호를 받은 결과로 나타나는 환자의 변화 결과를 의미하며 간호수행의 결과를 평가한다. 자가간호 수준은 간호수행의 결과로 인하여 변화할 환자의 행동이므로, 결과적 요소에 해당한다.
③④ 구조적 요소에 해당한다.
①⑤ 과정적 요소에 해당한다.

30 | ⑤

⑤ 총체적 질관리(TQM)은 병원조직 내의 모든 구성원이 계속적으로 서비스의 질을 높이고 그 수준을 유지하기 위하여 병원에서 실시하는 모든 활동과 그 결과를 감시·평가하는 작업에 직접 참여하도록 하는 조직 차원의 틀을 의미한다. 특별한 문제가 확인되지 않더라도 지속적인 질 향상을 추구하는 것이 목적이다.
① 과정에 관련되는 모든 사람들의 참여로 이루어진다.
② 질 관리 방법으로 지표 감시 및 자료 이용, 브레인스토밍, 명목집단기법, 업무 흐름도 등 다양한 방법이 이용된다.
③④ 질 보장(QA)의 특징이다.

31 | ①

의료 오류가 발생하였지만 환자에 대한 위해가 벌어지지 않은 사건으로, 근접 오류 사건에 속한다.

＊ 적신호 사건

의료 대상자에게 장기적이고 심각한 위해를 가져온 위해 사건을 의미한다.

32 | ⑤

지문에서 설명한 서비스는 간호 서비스가 제공되는 물리적 환경을 개선하여 고객의 편의성과 접근성을 증대시키는 것으로 서비스의 전달체계를 다양화하는 유통 전략에 속한다. 간호서비스 마케팅 유통 전략에는 장소의 다양화, 원격진료, 상담, 설명, 조언, 대기시간, 예약, 야간진료, 편의성 강조 등이 있다.

33 | ①

간호단위란 한 사람의 관리자가 일정 수의 환자에게 적절한 인력, 시설을 가지고 최적의 간호를 수행하는 조직단위를 의미한다. 이러한 간호단위에는 간호대상자와 직원, 시설의 범위가 포함되며 관리의 책임에 따라 조직구조와 관리체계를 갖춘다. 간호단위의 구조에서 가장 중요한 것은 능률적인 동선이다. 동선이 짧을수록 능률적이며, 원형이 가장 이상적이다. 동선이 길 때에는 substation을 설치하는 것이 좋다.

34 | ②

② 지문에 나온 환자는 진료과가 변동되지만 병동이 바뀐다는 언급이 없는 전과(과 변경) 환자이다. 전과 시의 환자 간호는 담당 의사가 할 일과 간호사가 할 일로 나뉜다. 간호사는 전과된 진료과와 원무과에 전과사실을 전달하고 전산에서 담당 의사를 변경하며 의무기록과 침상카드에 주치의와 담당 의사를 변경한다. 이전에 소속되어 있던 과가 아닌 전과된 소속과의 처방을 받아 수행한다. 담당 의사는 전과 여부를 결정하고 환자에게 전과의 필요성과 전과되는 진료과, 지정의에 대해 설명한다.
① 담당 의사의 책임이다.
③⑤ 병동 변경(전동)시의 환자 간호 방법이다.
④ 전과된 진료과와 원무과에 전과사실을 전달한다.

35 | ⑤

① 흐름도 : 현재 어떤 일이 일어나고 있는지, 과정 안에서 문제 원인이 어디에 있는지 파악할 수 있도록 업무 과정의 모든 단계를 도표로 표시한 것이다.
② 런차트 : 시간 경과에 따른 변화의 추이를 보기 위한 꺾은선 그래프이다.
③ 히스토그램 : 자료의 변동과 분포를 막대 형태로 나타내는 그래프다.
④ 레이더 차트 : 현 조직의 성과 평가와 목표 영역 간 차이의 크기를 볼 수 있도록 한다.

기본간호학

36 | ②

② 요골은 말초 맥박을 사정하기 위하여 흔히 사용하는 곳이다. 이 곳의 맥박이 약하고 부정확할 경우 정확한 맥박 측정을 위하여 심음을 들으며 심첨 맥박을 청진할 수 있다.
①⑤ 발의 순환 상태를 사정하기 위하여 촉지한다.
③ 소아의 맥박 측정 시 사용한다.
④ 쇼크 상태의 환자에게 주로 적용하는 곳이다.

37 | ③

최적의 건강상태란 단순히 질병이 없는 상태를 의미하는 것이 아닌 신체적, 정신적, 사회적, 영적 안녕 상태를 의미한다. 건강과 질병은 연속선상에 있으므로 이러한 유동적인 상황에 신체적, 정신적으로 적응하는 것이 중요하다. 그러하므로 기능장애에도 불구하고 이에 적응하여 적정기능수준을 되찾은 E 씨가 가장 최적의 건강을 유지하고 있다고 볼 수 있다.

38 | ③

고막은 심부체온을 반영하기 때문에 산소텐트를 적용중인 환아의 측정 부위로 적합하다.

39 | ③

③ 3단계 욕창에서는 피부 전층 손상으로 피하지방까지 침범되며, 근육, 건, 뼈는 보이지 않는다. 삼출물이나 괴사 조직이 동반될 수 있다.
① 2단계 욕창의 특징이다. 진피까지의 부분 손상으로, 장액성 수포나 표피 박탈이 관찰된다.
② 4단계 욕창의 특징으로, 피부나 피하지방뿐만 아니라 근육, 뼈까지 손상된 가장 심한 단계다. 개방성 상처가 깊고 감염 위험이 높다.
④ 1단계 욕창의 특징이다. 피부는 손상되지 않았으나 압박 제거 후에도 사라지지 않는 국소 발적이 특징이다. 통증, 열감, 단단함이 동반될 수 있다.
⑤ 미분류 욕창의 특징으로, 괴사 조직이나 가피로 상처 바닥이 덮여 있어 깊이를 판단할 수 없다.

40 | ④

④ 흉부 물리 요법은 폐 분비물(객담)을 중력 또는 기계적인 힘을 이용하여 기도 내로 이동시키는 것으로 흉부타진, 진동, 체위배액으로 나뉜다.
① 진동은 영아나 소아에게는 실시하지 않는다.
② 식사 직후에는 구토의 위험이 있으므로 흉부 물리 요법을 피한다.
③ 진동, 체위배액 이전에 분무 치료, 가습, 약물 투여 등으로 분비물을 액화하면 도움이 된다.
⑤ 즉시 중단한다.

41 | ④

간헐적 자가도뇨는 신경성 방광 기능 상실이 있는 대상자에게 주로 사용되며 신경인성 방광 환자들에게 유용한 치료 방법이다. 콘돔도뇨 역시 요실금 대상자의 소변 수집에 이용되지만, 이는 남성 대상자들의 소변 배설을 위한 방법이다.

42 | ③

③ 변비 대상자에게 투여되는 하제는 크게 부피형성 완화제, 대변 연화제, 윤활제, 자극제, 식염성 삼투제로 나뉜다. 이 중 문제가 설명하는 것은 자극제이며 자극제의 대표적인 예시는 bisacodyl(dulcolax)이다.
① 대변의 수분 함유량을 늘려준다.
③ 가스, 수분 등으로 덩어리를 증가시키고 변을 부드럽게 한다.
④ 장내 수분을 증가시켜 배변을 유도한다.
⑤ 물과 지방이 분변 속으로 침투하게 하여 변을 크고 부드럽게 한다.

43 | ④

④ 좌약은 체온에 녹는 구형 또는 타원 형태의 알약으로 직장에 삽입한다. 체온에 녹는 특성 탓에 차게 두어야 삽입하기가 쉬우므로 좌약은 냉장고에 보관하였다가 사용할 때에 꺼내어 쓴다.
① 좌약을 대변이 아닌 직장벽에 밀착시켜야 효과가 나타난다.
② 심스 체위를 취하도록 한다.
③ 적어도 15 ~ 30분 정도 좌약을 보유하고 있도록 교육한다.
⑤ 성인은 10cm, 소아는 5cm 깊이로 삽입한다.

44 | ③

위관 영양을 시작하기 전 비위관 튜브를 흡인했을 때 흡인된 액체가 맑고 황갈색 또는 녹색을 띠는 경우 위장에서 나온 것이라 추정할 수 있다. 이때 잔여량이 100cc 이상이면 흡인한 위 내용물을 다시 위에 넣고 위관 영양을 멈춘 뒤 의사에게 보고해야 한다.

45 | ⑤

객관적 자료는 관찰 가능하고 측정 가능한 사실을 의미하며 징후(sign)라고 한다. 행위의 관찰, 활력징후, 신체 지표, 검사 결과 등이 이에 속한다. 선지에 주어진 것 중 직접 관찰 가능하고 측정할 수 있는 것은 축축한 피부뿐이다.

46 | ②

문제 중심 기록은 모든 건강관리팀이 대상자의 문제를 중심으로 조직되어 문제점을 파악하기 위해 같이 노력하고 처치계획에 대해 협력하여 기여하는 조직의 기록 방식을 의미한다. 이러한 간호과정을 서술하는 방식이 SOAP이며, SOAP 형식이 뜻하는 바는 다음과 같다.

구분	내용
S(subject data)	주관적 자료로 대상자의 말을 그대로 기록하는 것
O(object data)	객관적 자료로 간호사가 관찰한 내용을 기록하는 것
A(assessent)	주관적 자료와 객관적 자료를 분석한 후 진단을 내리거나 대상자의 문제를 나타내는 것(사정)
P(planning)	사정에서 제시된 진단이나 문제를 해결하기 위한 간호중재를 기록하는 것

즉, 해당 문제의 답은 간호진단인 급성통증이다.

47 | ⑤

⑤ 목표는 대상자 중심으로 단일 목표나 기대되는 결과를 진술하여야 한다. 또한 목표는 관찰이나 측정이 가능한 지표로 기술되어야 하며 시간제한이 존재해야 한다.
① 적절하지 않은 목표이다. 퇴원 시까지 욕창이 3단계에서 2단계로 호전된다 등 기대되는 결과를 기술하여야 한다.
② 기한이 정해져 있지 않다.
③ 지표가 모호하므로 "폐 청진음이 깨끗해진다." 혹은 "SPO2가 98% 이상으로 유지된다." 등 관찰 및 측정이 가능한 지표로 수정되어야 한다.
④ 목표는 단일 목표로 진술되어야 한다.

48 | ①

대퇴혈압의 이완기압은 팔의 혈압과 비슷하지만 수축기압은 10 ~ 40mmHg 정도 더 높을 수 있으며 이는 정상이다. 즉, 대상자의 혈압은 정상이므로 추가적으로 중재할 필요가 없다.

49 | ④

장기 부동 환자의 경우 정맥혈 정체와 정맥 귀환량의 감소로 인해 심박출량이 감소하여 체위성 저혈압이 나타날 수 있다. 그러므로 보행 시 짧은 거리부터 시작하게 하고, 거리가 길수록 의자를 이용하여 대상자가 쉴 수 있게 하여야 한다.

50 | ③

③ 삼차신경은 운동기능과 감각기능을 한다. 이를 꽉 다물게 하고 측두근과 저작근을 촉진하여 운동신경을 사정한다.
① 설인신경, 미주신경 사정 시 사용하는 검진 방법이다.
② 설하신경 사정 시 사용하는 검진 방법이다.
④ 안면신경의 감각기능 사정 시 사용하는 검진 방법이다.
⑤ 안면신경의 운동기능 사정 시 사용하는 검진 방법이다.

51 | ④

1,500ml를 24시간 동안 주입한다면 1시간에 주입되는 수액의 양은 62.5ml이다. 60분당 62.5ml가 주입될 경우 분당 주입되는 수액의 양은 62.5/60ml이며, 이를 gtt로 환산하기 위하여 20을 곱하면 62.5 ÷ 60 × 20 = 20.8이 된다. 이를 소수점 첫째 자리에서 반올림하면 21이므로 답은 21gtt/min이다.

52 | ③

아세트아미노펜 500mg을 하루 세 번 식후에 경구 투약하라는 처방이다. 이러한 형태의 처방을 Standing Order라고 하며, 경구 투약용 정제의 경우 장용 피정처럼 효과적인 흡수를 위해 특수 코팅이 된 약인지, 작게 잘라도 효과가 동일한지를 확인한 뒤에 갈아 주어야 한다.

53 | ①

혈압계의 커프는 팔이나 대퇴 위의 약 2/3를 덮는 정도여야 하며, 이는 커프 너비가 팔이나 대퇴둘레의 약 40% 정도 혹은 팔이나 대퇴중심부의 직경보다 20% 넓은 것을 의미한다. 즉 40cm의 40%여야 하므로 답은 16cm이다.

54 | ①

① 50% 이상의 고농도 산소를 48 ~ 72시간 이상 투여 시 비가역적인 폐 손상이 발생할 수 있다. 고농도의 산소는 계면활성제의 감소를 유발하므로 산소 요법을 적용할 때엔 최단 기간에 저농도의 FiO2로 투여해야 한다.
② 산소 자체의 위험요소이다.
③ 산소 요법의 공통적인 문제점이다.
④ 비가역적인 폐손상이 일어난다.
⑤ 산소 요법의 적용과 객담의 증가는 크게 관련이 없다.

55 | ④

④ 외과적 손 씻기는 손, 손톱, 전박에 있는 일시균이나 상주균을 물리적, 화학적, 기계적인 방법을 사용하여 제거하기 위해 시행된다.
① 닦을 때와 헹굴 때 모두 손끝에서 시작하여 팔꿈치로 이동하며 닦는다.
② 손, 손톱, 전박에 있는 일시균이나 상주균을 물리적, 화학적, 기계적인 방법으로 제거하기 위하여 시행한다.
③ 손톱 및 손가락, 손바닥, 손등, 팔목, 전박, 팔꿈치 순으로 닦는다.
⑤ 한쪽 팔을 닦고 다른 팔을 닦을 때에는 새 솔을 사용하여야 한다.

56 | ②

지문에서 제시된 환자는 탈수로 인하여 실제적인 신체증상을 겪고 있다. 저혈압, 빈맥, 고체온, 혈청 내 나트륨 수치의 증가 등의 객관적 지표는 모두 환자가 세포 외 액 결핍, 즉 탈수로 인한 체액 불균형을 겪고 있음을 방증한다.

57 | ④

④ 지문은 고칼륨혈증의 증상과 EKG에 대해 설명하고 있다. 뾰족하고 높은 T파(Tall T)가 고칼륨혈증 환자의 EKG에서 나타나는 특이점이므로 잘 인지해두어야 한다.
① 구강으로 금식(NPO)해야 한다.
② 5.0mEq/L 이상일 것이다.
③⑤ 저칼륨혈증에 대한 중재이다.

58 | ①

경동맥 확인 후 맥이 뛰지 않을 경우 환자를 딱딱한 바닥에 눕힌 후 마사지를 시행한다.

59 | ①

장기적인 부동은 전신에 다양한 영향을 끼친다. 정맥혈 정체와 정맥 귀환량 감소로 인해 심박출량이 감소되어 혈압이 낮아지고 심장 부담이 커지는 것이 대표적이며, 칼슘대사의 변화로 인해 뼈에서 칼슘이 유리되어 고칼슘혈증과 골다공증, 혈전형성의 위험성이 높아지는 것 역시 장기 부동의 영향 중 하나이다. 이 외에도 연동운동의 감소로 인한 만성 변비와 환기 저하로 인한 호흡성 산증 위험성, 침강성 폐렴의 위험성 증대와 관절경축 등이 있다.

60 | ①

① 헤파린은 항응고제로 한 번에 0.1cc 혹은 0.01cc 정도를 피하주사한다. 헤파린이 근육 내 주사될 시 국소혈종을 형성하거나 조직에 자극이 될 수 있으므로 근육 주사는 피해야 하며, 지방층 깊숙이 주사하기 위하여 대개 하복부에 90°로 주사한다. 인슐린과 마찬가지로 주사 부위를 매일 교체하며 주사 후 마사지가 금기시 되지만, 이유는 다르다. 주사 부위의 국소 출혈을 예방하기 위하여 주사 부위를 교체하고 주사 부위 혈종 형성 혹은 출혈위험성 증가를 막기 위하여 마사지를 금기하는 것이기 때문이다.
② 피부에 90°로 주사한다.
③④ 인슐린에 대한 설명이다.
⑤ 헤파린 주사 시 흡인은 금기이다.

61 | ③

수혈세트의 챔버는 3/4 정도 채워야 혈액 점적 시 혈구파괴로 인한 용혈반응을 예방할 수 있다.

62 | ③

장기간 측위를 취할 경우 목의 측굴곡, 척추의 비틀림, 어깨·둔부의 내회전 및 내전, 발의 족저굴곡, 귀·어깨·장골 무릎·발목 압박 등이 발생할 수 있다.

63 | ①

① 식욕부진은 음식에 대한 요구가 저하된 상태를 의미하며 원인은 심리적이거나 생리적이다. 이러한 환자의 식사를 돕기 위해서는 영양이 고농도로 함축된 적은 양의 음식을 잦은 간격으로 제공하고 식사 시간에 앞서 식욕 감퇴를 초래하는 통증, 열, 피로 등을 완화시키는 것이 필요하다. 기력이 없어 식욕을 잃을 수 있으므로 식사 전에는 휴식을 취하도록 하는 게 좋으며, 식사 전 구강 간호를 제공하는 것은 타액의 분비를 자극하여 식사에 도움이 될 수 있다.
② 대상자가 다른 사람과 함께 먹을 수 있도록 한다.
③ 음식은 적당한 온도로 제공한다.
④ 제한 식이를 고려하면서 대상자가 좋아하는 음식을 제공한다.
⑤ 식사 전후에는 치료를 가능한 피한다.

64 | ④

④ 장티푸스는 살모넬라 균 감염으로 발생하는 감염성 질환이다. 이환되어 있는 기간 내내 대소변을 통해 균이 배출되므로 원내에서 접촉주의 격리를 하게 된다. 장티푸스는 A형 간염, 콜레라, 감염성 설사와 같이 경구 감염을 통해 전파되므로 접촉주의 격리법 중 장격리에 속한다.
① 격리 환자의 방문은 닫아두어 공기 순환을 막아야 한다.
② 오염 세탁물로 분류한 뒤 세탁실로 보내 세탁한다.
③ 마스크를 착용할 필요는 없다.
⑤ 동일한 균 양성인 대상자들과 같은 병실에 코호트 격리한다.

65 | ④

그림은 쿠스마울 호흡양상이다. 쿠스마울 호흡은 당뇨병성 케톤산증에서 나타나는 호흡으로, 깊고 빠른 호흡과 과일향이 나는 숨이 특징이다. 대사성 산증으로 야기되는 호흡양상이므로 이를 조절하기 위하여 인슐린을 투여하고 손실된 전해질을 보충하며 탈수 조절을 위해 생리식염수를 주입하는 것이 적절한 중재이다.

보건의약관계법규

66 | ⑤

종합병원〈의료법 제3조의3〉

① 종합병원은 다음의 요건을 갖추어야 한다.
  1. 100개 이상의 병상을 갖출 것
  2. 100병상 이상 300병상 이하인 경우에는 내과·외과·소아청소년과·산부인과 중 3개 진료과목, 영상의학과, 마취통증의학과와 진단검사의학과 또는 병리과를 포함한 7개 이상의 진료과목을 갖추고 각 진료과목마다 전속하는 전문의를 둘 것
  3. 300병상을 초과하는 경우에는 내과, 외과, 소아청소년과, 산부인과, 영상의학과, 마취통증의학과, 진단검사의학과 또는 병리과, 정신건강의학과 및 치과를 포함한 9개 이상의 진료과목을 갖추고 각 진료과목마다 전속하는 전문의를 둘 것

② 종합병원은 제1항 제2호 또는 제3호에 따른 진료과목(이하 이 항에서 "필수진료과목"이라 한다) 외에 필요하면 추가로 진료과목을 설치·운영할 수 있다. 이 경우 필수진료과목 외의 진료과목에 대하여는 해당 의료기관에 전속하지 아니한 전문의를 둘 수 있다.

67 | ①

② 국가시험의 응시가 3회의 범위에서 제한된다.
③ 외국의 간호사 면허가 필요하다.
④ 전문의가 의료인으로서 적합하다고 인정하는 정신질환자의 경우 의료인이 될 수 있다.
⑤ 예비시험을 치르고 이에 합격하여야 국가고시 응시자격이 부여된다.

※ **결격사유 등〈의료법 제8조〉**

다음 각 호의 어느 하나에 해당하는 자는 의료인이 될 수 없다
1. 「정신건강증진 및 정신질환자 복지서비스 지원에 관한 법률」 제3조 제1호에 따른 정신질환자. 다만, 전문의가 의료인으로서 적합하다고 인정하는 사람은 그러하지 아니하다.
2. 마약·대마·향정신성의약품 중독자
3. 피성년후견인·피한정후견인
4. 금고 이상의 실형을 선고받고 그 집행이 끝나거나 그 집행을 받지 아니하기로 확정된 후 5년이 지나지 아니한 자
5. 금고 이상의 형의 집행유예를 선고받고 그 유예기간이 지난 후 2년이 지나지 아니한 자
6. 금고 이상의 형의 선고유예를 받고 그 유예기간 중에 있는 자

※ **응시자격 제한 등〈의료법 제10조〉**

① 제8조(결격사유 등) 어느 하나에 해당하는 자는 국가시험 등에 응시할 수 없다.
② 부정한 방법으로 국가시험 등에 응시한 자나 국가시험 등에 관하여 부정행위를 한 자는 그 수험을 정지시키거나 합격을 무효로 한다.
③ 보건복지부장관은 제2항에 따라 수험이 정지되거나 합격이 무효가 된 사람에 대하여 처분의 사유와 위반 정도 등을 고려하여 대통령령으로 정하는 바에 따라 그 다음에 치러지는 이 법에 따른 국가시험 등의 응시를 3회의 범위에서 제한할 수 있다.

68 | ⑤

처방전 작성과 교부〈의료법 제18조〉

① 의사나 치과의사는 환자에게 의약품을 투여할 필요가 있다고 인정하면 「약사법」에 따라 자신이 직접 의약품을 조제할 수 있는 경우가 아니면 보건복지부령으로 정하는 바에 따라 처방전을 작성하여 환자에게 내주거나 발송(전자처방전만 해당된다)하여야 한다.
② 제1항에 따른 처방전의 서식, 기재사항, 보존, 그 밖에 필요한 사항은 보건복지부령으로 정한다.
③ 누구든지 정당한 사유 없이 전자처방전에 저장된 개인정보를 탐지하거나 누출·변조 또는 훼손하여서는 아니 된다.
④ 제1항에 따라 처방전을 발행한 의사 또는 치과의사(처방전을 발행한 한의사를 포함한다)는 처방전에 따라 의약품을 조제하는 약사 또는 한약사가 「약사법」 제26조 제2항에 따라 문의한 때 즉시 이에 응하여야 한다. 다만, 다음의 어느 하나에 해당하는 사유로 약사 또는 한약사의 문의에 응할 수 없는 경우 사유가 종료된 때 즉시 이에 응하여야 한다.
  1. 「응급의료에 관한 법률」 제2조 제1호에 따른 응급환자를 진료 중인 경우
  2. 환자를 수술 또는 처치 중인 경우
  3. 그 밖에 약사의 문의에 응할 수 없는 정당한 사유가 있는 경우
⑤ 의사, 치과의사 또는 한의사가 「약사법」에 따라 자신이 직접 의약품을 조제하여 환자에게 그 의약품을 내어주는 경우에는 그 약제의 용기 또는 포장에 환자의 이름, 용법 및 용량, 그 밖에 보건복지부령으로 정하는 사항을 적어야 한다. 다만, 급박한 응급의료상황 등 환자의 진료 상황이나 의약품의 성질상 그 약제의 용기 또는 포장에 적는 것이 어려운 경우로서 보건복지부령으로 정하는 경우에는 그러하지 아니하다.

69 | ⑤

진료기록부 등의 보존〈의료법 시행규칙 제15조〉

① 의료인이나 의료기관 개설자는 진료기록부 등을 다음에 정하는 기간 동안 보존하여야 한다. 다만, 계속적인 진료를 위하여 필요한 경우에는 1회에 한정하여 다음에 정하는 기간의 범위에서 그 기간을 연장하여 보존할 수 있다.
  1. 환자 명부 : 5년
  2. 진료기록부 : 10년
  3. 처방전 : 2년
  4. 수술기록 : 10년
  5. 검사내용 및 검사소견 기록 : 5년
  6. 방사선 사진(영상물을 포함한다) 및 그 소견서 : 5년
  7. 간호기록부 : 5년
  8. 조산기록부 : 5년
  9. 진단서 등의 부본(진단서·사망진단서 및 시체 검안서 등을 따로 구분하여 보존할 것) : 3년
② 제1항의 진료에 관한 기록은 마이크로필름이나 광디스크 등(이하 이 조에서 "필름"이라 한다)에 원본대로 수록하여 보존할 수 있다.
③ 제2항에 따른 방법으로 진료에 관한 기록을 보존하는 경우에는 필름촬영책임자가 필름의 표지에 촬영 일시와 본인의 성명을 적고, 서명 또는 날인하여야 한다.

70 | ④

입원 환자 200명을 초과하는 경우, 200명마다 의사·치과의사·한의사는 1명이 추가되고 간호사는 2명이 추가된다. 문제에 나온 A병원의 입원 환자는 350명이므로 의사·치과의사·한의사는 2명, 간호사는 4명이 필요하다.

＊ 당직의료인〈의료법 시행규칙 제39조의18〉

① 각종 병원에 두어야 하는 당직의료인의 수는 입원 환자 200명까지는 의사·치과의사 또는 한의사의 경우에는 1명, 간호사의 경우에는 2명을 두되, 입원환자 200명을 초과하는 200명마다 의사·치과의사 또는 한의사의 경우에는 1명, 간호사의 경우에는 2명을 추가한 인원 수로 한다.
② 제1항에도 불구하고 요양병원에 두어야 하는 당직 의료인의 수는 다음의 기준에 따른다.
  1. 의사·치과의사 또는 한의사의 경우에는 입원환자 300명까지는 1명, 입원환자 300명을 초과하는 300명마다 1명을 추가한 인원 수
  2. 간호사의 경우에는 입원환자 80명까지는 1명, 입원환자 80명을 초과하는 80명마다 1명을 추가한 인원 수
③ 제1항 및 제2항에도 불구하고 다음의 어느 하나에 해당하는 의료기관은 입원환자를 진료하는 데에 지장이 없도록 해당 병원의 자체 기준에 따라 당직의료인을 배치할 수 있다.
  1. 「정신건강증진 및 정신질환자 복지서비스 지원에 관한 법률」에 따른 정신병원
  2. 「장애인복지법」 제58조 제1항 제4호에 따른 의료재활시설로서 요건을 갖춘 의료기관
  3. 국립정신건강센터, 국립정신병원, 국립소록도병원, 국립결핵병원 및 국립재활원
  4. 그 밖에 위 기준에 준하는 의료기관으로서 보건복지부장관이 당직의료인의 배치 기준을 자체적으로 정할 필요가 있다고 인정하여 고시하는 의료기관

71 | ①

면허 취소와 재교부〈의료법 제65조〉

① 보건복지부장관은 의료인이 다음 각 호의 어느 하나에 해당할 경우에는 그 면허를 취소할 수 있다. 다만, 제1호·제8호의 경우에는 면허를 취소하여야 한다.
1. 제8조(결격사유 등) 각 호의 어느 하나에 해당하게 된 경우. 다만, 의료행위 중 「형법」 제268조의 죄를 범하여 제8조 제4호부터 제6호까지의 어느 하나에 해당하게 된 경우에는 그러하지 아니하다.
2. 자격 정지 처분 기간 중에 의료행위를 하거나 3회 이상 자격 정지 처분을 받은 경우
2의2. 제2항에 따라 면허를 재교부받은 사람이 제66조 제1항 각 호의 어느 하나에 해당하는 경우
3. 면허 조건을 이행하지 아니한 경우
4. 면허를 대여한 경우
5. 삭제 〈2016. 12. 20.〉
6. 사람의 생명 또는 신체에 중대한 위해를 발생하게 한 경우
7. 사람의 생명 또는 신체에 중대한 위해를 발생하게 할 우려가 있는 수술, 수혈, 전신마취를 의료인 아닌 자에게 하게 하거나 의료인에게 면허 사항 외로 하게 한 경우
8. 거짓이나 그 밖의 부정한 방법으로 제5조부터 제7조까지에 따른 의료인 면허 발급 요건을 취득하거나 제9조에 따른 국가시험에 합격한 경우

② 보건복지부장관은 제1항에 따라 면허가 취소된 자라도 취소의 원인이 된 사유가 없어지거나 개전(改悛)의 정이 뚜렷하다고 인정되고 대통령령으로 정하는 교육프로그램을 이수한 경우에는 면허를 재교부할 수 있다. 다만, 제1항 제3호에 따라 면허가 취소된 경우에는 취소된 날부터 1년 이내, 제1항 제2호·제2호의2에 따라 면허가 취소된 경우에는 취소된 날부터 2년 이내, 제1항 제4호·제6호·제7호 또는 제8조 제4호부터 제6호까지에 따른 사유로 면허가 취소된 경우에는 취소된 날부터 3년 이내, 제8조 제4호에 따른 사유로 면허가 취소된 사람이 다시 제8조 제4호에 따른 사유로 면허가 취소된 경우에는 취소된 날부터 10년 이내에는 재교부하지 못하고, 제1항 제8호에 따라 면허가 취소된 경우에는 재교부할 수 없다.

* 자격정지 등〈의료법 66조〉

① 보건복지부장관은 의료인이 다음 각 호의 어느 하나에 해당하면(제65조 제1항 제2호의2에 해당하는 경우는 제외한다) 1년의 범위에서 면허자격을 정지시킬 수 있다. 이 경우 의료기술과 관련한 판단이 필요한 사항에 관하여는 관계 전문가의 의견을 들어 결정할 수 있다.
1. 의료인의 품위를 심하게 손상시키는 행위를 한 때
2. 의료기관 개설자가 될 수 없는 자에게 고용되어 의료행위를 한 때
2의2. 제4조(의료인과 의료기관의 장의 의무) 제6항을 위반한 때
3. 진단서·검안서 또는 증명서를 거짓으로 작성하여 내주거나 진료기록부 등을 거짓으로 작성하거나 고의로 사실과 다르게 추가기재·수정한 때
4. 제20조(태아 성 감별 행위 등 금지)를 위반한 경우
5. 삭제 〈2020. 12. 29.〉
6. 의료기사가 아닌 자에게 의료기사의 업무를 하게 하거나 의료기사에게 그 업무 범위를 벗어나게 한 때
7. 관련 서류를 위조·변조하거나 속임수 등 부정한 방법으로 진료비를 거짓 청구한 때
8. 삭제 〈2011. 8. 4.〉
9. 경제적 이익 등을 제공받은 때
10. 그 밖에 이 법 또는 이 법에 따른 명령을 위반한 때

② 제1항 제1호에 따른 행위의 범위는 대통령령으로 정한다.
③ 의료기관은 그 의료기관 개설자가 제1항 제7호에 따라 자격정지 처분을 받은 경우에는 그 자격정지 기간 중 의료업을 할 수 없다.
④ 보건복지부장관은 의료인이 제25조에 따른 신고를 하지 아니한 때에는 신고할 때까지 면허의 효력을 정지할 수 있다.
⑤ 제1항 제2호를 위반한 의료인이 자진하여 그 사실을 신고한 경우에는 제1항에도 불구하고 보건복지부령으로 정하는 바에 따라 그 처분을 감경하거나 면제할 수 있다.
⑥ 제1항에 따른 자격정지처분은 그 사유가 발생한 날부터 5년(제1항 제5호·제7호에 따른 자격정지처분의 경우에는 7년으로 한다)이 지나면 하지 못한다. 다만, 그 사유에 대하여 「형사소송법」 제246조에 따른 공소가 제기된 경우에는 공소가 제기된 날부터 해당 사건의 재판이 확정된 날까지의 기간은 시효 기간에 산입하지 아니 한다.

72 | ②

성매개감염병의 예방을 위하여 종사자의 건강진단이 필요한 직업으로 보건복지부령으로 정하는 직업에 종사하는 사람과 성매개감염병에 감염되어 그 전염을 매개할 상당한 우려가 있다고 특별자치시장·특별자치도지사 또는 시장·군수·구청장이 인정한 사람은 보건복지부령으로 정하는 바에 따라 성매개감염병에 관한 건강진단을 받아야 한다〈감염병의 예방 및 관리에 관한 법률 제19조(건강진단)〉.

73 | ⑤

담배에 관한 경고문구 등 표시〈국민건강증진법 제9조의2〉

① 「담배사업법」에 따른 담배의 제조자 또는 수입판매업자(이하 "제조자 등"이라 한다)는 담배갑포장지 앞면·뒷면·옆면 및 대통령령으로 정하는 광고(판매촉진 활동을 포함한다. 이하 같다)에 다음 각 호의 내용을 인쇄하여 표기하여야 한다. 다만, 제1호의 표기는 담배갑포장지에 한정하되 앞면과 뒷면에 하여야 한다.
  1. 흡연의 폐해를 나타내는 내용의 경고그림(사진을 포함한다. 이하 같다)
  2. 흡연이 폐암 등 질병의 원인이 될 수 있다는 내용 및 다른 사람의 건강을 위협할 수 있다는 내용의 경고문구
  3. 타르 흡입량은 흡연자의 흡연습관에 따라 다르다는 내용의 경고문구
  4. 담배에 포함된 다음 각 목의 발암성물질
     가. 나프틸아민
     나. 니켈
     다. 벤젠
     라. 비닐 크롤라이드
     마. 비소
     바. 카드뮴
  5. 보건복지부령으로 정하는 금연상담전화의 전화번호

② 제1항에 따른 경고그림과 경고문구는 담배갑포장지의 경우 그 넓이의 100분의 50 이상에 해당하는 크기로 표기하여야 한다. 이 경우 경고그림은 담배갑포장지 앞면, 뒷면 각각의 넓이의 100분의 30 이상에 해당하는 크기로 하여야 한다.

③ 제1항 및 제2항에서 정한 사항 외의 경고그림 및 경고문구 등의 내용과 표기 방법·형태 등의 구체적인 사항은 대통령령으로 정한다. 다만, 경고그림은 사실적 근거를 바탕으로 하고, 지나치게 혐오감을 주지 아니하여야 한다.

④ 제1항부터 제3항까지의 규정에도 불구하고 전자담배 등 대통령령으로 정하는 담배에 제조자등이 표기하여야 할 경고그림 및 경고문구 등의 내용과 그 표기 방법·형태 등은 대통령령으로 따로 정한다.

74 | ④

삶과 죽음의 의미와 가치를 널리 알리고 범국민적 공감대를 형성하며 호스피스를 적극적으로 이용하고 연명의료에 관한 환자의 의사를 존중하는 사회 분위기를 조성하기 위하여 매년 10월 둘째 주 토요일을 "호스피스의 날"로 한다〈호스피스·완화 의료 및 임종과정에 있는 환자의 연명의료 결정에 관한 법률(호스피스의 날 지정) 제6조 제1항〉.

75 | ④

건강검진 등의 신고〈지역보건법 시행규칙 제9조〉

① 법 제23조(건강 검진 등의 신고)에 따른 신고는 건강검진 등을 실시하기 10일 전까지 별지 제1호 서식의 건강검진 등 신고서를 관할 보건소장(보건의료원장을 포함한다. 이하 같다)에게 제출하는 방법으로 해야 한다. 이 경우 관할 보건소장은 「전자정부법」 제36조 제1항에 따른 행정정보의 공동이용을 통하여 의료기관 개설허가증 또는 의료기관 개설신고증명서(의료기관만 해당한다)와 의사·치과의사 또는 한의사 면허증을 확인할 수 있는 경우에는 그 확인으로 첨부자료의 제공을 갈음할 수 있고, 신고인이 자료 확인에 동의하지 않는 경우에는 해당 자료를 첨부하도록 해야 한다.

② 보건소장은 제1항에 따른 건강검진 등 신고서를 제출받은 날부터 7일 이내에 신고의 수리 여부를 신고인에게 통지해야 한다. 이 경우 신고를 수리하는 때에는 별지 제1호의2 서식의 건강검진 등 신고확인서를 발급해야 한다.

※ 건강검진 등의 신고〈지역보건법 제23조〉

① 「의료법」 제27조(무면허 의료행위 등 금지) 제1항 어느 하나에 해당하는 사람이 지역주민 다수를 대상으로 건강검진 또는 순회 진료 등 주민의 건강에 영향을 미치는 행위(이하 "건강검진 등"이라 한다)를 하려는 경우에는 보건복지부령으로 정하는 바에 따라 건강검진 등을 하려는 지역을 관할하는 보건소장에게 신고하여야 한다.

② 의료기관이 「의료법」 제33조(개설 등) 제1항 어느 하나에 해당하는 사유로 의료기관 외의 장소에서 지역주민 다수를 대상으로 건강검진 등을 하려는 경우에도 제1항에 따른 신고를 하여야 한다.

③ 보건소장은 제1항 및 제2항에 따른 신고를 받은 경우에는 그 내용을 검토하여 이 법에 적합하면 신고를 수리하여야 한다.

76 | ③

①②④⑤ 응급증상이 아닌 준응급증상이다.

---

* 응급증상 및 이에 준하는 증상
〈응급의료에 관한 법률 시행규칙 [별표1] 제2조 1호 관련〉

1. 응급증상
   가. 신경학적 응급증상 : 급성의식장애, 급성신경학적 이상, 구토·의식장애 등의 증상이 있는 두부 손상
   나. 심혈관계 응급증상 : 심폐소생술이 필요한 증상, 급성호흡곤란, 심장질환으로 인한 급성 흉통, 심계항진, 박동이상 및 쇼크
   다. 중독 및 대사장애 : 심한 탈수, 약물·알콜 또는 기타 물질의 과다복용이나 중독, 급성대사장애(간부전·신부전·당뇨병 등)
   라. 외과적 응급증상 : 개복술을 요하는 급성복증(급성복막염·장폐색증·급성췌장염 등 중한 경우에 한함), 광범위한 화상(외부신체 표면적의 18% 이상), 관통상, 개방성·다발성 골절 또는 대퇴부 척추의 골절, 사지를 절단할 우려가 있는 혈관 손상, 전신마취하에 응급수술을 요하는 중상, 다발성 외상
   마. 출혈 : 계속되는 각혈, 지혈이 안되는 출혈, 급성 위장관 출혈
   바. 안과적 응급증상 : 화학물질에 의한 눈의 손상, 급성 시력 손실
   사. 알러지 : 얼굴 부종을 동반한 알러지 반응
   아. 소아과적 응급증상 : 소아경련성 장애
   자. 정신과적 응급증상 : 자신 또는 다른 사람을 해할 우려가 있는 정신장애
2. 응급증상에 준하는 증상
   가. 신경학적 응급증상 : 의식장애, 현훈
   나. 심혈관계 응급증상 : 호흡곤란, 과호흡
   다. 외과적 응급증상 : 화상, 급성복증을 포함한 배의 전반적인 이상 증상, 골절·외상 또는 탈골, 그 밖에 응급수술을 요하는 증상, 배뇨장애
   라. 출혈 : 혈관손상
   마. 소아과적 응급증상 : 소아 경련, 38℃ 이상인 소아 고열(공휴일·야간 등 의료서비스가 제공되기 어려운 때에 8세 이하의 소아에게 나타나는 증상을 말한다)
   바. 산부인과적 응급증상 : 분만 또는 성폭력으로 인하여 산부인과적 검사 또는 처치가 필요한 증상
   사. 이물에 의한 응급증상 : 귀·눈·코·항문 등에 이물이 들어가 제거술이 필요한 환자

77 | ⑤

필수예방접종〈감염병의 예방 및 관리에 관한 법률 제24조〉… 특별자치시장·특별자치도지사 또는 시장·군수·구청장은 다음 각 호의 질병에 대하여 관할 보건소를 통하여 필수예방접종을 실시하여야 한다.

1. 디프테리아
2. 폴리오
3. 백일해
4. 홍역
5. 파상풍
6. 결핵
7. B형간염
8. 유행성이하선염
9. 풍진
10. 수두
11. 일본뇌염
12. b형헤모필루스인플루엔자
13. 폐렴구균
14. 인플루엔자
15. A형간염
16. 사람유두종바이러스 감염증
17. 그룹 A형 로타바이러스 감염증
18. 그 밖에 질병관리청장이 감염병의 예방을 위하여 필요하다고 인정하여 지정하는 감염병

78 | ④

④ 문제에서 제시된 발생 또는 유행 시 24시간 이내에 신고하여야 하고 격리가 필요한 감염병은 제2급 감염병에 대한 설명이다.
①②⑤ 제3급 감염병에 속한다.
③ 제1급 감염병에 속한다.

＊ 정의〈감염병의 예방 및 관리에 관한 법률 제2조 제3호〉

"제2급 감염병"이란 전파가능성을 고려하여 발생 또는 유행 시 24시간 이내에 신고하여야 하고, 격리가 필요한 다음 감염병을 말한다. 다만, 갑작스러운 국내 유입 또는 유행이 예견되어 긴급한 예방·관리가 필요하여 질병관리청장이 보건복지부장관과 협의하여 지정하는 감염병을 포함한다.

가. 결핵(結核)
나. 수두(水痘)
다. 홍역(紅疫)
라. 콜레라
마. 장티푸스
바. 파라티푸스
사. 세균성이질
아. 장출혈성대장균감염증
자. A형 간염
차. 백일해(百日咳)
카. 유행성이하선염(流行性耳下腺炎)
타. 풍진(風疹)
파. 폴리오
하. 수막구균 감염증
거. b형헤모필루스인플루엔자
너. 폐렴구균 감염증
더. 한센병
러. 성홍열
머. 반코마이신내성황색포도알균(VRSA) 감염증
버. 카바페넴내성장내세균속균종(CRE) 감염증
서. E형 간염

79 | ⑤

①③ 6일
② 14일
④ 21일

＊ 검역 감염병 접촉자에 대한 감시 등〈검역법 제17조〉

① 질병관리청장은 제15조 제1항 제2호에 따라 검역 감염병 접촉자 또는 검역 감염병 위험 요인에 노출된 사람이 입국 후 거주하거나 체류하는 지역의 특별자치도지사·시장·군수·구청장에게 건강 상태를 감시하거나 「감염병의 예방 및 관리에 관한 법률」 제49조 제1항에 따라 격리시킬 것을 요청할 수 있다.
② 특별자치도지사·시장·군수·구청장은 제1항에 따라 감시하는 동안 검역 감염병 접촉자 또는 검역 감염병 위험 요인에 노출된 사람이 검역 감염병 환자 등으로 확인된 경우에는 지체 없이 격리 등 필요한 조치를 하고 즉시 그 사실을 질병관리청장에게 보고하여야 한다.
③ 제1항에 따른 감시 또는 격리 기간은 보건복지부령으로 정하는 해당 검역 감염병의 최대 잠복기간을 초과할 수 없다.

＊ 검역 감염병의 최대 잠복기간〈검역법 시행규칙 제14조의3〉

1. 콜레라 : 5일
2. 페스트 : 6일
3. 황열 : 6일
4. 중증 급성호흡기 증후군(SARS) : 10일
5. 동물인플루엔자 인체감염증 : 10일
6. 중동 호흡기 증후군(MERS) : 14일
7. 에볼라바이러스병 : 21일
8. 법 제2조 제1호 바목 및 자목에 해당하는 검역 감염병 : 법 제4조의2 제1항에 따른 검역전문위원회에서 정하는 최대 잠복기간

80 | ②

①⑤ 업무상 비밀누설이 금지되는 사람에 속하지 않는다.
③④ 후천성 면역 결핍증은 제3급 감염병에 속하므로 발생 시 24시간 이내 신고의무가 있다.

＊ 비밀 누설 금지〈후천성면역결핍증 예방법 제7조〉

다음의 어느 하나에 해당하는 사람은 이 법 또는 이 법에 따른 명령이나 다른 법령에서 정하고 있는 경우 또는 본인의 동의가 있는 경우를 제외하고는 재직 중에는 물론 퇴직 후에도 감염인에 대하여 업무상 알게 된 비밀을 누설하여서는 아니 된다.

1. 국가 또는 지방자치단체에서 후천성 면역 결핍증의 예방·관리와 감염인의 보호·지원에 관한 사무에 종사하는 사람
2. 감염인의 진단·검안·진료 및 간호에 참여한 사람
3. 감염인에 관한 기록을 유지·관리하는 사람

81 | ③

③ 밀봉 또는 표지가 파손될 경우 부적격요인에 해당한다.
① 혈액 매매행위는 혈액제제 자체의 부적격기준과 상관없다.
② ALT 100 IU/L 이하의 혈액은 적격 혈액이다.
④ 아스피린을 투여한 지 3일이 지난 사람은 채혈이 가능한 대상자이다.
⑤ 혈장성분은 HTLV 검사에서 제외된다.

※ 부적격 혈액의 범위 및 혈액·혈액제제의 적격 여부 판정 기준
〈혈액관리법 시행규칙 [별표1] 제2조 관련〉

1. 채혈과정에서 응고 또는 오염된 혈액 및 혈액제제
2. 다음의 혈액선별검사에서 부적격기준에 해당되는 혈액 및 혈액제제

검사 항목 및 검사 방법		부적격 기준
B형 간염검사	B형간염표면항원(HBsAg) 검사	양성
	B형간염바이러스(HBV) 핵산증폭검사	양성
C형 간염검사	C형간염바이러스(HCV) 항체 검사	양성
	C형간염바이러스(HCV) 핵산증폭검사	양성
후천성 면역 결핍증 검사	사람면역결핍바이러스(HIV) 항체 검사	양성
	사람면역결핍바이러스(HIV) 핵산증폭검사	양성
사람T세포림프친화바이러스 검사 (혈장성분은 제외한다)	사람T세포림프친화바이러스(HTLV) Ⅰ형/Ⅱ형 항체 검사 (혈장성분은 제외한다)	양성
매독검사		양성
간기능검사		101 IU/L 이상

3. 채혈금지 대상자 기준 중 감염병 요인, 약물 요인 및 선별검사결과 부적격 요인에 해당하는 자로부터 채혈된 혈액 및 혈액제제
4. 심한 혼탁을 보이거나 변색 또는 용혈된 혈액 및 혈액제제
5. 혈액용기의 밀봉 또는 표지가 파손된 혈액 및 혈액제제
6. 보존기간이 경과한 혈액 및 혈액제제
7. 그 밖에 안전성 등의 이유로 부적격 요인에 해당한다고 보건복지부장관이 정하는 혈액 및 혈액제제

82 | ⑤

종합계획의 시행·수립〈호스피스·완화의료 및 임종과정에 있는 환자의 연명의료결정에 관한 법률 제7조〉

① 보건복지부장관은 호스피스와 연명의료 및 연명의료중단 등 결정의 제도적 확립을 위하여 관계 중앙행정기관의 장과 협의하고, 제8조에 따른 국가호스피스연명의료위원회의 심의를 거쳐 호스피스와 연명의료 및 연명의료중단 등 결정에 관한 종합계획(이하 "종합계획"이라 한다)을 5년마다 수립·추진하여야 한다.
② 종합계획에는 다음의 사항이 포함되어야 한다.
 1. 호스피스와 연명의료 및 연명의료중단 등 결정의 제도적 확립을 위한 추진방향 및 기반조성
 2. 호스피스와 연명의료 및 연명의료중단 등 결정 관련 정보 제공 및 교육의 시행·지원
 3. 제14조에 따른 의료기관윤리위원회의 설치·운영에 필요한 지원
 4. 말기환자 등과 그 가족의 삶의 질 향상을 위한 교육프로그램 및 지침의 개발·보급
 5. 제25조에 따른 호스피스전문기관의 육성 및 전문 인력의 양성
 6. 다양한 호스피스 사업의 개발
 7. 호스피스와 연명의료 및 연명의료중단 등 결정에 관한 조사·연구에 관한 사항
 8. 그 밖에 호스피스와 연명의료 및 연명의료중단 등 결정의 제도적 확립을 위하여 필요한 사항
③ 보건복지부장관은 종합계획을 수립할 때 생명윤리 및 안전에 관하여 사회적으로 심각한 영향을 미칠 수 있는 사항에 대하여는 미리 「생명윤리 및 안전에 관한 법률」 제7조에 따른 국가생명윤리심의위원회와 협의하여야 한다.
④ 보건복지부장관은 종합계획에 따라 매년 시행계획을 수립·시행하고 그 추진실적을 평가하여야 한다.
⑤ 보건복지부장관은 종합계획을 수립하거나 주요 사항을 변경한 경우 지체 없이 국회에 보고하여야 한다.

83 | ①

요양기관〈국민건강보험법 제42조〉

① 요양급여(간호와 이송은 제외한다)는 다음의 요양기관에서 실시한다. 이 경우 보건복지부장관은 공익이나 국가정책에 비추어 요양기관으로 적합하지 아니한 대통령령으로 정하는 의료기관 등은 요양기관에서 제외할 수 있다.
1. 「의료법」에 따라 개설된 의료기관
2. 「약사법」에 따라 등록된 약국
3. 「약사법」 따라 설립된 한국희귀·필수의약품센터
4. 「지역보건법」에 따른 보건소·보건의료원 및 보건지소
5. 「농어촌 등 보건의료를 위한 특별조치법」에 따라 설치된 보건진료소

② 보건복지부장관은 효율적인 요양급여를 위하여 필요하면 보건복지부령으로 정하는 바에 따라 시설·장비·인력 및 진료과목 등 보건복지부령으로 정하는 기준에 해당하는 요양기관을 전문요양기관으로 인정할 수 있다. 이 경우 해당 전문요양기관에 인정서를 발급하여야 한다.

③ 보건복지부장관은 제2항에 따라 인정받은 요양기관이 다음의 어느 하나에 해당하는 경우에는 그 인정을 취소한다.
1. 제2항의 전단에 따른 인정기준에 미달하게 된 경우
2. 제2항의 후단에 따라 발급받은 인정서를 반납한 경우

④ 제2항에 따라 전문요양기관으로 인정된 요양기관 또는 「의료법」에 따른 상급종합병원에 대하여는 요양급여의 절차 및 요양급여비용을 다른 요양기관과 달리 할 수 있다.

⑤ 제1항과 제2항 및 제4항에 따른 요양기관은 정당한 이유 없이 요양급여를 거부하지 못한다.

84 | ①

마약 사용의 금지〈마약류 관리에 관한 법률 제39조〉 ··· 마약류취급 의료업자는 마약 중독자에게 그 중독 증상을 완화시키거나 치료하기 위하여 다음의 어느 하나에 해당하는 행위를 하여서는 아니 된다. 다만, 제40조(마약류 중독자의 치료보호)에 따른 치료보호기관에서 보건복지부장관 또는 시·도지사의 허가를 받은 경우에는 그러하지 아니하다.
1. 마약을 투약하는 행위
2. 마약을 투약하기 위하여 제공하는 행위
3. 마약을 기재한 처방전을 발급하는 행위

85 | ③

자격 상실자의 마약류 처분〈마약류 관리에 관한 법률 제13조〉

① 마약류취급자(마약류관리자는 제외한다)가 마약류취급자 자격을 상실한 경우에는 해당 마약류취급자·상속인·후견인·청산인 및 합병 후 존속하거나 신설된 법인은 보유하고 있는 마약류를 총리령으로 정하는 바에 따라 해당 허가관청의 승인을 받아 마약류취급자에게 양도하여야 한다. 다만, 그 상속인이나 법인이 마약류취급자인 경우에는 해당 허가관청의 승인을 받아 이를 양도하지 아니할 수 있으며, 대마재배자의 상속인이나 그 상속 재산의 관리인·후견인 또는 법인이 대마재배자가 되려고 신고하는 경우에는 해당 연도에 한정하여 제6조 제1항 제5호에 따른 허가를 받은 것으로 본다.

② 제1항에 따라 마약 또는 향정신성 의약품의 양도 등을 승인한 허가관청은 승인에 관한 사항을 총리령으로 정하는 바에 따라 식품의약품안전처장에게 알려야 한다.

③ 특별자치시장·시장·군수 또는 구청장은 제1항의 단서에 따른 신고를 받은 경우에는 그 내용을 검토하여 이 법에 적합하면 신고를 수리하여야 한다.

CHECK 법령 시행일

- 의료법[시행 2025. 12. 21.] [법률 제20593호, 2024. 12. 20., 일부개정]
- 의료법 시행령[시행 2025. 6. 21.] [대통령령 제35597호, 2025. 6. 20., 타법개정]
- 의료법 시행규칙[시행 2025. 6. 21.] [보건복지부령 제1116호, 2025. 6. 20., 일부개정]

- 감염병의 예방 및 관리에 관한 법률(약칭 : 감염병예방법)[시행 2025. 10. 2.] [법률 제20873호, 2025. 4. 1., 일부개정]
- 감염병의 예방 및 관리에 관한 법률 시행령(약칭 : 감염병예방법 시행령)[시행 2025. 7. 31.] [대통령령 제35574호, 2025. 6. 2., 일부개정]
- 감염병의 예방 및 관리에 관한 법률 시행규칙(약칭 : 감염병예방법 시행규칙)[시행 2025. 7. 31.] [보건복지부령 제1114호, 2025. 6. 2., 일부개정]

- 검역법[시행 2024. 5. 21.] [법률 제20323호, 2024. 2. 20., 일부개정]
- 검역법 시행령[시행 2024. 5. 21.] [대통령령 제34516호, 2024. 5. 20., 일부개정]
- 검역법 시행규칙[시행 2024. 7. 25.] [보건복지부령 제1037호, 2024. 7. 25., 일부개정]

- 후천성면역결핍증 예방법(약칭 : 에이즈예방법)[시행 2020. 9. 12.] [법률 제17472호, 2020. 8. 11., 타법개정]
- 후천성면역결핍증 예방법 시행령(약칭 : 에이즈예방법 시행령)[시행 2020. 9. 12.] [대통령령 제31013호, 2020. 9. 11., 타법개정]
- 후천성면역결핍증 예방법 시행규칙(약칭 : 에이즈예방법 시행규칙)[시행 2025. 4. 1.] [보건복지부령 제1106호, 2025. 4. 1., 일부개정]

- 국민건강보험법[시행 2025. 4. 23.] [법률 제20505호, 2024. 10. 22., 일부개정]
- 국민건강보험법 시행령[시행 2025. 6. 21.] [대통령령 제35597호, 2025. 6. 20., 타법개정]
- 국민건강보험법 시행규칙[시행 2025. 4. 23.] [보건복지부령 제1109호, 2025. 4. 23., 일부개정]

- 지역보건법[시행 2025. 6. 21.] [법률 제20445호, 2024. 9. 20., 타법개정]
- 지역보건법 시행령[시행 2024. 7. 3.] [대통령령 제34643호, 2024. 7. 2., 일부개정]
- 지역보건법 시행규칙[시행 2025. 6. 21.] [보건복지부령 제1118호, 2025. 6. 20., 타법개정]

- 마약류 관리에 관한 법률(약칭 : 마약류관리법)[시행 2025. 10. 2.] [법률 제20878호, 2025. 4. 1., 일부개정]
- 마약류 관리에 관한 법률 시행령(약칭 : 마약류관리법 시행령)[시행 2025. 2. 7.] [대통령령 제35252호, 2025. 2. 6., 일부개정]
- 마약류 관리에 관한 법률 시행규칙(약칭 : 마약류관리법 시행규칙)[시행 2025. 2. 7.] [총리령 제2011호, 2025. 2. 6., 일부개정]

- 응급의료에 관한 법률(약칭 : 응급의료법)[시행 2025. 8. 17.] [법률 제19654호, 2023. 8. 16., 일부개정]
- 응급의료에 관한 법률 시행령(약칭 : 응급의료법 시행령)[시행 2025. 3. 12.] [대통령령 제35382호, 2025. 3. 12., 타법개정]
- 응급의료에 관한 법률 시행규칙(약칭 : 응급의료법 시행규칙)[시행 2025. 3. 11.] [보건복지부령 제1096호, 2025. 3. 11., 타법개정]

- 보건의료기본법[시행 2025. 12. 21.] [법률 제20589호, 2024. 12. 20., 일부개정]
- 보건의료기본법 시행령[시행 2024. 8. 7.] [대통령령 제34810호, 2024. 8. 6., 일부개정]

- 국민건강증진법[시행 2025. 10. 2.] [법률 제20874호, 2025. 4. 1., 일부개정]
- 국민건강증진법 시행령[시행 2025. 6. 21.] [대통령령 제35597호, 2025. 6. 20., 타법개정]
- 국민건강증진법 시행규칙[시행 2024. 7. 10.] [보건복지부령 제1027호, 2024. 7. 10., 일부개정]

- 혈액관리법[시행 2023. 6. 22.] [법률 제18626호, 2021. 12. 21., 일부개정]
- 혈액관리법 시행령[시행 2023. 6. 22.] [대통령령 제33454호, 2023. 5. 9., 일부개정]
- 혈액관리법 시행규칙[시행 2024. 10. 14.] [보건복지부령 제1063호, 2024. 10. 14., 일부개정]

- 호스피스·완화의료 및 임종과정에 있는 환자의 연명의료결정에 관한 법률(약칭 : 연명의료결정법)[시행 2025. 10. 2.] [법률 제20891호, 2025. 4. 1., 일부개정]
- 호스피스·완화의료 및 임종과정에 있는 환자의 연명의료결정에 관한 법률 시행령(약칭 : 연명의료결정법 시행령)[시행 2022. 12. 20.] [대통령령 제33112호, 2022. 12. 20., 타법개정]
- 호스피스·완화의료 및 임종과정에 있는 환자의 연명의료결정에 관한 법률 시행규칙(약칭 : 연명의료결정법 시행규칙)[시행 2024. 6. 14.] [보건복지부령 제1018호, 2024. 6. 14., 일부개정]

- 국민건강보험 요양급여의 기준에 관한 규칙(약칭 : 건강보험요양급여규칙)[시행 2025. 3. 11.] [보건복지부령 제1096호, 2025. 3. 11., 타법개정]

- 노인복지법[시행 2025. 10. 23.] [법률 제20506호, 2024. 10. 22., 일부개정]
- 노인복지법 시행령[시행 2025. 5. 20.] [대통령령 제35527호, 2025. 5. 20., 일부개정]
- 노인복지법 시행규칙[시행 2025. 3. 11.] [보건복지부령 제1096호, 2025. 3. 11., 타법개정]

- 농어촌 등 보건의료를 위한 특별조치법(약칭 : 농어촌의료법)[시행 2025. 3. 21.] [법률 제20449호, 2024. 9. 20., 타법개정]
- 농어촌 등 보건의료를 위한 특별조치법 시행령(약칭 : 농어촌의료법 시행령)[시행 2022. 12. 20.] [대통령령 제33112호, 2022. 12. 20., 타법개정]
- 농어촌 등 보건의료를 위한 특별조치법 시행규칙(약칭 : 농어촌의료법 시행규칙)[시행 2025. 3. 21.] [보건복지부령 제1099호, 2025. 3. 13., 일부개정]

- 간호법[시행 2025. 6. 21.] [법률 제20445호, 2024. 9. 20., 제정]
- 간호법 시행령[시행 2025. 6. 21.] [대통령령 제35597호, 2025. 6. 20., 제정]
- 간호법 시행규칙[시행 2025. 6. 21.] [보건복지부령 제1118호, 2025. 6. 20., 제정]

간호사 국가고시 모의고사 답안지

시험 교시: 교시

※ 공통 답안지입니다. 〈시험교시〉 항목에 몇 교시인지 작성해주세요.

간호조무사 국가고시 답안지

간호사 국가고시 모의고사

시험교시: ___교시

간호사 국가고시 모의답안지

간호사 국가고시 답안지

간호사 국가시험 고사용 답안지

간호사 국가고시 모의고사 답안지

간호사 국가고시 모의고사 답안지

간호사 국가고시 고사용 답안지

시험 교시: ___ 교시

간호사 국가고시 고난도 모의고사

간호사 국가고시 모의고사

시험 교시: _____ 교시

간호사 국가고시 모의고사

시험 교시: ___ 교시

간호사 국가시험 고사용 답안지

간호사 국가고시 고난도 모의고사

시 교시:_____

간호사 국가고시 모의고사

시험 교시: ____교시

성명 (정자)

생년월일

간호사 국가고시
제01회 고난도 모의고사

성명		생년월일	
문제 수(배점)	295문제(1점/1문제)	풀이시간	/ 270분
1교시	성인간호학	모성간호학	
2교시	아동간호학	지역사회간호학	정신간호학
3교시	간호관리학	기본간호학	보건의약관계법규

✶ 과락기준표 ✶

1교시(90분)		2교시(90분)			3교시(90분)		
성인간호학 (70문항)	모성간호학 (35문항)	아동간호학 (35문항)	지역사회간호학 (35문항)	정신간호학 (35문항)	간호관리학 (35문항)	기본간호학 (30문항)	보건의약관계법규 (20문항)
28 / 70	14 / 35	14 / 35	14 / 35	14 / 35	14 / 35	12 / 30	8 / 20

※ 총 정답 문항 177개 미만일 경우 평락

✶ 유의사항 ✶

- 문제지 및 답안지의 해당란에 문제유형, 성명, 응시번호를 정확히 기재하세요.
- 모든 기재 및 표기사항은 "컴퓨터용 흑색 수성 사인펜"만 사용합니다.
- 예비 마킹은 중복 답안으로 판독될 수 있습니다.

제 01 회 간호사 국가고시 고난도 모의고사

각 문제에서 가장 적절한 답을 하나만 고르시오.

성인간호학

1. 임종이 임박했을 때 나타나는 신체 징후는?
   ① 혈압 증가
   ② 따뜻한 피부
   ③ 체인스톡 호흡
   ④ 수면시간 감소
   ⑤ 구개반사 항진

2. 여름 대낮에 밀폐된 공사 현장에서 작업 중 갑자기 의식을 잃고 쓰러진 대상자의 피부가 뜨겁고 건조한 상태일 때 우선적인 간호중재는?
   ① 경구로 수분을 섭취시켜 탈수를 예방한다.
   ② 따뜻한 담요로 감싸 체온 유지에 집중한다.
   ③ 혈압 유지를 위해 다리를 심장보다 높게 올린다.
   ④ 구급차를 기다리며 환자의 상태를 계속 관찰한다.
   ⑤ 그늘로 옮겨 환자의 옷을 벗기고 찬물로 체온을 낮춘다.

3. 30세 여성이 호두를 먹고 안절부절못함, 두드러기, 가려움증을 호소하다가 이후 호흡곤란, 쉰 목소리, 저혈압, 불안, 발한 증상을 보였다. 이 여성과 동일한 유형의 과민반응은?
   ① 천식
   ② 접촉성 피부염
   ③ Rh 부적합 임신
   ④ 류마티스성 관절염
   ⑤ 전신성 홍반성낭창

4. 통증 자극을 포함한 모든 자극에 반응이 없고 자발적 근육의 움직임이 없으며, 각종 반사가 소실된 환자의 의식수준은?
   ① 명료(alert)
   ② 기면(drowsy)
   ③ 혼미(stupor)
   ④ 반혼수(semicoma)
   ⑤ 혼수(coma)

5. 4층 높이에서 추락한 대상자의 의식과 호흡, 맥박이 없으며 우측 경골의 개방성 골절로 다량의 출혈이 있을 때 우선적인 간호중재는?
   ① 골절 부위에 부목을 적용하여 고정한다.
   ② 정맥주입로를 확보하여 수액을 공급한다.
   ③ 기도를 확보하고 심폐소생술을 시작한다.
   ④ 골절 부위에 습윤 멸균드레싱을 시행한다.
   ⑤ 유치도뇨관을 삽입하여 소변량을 측정한다.

6. 복부 관통상으로 응급실에 내원한 환자의 사정 결과가 〈보기〉와 같을 때 우선적인 중재는?

   ─── 보기 ───
   - 혈압 79/50mmHg, 맥박 120회/min, 체온 36°C, 호흡 28회/min, 산소포화도 80%, 소변량 20mL/hr
   - 피부가 차고 축축하며 창백함, 불안, 안절부절못함

   ① 농축적혈구 수혈을 한다.
   ② 진통제를 정맥 주사한다.
   ③ 광범위 항생제를 투여한다.
   ④ 기도를 유지하고 산소를 공급한다.
   ⑤ 담요를 덮어주어 따뜻하게 보온한다.

7. 항암화학요법을 받는 환자가 오심을 호소할 때 간호로 옳은 것은?
   ① 수액 및 전해질을 투여한다.
   ② 크래커와 토스트를 제공한다.
   ③ 뜨거운 음식을 섭취하도록 한다.
   ④ 저단백, 저열량 식이를 권장한다.
   ⑤ 따뜻한 소금물로 입을 헹구게 한다.

제 01 회 간호사 국가고시 고난도 모의고사 [1교시]

8. 심한 구토 증상으로 응급실에 내원한 환자의 사정 결과가 다음과 같을 때 우선적인 간호중재는?

   ─ 보기 ─
   - 혈압 88/52mmHg, 맥박 110회/min, 호흡 22회/min
   - 장음 소실, 주름진 피부, 건조한 구강점막, 갈라진 입술, 마른 혀
   - 요비중 1.050, 소변량 30mL/hr

   ① 이뇨제 투여
   ② 구강 간호 수행
   ③ 정맥수액 주입
   ④ 염분 제한 식이 제공
   ⑤ 경구 수분 섭취

9. 흉곽수술 후 밀봉배액 중인 환자의 흉관을 제거할 때 간호중재로 옳은 것은?

   ① 흉관을 제거한 후 진통제를 투여한다.
   ② 흉관 제거 후 상처 부위는 개방하여 유지한다.
   ③ 심호흡 후 숨을 들이쉴 때 흉관을 제거한다.
   ④ 흉관을 제거하기 직전까지 흡인 배액을 유지한다.
   ⑤ 흉부 X-선 촬영으로 폐의 재팽창을 확인 후 제거한다.

10. 안지오텐신 전환효소 억제제 복용 환자 간호로 옳은 것은?

    ① 출혈 징후를 파악한다.
    ② 소변량 감소로 나타나는 부종을 확인한다.
    ③ 침상에서 일어날 때 천천히 일어나도록 교육한다.
    ④ 저칼륨혈증이 발생할 수 있으므로 모니터링한다.
    ⑤ 심장이 두근거리는 증상이 발생할 수 있음을 교육한다.

11. 소화성궤양 합병증인 천공의 특징적인 임상 증상은?

    ① 빈맥
    ② 객혈
    ③ 연하곤란
    ④ 혈압 상승
    ⑤ 깊은 호흡

12. 진행성 식도암에서 나타나는 특징적인 증상은?

    ① 혈변
    ② 회색 변
    ③ 가슴앓이
    ④ 담즙 구토
    ⑤ 하복부 통증

13. 삼일 전 장 수술을 받은 환자의 사정 결과가 다음과 같을 때 우선적인 간호중재는?

    ─ 보기 ─
    - 복통, 오심, 구토 호소
    - 복부팽만, 장음 소실
    - 혈액검사상 Na^+ 130mEq/L, K^+ 3.3mEq/L, pH 7.47, HCO_3^- 28mEq/L, $PaCO_2$ 35mmHg

    ① 온찜질을 적용한다.
    ② 복부 마사지를 시행한다.
    ③ 비위관 삽입을 준비한다.
    ④ 고섬유 식이를 제공한다.
    ⑤ 정맥수액 주입을 중단한다.

14. 식사 중 음식물이 기도에 걸려 숨쉬기 어려워하는 대상자에게 할 수 있는 응급처치는?

    ① 심폐소생술을 시행한다.
    ② 하임리히법을 적용한다.
    ③ 입을 벌려 음식물을 확인한다.
    ④ 손가락을 넣고 구토를 유도한다.
    ⑤ 손가락을 주무르며 의식을 확인한다.

15. 항문직장농양으로 수술을 받은 환자의 상처 부위 치유 촉진을 위한 간호중재는?

   ① 통목욕을 금지한다.
   ② 수분 섭취를 제한한다.
   ③ 고잔사 식이를 제공한다.
   ④ 따뜻한 물로 좌욕을 한다.
   ⑤ 장운동 억제제를 투여한다.

16. 궤양성 대장염 환자에게 실시할 영양교육은?

   ① "소량씩 자주 식사하세요."
   ② "우유와 유제품을 많이 드세요."
   ③ "홍차나 초콜릿 섭취는 괜찮습니다."
   ④ "고잔사, 고지방 식이를 권장합니다."
   ⑤ "하루 1L 미만의 수분 섭취를 권장합니다."

17. 부분적 위절제술을 받은 환자가 식사 20분 후에 설사, 충만감, 허약, 심계항진, 오심을 호소할 때 식이와 관련된 간호중재는?

   ① 탄수화물 섭취를 줄인다.
   ② 찬 음식 위주로 제공한다.
   ③ 식후 30분간 좌위를 취해준다.
   ④ 식사 중 수분을 섭취하도록 한다.
   ⑤ 하루 3번 정해진 시간에 식사하도록 한다.

18. 바륨 연하검사의 적응증으로 옳은 것은?

   ① 변비   ② 장천공
   ③ 장폐색   ④ 의식 저하
   ⑤ 식도열공

19. 악성 빈혈을 진단할 수 있는 검사는?

   ① weber 검사
   ② schilling 검사
   ③ tensilon 검사
   ④ tuberculin skin 검사
   ⑤ glucose tolerance 검사

20. 울혈성 심부전 환자에게 스피로놀락톤(spironolactone)을 투여하려고 할 때 관찰해야 할 전해질 불균형은?

   ① 고칼륨혈증
   ② 저칼륨혈증
   ③ 고인산혈증
   ④ 저나트륨혈증
   ⑤ 고마그네슘혈증

21. 급성 통풍 발작으로 통증을 호소하는 50대 환자에게 교육할 내용은?

   ① "통증 감소를 위해 아스피린을 복용합니다."
   ② "고등어, 정어리, 동물의 내장을 충분히 섭취합니다."
   ③ "결석 예방을 위해 콜히친과 자몽주스를 함께 복용합니다."
   ④ "경구용 약물은 염증이 없어질 때까지 4~7일간 복용합니다."
   ⑤ "혈중 요산 수치 유지를 하게 위해 수분을 최대한 제한합니다."

22. 울혈성 심부전 환자의 증상 완화를 위해 제공할 음식으로 옳은 것은?

   ① 김치
   ② 장아찌
   ③ 베이컨
   ④ 바나나
   ⑤ 흰쌀밥

23. 좌심부전 환자의 심박출량 감소를 확인할 수 있는 사정결과는?

   ① 간비대
   ② 소변량 감소
   ③ 우상복부 압통
   ④ 경정맥 확장
   ⑤ 중심정맥압 상승

제 01 회 간호사 국가고시 고난도 모의고사 [1교시]

24. 간경화증 환자에서 간성 뇌질환이 발생하는 주요 원인은?

① 문맥성 고혈압
② 혈중 알부민 감소
③ 비타민K 흡수장애
④ 혈중 암모니아 상승
⑤ 빌리루빈 대사 장애

25. 당뇨병 환자에게 발 관리에 대해 교육할 내용은?

① 맨발 걷기를 권장한다.
② 발톱을 일자로 깎는다.
③ 굳은살은 바로바로 제거한다.
④ 널널한 신발 또는 슬리퍼를 착용한다.
⑤ 발가락 사이사이 로션을 충분히 바른다.

26. 만성 사구체신염 환자에게 나타나는 주요 증상은?

① 다뇨
② 단백뇨
③ 혈압 저하
④ 저포타슘혈증
⑤ 혈청요소질소 감소

27. 방광경 검사를 받은 환자에게 나타날 수 있는 요로 폐쇄 합병증을 확인하기 위해 주의 깊게 모니터링해야 하는 사정결과는?

① 요통   ② 오한
③ 방광 경련   ④ 소변 속 혈전
⑤ 배뇨 시 작열감

28. 20대 남성이 스키를 탄 후 무릎 통증을 호소하며 응급실에 내원하였다. 전방십자인대 손상이 의심될 때 시행하는 검사는?

① 라크만 검사   ② 아플레이 검사
③ 상지 하수 검사 ④ 하지 직거상 검사
⑤ 트렌델렌버그 검사

29. 축구경기 후 무릎주위의 부종과 통증을 호소하는 선수에게 맥머레이 검사를 시행하였을 때 양성반응이 나타났다면 손상이 의심되는 부위는?

① 반월판   ② 슬근
③ 비골신경   ④ 전방십자인대
⑤ 후방십자인대

30. 상완골절 환자에게 구획증후군이 발생 했을 때 적절하게 치료되지 않을 경우 손, 손목, 손가락의 갈퀴손 변형과 함께 운동과 감각기능의 영구적인 장애를 초래하는 합병증은?

① 부정유합
② 지방색전증
③ 볼크만 구축
④ 무혈관성 골괴사
⑤ 석고붕대 증후군

31. 슬관절 전치환술을 받은 환자의 기동성 증진을 위한 간호중재는?

① 수술한 다리에 체중을 싣고 서는 연습을 권장한다.
② 침상 밖 기동 시 건강한 쪽을 지지해준다.
③ 의자에 앉을 때 수술한 다리를 아래로 내린다.
④ 수술 다음 날 사두근 힘주기 운동을 시작한다.
⑤ 수술한 부위에 온습포를 적용한다.

32. 관절의 강직과 통증이 있는 골관절염 환자의 관절 기능 유지를 위한 간호중재는?

① 고칼로리, 고단백 식이를 섭취한다.
② 무거운 물건을 들 때 멀리서 잡는다.
③ 보행 시 목발이나 지팡이를 사용한다.
④ 앉을 때 무릎을 구부리고 쪼그려 앉는다.
⑤ 침상안정을 취하고 관절운동 제한한다.

1교시 — 제 01 회 간호사 국가고시 고난도 모의고사

33. 하지 석고붕대를 적용 중인 환자의 발가락이 차고 창백하며 감각이 없을 때 우선적인 간호중재는?

① 냉요법을 적용한다.
② 석고 붕대를 제거한다.
③ 석고붕대 안쪽에 핀을 넣어 긁는다.
④ 다리를 베개로 지지하여 상승시킨다.
⑤ 다리의 관절가동범위운동을 실시한다.

34. 고관절 전치환술을 받은 환자의 수술 직후 간호중재는?

① 탄력스타킹을 착용한다.
② 유치도뇨관을 제거한다.
③ 심호흡과 기침을 제한한다.
④ 침상에서 내전베개를 적용한다.
⑤ 고관절을 90° 굴곡상태로 유지한다.

35. 우측 대퇴동맥을 통한 경피적 관상동맥 중재술을 받은 환자에 대한 간호중재는?

① 수분 섭취를 제한한다.
② 양측 요골동맥의 맥박을 확인한다.
③ 시술 부위를 모래주머니로 압박한다.
④ norepinephrine을 정맥 주사한다.
⑤ 시술 2시간 후 조기이상을 격려한다.

36. 3도 방실블록으로 영구적 인공심박동기를 삽입한 환자에게 퇴원 교육 후 추가 교육이 필요한 환자의 반응은?

① "인공심박동기 ID카드를 항상 소지하겠습니다."
② "정기적인 MRI를 통해 심박동기를 검사합니다."
③ "요골동맥의 맥박을 매일 1분간 측정하겠습니다."
④ "설정 맥박수보다 느리면 즉시 병원에 내원합니다."
⑤ "시술 후 6주간은 무거운 물건을 들지 않겠습니다."

37. 승모판 협착증 환자 사정 시 나타나는 결과는?

① 피로감
② 연하곤란
③ 맥압 증가
④ 경정맥울혈
⑤ 의사소통 장애

38. A군 베타 용혈성 연쇄상 구균 인후감염이 효과적으로 치료되지 않을 경우 발생위험이 높은 심장질환은?

① 심부정맥
② 심장눌림증
③ 관상동맥질환
④ 확장성심근병증
⑤ 류마티스심장염

39. 우심부전 환자에게 확인할 수 있는 특징적인 사정결과는?

① 기좌호흡
② 경정맥 확장
③ 약한 말초맥박
④ 야간에 마른기침
⑤ 거품 섞인 분홍색 객담

40. 심부전 환자에게 투여되는 약물 중 정맥을 확장시켜 정맥으로 귀환하는 혈액량을 감소시키고 심장의 부담을 줄이지만 부작용으로 혈압을 감소시킬 수 있어 투여 중 반드시 혈압 모니터링이 필요한 약물은?

① 디곡신
② 라식스
③ 캡토프릴
④ 도부타민
⑤ 니트로글리세린

41. 애덤스 스톡스(adams-stokes) 증후군으로 실신한 환자의 심전도 결과가 다음과 같을 때 부정맥의 종류는?

― 보기 ―
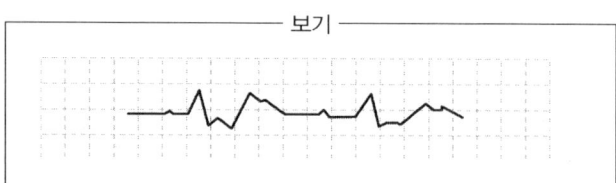

① 동성서맥
② 심방조동
③ 심방세동
④ 심실세동
⑤ 3도 방실차단

제01회 간호사 국가고시 고난도 모의고사 1교시

42. 다음은 갑자기 의식을 잃고 쓰러진 환자의 심전도 모니터 결과이다. 우선적인 간호중재는?

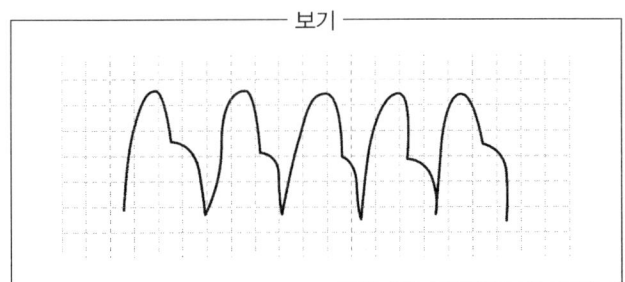

① 제세동기를 준비한다.
② 가슴 압박을 시작한다.
③ 의식과 맥박을 확인한다.
④ 심장리듬전환술을 실시한다.
⑤ 에피네프린을 정맥 주사한다.

43. 급성 심부전 환자를 위한 간호중재로 옳은 것은?

① 고농도 산소를 공급한다.
② 앙와위를 취해준다.
③ 저열량 식이를 권장한다.
④ 고염분 식이를 제공한다.
⑤ 이뇨제 투여를 중단한다.

44. 즉각적인 간호중재가 필요한 흉통 호소 환자의 검사결과는?

① LDH 170IU/L
② CRP 0.1mg/dL
③ CK-MB 5mcg/mL
④ Myoglobin 48ng/mL
⑤ Troponin I 112ng/mL

45. 30분 이상 지속되는 흉통으로 응급실에 온 환자의 심전도가 다음과 같을 때 우선적인 간호중재는?

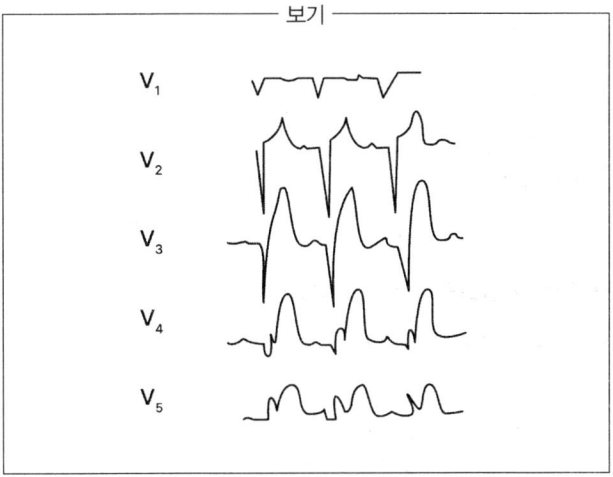

① 모르핀 투여
② 앙와위 유지
③ 제세동 시행
④ 정맥수액 주입
⑤ 인공심박동기 삽입 준비

46. 안정형 협심증 환자의 심박동수와 심근의 수축력을 줄여 산소요구량을 감소시키는 약물은?

① 강심제
② 이뇨제
③ 베타차단제
④ 질산염제제
⑤ 섬유소용해제

47. 50세 남성이 30분 이상 지속되는 흉통으로 응급실에 내원하였다. 통증은 완화되지 않고 왼쪽 팔과 등, 턱으로 방사되며 호흡곤란, 오심을 동반한다. 심전도에서 ST분절이 상승되어있고, 혈액검사에서 CK-MB, Troponin I이 상승되어있을 때 예측할 수 있는 건강문제는?

① 심내막염
② 심근경색증
③ 안정형 협심증
④ 불안정형 협심증
⑤ 확장성 심근병증

제 01 회 간호사 국가고시 고난도 모의고사

48. 허혈성 뇌졸중 환자에게 조직-플라즈미노겐활성제(t-PA)를 투여할 때 주의 깊게 사정해야 할 부작용은?

① 출혈
② 복시
③ 고혈압
④ 저혈당
⑤ 저칼륨혈증

49. 하지의 말초동맥이 폐색되었을 때 사정결과는?

① 발가락과 발뒤꿈치의 열감
② 운동 시 나타나는 저린 통증
③ 족배동맥의 강하고 빠른 맥박
④ 발등과 발바닥의 피부색이 붉어짐
⑤ 다리를 밑으로 내렸을 때 통증 악화

50. 2일 전 유방암으로 좌측 변형 근치 유방절제술을 받은 환자의 간호중재는?

① 왼쪽 팔에 진통제를 정맥 주사한다.
② 오른쪽 팔을 어깨보다 높게 유지한다.
③ 왼쪽 팔을 들어 머리를 빗도록 한다.
④ 액와 부위를 핀으로 자극했을 때 무감각은 바로 보고해야 한다.
⑤ 체위 변경 시 왼쪽부터 움직이도록 한다.

51. 당뇨 환자의 검사상 이상소견으로 간호중재가 필요한 상태는?

① 공복혈당 99mg/dl
② 당화혈색소 9%
③ 혈장포도당 농도 120mg/dl
④ 식후 2시간 혈당 115mg/dl
⑤ 경구당부하 검사 2시간째 포도당 농도 140mg/dl

52. 저프로트롬빈혈증에서 나타나는 사정결과는?

① 서맥
② 고혈압
③ 청색증
④ 점상출혈
⑤ 체온 증가

53. 정량 흡입기를 통해 약물을 투여하는 천식 환자에게 필요한 교육내용은?

① "사용하기 전 약물을 흔들지 말아야 합니다."
② "고개를 숙인 상태에서 천천히 약물을 흡입합니다."
③ "흡입기를 누르고 약물을 흡입한 후 바로 숨을 내쉽니다."
④ "1회 이상 사용할 경우 적어도 1분간 기다렸다 사용합니다."
⑤ "흡입기 사용 후 흡수를 위해 입안을 헹구지 않도록 합니다."

54. 항결핵제 복용에 대한 설명으로 옳은 것은?

① 한 가지 약물만 단독으로 투약한다.
② 약물은 최소 3개월 이상 복용해야 한다.
③ 증상이 호전되면 약물 복용을 중단한다.
④ 약물은 식후에 복용하는 것이 효과적이다.
⑤ 약물 치료 2~4주 후 전염력은 사라진다.

55. 대동맥판막협착증으로 인공판막치환술을 받은 후 와파린을 복용 중인 환자의 혈액검사 결과, PT 국제표준비율(PT INR)이 1.2일 때 우선적인 간호중재는?

① 비타민K를 투여한다.
② 신선냉동혈장을 수혈한다.
③ 프로타민황산염을 투여한다.
④ 녹색채소를 섭취하도록 한다.
⑤ 와파린 복용 이행도를 확인한다.

제 01 회 간호사 국가고시 고난도 모의고사 [1교시]

56. 만성 폐쇄성 폐질환의 폐기능 검사결과로 옳은 것은?

　① 잔기량(RV) 감소
　② 기능적 잔기용량(FRC) 증가
　③ 1초 강제 호기량(FEV1) 증가
　④ 강제 중간 호기 유속(FEF 25 ~ 75%) 증가
　⑤ 1초 강제 호기량(FEV1)/강제폐활량(FVC)의 비율 증가

57. 퇴원 교육을 받은 만성 폐쇄성 폐질환 환자의 반응 중 추가 교육이 필요한 것은?

　① "금연을 철저히 하겠습니다."
　② "똑바로 누워 절대안정을 취합니다."
　③ "사람들이 많이 모이는 곳은 피합니다."
　④ "음식은 소량씩 자주 섭취합니다."
　⑤ "호흡할 때 입술을 오므리고 길게 숨을 내쉽니다."

58. 좌심부전 환자가 호흡곤란을 호소하며 기침, 거품 섞인 분홍색 객담을 보인다. 청진 시 폐에서 악설음(crackles)과 수포음(rale)이 들릴 때 우선적인 간호중재는?

　① 좌위를 취해준다.
　② 신체활동을 격려한다.
　③ 혈관수축제를 투여한다.
　④ 객담배양검사를 시행한다.
　⑤ 정맥수액 주입을 증가시킨다.

59. 뇌졸중을 앓고 있는 70세 환자가 대화 내용은 잘 이해하고, 말하고자 하는 단어도 정확하게 알고 있으나 발음이 어눌하고 문장을 유창하게 구사하지 못한다. 이 경우 손상된 뇌 영역은?

　① 부신경 영역
　② 브로카 영역
　③ 미주신경 영역
　④ 베르니케 영역
　⑤ 운동피질 영역

60. 외상성 뇌손상으로 수술을 받은 환자의 두개내압 상승을 예방하기 위한 간호중재는?

　① 등척성 운동을 권장한다.
　② 기침과 심호흡을 격려한다.
　③ 침상머리를 30° 상승시킨다.
　④ 15초 이상 충분히 흡인한다.
　⑤ 경부의 굴곡상태를 유지한다.

61. 수막염이 의심되는 환자에게 요추천자 검사 후 교육할 내용은?

　① "수분 섭취를 제한합니다."
　② "검사 부위에 온찜질을 적용합니다."
　③ "합병증 예방을 위해 조기이상을 합니다."
　④ "배뇨곤란, 체온 상승이 있으면 알립니다."
　⑤ "두통을 감소시키기 위해 똑바로 앉습니다."

62. 요추간판탈출증으로 추간판 절제술을 받은 환자의 수술 후 간호중재는?

　① 부드럽고 푹신한 매트리스를 제공한다.
　② 수술 1시간 후 걷기 운동을 격려한다.
　③ 똑바로 앉거나 서는 자세를 취해준다.
　④ 수술 직후 수술 부위에 온습포를 적용한다.
　⑤ 2시간마다 통나무 굴리듯 체위를 변경한다.

63. 삼차신경통 환자의 통증 완화를 위한 간호중재는?

　① 뜨거운 음식을 제공한다.
　② 차가운 물로 세안하도록 한다.
　③ 통증이 없을 때 구강간호를 한다.
　④ 저단백, 저칼로리 식이를 제공한다.
　⑤ 침범된 쪽으로 음식을 씹도록 한다.

64. 근육약화, 안검하수 증상을 호소하는 환자에게 텐실론(tensilon) 10mg을 정맥주사한 후 1분 이내에 근력이 향상되고 안검하수 증상이 호전되었을 때 예측할 수 있는 건강문제는?

① 파킨슨병
② 헌팅톤병
③ 알츠하이머병
④ 중증근무력증
⑤ 다발성경화증

65. 파킨슨병 환자가 레보도파(levodopa)를 복용할 때 추가 교육이 필요한 반응은?

① "오심이 있을 땐 음식과 함께 복용하겠어요."
② "사우나, 열탕은 하지 않겠어요."
③ "비타민B₆ 섭취는 피하겠어요."
④ "고단백 식이 위주로 먹어야겠어요."
⑤ "자세를 변경할 땐 서서히 시행해야겠어요."

66. 뇌전증(epilepsy) 환자에게 할 퇴원 교육내용은?

① 부분 경련 시 초콜릿을 섭취한다.
② 가급적 외출을 삼간다.
③ 침대의 높이는 가능한 높게 한다.
④ 경련 증상이 없으면 약물 복용을 중단한다.
⑤ 뇌전증 환자임을 명시하는 팔찌를 착용한다.

67. 갑상샘 기능 항진증으로 갑상샘 절제술을 받고 병실로 온 환자의 사정결과가 다음과 같을 때 우선적인 간호진단은?

─── 보기 ───
- 협착음(stridor), 호흡곤란, 호흡 시 보조근육 사용, 청색증
- 혈압 110/68mmHg, 맥박 90회/min, 호흡 24회/min, 체온 37.5℃, 산소포화도 88%

① 조직손상과 관련된 급성 통증
② 출혈과 관련된 체액 부족의 위험
③ 불충분한 정보와 관련된 지식 부족
④ 침습적 시술과 관련된 감염의 위험
⑤ 기도폐쇄와 관련된 기도개방 유지불능

68. 항이뇨 호르몬 부적절 분비증후군(SIADH) 환자의 사정결과가 다음과 같을 때 간호중재는?

─── 보기 ───
- 체중 증가, 혼돈, 지남력 상실, 안절부절못함
- 혈청 소듐 116mEq/L, 혈청 삼투압 260mOsm/L
- 소변량 25mL/hr, 소변 소듐 350mEq/24hr

① 수분 섭취를 증가시킨다.
② 바소프레신을 투여한다.
③ 신경학적 상태를 사정한다.
④ 저장성 saline을 투여한다.
⑤ 이뇨제 투여를 중단한다.

69. 원발성 부갑상샘 기능항진증 환자를 위한 간호중재는?

① 이뇨제를 투여한다.
② 수분 섭취를 제한한다.
③ 침상안정을 유지한다.
④ 칼슘 섭취를 증가시킨다.
⑤ 알칼리성 식이를 제공한다.

70. 만성 중이염으로 수술을 받은 대상자의 반응이다. 추가 교육이 필요한 경우는?

① "음료는 빨대를 사용하여 마시겠습니다."
② "갑자기 머리를 돌리거나 흔들지 않겠습니다."
③ "코는 입을 벌리고 한 번에 한쪽씩 풀겠습니다."
④ "샤워할 때 귀안에 물이 들어가지 않게 하겠습니다."
⑤ "침상머리를 올리고 수술하지 않은 쪽으로 눕겠습니다."

제 01 회 간호사 국가고시 고난도 모의고사 [1교시]

모성간호학

71. 20세 미혼 여성이 성폭행으로 응급실에 내원하였을 때 즉각적인 간호중재로 옳은 것은?

    ① 비밀이 보장되는 편안하고 조용한 장소를 제공한다.
    ② 검진 전 목욕을 하고 새로운 옷으로 갈아입도록 한다.
    ③ 임신을 예방하기 위해 즉시 질 세척을 시행하도록 한다.
    ④ 법적 증거자료 수집 시 피해자의 동의는 받지 않는다.
    ⑤ 정서적 안정을 위해 의사결정 과정에 참여시키지 않는다.

72. 29세 미혼 여성이 자궁경부세포진검사에서 고등급 상피내종양(HGSIL), CIN2 소견을 보이는 경우 대상자에게 교육할 내용은?

    ① "레이저치료 이후 추적검사는 하지 않아도 됩니다."
    ② "치료방법으로 자궁절제술이 우선적으로 고려됩니다."
    ③ "자궁경부세포진검사를 6개월 후 다시 시행해야 합니다."
    ④ "자연치유율이 높기 때문에 특별한 치료가 필요 없습니다."
    ⑤ "질 확대경 검사와 생검을 통해 정확한 확인이 필요합니다."

73. 완경이 진행되면서 증가하는 호르몬은?

    ① 에스트로겐
    ② 프로게스테론
    ③ 테스토스테론
    ④ 항이뇨호르몬
    ⑤ 난포자극호르몬

74. 원발성 무월경에 대한 설명으로 옳은 것은?

    ① 출산 후 모유수유 중인 여성이 월경이 없다.
    ② 12세 여성이 2차 성징 발현이 없고 초경이 없다.
    ③ 월경이 규칙적이던 여성이 6개월 이상 월경이 없다.
    ④ 16세 여성이 2차 성징의 발현이 있지만 초경이 없다.
    ⑤ 월경이 규칙적이었으나 정상 월경주기의 3배 이상 주기에서 월경이 없다.

75. 갱년기 여성의 신체적 변화에 대한 설명으로 옳은 것은?

    ① 질상피가 두꺼워지고 질의 pH가 감소한다.
    ② 자율신경계 불안정으로 열감, 야간발한이 나타난다.
    ③ 교원질의 양이 증가하고 표피와 진피가 두꺼워진다.
    ④ 조골세포 자극으로 골형성이 증가하고 골밀도가 높아진다.
    ⑤ 저밀도 지질단백질의 혈중농도가 감소하여 동맥경화증 발생위험이 낮아진다.

76. 생식세포에서 기원하며 대부분 난소의 양측에서 발생한다. 다낭성이며 피지, 머리카락, 치아, 연골, 뼈 등을 포함하고 있는 난소종양의 유형은?

    ① 난포낭종
    ② 황체낭종
    ③ 유피낭종
    ④ 난소섬유종
    ⑤ 다낭난소증후군

77. 좌측 난소절제술을 받은 30세 여성에게서 나타나는 생리적 변화에 대한 설명으로 옳은 것은?

    ① 임신이 불가능하다.
    ② 완경 증상이 나타난다.
    ③ 2개월마다 배란이 된다.
    ④ 정상적인 월경주기를 갖는다.
    ⑤ 난소 호르몬 분비가 중지된다.

78. 3년 전 마지막으로 월경을 한 55세 여성이 혈액이 섞인 질 분비물, 소양감, 성교통을 호소하여 내원하였다. 이 여성의 증상 완화를 위한 중재로 옳은 것은?

① metronidazole을 투여한다.
② 몸에 딱 맞는 속옷 착용을 권장한다.
③ 에스트로겐 질정을 투여한다.
④ 회음부를 뒤에서 앞으로 닦는다.
⑤ 필요시 냉동치료법을 시행한다.

79. 월경 시 통증이 없던 35세 여성이 월경곤란증과 만성적인 골반 통증을 호소하며 결혼한 지 5년이 지났으나 임신이 되지 않아 내원하였다. 복강경 검사를 통해 난소, 난관, 복막 조직의 생검을 시행하였고 자궁내막조직이 발견되었다. 이 여성에게 의심되는 질환은?

① 자궁근종
② 자궁선근증
③ 자궁내막증
④ 자궁내막암
⑤ 자궁내막증식증

80. 난임 검사 중 조영제를 자궁경부에 주입하여 자궁과 난관의 해부학적 형태를 방사선으로 촬영하고, 난관의 통기성, 자궁내막의 상태를 투시영상으로 관찰하는 검사는?

① 루빈검사
② 복강경 검사
③ 자궁내막생검
④ 자궁난관조영술
⑤ 자궁목 점액검사

81. 임신 20주인 임부가 최근 피로, 권태감을 호소하고, 얼굴이 창백하여 시행한 혈액검사 결과가 Hb 10g/dL, Hct 32%일 때 임부의 영양관리로 옳은 것은?

① 수분 섭취를 제한한다.
② 오렌지 주스는 피하도록 한다.
③ 짙은 녹황색 채소의 섭취를 권장한다.
④ 섬유질이 적은 음식을 섭취하도록 한다.
⑤ 철분제와 비타민D를 함께 섭취하도록 한다.

82. 초임부에게 임신 중 생리적 변화에 대해 교육한 내용으로 옳은 것은?

① "혈액량이 증가하여 빈혈 발생위험이 적어집니다."
② "임신 16주에 크림 같은 흰색의 초유가 분비됩니다."
③ "호르몬의 영향으로 임신 12주경 입덧을 시작합니다."
④ "임신 8주에 자궁은 자몽 크기로 복부에서 만져집니다."
⑤ "체중 증가와 복부팽창으로 요추와 등이 곧게 펴지게 됩니다."

83. 임신 27주 된 초임부가 간호사에게 태반은 태아에게 어떤 기능을 하는지 질문하였다. 간호사의 답변으로 옳은 것은?

① "일정한 온도를 유지시킵니다."
② "태아를 자유롭게 움직이게 합니다."
③ "태아의 호흡을 관장합니다."
④ "노폐물을 저장하는 저장고 역할을 합니다."
⑤ "외부의 충격으로부터 태아를 보호합니다."

84. 자간전증이 있는 임신 30주 임부에게 간호중재가 필요할 때 혈액검사 결과는?

① 요산 4mg/dL
② 간효소 16U/L
③ 요소질소 15mg/dL
④ 혈소판 200,000/mm^3
⑤ 크레아티닌 3.0mg/dL

85. 임신 41주 초산부에게 옥시토신 유도분만을 수행하며 외부 태아 전자감시기로 확인한 결과 모니터에서 후기하강이 반복적으로 나타났다. 우선적인 간호중재는?

① 좌측위로 체위를 변경한다.
② 수액의 정맥주입을 중단한다.
③ 응급제왕절개 분만을 준비한다.
④ 내진하여 제대탈출을 확인한다.
⑤ 옥시토신 투여 속도를 증가시킨다.

86. 임신 40주 초산부가 통증을 호소하여 사정한 결과가 다음과 같을 때 자궁수축의 특성은?

보기
- 자궁 경관 상태 : 개대 9cm, 소실 90%
- 선진부 하강 정도 : +2
- 양막 상태 : 파열

① 2 ~ 3분 간격으로 수축이 있다.
② 자궁수축의 강도가 점점 약해진다.
③ 자궁수축이 불규칙적으로 일어난다.
④ 수축 시 자궁 내압은 25mmHg이다.
⑤ 수축기간이 60초에서 30초로 감소한다.

87. 고혈압이 있는 임신 28주 임부가 갑작스럽고 심한 복부통증, 자궁수축과 자궁압통, 검붉은색의 질 출혈로 응급실에 내원하였다. 이 임부에게 의심되는 문제는?

① 절박유산
② 전치태반
③ 포상기태
④ 자궁외 임신
⑤ 태반조기박리

88. 분만기전 중 아두의 가장 긴 직경인 대횡경선이 골반 입구를 통과하는 단계는?

① 진입(engagement)
② 하강(descent)
③ 굴곡(flexion)
④ 내회전(onternal rotation)
⑤ 외회전(external rotation)

89. 조기진통으로 베타메타손(betamethasone)을 투여 받는 26주 임부가 약물의 투여 목적에 대해 질문할 때 간호사의 답변으로 옳은 것은?

① "태아의 폐 성숙을 위함입니다."
② "혈전형성을 예방하기 위함입니다."
③ "감염 발생을 예방하기 위함입니다."
④ "자궁수축을 억제하기 위함입니다."
⑤ "조기양막파열을 예방하기 위함입니다."

90. 조기진통이 있는 임부에게 리토드린을 투여할 때 나타날 수 있는 부작용은?

① 서맥
② 호흡곤란
③ 혈압 증가
④ 고칼륨혈증
⑤ 혈소판 증가

91. 다음 중 분만의 전구 증상으로 옳은 것은?

① 체온 상승
② 혈성 이슬
③ 양수색전증
④ 배뇨량 감소
⑤ 횡격막 압박 증가

92. 3.32kg의 건강한 첫째 아기를 출산한 산모에게 유두균열을 예방하기 위한 모유수유 교육내용으로 옳은 것은?

① "비누를 사용하여 유두를 깨끗이 씻어야 합니다."
② "아기에게 매번 같은 쪽 유방을 물리도록 합니다."
③ "아기의 입이 유두 끝만 물 수 있도록 안아주세요."
④ "수유 후 유두를 공기 중에 자주 노출시키도록 합니다."
⑤ "유즙 분비 촉진을 위해 수유 후 남은 젖은 짜지 않고 유방을 채우도록 내버려 둡니다."

제 01 회 간호사 국가고시 고난도 모의고사

93. 산후 8일째 안정을 취하던 산모의 왼쪽 다리에 통증과 부종, 열감이 느껴지면서 권태감, 피로, 오한을 호소할 때 예상되는 건강문제는?

① 유방염
② 자궁파열
③ 자궁내막염
④ 자궁내번증
⑤ 혈전성 정맥염

94. 분만 후 비뇨기계 변화로 옳은 것은?

① 분만 직후 방광팽만은 자궁수축을 자극한다.
② 자궁이 복구되면서 혈중 요소질소가 증가한다.
③ 분만 후 첫 2 ~ 3일간은 이뇨작용이 감소한다.
④ 방광의 긴장도는 분만 4주 후에 차츰 회복된다.
⑤ 스테로이드 분비량의 증가로 신장 기능이 증가한다.

95. 임신 24주의 초임부가 정기검진을 위해 내원하였다. 최근 갈증을 자주 호소하고 소변을 보는 횟수가 증가하였으며 사정한 결과가 〈보기〉와 같을 때 간호중재는?

―― 보기 ――
- 50g 포도당 경구 투여 1시간 후 혈장 혈당 150mg/dL
- 100g 포도당 경구 투여 후 혈장 혈당 공복 시 110mg/dL, 1시간 200mg/dL, 2시간 170mg/dL, 3시간 140mg/dL

① 절대안정을 취하도록 한다.
② 하루 4회 소변검사를 시행한다.
③ 경구 혈당강하제를 투여한다.
④ 3,000kcal의 열량을 공급한다.
⑤ 발톱은 끝이 둥글게 깎도록 한다.

96. 임신 34주된 중증 자간전증 임부의 경련 예방을 위해 투여하는 약물은?

① 메덜진(methergine)
② 옥시토신(oxytocin)
③ 리토드린(ritodrine)
④ 황산마그네슘(mgSO$_4$)
⑤ 히드랄라진(hydralazine)

97. 분만 후 2일째인 산모가 하복부 통증, 고열, 오한, 권태감을 호소한다. 암적색의 악취 나는 다량의 오로가 있을 때 간호중재로 옳은 것은?

① 수분 섭취를 제한한다.
② 유치도뇨관을 삽입한다.
③ 앙와위 자세를 취해준다.
④ 저단백 식이를 제공한다.
⑤ 광범위 항생제를 투여한다.

98. 28일주기로 규칙적이던 월경이 3주 정도 지연되어 산부인과 외래에 방문하였다. 산과력은 G1-T1-P0-A0-L1이고 마지막 월경일은 2025년 9월 10일부터 2025년 9월 15일까지이다. 검사 결과 임신으로 확인되었을 때 네겔 법칙으로 계산한 이 여성의 분만예정일은?

① 2026년 5월 17일
② 2026년 5월 22일
③ 2026년 6월 17일
④ 2026년 6월 22일
⑤ 2026년 6월 25일

제 01 회 간호사 국가고시 고난도 모의고사

1교시

99. 질 분만 시 회음절개술을 받은 산모에게 분만 후 회음부에 얼음주머니를 적용하는 목적은?

① 두통 완화
② 식욕 증진
③ 쇼크 방지
④ 제대탈출 방지
⑤ 출혈과 부종 완화

100. 임신 16주의 초임부가 정기검진을 위해 내원하였다. 임부가 태아의 발달에 대해 질문할 때 간호사의 답변으로 옳은 것은?

① "태아의 성별이 확실하게 구분됩니다."
② "태아의 심장이 박동하기 시작합니다."
③ "태아는 눈을 뜰 수 있고 눈썹이 있습니다."
④ "피부를 보호하기 위한 태지가 나타납니다."
⑤ "태아가 양수를 삼키고 장의 연동운동을 합니다."

101. 임신 35주된 임부에게 레오폴드 복부 촉진법을 시행한 결과 태위가 LOA인 경우 태아심음 청취 부위는?

① 제와부 중앙
② 제와부 우측 상단
③ 제와부 좌측 상단
④ 제와부 우측 하단
⑤ 제와부 좌측 하단

102. 흡입분만의 적용이 가능한 경우는?

① 조산
② 둔위
③ 안면위
④ 모성심장질환
⑤ 아두골반 불균형

103. 조기진통이 있는 임신 27주 임부의 양수 인지질 분석 결과 L/S 비율이 1.5:1일 때 투여하는 약물은?

① 덱사메타손
② 인도메타신
③ 테르부탈린
④ 황산마그네슘
⑤ 프로프라놀롤

104. 2시간 전에 전신마취로 제왕절개 분만을 한 산모에 대한 간호중재로 옳은 것은?

① 체위 변경은 통증을 유발하므로 하지 않는다.
② 출혈을 예방하기 위해 기침은 삼가도록 한다.
③ 유치도뇨관을 제거하고 자연배뇨를 격려한다.
④ 회복을 위해 신생아 면회는 천천히 하도록 한다.
⑤ 15분마다 자궁저부의 높이와 출혈유무를 사정한다.

105. 1시간 전에 질 분만을 한 산모의 자궁저부가 제와부에서 부드럽고 물렁하게 만져지며 검붉은 질 출혈이 있을 때 간호중재는?

① 모유수유를 제한한다.
② 유치도뇨관을 삽입한다.
③ 복부에 온찜질을 적용한다.
④ 자궁수축억제제를 투여한다.
⑤ 자궁저부 마사지를 제공한다.

1교시 종료

아동간호학

1. 아동의 한국형 덴버발달선별 검사결과가 '의심'일 때 부모에게 설명할 내용으로 옳은 것은?

    ① "인지검사가 필요합니다."
    ② "낮잠을 충분히 재우세요."
    ③ "정상적인 성장발달입니다."
    ④ "호르몬 치료를 받아야 합니다."
    ⑤ "1 ~ 2주 뒤 재검사를 받으세요."

2. 다음 중 생식기에 관심이 많고 동성의 부모를 경쟁자로 인식하는 시기는?

    ① 생식기   ② 항문기
    ③ 구강기   ④ 잠복기
    ⑤ 남근기

3. 유아를 대상으로 신체검진을 할 때 적절한 방법은?

    ① 눈·귀·입 검진을 먼저 한다.
    ② 스스로 옷을 벗을 때까지 기다린다.
    ③ 가능하면 의자에 혼자 앉혀서 진행한다.
    ④ 검진의 중요성을 설명하고 기구 사용법을 보여준다.
    ⑤ 검진을 위해 억제가 필요하면 부모의 도움을 받는다.

4. 외래에 방문한 24개월 아동의 신체발달 특징으로 옳은 것은?

    ① 연합놀이를 한다.
    ② 생식기에 관심이 많아진다.
    ③ 동성 부모에게 경쟁심을 느낀다.
    ④ 부모의 행동을 모방하고 짜증을 내기도 한다.
    ⑤ 유치가 모두 빠지고 영구치가 나기 시작한다.

5. 피아제의 인지발달 이론에서 '장미는 꽃에 포함된다'는 개념은?

    ① 상징   ② 서열
    ③ 유목   ④ 추론
    ⑤ 보존

6. 병원에 입원한 유아기 아동과의 의사소통 방법은?

    ① 정확한 의학용어를 사용하여 상황을 인지할 수 있게 한다.
    ② 아동과의 대화를 멈추고 가능한 보호자와 대화한다.
    ③ 인형이나 그림책 등 친근한 물건으로 부드럽게 대화를 유도한다.
    ④ 솔직한 느낌을 표현할 수 있도록 한다.
    ⑤ 수술 1 ~ 4시간 전에 수술 준비를 한다.

7. 생후 10개월 아동의 사회성 발달에 대한 설명으로 옳은 것은?

    ① 배냇짓을 보인다.
    ② 낯가림을 시작한다.
    ③ 분노발작을 나타낸다.
    ④ 부모의 행동을 모방하기 시작한다.
    ⑤ 보호자와 떨어지면 심하게 불안해한다.

8. 유아기 아동의 낙상사고 예방을 위한 설명으로 옳은 것은?

    ① 난간이 없는 일반 침대로 바꾼다.
    ② 베개나 이불 등으로 빈 공간을 채워준다.
    ③ 혼자 잘 놀고 있을 땐 자리를 비켜준다.
    ④ 높고 푹신한 매트리스를 설치한다.
    ⑤ 빠른 이동이 가능하도록 바퀴는 고정하지 않는다.

9. 신생아의 체온조절이 잘 안 되는 이유는?

    ① 피하지방층이 두껍다.
    ② 열생산이 성인보다 많다.
    ③ 단위 체중당 대사율이 성인의 절반이다.
    ④ 몸 크기에 비해 체표면적이 넓다.
    ⑤ 혈관이 피부 깊숙이 분포되어 있다.

제 01 회 간호사 국가고시 고난도 모의고사 2교시

10. 신생아의 계통별 특징으로 옳은 것은?

   ① 주로 흉식 호흡을 한다.
   ② 한 물체에 5초 이상 집중하지 못한다.
   ③ 청력이 예민해서 사람의 목소리에 반응한다.
   ④ 맛을 구별하는 능력은 1개월 후에 나타난다.
   ⑤ 지속적인 심장 잡음이 들린다.

11. 신생아의 활력징후를 측정한 결과이다. 정상 범위에 속하는 것은?

   ① 체온이 37.8℃이다.
   ② 호흡수는 48회/min이다.
   ③ 깨어있을 때 심박동수가 90회/min이다.
   ④ 깊은 수면 시 측정한 심박수가 50회/min이었다.
   ⑤ 약 25초 동안 호흡이 관찰되지 않았으나 피부는 분홍색이었다.

12. 출생 직후 신생아의 목욕간호로 옳은 것은?

   ① 매일 목욕하는 것을 권장한다.
   ② 여아 음순은 뒤에서 앞으로 닦아준다.
   ③ 목욕물의 온도는 30 ~ 35℃가 적당하다.
   ④ 목욕 시 비누를 사용해서 깨끗하게 닦는다.
   ⑤ 수유 직후에는 목욕을 피한다.

13. 병리적 황달 신생아에게 광선치료를 시행하려고 할 때 적절한 방법은?

   ① 온도계를 부착하여 저체온증을 관찰한다.
   ② 노출효과를 위해 한 체위를 오래 유지한다.
   ③ 피부 보습을 위해 윤활제나 로션을 자주 발라준다.
   ④ 신생아로부터 30 ~ 40cm 거리에서 광선을 적용한다.
   ⑤ 안구손상 예방을 위해 광선치료 시 안대를 착용한다.

14. 다음 중 영아에게 고형 식이를 실시할 때 교육내용으로 옳은 것은?

   ① 계란은 노른자보다 흰자를 먼저 준다.
   ② 이유식 시작 시기는 보통 7 ~ 8개월이다.
   ③ 가능한 한 번에 한 가지 음식을 제공한다.
   ④ 고형 식이는 철분이 풍부한 육류부터 먹인다.
   ⑤ 중기에는 젖이나 우유를 먹이고 난 후 이유식을 제공한다.

15. 엄마와 잠시라도 떨어지면 심하게 불안해하며 우는 아동의 부모에게 교육할 내용으로 옳은 것은?

   ① "아이가 울음이 그칠 때까지 가만히 두세요."
   ② "장난감이나 담요에 집착할 수 있으니 물건을 치워주세요."
   ③ "타인과의 신체접촉이 중요하므로 다른 사람들에게 자주 안기게 하세요."
   ④ "낯선 환경에 적응할 수 있도록 새로운 사람들을 만나세요."
   ⑤ "엄마와의 신뢰감이 중요한 시기이므로 우선 엄마와 친밀감을 느낄 수 있도록 해주세요."

16. 유아의 대소변가리기 훈련에 대한 설명으로 옳은 것은?

   ① 배변 훈련은 12개월부터 시작한다.
   ② 배뇨 실수를 했을 때 엄격한 체벌이 필요하다.
   ③ 유아에게 대소변은 더러운 것이라고 가르친다.
   ④ 야간 소변 가리기는 4 ~ 5세까지 늦어져도 정상이다.
   ⑤ 유아가 정서적으로 준비가 안 되었을 때 빠르게 시작해야 한다.

17. 남아에게 나타나는 사춘기 첫 번째 징후는?

   ① 몽정
   ② 변성기
   ③ 음모 발달
   ④ 고환 비대
   ⑤ 근육량 증가

18. 재태 기간 36주 3일로 출생한 신생아의 상태는 호흡 40회/min, 맥박 130회/min, 수축기 혈압 70mmHg, 피부 체온 37℃이며 횡격막과 복벽 근육을 사용하여 복식호흡을 하고 있다. 10초간 호흡이 정지하는 현상을 보였을 때 신생아의 상태로 옳은 것은?

① 정상호흡
② 태변흡인증후군
③ 호흡곤란증후군
④ 기관지·폐이형증
⑤ 미숙아무호흡증

19. 재태기간 28주, 출생 시 체중 1,500g으로 태어난 신생아 간호중재로 옳은 것은?

① 실내 환경을 밝게 유지하고 조도를 높여준다.
② 접촉이 중요한 시기이므로 가능한 신체접촉을 자주 한다.
③ 사지의 굴곡을 유지하고 가능하면 측위나 복위를 취해준다.
④ 호흡이 최우선 목표이므로 고농도의 산소요법을 장기간 실시한다.
⑤ 주기적인 환기가 필요하므로 인큐베이터의 문과 창은 자주 열고 닫는다.

20. 다음은 9세 아동의 건강사정 결과이다. 추정되는 질병의 특성으로 옳은 것은?

―보기―
- 체온 38.7℃, 맥박 112회/min, 혈압 100/65mmHg, 호흡 24회/min
- 심첨부에서 수축기 심잡음 청진
- 무릎, 발목 관절 통증 호소
- CRP 3.6mg/dL
- ESR 70mm/hr
- 연쇄상구균 항체 역가 370 Todd units

① 여름에 호발한다.
② 바이러스 감염으로 발생한다.
③ 항생제 치료에 반응하지 않는다.
④ 심전도상 PR의 간격이 연장된다.
⑤ 1회 발병 후 재발 가능성은 매우 낮다.

21. 다음은 생후 2개월 영아의 건강사정 결과이다. 간호중재로 옳은 것은?

―보기―
- 체중 증가 저조, 수유량 감소
- 변비, 황달, 기면
- T4 감소, TSH 증가

① 혈당을 자주 체크한다.
② 모유수유가 불가능하다.
③ 약은 호전될 때까지 복용한다.
④ 식이 제한에 대한 교육을 시행한다.
⑤ 호르몬 검사를 통해 호르몬 결핍 여부를 확인한다.

22. 설사가 심한 환아의 치료로 옳은 것은?

① 모유수유를 중단한다.
② 우선적으로 지사제를 투약한다.
③ 과일과 야채의 섭취를 권장한다.
④ NaHCO₃, 수액 공급을 중단한다.
⑤ 탈수를 예방하기 위해 먼저 경구용 재수화용액을 사용한다.

23. 페닐케톤뇨증 신생아의 부모에게 교육할 내용으로 옳은 것은?

① "모유수유는 금합니다."
② "필요시 aspirin을 공급합니다."
③ "인 함유가 낮은 특수 조제분유를 먹여야 합니다."
④ "단백질 식품은 하루 1~2번은 섭취해야 합니다."
⑤ "평생 동안 저페닐알라닌 식이를 이행해야 합니다."

24. 3세 아동이 바닥에 떨어진 이물질을 삼켰을 때 가장 우선적인 중재는?

① 물을 제공한다.
② 119에 신고한다.
③ 무엇을 삼켰는지 확인한다.
④ 손가락을 넣어 토하게 한다.
⑤ 희석시키기 위해 우유를 마시게 한다.

제 01 회 간호사 국가고시 고난도 모의고사 [2교시]

25. 다음 중 팔로네 징후의 특징적인 증상은?

① 난원공 폐쇄
② 대동맥 협착
③ 우심실 비대
④ 대혈관 전위
⑤ 심방중격 결손

26. 혈우병 진단을 받은 아동에게 적절한 간호중재는?

① 아스피린을 투약한다.
② 수분 섭취를 격려한다.
③ 비접촉성 운동을 권장한다.
④ 혈액검사를 주기적으로 시행한다.
⑤ 거담제로 객담을 제거한다.

27. 신증후군을 진단받은 아동의 간호중재로 옳은 것은?

① 저염 식이, 영양 식이를 제공한다.
② 일차 치료제로 면역억제제를 사용한다.
③ 부종이 심할 경우 수분 섭취를 격려한다.
④ 스테로이드 치료 시 구토할 경우 공복에 투약한다.
⑤ 피부 손상 방지를 위해 잦은 체위 변경은 권장하지 않는다.

28. 헤노흐-숀라인 자반증(HSP)에 대한 설명으로 옳은 것은?

① 주로 여아에게 호발한다.
② 혈뇨, 단백뇨가 나타난다.
③ 관절염 외의 특별한 증상이 나타나지 않는다.
④ 혈액검사 결과 혈소판 수치가 크게 감소되어 있다.
⑤ 관절통이 나타나더라도 진통제를 투여하지 않는다.

29. 단순 열성경련에 대한 설명으로 옳은 것은?

① 보통 15분 이내에 멈춘다.
② 여아에게서 더 많이 나타난다.
③ 지속적인 항경련 치료를 한다.
④ 2세 미만 아동에게서 최대 발병률을 보인다.
⑤ 열성 경련에는 아스피린을 사용하는 것이 안전하다.

30. 15세 대상자는 평소 나쁜 자세로 인한 척추측만증을 진단받았다. 대상자에게서 볼 수 있는 양상은?

① 골반이 수평이다.
② 어깨 높이가 같다.
③ 좌우 견갑골 높이가 같다.
④ 척추만곡 허리 쪽 주름이 깊다.
⑤ 양쪽 팔꿈치의 위치가 장골능 위쪽에 수평으로 위치한다.

31. 돌발진 진단을 받은 20개월 남아의 간호중재로 옳은 것은?

① 수분 섭취를 제한한다.
② 항생제 연고를 투여한다.
③ 해열제를 복용할 필요는 없다.
④ 팔다리에서 시작된 발진이 몸통으로 퍼질 수 있다.
⑤ 발진은 일시적이고 대개 완전히 치유될 수 있으므로 부모를 안심시킨다.

32. 백혈병 아동의 간호중재로 옳은 것은?

① 심리적 지지를 위해 면회객의 방문을 권장한다.
② 자극적인 음식으로 식욕을 증진시킨다.
③ 오심, 구토 증상이 나타나면 바로 약물을 중단한다.
④ 부드러운 칫솔을 사용하고 코를 세게 풀지 않도록 교육한다.
⑤ 혈소판 수치를 자주 평가하므로 침습처치를 적극적으로 시행한다.

제 01 회 간호사 국가고시 고난도 모의고사

33. 조혈모세포 이식 부작용에 대한 설명으로 옳은 것은?

① 피부검사에 중점을 두고 관찰한다.
② 일정 시간이 지나면 거부반응이 사라진다.
③ 첫 증상은 주로 구강 통증과 궤양으로 시작된다.
④ 쇼크가 나타날 수 있으므로 혈압을 자주 측정해야 한다.
⑤ 부작용 치료를 위해 아스피린을 사용할 수 있다.

34. 20개월 아동이 급성 중이염으로 진단받아 항생제를 처방받았다. Amoxicillin 투여에 대한 설명으로 옳은 것은?

① 통증이 가라앉으면 약을 중단한다.
② 항생제 치료기간은 보통 10일 이상 유지한다.
③ 혼합 후 일주일이 지난 항생제는 폐기한다.
④ 피가 섞인 설사는 일시적인 증상이다.
⑤ 약을 복용하다가 뱉어내면 다시 한 번 투약한다.

35. 5세 홍역 환아의 간호중재로 옳은 것은?

① 조명을 밝게 유지한다.
② 따뜻한 목욕물을 제공한다.
③ 발진 3일째에 격리를 해제한다.
④ 눈에서 분비물이 나올 때 알코올로 깨끗하게 소독한다.
⑤ 고열이 있을 때는 수분을 공급하고 소량의 유동식을 자주 섭취하도록 한다.

지역사회간호

36. 다음이 설명하는 진료비 지불 방식은?

― 보기 ―
- 정해진 단가에 의해 미리 정해진 진료비를 의료기관에 지급
- 수익을 위한 의료기관의 자발적 경영 효율화 노력 증진
- 총 진료비 절감 효과

① 총액 예산제   ② 인두제
③ 상대가치 수가제   ④ 포괄수가제
⑤ 행위별수가제

37. 보건의료전달체계 중 자유방임형에 대한 설명으로 옳은 것은?

① 의료비가 저렴하다.
② 의료서비스의 생산성이 낮다.
③ 의료자원의 지역 간 불균형이 크다.
④ 국민의 의료서비스 선택권이 제한된다.
⑤ 국가에 의한 계획적 의료생산이 이루어진다.

38. 역학연구 시 '비교위험도로 표시되는 값의 크기가 클수록 인과관계 가능성이 높다'는 원인적 연관성의 조건은?

① 일관성   ② 연관성의 강도
③ 연관성의 특이성   ④ 생물학적 발생 빈도
⑤ 기존 지식과의 일치성

39. 불규칙한 수면패턴을 가진 집단의 유방암 유병률을 알아보기 위해 교대근무 업무에 종사하는 40대 여성 1,000명을 대상으로 10년간 유방암 발생률을 조사하였다. 이때 활용한 역학적 연구방법은?

① 사례군 연구   ② 단면조사연구
③ 환자-대조군 연구   ④ 전향적 코호트 연구
⑤ 후향적 코호트 연구

제 01 회 간호사 국가고시 고난도 모의고사 [2교시]

40. 다음 진단검사 결과에 따른 음성예측도로 옳은 것은?

검사결과	질병	
	유	무
양성	a	b
음성	c	d

① $\dfrac{a}{c+d} \times 100$ ② $\dfrac{d}{b+d} \times 100$

③ $\dfrac{d}{c+d} \times 100$ ④ $\dfrac{b}{a+b} \times 100$

⑤ $\dfrac{a}{a+b} \times 100$

41. 보건소 간호사가 지역사회 간호활동을 위해 수집한 자료를 토대로 그래프를 작성하였다. 이에 해당하는 자료 분석 단계는?

① 분류   ② 확인
③ 비교   ④ 결론
⑤ 요약

42. 다음의 지역 인구통계자료를 바탕으로 산출한 노년 부양비는?

─ 보기 ─
- 0 ~ 14세 인구 : 3,000명
- 15 ~ 64세 인구 : 12,000명
- 65세 이상 인구 : 6,000명

① 50   ② 75
③ 90   ④ 110
⑤ 200

43. 지역사회 간호문제의 우선순위를 설정하려고 할 때 가장 높은 우선순위로 설정해야 하는 것은?

① 전염병   ② 고혈압
③ 소아비만   ④ 보건 관련 요원 부족
⑤ 분만으로 인한 합병증

44. SMART 원칙을 사용하여 간호 목표를 기술하려고 한다. 'A'가 의미하는 것은?

① 관심(Awareness)
② 책무성(Accountability)
③ 실현가능성(Achievable)
④ 이용가능성(Availability)
⑤ 비용부담 능력(Affordability)

45. 가정 간호사가 가족을 사정하기 위해 가정방문을 하였을 때 가장 우선적으로 해야 하는 일은?

① 대상자 건강문제 예측
② 상호관계 수립 및 신뢰 형성
③ 방문 내용 및 추후 계획 등 기록
④ 대상자의 수행과정 모니터링
⑤ 구체적인 간호 계획 수립

46. 보건소 간호사가 PRECEDE-PROCEED 모형을 적용하여 당뇨 환자들을 대상으로 하는 운동 프로그램을 기획할 때 고려할 수 있는 강화요인은?

① 운동에 대한 지식
② 운동 필요성에 대한 인식
③ 지역 내 체육시설 접근성
④ 운동 실천을 통한 자기효능감
⑤ 한 달간 운동 지속 시 운동복 제공

47. MAPP 모형을 통해 지역사회 내 건강문제를 사정하려고 한다. 대상자와 동반자적 관계를 형성한 다음, 수행할 활동은?

① 비전 설정
② 지역사회 조직화
③ 전략적 이슈 선정
④ 목표와 전략 수립
⑤ 우선순위 과제 선정

48. 제4차 다문화가족정책 기본계획(2023 ~ 2027)에 따라 상호 존중을 기반으로 다문화가족에 대한 지역사회의 수용성을 높이기 위한 정책 과제는?

① 다문화가족 사회참여 활성화
② 결혼이민자 경제활동 참여 확대
③ 가정폭력 예방 및 피해자 보호
④ 다문화가족 지원 서비스 접근성 제고
⑤ 다문화 아동·청소년의 정서 안정 기반 조성

49. 보건소 간호사가 지역사회 내 만성질환자를 대상으로 설득 방식을 사용하여 만성질환 관리를 위한 활동 참여를 주도하였을 때 이에 해당하는 대상자의 활동 참여 형태는?

① 동원
② 협조
③ 협력
④ 개입
⑤ 주도

50. 지역사회 간호수단으로 건강관리실을 운영하려고 할 때 기대되는 효과는?

① 가족단위 보건교육이 가능하다.
② 대상자가 처한 상황을 직접적으로 파악할 수 있다.
③ 시범이 필요한 간호행위에 적절한 시범을 보일 수 있다.
④ 대상자가 자신의 문제를 솔직하고 편하게 드러낼 수 있다.
⑤ 비슷한 건강문제를 갖고 있는 타인과 정보 공유가 가능하다.

51. 사업장 내에서 인화성 물질을 다루기 위해 원격조정 장치를 설치하였다. 이에 해당하는 작업환경 관리의 기본원리는?

① 공정변경
② 시설변경
③ 물질격리
④ 시설격리
⑤ 보호구 사용

52. 재난 관리 중 대비 단계에 해당하는 것은?

① 요구도 사정
② 중증도 분류
③ 전문 요원의 양성
④ 현장진료소 설치 운영
⑤ 구호요원의 소진 예방

53. 합계출산율에 대한 정의로 옳은 것은?

① 가임기 여성 1,000명당 출생아 수
② 당해 연도 인구 1,000명당 출생자 수
③ 당해 연도 특수 연령층 여성 1,000명당 출생자 수
④ 여성 1명이 일생 동안 낳을 것으로 예상되는 평균 여아 수
⑤ 여성 1명이 일생 동안 낳을 것으로 예상되는 평균 출생아 수

54. 흡연자를 대상으로 금연 필요성에 대해 보건교육을 시행하려고 한다. 다음의 방법들로 대상자들의 요구를 사정하였다면, 브래드쇼(Bradshaw)가 제시한 보건교육 요구 중 어떤 요구에 해당되는가?

― 보기 ―
• 설문조사   • 자가보고

① 절대적 요구
② 상대적 요구
③ 외형적 요구
④ 내면적 요구
⑤ 규범적 요구

제 01 회 간호사 국가고시 고난도 모의고사 2교시

55. 방문간호사가 우선적으로 해결해야 할 다음 대상자의 건강문제는?

— 보기 —
고혈압이 있는 75세 독거노인이 열흘 전 폐렴으로 입원 치료를 한 후에 퇴원하였다. 퇴원 이후 항생제 복용 중 속쓰림과 메스꺼움을 느껴 임의로 복용을 중단하였다. 하루 두 끼만 간신히 챙겨 먹고 있으며, 혼자 있는 시간이 많고 최근에는 "밖에 나가기도 귀찮고 아무도 보고 싶지 않다"고 말하였다.

① 우울 증상
② 감염 재발
③ 사회적 고립
④ 약물치료 중단
⑤ 영양 섭취 부족

56. 보건교사가 중학생을 대상으로 재난 상황 발생 시 대처방법에 대해 교육하고자 할 때 사용할 수 있는 교육법은?

① 토의
② 모의실험
③ 프로젝트법
④ 빈 의자기법
⑤ 브레인스토밍

57. 보건소 간호사가 요실금 예방을 위해 지역 내 중년 여성을 대상으로 케겔 운동교육을 계획하였다. 블룸(Bloom)의 학습목표 중 심리운동 영역의 기계화 단계에 해당하는 학습목표는?

① 대상자는 학습을 위해 편한 옷으로 갈아입는다.
② 강사의 시범을 보고 지시에 따라 운동을 따라한다.
③ 집에서 거울을 보며 스스로 케겔 운동을 복습한다.
④ 친구와 통화를 하며 능숙하게 케겔 운동을 시행한다.
⑤ 케겔 운동을 할 때 자극이 오는 근육에 주의를 기울인다.

58. 보건교육 전, 다음의 척도를 통해 사정할 수 있는 대상자의 준비도는?

— 보기 —
• 지지체계   • 발달단계   • 동기화정도

① 신체적 준비 정도
② 정서적 준비 정도
③ 경험적 준비 정도
④ 지식적 준비 정도
⑤ 환경적 준비 정도

59. 지역사회 내 가족 건강사정을 위해 다음의 자료를 수집하였을 때 이를 적용할 수 있는 가족사정도구는?

— 보기 —
• 가족 간의 애정 정도
• 가족 간의 성숙도 및 협력
• 가족의 적응력과 문제해결능력

① 가족연대기
② 가족구조도
③ 가족밀착도
④ 가족생활사건
⑤ 가족기능 평가도구

60. Duvall 가족발달단계 중 자녀의 사회화 교육 및 영양관리를 달성해야 하는 발달과업 단계는?

① 양육기
② 학령전기
③ 학령기
④ 청소년기
⑤ 진수기

61. 「농어촌 등 보건의료를 위한 특별조치법 시행령」에 따른 보건진료전담공무원 대한 설명으로 옳은 것은?

① 운영협의회를 운영한다.
② 보건복지부장관이 임용한다.
③ 공중위생과 식품위생 업무를 담당한다.
④ 급성병 환자의 요양, 지도를 담당한다.
⑤ 조산사 면허를 가진 자는 임용될 수 있다.

62. 지역사회 간호사의 보건사업을 위해 다음의 활동들을 수행하였을 때, 해당하는 보건관리 유형은?

   ─ 보기 ─
   - 직원들에게 보건사업 수행에 필요한 조언을 제공하였다.
   - 사업과 관련된 업무활동 계획표를 작성하여 정기적으로 지역사회를 방문하였다.

   ① 감시활동
   ② 감독활동
   ③ 통제활동
   ④ 활동의 조정
   ⑤ 수행기전 활용

63. 집단검진에 대한 내용으로 옳은 것은?

   ① 집단면역을 확인하기 위해 시행한다.
   ② 일회성으로 환자를 색출하기 위해 시행한다.
   ③ 만성질환에 대한 1차 예방의 대표적 방법이다.
   ④ 치료할 수 없는 질병을 대상으로 한다.
   ⑤ 질병의 진행과정이 알려진 질병을 대상으로 시행한다.

64. 오후 2시에 복통으로 보건실에 방문한 학생이 다음의 증상을 호소할 때, 의심되는 식중독은?

   ─ 보기 ─
   "오늘 아침 7시쯤 우유랑 달걀을 먹었을 땐 괜찮았는데 갑자기 열이 나는 느낌이 들면서 배가 심하게 아프고 계속 설사를 해요."

   ① 살모넬라 식중독
   ② 보툴리누스 식중독
   ③ 포도상구균 식중독
   ④ 병원성 대장균 식중독
   ⑤ 장염 비브리오 식중독

65. 세계보건기구(WHO)가 제시한 일차보건의료의 필수 요소는?

   ① 수용가능성, 상호협조성, 특수성, 전문성
   ② 수용가능성, 상호협조성, 주민참여, 효율성
   ③ 수용가능성, 지불부담능력, 주민참여, 접근성
   ④ 질병예방관리, 위생교육, 특수성, 전문성
   ⑤ 질병예방관리, 면역수준증가, 지불부담능력, 접근성

66. '대상자가 가진 다양한 욕구를 해결하기 위해 필요한 서비스를 종합적으로 제공해야 한다.'는 사례관리 원칙은?

   ① 개별성
   ② 지속성
   ③ 책임성
   ④ 통합성
   ⑤ 포괄성

67. 지역사회간호사가 사례관리를 위해 대상자의 집을 방문하여 다음의 활동을 수행하였다. 이에 해당하는 간호사의 역할은?

   ─ 보기 ─
   지역사회 주민 중 고위험군을 발굴하여 사정한 결과, 한 70대 어르신은 거동이 불편하며 기초생활수급 대상임에도 불구하고 이를 알지 못하여 아무런 지원을 받지 못하고 있었다. 이에 대상자에게 해당 제도에 대한 설명 및 정보를 제공하였다.

   ① 교육자
   ② 상담자
   ③ 협력자
   ④ 자원의뢰자
   ⑤ 사례관리자

68. 조선소에서 근무하는 근로자의 분진과 관련된 건강문제를 예방하기 위한 방법으로 옳은 것은?

① 호스마스크를 보급한다.
② 국소배기장치를 설치한다.
③ 창문을 닫고 서큘레이터를 가동한다.
④ 작업장 환경을 건조한 상태로 유지한다.
⑤ 호흡곤란 증상이 있을 때 진단검사를 시행한다.

69. 페인트 운송업에 종사하는 근로자에게 다음 증상들이 관찰되었을 때 의심할 수 있는 유기용제 중독은?

─── 보기 ───
• 피부 및 안구결막의 창백함
• 두통, 피로, 무기력감
• 반상출혈

① 벤젠
② 톨루엔
③ 노말헥산
④ 이황화탄소
⑤ 에틸렌클리콜에테르

70. 재난 현장에서 Triage를 이용하여 환자의 중증도를 분류할 때 현재의 이용 가능한 자원으로는 생존 가능성이 희박한 환자에게 부착하는 인식표 색깔은?

① 녹색
② 황색
③ 흑색
④ 흰색
⑤ 적색

정신간호학

71. 대상자가 간호사에게 자신에 대한 이야기를 하던 중 가족과 관련된 이야기가 나오자 침묵하였다. 이때 간호사의 올바른 중재는 무엇인가?

① 침묵을 존중하고 말할 준비가 될 때까지 기다린다.
② 침묵한 이유를 즉시 질문하여 원인을 파악한다.
③ 침묵을 깨도록 다른 주제로 대화를 전환한다.
④ 침묵을 비협조적 태도로 판단하여 면담을 중단한다.
⑤ 침묵하는 동안 불편하지 않도록 계속해서 말을 이어간다.

72. 실존모형이 정의하는 이상행동에 대한 설명으로 옳은 것은?

① 질병의 이환과 진행 과정에서 이상행동이 나타난다.
② 스트레스를 유발하는 사회적 상황이 정신질환의 원인이 된다.
③ 이상행동은 생리적, 유전적, 사회적 요인의 결함으로 나타난다.
④ 인간은 스스로나 환경으로부터 멀어졌을 때 일탈 행동을 보인다.
⑤ 언어 및 비언어적 메시지의 잘못된 전달이 이상행동을 일으킨다.

73. 치료적 인간관계의 단계 중 종결 단계에 해당하는 설명으로 옳은 것은?

① 목표를 달성 가능한 목표로 수정한다.
② 종결 시간을 대상자와 함께 상의하여 정한다.
③ 퇴행이 일어나는 것은 종결할 수 없음을 의미한다.
④ 종결 단계의 계획은 초기 단계에 미리 설정해두어야 한다.
⑤ 대상자가 관계를 끝낼 준비가 되지 않아도 종결해야 한다.

74. 전신마취 후 맹장수술을 한 40대 환자가 밤에 잠도 못자고 중얼거리며 간호사도 알아보지 못하는 행동을 보이고 있다. 환자에게 적합한 간호진단은?

① 적응장애
② 회상성 조작
③ 자가 간호 결핍
④ 사고과정의 변화
⑤ 기질적 기억상실

75. 다음 중 비합리적인 행동을 논리적이고 그럴듯한 이유로 정당화시키는 것에 대한 방어기전으로 옳은 것은?

① 취소
② 유머
③ 승화
④ 억제
⑤ 합리화

76. 다음 중 변연계에 대한 설명으로 옳은 것은?

① 표정과 관련된 신체기능변화에 관여한다.
② 시각, 청각 반응을 중개하는 역할을 한다.
③ 논리와 관련된 지각의 영역을 담당하고 있다.
④ 섬세한 동작이나 행동을 하는 것과 관련이 있다.
⑤ 장기기억을 단기기억으로 변환시키는 역할을 한다.

77. 다음 중 치료적 병동 환경에 대한 설명으로 옳은 것은?

① 시계와 달력을 비치한다.
② 붉은 색의 등을 사용한다.
③ 청색 계통의 물건이나 침구류는 사용하지 않는다.
④ 개인의 비밀과 독립성보다 침상 개방성이 더 중요하다.
⑤ 의료진은 응급한 환자의 요구에만 즉각적인 반응을 한다.

78. 지역사회 정신건강간호의 목표 중 1차 예방에 해당하는 것은?

① 조현병 대상자의 입원치료
② PTSD 대상자들의 자조 그룹 활성화
③ 자살 예방을 위한 1234 전화 상담 서비스
④ ○○시에서 2년마다 시행하는 무료 정신 건강 검진
⑤ ○○구에서 18 ~ 64세를 대상으로 시행하는 스트레스 완화 프로그램

79. 정신건강간호의 특징으로 옳은 것은?

① 간호사가 관찰한 행동은 증상이다.
② 대상자가 경험하고 보고하는 말은 징후이다.
③ 대상자와의 면담을 통해서만 사정해야 한다.
④ 사정, 진단, 계획, 수행, 평가의 단계로 이루어진다.
⑤ 잠재적 정신 건강문제는 정신간호의 수행 대상이 아니다.

80. 다음 중 노인 학대 사례에 해당하는 것은?

① 노인에게 연락을 6개월에 한 번씩 한다.
② 음식을 거부하는 노인에게 밥을 차려 준다.
③ 노인에게 수행 가능한 노동을 하도록 한다.
④ 노인에게 성적 수치심을 주는 표현이나 행동을 한다.
⑤ 돌봄을 거부하는 노인에게 의식주를 해결할 수 있도록 도와준다.

81. "죽으면 모든 것이 다 편해질 거야."라고 말하는 대상자의 자살에 대한 단서의 특성은?

① 직접적이고 충동적
② 직접적이고 언어적
③ 간접적이고 언어적
④ 직접적이고 비언어적
⑤ 간접적이고 비언어적

제 01 회 간호사 국가고시 고난도 모의고사 [2교시]

82. 다음 중 조현병의 양성증상으로 옳은 것은?

① 실어증
② 무쾌감증
③ 운동실조
④ 감정의 둔마
⑤ 사고의 비약

83. 조현병 대상자가 "나비가 날아다니고 있어요."라고 할 때 간호사의 반응으로 옳은 것은?

① "정말 멋진 나비예요."
② "좀 더 자세히 얘기해주실래요?"
③ 대상자의 말을 못 들은 척한다.
④ "저에게는 나비가 보이지 않습니다."
⑤ "그 이야기는 조금 후에 다시 하도록 합시다."

84. 조현병 대상자가 "여기 나를 죽이려는 사람이 있어. 그 사람으로부터 숨어야 해."라고 할 때 간호사의 태도로 옳은 것은?

① 대상자의 말에 침묵한다.
② 망상 내용에 함께 맞장구쳐준다.
③ 망상 내용을 구체적으로 물어본다.
④ 망상 내용에 대한 반론을 제기하며 논쟁한다.
⑤ 망상 내용보다 근원적인 감정에 초점을 둔다.

85. haloperidol을 복용하던 조현병 대상자가 정좌불능의 부작용을 겪고 있을 때 고려할 수 있는 약물로 옳은 것은?

① thorazine
② clozapine
③ benztropine
④ phenothiazine
⑤ chlorpromazine

86. 다음 중 우울증 환자의 행동 양상으로 옳은 것은?

① 주의산만
② 수면부족
③ 활동 증가
④ 과도한 죄책감
⑤ 현실적 위험에 대한 부정

87. 무기력하고 침대에 누워만 있는 우울장애 대상자에게 내릴 수 있는 간호진단은?

① 폭력 위험성
② 자가 간호 결핍
③ 신체손상 위험성
④ 사고 과정 장애
⑤ 과다 행동과 관련된 수면장애

88. 다음 중 양극성 장애 대상자에 대한 간호사의 태도로 옳은 것은?

① 찬성 혹은 반대의 자기주장이 있어야 한다.
② 대상자의 이상 사고에 대해 항의하거나 논쟁을 벌인다.
③ 파괴적이거나 충동적인 행동을 할 때 억제대를 사용한다.
④ 대상자의 내면의 우울한 감정을 표출하지 않도록 도와준다.
⑤ 자극적인 환경을 만들어 주어 대상자의 호기심을 자극한다.

89. 양극성 장애의 조증 증상으로 옳은 것은?

① 지리멸렬
② 수면부족
③ 피해망상
④ 사회적 고립
⑤ 눈 맞춤 부족

90. 양극성 장애의 치료 약물로 옳은 것은?

① lithium
② clozapine
③ fluoxetine
④ amitriptyline
⑤ chlorpromazine

제 01 회 간호사 국가고시 고난도 모의고사

91. 다음 중 강박행동의 이유로 옳은 것은?

① 공격
② 합리화
③ 신체화
④ 분노의 표출
⑤ 불안의 완화

92. 강박장애 환자가 특정 행동을 함으로써 불안감과 죄책감을 감소시키는 방어기전은?

① 함입
② 취소
③ 전치
④ 보상
⑤ 퇴행

93. 26살 김 씨는 외모에 집착하며 과도한 성형을 하는 모습을 보인다. 이와 관련된 정신적인 질환으로 옳은 것은?

① 강박장애
② 광장공포증
③ 신체이형장애
④ 조현병 스펙트럼 장애
⑤ 외상 후 스트레스 장애

94. 다음 중 신체적 원인이 명확하지 않은 여러 만성적인 신체 증상을 호소하는 것을 일컫는 말로 옳은 것은?

① 회상적 조작
② 미시적 현상
③ 심인성 기억상실
④ 신체증상장애
⑤ 후향적 기억상실

95. 다음 중 섭식장애의 유형으로 옳은 것은?

① 과식
② 이식증
③ 전환장애
④ 역류성 식도염
⑤ 염증성 장질환

96. 다음 중 B군 성격 장애로 옳은 것은?

① 경계성 성격장애
② 강박성 성격장애
③ 의존성 성격장애
④ 회피성 성격장애
⑤ 편집성 성격장애

97. 대상자가 최근 3일 동안 학교 수업 도중 갑자기 어지럽고 쓰러질 것 같은 느낌이 들어 응급실을 수차례 방문하였다. 검사상 이상소견이 관찰되지 않을 때 의심할 수 있는 질환으로 옳은 것은?

① 이인증
② 자폐증
③ 우울장애
④ 공황장애
⑤ 범불안장애

98. 우발적 위기에 해당하는 사건은?

① 이혼
② 지진
③ 사춘기
④ 암 진단
⑤ 정년퇴직

99. 다음 중 알코올 의존증 대상자에 대한 설명으로 옳은 것은?

① 외모에 집착하는 모습을 보인다.
② 상식적인 범위를 벗어난다.
③ 자신이 주목받고자 하며 주목받을 행동을 한다.
④ 지속적인 관심과 칭찬을 요구하는 모습을 보인다.
⑤ 근심, 걱정, 두려움이 많다.

100. 다음 중 치매에 관한 설명 중 옳은 것은?

① 인지 변화를 동반한 의식장애이다.
② 원인을 제거하면 증상은 바로 사라질 수 있다.
③ 과도한 약물복용 혹은 신체적 질병이 원인이다.
④ 다양한 자극의 환경일수록 대상자에게 도움이 된다.
⑤ 짧고 간단한 문장이나 대상자가 알고 있는 단어를 사용해야 한다.

제 01 회 간호사 국가고시 고난도 모의고사 2교시

101. 다음 중 신경성 식욕부진증 환자의 영양관리에 대한 설명 중 옳은 것은?

① 경구 영양에 한에서만 영양관리를 한다.
② 식사 후 2시간 동안은 혼자 있도록 한다.
③ 하루에 여러 번 체중을 측정하도록 교육한다.
④ 영양사로부터 영양가 있게 설계된 식단을 제공한다.
⑤ 설득하지 않고 일관된 태도로 음식을 제공해야 한다.

102. 다음 중 고소공포증에 대한 설명으로 옳은 것은?

① 특별한 원인 혹은 근거 없는 불안이다.
② 애착대상에서 분리될 때 나타나는 불안이다.
③ 수의근과 자율신경계의 긴장증상이 나타난다.
④ 행동치료 기법 중 노출요법이 흔히 사용된다.
⑤ 예기치 못한 발작으로 인해 사회 기능의 장애가 초래되는 경우를 말한다.

103. 자폐 스펙트럼장애 대상자에 대한 간호로 옳은 것은?

① 새롭고 자극적인 환경을 제공한다.
② 사회화를 위해 여러 명이 돌아가며 대상자를 돌본다.
③ 좋아하는 행동을 시킨 후에 싫어하는 행동을 시킨다.
④ 대상자가 매우 싫어하는 행동은 가급적 하지 않는다.
⑤ 대상자가 원하는 것이 무엇인지 알아도 미리 해주지 않는다.

104. 불면증 대상자에 대한 교육내용으로 옳은 것은?

① 저녁에 격렬한 운동으로 수면을 유도한다.
② 자기 전에 물을 충분히 많이 마셔둔다.
③ 적게 잔 날은 다음 날 늦게 기상해도 된다.
④ 규칙적인 수면시간 및 기상 시간을 갖도록 한다.
⑤ 잠이 안 올 땐 시계를 보며 수면 시간을 체크한다.

105. 다음 중 성적가학장애에 대한 설명으로 옳은 것은?

① 낯선 사람에게 자신의 성기를 노출시킴으로써 흥분한다.
② 이성의 속옷과 같이 무생물적인 것에 흥분하는 것을 말한다.
③ 상대방의 고통을 지켜봄으로써 성적으로 흥분하는 것을 말한다.
④ 묶이는 것 등의 고통을 당함으로써 성적으로 흥분하는 것을 말한다.
⑤ 옷을 벗고 있거나 성적 행위를 하는 사람을 관찰함으로써 성적으로 흥분하는 것을 말한다.

2교시 종료

각 문제에서 가장 적절한 답을 하나만 고르시오.

간호관리학

1. 미군정시대 이후의 한국간호사업은?

   ① 간호사업국 설치
   ② 면허소지자 재교육
   ③ 고등간호학교로 개편
   ④ 보건국이 보건부로 독립
   ⑤ 간호교육과정에 조산사 내용 포함

2. 다음에서 설명하는 것은?

   ─ 보기 ─
   간호사로서 전문적인 업무 수행을 위한 윤리, 지식, 기술과 태도를 습득하고 내면화하여 발달시키는 과정을 말한다.

   ① 조직화
   ② 직무관리
   ③ 경력개발
   ④ 간호의 질 향상
   ⑤ 전문직의 사회화

3. 간호사 A는 상태가 악화된 말기 암 환자 B 씨의 질병상태를 가족들에게 이야기하며 푸념을 늘어놓았다. 간호사 A가 위반한 윤리적 기준은?

   ① 정직의 규칙
   ② 신의의 규칙
   ③ 성실의 규칙
   ④ 악행금지의 원칙
   ⑤ 자율성 존중의 원칙

4. 간호사의 행위 중 주의의무 태만에 해당하는 경우는?

   ① 의사의 잘못된 처방이 의심되었으나 지나쳤다.
   ② 동료 간호사에게 환자에 대한 비밀을 누설하였다.
   ③ 전단적 의료가 가능하지 않은 경우임에도 투약 행위에 대한 설명을 하지 않았다.
   ④ 간호학생의 임상실습 목적으로 투약 준비를 시킨 후 그대로 환자에게 주입하였다.
   ⑤ 예정된 시간에 약물을 투여해야 하는데 바쁜 나머지 잊어버리고 투약하지 못했다.

5. 다음이 보여주는 윤리이론의 특징은?

   ─ 보기 ─
   스위스는 안락사 허용 국가 중 하나로, '죽음을 선택할 권리'를 인간의 기본 권리로 본다. 유명인의 안락사 결정기사가 보도되기도 했으며, 한국인 100명 이상이 현재 안락사를 기다리고 있다고 한다.

   ① 칸트의 철학에 근거 한 이론이다.
   ② '최대 다수의 최대 행복'이 목표이다.
   ③ 목적이 수단을 정당화시킬 수 없다고 생각했다.
   ④ 결과보다 도덕적으로 옳은 행위인지가 중요하다.
   ⑤ 모든 생명은 동일한 가치를 지니고 있다고 여겼다.

6. 다음이 설명하는 간호사의 의무는?

   ─ 보기 ─
   간호사 면허 범위 내에서 간호대상자에게 직업적 정신과 법적 근거하에 간호를 수행해야 할 의무가 있으며 간호학적 지식과 기술들의 계속적인 탐구로, 동시대의 평균 간호사의 간호수준을 유지해야 할 의무가 있다.

   ① 지도의무
   ② 비밀유지의무
   ③ 확인의무
   ④ 주의의무
   ⑤ 전문성유지의무

7. 제2차 세계대전 후 발전했으며, 인간 행위를 다루는 데 과학적인 접근법을 적용한 관리이론은?

① 상황이론
② 행정관리론
③ 인간관계론
④ 행태과학론
⑤ 과학적관리론

8. 간호관리 체계모형 중 산출에 해당하는 요소는?

① 인력
② 정보
③ 보상관리
④ 재무관리
⑤ 간호의 질

9. 다음 중 실행 기획(운영적 기획)의 특징은?

① 최고관리자에 의해 수행된다.
② 사업수준이나 부서별 계획이다.
③ 전략적 기획을 위한 수단이다.
④ 예산결정, 직원배당, 생산성 기준확정 등에 쓰인다.
⑤ 조직구성원들에게 조직이 지향하는 분명한 목표를 제공한다.

10. 병동에서 목표관리법을 적용하고자 한다. 간호관리자가 기대할 수 있는 효과는?

① 장기목표가 강조된다.
② 비용절감을 할 수 있다.
③ 사기를 향상시킬 수 있다.
④ 조직원들의 융통성이 증가한다.
⑤ 타부서와 원활한 협력관계를 갖는다.

11. 다음이 설명하는 의사결정 방법은?

― 보기 ―
- 독선적 사고를 배제하는 효과가 있다.
- 새로운 창의적 대안을 탐색하는 데 효과적이다.
- 대안을 평가, 선택하는 단계에서는 단독으로 사용하기 부적절하다.
- 자발적으로 아이디어를 제시하며 유용한 아이디어를 많이 얻어낼 수 있다.

① 델파이법
② 전자회의
③ 명목집단법
④ 집단노트기법
⑤ 브레인스토밍

12. 기획은 변동 상황이 발생했을 때 수정 가능해야 하므로 처음부터 융통성 있게 수립해야 한다. 이와 관련된 기획의 원칙은?

① 간결성의 원칙
② 탄력성의 원칙
③ 안전성의 원칙
④ 포괄성의 원칙
⑤ 계층화의 원칙

13. 다음이 설명하는 마케팅 유형의 특징은?

― 보기 ―
간호부에서는 간호 서비스 질 향상을 위해 서비스와 기술 부문을 나누어 교육을 진행하였다. 한 달의 교육을 마친 후, 교육성과가 뛰어난 간호사에게 특별상여와 휴가를 지급하였다.

① 고객과 직원의 상호 작용으로 서비스 질을 높인다.
② 직원이 주인의식과 책임감을 갖게 한다.
③ 외부마케팅 수행 후 마지막으로 수행한다.
④ 기업과 고객 사이에 수행되는 마케팅 방법이다.
⑤ CEO는 고객에게 제공할 서비스 품질을 약속한다.

14. A병원에서는 신규간호사 교육을 위하여 새 조직을 구성하였다. 각 과의 5년차 이상의 간호사와 간호교육 담당간호사로 구성되어 두 달 동안만 운영되는 이 조직의 적합한 유형은?

① 팀조직
② 위원회 조직
③ 프로젝트 조직
④ 매트릭스 조직
⑤ 계선-막료 조직

15. 다음이 설명하는 것은?

― 보기 ―
A병동에서는 간호사 인력난에 시달리고 있다. 관리자는 이를 효율적으로 해결하기 위하여, 김 간호사에겐 투약을, 이 간호사에겐 입·퇴원 관리만 담당하도록 하였다.

① 직무확대
② 직무순환
③ 경력사다리
④ 직무단순화
⑤ 직무충실화

16. 일차간호 방법의 단점은?

① 환자의 만족도가 감소한다.
② 환자간호에 할애할 시간이 부족하다.
③ 간호요원지도 등으로 시간이 많이 소요된다.
④ 간호사의 능력에 따라 환자가 받는 서비스 질에 차이가 생긴다.
⑤ 제한된 환자에게 많은 업무를 수행하여 실수가 많이 생길 수 있다.

17. 다음이 설명하는 조직문화는?

― 보기 ―
• 위계질서나 규칙을 강조한다.
• 조직 통제 강조, 내부지향적 특징이 있다.
• 다른 조직문화보다 조직원의 경직성이 높다.

① 위계지향
② 혁신지향
③ 업무지향
④ 관계지향
⑤ 개발지향

18. 김 간호사가 한 일 중 직접간호시간에 해당하는 것은?

― 보기 ―
김 간호사는 Day근무에 출근하여 가장 먼저 인계를 받았다. 의사처방 확인 후, 그날 사용할 약품을 확인하였다. 그 후 담당 환자의 활력징후를 측정하였으며, 자리에 돌아와 간호기록을 실시하였다.

① 인계
② 약품 확인
③ 간호기록
④ 의사처방 확인
⑤ 활력징후 측정

19. 다음 상황에서 발생하기 쉬운 오류는?

― 보기 ―
A병원에서는 병동별로 간호 능력의 질을 비교하기 위해 각 관리자에게 병동간호사를 평가하도록 지시하였으며, 평가점수가 높은 병동에게는 포상을 하기로 하였다.

① 후광효과
② 대비 오류
③ 규칙적 오류
④ 시간적 오류
⑤ 관대화 경향

20. 직무평가의 목적은?

① 업무개선의 기초자료를 제공한다.
② 임금의 공정성을 확보하기 위함이다.
③ 직무가 요구하는 특성을 명시하기 위함이다.
④ 권한과 책임의 한계를 명확하게 하기 위함이다.
⑤ 직원을 동기부여하고 생산성을 향상시키기 위함이다.

제 01 회 간호사 국가고시 고난도 모의고사 3교시

21. 간호사 이직률 감소 방안은?

   ① 직무단순화를 통해 업무를 쉽게 한다.
   ② 간호관리자 1인이 근무평가를 실시한다.
   ③ 근무표는 연차 순으로 의견을 반영해준다.
   ④ 주장행동훈련을 실시하여 언어의 남용을 예방한다.
   ⑤ 업무가 지루하지 않도록 타 직종의 업무도 겸하도록 한다.

22. 다음이 설명하는 리더십 이론의 특징으로 옳은 것은?

   ─── 보기 ───
   • 구성원의 성숙수준에 따라 적합한 리더십 유형을 적용한다.
   • 구성원들의 자아실현 욕구를 충족시키는 것이 조직의 성과를 높일 수 있는 방법이라고 보았다.

   ① 상황을 고려한 최초의 리더십이론이다.
   ② 리더십 유형을 설득형, 참여형, 위임형, 지시형으로 분류하였다.
   ③ 리더십 상황요소를 성숙도와 관계도 과업도로 나누었다.
   ④ 리더의 행동이 구성원의 동기를 유발시키려면 구성원의 목표성취에 방해되는 요소 제거 및 필요한 지원을 줄 수 있어야 한다.
   ⑤ 한 명의 리더가 여러 가지 리더십 유형을 가질 수 있다고 생각하였다.

23. Herzberg의 동기부여이론으로 옳은 것은?

   ① 동기부여이론 중 과정이론에 속한다.
   ② 동기요인을 친교, 권력, 성취욕구로 나누었다.
   ③ 맥그리거의 이론을 확대시켜 개발한 이론이다.
   ④ 직무만족은 직무 내용과 관련이 있다고 보았다.
   ⑤ 동기요인보다는 위생요인에 초점을 둔 관리가 중요하다.

24. 외적 보상에 해당하는 것은?

   ① 승진 기회   ② 휴가비 지원
   ③ 의사결정 참여   ④ 탄력적 근무시간
   ⑤ 업무 자율성 증대

25. 팀 운영 시 팀원 구성원의 역할이 옳은 것은?

   ① 생산자 – 과제 관리
   ② 조직자 – 규칙 집행
   ③ 후원자 – 방향 제시
   ④ 수호자 – 운영 통합과 조정
   ⑤ 창안자 – 적절한 정보를 제공

26. 협상의 특징으로 옳은 것은?

   ① 문제보다는 개인에 초점을 둔다.
   ② 협력보다는 경쟁을 촉진하는 원칙이 있다.
   ③ 쌍방 간의 우선순위가 같을 경우 통합적 협상이 효과적이다.
   ④ 분배적 협상은 협상에 관련된 주제가 둘 이상일 때 효과적이다.
   ⑤ 합의점이 양 집단 모두에게 이상적인 것은 아니므로 승자와 패자는 없다.

27. 20% 소수의 원인이 80%의 문제를 유발한다는 원칙에 근거하여 주요 원인을 확인하는 질 관리 도구는?

   ① 파레토 차트
   ② 히스토그램
   ③ 원인결과도
   ④ 산점도
   ⑤ 런차트

28. 다음 중 TQM에 대한 설명은?

   ① 간호 질 평가 도구이다.
   ② 과오의 재발을 예방하기 위한 방법이다.
   ③ 3.4PPM 수준이 가장 낮은 수준의 에러이다.
   ④ 기존의 조직문화와 경영관행을 재구축하려는 노력이다.
   ⑤ 작업 공정 혁신을 통해 비용은 줄이고 생산성은 높이는 방법이다.

29. 다음 사례에 해당하는 베너(benner)의 전문직 사회화 단계는?

― 보기 ―
A 간호사는 맡은 업무를 조직적으로 수행하며, 분석적인 사고를 바탕으로 간호 목표와 계획을 수립하고, 여러 업무를 효율적으로 조정하여 일관성 있게 수행할 수 있다.

① 초보자(novice)
② 신참자(advanced beginner)
③ 적임자(competent practitioner)
④ 숙련가(proficient practitioner)
⑤ 전문가(expert practitioner)

30. 근본 원인 분석에 대한 설명은?

① 오류 발생 가능성을 예측하는 전향적 방법이다.
② 내재된 변이와 관련 요인을 찾기 위한 방법이다.
③ 원인을 분석하고 위험에 순위를 매겨 계획을 실행한다.
④ 과정에서 발생할 수 있는 모든 유형의 문제를 찾는다.
⑤ 준비단계, 근접 원인규명 단계, 개선활동의 설계 도입 단계의 3단계로 이루어진다.

31. 다음에 해당하는 간호관리 과정은?

― 보기 ―
병동에서 고위험 환자의 낙상 사고가 반복되자, 간호관리자는 전 직원에게 낙상 예방 수칙 준수를 지시하고, 책임 간호사에게 병실 안전 상태를 감독하도록 명령하였다. 이후 회의를 통해 낙상 취약 시간대에 인력을 조정하고, 예방 활동에 적극 참여한 간호사에게는 포상을 제공하여 동기부여하였다.

① 기획
② 조직
③ 인사
④ 지휘
⑤ 통제

32. 환자가 전동할 시 간호사의 할 일은?

① 수납 여부를 확인한다.
② 지역사회 이용 가능한 기관과 연계한다.
③ 병동 내 규칙과 입원 생활에 대해 설명한다.
④ 자가 간호에 필요한 지식과 기술을 교육한다.
⑤ 의무기록 누락을 확인하고 전동일지를 기록한다.

33. 낙상 환자가 발생하여 간호사가 보고하려고 할 때 간호보고 체계 주의사항으로 옳은 것은?

① 보고하기 전 비밀유지를 엄수한다.
② 보고할 사항에 대해 자세하게 정리한다.
③ 경과, 이유, 전망, 결론 순으로 보고한다.
④ 불특정 다수에게 보고될 것을 염두에 둔다.
⑤ 구두 혹은 서면보고 또는 겸하여 보고하는 것 중 효과적인 방법을 택한다.

34. 다음 중 마약류 약품 관리 활동으로 옳은 것은?

① 마약대장은 1년간 보관한다.
② 마약대장은 이중잠금장치가 있는 철제 마약장에 보관한다.
③ 마약류는 수령 후 48시간 이내에 반납한다.
④ 마약장 열쇠는 다른 열쇠와 함께 보관하고 인계한다.
⑤ 마약류 잔량 반납 리스트는 1년간 보관한다.

35. 간호기록 시 주의해야 하는 것은?

① 간호사의 주관적 견해도 포함한다.
② 중요한 요점만 기록한다.
③ 간호수행 직전에 기록을 시행한다.
④ 변화된 중요 사건과 증상을 초점으로 한다.
⑤ 병원 내에서 사용하는 약어나 존칭을 적는다.

제 01 회 간호사 국가고시 고난도 모의고사 3교시

기본간호학

36. 혈압이 실제보다 높게 측정되는 경우는?

   ① 밸브를 너무 빨리 풀 때
   ② 팔 위치가 심장 위치보다 낮을 때
   ③ 충분한 공기를 주입하지 않았을 때
   ④ 커프 넓이가 팔 둘레보다 너무 넓을 때
   ⑤ 수은 기둥이 눈 위치보다 아래에 있을 때

37. 환자에게 효율적인 기침법에 대해 교육하려고 할 때 교육내용으로 옳은 것은?

   ① 식도의 청결유지를 위해 자주 기침하도록 한다.
   ② 엎드려서 고개를 옆으로 돌린 자세를 취하도록 한다.
   ③ 반복적인 심호흡은 객담 유도에 방해가 되므로 자제한다.
   ④ 최대한 흡기한 상태에서 상체를 뒤로 젖히고 기침하게 한다.
   ⑤ 복부를 베개로 지지하고 호기하며 3 ~ 4회 기침하게 한다.

38. 호흡곤란을 호소하는 환자에게 동맥혈 가스분석 검사 결과 다음과 같이 확인되었다. 환자에게 적용할 산소마스크로 옳은 것은?

   ─── 보기 ───
   • $PaCO_2$: 50mmHg
   • PaO_2 : 70mmHg
   • HCO_3^- : 28mEq
   • pH : 7.1

   ① 산소 텐트
   ② 단순 마스크
   ③ 벤츄리 마스크
   ④ 비재호흡 마스크
   ⑤ 부분 재호흡 마스크

39. 정상 배뇨가 어려운 환자의 배뇨를 촉진하기 위한 방법으로 옳은 것은?

   ① 물소리를 차단한다.
   ② 누워서 배뇨하도록 한다.
   ③ 카페인 복용을 억제한다.
   ④ 찬물에 손을 넣도록 한다.
   ⑤ 방광 부위를 손으로 압박한다.

40. 환자의 섭취량과 배설량 측정 시 배설량에 포함되지 않는 것은?

   ① 소변량
   ② 위 흡인액
   ③ 유치 도뇨량
   ④ 흉관 배액량
   ⑤ 복막 주입액

41. REM수면의 특징은?

   ① 근긴장이 증가한다.
   ② 몽유병, 야뇨증이 나타난다.
   ③ 성장 호르몬이 최대로 분비된다.
   ④ 전체 수면의 40 ~ 50%를 차지한다.
   ⑤ 안구 운동 및 뇌파운동이 활발해진다.

42. 간헐적 점적식 위관영양 간호중재로 옳은 것은?

   ① 주입 완료 후 흡인을 시행한다.
   ② 주입 전 위관을 꺾어 쥐지 않는다.
   ③ 주입 전 목에 함당정제를 투여한다.
   ④ 분당 1.5cc 속도로 영양액을 주입한다.
   ⑤ 위 잔류량이 50ml면 영양공급을 보류한다.

43. 잠혈검사에 대한 내용으로 옳은 것은?

① 검사 전 소변을 참도록 한다.
② 검사 전 비타민C를 복용하도록 한다.
③ 검사 3일 전부터 생선 및 육류 등의 섭취를 제한하도록 한다.
④ 현미경을 통해 대변 내 기생충 여부를 확인하기 위해 시행한다.
⑤ 아스피린을 복용하고 검사할 경우 위음성이 나올 수 있음을 교육한다.

44. 유치도뇨관을 삽입하는 목적은?

① 간헐적 방광 세척 시행
② 방광 팽만의 즉각적인 완화
③ 무균적인 소변 검사물 채취
④ 배뇨 후 방광 내 잔뇨량 측정
⑤ 방광기능 장애 대상자 장기간 관리

45. 아동에게 흡인 간호를 제공할 때 유의할 점은?

① 흡인압은 120mmHg로 설정한다.
② 기관 흡인 시 청결법을 적용한다.
③ 1회당 20 ~ 30초 내로 흡인한다.
④ 카테터 삽입 중엔 조절구멍을 닫는다.
⑤ 무의식 아동은 측위를 취하게 한다.

46. 유치도뇨관을 삽입 중인 환자가 "소변이 뿌옇고 불쾌하고 비린 냄새가 나요. 옆구리도 욱신욱신 아파요."라고 할 때, 환자에 대한 간호중재로 옳은 것은?

① 통목욕을 권장한다.
② 수분 섭취를 제한한다.
③ 크랜베리 주스 섭취를 권장한다.
④ 소변주머니를 방광보다 높게 둔다.
⑤ 도뇨관과 배액관을 분리하여 소변검사를 시행한다.

47. 장기간 부동이 신체에 미치는 영향은?

① 요 배설 증가
② 뼈 재흡수 증가
③ 혈액 점성도 증가
④ 산소 운반량 증가
⑤ 방광근육 긴장도 증가

48. 앙와위를 적용 시 문제 발생을 예방하기 위한 방법은?

① 쿠션감이 좋은 침요를 제공한다.
② 발바닥은 발판에 닿지 않게 한다.
③ 머리 밑에는 베개를 두지 않는다.
④ 요추 만곡 밑에 작은 패드를 둔다.
⑤ 의식이 저하된 대상자에게 사용한다.

49. 의치를 가지고 있는 환자의 구강간호를 위해 제공할 간호중재는?

① 세척 후 온수로 헹군다.
② 세면대에 수건을 깐 후 의치를 놓는다.
③ 의치 제거 시 위아래 동시에 제거한다.
④ 의치를 사용하지 않을 땐 알코올 통에 넣어둔다.
⑤ 의치 세척 시 소독수로 닦는다.

50. 온습포 적용 목적은?

① 출혈 감소
② 혈압 상승
③ 부종 감소
④ 경축 완화
⑤ 염증 감소

51. 사후 신체적 변화는?

① 체온 상승
② 사지 이완
③ 피부 백화
④ 각막 혼탁
⑤ 연조직 강화

제 01 회 간호사 국가고시 고난도 모의고사 3교시

52. 피부에 2cm가량의 상처 발생 후 열흘이 경과됐을 때 나타나는 반응은?

    ① 혈관 수축
    ② 흉터 형성
    ③ 염증 반응
    ④ 상피세포화
    ⑤ 섬유소 형성

53. 장기간 침상 안정 중인 환자의 족하수 예방이 필요한 발목의 해부학적 체위는?

    ① 내번 ② 과신전
    ③ 외회전 ④ 족저굴곡
    ④ 족배굴곡

54. 피부 질환이 있는 아동이 자꾸 몸을 긁으려고 할 때 사용할 억제대는?

    ① 장갑 억제대 ② 재킷 억제대
    ③ 벨트 억제대 ④ 사지 억제대
    ⑤ 팔꿈치 억제대

55. 장기 이식 수술로 격리실에 입원 중인 환자에게 제공할 간호중재는?

    ① 방 안을 음압으로 유지한다.
    ② 외과적 무균법을 시행한다.
    ③ 모든 물품은 멸균상태로 제공한다.
    ④ 방문을 열어 주기적인 환기를 제공한다.
    ⑤ 환자 병실 출입 전 N95 마스크를 착용한다.

56. 결핵 환자의 검사실 이송 시 적절한 보호장구 착용은?

    ① 환자와 이송요원 모두 N95 마스크를 착용한다.
    ② 환자와 이송요원 모두 수술용 마스크를 착용한다.
    ③ 환자는 N95 마스크, 이송요원은 수술용 마스크를 착용한다.
    ④ 환자는 수술용 마스크, 이송요원은 N95 마스크를 착용한다.
    ⑤ 환자는 수술용 마스크, 이송요원은 마스크를 착용하지 않아도 된다.

57. 글리세린, 파우더, 유리 제품의 병원성 미생물 파괴를 위해 사용하는 멸균법은?

    ① 여과법
    ② 건열 멸균
    ③ 자비 소독법
    ④ EO 가스 멸균
    ⑤ 고압 증기 멸균

58. $5\mu m$를 초과하는 비말에 의해 전파되는 감염병은?

    ① 수두
    ② 홍역
    ③ 풍진
    ④ 콜레라
    ⑤ 파종성 대상포진

59. 호흡수를 감소시키는 요인으로 옳은 것은?

    ① 운동
    ② 통증
    ③ 고열
    ④ 진정제
    ⑤ 스트레스

60. 다음과 같은 혈액 검사 결과를 보이는 환자에게 관장을 시행할 때 사용할 관장 용액은?

    ─── 보기 ───
    • Na : 138mEq/L   • K : 5.5mEq/L
    • Cl : 105mEq/L   • Ca : 8.5mEq/L

    ① 비눗물
    ② 수돗물
    ③ 글리세린
    ④ 생리식염수
    ⑤ 칼리메이트

61. 경구투약 중인 환자에게 제공할 간호중재로 옳은 것은?

① 신체 상부를 낮춘 체위를 취하도록 한다.
② 설하 투여 시 다량의 물과 함께 삼키도록 한다.
③ 편마비 환자는 건측의 입 속으로 약을 넣는다.
④ 금식일 경우 볼점막 투여를 한다.
⑤ 흡인 위험이 높으면 다른 경로로 투약을 진행한다.

62. 0.9% N/S 1L를 24시간 동안 주입할 때 시간당 주입량은?

① 31cc/hr ② 35cc/hr
③ 38cc/hr ④ 40cc/hr
⑤ 42cc/hr

63. 코약을 점적 시 주의사항은?

① 코로 숨을 쉬게 한다.
② 약 점적 후 코를 풀게 한다.
③ 점적 시 고개는 앞으로 숙인다.
④ 내과적 무균술을 적용하여 점적한다.
⑤ 점적이 끝나면 복위를 취하게 한다.

64. 간호사와 함께 보행하던 대상자가 실신했을 때 간호사가 취해야 하는 자세는?

① 대상자를 벽에 기대게 한다.
② 대상자 팔을 잡고 일어나게 한다.
③ 다리를 모으고 대상자 뒤에 선다.
④ 대상자 뒤에 서서 목 뒤를 받친다.
⑤ 팔을 대상자 겨드랑이 밑에 넣는다.

65. 요실금이 있는 무의식 환자의 욕창 예방을 위해 시행할 간호중재는?

① 알콜성 로션을 도포한다.
② 습기 차단제를 적용한다.
③ 하루 한 번 체위를 변경한다.
④ 파우더로 피부를 건조시킨다.
⑤ 둔부에 도넛모양 쿠션을 적용한다.

보건의약관계법규

66. 「의료법」상 250병상의 종합병원이 갖추어야 하는 필수진료 과목은?

① 치과
② 피부과
③ 병리과
④ 산부인과
⑤ 정신건강의학과

67. 「의료법」상 조산사 면허 취득을 위해 소지해야 하는 면허는?

① 의사
② 간호사
③ 간호조무사
④ 요양보호사
⑤ 임상병리사

68. 「의료법」상 기록 열람 및 진료 기록 송부에 대한 설명으로 옳은 것은?

① 환자가 동의하지 않는다면 국민건강보험공단 또는 건강보험심사평가원에 진료기록 열람은 불가하다.
② 환자가 지정하는 대리인은 환자 본인의 기록열람 동의서를 제공하면 진료 기록 열람이 가능하다.
③ 진료 기록이 이관된 보건소에 근무하는 의사는 직접 진료하지 않은 환자의 과거 진료 기록을 확인할 수 없다.
④ 의식이 없거나 응급환자인 경우 환자나 환자 보호자의 동의 없이 진료기록을 송부 또는 전송할 수 있다.
⑤ 「개인정보 보호법」에 따라 진료기록전송지원시스템은 전문기관에 위탁하지 않고 의료기관에서 직접 구축·운영한다.

69. 「의료법」상 해당 연도에 보수교육을 받아야 하는 의료인은?

① 수련 중인 내과 전공의
② 의과대학 대학원 재학생
③ 국가고시 합격한 신규 간호사
④ 중환자실에서 근무 중인 간호사
⑤ 의료기관을 운영하는 개원 의사

70. 「의료법」상 가정전문간호사가 의사나 한의사의 진단과 처방에 따라 수행할 수 있는 가정간호는?

① 상담
② 기록
③ 검체의 채취 및 운반
④ 응급처치 등에 대한 교육
⑤ 다른 보건의료기관 등에 대한 건강관리에 관한 의뢰

71. 「의료법」상 간호사가 진료기록부를 허위로 작성하여 요양급여비용을 부당 청구할 경우 받는 처분은?

① 면허 취소
② 면허 자격정지
③ 과징금 처분
④ 중앙회의 자격정지
⑤ 3년 이하의 징역

72. 「감염병의 예방 및 관리에 관한 법률」상 반코마이신내성장알균(VRE) 감염증이 의심되는 환자에게 의료기관의 장이 취해야 하는 조치는?

① 발병 원인을 역학조사 한다.
② 자가(自家) 또는 시설에 격리시킨다.
③ 적당한 장소에 일정 기간 입원시킨다.
④ 환자가 방문한 장소에 소독을 지시한다.
⑤ 7일 이내에 질병관리청장에게 신고한다.

73. 「감염병의 예방 및 관리에 관한 법률」상 필수예방접종에 해당하는 질병으로 옳은 것은?

① 성홍열
② 뎅기열
③ 말라리아
④ 쯔쯔가무시증
⑤ 유행성이하선염

74. 「검역법」상 검역감염병 접촉자에 대한 최대 잠복 기간이 가장 긴 감염병은?

① 콜레라
② 페스트
③ 에볼라바이러스병
④ 중동 호흡기 증후군(MERS)
⑤ 중증 급성 호흡기 증후군(SARS)

75. 「후천성면역결핍증 예방법」상 후천성면역결핍증 감염 환자를 진단한 의사가 취하여야 할 조치로 옳은 것은?

① 7일 후에 보건복지부 장관에게 보고한다.
② 즉시 시장·군수 또는 구청장에게 보고한다.
③ 24시간 이내에 질병관리청장에게 신고한다.
④ 24시간 이내에 관할 보건소장에게 신고한다.
⑤ 특별시장·광역시장 또는 도지사에게 보고한다.

76. 「국민건강보험법」상 요양급여비용을 심사하고 심사기준을 개발하는 기관은?

① 국민건강보험공단
② 건강보험심사평가원
③ 진료심사평가위원회
④ 건강보험정책심의위원회
⑤ 건강보험분쟁조정위원회

77. 「국민건강보험법」상 요양급여 외에 부가급여로 지급할 수 있는 것은?

① 장제비
② 이송비
③ 입원비
④ 재활비
⑤ 재해보상비

제 01 회 간호사 국가고시 고난도 모의고사

3교시

78. 「지역보건법」상 A시 지역주민의 건강증진을 위하여 지역보건의료계획에 포함되어야 하는 사항은?

① 감염병 현황
② 취약계층 의료권 현황
③ 지역사회 건강수준 전망
④ 사회복지사업 달성 목표
⑤ 의료기관의 병상(病床) 수요 및 공급

79. A시가 「지역보건법」에 따라 보건소를 추가 설치하려면 A시 인구는 최소 몇 명을 초과하여야 하는가?

① 20만 명
② 30만 명
③ 40만 명
④ 50만 명
⑤ 60만 명

80. 「마약류 관리에 관한 법률」상 의료기관에서 환자에게 투약하기 위한 마약을 조제하고 관리하는 책임을 가진 자로 옳은 것은?

① 마약류 관리자
② 마약류 제조업자
③ 마약류 도매업자
④ 마약류 원료사용자
⑤ 마약류 취급 학술연구자

81. 「응급의료에 관한 법률」상 응급환자가 내원하였을 때 의료인의 조치로 옳은 것은?

① 응급실이 아닌 의료시설에 진료를 의뢰하거나 다른 의료기관에 이송한다.
② 응급의료종사자는 어떠한 사유에서도 응급환자에 대한 응급의료를 중단하여서는 안 된다.
③ 응급의료종사자는 응급환자가 2명 이상이면 먼저 온 환자부터 응급의료를 실시한다.
④ 응급환자가 의사결정능력이 없는 경우 법정대리인의 동의를 받은 후에 응급의료를 시행한다.
⑤ 의료기관에서 응급의료를 할 수 없다면 적절한 응급의료가 가능한 다른 의료기관으로 환자를 이송한다.

82. 「보건의료기본법」상 주요질병관리체계에 해당하는 것은?

① 산업보건의료, 학교보건의료
② 구강보건의료, 정신보건의료
③ 환경보건의료, 노인의 건강증진
④ 식품위생·영양, 장애인의 건강증진
⑤ 여성과 어린이의 건강증진, 감염병의 예방 및 관리

83. 「국민건강증진법」상 담배에 포함되지 않는 발암성 물질은?

① 니켈
② 비소
③ 카드뮴
④ 나프틸아민
⑤ 아크릴아미이드

84. 「혈액관리법」상 부적격혈액을 폐기처분해야 하는 경우는?

① 의학연구에 사용
② 의약품 개발에 사용
③ 예방접종약의 원료로 사용
④ 의료기기의 품질관리 시험에 사용
⑤ 금지 약물을 복용한 헌혈자에게 채혈

85. 「호스피스·완화의료 및 임종과정에 있는 환자의 연명의료결정에 관한 법률」상 연명의료중단 결정을 이행해야 하는 환자는?

① 급속도로 증상이 악화되는 경우
② 의식불명 또는 이에 준하는 환자
③ 근원적인 회복의 가능성이 없는 환자
④ 가족의 진술을 통하여 환자의 의사(意思)로 보는 경우
⑤ 해당 분야의 전문의 1명으로부터 수개월 이내에 사망할 것으로 예상되는 환자

3교시 종료

간호사 국가고시
제02회 고난도 모의고사

성명		생년월일	
문제 수(배점)	295문제(1점/1문제)	풀이시간	/ 270분
1교시	성인간호학		모성간호학
2교시	아동간호학	지역사회간호학	정신간호학
3교시	간호관리학	기본간호학	보건의약관계법규

✲ 과락기준표 ✲

1교시(90분)		2교시(90분)			3교시(90분)		
성인간호학 (70문항)	모성간호학 (35문항)	아동간호학 (35문항)	지역사회간호학 (35문항)	정신간호학 (35문항)	간호관리학 (35문항)	기본간호학 (30문항)	보건의약관계법규 (20문항)
28 / 70	14 / 35	14 / 35	14 / 35	14 / 35	14 / 35	12 / 30	8 / 20

※ 총 정답 문항 177개 미만일 경우 평락

✲ 유의사항 ✲

- 문제지 및 답안지의 해당란에 문제유형, 성명, 응시번호를 정확히 기재하세요.
- 모든 기재 및 표기사항은 "컴퓨터용 흑색 수성 사인펜"만 사용합니다.
- 예비 마킹은 중복 답안으로 판독될 수 있습니다.

제 02 회 간호사 국가고시 고난도 모의고사

각 문제에서 가장 적절한 답을 하나만 고르시오.

성인간호학

1. 호스피스 병동에 입원한 말기암 환자의 영양공급을 위한 간호중재는?

   ① 식사 후 바로 눕도록 한다.
   ② 가능한 혼자 식사하도록 한다.
   ③ 소량씩 자주 섭취하도록 한다.
   ④ 섬유질이 적은 음식을 제공한다.
   ⑤ 흡인 예방을 위해 진토제를 금지한다.

2. 백혈병으로 항암치료 중인 환자의 사정결과가 다음과 같을 때 우선적인 간호중재는?

   ─── 보기 ───
   - 오한, 전신권태, 피로
   - 절대호중구 300/uL, 혈소판 100,000/uL, 헤모글로빈 10g/dL

   ① 체온을 측정한다.
   ② 혈소판을 수혈한다.
   ③ 출혈 증상을 사정한다.
   ④ 수분 섭취를 제한한다.
   ⑤ 섭취량과 배설량을 측정한다.

3. 심장수술 직후 환자의 사정결과가 다음과 같을 때 우선적인 중재는?

   ─── 보기 ───
   - 흉관배액량 150mL/hr
   - 혈압 86/52mmHg, 맥박 128회/min, 호흡 22회/min, 체온 36℃, 산소포화도 96%

   ① 산소를 공급한다.
   ② 흉관을 제거한다.
   ③ 반좌위를 취해준다.
   ④ 정맥으로 수액을 공급한다.
   ⑤ 배액병을 환자의 흉부 위로 올린다.

4. 5층 높이에서 추락하여 응급실에 온 환자에게 신경성 쇼크가 예상되는 사정결과는?

   ① 빈맥
   ② 저혈압
   ③ 심박출량 증가
   ④ 중심정맥압 상승
   ⑤ 차갑고 축축한 피부

5. 소화성 궤양 환자에게 통증 완화를 위해 사용 가능한 약물은?

   ① 아스피린(aspirin)
   ② 이부프로펜(ibuprofen)
   ③ 인도메타신(indometacin)
   ④ 아세트아미노펜(acetaminophen)
   ⑤ 코르티코스테로이드(corticosteroid)

6. 건물붕괴 사고로 의식과 호흡이 없고 우측 경골에 복합골절이 의심되는 환자에게 우선적인 간호중재는?

   ① 기도 확보
   ② 골절 고정
   ③ 의복 제거
   ④ 출혈여부 확인
   ⑤ 정맥수액 주입

제 02 회 간호사 국가고시 고난도 모의고사 1교시

7. 메니에르병 환자에게 퇴원교육을 실시한 후 추가교육이 필요한 반응은?

   ① "방안의 조명을 밝게 유지하겠습니다."
   ② "베개로 머리 양쪽을 지지하겠습니다."
   ③ "커피나 알코올 섭취는 피하겠습니다."
   ④ "갑자기 머리를 움직이지 않겠습니다."
   ⑤ "현훈이 있으면 바닥에 누워있겠습니다."

8. 유방암 수술을 받은 환자가 불안정, 집중력 저하를 보이며 갑작스러운 통증을 호소할 때 나타나는 생리적 반응은?

   ① 혈압 상승 ② 맥압 저하
   ③ 정상 동공 ④ 피부 건조
   ⑤ 호흡 저하

9. 야외 활동 중 벌에 쏘인 60세 남성이 갑자기 목이 조이고 숨쉬기가 불편하며 전신 소양감을 호소할 때 가장 우선적으로 시행해야 할 간호중재는?

   ① 산소 투여 ② 환부 고정
   ③ 냉찜질 적용 ④ 활력징후 측정
   ⑤ 에피네프린 투여

10. 패혈성 쇼크 시 보상성 심박출량이 증가하면서 피부 관류가 증가되어 나타날 수 있는 증상은?

    ① 혼수 ② 출혈
    ③ 무뇨 ④ 창백
    ⑤ 홍조

11. 대장 내시경검사를 받은 환자의 진술 중 가장 우선적인 간호중재가 필요한 증상은?

    ① "대변이 묽게 나와요."
    ② "항문에 통증이 있어요."
    ③ "복부팽만감이 있어요."
    ④ "배가 판자처럼 단단하고 아파요."
    ⑤ "대변에 선홍색 피가 묻어있어요."

12. 급성 위염의 발생위험 요인은?

    ① 변비
    ② 저염 식이
    ③ 운동 부족
    ④ 제산제 복용
    ⑤ 비스테로이드 소염제 복용

13. 토혈이 있는 위궤양 환자의 사정결과가 다음과 같을 때 우선적인 중재는?

    ─ 보기 ─
    - 혈압 88/58mmHg, 맥박 112회/min, 체온 37.6℃, 호흡 22회/min, 산소포화도 96%
    - Hb 7g/dL, Hct 25%

    ① 관장 시행 ② 항생제 투여
    ③ 수분 섭취 격려 ④ 농축적혈구 수혈
    ⑤ 고농도 산소공급

14. 간경화증 환자가 의식이 저하되고 진전이 있으며 혈청 암모니아 수치가 200μg/dL일 때 중재는?

    ① 진정제 투여
    ② 수분 섭취 권장
    ③ 고단백 식이 제공
    ④ 마약성 진통제 투여
    ⑤ 락툴로오스 관장 실시

15. 간경화증 환자 복수천자 시 혈압 저하를 예방하기 위해 투여하는 약물은?

    ① 알부민(albumin)
    ② 락툴로오스(lactulose)
    ③ 푸로세미드(furosemiede)
    ④ 프로프라놀롤(propranolol)
    ⑤ 메트로니다졸(metronidazole)

16. 전신피로, 권태감을 호소하는 환자의 사정결과가 다음과 같을 때 적절한 간호중재는?

   ― 보기 ―
   - 식욕부진, 오심, 우상복부 불편감
   - 공막황달, 소변색이 짙어짐, 점토색 대변
   - 혈액검사 : AST 520IU/L, ALT 580IU/L, total bilirubin 8.7mg/dL, anti-HAV(+), anti-HAV IgM(+)

   ① 활동을 권장한다.
   ② 수분 섭취를 제한한다.
   ③ 고지방 식이를 제공한다.
   ④ 손을 잘 씻도록 교육한다.
   ⑤ 따뜻한 실내온도를 유지한다.

17. 간암을 진단받은 환자의 사정결과가 다음과 같을 때 교육할 내용은?

   ― 보기 ―
   - 복수, 체중 증가, 하지부종, 호흡곤란
   - 검사결과 : AST 120IU/L, ALT 100IU/L
     암모니아 52ᵥg/dL, 혈청나트륨 : 128mEq/L

   ① 수분 섭취를 늘린다.
   ② 고염 식이를 섭취한다.
   ③ 이뇨제 투약을 중단한다.
   ④ 똑바로 눕는 자세를 취한다.
   ⑤ 섭취량과 배설량을 기록한다.

18. 상복부의 심한 통증을 호소하는 급성 췌장염 환자의 사정결과가 다음과 같을 때 우선적인 중재는?

   ― 보기 ―
   - 좌측 옆구리와 어깨로 방사되는 통증
   - 배꼽 주의 피하출혈(cullen's sign), 옆구리 피하출혈(tuner's sign)
   - 혈청 아밀라아제(serum amylase) 상승

   ① 혈당 측정   ② 데메롤 투여
   ③ 비위관 삽입   ④ 앙와위 자세 유지
   ⑤ 고지방 식이 제공

19. 2일 전에 담낭절제술을 받은 환자가 복부 통증을 호소하며, 구토, 오심, 복부팽만 소견을 보일 때 간호중재는?

   ① 복위를 취해준다.
   ② 장음을 청진한다.
   ③ 수술 부위를 확인한다.
   ④ 대변검사를 시행한다.
   ⑤ 따뜻한 물을 마시도록 한다.

20. 오전에 중간형 인슐린(NPH) 18IU 투여한 환자가 오후 8시경 의식을 잃고 쓰러져 응급실로 이송되었다. 사정결과가 다음과 같을 때 우선적인 중재는?

   ― 보기 ―
   - 창백함, 발한, 떨림, 혈당 50mg/dL
   - 혈압 110/65mmHg, 맥박 110회/min, 호흡 20회/min, 체온 36℃

   ① 속효성 인슐린을 투여한다.
   ② 소변 내 케톤량을 측정한다.
   ③ 1/2컵의 과일주스를 제공한다.
   ④ 50% Dextrose를 정맥 주사한다.
   ⑤ 0.9% 생리식염수를 정맥 주사한다.

21. 담석증으로 수술 후 담관배액관을 적용 중인 환자에게 황달, 진한 소변색, 점토색 대변 소견이 있을 때 예상되는 혈액검사 결과는?

   ① 백혈구 감소
   ② 아밀라아제 감소
   ③ 총빌리루빈 상승
   ④ 헤모글로빈 증가
   ⑤ 크레아티닌 증가

제 02 회 간호사 국가고시 고난도 모의고사 [1교시]

22. 간호중재가 필요한 당뇨병 환자의 검사결과는?

    ① 혈청케톤 음성
    ② 당화혈색소 8%
    ③ C-펩타이드 1.4ng/mL
    ④ 공복 혈당 90mg/dL
    ⑤ 식후 2시간 혈당 135mg/dL

23. 당뇨병 환자의 사정결과가 다음과 같을 때 우선적인 간호중재는?

    ─── 보기 ───
    - 두통, 흐린 시야, 오심, 구토, kussmaul 호흡
    - pH 7.19, PCO_2 28mmHg, PO_2 85mmHg, HCO_3^- 14mEq/L
    - 혈당 684mg/dL, 요케톤 4+, 혈청K^+ 3.3mEq/L, 혈청Na^+ 128mEq/L

    ① 운동량을 증가시킨다.
    ② 심전도를 모니터한다.
    ③ 정맥 수액 주입을 중단한다.
    ④ 섭취량과 배설량을 측정한다.
    ⑤ 속효성 인슐린을 정맥 주입한다.

24. 궤양성 대장염 환자에게 확인할 수 있는 특징적인 사정자료는?

    ① 혈변   ② 지방변
    ③ 체중 증가   ④ 우상복부 통증
    ⑤ 문맥성 고혈압

25. 상복부 중앙과 등에 타는 듯한 통증이 있는 환자가 알루미늄 하이드로사이드의 투여 목적에 대해 질문할 때 간호사의 답변으로 옳은 것은?

    ① "위산을 중화시킵니다."
    ② "위 점막을 보호합니다."
    ③ "위산의 분비를 억제합니다."
    ④ "H.pylori 감염을 치료합니다."
    ⑤ "식도괄약근 압력을 증가시킵니다."

26. 크론병 환자에게 술파살라진(sulfasalazine)을 투여하는 일차적인 목적은?

    ① 염증 감소
    ② 구토 완화
    ③ 연동운동 증가
    ④ 면역반응 억제
    ⑤ 직장괄약근 이완

27. 혈액 투석 중인 환자가 정체관장으로 양이온교환수지약물(kayexalate)을 투여 받고 있다. 환자가 약물 투여의 목적을 질문할 때 간호사의 설명으로 옳은 것은?

    ① "변비를 예방하기 위함입니다."
    ② "가스배출을 돕기 위함입니다."
    ③ "간성혼수를 완화시키기 위함입니다."
    ④ "고칼륨혈증을 치료하기 위함입니다."
    ⑤ "조직을 수축시켜 지혈하기 위함입니다."

28. 농뇨, 요통, 옆구리 통증을 호소하는 환자의 사정결과가 다음과 같을 때 재발 예방을 위한 교육내용은?

    ─── 보기 ───
    - 오한, 발열, 근육통, 권태
    - 소변 배양검사 : E.coli 100,000/UL 이상 검출
    - 소변 분석검사 : WBC 3+
    - 혈액검사 : WBC 15,500/UL, CRP 8.5mg/dL, ESR 63mm/hr

    ① "요의가 있으면 참았다가 배뇨하세요."
    ② "하루 1L 이하로 수분 섭취를 제한하세요."
    ③ "나일론 소재의 딱 맞는 속옷을 착용하세요."
    ④ "배뇨 후 회음부를 뒤에서 앞으로 닦으세요."
    ⑤ "증상이 없어도 정해진 기간까지 항생제를 복용하세요."

29. 급성 신부전 환자의 혈청 칼륨 수치가 6.5mEq/L일 때 우선적인 간호중재는?

① 심전도를 모니터링 한다.
② 정맥으로 수액을 주입한다.
③ 오렌지주스 섭취를 권장한다.
④ 포도당과 글루카곤을 투여한다.
⑤ 스피로놀락톤 이뇨제를 투여한다.

30. 신장암으로 왼쪽 근치 신장절제술을 받은 환자가 의식이 저하되면서 복부팽만, 혈압 87/42mmHg, 맥박 120회/min, 소변량 20mL/hr일 때, 우선적인 간호중재는?

① 비위관 삽입
② 수술 부위 확인
③ 복부둘레 측정
④ 복부마사지 수행
⑤ 섭취량과 배설량 측정

31. 골관절염 환자에게 나타나는 특징적인 사정결과는?

① 발열
② 다른 기관 침범
③ 관절의 대칭적 부종
④ 백조목(swan neck) 기형
⑤ 헤베르덴(heberden) 결절

32. 흉추 6번 손상을 입은 환자가 갑자기 심한 두통과 코 막힘, 안면 홍조를 호소하며 혈압 256/162mmHg, 맥박 42회/min일 때 우선적인 간호중재는?

① 침상머리를 낮춘다.
② 방광팽만을 사정한다.
③ 경추칼라를 적용한다.
④ 수분 섭취를 격려한다.
⑤ 핀으로 피부를 긁어본다.

33. 요추간판탈출로 추간판절제술을 받은 환자가 퇴원교육 내용을 잘 이해한 것은?

① "푹신한 침요를 사용할게요."
② "침대에서 일어날 때 한 번에 일어날게요."
③ "낮은 소파나 의자에 앉을게요."
④ "물건은 무릎을 펴고 들어 올릴게요."
⑤ "장시간 서있을 때 발판을 사용할게요."

34. 고관절 전치환술을 받은 환자에게 해야 할 교육 내용은?

① 낮은 좌변기를 사용한다.
② 수술한 쪽으로 몸을 돌려 눕는다.
③ 한쪽다리 위에 다른 쪽 다리를 올린다.
④ 둔근에 힘주는 운동을 실시한다.
⑤ 진통제 투여 전 물리치료를 실시한다.

35. 단상지 석고붕대를 적용 중인 환자에게 신경손상이 의심되는 사정결과는?

① 부종
② 청색증
③ 심한 통증
④ 곰팡이 냄새
⑤ 창백한 피부

36. 골다공증 환자를 위한 교육내용으로 옳은 것은?

① "햇빛에 자주 노출되지 않도록 합니다."
② "푹신한 매트리스를 사용하도록 합니다."
③ "하루 권장 칼슘섭취량은 500mg입니다."
④ "낙상예방을 위해 과격한 활동을 피합니다."
⑤ "체중부하 운동에는 수영이 적절합니다."

제 02 회 간호사 국가고시 고난도 모의고사 1교시

37. 디곡신(digoxin)을 투여 중인 심부전 환자의 심박동수가 분당 50회이고 식욕부진, 오심, 권태를 호소하며 다음과 같은 심전도 리듬을 보일 때 우선적인 간호중재는?

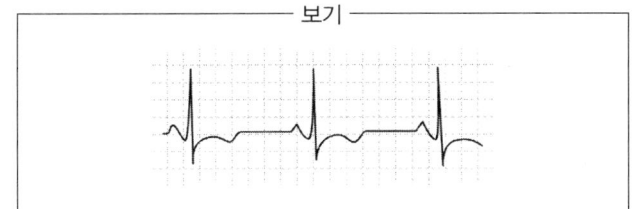

① 혈청 칼슘수치를 모니터한다.
② 수분과 염분 섭취를 제한한다.
③ 디곡신 투여량을 늘린다.
④ 이뇨제를 함께 투여한다.
⑤ 디곡신 투여를 일시적으로 중단한다.

38. 좌심부전 환자가 핍뇨, 빈맥, 약한 말초맥박, 어지러움을 호소할 때 우선적인 간호진단은?

① 피로
② 급성 통증
③ 체액과다
④ 심박출량 감소
⑤ 활동지속성 장애

39. 간헐성 파행이 있는 버거병(burger's disease) 환자의 증상 완화를 위한 간호중재는?

① 금연교육
② 다리 상승
③ 수분 섭취 격려
④ 추운 환경 조성
⑤ 혈관수축제 투여

40. 심부전 환자의 심박출량이 신체 요구량을 충족시킬 만큼 충분하지 않을 때, 심박출량을 증가시키기 위해 보상으로 나타날 수 있는 것은?

① 심근섬유의 길이가 짧아진다.
② 심장으로 정맥귀환이 감소한다.
③ 혈관이완으로 혈압이 저하된다.
④ 심장 벽이 얇아지고 심실이 축소된다.
⑤ 교감신경자극으로 심박동수가 증가한다.

41. 급성 심근경색증 환자의 심전도 결과가 다음과 같을 때 나타나는 증상은?

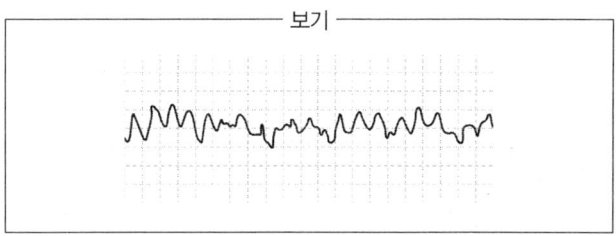

① 맥박 증가
② 동공 축소
③ 호흡 증가
④ 명료한 의식
⑤ 혈압 측정 불가

42. 다음과 같은 심전도를 보이는 환자의 맥박이 촉지되지 않을 때 우선적인 간호중재는?

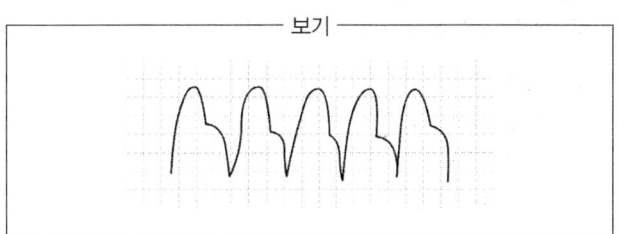

① 산소 공급
② 제세동 시행
③ 인공심박동기 삽입
④ 심장리듬전환술 시행
⑤ 에피네프린 정맥주사

43. 결장직장암 발생 위험이 높은 대상자는?

① 40세 이하 여성
② 체질량 지수가 34kg/m² 인 자
③ 하루 6시간 이상 서서 근무하는 자
④ 고섬유 식이와 수분 섭취가 과다한 자
⑤ 중등도 이상의 운동을 일주일에 4회 이상 하는 자

44. 급성 심근경색증 환자의 사정결과가 다음과 같을 때 우선적인 중재는?

보기
- 오심, 불안, 차고 축축한 피부
- 30분 이상 지속되는 흉통, 왼팔과 등으로 방사
- 맥박 50회/min, 호흡 22회/min, 산소포화도 95%
- Troponin I 458.7ng/mL,
- CK-MB 18.25mcg/mL
- 심전도 : ST분절 상승, 비정상적인 Q파

① 기도를 확보한다.
② 제세동을 시행한다.
③ 모르핀을 투여한다.
④ 정맥수액을 주입한다.
⑤ 심폐소생술을 시작한다.

45. 심장수술 후 심낭삼출액이 제대로 배출되지 않을 경우 액체가 축적되어 심장을 누를 때 나타나는 증상은?

① 서맥
② 맥압 증가
③ 혈압 증가
④ 경정맥 허탈
⑤ 정맥압 상승

46. 심계항진, 흉통이 있는 환자의 심전도 결과가 다음과 같을 때 합병증 예방을 위해 투여하는 약물은?

보기

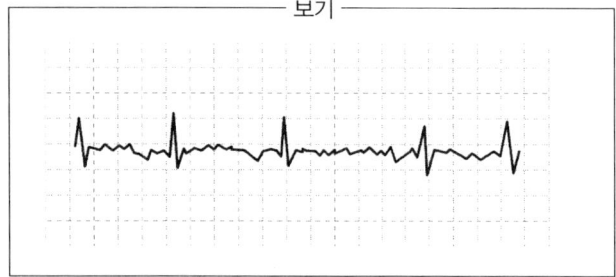

① 와파린(wafarin) ② 모르핀(morphine)
③ 아트로핀(atropine) ④ 리도카인(lidocaine)
⑤ 에피네프린(epinephrine)

47. 만성 기관지염 환자의 사정결과가 다음과 같을 때 간호중재는?

보기
- 청색증, 곤봉형 손톱, 청진 시 수포음
- 동맥혈가스분석검사 : pH 7.32, PaO_2 70mmHg, $PaCO_2$ 50mmHg, HCO_3^- 24mEq/L

① 수분 섭취를 제한한다.
② 침대 하부를 상승시킨다.
③ 기관 내 삽관을 준비한다.
④ 기침과 심호흡을 격려한다.
⑤ 고농도의 산소를 공급한다.

48. 호흡곤란을 호소하는 환자의 사정결과가 다음과 같을 때 우선적인 중재는?

보기
- 흉부 X-선 : 오른쪽 폐 허탈
- 오른쪽 폐 청진 시 호흡음 감소, 타진 시 과공명음
- 혈압 90/60mmHg, 맥박 110회/min, 호흡 26회/min

① 흉관 삽입
② 체위 배액
③ 기침 격려
④ 수액 공급
⑤ 항응고제 투여

49. 만성 편도염으로 편도선 절제술을 시행한 환자의 간호중재는?

① 똑바로 눕는 자세를 취해준다.
② 목에 더운물 주머니를 대어준다.
③ 얼음조각이나 아이스크림을 제공한다.
④ 코를 풀도록 하여 분비물을 제거한다.
⑤ 음료는 빨대를 사용하여 마시도록 한다.

50. 흉막강 내 혈액이 축적되어 흉강천자를 시행할 때 간호중재는?

① 검사 전 앙와위를 취해준다.
② 1,500mL 이상의 삼출액을 제거한다.
③ 검사하는 동안 심호흡과 기침을 격려한다.
④ 바늘 제거 후 천자부위의 개방상태를 유지한다.
⑤ 검사 후 천자부위가 위로 가는 자세를 취해준다.

51. 만성 폐쇄성 폐질환 환자의 호흡곤란을 완화시키기 위한 체위는?

① 복위
② 앙와위
③ 반좌위
④ 슬흉위
⑤ 트렌델렌부르크체위

52. 피라진아미드(pyrazinamide), 리팜핀(rifampin), 이소니아지드(isoniazid)를 투여중인 결핵 환자가 소변색이 주황색으로 변했다고 호소할 때 간호사의 설명으로 옳은 것은?

① "혈뇨이므로 추가 검사가 필요합니다."
② "리팜핀으로 인해 나타날 수 있습니다."
③ "이소니아지드에 의한 간독성 증상입니다."
④ "농축 소변이므로 수분 섭취가 필요합니다."
⑤ "신장독성 증상이므로 투약을 중단해야 합니다."

53. 왼쪽 유방절제술을 받은 환자의 림프부종을 예방하기 위한 교육내용으로 옳은 것은?

① "왼쪽 팔의 운동을 제한합니다."
② "왼쪽 팔에서 혈압을 측정합니다."
③ "왼쪽 팔을 어깨보다 낮춰줍니다."
④ "왼쪽 팔에 탄력붕대를 감습니다."
⑤ "왼쪽 팔에서 혈액을 채취합니다."

54. 경요도 전립선절제술을 받은 환자의 소변색이 검게 나올 때 간호중재는?

① 수분 섭취를 하루 1L 이하로 제한한다.
② 유치도뇨관의 풍선에 있는 물을 제거한다.
③ 방광세척을 중단하고 유치도뇨관을 잠근다.
④ 요의가 있을 때 아래쪽으로 힘을 주게 한다.
⑤ 배변 시 긴장완화를 위해 배변완화제를 투여한다.

55. 철분결핍성 빈혈 환자에게 경구용 철분제를 투여할 때 간호중재는?

① 액체 철분제는 빨대로 복용하도록 교육한다.
② 비타민C나 오렌지 주스의 섭취를 제한한다.
③ 대변색이 검정색으로 변하면 투약을 중단한다.
④ 흡수촉진을 위해 당의정 형태의 철분제를 투여한다.
⑤ 위장관 불편감이 있을 경우 공복에 복용하도록 한다.

56. 알레르기 반응 증상을 일으키며, 기생충 감염이 있을 때 특징적으로 증가하는 항체는?

① IgA
② IgG
③ IgM
④ IgD
⑤ IgE

57. 외상성 뇌손상으로 좌측 편마비가 있으며 연하곤란이 있는 환자의 연하증진을 위한 간호중재는?

① 머리와 목은 약간 뒤로 젖혀준다.
② 구강 안쪽 깊숙이 음식을 넣어준다.
③ 마비된 쪽으로 음식을 씹도록 한다.
④ 연식보다 물과 같은 액체를 제공한다.
⑤ 2L 이상의 수분 섭취를 격려한다.

1교시 제 02 회 간호사 국가고시 고난도 모의고사

58. 교통사고로 응급실에 내원한 환자가 이름을 부르면 눈을 뜨나 지남력이 없고 횡설수설하며 혼돈된 대답을 한다. 통증 자극을 주었을 때 손을 들어 간호사의 손을 치우려는 반응을 보일 때 글라스고우 혼수 척도(GCS)의 기록으로 옳은 것은?

① 9점 ② 10점
③ 11점 ④ 12점
⑤ 13점

59. 우측 대뇌 뇌졸중으로 편측 지각장애가 있는 환자 간호중재에 대해 추가 교육이 필요한 반응은?

① "옷을 입힐 때는 왼쪽부터 옷을 입혀줍니다."
② "환자의 왼쪽에서 접근하고 콜 벨을 시야 안에 둡니다."
⑤ "족하수를 예방하기 위해 발목이 높은 신발을 신겨줍니다."
③ "단계별로 한 번에 한 가지만 지시하고 반복해서 알려줍니다."
④ "브로카 영역의 손상이 있는 경우 그림판이나 카드를 제공합니다."

60. 세균성 수막염을 의심할 수 있는 사정결과는?

① 쿨렌(cullen) 징후 양성
② 터너(turner) 징후 양성
③ 머피(murphy's) 징후 양성
④ 크보스텍(chvostek's) 징후 양성
⑤ 브루진스키(brudzinski) 징후 양성

61. 부갑상샘 기능 저하증에서 나타나는 주요 증상은?

① 골절
② 고혈압
③ 신결석
④ 경직성 경련
⑤ 심부건 반사 감소

62. 두개내압 상승 환자에게 혈장 삼투압을 증가시켜 두개강 내의 용액을 혈관 내로 이동시키고 뇌조직의 수분을 제거하여 뇌부종을 감소시키는 약물은?

① 만니톨(mannitol)
② 페니토인(phenytoin)
③ 카바마제핀(carbamazepine)
④ 아세트아미노펜(acetaminophen)
⑤ 코르티코스테로이드(corticosteroid)

63. 지주막하출혈 환자의 사정결과가 다음과 같을 때 간호중재는?

─── 보기 ───
• 혈압 88/51mmHg, 맥박 110회/min, 체온 37.5°C 호흡 24회/min
• 구강점막 건조, 피부탄력성 저하, 심한 갈증, 심한 다뇨

① 이뇨제를 투여한다.
② 심전도를 모니터한다.
③ 염분 섭취를 제한한다.
④ 정맥 수액 주입을 중단한다.
⑤ 혈청 소듐 수치를 확인한다.

64. 갑상샘 기능 저하증으로 levothyroxine을 투여하는 환자에게 교육할 내용으로 옳은 것은?

① "저녁 식사 시 철분제와 함께 약물을 복용합니다."
② "임신 중에는 약물을 복용할 수 없습니다."
③ "많은 용량으로 시작해 서서히 용량을 줄입니다."
④ "복용하는 동안에는 갑상샘 기능 검사를 필요로 하지 않습니다."
⑤ "평생 복용해야 하는 약물이므로 규칙적인 복용이 중요합니다."

65. 바이러스 감염에 의해 제7뇌신경이 손상될 경우 나타나는 증상은?

① 안면마비 ② 후각상실
③ 연하곤란 ④ 어깨처짐
⑤ 쉰 목소리

제 02 회 간호사 국가고시 고난도 모의고사 1교시

66. 개두술 후 환자가 심한 두통을 호소하며 혈압 168/90 mmHg, 맥박 50회/min이고, 두개내압이 22mmHg일 때, 우선적인 간호중재는?

① 수분 섭취를 권장한다.
② 고관절을 굴곡시킨다.
③ 탄력스타킹을 신겨준다.
④ 침상머리를 30° 높인다.
⑤ 수술 받은 쪽으로 눕힌다.

67. 추락사고로 경추 3번 손상이 의심되는 환자에게 우선적인 간호중재는?

① 진통제를 투여한다.
② 기관내 삽관을 한다.
③ 정맥 수액을 주입한다.
④ 유치도뇨관을 삽입한다.
⑤ 수동관절범위운동을 수행한다.

68. 갑상샘 기능 항진증 환자에게 나타나는 특징적인 사정결과는?

① 맥박 감소
② 체중 증가
③ 식욕 저하
④ 기초대사율 증가
⑤ 건조하고 거친 피부

69. 레보도파(levodopa) 투여에 대해 추가 교육이 필요한 반응은?

① "알코올은 길항작용을 하므로 섭취를 제한합니다."
② "단백질은 약물 흡수를 방해하기 때문에 섭취를 제한합니다."
③ "공복에 흡수가 잘되나 오심이 있을 경우 음식과 함께 복용합니다."
④ "약물의 효과를 높이기 위해 비타민B6 보충제와 함께 투여합니다."
⑤ "기립성 저혈압이 발생할 수 있으므로 체위 변경 시 천천히 변경합니다."

70. 시력 저하 환자의 사정결과가 다음과 같을 때 간호중재는?

─ 보기 ─
• 망막모세혈관의 경화, 황반세포의 괴사
• 간체와 추체의 광수용체 소실
• 중심 시력이 흐려지고 직선이 구부러져 보임

① 콘택트렌즈를 착용하도록 한다.
② 녹황색 채소의 섭취를 제한한다.
③ 물건의 위치를 자주 바꾸어 놓는다.
④ 수면 시 안대를 사용하도록 한다.
⑤ 외출 시 선글라스를 착용하도록 한다.

모성간호학

71. 정자가 정관을 통과하지 못하고 재흡수되게 함으로써 임신을 예방하는 영구적 피임 방법은?

① 페미돔
② 질 살정제
③ 정관절제술
④ 다이아프램
⑤ 자궁 내 장치

72. 26세 여성이 월경 시작 일주일 전 유방통증, 골반통증, 배변장애, 부종을 호소하며 집중력 저하, 불안, 우울로 직장생활에 어려움을 겪고 있다. 월경주기에 따라 증상이 반복되며, 월경이 시작하면 사라진다. 이 여성의 식이와 관련된 간호중재는?

① 비타민A 섭취를 권장한다.
② 고단백, 저염 식이를 권장한다.
③ 따뜻한 커피를 마시도록 한다.
④ 복합탄수화물 섭취를 제한한다.
⑤ 달달한 초콜릿을 제공한다.

제 02 회 간호사 국가고시 고난도 모의고사

1교시

73. 1년 전 초경을 시작한 15세 여성이 월경 시작과 함께 하복부에서 등과 어깨로 방사되는 통증과 오심, 구토, 식욕부진, 두통을 호소한다. 검진 결과 특이한 병리적 소견이 없을 때 이 여성에 대한 간호중재로 옳은 것은?

① 자궁수축제를 투여한다.
② 얼음물주머니를 적용한다.
③ 절대안정을 취하도록 한다.
④ 저염, 고단백 식이를 제공한다.
⑤ 프로스타글란딘제제를 투여한다.

74. 완경기 전기에 나타나는 호르몬의 변화로 옳은 것은?

① 난포호르몬의 분비가 감소한다.
② 난소의 크기가 증가한다.
③ 인히빈 분비가 증가한다.
④ 난포자극호르몬의 분비가 감소한다.
⑤ 황체형성호르몬의 분비가 증가한다.

75. 융모상피암에 대한 설명으로 옳은 것은?

① 1기 여성의 일차적 치료방법은 자궁절제술이다.
② 항암화학요법 치료 6개월 후부터 임신이 가능하다.
③ 간 전이가 흔하게 발생하므로 정기검진을 시행한다.
④ 치료 후 추후관리를 위해 에스트로겐 수치를 측정한다.
⑤ FIGO 병기분류에서 4기는 뇌, 간, 신장 등에 전이가 있다.

76. 낭종 내 치아, 연골, 뼈, 머리카락 등이 발견되는 생식세포성 난소종양은?

① 태생암
② 유피낭종
③ 다배아종
④ 생식아세포종
⑤ 미분화 배세포종

77. 자궁근종으로 수술을 받은 여성이 수술 후 복부팽만감과 견갑통을 호소한다. 이 여성이 받은 것으로 예상되는 수술 방법은?

① 원추절제술
② 자궁소파수술
③ 복식전자궁절제술
④ 질식전자궁절제술
⑤ 복강경하자궁절제술

78. 첨형콘딜로마의 발생 원인균은?

① 칸디다 알비칸스
② 인유두종바이러스
③ 트레포네마 팔리둠
④ 나이세리아 고노레아
⑤ 클라미디아 트라코마티스

79. 진통 시작 후 1시간 만에 4.2kg의 아기를 분만한 산모의 자궁저부가 제와부 위에서 부드럽고 물렁물렁하게 촉진될 때 간호중재는?

① 관장을 실시한다.
② 조기이상을 격려한다.
③ 자궁저부를 마사지한다.
④ 회음부에 냉찜질을 적용한다.
⑤ 수액의 정맥주입을 중단한다.

80. 난임으로 기초체온법에 대해 교육을 받은 여성의 반응 중 추가 교육이 필요한 것은?

① "체온변화에 의해 배란을 예측하는 방법입니다."
② "배란 후 프로게스테론 분비 증가로 체온이 하강합니다."
③ "매일 아침 일어나자마자 침상에서 체온을 측정합니다."
④ "주기성을 파악하기 위해 최소 3개월 정도 측정합니다."
⑤ "성교에 의해 영향 받을 수 있으므로 표시해 두어야 합니다."

제 02 회 간호사 국가고시 고난도 모의고사 1교시

81. 초임부에게 임신 중 유방 간호에 관해 교육한 내용으로 옳은 것은?

① "몽고메리 결절은 매일 비누로 깨끗이 씻어야 합니다."
② "함몰유두인 경우 출산 후 유두덮개 사용을 시작합니다."
③ "유방의 크기가 작아지므로 작은 브래지어를 구입합니다."
④ "매일 잠깐씩 유두를 공기 중에 노출시키고 해를 쬐입니다."
⑤ "조산 위험이 있는 경우 유두를 부드럽게 굴려 자극합니다."

82. 임신 20주된 초임부의 내분비계 변화로 옳은 것은?

① 코티졸 분비가 감소한다.
② 태반락토젠 분비가 감소한다.
③ 프로락틴의 분비가 감소한다.
④ 에스트로겐의 분비가 증가한다.
⑤ 프로게스테론의 분비가 감소한다.

83. 임신 39주의 임부가 진통이 있어 분만실에 내원하였다. 외부 전자 태아감시기 결과 자궁수축 시 태아심박동이 115회/min이었다가 자궁수축이 끝나고 태아심박동이 150회/min으로 회복되었다. 간호중재로 옳은 것은?

① 침대하부를 상승시킨다.
② 좌측위로 체위를 변경한다.
③ 10L/min의 산소를 공급한다.
④ 정맥주입 속도를 증가시킨다.
⑤ 정상이므로 특별한 중재가 필요 없다.

84. 속옷이 젖고, 양쪽 다리에 물이 흐르는 느낌이 있어 분만실에 내원한 임신 40주의 초임부에게 나이트라진 검사를 하는 목적은?

① 제대탈출 확인
② 자궁수축 확인
③ 태아감염 확인
④ 양막파열 감별
⑤ 자간전증 선별

85. 임신 28주된 임부가 식후에 상복부의 작열감과 목, 등, 턱으로 방사되는 통증이 있고 트림할 때 신맛이 나는 액체가 역류된다고 호소할 때 간호중재는?

① 꽉 조이는 옷을 입도록 한다.
② 소량씩 자주 식사를 제공한다.
③ 식사 중 물을 먹지 않게 한다.
④ 차가운 오렌지주스를 제공한다.
⑤ 취침 시 침상머리를 낮게 한다.

86. 두통, 흐리고 불분명한 시야, 구토, 혈압 160/110mmHg으로 $MgSO_4$를 투여받는 임신 38주 임부의 간호로 옳은 것은?

① 15분마다 활력징후를 측정한다.
② 주입 중인 옥시토신의 용량을 줄인다.
③ 칼륨염 용액을 환자 곁에 준비해둔다.
④ 혈압을 증가시키므로 침상머리를 높인다.
⑤ 호흡수가 분당 12회인 경우 투약을 유지한다.

87. 임신 23주인 임부가 산전관리를 위해 외래를 방문하였다. 자궁저부의 정상적인 위치는?

① 배꼽 부위
② 검상돌기 부위
③ 치골결합 부위 아래 1cm
④ 치골결합과 배꼽 사이
⑤ 복부에서 만져지지 않음

88. 분만 과정에서 태아가 턱을 가슴 쪽으로 바짝 붙여 몸을 구부리는 단계는?

① 진입
② 하강
③ 굴곡
④ 내회전
⑤ 외회전

1교시 제 02회 간호사 국가고시 고난도 모의고사

89. 임신 32주 된 임부가 침대에 똑바로 누워있을 때 어지러움을 호소하고 피부가 창백하며 차고 축축할 때 간호중재로 옳은 것은?

① 자세를 빠르게 변경시킨다.
② 소변량을 정확하게 측정한다.
③ 빈혈이므로 혈색소 검사를 시행한다.
④ 무릎을 가볍게 구부리고 좌측위로 눕게 한다.
⑤ 저혈당 증상이므로 단당류를 섭취하도록 한다.

90. 질분만으로 아기를 출산한 산모가 태반 배출을 기다리고 있다. 아기 만출 후 30분이 지나도 태반 박리 징후가 없을 때 우선적인 간호중재는?

① 제대 견인
② 자궁수축 확인
③ 옥시토신 투여
④ 자궁저부 마사지
⑤ 응급자궁절제술 준비

91. 임신 27주 된 임부가 7월 20일에 내원하여 정기 산전검진을 받았다. 검진 결과가 모두 정상일 때 다음 산전검진일은?

① 7월 27일
② 8월 3일
③ 8월 10일
④ 8월 17일
⑤ 8월 24일

92. 1시간 전 흡인분만으로 아기를 출산한 산모가 선홍색의 질출혈과 회음통증을 호소한다. 자궁을 촉진한 결과 자궁저부가 제외부에서 단단하게 만져질 때 예상되는 건강문제는?

① 산도열상   ② 자궁이완
③ 폐색전증   ④ 자궁내막염
⑤ 자궁내번증

93. 임신 40주의 초산부가 옥시토신 유도분만 중 통증을 호소하여 사정한 결과가 다음과 같을 때 우선적인 간호중재는?

─ 보기 ─
• 태아심박동수 : 100회/분
• 자궁경관 : 개대 3cm, 소실 60%, 하강 -1
• 자궁수축 : 기간 100초, 간격 1분 30초,
  강도 수축기 100mmHg, 이완기 40mmHg

① 글리세린 관장을 시행한다.
② 반좌위로 체위를 변경한다.
③ 옥시토신의 주입을 중단한다.
④ 정맥주입 수액 속도를 낮춘다.
⑤ 복부에 모래주머니를 대어준다.

94. 임신 39주인 임부가 유도분만을 수행하며 외부 전자 태아감시기로 분만 진행상황을 모니터한 결과, 모니터에 다음과 같은 그래프가 나타났다. 임상적 의미는?

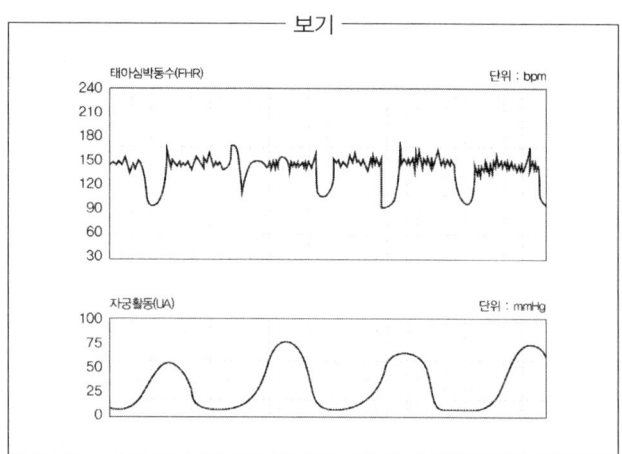

① 아두압박
② 제대압박
③ 태아안녕
④ 과도한 자궁수축
⑤ 자궁태반기능부전

제 02 회 간호사 국가고시 고난도 모의고사 1교시

95. 임신 35주 임부에게 모유수유에 대한 산전교육을 시행하였을 때 추가 교육이 필요한 반응은?

① "아기의 소화와 영양분의 흡수를 돕습니다."
② "모유의 면역글로불린A는 질병을 예방합니다."
③ "자궁수축을 촉진하여 산후출혈을 예방합니다."
④ "빠른 월경회복으로 인한 피임효과가 있습니다."
⑤ "에너지 소모로 임신 전 체중회복을 촉진합니다."

96. 5일 전에 제왕절개분만을 한 산모가 발열, 오한, 권태감이 있고 왼쪽 다리가 뻣뻣하다고 호소하여 사정한 결과가 다음과 같을 때 간호중재는?

─── 보기 ───
- 왼쪽 하지의 통증과 부종, Homan's sign(+)
- 오른쪽 대퇴둘레 50cm, 왼쪽 대퇴둘레 54cm
- US doppler 결과 : thrombus in Lt.Femoral vein

① 가벼운 걷기운동을 권장한다.
② 처방된 항응고제를 정맥투여한다.
③ 부종 완화를 위해 마사지한다.
④ 다리 위에 두꺼운 이불을 덮는다.
⑤ 왼쪽 다리를 침대 아래로 내린다.

97. 태아가 안면위인 경우 태향을 확인하기 위한 준거지표는?

① 턱
② 이마
③ 천골
④ 후두골
⑤ 견갑골 돌출부

98. 임신 40주인 초산부가 3~4분 간격의 규칙적인 진통이 있어 분만실에 내원하였다. 8시 내진 소견은 경관 개대 5cm, 소실 80%, 하강 -1이고 12시 내진한 결과 경관 개대 5cm, 자궁수축은 10~20분마다 있으며 자궁 수축 시 자궁내압이 20mmHg이다. 간호중재로 옳은 것은?

① 모르핀 투여
② 침상안정 격려
③ 회음절개 시행
④ 옥시토신 투여
⑤ 10L/min 산소 공급

99. 임신 34주된 임부의 사정결과가 다음과 같을 때 예상되는 건강문제는?

─── 보기 ───
- 체중 증가, 복부 불편감, 하지와 외음 부종, 짧은 호흡
- 임신 기간에 비해 자궁저부 높이가 높고 복부가 큼
- 태아 심음 희미하고 촉진이 잘 안됨

① 제대탈출
② 자궁파열
③ 포상기태
④ 융모양막염
⑤ 양수과다증

100. 리토드린(ritodrine hydrochloride)의 적응증으로 옳은 것은?

① 조기진통　　② 태아질식
③ 융모양막염　④ 중증자간전증
⑤ 조기양막파열

101. 외음부의 소양증을 호소하는 20세 여성에 대한 간호중재로 옳은 것은?

① 외음부를 습하게 유지한다.
② 입욕제를 풀어 통목욕한다.
③ 면 소재의 속옷을 입도록 한다.
④ 에스트로겐 질 크림을 도포한다.
⑤ 비누로 자주 질 세척을 하게 한다.

제 02 회 간호사 국가고시 고난도 모의고사

1교시

102. 30세 여성이 3시간 전 제왕절개분만으로 3.4kg의 건강한 아기를 출산하였다. 정상적인 오로색의 변화로 옳은 것은?

	1 ~ 3일	4 ~ 9일	10일 이후
①	선홍색	적색	백색
②	선홍색	적색	검은색
③	적색	백색	적색
④	적색	짙은 녹색	백색
⑤	적색	갈색	백색

103. 4일 전에 3.3kg의 아기를 출산한 산모가 유방 통증과 종창을 호소할 때 간호중재로 옳은 것은?

① 유방을 붕대로 단단하게 압박한다.
② 수유 전 차가운 물수건을 적용한다.
③ 하루에 8 ~ 12회 이상 자주 수유한다.
④ 수유 후 남아있는 젖을 짜내지 않는다.
⑤ 부종 완화를 위해 더운물 주머니를 대준다.

104. 질분만으로 3.4kg의 건강한 아기를 출산한 초산모가 산후통을 호소할 때, 간호중재는?

① 금식하도록 한다.
② 배변완화제를 투여한다.
③ 복부에 냉찜질을 적용한다.
④ 처방된 진통제를 투여한다.
⑤ 응급자궁절제술을 준비한다.

105. 임신 중 태반에서 분비되는 호르몬에 대한 설명으로 옳은 것은?

① 임신 중 태반락토젠의 증가는 입덧을 일으킨다.
② 태반락토젠은 임부에게 저혈당을 유발할 수 있다.
③ 에스트로겐은 염산분비를 증가시켜 소화를 돕는다.
④ 융모성선자극호르몬은 다태임신에서 분비가 감소한다.
⑤ 프로게스테론은 자궁 수축을 억제하여 임신을 유지한다.

1교시 종료

각 문제에서 가장 적절한 답을 하나만 고르시오.

아동간호학

1. 에릭슨의 심리사회적 발달이론에 따라 영아기에 획득해야 되는 발달과업은?

① 신뢰감
② 근면성
③ 생산성
④ 친밀감
⑤ 수치심

2. 3세 아동의 표준예방접종만 나열한 것은?

① HepB, BCG, IPV, IIV
② HepB, Tdap/Td, IPV
③ DTaP, IPV, MMR, HPV
④ DTaP, IPV, MMR, PCV, IIV
⑤ DTaP, IPV, MMR, IJEV, IIV

3. 8개월령 아이가 놀이방에서 놀고 있다. 자신의 신체부위를 가지고 탐색하며 모든 것을 입으로 가져가서 탐색하는 놀이양상은 무엇인가?

① 단독놀이
② 평행놀이
③ 연합놀이
④ 협동놀이
⑤ 비몰입행동

4. 36개월 아동의 전체운동발달에 대한 설명으로 옳은 것은?

① 깡충깡충 뛸 수 있다.
② 가구를 잡고 걸어 다닐 수 있다.
③ 제자리 점프를 할 수 있다.
④ 두 발로 계단을 내려올 수 있다.
⑤ 세발자전거를 탈 수 있다.

제 02 회 간호사 국가고시 고난도 모의고사 [2교시]

5. 이유식을 시작할 때 주의사항으로 옳은 것은?
   ① 모유량을 줄인다.
   ② 우유병에 조제유와 이유식을 섞어서 준다.
   ③ '쌀 → 고기 → 야채 → 과일' 순으로 제공한다.
   ④ 반드시 숟가락으로 먹일 필요는 없다.
   ⑤ 한 가지 음식을 적어도 3~7일간 제공하며 알레르기 반응을 관찰한다.

6. 훈육에 대한 설명으로 옳은 것은?
   ① 상황에 따라 한계설정을 달리한다.
   ② 잘못된 행동을 한 즉시 시행해야 한다.
   ③ 같은 일에 대해 재차 반복해서 훈육한다.
   ④ 아동의 행동보다 아동 자체에 초점을 맞춘다.
   ⑤ 훈육의 효과를 높이기 위해 공공장소에서 시행한다.

7. 아동의 치아관리를 위한 구강교육으로 옳은 것은?
   ① 불소가 함유된 치약을 사용한다.
   ② 젖병에 주스나 우유를 담아서 준다.
   ③ 유치가 나올 때마다 치과에 방문한다.
   ④ 18개월경부터 칫솔질을 시작하는 것이 좋다.
   ⑤ 치아 사이 간격이 벌어질 수 있으므로 치실은 사용하지 않는다.

8. 30개월 아동이 약 먹기를 싫어하고 거부하고 있다. 이 아동에게 해줄 수 있는 간호중재로 옳은 것은?
   ① 약을 먹어야 하는 이유를 구체적으로 설명한다.
   ② 아동이 힘들어할 때는 우유나 주스에 타서 먹인다.
   ③ 가능하면 아동이 약 먹는 방법을 고르게 한다.
   ④ 아동이 약 형태를 고르게 한다.
   ⑤ 보호자 도움 없이 혼자 복용할 수 있게 한다.

9. 악몽을 꾸는 5세 아동의 부모에게 해줄 수 있는 교육은?
   ① "수면 유도제를 먹이세요."
   ② "악몽을 꾸지 않도록 잠자는 중간에 자주 깨워주세요."
   ③ "잠들기 전에 아동이 좋아하는 영상을 보여주세요."
   ④ "악몽을 꾸었을 때 아동의 손을 잡고 옆에서 안심시켜 주세요."
   ⑤ "악몽을 꾸는 것 같을 땐 억지로 눈을 뜨게 하세요."

10. 출생 후 신생아의 아프가 점수를 측정하니 맥박 100회/min, 호흡 20회/min, 사지를 완전히 굴곡하고 있으며 몸통은 분홍색이고 사지는 청색이다. 코에 카테터를 삽입 시 찡긋거릴 때 우선적으로 해줄 수 있는 간호중재는?
    ① 즉각적인 심폐소생술을 한다.
    ② 항생제 처방을 받아 투여한다.
    ③ 인두와 비강 내 흡인을 실시한다.
    ④ 인공계면 활성제를 투여해서 폐 팽창을 도와준다.
    ⑤ 산소포화도를 측정하고 저농도의 산소를 공급한다.

11. 다음 중 신생아에게서 나타나는 정상 반사 반응으로, 머리를 돌린 쪽의 팔과 다리를 뻗고 반대쪽의 사지는 굴곡하는 반응을 무엇이라고 하는가?
    ① 모로 반사 ② 보행 반사
    ③ 포유 반사 ④ 바빈스키 반사
    ⑤ 긴장성 경 반사

12. 생후 3일 된 신생아의 가성월경에 대한 설명으로 옳은 것은?
    ① 적극적인 치료가 필요한 질환이다.
    ② 호흡수와 체온을 사정해야 한다.
    ③ 프로게스테론과 에스트로겐이 갑자기 늘어나서 생긴다.
    ④ 모체의 성호르몬의 영향으로 나타나는 정상적인 현상이다.
    ⑤ 요로감염의 증상일 수 있으니 균배양 검사를 실시해야 한다.

13. 3세 아동이 편식이 심하고 잘 먹지 않을 때 걱정하는 부모님에게 교육할 내용으로 옳은 것은?

    ① "배고프다고 할 때만 밥을 먹이세요."
    ② "아이가 좋아하는 음식만 제공하세요."
    ③ "식사를 할 때 좋아하는 영상을 보여주세요."
    ④ "식전에 간식을 주면서 입맛을 당기게 해주세요."
    ⑤ "식사 준비를 함께 하며 음식에 흥미를 갖게 해주세요."

14. 선천성 고관절 이형성증을 진단받은 신생아에게 나타나는 증상은?

    ① 탈구가 있는 쪽 다리로 서면 탈구된 쪽으로 골반이 기운다.
    ② 걸음걸이가 정상이다.
    ③ 환측의 주름이 더 적다.
    ④ 누워서 무릎을 세우면 환측 높이가 더 낮다.
    ⑤ 둔부와 대퇴주름이 대칭이다.

15. 신생아 중독성 홍반 아동의 부모에게 교육할 내용으로 옳은 것은?

    ① "팔의 접혀진 부위에 주로 발견됩니다."
    ② "대부분 3~5년 이내에 자연스럽게 소실됩니다."
    ③ "생후 1~2일에 가슴, 등에 나타나다가 수일 후에 자연스럽게 사라집니다."
    ④ "모세혈관의 이완으로 딸기송이처럼 피부표면에 솟아있으며 생후 1년까지는 커집니다."
    ⑤ "분만 시 정맥 내 압력 상승으로 모세혈관이 파열되어 나타나는 것으로 24시간 내에 소실됩니다."

16. 학령기 아동이 학교에 가기 싫어하며 배가 아프다고 울면서 불안해할 때 우선적으로 해야 하는 중재는?

    ① 부모와 함께 일단 학교에 데리고 간다.
    ② 학교에서 무슨 일이 있었는지 물어본다.
    ③ 두통약을 제공하고 집에서 휴식하게 한다.
    ④ 신속히 아이와 함께 병원 진료를 보러 간다.
    ⑤ 불안이 심하므로 학교를 당분간 쉬도록 조치한다.

17. 다음 중 아동 골절 양상의 특징으로 옳은 것은?

    ① 아동의 골절은 예후가 좋지 않다.
    ② 성인보다 아동의 골절 융합이 느리다.
    ③ 아동의 골막은 성인보다 얇고 약하다.
    ④ 골절 시 골단 분리보다 인대 파열이 먼저 발생한다.
    ⑤ 골단 성장판이 손상되면 뼈의 길이 성장에 영향을 미친다.

18. 다음 중 성장통에 대한 설명으로 옳은 것은?

    ① 주로 아침에 통증을 호소한다.
    ② 낮 동안에 신체활동과는 관련이 없다.
    ③ 휴식을 취해도 통증이 가라앉지 않는다.
    ④ 온욕 시 통증 완화에 도움이 된다.
    ⑤ 주기적인 근육 땅김 질환이다.

19. 주 양육자와 잠시라도 떨어지면 심하게 우는 2세 아동에 대한 간호중재로 옳은 것은?

    ① 다른 사람에게 아동을 맡겨두는 훈련을 한다.
    ② 비정상적인 반응이므로 병원진료를 받아보도록 권한다.
    ③ 외출 시에는 주 양육자를 찾지 못하도록 연락하지 않도록 한다.
    ④ 낯선 사람들과 적응할 수 있도록 가능한 신체접촉을 자주 한다.
    ⑤ 아동이 좋아하는 애착이불을 제공하며 안전한 거리를 유지한다.

20. 재태기간 28주, 출생 시 체중 1,300g으로 태어난 신생아에게 영양공급을 실시할 때의 간호중재로 옳은 것은?

① 위관영양을 고려해볼 수 있다.
② 칼로리 요구도가 낮아서 젖병수유로 보충한다.
③ 영양소가 풍부한 모유수유를 최우선으로 유지한다.
④ 총비경구 영양(TPN) 시 1시간 간격으로 혈당을 측정한다.
⑤ 노리개 젖꼭지는 빨기 반사에 방해가 되므로 시행하지 않는다.

21. 혈중 빌리루빈 수치가 5mg/dL인 신생아에 대한 간호중재로 옳은 것은?

① 알부민을 투여한다.
② 교환수혈을 시행한다.
③ 광선치료를 시작한다.
④ 수분 섭취를 제한한다.
⑤ 치료가 필요하지 않다.

22. 건강하게 생활하던 10개월 남아가 갑자기 심하게 울고 구토와 혈변 증상을 나타내며 복부에서 소시지 모양의 덩어리가 만져진다. 의심되는 질환은?

① 이질
② 위궤양
③ 장중첩증
④ 급성 감염
⑤ 급성 충수염

23. 영아가 이틀 동안 6~7회 설사를 하였고 체중은 1kg 감소하였다. 영아에게 적절한 간호중재는?

① 격리할 필요는 없다.
② 모유수유를 중단한다.
③ 지사제를 처방받는다.
④ I/O 및 체중을 매일 측정한다.
⑤ 수분과 당 보충을 위해 과일주스를 먹인다.

24. 9개월 영아가 갑자기 '캑캑'거리더니 얼굴이 창백해지면서, 숨을 제대로 쉬지 못한다. 입안에 이물질은 보이지 않을 때 가장 우선적인 응급처치는?

① 손가락을 입안에 깊숙이 넣어 구토 유발한다.
② 옆으로 눕힌 다음 발바닥을 세게 두드린다.
③ 자세를 바로 하여 기도를 확보한다.
④ 흉부에 압박을 가하여 등을 두드린다.
⑤ 고개를 뒤로 젖혀 호흡을 용이하게 한다.

25. 세균성 후두개염으로 진단받은 환아의 간호에 대한 설명으로 옳은 것은?

① 아트로핀을 처방받아 투약한다.
② 항생제를 7~10일간 투여한다.
③ 집중치료실에서 격리해서 치료한다.
④ 통증 조절을 위해 마약성 진통제를 투약한다.
⑤ 금식시키고 위관영양과 TPN으로 영양을 공급한다.

26. 말더듬증이 의심되는 5세 아동의 간호로 옳은 것은?

① 부모가 대신 말해준다.
② 또래 아이들과 비교하여 동기를 부여한다.
③ 매끄럽게 말할 수 있도록 반복 연습을 시킨다.
④ 천천히 말할 수 있도록 끝까지 집중하며 들어준다.
⑤ 아동의 말을 끊고 정확한 발음으로 다시 말해준다.

27. 점상출혈이 의심되는 상황에서 교육내용으로 옳은 것은?

① "팔의 접혀진 부분에서 주로 나타납니다."
② "감염으로 인한 것이므로 치료가 필요합니다."
③ "이마에서 치골까지 나타나는 일시적인 현상입니다."
④ "모세혈관 파열에 의한 것으로 24시간 이내에 소실됩니다."
⑤ "분홍색의 구진상 발진으로 생후 1~2일에 나타나다가 수일 후 자연 소실됩니다."

2교시 제 02회 간호사 국가고시 고난도 모의고사

28. 인슐린 의존성 당뇨병을 진단받은 아동의 부모에게 교육할 내용은?

   ① "격렬한 운동은 제한합니다."
   ② "맨발로 다니지 않도록 주의합니다."
   ③ "혈당이 낮으면 단 음료를 마시게 합니다."
   ④ "호흡 시 과일냄새가 나면 즉시 인슐린 투여량을 늘립니다."
   ⑤ "스스로 주사할 때 대퇴부위로 주사할 것을 교육하는 것이 좋습니다."

29. 연쇄상 구균 감염으로 관절통, 피로, 허약, 식욕 감퇴를 호소하는 아동의 부모에게 시행하는 퇴원 교육으로 옳은 것은?

   ① "아스피린을 투여해서는 안됩니다."
   ② "한 번 앓고 나면 재발하지 않습니다."
   ③ "심질환의 가능성이 있으므로 1년 동안 지속적으로 치료해야 합니다."
   ④ "증상이 사라지더라도 항생제 복용기간을 끝까지 이행해야 합니다."
   ⑤ "퇴원 후 4주간 손상 방지를 위해 절대 안정을 취해야 합니다."

30. 뇌성마비의 특징에 관한 설명으로 옳은 것은?

   ① 척수신경의 손상으로 발생한다.
   ② 지적 발달 장애는 나타나지 않는다.
   ③ 대부분의 증상에서 경련 발작을 동반한다.
   ④ 중추신경계의 손상으로 수의근의 조절이 어렵다.
   ⑤ 완치가 가능하며 대부분 정상적으로 성장발달을 한다.

31. 3세 미만 아동 혹은 12 ~ 14kg 이하 아동의 대퇴 골절 시 적용하는 견인은?

   ① halo 견인　　② bryant 견인
   ③ russell 견인　　④ cervical 견인
   ⑤ buck 신전 견인

32. 볼거리로 진단받은 아동의 간호중재로 옳은 것은?

   ① 죽보다는 밥을 제공한다.
   ② 회복을 위해 저작활동을 격려한다.
   ③ 전염력이 약하므로 격리하지 않는다.
   ④ 통증 조절을 위해서 진통제를 투여한다.
   ⑤ 식욕을 증가시키기 위해서 신맛의 음식을 격려한다.

33. 수두 환아의 증상 및 간호중재로 옳은 것은?

   ① 소양증 완화를 위해 칼라민 로션을 도포한다.
   ② 발진은 반점 → 농포 → 구진 → 수포 순서대로 나타난다.
   ③ 가려움증 완화를 위해 비누로 깨끗하게 닦아낸다.
   ④ 수두의 전염기간은 발진 1일 전부터 첫 수포 발생 후 3일까지이다.
   ⑤ 2차 감염 예방을 위해 디아제팜을 투여한다.

34. 조혈모세포이식을 받은 아동에게 발견되는 즉시 간호사에게 알려야 하는 증상은?

   ① 두통
   ② 기침
   ③ 변비
   ④ 체온 저하
   ⑤ 손발 피부발진

35. 신경모세포종의 특징적인 증상은?

   ① 체중 증가
   ② 마른 기침
   ③ 복부 둘레 감소
   ④ 혈액이 섞인 토물
   ⑤ 상복부 무통성 덩어리 촉진

제 02 회 간호사 국가고시 고난도 모의고사 2교시

지역사회간호

36. 보건의료자원 중 물적 자원에 해당하는 것은?

① 의료기술
② 의약품 생산
③ 보건의료교육
④ 의료지식체계
⑤ 보건의료인력 양성

37. 우리나라 제5차 국민건강증진종합계획(HP2030)의 총괄 목표는?

① 75세의 건강장수 실현이 가능한 사회
② 생애주기별 건강관리와 의료보장성 강화
③ 만성퇴행성질환과 발병위험 요인 관리
④ 온 국민이 함께 만들고 누리는 건강세상
⑤ 건강수명 연장과 건강형평성 제고

38. 활동성 결핵환자가 집단으로 발생하여 역학조사를 하려고 할 때 지역사회간호사가 가장 먼저 시행해야 할 일은?

① 발생빈도 확인
② 질병진단의 확인
③ 공통 감염원 파악
④ 역학적 가설 설정
⑤ 환자의 인적특성 확인

39. 검사방법의 타당도 평가지표 중 실제 질병이 없는 사람이 음성으로 나올 확률을 의미하는 것은?

① 민감도
② 특이도
③ 위음성률
④ 위양성률
⑤ 음성예측도

40. 김밥 전문점에서 식중독이 발생하였다. 김밥에 사용된 계란의 섭취 여부와 식중독 발생의 연관성을 확인하기 위한 교차비(odds ratio)는?

계란 섭취 여부 \ 식중독	발생	미발생
섭취	30	60
미섭취	10	80

① 2,400/600
② 1,800/800
③ 30,000/800
④ 2,000/800
⑤ 3,000/600

41. 새로 부임한 지역사회간호사가 10년간 지역 내 간호문제 변화 추이에 대해 빠르게 파악하기 위해 활용할 수 있는 자료수집 방법은?

① 참여관찰
② 설문지 조사
③ 차창 밖 조사
④ 통계자료 조사
⑤ 초점 집단 면담

42. 지역사회간호사가 사례관리를 위해 가정을 방문하여 오렘(OREM)의 자가 간호이론에 따라 다음과 같이 대상자를 사정하였다. 이 대상자의 간호요구는?

──── 보기 ────

5년 전 당뇨병을 진단받아 인슐린을 투여 중인 73세 할아버지의 식후 2시간 혈당을 측정한 결과 330mg/dL이며, 지난 주 발톱을 깎은 후로 염증이 생기고 해당 부위에 통증이 있다고 호소하였다. 대상자는 올바른 발 관리 방법에 대해 물어보았다.

① 부분적 보상 간호요구
② 치료적 자가 간호요구
③ 일반적 자가 간호요구
④ 발달적 자가 간호요구
⑤ 건강이탈 자가 간호요구

43. 지역사회간호사가 유병률, 사망률 및 예방적 건강서비스의 유효성 지표를 통해 사정할 수 있는 영역은?

① 건강상태
② 환경적 특성
③ 지역사회 자원
④ 인구학적 특성
⑤ 지역사회 특성

44. 사회경제적 위치에 따라 발생하는 건강수준의 차이를 줄이기 위한 노력은?

① 건강권
② 건강항상성
③ 건강형평성
④ 건강비형평성
⑤ 건강문해력

45. 다문화 가족을 대상으로 간호계획을 수립할 때 고려해야 할 내용은?

① 지역사회 내 동일 문화권 간호중재 사례를 찾아 그대로 적용한다.
② 대상자가 호소하는 문제들을 사정하여 빠르게 문제를 해결한다.
③ 대상자와 간호사가 속한 문화 차이를 비교하고 우수한 것을 따르게 한다.
④ 간호사는 대상자의 문화를 사정한 후 문화적 자가 사정을 시행한다.
⑤ 대상자가 가진 문제들을 취합하여 담당 간호사가 우선순위를 정한다.

46. 알파인덱스(α-index)에 대한 설명으로 옳은 것은?

① 1세 미만의 사망률을 나타낸다.
② 지역사회 건강상태를 반영한다.
③ 모성사망수준을 측정할 수 있다.
④ 지역 간 출생률을 비교하는 데 사용된다.
⑤ 값이 1에 근접할수록 지역 건강수준이 높다고 해석한다.

47. 보건사업 기획과정에서 분석된 현황을 통해 우선순위를 결정하려고 할 때 수집된 다음의 자료를 바탕으로 적용할 수 있는 우선순위 결정방식은?

─── 보기 ───
• 변화가능성
• 지역사회 내 건강문제의 중요성

① NIBP
② BPRS
③ Bryant
④ PEARL
⑤ PATCH

48. 보건소에서 지역주민을 대상으로 건강증진사업 기획을 위해 SWOT 분석을 시행하였다. 다음 결과에 적용할 전략은?

─── 보기 ───
• 보건소 내 보건의료인의 역량평가를 시행한 결과 타 지역보다 높은 역량을 가지고 있음을 확인하였다.
• 지역주민들의 정기적인 건강검진 시행률은 10%로 저조하고, 지역 내 만성질환 유병률이 증가하는 추세다.
• 인플루엔자 지원을 위한 예산 확대로 인해 건강증진정책 사업을 위한 예산 일부가 축소되었다.

① 구조조정
② 혁신운동
③ 보건사업 축소
④ 새로운 사업 진출
⑤ 사업 영역의 확대

49. 직장인 대상의 금연프로그램에 대해 다음의 지표를 이용하여 평가하였다. 이에 해당하는 평가유형은?

─── 보기 ───
• 프로그램 참여자 수
• 참여자들의 프로그램에 대한 만족도
• 프로그램 진행의 효율성

① 구조평가
② 진단평가
③ 결과평가
④ 과정평가
⑤ 영향평가

제 02 회 간호사 국가고시 고난도 모의고사 2교시

50. 다음에서 나타나는 주민의 보건사업 참여단계는?

   ─ 보기 ─
   시에서 주체한 지역별 건강측정 및 설문조사 결과 A지역 비만률이 가장 높은 것으로 나타났다. 신문을 통해 해당 내용을 확인한 주민들은 지역의 비만률 감소를 위해 지난 달 지역 주민들로 건강위원회를 구성하여 걷기운동 사업을 추진 및 프로그램을 계획하였다.

   ① 동원 ② 협조
   ③ 협력 ④ 개입
   ⑤ 주도

51. 검사키트의 타당도를 평가하기 위해 진단검사를 실시하여 결과가 다음과 같을 때 검사키트의 민감도는?

   ─ 보기 ─
   • 전체 인구 350명
   • 양성자 200명 중 검사키트를 통해 양성으로 확진된 자 180명
   • 음성자 150명 중 검사키트를 통해 음성으로 확진된 자 120명

   ① 10% ② 20%
   ③ 80% ④ 85%
   ⑤ 90%

52. 다음은 범이론적 모형의 건강행위 변화단계 중 어떤 단계에 해당하는가?

   ─ 보기 ─
   20년 전부터 담배를 피웠더니 요즘은 조금만 움직여도 숨이 차요. 제 아내가 세 달 후에 출산 예정이라, 아기가 태어나기 전에는 금연을 시도해 볼 생각입니다.

   ① 계획 전 단계 ② 계획단계
   ③ 준비단계 ④ 행동단계
   ⑤ 유지단계

53. 지역주민을 대상으로 시행하는 보건사업의 사업내용 선정방법으로 옳은 것은?

   ① 보건복지부장관이 결정한다.
   ② 의료단체의 투표로 선정한다.
   ③ 국회의 회의를 통해 선정한다.
   ④ 지역사회 진단을 통해 선정한다.
   ⑤ 지역 주민이 원하는 것으로 선정한다.

54. 가족을 하나의 체계로 인식하고 가족체계를 사회체계의 하부체계로 보는 가족간호 이론은?

   ① 통찰이론 ② 일반체계 이론
   ③ 가족발달 이론 ④ 구조기능 이론
   ⑤ 상징적 상호작용 이론

55. 보건교사가 학생들에게 보건교육을 시행할 때 효과적인 학습내용 전달방법은?

   ① 최신 정보부터 오래된 정보 순으로 교육한다.
   ② 낯선 개념부터 전달한 후 친숙한 개념을 전달한다.
   ③ 복잡한 내용을 먼저 설명한 후 단순한 내용을 설명한다.
   ④ 구체적 개념에서 추상적 개념으로 학습방향을 진행한다.
   ⑤ 주로 어려운 개념을 집중적으로 설명하고 쉬운 개념 설명을 이어간다.

56. 다음의 상황에서 사용할 보건교육 방법은?

   ─ 보기 ─
   중학교 보건교사가 교내 학생들의 구강상태 및 관리정도에 대해 파악하기 위해 설문지를 시행하였다. 그 결과 구강관리에 대한 필요성을 느끼지 못 하거나 구강보건 관련 지식 부족, 사회경제적 요인 등 학생마다 다른 요인들로 인해 현재 구강관리가 미흡한 학생들이 있다는 것을 알게 되었다.

   ① 세미나 ② 원탁토의
   ③ 심포지엄 ④ 개별교육
   ⑤ 브레인스토밍

57. 우리나라 A형 독감의 집단면역에 대한 설명으로 옳은 것은?

① 전체 A형 독감 감염자 중 완치된 사람의 비율
② 전체 A형 독감 감염자 중 재감염된 사람의 비율
③ 총 인구 중 A형 독감 면역성을 가진 사람의 비율
④ 총 인구 중 A형 독감 예방 접종한 사람의 비율
⑤ 총 인구 중 A형 독감 감염력을 가진 사람의 비율

58. 보건소에서는 만성질환 예방을 위해 지역 중심의 건강증진 프로그램을 기획하고 있다. 오타와 헌장의 건강증진 영역 중 지역사회 활동 강화에 해당하는 활동은?

① 고혈압 환자를 위한 식이·운동 교육 실시
② 고혈압 관리 수첩 배부 및 자기기록 유도
③ 건강생활실천 캠페인 홍보물 제작 및 배포
④ 보건소 내 고혈압 상담실 운영 및 혈압측정기 비치
⑤ 지역주민 스스로 운영하는 건강동아리 조직 및 활동 지원

59. 「농어촌 등 보건의료를 위한 특별조치법」에 따른 보건진료소의 설치 및 운영에 대한 설명으로 옳은 것은?

① 보건진료소는 5,000명 이상인 의료 취약 지역에 설치한다.
② 보건진료소는 읍·면을 관할구역으로 하여 1개소씩 설치한다.
③ 보건진료소장은 간호사·조산사 면허를 가진 사람이어야 한다.
④ 보건진료소운영협의회는 보건진료 전담공무원의 보수 교육을 관련 기관에 위탁할 수 있다.
⑤ 보건소장 또는 보건지소장은 보건진료 전담공무원에게 보건진료소의 업무를 지도·감독하게 할 수 있다.

60. 듀발(Duvall)의 가족발달이론에 따라 다음 가족이 달성해야 할 발달과업은?

― 보기 ―
• 4인 가족   • 결혼 15주년
• 첫째 자녀 8세   • 둘째 자녀 5세

① 가족계획 수립
② 부부관계 재조정
③ 세대 간 충돌 대처
④ 자녀의 영양관리 수행
⑤ 가족의 전통과 관습의 전승

61. 가족구성원에게 발생한 질환에 대해 가족이 겪은 중요한 사건과의 연관성을 찾아보려고 할 때 사용하는 가족 사정도구는?

① 가족구조도
② 가족연대기
③ 가족밀착도
④ 사회지지도
⑤ 외부체계도

62. A형 간염에 대한 내용으로 옳은 것은?

① 잠복기 없이 즉시 증상이 발현된다.
② 물, 식품 및 혈액 등을 매개로 발생한다.
③ 예방접종은 성인이 된 후 접종 가능하다.
④ 숙주의 나이가 많을수록 무증상을 보인다.
⑤ 증상이 나타나고 1~2주 후에 감염력이 가장 높다.

63. 자연사 단계 중 숙주가 병원체에 감염되었으나 아직 증상이 나타나지 않은 시기는?

① 회복기
② 비 병원성기
③ 초기 병원성기
④ 불현성 감염기
⑤ 발현성 질환기

제 02 회 간호사 국가고시 고난도 모의고사

2교시

64. 건강생활지원센터에서 노인을 대상으로 낙상예방 교육을 실시하려고 할 때 가장 효과적인 교육방법은?

① 낙상사례 영상 시청 후 퀴즈 풀이
② 낙상사고 발생 시 대처법 집단 토론
③ 시청각 자료를 활용한 강의 중심 교육
④ 모바일 앱을 활용한 낙상예방 정보 제공
⑤ 일상 속 낙상 예방 동작을 따라 해보는 참여형 교육

65. 만성질환의 특성 및 관리방법에 대한 내용으로 옳은 것은?

① 직접적인 원인 요소를 제거하면 해소된다.
② 만성질환의 발병일은 정확한 유추가 가능하다.
③ 연령과 만성질환의 유병률은 독립적인 관계이다.
④ 만성질환의 2차 예방활동 효과는 사망률 감소로 측정한다.
⑤ 만성질환으로 인한 조기사망 강조는 3차 예방에 해당한다.

66. 장루 수술을 받고 조기 퇴원을 한 60세 남성이 장루 교환 및 관리 방법에 대한 자세한 설명과 전문적인 관리를 받기 위해 이용할 수 있는 보건사업은?

① 방문건강관리사업
② 의료기관 가정간호사업
③ 노인맞춤돌봄서비스 사업
④ 장기요양보험 방문간호사업
⑤ 근로복지공단 재활공학사업

67. 방문건강관리사업에 대한 내용으로 옳은 것은?

① 국민건강보험을 재원으로 하여 사업을 진행한다.
② 보건소에서 대상자 등록을 통해 이용할 수 있다.
③ 민간 및 국공립 의료기관이 주체가 되어 운영한다.
④ 건강취약계층 및 장기요양등급판정자를 대상으로 시행한다.
⑤ 대상자가 일정부분 비용을 부담하나, 기초수급자는 무료로 이용가능하다.

68. 환경영향평가에 대한 내용으로 옳은 것은?

① 평가결과는 간결하고 평이하게 작성한다.
② 평가과정에는 특정 이해관계자만 참여한다.
③ 국민의 건강권 보장을 위해 만들어진 제도이다.
④ 인구 및 주거항목은 평가항목에 포함되지 않는다.
⑤ 대규모 개발사업 후 환경파괴정도에 대해 평가한다.

69. 사업장에서 근무하던 근로자가 다음과 같은 증상을 보일 때 의심되는 중금속 중독은?

― 보기 ―
- 창백한 안색
- 피로 및 근육통
- 수면장애
- 손 처짐을 동반한 손과 팔 마비

① 납
② 크롬
③ 수은
④ 비소
⑤ 카드뮴

70. 재난 발생 후 재해 대응 단계에서 수행해야 하는 재난관리 간호는?

① 시설복구
② 잔해물 제거
③ 위험지도 작성
④ 임시대피소 마련
⑤ 비상경보체계 구축

정신간호학

71. 다음은 정신건강간호의 개념적 모형 중 어느 것에 해당하는가?

> ─ 보기 ─
> • 불안은 대인관계로부터 발생함
> • 거절에 대한 두려움이 이상행동을 초래함
> • 신뢰 있는 대인관계의 경험으로부터 치료됨

① 행동모형
② 정신분석모형
③ 의사소통모형
④ 지지치료모형
⑤ 대인관계모형

72. 우울장애를 진단받은 46세 여성이 "모든 것은 제 잘못이에요."라고 말했다. 여성이 가진 방어기전으로 옳은 것은?

① 함입
② 해리
③ 투사
④ 주지화
⑤ 반동 형성

73. 치료적 인간관계의 단계 중 상호작용 전 단계에서 해야 하는 간호사의 역할은?

① 대상자에게 간호사의 이름을 알린다.
② 건설적인 대응을 할 수 있도록 격려한다.
③ 대상자의 행동 변화를 격려하고 촉진시킨다.
④ 간호사와 대상자의 신뢰 관계와 제한점을 형성한다.
⑤ 간호사 자신에 대한 탐구를 하며 이해하는 시간을 가진다.

74. 엄마가 4세 아동에게 "물 줄까?"라고 묻자 아동도 "물 줄까?"라고 따라 말하였다. 이를 의미하는 것은?

① 질문
② 의문문
③ 반향언어
④ 언어발달
⑤ 의사소통 장애

75. 추상적 사고능력이 가능한 시기는?

① 전조작기
② 감각운동기
③ 형식적 조작기
④ 구체적 조작기
⑤ 초기 청소년기

76. 인지 행동 치료에 관한 설명으로 옳은 것은?

① 왜곡된 사고는 재평가하지 않는다.
② 치료자는 교사의 역할보다는 동료의 역할을 한다.
③ 과정 지향적으로 부적응적 행동을 파악하고 해결한다.
④ 제한시간을 정해두지 않고 장기적인 치료과정이라는 특징이 있다.
⑤ 관찰 가능한 구체적인 행동에 대해 성취 가능한 현실적인 목표를 설정한 후 과제를 부여한다.

77. 티라민 함유 식품과 병용 시 고혈압의 위험이 있는 약물은?

① sertraline
② fluoxetine
③ risperidone
④ moclobemide
⑤ amitriptyline

78. 가족 내에서의 대인관계, 어머니와 아이의 관계에 초점을 두며 다른 사람과의 관계를 통해 성장할 때 발달하는 심리과정을 분석한 이론가는?

① 말러
② 설리반
③ 에릭슨
④ 피아제
⑤ 프로이트

79. 조현병의 양성 증상은?

① 무감동
② 무쾌감
③ 언어의 빈곤
④ 주의력 결핍
⑤ 긴장성 혼미

80. 임신 1개월의 A 씨가 겪을 수 있는 위기는?

① 상황 위기
② 성숙 위기
③ 자살 위기
④ 재난 위기
⑤ 사회적 위기

81. 폭력 가정 피해자의 특징은?

① 의존적이며 무기력한 모습을 보인다.
② 자신을 학대나 방임한 사람을 원망한다.
③ 자존감은 높으나 우울한 모습을 보인다.
④ 폭력 가해자에게 직접적인 분노와 적개심을 표출한다.
⑤ 자신이 처한 상황을 개선하고자 노력하는 모습을 보인다.

82. 어떤 행동이나 노래 가사, 말 등이 자신과 특별한 관계가 있다고 생각하는 것을 나타내는 망상은?

① 혼합형
② 과대망상
③ 피해망상
④ 관계망상
⑤ 색정망상

83. 우울장애를 진단받은 대상자를 대할 때의 간호사의 태도로 옳은 것은?

① 대상자의 반응이 없어도 일반적인 대화를 이어간다.
② 낙천적인 말과 행동으로 대상자를 대하고 대화를 이어나간다.
③ 대상자가 거부하더라도 다양한 프로그램에 참여하도록 해야 한다.
④ 대상자를 동정하는 말과 상투적인 말일지라도 해주어 대상자가 위로받는 느낌을 들게 한다.
⑤ 무언가 결정할 일이 있을 때 짧은 시간 안에 결정하도록 재촉해야 한다.

84. 조현병 대상자가 병원 음식을 불신하며 거부할 경우 간호사의 태도로 옳은 것은?

① 대상자에게 음식을 제공하지 않는다.
② 대상자에게 비경구영양을 제공한다.
③ 대상자에게 병원 음식을 먹을 것을 강요한다.
④ 대상자에게 다른 환자들이 병원의 음식을 먹는 것을 보여준다.
⑤ 대상자의 집이나 믿을 만한 곳에서 가져온 음식을 먹는 것을 허용한다.

85. 조현병 대상자의 불안을 해소하는 것에 도움을 주는 간호중재로 옳은 것은?

① 지나치게 친절한 태도를 삼가도록 한다.
② 일관성 있게 대하는 한두 명의 직원을 지정한다.
③ 개방적 질문을 사용하여 대상자와의 소통을 이어가도록 한다.
④ 대상자와 신뢰관계를 수립한 후 느낌을 말로 표현하도록 한다.
⑤ 대상자의 망상의 내용에 대해 도전적인 말을 하지 않도록 한다.

86. 주요우울장애로 입원한 환자가 잠들기 전에 "매일 새로운 아침이 시작되는 게 너무 고통스러워요. 이대로 영영 잠들고 싶어요."라고 한다. 간호사의 반응으로 옳은 것은?

① "누구나 그런 생각은 한 번쯤 해요."
② "아침이 힘들면 일과를 조정해보는 건 어때요?"
③ "조금만 더 긍정적인 생각을 해보는 게 좋아요."
④ "영영 잠들고 싶다는 건 자살을 생각하고 있다는 뜻일까요?"
⑤ "그런 기분이 드는 이유를 좀 더 자세히 말씀해주실 수 있을까요?"

87. 섬망 상태의 환자가 병실 천장을 가리키며 "지금 저기 누가 매달려 있어요! 나를 내려다보고 있어요!"라고 말하며 불안해한다. 이 증상은?

① 망상
② 착각
③ 환각
④ 전환
⑤ 이인증

88. 주요우울장애 대상자의 간호로 옳은 것은?

① 화려한 장식과 조명을 적용한다.
② 비현실적 목표를 현실적으로 바꿀 수 있게 한다.
③ 높은 칼로리의 음식을 주되 간식은 제공하지 않는다.
④ 다소 복잡한 작업을 통해 자존감을 높인다.
⑤ 모양과 색이 단조로운 그릇에 음식을 담아 제공하도록 한다.

89. 양극성 장애의 약물치료와 관련된 설명으로 옳은 것은?

① lithium의 독성 범위는 1.5mEq/L 이상이다.
② chlorpromazine을 1차 약제로 사용한다.
③ lithium을 복용할 땐 수분섭취를 제한해야 한다.
④ lithium을 사용할 때는 간 기능을 사정해야 한다.
⑤ lithium은 독성범위와 치료범위의 농도 차이가 넓어 주기적인 혈액검사가 필요하지 않다.

90. 양극성장애 대상자와의 의사소통 시 간호사의 태도로 옳은 것은?

① 여러 주제로 대화를 나누며 장시간 소통하도록 한다.
② 대상자의 질문에 간결하게 진실된 답변을 해야 한다.
③ 대상자의 내면에 우울함을 배제하고 대해야 한다.
④ 필요시 대상자의 행동에 항의하고, 논쟁을 벌여야 한다.
⑤ 찬성 혹은 반대의 입장을 내세워 논리적으로 말해야 한다.

91. 대상자가 다음과 같은 증상을 호소할 때 불안의 단계 중 어느 상태에 해당하는가?

― 보기 ―
• 확대된 지각영역
• 이전보다 민감해진 감각
• 신체적 징후는 나타나지 않음
• 일상생활의 한 상황 중 느끼는 긴장 상태

① 불안 없음
② 경증 불안
③ 중등도 불안
④ 중증 불안
⑤ 공황 상태

92. 평소 과음을 하던 대상자가 갑작스런 금주를 한 후 발생하는 정신증적 상태의 증상으로 옳은 것은?

① 식욕 상승
② 수면과다
③ 논리적임
④ 혈압 하강
⑤ 동공 확대

93. 광장공포증에 대한 설명으로 옳은 것은?

① 주로 40대 남성에게 호발한다.
② 자율신경계 중 교감신경 활성화 증상이 나타난다.
③ 지나치게 독립적인 모습을 보인다.
④ 우울장애, 자살사고, 강박장애, 알코올 및 약물 남용과는 무관하다.
⑤ 타인을 불쾌하게 만드는 경향이 있다.

94. 강박장애 대상자에게 나타나는 방어기전으로 옳은 것은?

① 부정
② 취소
③ 투사
④ 주지화
⑤ 합리화

제 02 회 간호사 국가고시 고난도 모의고사 — 2교시

95. 외상 후 스트레스 장애에서 관찰되는 증상으로 옳은 것은?

① 직면
② 회피
③ 기억상실
④ 비현실감
⑤ 타인에 대한 불신

96. 편집성 인격 장애의 특성으로 옳은 것은?

① 충동적이고 공격적인 행동을 보인다.
② 대인관계에 무관심한 모습을 보인다.
③ 망상이나 환각 없이 기이한 행동과 사고를 보인다.
④ 방어적이며, 타인이 자신을 속일 것이라고 생각한다.
⑤ 사회의 규범과 타인의 권리를 무시하는 행동을 보인다.

97. 인격장애 대상자와의 의사소통 시 간호사의 태도로 옳은 것은?

① 대상자의 헛소리는 무시해야 한다.
② 대상자의 행동을 제한해서는 안 된다.
③ 부적절한 행동을 하더라도 따뜻한 태도로 대해야 한다.
④ 역전이가 일어날 수 있으므로 일관성 있는 태도를 유지해야 한다.
⑤ 인격장애가 완벽하게 완치되기 전까지는 사회활동을 제한하도록 해야 한다.

98. 성 관련 장애를 대하는 간호사의 태도로 옳은 것은?

① 지시적이고 판단적으로 대한다.
② 대상자의 용납될 수 없는 가치관을 수용하지 않는다.
③ 주관적인 태도로 대하되 따뜻하고 개방적으로 대한다.
④ 대상자의 말에 과소반응을 보이며 놀라워하지 않아야 한다.
⑤ 간호사가 우선적으로 자신의 가치관을 인식하고 이해하여 역전이를 예방해야 한다.

99. 조현병 스펙트럼 환자가 특수한 생각이나 말, 몸짓 등이 초자연적인 방법에 의해 실현될 수 있다고 믿을 때 의심할 수 있는 사고장애는?

① 자폐적 사고
② 마술적 사고
③ 구체적 사고
④ 사고 주입
⑤ 사고 유출

100. 중추신경 자극제로 옳은 것은?

① 대마
② 아편
③ 카페인
④ 코데인
⑤ 마리화나

101. 치료적 의사소통을 활용한 간호사의 대답으로 옳은 것은?

― 보기 ―
대상자 : "퇴원하고 밖에서 공황발작이 다시 일어나면 어떻게 하죠?"
간호사 : (   )

① "걱정하지 마세요. 다 괜찮을 거예요."
② "나중에 다시 이야기해보도록 합시다."
③ "퇴원하고 밖에서 공황발작을 할까 불안하시군요."
④ "일어나지 않은 일을 걱정하는 건 잘못된 생각이에요."
⑤ "제가 만약 당신이었다면 미리 걱정하지 않을 것 같아요."

102. 간호사가 대상자의 말을 이해하지 못했을 때 혹은 정확한 의미를 파악하고자 할 때 사용할 수 있는 치료적 의사소통 기법으로 옳은 것은?

① 요약
② 직면
③ 반영
④ 재진술
⑤ 명료화

103. 불필요한 내용으로 빙빙 돌아 결론에 도달하는 것을 나타내는 사고장애로 옳은 것은?

① 우회증
② 말비빔
③ 사고의 비약
④ 사고의 지연
⑤ 연상의 이완

104. 행동장애의 유형 중 결과물이 없는 비생산적인 활동이 지나치게 많은 상태를 나타내는 것으로 옳은 것은?

① 긴장증
② 강박행동
③ 무의욕증
④ 증가된 활동
⑤ 저하된 활동

105. 18세 이전에 다양한 운동 틱과 음성 틱이 한 대상자에게 동시에 혹은 번갈아가서 나타나는 것을 설명하는 단어로 옳은 것은?

① ADHD
② 지적장애
③ 뚜렛 장애
④ 의사소통 장애
⑤ 자폐 스펙트럼 장애

각 문제에서 가장 적절한 답을 하나만 고르시오.

간호관리학

1. 나이팅게일이 현대사회 간호에 미친 영향은?

① 간호의 체계화
② 천사같은 간호의 중요성
③ 질병간호의 중요성
④ 간호사 면허제도 등장
⑤ 간호사의 직업성 강조

2. 구한말 선교간호사들의 업적으로 옳은 것은?

① 에드먼즈 – 최초의 선교간호사
② 로렌스 – 세브란스 간호사 양성소 설립
③ 히트코트 – 정동에 부녀자를 위한 진료소 개설
④ 웹스터 – 최초의 간호 교육 기관 보구여관 설립
⑤ 쉴즈 – 장로교 해외 선교부에서 파송된 첫 간호사

3. 간호사의 전문직 특성은?

① 공동체 의식이 낮다.
② 지역사회와 결속력이 낮다.
③ 윤리규정 발달이 미비하다.
④ 세분화된 훈련 방법이 있다.
⑤ 실무에서의 자율성이 제한된다.

제 02 회 간호사 국가고시 고난도 모의고사 3교시

4. 다음 상황에서 고려해야 하는 생명 윤리의 기본원칙은?

— 보기 —
암 병동에 처음 입원한 환자 A는 막연한 공포감으로 치료를 거부하고 있다. 간호사는 A에게 치료 방법과 효과, 부작용들의 정보를 제공하고 치료를 격려하려고 한다.

① 선행의 원칙
② 정의의 원칙
③ 분배적 원칙
④ 악행 금지의 원칙
⑤ 자율성 존중의 원칙

5. 다음 상황에서 간호사가 겪는 윤리적 사고과정은?

— 보기 —
10년 동안 암 투병을 한 환자 A의 검사 결과, 뼈에 전이된 상태였다. A는 검사 전부터 전이된다면 치료를 거부하겠다고 이야기하였으며, 가족들은 환자의 치료거부와 좌절감을 걱정하여 환자에게 전이를 알리는 것을 강력하게 거부하였다. 담당 간호사는 A 환자의 권리, 합법적 치료 결정권 등에 대하여 의료진들과 논의하였다.

① 분석
② 수행
③ 사정
④ 계획
⑤ 평가

6. 대상자 보호, 사전 동의 지침 마련의 계기가 된 배경은?

① 공리주의 대두
② 벨몬트 보고서
③ 헬싱키 선언
④ 뉘른베르크 강령
⑤ 병원윤리 위원회 등장

7. 다음 상황에서 담당 간호사가 위반한 법적 의무는?

— 보기 —
대상자의 체온 조절을 위해 간호조무사에게 더운물 주머니 간호를 위임하고 담당간호사는 다른 업무를 보고 있었는데 대상자가 저온화상을 입는 사고가 발생하였다.

① 설명의 의무
② 동의의 의무
③ 확인의 의무
④ 비밀유지의 의무
⑤ 결과 회피의 의무

8. 병원에서 간호 질 향상을 위하여 직무재설계를 통한 동기부여를 하려고 한다. 간호관리체계 모형에서 이와 같은 단계에 해당하는 요소는?

① 간호 인력수
② 환자 만족도
③ 직접 간호 시간
④ 간호사 이직률
⑤ 재무관리

9. 매트릭스 조직의 특징은?

① 책임 소지가 분명하고 확실하다.
② 명령통일 일원화의 원칙에 위배된다.
③ 공식적인 절차와 규칙을 중요하게 여긴다.
④ 권력투쟁을 감소시키며, 갈등 발생이 적다.
⑤ 급격한 환경 변화에 신속하게 대응하기 어렵다.

10. 다음의 의사결정 방법은?

— 보기 —
• 구성원들 간에 대화나 토론 없이 각자 서면으로 아이디어 제출 후 토론한 후 표결한다.
• 최종 의사결정에서 효과적이다.

① 전자회의
② 델파이법
③ 명목집단법
④ 브레인스토밍
⑤ 집단노트기법

11. PERT에 대한 설명으로 옳은 것은?

① 비용과 편익 측면에서 각 사업단을 평가한다.
② 프로젝트 완성을 위한 하나의 완성시간만 추정한다.
③ 장기적 계획수립과 단기적 예산편성을 유기적으로 연관시킨다.
④ 확실한 상태에서의 기획과 통제를 하는 데 사용되는 모형이다.
⑤ 기대되는 소요 시간을 계산하기 위해서는 비관적 소요 시간이 필요하다.

12. A병동 간호관리자가 재고 절감을 위하여 사용할 수 있는 방법은?

① 재고가 부족하지 않도록 넉넉하게 유지한다.
② 물품은 유효기간이 1 ~ 2일 정도 지나도 사용한다.
③ 의료장비 및 비품에 대한 사용법보다 융통성 있게 작업한다.
④ 사용빈도가 높고 부피가 작은 제품에 대해서는 정수 보충으로 공급한다.
⑤ 가치분석기법을 활용하여 제품을 구매한다.

13. 우리나라 수가제도의 특징은?

① 행위별수가제와 포괄수가제를 병행하여 사용하고 있다.
② 진료수가금액은 절대가치점수 × 유형별 점수당 단가로 계산한다.
③ 행위별수가제의 장점은 과잉진료를 예방할 수 있다는 점이다.
④ 우리나라는 의료보험 도입 당시부터 총액계약제를 사용하고 있다.
⑤ 우리나라는 포괄수가제의 단점을 줄이기 위해 총액계약제를 일부 도입하였다.

14. 마케팅 과정 중 3단계에 대한 설명은?

① 표적시장을 선정하는 단계이다.
② 시장기회분석이 필요한 단계이다.
③ 구매자 특성에 따라 시장을 세분화한다.
④ 표적시장에서 목표달성을 위해 실질적으로 사용할 수 있는 도구로 전략 핵심이다.
⑤ 활동 프로그램과 조직구조 등이 마케팅 전략과 얼마나 조화롭게 결속되느냐가 중요하다.

15. 2023년에 개정된 한국간호사 윤리강령 중 '간호사는 간호 전문직의 발전과 국민 건강 증진을 위해 간호 정책 및 관련 제도의 개선 활동에 적극적으로 참여한다.'와 관련된 항목은?

① 정책 참여
② 교육과 연구
③ 간호 표준 준수
④ 개별적 요구 존중
⑤ 건강 및 품위 유지

16. 다음 상황에서 직무 관련 정보를 수집하기 위해 사용하는 방법은?

─ 보기 ─
간호관리자 A는 병동 간호사들이 환자감염관리를 위해 어떤 노력을 하고 있는지, 그 노력이 얼마나 효과 있는지 직접 분석하려고 한다. 또한 A는 정확한 분석을 위하여 한 달 동안 정보를 수집할 예정이다.

① 관찰법
② 면접법
③ 질문지법
④ 직무기술서
⑤ 자가보고일기

17. 다음과 같은 특징을 가진 간호전달체계는?

   ─── 보기 ───
   • 양질의 서비스를 제공하고 장소 이동에 따른 간호사의 분절화를 감소시킨다.
   • 간호학생을 가르치거나 위급한 상황인 경우 짧은 기간 동안 적용한다.
   • 정해진 시간 내에 모든 의료팀원의 노력을 통합하여 환자의 목표 달성을 최우선으로 한다.

   ① 사례방법
   ② 모듈방법
   ③ 팀간호방법
   ④ 일차간호방법
   ⑤ 기능적 분담방법

18. 간호관리자가 기획한 간호사들의 직무 스트레스 완화 및 건강 증진을 위한 다음의 보상은?

   ─── 보기 ───
   • 심리상담 프로그램 운영
   • 피로회복을 위한 휴게공간 리모델링 지원

   ① 내적 보상
   ② 성과급 보상
   ③ 연공급 보상
   ④ 부가급 보상
   ⑤ 간접적 보상

19. 김 간호사는 출근하여 인계 및 물품관리에 1시간, 담당 환자 라운딩 1시간, 혈액검사 및 정맥투약관리 2시간, 간호기록 1시간, 입·퇴원 관리 및 수술준비로 2시간을 사용하였다. 김 간호사가 실행한 총 직접간호시간은?

   ① 2시간
   ② 3시간
   ③ 4시간
   ④ 5시간
   ⑤ 6시간

20. 간호사 경력개발에 대한 특징으로 옳은 것은?

   ① CLS는 간호사실무능력을 평가하지는 않는다.
   ② 지나친 경쟁으로 간호사의 사기를 감소시킨다.
   ③ 간호사 역량 차이에 따른 인사고과를 공정하게 하기 위함이다.
   ④ buchan은 임상 승진 제도 실행을 위한 도구로 경력사다리를 사용했다.
   ⑤ zimmer는 임상 간호 실무나 교육 등과 관련해 능력과 기술의 수준을 구별했다.

21. 간호사 부가급 설정 시 고려되어야 할 요인은?

   ① 조직의 형태
   ② 간호사의 기대
   ③ 근무의욕의 향상
   ④ 특수한 근무환경
   ⑤ 병원인사제도의 성격

22. 간호사의 이직이 조직에 미치는 영향은?

   ① 남은 직원들끼리 결속력이 강해진다.
   ② 과로, 간호의 질 저하 등을 초래한다.
   ③ 다른 부서와의 협력관계에 문제가 생긴다.
   ④ 새로운 간호사 채용으로 조직 분위기가 환기된다.
   ⑤ 신규간호사 증가, 경력자 감소로 인건비 절감이 가능하다.

23. 김 간호사는 20년 이상 내과계 중환자실에서 근무하였다. 관련된 임상수행능력이 뛰어나 실무는 물론 신규간호사 교육을 맡아하고 있으며, 동료들에게 신임을 받고 있다. 김 간호사가 가진 권력의 유형은?

   ① 준거적 권력
   ② 보상적 권력
   ③ 강압적 권력
   ④ 합법적 권력
   ⑤ 연결적 권력

24. 허츠버그의 2요인이론에 대한 설명은?

   ① 맥그리거의 이론을 확대시켜 개발한 이론이다.
   ② 어떤 방법으로 동기를 유발하는지가 중요하다.
   ③ 사람들이 동등한 대우를 받기 원한다고 가정하였다.
   ④ 만족 요인과 불만족 요인의 구분에 대한 타당성이 높다.
   ⑤ 직무 불만족 – 직무환경, 직무만족 – 직무내용 사이에 관련이 있다고 보았다.

25. 도나베디언 간호 질 평가 접근법 중 구조적 측면에 해당되는 것은?

① 간호사의 숙련도
② 간호실무 과정 측정
③ 환자의 만족도 점수
④ 절차 및 지침 존재 여부
⑤ 간호사와 환자의 상호작용

26. 팀 운영을 위해 고려해야 할 사항은?

① 팀의 규모는 클수록 좋다.
② 팀 리더는 토론에 적극적으로 개입하여야 한다.
③ 팀 권한의 핵심은 예산과 인사에 대한 권한이다.
④ 팀은 비슷한 역할을 수행하는 사람들로 구성하여야 한다.
⑤ 팀 리더는 이슈나 행동보다는 개인에 초점을 두어야 한다.

27. 협상의 원칙으로 옳은 것은?

① 개인의 행동에 초점을 둔다.
② 자신의 입장을 견고히 한다.
③ 경쟁보다는 협력을 촉진한다.
④ 상호억압을 통해 합의점에 도달한다.
⑤ 추상적인 표준을 사용하여 해결책을 탐색한다.

28. 6시그마에 대한 특징으로 옳은 것은?

① 6단계에 걸쳐 진행된다.
② 데밍, 슈하트 등에 의해 알려졌다.
③ 해결기법은 DMAIC의 단계로 추진된다.
④ 전사적 품질경영으로 총체적 질관리를 하는 것을 의미한다.
⑤ 업무상에서 실현될 수 있는 가장 높은 수준의 에러 값이다.

29. 의료기관 인증 필수기준 중 환자진료체계에 해당하는 항목은?

① 감염관리
② 임상질지표
③ 안전보장활동
④ 진료전달체계와 평가
⑤ 의료정보 및 의무기록 관리

30. A는 72세의 편마비 환자로 금일 수술하였다. 낙상 과거력이 있는 A에게 간호사는 환자의 안전을 위해 해야 하는 행동은?

① 휠체어는 몸이 불편한 쪽으로 둔다.
② 낙상예방 교육은 보호자에 한하여 시행한다.
③ 낙상간호기록은 입·퇴원 시 각 1회 기록한다.
④ 낙상위험군 사정 후 낙상주의 팻말을 부착한다.
⑤ 보호자가 관리하기 쉽도록 침대 난간은 내려두도록 설명한다.

31. 근본 원인 분석 방법에 대한 설명으로 옳은 것은?

① 발생할 수 있는 모든 사건을 찾는다.
② 오류 발생 가능성을 예측하는 방법이다.
③ 개선 계획을 전향적으로 검토하는 방법이다.
④ 근본원인 규명과 개설활동 두 단계로 진행된다.
⑤ 위험감소전략으로 성과를 향상시킬 수 있는 방법을 찾는 도구이다.

32. 간호단위관리의 목표로 적절한 것은?

① 치료에 필요한 인력, 시설, 물품의 상태를 확보한다.
② 간호부가 다른 부서와 독립적으로 활동할 수 있도록 이끈다.
③ 환자의 건강회복을 위해 의사의 진단과 치료활동을 대행한다.
④ 환자의 가족, 친구와 유쾌하고 좋은 인간관계를 실시한다.
⑤ 입원자의 교육적 욕구를 충족시킬 수 있는 교육을 시킬 수 있는 상담과 교육을 실시한다.

제 02 회 간호사 국가고시 고난도 모의고사 [3교시]

33. 간호사가 적절한 병원환경 조성을 위해 유지해야 하는 온습도는?

    ① 온도 18 ~ 20℃, 습도 30 ~ 40%
    ② 온도 21 ~ 24℃, 습도 30 ~ 40%
    ③ 온도 18 ~ 23℃, 습도 40 ~ 60%
    ④ 온도 21 ~ 24℃, 습도 40 ~ 70%
    ⑤ 온도 24 ~ 26℃, 습도 30 ~ 40%

34. 마약관리 방법으로 옳은 것은?

    ① 사용 후 남은 마약은 마약장에 보관한다.
    ② 주사기에 사용하고 남은 마약은 남은 상태 그대로 반납한다.
    ③ 마약 파손 시, 즉시 사진을 찍고 파손된 조각은 처리한다.
    ④ 마약대장은 관리 담당자가 일괄 기록한다.
    ⑤ 마약장 열쇠는 공동으로 사용하는 서랍에 넣어서 안전하게 보관한다.

35. 환자 개인정보보호를 위해 지켜야 할 사항으로 옳은 것은?

    ① 수술기록은 20년 동안 보존한다.
    ② 간호기록부는 3년 동안 보존한다.
    ③ 방사선 사진은 5년 동안 보존한다.
    ④ 간호기록부에는 환자의 연락처, 주민등록번호, 치료 내용에 대한 기록이 포함된다.
    ⑤ 의료법에 의한 기록보존 기간은 연장이 불가하다.

[기본간호학]

36. 기관절개관 대상자가 기관절개관 시행 목적에 대해 질문할 때 간호사의 답변으로 옳은 것은?

    ① "위급한 하부기도 폐색 시 시행합니다."
    ② "흉강 내 음압을 유지하기 위해 시행합니다."
    ③ "단기간 기계적 호흡이 요구될 때 시행합니다."
    ④ "기관 내 삽관 삽입 기간이 길어질 때 시행합니다."
    ⑤ "의식 환자의 분비물 흡인 방지를 위해 시행합니다."

37. 흉부 진동법에 대한 설명으로 옳은 것은?

    ① 타진 전에 시행한다.
    ② 척추, 흉골 부위에 시행한다.
    ③ 진동법 후 기침을 하도록 한다.
    ④ 숨을 들이쉬는 동안 흉벽을 진동시킨다.
    ⑤ 하루 2 ~ 3회, 15 ~ 30분 정도 시행한다.

38. 강화폐활량계를 사용하는 환자에게 교육할 내용은?

    ① 공이 위에 끝까지 닿도록 숨을 내쉰다.
    ② 강화폐활량계를 바닥에 눕혀서 사용한다.
    ③ 환자를 똑바로 눕힌 후 베개를 제거하고 사용한다.
    ④ 숨을 마시고 공이 기준선에서 2 ~ 3초 유지되도록 한다.
    ⑤ 마우스피스를 입에서 떼고 난 이후에 코로 심호흡하게 한다.

39. 입술 오므리기(pursed-lip) 호흡의 효과는?

    ① 기관지 내 압력을 약화한다.
    ② 자발적 심호흡을 가능하게 한다.
    ③ 세기관지의 허탈을 막을 수 있다.
    ④ 기도 분비물 배출과 이물질 흡인을 예방한다.
    ⑤ 폐로부터 공기의 흐름에 대한 저항을 감소시킨다.

40. 피부 주름 두께 측정기(caliper)에 대한 설명으로 옳은 것은?

    ① 측정치 표준은 남성이 여성보다 크게 측정된다.
    ② 근육 두께를 측정하여 영양 평가 사정에 이용한다.
    ③ 2회 이상 측정 후 가장 큰 값을 측정치로 기록한다.
    ④ 측정값이 표준의 95% 이하면 영양 상태 불량을 의미한다.
    ⑤ 측정하려는 피부를 손으로 집어 캘리퍼(caliper)로 수치를 읽는다.

3교시 제 02 회 간호사 국가고시 고난도 모의고사

41. 위관으로 영양액을 공급할 때 설명으로 옳은 것은?

   ① 영양액의 온도는 10℃로 유지한다.
   ② 영양액 주입 전엔 튜브 내 물을 주입하지 않는다.
   ③ 위 잔류량 확인 후 내용물을 다시 위로 주입한다.
   ④ 영양액 주입 완료 시 삽입된 튜브의 위치를 확인한다.
   ⑤ 주사기가 완전히 비워진 것을 확인 후 튜브를 막는다.

42. 위관영양 시행 후 환자에게 설사증상이 나타나는 이유는?

   ① 시행 전 지사제 투약
   ② 낮은 피딩백
   ③ 영양액 천천히 주입
   ④ 고농도의 영양액 제공
   ⑤ 높은 온도의 영양액 제공

43. 배변 반사 자극이 되는 원인은?

   ① 직장 압력 상승   ② 간뇌에서 조절
   ③ 교감신경 자극   ④ 내항문 괄약근 수축
   ⑤ 외항문 괄약근 수축

44. 호흡기 질환으로 입원 후 변비로 힘들어 하는 환자의 간호중재로 옳은 것은?

   ① 완화제 투여   ② 신체활동 제한
   ③ 수분 섭취 제한   ④ 저섬유 식이 제공
   ⑤ 발살바수기법 교육

45. 갑작스러운 강한 요의와 다량의 소변이 새어나오는 증상을 호소할 때 간호중재로 옳은 것은?

   ① 카페인이 함유된 음료를 제공한다.
   ② 배뇨 시 물을 틀어 소리를 들려준다.
   ③ 하루 수분 섭취는 1L 이하로 제한한다.
   ④ 침상에서 누운 자세로 배뇨하도록 한다.
   ⑤ 요의가 없어도 정한 시간에 배뇨하도록 한다.

46. 장기간 부동 중인 환자에게 시행할 수 있는 간호중재는?

   ① 호흡 기능 증진을 위해 심호흡과 기침을 격려한다.
   ② 혈액검사를 통해 저칼슘혈증 발생 여부를 확인한다.
   ③ 심장과부담 방지를 위해 수분 섭취를 제한한다.
   ④ 근력 유지를 위해 수동 관절운동범위 운동을 시행한다.
   ⑤ 신체 내 음성 질소균형 발생 시 단백질 섭취를 제한한다.

47. 우측 편마비 환자가 침상에서 휠체어로 이동할 때 간호중재로 옳은 것은?

   ① 휠체어를 환자의 우측에 둔다.
   ② 휠체어 발 받침대를 내려놓는다.
   ③ 침대 바퀴의 잠금장치를 해제한다.
   ④ 무릎으로 환자의 우측 무릎을 지지한다.
   ⑤ 환자의 좌측 손으로 침대를 지지하게 한다.

48. 대상자가 관절가동범위 운동(ROM)을 시행할 때 주의할 점은?

   ① 관절은 중립자세를 유지한다.
   ② 양쪽 부위를 동시에 수행한다.
   ③ 하체에서 상체 방향으로 수행한다.
   ④ 통증이 느껴질 때까지 움직이게 한다.
   ⑤ 작은 근육부터 큰 근육 순으로 수행한다.

49. 갑작스런 수의근 소실과 입면 시 환각을 호소하는 환자의 수면장애는?

   ① 수면발작증(narcolepsy)
   ② 과다수면(hypersomnia)
   ③ 수면 무호흡증(sleep apnea)
   ④ 수면 박탈(sleep deprivation)
   ⑤ 하지 불안 증후군(restless leg syndrome)

50. 고열과 함께 기면 증세를 보이는 환자의 간호중재는?

   ① 미온수 목욕
   ② 여분 담요 적용
   ③ 수분 섭취 제한
   ④ 신체활동 격려
   ⑤ 실내 보온 유지

51. 헤파린 피하주사 시 부위로 옳은 것은?

① 슬개골
② 장골능
③ 하복부
④ 좌골신경
⑤ 외측광근

52. 대상자가 복위를 취했을 때 욕창이 발생할 수 있는 부위는?

① 천골
② 발가락
③ 복사뼈
④ 견갑골
⑤ 발꿈치

53. 자꾸 비위관을 빼려는 환자에게 필요한 억제대 적용 방법은?

① 크로브 히치(clove hitch)를 적용한다.
② 억제대를 침상 난간에 묶어 고정한다.
③ 적용 신체 부위 둘레와 동일하게 한다.
④ 8시간마다 근 관절운동을 시행한다.
⑤ 1시간마다 억제대 적용 여부를 재사정한다.

54. 플라스틱, 고무제품 등 열과 습기에 취약한 기구의 아포를 포함한 병원성 미생물을 파괴하는 방법은?

① 여과법
② 자비 소독
③ 자외선 소독
④ EO 가스 멸균
⑤ 이소프로필 알코올

55. 내과적 무균법에 대한 설명으로 옳은 것은?

① 뜨거운 물로 내과적 손씻기를 시행한다.
② 손바닥에서 손목 방향으로 손을 씻는다.
③ 팔꿈치는 손보다 아래로 향하게 하여 씻는다.
④ 미생물이 없는 멸균상태 유지를 위해 시행한다.
⑤ 멸균 장갑 착용 시 손은 소매 밖으로 나오게 한다.

56. 주사기 사용 후 처리 방법으로 옳은 것은?

① 주사기는 증류수로 소독한 후 재사용한다.
② 사용한 바늘은 위해의료폐기물로 분류한다.
③ 주삿바늘은 사용 후 뚜껑을 끼워 폐기한다.
④ 바늘은 손으로 구부린 후 전용용기에 넣는다.
⑤ 주삿바늘은 천으로 된 의료폐기물 전용용기에 버린다.

57. 'propacetamol 1g IV BID' 투약 처방의 의미로 옳은 것은?

① propacetamol 1g을 매일 근육주사
② propacetamol 1g을 즉시 피내주사
③ propacetamol 1g을 1일 2회 정맥주사
④ propacetamol 1g을 1일 3회 피하주사
⑤ propacetamol 1g을 필요할 때마다 피내주사

58. morphine 2mg 투여 처방이 내려졌다. 한 앰플 1cc당 10mg의 morphine이 들어있을 때 투여해야 하는 양은?

① 0.02cc
② 0.05cc
③ 0.2cc
④ 0.5cc
⑤ 1cc

59. 체중이 50kg인 환자에게 aminophylline 0.5mg/kg/hr IV가 처방되었다. 5% 포도당 용액 500mL에 aminophylline 250mg을 혼합했을 때 분당 적정 주입 속도는? (drip factor = 20gtt/mL)

① 10gtt/min
② 15gtt/min
③ 17gtt/min
④ 20gtt/min
⑤ 25gtt/min

60. 배출관장 시 사용하는 관장용액은?

① 고장액은 수분 중독증을 유발할 수 있다.
② 생리식염수는 유아 및 노인에게 금기이다.
③ 수돗물은 직장 질환자에게 사용할 수 있다.
④ 나트륨 정체가 있는 대상자에게는 등장액을 사용한다.
⑤ 비눗물로 관장 시 관장액을 30분간 보유하게 한다.

제 02 회 간호사 국가고시 고난도 모의고사

61. penicillin을 처방받은 환자에게 피부반응검사를 시행하였다. 15분 뒤 다음과 같이 확인되었을 때 필요한 간호중재는?

   ─── 보기 ───
   - 팽진 지름 : 11mm
   - 발적 : 5mm
   - 두통, 안면홍조, 호흡곤란 등 이상증상 없음

   ① 에피네프린을 투여한다.
   ② 처방 받은 약물을 투여한다.
   ③ 고혈압약 복용 여부를 사정한다.
   ④ 다른 계열 약물을 정맥투여 한다.
   ⑤ 항히스타민제 복용 여부를 사정한다.

62. 척추 마취 후 환자의 신체선열 유지를 위한 간호중재는?

   ① 높은 베개를 제공한다.
   ② 전완 아래 지지대를 둔다.
   ③ 무릎 아래 베개를 놓는다.
   ④ 폭신한 매트리스를 제공한다.
   ⑤ 발은 발판에 닿지 않도록 한다.

63. 사후 처치 방법으로 옳은 것은?

   ① 팔은 양 옆에 붙이거나 배 위에 올려둔다
   ② 윗 홑이불로 환자의 머리 위까지 덮어준다.
   ③ 의치는 제거한 후 눈과 입을 다물도록 한다.
   ④ 사후 간호 후 유가족에게 사망 사실을 알린다.
   ⑤ 환자 이름표를 제거한 후 유가족에게 제공한다.

64. 사망 환자 머리 밑에 베개를 둘 경우, 방지할 수 있는 사후 신체 변화는?

   ① 사후 강직
   ② 입 벌어짐
   ③ 사후 시반
   ④ 사후 한랭
   ⑤ 피부탄력 상실

65. 노인 환자의 욕창예방을 위한 간호중재는?

   ① 도넛 모양 쿠션을 제공한다.
   ② 연성 비누로 피부 간호를 한다.
   ③ 4시간마다 체위 변경을 실시한다.
   ④ 뼈 돌출부위에 마사지를 실시한다.
   ⑤ 베개로 지지하여 반좌위를 취하게 한다.

─── 보건의약관계법규 ───

66. 「의료법」상 종합병원이 상급종합병원으로 지정되기 위한 요건은?

   ① 100개 이상의 병상을 갖출 것
   ② 전문의가 되려는 자를 수련시키는 기관일 것
   ③ 특정 질환에 난이도가 높은 의료행위를 할 것
   ④ 3년마다 진행하는 평가업무를 전문기관에 위탁할 것
   ⑤ 100병상 이상 300병상 이하인 경우 7개 이상의 진료과목별로 전문의를 둘 것

67. 「의료법」상 의료인의 결격사유에 해당하는 것은?

   ① 면허증을 무단으로 대여한 자
   ② 비급여 진료비용 등에 관한 사항을 거짓으로 보고한 자
   ③ 진료기록부 등을 고의로 사실과 다르게 추가 기재한 자
   ④ 금고 이상의 형을 선고 유예를 받고 그 유예기간 중에 있는 자
   ⑤ 관련 서류를 위조하여 부정한 방법으로 진료비를 거짓 청구한 자

제 02 회 간호사 국가고시 고난도 모의고사 3교시

68. 「의료법」상 의료인의 권리 및 의무로 옳은 것은?

　① 환자명부는 10년간 보존한다.
　② 최초로 면허를 받은 후에 그 실태와 취업상황을 1년마다 신고한다.
　③ 의사는 사체를 검안하여 변사한 것으로 의심되면 관할 보건소장에게 신고해야 한다.
　④ 정당한 사유 없이 전자의무기록에 저장된 개인정보를 탐지하거나 누출·변조 또는 훼손할 수 없다.
　⑤ 응급환자가 수술이 지체되어 중대한 장애가 생긴다면 법정대리인에게 수술 설명·동의 절차를 받아야만 한다.

69. 「의료법」상 보수교육 사항에 포함되지 않는 사항은?

　① 의료인 건강관리 지침
　② 직업윤리에 관한 사항
　③ 전문성 향상에 관한 사항
　④ 의료 관계 법령 준수에 관한 사항
　⑤ 선진 의료기술 등의 동향에 관한 사항

70. 「의료법」상 연평균 1일 입원 환자가 1,212명, 연 외래환자 2,016명인 종합병원의 간호사 정원은?

　① 498명
　② 537명
　③ 552명
　④ 564명
　⑤ 570명

71. 「의료법」상 의료인 면허가 취소되는 자는?

　① 의료인의 품위를 손상시킨 자
　② 마약·대마·향정신성의약품 중독자
　③ 거짓으로 진료기록부를 작성한 자
　④ 부정한 방법으로 진료비를 거짓 청구한 자
　⑤ 의료기관 개설자가 될 수 없는 자에게 고용되어 의료행위를 한 자

72. 「감염병의 예방 및 관리에 관한 법률」상 중증급성호흡기증후군(SARS) 환자를 진단한 의료기관에 속한 의사가 신고해야하는 자는?

　① 시·도지사
　② 질병관리청장
　③ 표본감시기관
　④ 관할 보건소장
　⑤ 소속 의료기관 장

73. 「감염병의 예방 및 관리에 관한 법률」상 학교 급식소 조리사가 감염력이 소멸되는 날까지 일시적인 업무 종사에 제한을 받는 감염병은?

　① 홍역　　　　② 수두
　③ 뎅기열　　　④ 세균성이질
　⑤ 유행성이하선염

74. 「검역법」상 검역감염병에 해당하는 것은?

　① 백일해　　　② 성홍열
　③ 디프테리아　④ 신종인플루엔자
　⑤ 폐렴구균 감염증

75. 「후천성면역결핍증 예방법」상 의사가 감염인의 진단방법을 24시간 이내 신고해야 하는 자는?

　① 보건소장　　② 시·도지사
　③ 질병관리청장　④ 의료기관의 장
　⑤ 보건복지부장관

76. 「국민건강보험법」상 건강보험 가입자가 자격을 상실하는 시기는?

　① 국내에 거주하지 아니하게 된 날의 다음 날
　② 수급권자였던 사람은 그 대상자에서 제외된 날
　③ 직장가입자의 피부양자였던 사람이 그 자격을 잃은 날
　④ 유공자 등 의료보호대상자였던 사람은 그 대상자에서 제외된 날
　⑤ 의료보호대상자가 되어 건강보험 적용배제를 신청한 날의 다음 날

77. 「국민건강보험법」상 비급여 대상에 해당하는 것은?

① 여드름 치료비용
② 만성치질 수술비용
③ 당뇨 치료를 위한 약제비용
④ 뇌출혈 환자의 재활치료비용
⑤ 복통으로 인한 복부 CT 촬영비용

78. 「지역보건법」상 지역보건의료서비스 대상자의 직계가족이 서비스 제공 신청을 해야 하는 자는?

① 질병관리청장
② 관할 보건소장
③ 보건복지부장관
④ 시장·군수·구청장
⑤ 관할 의료기관의 장

79. 「지역보건법」상 시·군·구 인구가 30만 명을 초과하여 보건소를 설치하려고 할 때 그 기준은?

① 100개 이상 병상 소유
② 보건복지부장관의 동의
③ 해당 지방자치단체 조례
④ 주로 입원환자를 대상으로 하는 의료행위
⑤ 보건복지부령으로 정하는 수 이상의 진료과목

80. 「마약류 관리에 관한 법률」상 마약류 취급자의 준수사항은?

① 마약류 취급자 이외에는 출입 불가
② 총리령으로 정하는 도난 및 유출을 방지 사항을 준수할 것
③ 저장시설 주3회 이상 점검하고 작성한 점검부는 2년간 보관할 것
④ 소지하는 의료용 마약류의 사용에 대하여 보건복지부장관에게 보고할 것
⑤ 보관하는 의료용 마약류의 입출고에 대한 기록을 작성하고 2년간 보관할 것

81. 「응급의료에 관한 법률」상 응급의료기관에 해당하지 않는 곳은?

① 권역응급의료센터
② 전문응급의료센터
③ 지역응급의료센터
④ 지역응급의료기관
⑤ 중앙응급의료센터

82. 「보건의료기본법」상 평생국민건강관리사업에 해당되는 것은?

① 정신보건의료
② 구강보건의료
③ 학교보건의료
④ 감염병의 예방 및 관리
⑤ 만성질환의 예방 및 관리

83. 「국민건강증진법」상 담뱃갑 포장지 앞·뒤·옆면에 표기해야 하는 것은?

① 적정 타르 흡입량
② 가향물질 함유 표시
③ 니코틴 의존 예방에 관한 사항
④ 사회·문화 등의 행사를 후원하는 광고 문구
⑤ 보건복지부령으로 정하는 금연상담전화의 전화번호

84. 「혈액관리법」상 혈액관리업무 중 혈액제제에 해당하는 것이 아닌 것은?

① 전혈
② 원료혈장
③ 농축적혈구
④ 농축혈소판
⑤ 신선동결혈장

85. 「호스피스·완화의료 및 임종과정에 있는 환자의 연명의료결정에 관한 법률」상 호스피스·완화의료 대상 질환으로 옳은 것은?

① 파킨슨병
② 만성 간경화
③ 허혈성 뇌졸중
④ 신종감염병증후군
⑤ 장출혈성대장균감염증

간호사 국가고시
제03회 고난도 모의고사

성명		생년월일	
문제 수(배점)	295문제(1점/1문제)	풀이시간	/ 270분
1교시	성인간호학		모성간호학
2교시	아동간호학	지역사회간호학	정신간호학
3교시	간호관리학	기본간호학	보건의약관계법규

※ **과락기준표** ※

1교시(90분)		2교시(90분)			3교시(90분)		
성인간호학 (70문항)	모성간호학 (35문항)	아동간호학 (35문항)	지역사회간호학 (35문항)	정신간호학 (35문항)	간호관리학 (35문항)	기본간호학 (30문항)	보건의약관계법규 (20문항)
28 / 70	14 / 35	14 / 35	14 / 35	14 / 35	14 / 35	12 / 30	8 / 20

※ 총 정답 문항 177개 미만일 경우 평락

※ 유의사항 ※

- 문제지 및 답안지의 해당란에 문제유형, 성명, 응시번호를 정확히 기재하세요.
- 모든 기재 및 표기사항은 "컴퓨터용 흑색 수성 사인펜"만 사용합니다.
- 예비 마킹은 중복 답안으로 판독될 수 있습니다.

제 03 회 간호사 국가고시 고난도 모의고사

각 문제에서 가장 적절한 답을 하나만 고르시오.

성인간호학

1. 항암화학요법을 받는 환자에게 교육할 내용은?

   ① "생식능력에는 아무런 영향이 없습니다."
   ② "멍이나 반상출혈이 쉽게 생길 수 있습니다."
   ③ "발열이나 오한 증상은 정상적인 반응입니다."
   ④ "오심, 구토 호소 시 오전 일찍 항암제를 투여합니다."
   ⑤ "출혈 예방을 위해 아스피린 계열의 약물을 투여합니다."

2. 메니에르병의 3대 증상으로 옳은 것은?

   ① 가래
   ② 현훈
   ③ 소양증
   ④ 쉰 목소리
   ⑤ 악취나는 분비물

3. 위암 2기 진단을 받은 환자가 "몇 달 전에도 속이 쓰려서 내원했을 땐 위염이라고 했잖아요! 그때 제대로 검사만 했어도 이 지경은 안 됐을 거예요!"라며 격하게 항의하는 이 환자의 심리 상태는?

   ① 부정
   ② 분노
   ③ 수용
   ④ 우울
   ⑤ 타협

4. 가슴이 조이는 듯한 흉통과 호흡곤란 증상으로 응급실을 내원한 환자에게 nitroglycerin을 투여했지만 효과가 없었다. EKG 검사상 나타나는 결과로 옳은 것은?

   ① T파 역위
   ② 정상적인 ST분절
   ③ 정상적인 Q파
   ④ 좁은 QRS 간격
   ⑤ 불규칙한 P파의 높이와 간격

5. 경련환자에게 우선적으로 시행해야 하는 간호는?

   ① 기도를 유지한다.
   ② 혈당을 측정한다.
   ③ 옷을 느슨하게 풀어준다.
   ④ 경련 시간과 양상을 관찰한다.
   ⑤ 구강 내 압설자나 깨끗한 수건을 삽입한다.

6. 지난 3개월간 당뇨 환자의 혈당조절 상태를 확인할 수 있는 지표는?

   ① 알부민
   ② 공복 혈당
   ③ 총빌리루빈
   ④ 당화혈색소
   ⑤ 혈청 인슐린

7. 궤양성 대장염 환자의 증상으로 옳은 것은?

   ① 각혈
   ② 갈색뇨
   ③ 회색변
   ④ 체중 감소
   ⑤ 경련성 복부 통증

8. 지속적인 오심과 구토 증상이 나타나며 현기증과 불안함을 호소하는 대상자에서 쇼크라고 추정할 수 있는 사정 결과는?

   ① 체온 37℃
   ② 맥박 90회/min
   ③ 배뇨량 30ml/hr
   ④ 나트륨 140mEq/L
   ⑤ 혈중 젖산염 2mmol/L

9. 흑색변과 복통을 호소하는 소화성 위궤양 환자의 헤모글로빈 수치가 8.7g/dl일 때, 증상을 악화시키는 요인은?

   ① 저섬유성 식이
   ② 양성자 펌프 억제제
   ③ 비스테로이드 소염제
   ④ 히스타민 수용체 차단제
   ⑤ 부교감신경 차단제(항콜린제)

10. 전신 홍반루푸스가 의심되는 검사 결과는?

   ① WBC 4,500/μL
   ② PLT 450,000/μL
   ③ ERS 15mm/hr
   ④ IgM 250mg/dL
   ⑤ Hgb 15g/dL

11. 크론병에 대한 설명으로 옳은 것은?

   ① 40세 이상에게 호발한다.
   ② 항문 질환을 동반하기도 한다.
   ③ 대부분 대장에서 발병한다.
   ④ 오한, 발진, 체중 증가 등의 증상이 나타난다.
   ⑤ 림프관 이상으로 인한 내림프수종이 원인이다.

12. 골절 환자의 급성 통증 정도가 9점(10점 만점)일 때 확인되는 생리적인 반응은?

   ① 동공 수축
   ② 혈압 저하
   ③ 장운동 감소
   ④ 맥박수의 감소
   ⑤ 호흡수의 감소

13. 울혈성 심부전 환자에게서 볼 수 있는 증상은?

   ① 오한 및 발열
   ② 체위성 고혈압
   ③ 활동 지속성 증가
   ④ 전신 허약 및 피로감
   ⑤ 전반적인 맥박수 감소

14. 쇼크(shock) 환자가 더 이상 치료에 반응하지 않는 단계는?

   ① 사망   ② 초기단계
   ③ 보상단계   ④ 진행단계
   ⑤ 비가역적 단계

15. 동맥혈가스분석(ABGA) 결과가 다음과 같을 때 환자에게 보상으로 나타날 수 있는 징후는?

   ─── 보기 ───
   pH 7.50, PaO_2 96mmHg, $PaCO_2$ 30mmHg, HCO_3^- 21mEq/L

   ① 혈뇨
   ② 저환기
   ③ 청색증
   ④ 손발 저림
   ⑤ 피부 발진

16. 염증 반응에서 나타나는 특성은?

   ① 혈소판 축소
   ② 섬유소막 분해 반응
   ③ 초기 모세혈관 확장
   ④ 코티졸 호르몬의 항염 작용
   ⑤ 백혈구의 혈관내피세포 이동

17. 운동성 실어증 환자에 대한 특징으로 옳은 것은?

   ① 무의미한 언어를 생성한다.
   ② 이야기를 쓰거나 볼 수 있다.
   ③ 상대방의 언어를 이해할 수 없다.
   ④ wernicke's area의 손상으로 발생한다.
   ⑤ 문법적으로는 완벽한 문장을 구사할 수 있다.

18. 후천성 면역 결핍증(AIDs)의 특징으로 옳은 것은?

   ① 급성 감염기에는 증상이 나타나지 않는다.
   ② 임상적 무증상기에는 타인에게 전파되지 않는다.
   ③ HIV 유전자 검출법은 노출 즉시 검출이 가능하다.
   ④ 면역세포 수에 따라 기회감염 또는 악성종양의 질환이 나타난다.
   ⑤ 치료제 복용 후 바이러스 수가 급감할 때 약제 복용을 중단할 수 있다.

제 03 회 간호사 국가고시 고난도 모의고사

1교시

19. 과민반응에 대한 설명으로 옳은 것은?

    ① 지연성 과민반응은 항체가 관여한다.
    ② 아나필락틱 과민반응은 24시간 후에 발현된다.
    ③ 세포독성반응의 대표적인 예는 알레르기 비염이다.
    ④ 면역복합체성 과민반응은 IgE 항체에 의해 매개된다.
    ⑤ 전신 홍반루푸스, 류마티스 관절염도 과민 반응에 해당된다.

20. 세포외액량 결핍 시 나타나는 증상은?

    ① 다뇨
    ② 체중 증가
    ③ 요비중 감소
    ④ 헤마토크리트 감소
    ⑤ 혈청 내 Na 증가

21. 패혈성 쇼크 환자의 간호중재는?

    ① 무균법을 적용하여 드레싱한다.
    ② ABGA 결과를 모니터링한다.
    ③ 비마약성 진통제를 투약한다.
    ④ 인슐린으로 혈당 수치를 높인다.
    ⑤ 노르에피네프린으로 혈관을 확장시킨다.

22. 양성 종양의 특징은?

    ① 피막화가 있다.
    ② 세포분열이 많다.
    ③ 혈관 침범이 있다.
    ④ 성장속도가 빠르다.
    ⑤ 침윤성 발육을 한다.

23. 식도암으로 식도절제술을 한 환자의 수술 후 간호중재는?

    ① karaya powder로 피부를 보호한다.
    ② 식후 30분은 심스체위를 취하게 한다.
    ③ 식사는 연식으로 소량씩 자주 먹게 한다.
    ④ 수술 직후 연동운동을 위해 구강섭취를 격려한다.
    ⑤ 과산화수소와 식염수를 섞은 구강 세정제를 사용한다.

24. 노화진행 시 위장관계의 변화는?

    ① 염산 생산 증가
    ② 위장의 점막 위축
    ③ 위 자극 발생 감소
    ④ 직장벽 점액 분비 증가
    ⑤ 소장 장벽 흡수세포수 증가

25. 하부 위장관 조영술에 대한 설명으로 옳은 것은?

    ① 검사 후 수분 섭취를 제한한다.
    ② 검사 전날 청결관장을 시행한다.
    ③ 대변색이 검붉을 수 있음을 설명한다.
    ④ 결장의 위치와 움직임을 관찰하기 위해 시행한다.
    ⑤ 공장과 회장을 통해 부분 폐색이나 게실을 진단한다.

26. 심근경색 환자에게 확인할 수 있는 특징적인 사정 결과는?

    ① 흉통
    ② 기침
    ③ 빈맥
    ④ 잦은 트림
    ⑤ 안절부절못함

27. 식도 열공 탈장을 바르게 이해한 반응은?

    ① "광범위한 식도의 경련으로 발생합니다."
    ② "하부식도 괄약근의 부적절한 이완이 나타납니다."
    ③ "제산제나 수분 섭취로 증상을 완화시킬 수 있습니다."
    ④ "횡격막 탈장이라고도 합니다."
    ⑤ "여성보다 남성의 발생률이 높습니다."

28. 마비성 장폐색으로 응급실에 내원한 환자의 심전도에서 내려가고 길어진 ST분절, 약간 상승한 P파가 확인되었을 때 간호중재로 옳은 것은?

    ① 인슐린 투여
    ② 유제품 제공
    ③ 고칼륨 식이 제한
    ④ 이동 시 골절에 주의
    ⑤ 오렌지주스, 토마토주스 제공

제 03 회 간호사 국가고시 고난도 모의고사 1교시

29. 췌장암 환자의 특징적인 증상은?
    ① 연하통
    ② 흑색변
    ③ 음식 역류
    ④ 우상복부 통증
    ⑤ 좌상복부 통증

30. 복막염 환자에게 우선적으로 실시해야 하는 간호중재는?
    ① 체온 유지   ② 항생제 투여
    ③ 비위관 삽입   ④ 수분 및 전해질 공급
    ⑤ 더운물 주머니 찜질

31. B형 간염 보균자에게서 사정되는 혈액검사 결과는?
    ① 빌리루빈 상승
    ② AST/ALT 상승
    ③ HBsAg 음성, HBsAb 양성
    ④ HBsAg 음성, HBsAb 음성
    ⑤ HBsAg 양성, HBsAb 음성

32. 기관 내 삽관 시 우선적인 간호중재는?
    ① 환자를 앙와위로 눕힌다.
    ② 후두경을 왼손으로 잡고 구강 우측가로 넣는다.
    ③ 베개를 받친 후 목과 어깨가 움직이지 않도록 한다.
    ④ 최대한 기도를 곧게 하기 위해 머리를 약간 젖힌다.
    ⑤ 삽관이 끝나면 공기로 커프를 부풀리고 인공기도를 삽입한다.

33. 위-식도 역류질환 환자에게 교육할 내용으로 옳은 것은?
    ① "꽉 끼는 옷의 착용은 피하세요."
    ② "식사 중에는 물을 마시지 마세요."
    ③ "수면 시 침상머리를 편평하게 하세요."
    ④ "식사 후에는 똑바로 누워 안정을 취하세요."
    ⑤ "취침 전 따뜻한 우유나 크래커를 섭취하면 좋습니다."

34. 천명음, 호흡곤란, 기침, 및 기관지 경련과 부종을 호소하는 환자의 신체사정 시 예상되는 검사결과는?
    ① 혈청 IgM이 증가한다.
    ② 다량의 가래를 동반한다.
    ③ 혈액 내 호중구수가 증가한다.
    ④ 동맥혈 가스 분석 검사 결과에서 초기에 호흡성 산증이 나타난다.
    ⑤ 폐기능 검사에서 강제 중간호기유량(FEF 25 ~ 75%)이 감소한다.

35. 환자가 다음과 같은 증상을 보일 때, 의심할 수 있는 질환은?

    ─── 보기 ───
    X선 검사 결과 폐의 일부 또는 전부가 허탈되어 공기가 없거나 줄어든 상태이다. 기관지 분비물이 많으며, 기관지 경련 및 기도폐색이 있다. 흉막 삼출액 및 감염 증상이 있다.

    ① 무기폐
    ② 심부전
    ③ 폐기종
    ④ 갑상샘 항진증
    ⑤ 만성 기관지염

36. 위 부분 절제술 후 덤핑신드롬을 예방하기 위해 환자에게 교육할 내용으로 옳은 것은?
    ① "식사 도중 물을 자주 드세요."
    ② "국물 위주의 식사를 권장합니다."
    ③ "식후 원활한 소화를 위해 앉아 계세요."
    ④ "수술 직후 일반식부터 시작하셔도 됩니다.."
    ⑤ "고지방, 고단백, 고탄수 식이를 하셔야 합니다."

37. 울혈성 심부전증 환자에게 디기탈리스 중독이 의심되는 특징적인 사정결과는?
    ① 구강 건조   ② 심한 갈증
    ③ 광선 눈 통증   ④ 기관지 협착음
    ⑤ 안절부절못함

38. 정맥환류를 감소시키기 위한 간호중재는?
   ① 앙와위를 취해준다.
   ② 수분 섭취를 권장한다.
   ③ 고농도 산소를 투여한다.
   ④ 흉부를 축소시켜 폐신장성을 낮춘다.
   ⑤ 혈관수축제로 전신혈관 저항을 낮춘다.

39. 맥박이 없는 심실 빈맥 환자에게 최우선적으로 시행되어야 할 간호중재는?
   ① 제세동 실시
   ② 100% 산소 공급
   ③ 인공심박동기 삽입
   ④ 심혈관조영술 시행
   ⑤ 심근효소검사 시행

40. 신체사정 결과가 다음과 같을 때 우선적인 간호중재로 옳은 것은?

   ─── 보기 ───
   • 야뇨증, 야간 발작성 호흡곤란
   • 심한 피로감 및 허약감
   • 거품이 있는 가래 및 기좌호흡
   • 맥박 115회/min, 호흡 32회/min

   ① 염분 섭취 권장
   ② 산소포화도 측정
   ③ 비위관 영양 공급
   ④ 객담배양검사 시행
   ⑤ 인공판막대치술 시행

41. 죽상경화증 진단 시 손상 부위 혈관내피에 다발성 지방 선조가 나타나는 단계는?
   ① 1단계
   ② 2단계
   ③ 3단계
   ④ 4단계
   ⑤ 5단계

42. 골다공증 예방교육 시행 이후 추가 교육이 필요한 경우는?
   ① "커피를 줄여야겠어요."
   ② "오늘부터 바로 금연을 하겠습니다."
   ③ "녹황색 채소 섭취를 늘리겠습니다."
   ④ "처방받은 칼슘과 비타민D를 꾸준히 복용하겠습니다."
   ⑤ "자외선을 피해 해가 진 저녁에 걷기 운동을 하겠습니다."

43. 철분제를 복용하는 환자가 극심한 변비를 호소할 때 적절한 간호중재는?
   ① 고섬유 식이를 권장한다.
   ② 철분제 복용을 중단시킨다.
   ③ 공복에 철분제 복용을 교육한다.
   ④ 제산제와 함께 철분제를 복용하도록 한다.
   ⑤ 오렌지주스와 함께 철분제를 복용하도록 한다.

44. KTAS에 따른 최우선순위의 대상자는?
   ① 화상을 입은 A
   ② GCS3인 무의식 상태의 B
   ③ 구급처치가 요구되는 동상 환자 C
   ④ 다발성 골절로 응급실에 입원한 D
   ⑤ 심폐소생술을 시도하였으나 효과가 없다고 판단되는 E

45. 항고혈압제를 복용하는 환자에게 교육 후 추가 교육이 필요한 환자의 반응은?
   ① "저지방 식이를 하겠어요."
   ② "피임 시에는 구강피임약을 사용하겠어요."
   ③ "금연과 금주를 포기하지 않고 유지하겠어요."
   ④ "하루에 한 번, 30분씩 걷기 운동을 하겠어요."
   ⑤ "일일 나트륨 섭취를 2.4g 이하로 관리하겠어요."

46. 방광암을 의심할 수 있는 초기 임상 증상은?
   ① 핍뇨
   ② 다뇨
   ③ 배뇨곤란
   ④ 무통성 혈뇨
   ⑤ 간헐적 무뇨

제 03 회 간호사 국가고시 고난도 모의고사

1교시

47. 요로감염 간호중재로 옳은 것은?

    ① 욕조에서 30분 이상의 반신욕을 권장한다.
    ② 요의가 있을 경우에만 배뇨하도록 한다.
    ③ 오렌지주스보다 크랜베리주스로 마시게 한다.
    ④ 유치도뇨관 삽입 시 적용 기간을 최대화한다.
    ⑤ 과도한 수분 섭취는 오히려 세균 정체를 유발하므로 수분 섭취를 제한한다.

48. 다음과 같은 증상을 호소하는 30대 남성 환자에게 의심되는 질환은?

    ─── 보기 ───
    - 두통 및 이상감각 증상이 있다.
    - 머리카락이나 손톱이 잘 부서진다.
    - 구내염과 위축성 설염이 나타난다.
    - 혈색소 농도가 10g/dL이다.
    - 구내염과 위축성 설염이 나타난다.

    ① 쿠싱 증후군   ② 혈소판 증가증
    ③ 울혈성 심부전증   ④ 철분 결핍성 빈혈
    ⑤ 갑상샘 기능 저하증

49. 급성 골수성 백혈병 환자가 출혈 위험성이 높을 때 우선적으로 시행해야 할 간호중재는?

    ① 방문객을 수용한다.
    ② 다인실에 입원시킨다.
    ③ 골수조직검사를 시행한다.
    ④ 4시간마다 활력징후를 측정한다.
    ⑤ 체온조절을 위해 얼음주머니를 적용한다.

50. 항결핵제를 복용하는 환자의 전염성이 소실되기 시작하는 시기는?

    ① 복용 후 즉시   ② 복용 1주부터
    ③ 복용 2~3주 후   ④ 복용 1~2개월 후
    ⑤ 복용 3~4개월 후

51. 무거운 물건을 옮긴 이후 어깨 통증을 호소하는 회전근개 파열 환자에게 사정할 수 있는 증상은?

    ① 밤에는 통증이 사라진다.
    ② 손이 등 뒤로는 잘 돌아간다.
    ③ 팔을 사용할수록 통증이 완화된다.
    ④ 수동운동이 제한된다.
    ⑤ 팔을 들 때 어깨 높이에서 통증이 있다.

52. 부갑상샘 기능 저하증 환자에게 나타나는 특징적인 사정 결과는?

    ① 혀 마름
    ② 복부 팽만
    ③ 손발 부종
    ④ 갈증 증가
    ⑤ 테타니 징후

53. 심각한 골절의 합병증으로 다음과 같은 증상을 호소하는 환자에게서 의심할 수 있는 질환은?

    ─── 보기 ───
    - 감각이상
    - 맥박의 감소 또는 소실
    - 손상된 사지의 능동적 움직임 감소
    - 진통제로도 조절되지 않은 허혈성 통증

    ① 구획 증후군
    ② 말초신경 손상
    ③ 무혈성 골괴사
    ④ 심부정맥혈전증
    ⑤ 볼크만허혈성 구축

54. 통풍 환자의 간호중재로 옳은 것은?
① 신석 형성 예방을 위해 수분 섭취를 제한한다.
② 통증 관리를 위해 NSAIDs를 투여한다.
③ 급성 재발 방지를 위해 조기이상을 권장한다.
④ 요산 생성을 위해 아스피린을 복용한다.
⑤ 내장류, 멸치 등 고퓨린 식품을 권장한다.

55. 발열, 복통, 오심, 구토, 전신 권태감을 호소하는 복막투석 환자에게 배액된 투석액이 혼탁하고 뿌옇다. 이 환자에게 우선적으로 제공해야 할 간호중재는?
① 투석액 주입을 위해 앙와위를 취한다.
② 즉시 복막투석 카테터를 제거한다.
③ 투석액 온도를 차갑게 하여 주입한다.
④ 배액된 투석액의 배양검사를 시행한다.
⑤ 포도당 농도가 높은 투석액을 주입한다.

56. 다음과 같은 신경핵을 가진 부위는?

― 보기 ―
삼차 신경, 외전 신경, 안면 신경, 청신경

① 중뇌   ② 뇌교
③ 연수   ④ 뇌막
⑤ 망상계

57. 의식 수준의 단계로 옳은 것은?
① 혼미 → 졸림 → 명료 → 반혼수 → 혼수
② 반혼수 → 혼수 → 졸림 → 명료 → 혼미
③ 명료 → 졸림 → 혼미 → 반혼수 → 혼수
④ 명료 → 혼미 → 졸림 → 반혼수 → 혼수
⑤ 졸림 → 명료 → 반혼수 → 혼미 → 혼수

58. 혈당이 49mg/dL이며 의식이 없는 대상자에게 제공할 수 있는 간호는?
① 침상머리를 30° 올려준다.
② 해열제를 투여하여 체온을 조절한다.
③ 50% 포도당을 50ml 정맥 투여한다.
④ 저농도의 속효성 인슐린을 정맥 투여한다.
⑤ 빠르게 흡수되는 과일주스를 경구 섭취한다.

59. 뇌신경검사를 위한 신체사정 시 구역반사 및 혀 뒤쪽 1/3 미각에 반응이 없는 경우 어떤 신경의 이상소견인가?
① 동안 신경   ② 활차 신경
③ 외전 신경   ④ 설인 신경
⑤ 미주 신경

60. 글라스고우 혼수척도에서 0점을 기록했을 때 반응으로 옳은 것은?
① 이해불명의 말소리를 할 때
② 수술 후 눈을 못 뜨는 상태일 때
③ 어떠한 자극에서 눈을 뜨지 않을 때
④ 진정제를 투여하여 운동 반응을 검사할 수 없을 때
⑤ 기관 내 삽관으로 언어 반응을 볼 수 없을 때

61. 황달, 피로감, 오심을 호소하는 환자의 혈청검사 소견이 다음과 같을 때 간호중재로 옳은 것은?

― 보기 ―
• HBsAg(+), HBeAg(+), Anti-HBc IgM(+)
• AST 325IU/L, ALT 348IU/L

① 신체활동 및 운동을 격려한다.
② 출혈 증상과 징후를 관찰한다.
③ 건조한 피부상태를 유지한다.
④ 고지방, 고단백 식이를 제공한다.
⑤ 가족과 함께 생활할 것을 격려한다.

제 03 회 간호사 국가고시 고난도 모의고사   1교시

62. 뇌동맥류 환자 교육 후 추가 교육이 필요한 반응은?

   ① 혈압과 맥박을 주의깊게 관찰한다.
   ② 일상생활 활동(ADL)을 할 수 있도록 격려한다.
   ③ 산소를 제공하고 뇌조직관류를 위해 기도유지를 한다.
   ④ 의식 수준의 변화 및 편마비, 통증에 대한 반응을 살핀다.
   ⑤ 항혈전제를 투여하고 심부 정맥 혈전, 호흡기계 혈전 증상으로 감시한다.

63. 비가역성 치매 원인은?

   ① 우울증이나 약물에 의한 정신과적 질환
   ② 전해질 장애 및 갑상선 질환
   ③ 일시적인 뇌기능의 장래를 초래하는 감염성 뇌질환
   ④ 다발성 경색증 및 두부 외상
   ⑤ 퇴행성 뇌질환

64. 수근터널증후군의 진단사정 중 손목을 20 ~ 30초 동안 강하게 굴곡시킨 후 무감각이나 저린 감각이 발생하는지 사정하는 것은?

   ① 티넬 징후   ② 호만 징후
   ③ 팔렌씨 징후   ④ 브루진스키 징후
   ⑤ 트렌델렌버그 징후

65. 40대 대상자가 말하거나 저작 시 통증을 호소할 때 손상된 것으로 의심되는 뇌신경은?

   ① 제3뇌신경   ② 제5뇌신경
   ③ 제7뇌신경   ④ 제9뇌신경
   ⑤ 제10뇌신경

66. 평소 갑상샘 항진증을 앓고 있던 55세 여성 환자가 고열과 발한, 심한 빈맥과 흥분, 의식 상실을 동반한 채 응급실로 이송되었다. 적절한 간호중재는?

   ① 수분을 제한한다.
   ② 따뜻하게 보온한다.
   ③ 갑상샘 호르몬을 투여한다.
   ④ 아세트아미노펜을 사용한다.
   ⑤ 갑상샘 호르몬의 합성을 증진시키는 약물을 투여한다.

67. 다음과 같은 검사 소견을 보이는 환자의 간호중재로 옳은 것은?

   ─── 보기 ───
   • pH 7.30   • $PaCO_2$ 25mmHg
   • HCO_3^- 16mEq/L

   ① 산소화를 증진한다.
   ② 반좌위를 취해준다.
   ③ $NaHCO_3$를 투여한다.
   ④ 중탄산이온을 투여한다.
   ⑤ 비위관 흡인을 지속한다.

68. 요로결석으로 내원한 환자의 간호중재로 옳은 것은?

   ① 수분을 제한한다.
   ② 고수산염 식품을 피한다.
   ③ 유제품 섭취를 권장한다.
   ④ 단백질을 섭취량을 증가시킨다.
   ⑤ 비타민D가 많이 함유된 식품 섭취를 권장한다.

69. 유방절제술 환자 간호교육 시행 후 추가 교육이 필요한 반응은?

   ① "상처배액을 관찰해야 합니다."
   ② "드레싱 부위 출혈을 모니터링합니다."
   ③ "수술한 팔로 무거운 물건을 들지 않도록 합니다."
   ④ "액와 부위를 핀으로 자극했을 때 무감각은 바로 알려야 합니다."
   ⑤ "수술 부위 팔은 심장보다 위로 두어 정맥과 림프순환을 증가시킵니다."

70. 요붕증 환자의 소변 특징은?

   ① 샛노란색이다.
   ② 소변량이 적다.
   ③ 삼투압이 높다.
   ④ 농도가 매우 높다.
   ⑤ 소변에 당이 없다.

모성간호학

71. 여성건강간호에서 추구하는 간호의 개념은?

    ① 가임기 여성 간호   ② 여성 삶 전체 간호
    ③ 개인 중심 접근 간호 ④ 여성 질병 중심 간호
    ⑤ 여성건강문제 해결 간호

72. 여성건강간호에서 필요로 하는 지식으로 가장 적절한 것은?

    ① 성과 해악의 이해
    ② 가족 발달단계의 이해
    ③ 양성 차이에 대한 이해
    ④ 여성의 권리 증진 방법
    ⑤ 여성 긍정적 측면에 대한 이해

73. 불임 가능성이 높은 부부의 경관점액 양상으로 옳은 것은?

    ① 높은 견사성   ② 거의 없는 세균
    ③ 양치식물 모양 형태 ④ 물처럼 맑고 투명함
    ⑤ 끈끈하고 양이 적음

74. 다음은 가임여성의 기초체온 그래프이다. 임신될 확률이 높은 기간은?

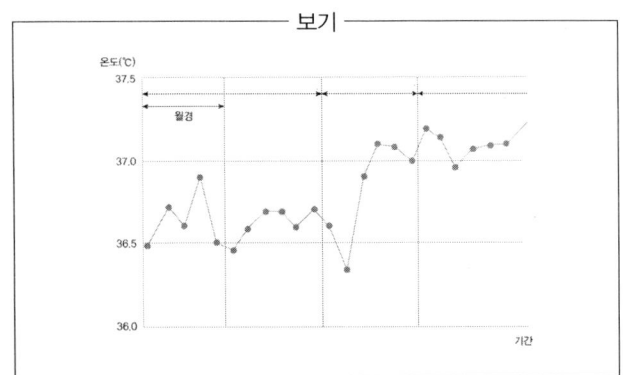

    ① 월경주기 4 ~ 7일   ② 월경주기 8 ~ 11일
    ③ 월경주기 12 ~ 16일 ④ 월경주기 17 ~ 20일
    ⑤ 월경주기 21 ~ 24일

75. 경구 피임약 투여를 금기해야 하는 질환은?

    ① 빈혈, 고혈압   ② 비만, 과다 월경
    ③ 자궁내막염, 당뇨   ④ 월경곤란, 골반주위염
    ⑤ 뇌혈관 장애, 혈전성 정맥염

76. 자궁 외 임신이 호발하는 난관의 가장 좁은 부위는?

    ① 난관채
    ② 팽대부
    ③ 협부
    ④ 복부
    ⑤ 경관

77. 난소 기능에 대한 설명으로 옳은 것은?

    ① 성교 기관이다.
    ② 수정의 장소이다.
    ③ 수정란을 성장시킨다.
    ④ 에스트로겐을 분비한다.
    ⑤ 난자를 자궁까지 운반한다.

78. 생식기 검진을 위한 질경 삽입 시 간호중재는?

    ① 월경 기간에 검사한다.
    ② 검사 전 방광을 채운다.
    ③ 질경은 차갑게 준비한다.
    ④ 검진 24시간 전 질 세척을 금지한다.
    ⑤ 좌측위를 취한 뒤 검진 부위만 노출시킨다.

79. 자궁경부 세포도말 검사상 Class 2가 의미하는 것은?

    ① 정상 세포이다.
    ② 염증 세포이다.
    ③ 암이 자궁경부에 국한되었다.
    ④ 골반벽까지 암이 전이되었다.
    ⑤ 암이 의심되지 않는 이형성 세포이다.

제 03 회 간호사 국가고시 고난도 모의고사 1교시

80. 편평원주 접합점에 대한 설명 중 옳은 것은?
① 자궁경부암 호발 부위이다.
② pap smear 검사가 불가능하다.
③ 초산부와 경상부는 모양이 다르다.
④ 내자궁경부는 편평상피세포로 덮여있다.
⑤ schiller test를 통한 자궁내막암 확진이 가능하다.

81. 정상적인 월경주기 증식기에 나타나는 호르몬의 변화는?
① 에스트로겐 증가
② 프로게스테론 증가
③ 황체화호르몬 감소
④ 성선자극호르몬 증가
⑤ 난포자극호르몬 감소

82. 자궁내막증의 특징적인 증상 및 징후는?
① 자궁의 크기는 정상이다.
② 경미한 압박감을 느낀다.
③ 부정자궁출혈 양상을 보인다.
④ 40대 이상 다산부에게 호발한다.
⑤ 다량의 황색 화농성 질 분비물이 발생한다.

83. 갱년기 여성의 생식기 검진 시 변화에 대한 설명으로 옳은 것은?
① 요도 pH 증가
② 질 내 PH 감소
③ 질 긴장도 증가
④ 골반저부근육 강화
⑤ 질 상피 두께 증가

84. 완경 후 나타날 수 있는 변화로 옳은 것은?
① 골밀도 증가
② 자율신경계 안정
③ 혈중 칼슘 농도 증가
④ 에스트로겐 분비 증가
⑤ 고밀도 지질단백질 증가

85. 완경 이행과정에서 나타나는 신체증상 중 중기 신체증상은?
① 심계항진
② 골다공증
③ 야간 발한
④ 심혈관 질환
⑤ 요로 생식기 위축

86. 성교통, 질 출혈, 분비물, 소양감을 주로 호소하며 내원한 60세 여성의 진찰 결과, 질 점막이 얇고 입구가 좁으며 악취는 나지 않는 소량의 분비물이 있었다. 이 여성에게 내릴 수 있는 가장 가능성 높은 진단은?
① 위축성 질염
② 세균성 질염
③ 모닐리아성 질염
④ 칸디다성 질염
⑤ 트리코모나스 질염

87. 난관조영술로 내원 예정인 불임 여성의 적절한 시술 시기는?
① 월경기
② 배란 예정일
③ 월경 후 2~3일
④ 월경 시작 직전
⑤ 배란 후 일주일 이내

88. 만성 골반 염증성 질환 환자에게 나타나는 증상은?
① 저체온증
② 골반 부종
③ 백혈구 감소
④ 다갈·다뇨
⑤ 적혈구 침강 속도 증가

89. 많은 월경량과 생리통을 호소하는 환자의 사정 결과, 자궁 크기가 커져 있고 hCG 검사 음성이 나왔을 때 의심할 수 있는 질병은?
① 포상기태
② 자궁선근증
③ 자궁경부암
④ 자궁내막 용종
⑤ 다낭성 난소낭종

90. 임신 8주 산모가 매독균에 감염되었다. 치료계획 단계에서 간호사가 환자에게 할 수 있는 말로 가장 적절한 것은?
① "선천성 기형과는 무관합니다."
② "증상이 사라지면 괜찮습니다."
③ "임신 5개월 이내 치료해야 합니다."
④ "무증상의 경우 치료가 필요 없습니다."
⑤ "매독균이 태반을 통과하지는 않습니다."

제 03 회 간호사 국가고시 고난도 모의고사

91. 태아 심박동 변화와 원인으로 옳은 것은?

	변화	원인
①	early deceleration	저혈압
②	late deceleration	아두 압박
③	brachycardia	조기 저산소증
④	variable deceleration	제대 압박
⑤	prolonged deceleration	자궁 수축 저하

92. NTS 확인 시 태아 심음이 기준선보다 15회/min 이상 상승하고 15초 이상 지속 되는 반응이 10분 동안 2회 이상 나타날 때 간호중재는?

① 정상 반응이다.
② 산소 공급을 한다.
③ 좌측위를 취해 준다.
④ 응급 분만을 사행한다.
⑤ 자궁 이완제를 투여한다.

93. 무통성 다량의 선홍색 질 출혈을 호소하는 임신 36주 산모가 응급실에 내원하였다. 산모에게 우선적으로 시행해야 하는 간호중재는?

① 산모의 활동량을 늘리도록 격려한다.
② 처방에 따른 자궁 수축제를 투여한다.
③ 응급상황으로 바로 자연 분만을 시도한다.
④ 분만 진행 정도 파악을 위해 내진을 한다.
⑤ 태아전자감시기로 태아의 심박동을 확인한다.

94. 현재 임신 30주이며, 유산 2회 후 쌍둥이 분만 경험이 있는 산모의 산과력으로 옳은 것은?

① Gravida 3, Para 1
② Gravida 3, Para 2
③ Gravida 4, Para 1
④ Gravida 4, Para 2
⑤ Gravida 4, Para 3

95. 태아 폐성숙에 대한 설명으로 옳은 것은?

① 임신 25주경 L/S 비율은 2 : 1이다.
② L/S 비율 2 : 1에 달하면 폐 성숙을 의미한다.
③ 당뇨병 산모의 경우 태아 폐 성숙이 과도해진다.
④ 계면활성제는 폐포의 표면장력을 증가시켜 호흡을 원활히 한다.
⑤ 임신 6개월경 계면활성제의 충분한 분비로 출산 후 호흡이 원활해진다.

96. 1시간 전 교통사고로 응급실에 내원한 임신 35주 여성이 심한 하복부 통증과 질 출혈, 자궁저부가 딱딱하게 만져지는 양상을 보이고 있다. 이 여성에게 내릴 수 있는 가장 가능성 높은 진단은?

① 장천공
② 자궁 파열
③ 태아 출혈
④ 양수 조기 파수
⑤ 태반 조기 박리

97. 산통을 호소하며 분만실을 찾아 온 임신 40주 산모의 사정 결과, 산모의 자궁경부가 3cm 열렸고 80% 소실된 것을 확인하였다. 간호중재로 옳은 것은?

① 경과 관찰한다.
② nitrazine test를 시행한다.
③ 자궁 수축제 투여 후 유도 분만을 시행한다.
④ 소실의 정도를 확인 후 응급 제왕절개를 시행한다.
⑤ 수의적으로 힘을 주어 경관개대를 효과적으로 한다.

98. 제대 탈출이 의심되는 산모의 경우 간호사가 우선적으로 취해야 할 간호는?

① 분만 준비를 한다.
② 슬흉위를 취해준다.
③ 제대를 만져 상태를 파악한다.
④ 내진을 통해 선진부를 밀어준다.
⑤ 과산소 위험으로 산소 공급을 제한한다.

99. 분만 중 산모가 자연스럽게 힘이 주어진다고 호소할 때의 간호중재로 옳은 것은?

① demerol을 투여한다.
② 자궁 수축 시 ergot을 투여한다.
③ 느리고 길게 흉식 호흡하도록 돕는다.
④ 힘이 주어지지 않을 때 힘을 주도록 한다.
⑤ 숨을 내쉬면서 아래쪽으로 천천히 힘을 주도록 한다.

100. 일차월경통에 적절한 간호중재는?

① 복부에 냉찜질을 적용한다.
② 자궁수축을 유도하는 약물을 투여한다.
③ 자궁근육 긴장을 높이기 위해 마사지를 시행한다.
④ 프로스타글란딘 생성을 억제하는 약물을 투여한다.
⑤ 생리 중 과도한 활동을 제한하고 절대안정을 유지한다.

101. 임신 시 호흡기계 변화로 옳은 것은?

① 횡격막 상승
② 흉곽둘레 감소
③ 폐활량 감소
④ 산소 요구량 감소
⑤ 호흡수 상승

102. 자연 분만 후 나타나는 오로양상에 대한 교육내용으로 옳은 것은?

① 산후 7일 동안 적색오로가 나온다.
② 수유부보다 비수유부가 오로의 양이 적다.
③ 경산부보다 초산부가 오로의 양이 더 많다.
④ 육류 냄새 나는 적색오로는 감염을 의미한다.
⑤ 제왕절개보다 자연 분만 시 오로의 양이 더 많다.

103. 산후 혈종이 발생한 경우 혈종과 관련된 설명으로 옳은 것은?

① 다뇨가 발생한다.
② 고혈압이 발생한다.
③ 자연 분만 시 발생할 수 있다.
④ 혈관 손상만으로 발생하지 않는다.
⑤ 심한 조직 열상이 있어야 발생한다.

104. 분만 후 조기 출혈을 판단하는 기준은?

① 분만 후 1시간 이내 500ml
② 분만 후 12시간 이내 300ml
③ 분만 후 12시간 이내 500ml
④ 분만 후 24시간 이내 300ml
⑤ 분만 후 24시간 이내 500ml

105. 산욕기 산모의 비정상 신체적 변화는?

① 주로 밤에 땀을 흘린다.
② 기립성 저혈압이 발생한다.
③ 백혈구 증가 수치를 보인다.
④ 하루 소변량이 3,000ml 정도이다.
⑤ 분만 후 2일째 38℃ 이상 체온이 2번 나타난다.

아동간호학

각 문제에서 가장 적절한 답을 하나만 고르시오.

1. 다음 중 간호사가 '윤리적 의사결정자' 역할을 수행하는 상황에 해당하는 것은?
   ① 환아에게 안전한 약물 투여를 시행한다.
   ② 다른 전문가들과 협력하여 퇴원계획을 조정한다.
   ③ 아동의 보호자에게 수술 후 관리 방법을 교육한다.
   ④ 환자의 상태에 따라 새로운 간호 중재 효과를 조사한다.
   ⑤ 가족의 신념·종교적 배경을 고려하여 피해를 최소화할 수 있는 대안을 제시한다.

2. 아동간호에서 아동을 바라보는 관점은?
   ① 아동이 가진 질병에 치료 초점을 맞춘다.
   ② 환경은 아동의 성장발달에서 가장 중요하다.
   ③ 가족에서의 아동이 아닌 아동 개인에 초점을 맞춘다.
   ④ 입원 대처 능력은 아동의 발달 정도에 영향을 받는다.
   ⑤ 긍정적 성장발달을 위해 아동의 요구를 무조건 수용한다.

3. "싫어" 또는 "안 해"라는 말을 자주 하는 18개월 아동의 부모에게 교육할 내용은?
   ① "아동에게 선택형으로 질문하세요."
   ② "잘못된 것이라고 단호하게 훈육하세요."
   ③ "아동이 진정할 수 있도록 포옹해주세요."
   ④ "부정적인 말을 할 땐 무관심으로 대하세요."
   ⑤ "긍정적인 대답이 나올 때까지 계속 같은 말을 하세요."

4. 5세 아동 귀약 점적 시 귓바퀴를 잡는 방법은?
   ① 아래로 잡아당긴다.
   ② 위쪽으로 잡아당긴다.
   ③ 위로 잡아 앞쪽으로 당긴다.
   ④ 아래로 잡아 위쪽으로 당긴다.
   ⑤ 위로 잡아 뒤쪽으로 잡아당긴다.

5. 다음은 4세 아동의 건강사정 결과이다. 간호중재로 옳은 것은?

   ─── 보기 ───
   - 체온 38.5℃
   - 얼굴과 몸통에 붉은색 구진과 수포 혼재, 가려움 호소
   - 어린이집 같은 반 친구도 유사한 증상으로 치료 중

   ① 위생을 위해 수포를 터뜨린다.
   ② 수포 부위에 바세린을 두껍게 바른다.
   ③ 체온 조절을 위해 수분 섭취는 최소화한다.
   ④ 발진 부위에 뜨거운 수건을 올려 진정시킨다.
   ⑤ 가려움 완화를 위해 발진 부위에 칼라민 로션을 도포한다.

6. 신생아 머리에 봉합선이 넘는 부종이 관찰될 때 보호자에게 설명할 내용은?
   ① "긴급 상황으로 즉시 수술해야 합니다."
   ② "부종 제거를 위한 약물 치료를 해야 합니다."
   ③ "시간이 지나면 흡수되어 저절로 없어질 것입니다."
   ④ "산도에 맞추기 위해 머리 봉합이 좁아져 발생한 것입니다."
   ⑤ "두개골과 고막 사이 파열된 혈관의 혈액이 고인 것입니다."

7. 아동의 성장발달에 대한 설명으로 옳은 것은?
   ① 두뇌발달의 결정적 시기는 만 5년까지다.
   ② 여아는 만 12~16세에 급성장이 일어난다.
   ③ 발달의 방향성은 말초부터 중심으로 이루어진다.
   ④ 신경계는 출생 초기~영유아기에 급격히 발달한다.
   ⑤ 신체발달, 정서발달 등은 독립적으로 발달이 이루어진다.

8. 생후 4일된 신생아에게서 백색증이 발견되고 땀과 오줌에서 특징적인 곰팡이 냄새가 날 때 의심할 수 있는 질환은?
   ① 터너증후군
   ② 괴사성 장염
   ③ 페닐케톤뇨증
   ④ 갈락토오스혈증
   ⑤ 발달성 고관절 이형성증

9. 호흡 장애가 있는 신생아에게 계면활성제를 투여하는 목적은?
① 기도 내 분비물 생성을 억제한다.
② 흡기시간 연장으로 심호흡을 돕는다.
③ 폐포 표면장력 감소로 팽창을 돕는다.
④ 기관지 확장 작용으로 기도를 넓힌다.
⑤ 호기 연장으로 이산화탄소 배출을 돕는다.

10. 철봉에서 떨어져 좌측 대퇴 골절을 입은 10대 남자 아이가 응급실을 방문하였다. 이 아동의 한쪽 다리는 부러지고, 다른 한쪽은 구부러진 불완전한 골절 상태일 때 골절 유형으로 옳은 것은?
① 횡골절
② 경사 골절
③ 개방 골절
④ 나선형 골절
⑤ 생나무 골절

11. 평소 바르지 못한 자세로 척추측만증을 진단받은 아동의 사정 결과로 옳은 것은?
① 좌우 어깨 높이가 같다.
② 골반 경사가 대칭적이다.
③ 견갑골 돌출 부위가 비슷하다.
④ 전방굴곡검사 시 등의 높이가 다르다.
⑤ 엉덩이 돌출 부분이 없고 높이가 다르다.

12. 만곡족 환아에 대한 설명으로 옳은 것은?
① 가족적 소인이 없다.
② 내반첨족이 빈번하다.
③ 발과 발목의 독립적 기형이다.
④ 여아가 남아보다 2배 정도 발생 빈도가 높다.
⑤ 자궁 내 자세에 의해 발생한 경우 유연성은 없다.

13. 하루 6회 이상 설사를 하고 5%의 체중 감소를 보이는 영아의 대변배양검사 결과 대장균이 검출되었다. 이때 우선적으로 제공되어야 하는 간호중재는?
① 기저귀 관리 교육
② 적절한 영양 제공
③ 수분 전해질 균형 유지
④ 유당 제거 조제유 수유
⑤ 신경관 손상 여부 검사

14. 일주일 전부터 구토 증상을 보여 병원에 내원한 아동의 상복부 검진 시 올리브 모양의 덩어리가 촉진되었다. 이 아동에게 의심할 수 있는 질환은?
① 산통
② 장 중첩증
③ 신경 아세포종
④ 선천성 거대결장
⑤ 비후성 유문 협착증

15. 선천성 거대결장으로 병원에 내원한 환아에게 볼 수 있는 특징적인 증상은?
① 흑색변
② 체중 증가
③ 지속적 설사
④ 리본 모양 대변
⑤ 비담즙성 구토

16. 수유 중 갑자기 입술이 파래지고 기침을 하는 신생아에게 간호사가 우선적으로 시행해야 할 응급처치는?
① 고농도 산소를 공급한다.
② 활력징후를 측정하고 관찰한다.
③ 머리를 낮추고 엎드린 자세로 등을 두드린다.
④ 아기를 즉시 세워 안고 등을 가볍게 두드려 준다.
⑤ 손가락을 입에 넣고 혀 뒷부분을 자극해 토하게 한다.

제 03 회 간호사 국가고시 고난도 모의고사

17. 평소 건강했던 3세 남아가 밤중에 갑자기 깨어나 보채고 '컹컹'하는 기침과 호흡곤란 증상으로 응급실에 내원하였다. 환아 사정 시 약간의 흉부 함몰이 보이고 호흡수 40회/min, 체온 37.0℃으로 확인되었다. 환아에 대한 간호중재로 옳은 것은?

① 즉시 격리를 적용한다.
② 환아 주변 환경을 건조하게 유지한다.
③ 후두 부종 감소를 위한 온찜질을 제공한다.
④ 기침 악화나 통증 시 차가운 습기를 제공한다.
⑤ 쉬운 분비물 배출을 위해 따뜻한 증기를 제공한다.

18. 기저귀 발진 예방법으로 옳은 것은?

① 발진 부위에 로션을 발라준다.
② 발진 부위에 파우더를 도포한다.
③ 기저귀 착용 시 알코올로 소독한다.
④ 비누를 사용하지 않고 물로만 씻어준다.
⑤ 발진 부위를 공기에 자주 노출시켜 건조하게 유지한다.

19. 류마티스열로 아스피린을 복용 중인 환아에게 나타날 수 있는 증상은?

① 오심, 이명
② 탈모, 부종
③ 설사, 발진
④ 변비, 두통
⑤ 현훈, 습진

20. rheumatic fever 환아에게 볼 수 있는 피부 소견은?

① 수포
② 소양감
③ 점상출혈
④ 구진성 발진
⑤ 홍반성 반점

21. 가와사키병에 대한 설명으로 옳은 것은?

① 체온이 급격히 떨어진다.
② 손, 발바닥이 창백해진다.
③ 급성기 관상동맥류 발병 위험이 가장 높다.
④ 급성기 염증 완화를 위해 항생제를 투여한다.
⑤ 마르고 갈라진 입술, 딸기 모양 혀가 특징적이다.

22. 총 47개의 염색체를 가지고 있으며 21번 염색체가 3개인 다운증후군 아동에게 나타나는 특징적인 신체 증상은?

① 첫째 발가락과 둘째 발가락 사이가 좁다.
② 눈 사이가 가깝고 눈꼬리가 올라가 있다.
③ 코가 크고 높으며 얼굴이 둥글고 납작하다.
④ 근육에 힘이 없고 관절 과운동성이 나타난다.
⑤ 다른 질환을 동반하지 않고 신체적 성장발달은 정상이다.

23. 특발성 혈소판 감소성 자반증에서 확인할 수 있는 사정 결과는?

① PT, PTT는 정상이다.
② 하지 부종이 나타난다.
③ 백혈구 수 감소를 보인다.
④ 대부분 만성으로 진행한다.
⑤ 2세 미만에서 빈번하게 발생한다.

24. 선천성 갑상샘 기능 저하증 아동 사정 시 나타나는 증상은?

① 설사
② 수유 과다
③ 맥박 상승
④ 대천문 조기 폐쇄
⑤ 생리적 황달 지연

25. 제1형 당뇨병과 제2형 당뇨병의 차이에 대한 설명으로 옳은 것은?

① 제2형은 당뇨성 케톤산증이 빈발한다.
② 제2형은 인슐린 투여가 필수적이다.
③ 제1형은 인슐린 형성 능력이 정상이다.
④ 제1형은 발병 증상이 급성으로 나타난다.
⑤ 제1, 2형 모두 전형적인 비만에게 발병한다.

26. 환아의 약 50%에서 경련을 경험하고, 지적 장애, 언어 장애, 감각 장애를 동반할 수 있는 질환으로 중추신경계 손상이 나타나는 영구적 신체장애의 원인은?

① 저산소증
② 정서적 불안
③ 분만 중 외상
④ 모체로부터 수직 감염
⑤ 출생 후 감염 합병증

27. 열성 경련에 대한 설명으로 옳은 것은?

① 재발율이 높다.
② 신경적 손상이 있다.
③ 1～3개월에 호발한다.
④ 뇌파에 간질 소견이 나타난다.
⑤ 남아보다 여아에게 더 많이 발생한다.

28. 급성 천식 발작으로 응급실에 내원한 아동의 간호 중 가장 우선순위는?

① 기관지 확장제 투여 전 금식 유지
② 기도 개방과 산소 공급
③ 안정된 후 부모 교육
④ 수분 섭취를 증가시켜 가래 배출 유도
⑤ 체위 변경을 통해 폐활량 증진

29. 팔, 다리 굴곡부 태선화를 보이는 4세 여아가 심한 소양감 호소하며 병원에 내원하였다. 아동 사정 시 다리 부위 피부 감염으로 인한 소수포가 보였으며, 증상이 몇 개월 전부터 호전과 악화를 반복하였다고 한다. 아동의 증상으로 알 수 있는 질환은?

① 습진   ② 수두
③ 지루성 피부염   ④ 아토피 피부염
⑤ 접촉성 피부염

30. 아토피 피부염이 있는 유아가 가지고 놀기 적절한 장난감 종류는?

① 극세사 재질 장난감
② 편안함을 주는 털 인형
③ 털실로 만들어진 장난감
④ 스웨터 재질의 부드러운 장난감
⑤ 목재로 만들어진 가벼운 장난감

31. 영아습진으로 소양감을 호소하는 환아에 대한 간호중재는?

① 모 내의를 입힌다.
② 파우더를 적용한다.
③ 따뜻한 환경을 유지한다.
④ 탄수화물과 지방 식이를 제공한다.
⑤ 손가락을 가릴 수 있는 긴팔 소매 옷을 입힌다.

32. 귀 밑이 붓고 고열과 통증을 호소하는 5세 환아의 간호중재는?

① 절대 침상안정한다.
② 해열진통제를 투여한다.
③ 단단한 음식을 제공한다.
④ 신 음식을 제공해 입맛을 돌게 한다.
⑤ 산소를 공급해 안정을 취하도록 한다.

33. 홍역 증상에 대한 설명으로 옳은 것은?

① 몸통부터 발진이 발생한다.
② 발진은 나타났던 순서대로 소실된다.
③ 발진기에 전염성이 가장 강하다.
④ 별도의 합병증은 발생하지 않는다.
⑤ 발진은 허물이 벗겨지고 2주 후에 소실된다.

34. 수두의 전염성이 가장 강한 시기는?

① 불분명
② 완치 시까지
③ 증상 발현 후
④ 발진 발현 일주일 전부터 5일 후까지
⑤ 발진 하루 전부터 첫 수포 발생 후 6일까지

35. 신아세포종 환아에게 나타내는 증상은?

① 상지 부종이 있다.
② 청색증이 나타난다.
③ 발작 경련을 일으킨다.
④ 상복부 덩어리가 촉진된다.
⑤ 초기 위장장애 증상을 보인다.

제 03 회 간호사 국가고시 고난도 모의고사

지역사회간호학

36. 지역사회 건강진단을 위한 수집방법은?

    ① 의료기관 이용 통계자료
    ② 면담을 통한 건강관리 자료수집
    ③ 건강복지 개선을 위한 설문지 조사
    ④ 지역사회를 둘러싼 환경에 대한 조사
    ⑤ 참여관찰로 수집한 지역 주민들의 식습관과 기존 자료 수집

37. 지역사회를 위한 자원 의뢰 시 주의할 사항으로 옳은 것은?

    ① 기관을 대상으로 의뢰한다.
    ② 최종결정의 주체는 대상자이다.
    ③ 의뢰 후 대상자의 상태를 확인한다.
    ④ 최종결정 이후 필요한 정보를 제공한다.
    ⑤ 의뢰서에 정보를 기재한 후 대상자가 직접 방문하도록 한다.

38. 지역사회 내 간호사업 우선순위를 설정하기 위해 BPRS 척도를 사용하려고 한다. BPRS 척도의 (A + 2B) × C에서 B가 의미하는 것은?

    ① 경제적 효과
    ② 문제의 심각도
    ③ 만성 질환 유병률
    ④ 급성 질환 발병률
    ⑤ 사업의 추정 효과

39. 간호진단 분류체계 중 지역사회 간호 실무에서 가장 활용도가 높은 것은?

    ① 오마하진단 분류체계
    ② 가족간호진단 분류체계
    ③ 자가간호진단 분류체계
    ④ 국제간호진단 분류체계
    ⑤ 북미간호진단 분류체계

40. 보건 의료사업 평가계획 시 평가 범주에 속하는 내용은?

    ① 신뢰성
    ② 타당성
    ③ 평가자
    ④ 평가 시기
    ⑤ 사업 성취도

41. 지역사회 간호사업을 위한 계획 단계의 설명으로 옳은 것은?

    ① 이상적 목표를 설정한다.
    ② 가능한 추상적 목표를 설정한다.
    ③ 목적 달성을 위해 시간 제약 없이 계획한다.
    ④ 내용, 범위, 대상이 포함된 목표를 수립한다.
    ⑤ 지역사회에서 시행하는 정책과 연계된 목표를 설정한다.

42. 간호사업 계획 실행 중 목표 진행 정도 평가나 업무수행 수준을 관찰하기 위해 정기적인 지역사회 방문을 실시하는 수행 단계 관리활동은?

    ① 감독
    ② 감시
    ③ 조정
    ④ 계획
    ⑤ 평가

43. 지역주민들이 지역사회 유지를 위해 결속력과 사기를 증진하고 공동문제를 해결하기 위해 협력하는 지역사회 기능은?

    ① 사회화 기능
    ② 경제적 기능
    ③ 사회통제 기능
    ④ 사회통합 기능
    ⑤ 상부상조 기능

제 03 회 간호사 국가고시 고난도 모의고사 [2교시]

44. 지역사회 내 다양한 문화적 배경 대상자를 간호하며 그들의 건강 증진을 위해 필요한 간호사의 역량은?

① 대면적 역량
② 리더십 역량
③ 문화적 역량
④ 의사소통 역량
⑤ 비판적 사고 역량

45. 금연사업을 시행하고 있는 지역사회 간호사는 흡연자의 동기부여를 위해 금연 환경을 조성하고 대상자의 의사결정을 돕기로 하였다. 이때 지역사회 간호사의 역할은?

① 옹호자
② 교육자
③ 협력자
④ 변화촉진자
⑤ 자원의뢰자

46. 지역주민의 만성 질환 파악을 위한 조사 결과, 주민 20%는 고혈압을 가지고 있으며, 당뇨와 뇌졸중 이환율도 증가추세라는 결과를 얻었다. 주민들을 위한 2차 예방 간호로 옳은 것은?

① 고혈압 합병증 예방
② 건강행위 지도 및 교육
③ 고혈압 관련 포스터 제공
④ 고혈압 환자 식습관 관리
⑤ 고혈압 조기검진 사업 시행

47. 다음 중 지역사회 간호사업의 사회적 타당성을 고려한 판단으로 옳은 것은?

① "현장에 적용 가능한 기술이 있는지부터 점검해봐야겠어."
② "이 방법은 예산이 적게 들기 때문에 우선 추진할 수 있겠어."
③ "대상자들이 거부감 없이 받아들일 수 있는 방법인지 확인해봐야겠어."
④ "이 사업이 법적으로 문제되지 않도록 관련 규정을 먼저 확인해야겠어."
⑤ "사업 추진을 위해 관련 부처나 정책 결정자의 입장을 사전에 확인해봐야겠어."

48. 사회보험 중 의료보장에 해당하는 것은?

① 연금보험, 의료급여
② 고용보험, 건강보험
③ 의료급여, 고용보험
④ 건강보험, 산재보험
⑤ 산재보험, 기초생활보장

49. 자유방임형 보건 의료전달체계의 특징은?

① 의료비가 저렴하다.
② 의료의 질이 저하된다.
③ 의료인의 재량권이 적게 부여된다.
④ 국가의 통제가 최소화된 형태이다.
⑤ 지역, 계층 관계없는 균등한 의료 서비스를 제공받는다.

50. 진료비 지불제도 중 포괄수가제에 대한 설명으로 옳은 것은?

① 비효율적 진료가 초래된다.
② 의료 재량권 확대로 질이 향상된다.
③ 진료의 관료화와 형식화가 방지된다.
④ 과잉진료 예방으로 의료비가 절감된다.
⑤ 보건 의료체계에 대한 국가 통제가 최소화한다.

51. 0 ~ 14세 15%, 15 ~ 64세 75%, 65세 이상 10%의 인구 구성비를 이룰 때 유년부양비는?

① 13.3%
② 20.0%
③ 33.3%
④ 66.7%
⑤ 93.3%

52. 건강한 지역사회를 나타내는 지표의 결과로 옳은 것은?

① 출산율 감소
② 유병률 증가
③ 평균 수명 감소
④ 질병 이환율 감소
⑤ 영유아 사망률 증가

53. 모자보건사업에 대한 설명으로 옳은 것은?

① 불임증을 진단하는 목적으로 시행된다.
② 모자보건의 대상 아동 인구는 생후 2년 미만이다.
③ 모자보건의 대상인구가 전체 인구의 10%를 차지한다.
④ 청소년 산모의 임신·출산 의료비 지원사업을 실시한다.
⑤ 성교육·성상담을 제외한 보건에 관한 교육·지도 및 통계관리를 한다.

54. 영유아 예방접종사업의 간호 교육 내용 중 옳은 것은?

① 청결을 위해 접종 후 당일 목욕을 한다.
② 피부습진이 있는 경우에도 접종이 가능하다.
③ 접종 다음날 체육활동이 가능하다.
④ 면역 결핍성 질환이 있는 경우 예방접종은 가능하다.
⑤ 컨디션이 좋은 오전에 예방접종을 한다.

55. 노인 의료에 대한 수요가 증가하는 이유로 옳은 것은?

① 노인인구의 장애율이 감소하기 때문이다.
② 노인인구의 사망률이 증가하기 때문이다.
③ 노인인구의 질병 이환율이 증가하기 때문이다.
④ 노인인구의 의료 이용률이 감소하기 때문이다.
⑤ 전체 인구 중 중장년층 인구비가 증가했기 때문이다.

56. 「노인복지법」상 노인 요양시설에 입소하고자 할 때 꼭 필요한 서류는?

① 통장사본
② 건강보험증
③ 장애인 판정서
④ 건강 진단서
⑤ 시설이용계획서

57. 실내 오염도를 측정하는 지표는?

① 오존
② 암모니아
③ 탄산수소
④ 이산화황
⑤ 이산화탄소

58. 지역사회 보건의료사업에서 1차 예방 활동으로 옳은 것은?

① 대장암 조기진단을 위한 건강검진 실시
② 장애가 있는 주민을 대상으로 사회재적응 훈련
③ 보건소에서 예방접종률을 높이기 위한 홍보제작
④ 직장에서 건강문제 조기 발견을 위한 건강검진실시
⑤ 알코올 의존환자들의 정보공유를 위한 자조그룹형성

59. 기온·기습·기류 3요소를 종합하여 인체에 주는 온감으로, 포화습도와 무풍하에 느끼는 기온은?

① 쾌감대
② 냉각력
③ 불쾌지수
④ 감각온도
⑤ 지적온도

60. 황산화물과 질소산화물 등이 산소와 강한 적외선에 반응하면서 새로운 복합물질을 생성하여 발생하는 이상 기후는?

① 온실 효과
② 열섬 현상
③ 기온 역전
④ 오존층 파괴
⑤ 스모그 현상

61. 이른 아침에 시야를 방해하는 먼지와 수분 등으로 구성된 오염물질로 인한 대기오염은?

① 검댕(soot)
② 연무(mist)
③ 연기(smoke)
④ 박무(haze)
⑤ 훈연(fume)

62. 우리나라의 건강보험 중 공공부조에 해당하는 것은?

① 산재보험
② 의료급여
③ 국민건강보험
④ 사회복지시설 이용
⑤ 보건소 진료서비스

63. 닭이나 오리 등이 AI 바이러스에 감염되어 가금류 살처분이 전국적으로 이어지는 피해가 발생하는 재난은?
① 자연재난
② 인적재난
③ 특수재난
④ 국내 재난
⑤ 사회 재난

64. 재난 발생 시 대응 단계에서의 간호수행 활동으로 옳은 것은?
① 구호물자 확보
② 전문 인력 훈련
③ 재난 피해 조사
④ 안전관리법 제정
⑤ 환자 중증도 분류

65. 도구의 타당도에 대한 설명으로 옳은 것은?
① 민감도는 질병이 확진된 자가 검사를 해서 음성이 나온 확률이다.
② 특이도는 질병이 확진된 자가 검사를 해서 양성이 나온 확률이다.
③ 양성 예측도는 질병으로 확진된 자가 검사를 해서 양성이 나온 확률이다.
④ 민감도는 새로운 검사에서 양성이 나오고 확진검사에서도 양성인 확률이다.
⑤ 음성 예측도는 새로운 검사에서 음성이 나오고 확진 검사에서도 음성인 확률이다.

66. 감염병 예방을 막기 위한 근본적이고 영구적인 방법으로 옳은 것은?
① 환자 격리
② 예방접종
③ 환자 치료
④ 질병에 걸린 가축 살처분
⑤ 환자가 사용한 물품 소독

67. 다음 중 결핵 발생률이 높은 외국인 근로자 밀집 지역에서 건강문해력을 고려해 제공할 간호중재로 옳은 것은?
① 결핵 환자와의 접촉자 검사를 실시한다.
② 결핵 의심 시 보건소 방문 안내문을 배포한다.
③ 기숙사 내 환기를 위한 창문 개방을 강화한다.
④ 증상이 있는 근로자에게 우선 치료를 제공한다.
⑤ 그림과 쉬운 문장으로 구성된 예방 교육자료를 제공한다.

68. 감염병 발생 과정에서 병원체가 숙주에 감염되는 조건으로 옳은 것은?
① 적은 병원체 수
② 약한 병원체 독성
③ 부적절한 침입경로
④ 숙주의 강한 면역력
⑤ 숙주의 높은 감수성

69. 집단 검진 시 검사도구의 정확도를 위해 갖추어야 할 조건은?
① 음성 예측도는 낮아야 한다.
② 양성 예측도는 낮아야 한다.
③ 민감성은 높고 특이성은 낮아야 한다.
④ 신뢰도는 높고 특이성은 낮아야 한다.
⑤ 의음성률과 의양성률이 모두 낮아야 한다.

70. 제5차 국가안전관리기본계획 5대 전략으로 옳은 것은?
① 포용적 안전관리
② 예방적 생활안전
③ 현장중심 재난 대응
④ 과학기술 기반의 재난관리
⑤ 디지털 기반의 재난안전관리

정신간호학

71. 다음 행동과 관련이 깊은 방어기전으로 옳은 것은?

― 보기 ―
7살 A는 어머니에게 꾸중을 들은 후 방 안에 들어와 책을 보고 있던 5살짜리 동생을 쥐어박았다.

① 전치
② 투사
③ 전환
④ 퇴행
⑤ 대리형성

72. 의학적인 목적으로 사용하지만 의사의 처방에 따르지 않고 임의로 사용하는 것은?

① 오용
② 남용
③ 중독
④ 금단증상
⑤ 플래시백

73. 입원한 환자가 간호사에게 "여기 있는 사람들 중에 선생님 밖에 못 믿겠어요. 제가 비밀 얘기하면 지켜주실 수 있나요?"라고 한다. 이때 간호사의 치료적 반응은?

① "다른 분들을 믿을 수 없다고 생각하시는 군요."
② "그 비밀의 내용이 무엇인지 듣고 판단하겠습니다."
③ "환자분의 비밀은 안전합니다. 제가 꼭 지켜드릴게요."
④ "안됩니다. 비밀을 간직하는 것은 환자분의 치료에 도움이 되지 않습니다."
⑤ "절 믿고 이야기해주신다니 기쁩니다만 환자분의 치료를 위해 의료진과 환자분의 정보를 공유해야 합니다."

74. 치료적 관계에서 대상자의 행동, 감정, 표현 등을 평가 또는 판단하지 않고 대상자를 스스로 목표 성취할 수 있는 가치 있는 대상으로 존중하는 태도는?

① 공감
② 돌봄
③ 진실성
④ 상호존중
⑤ 무조건적인 관심과 수용

75. 입원 환자에게 질문을 했을 때, 환자가 "제가요... 아침에..." 라고 말하던 중 갑작스럽게 대답을 멈추고 침묵하였다. 해당 사고과정 장애는 무엇이며, 적절한 간호중재는?

① 사고의 이탈, 다른 질문을 한다.
② 사고의 두절, 다른 질문을 해서 주의를 환기한다.
③ 연상의 해이, 다시 질문하거나 하던 말의 큐를 준다.
④ 사고의 이탈, 다시 질문하거나 하던 말의 큐를 준다.
⑤ 사고의 두절, 다시 물어보거나 하던 말의 큐를 준다.

76. 한 대상자는 "회사 컴퓨터가 갑자기 고장 나면 어쩌지", "팀장님이 나한테 실망하면 해고되는 거 아닐까?" 같은 걱정을 하루에도 수십 번 반복하며, 출근 전에도 불안으로 화장실을 들락거린다. 별다른 사건이 없음에도 6개월 넘게 불안이 지속되고, 수면장애와 소화불량 증상까지 동반되고 있다.

① 강박장애
② 특정공포증
③ 범불안장애
④ 사회불안장애
⑤ 외상 후 스트레스장애

제 03 회 간호사 국가고시 고난도 모의고사 [2교시]

77. 치료적 인간관계 형성 단계 중 오리엔테이션 단계(초기 단계)의 특징은?

① 종결기에 대한 준비를 시작해야 한다.
② 대상자가 관계를 끝낼 준비가 되었는지를 판단해야 한다.
③ 치료자는 대상자의 문제를 해결할 방법을 결정해야 한다.
④ 대상자의 자신감을 증진시키고 행동 변화를 촉진해야 한다.
⑤ 치료자는 자기탐색 과정을 통하여 자신이 가진 편견과 선입견 등을 확인하여야 한다.

78. 자신의 위가 사라져 식사를 할 수 없다며 울고 있는 환자에게 적절한 간호중재는?

① 환자가 현재 느끼는 감정에 공감을 표현한다.
② 위가 사라졌다는 것은 사실이 아니라고 설득한다.
③ L – Tube 등 보조적인 방법을 통해 식사를 급여한다.
④ 위가 사라졌다는 것은 망상에 불과하다고 단호하게 말한다.
⑤ 위가 사라졌다는 것이 사실임을 논리적으로 증명하도록 요구한다.

79. 20대 여성은 우울 장애로 인한 자살사고로 폐쇄병동에 입원하였다. 자살시도 경력이 수차례 있으며 병동 내에서는 위축적인 행동과 무감동한 모습을 보이고 있다. 특히 주의를 기울여야 하는 때는 언제인가?

① 대상자의 수면시간이 늘었을 때
② 대상자가 "죽고 싶다."고 직접 이야기할 때
③ 대상자가 우울에서 벗어나 회복기에 접어들 때
④ 대상자가 개인위생 등 자기관리를 하지 않을 때
⑤ 대상자가 가족, 친구 등 가까운 사람과 면회를 한 직후

80. 다음 대상자에게 제공할 수 있는 간호중재로 가장 적절한 것은?

— 보기 —

30대 대상자는 집을 나설 때면 현관문이 제대로 잠겼는지 확신할 수 없어 도어락을 5번씩 잠갔다 해제하길 반복한 후에야 안심하고 외출한다. 집에 돌아온 뒤에도 마찬가지로 도어락을 5번씩 잠갔다 해제해야 하며, 물비누는 왼손에 두 번 오른손에 세 번 짜서 손을 씻어야 한다. 대상자는 해당 증세로 일상에 불편을 느끼고 있으나 행동을 멈출 수 없다.

① 대상자의 강박 행동을 억제할 수 있도록 지지한다.
② 대상자의 강박과 반대되는 환경에 노출시켜 탈감작한다.
③ 대상자의 행동을 허용하고 수용적인 태도를 보인다.
④ 대상자의 행동이 불합리하다는 것을 논리적으로 설명한다.
⑤ 대상자의 증상에 대해 구체적으로 질문하고 억제하는 방법을 알려준다.

81. 조현병을 진단받고 외래 통원치료를 지속 중인 A 씨가 목과 어깨가 뒤틀리고 턱 근육이 경직되는 증상을 호소하며 응급실로 내원하였다. 응급실 간호사는 A 씨가 복용 중인 약물에 할로페리돌이 있는 것을 확인하였다. 이때, 간호사가 해야 할 간호중재는?

① 벤조트로핀(Benztropine)을 투여한다.
② 체위 변경 시 천천히 움직이도록 설명한다.
③ 일주일 후면 자연적으로 호전될 것이라 설명한다.
④ 처방받은 약에서 할로페리돌을 제외하고 복용해야 함을 설명한다.
⑤ 약물이 체내에서 희석 및 배출되도록 등장성 용액을 IV로 투여한다.

82. 대상자가 "부모님과 여행가기로 했는데 사정이 생겨서 못 가게 될 것 같아요. 부모님이 기대를 많이 하셨는데..."라고 하였다. 간호사가 "부모님이 실망하실까봐 걱정되는군요."라고 했을 때 간호사의 의사소통 기법은?

① 반영   ② 피드백
③ 명료화   ④ 정보제공
⑤ 초점 맞추기

제 03 회 간호사 국가고시 고난도 모의고사

2교시

83. 정신질환자 A 씨는 퇴원 후 정신운동성 조절을 위하여 주거 서비스를 제공받기로 하였다. A 씨는 스스로 자가간호가 가능한 상태이며, 다양한 사회적 지지체계에 참여할 수 있다. A 씨가 독립적으로 살아가며 치료 팀으로부터 한 달에 1회 정도의 지도감독만 받는다고 할 때, 적합한 주거서비스는?

① 위탁 가정
② 중간 치료소
③ 공동생활 가정
④ 지정 아파트
⑤ 공동거주센터

84. 9세 A 군은 수업시간에 집중하지 못하고 주변 학우들의 학습을 방해하며 활동과제를 완수하지 못하는 등의 행동으로 학교에서 주의를 받았다. A 군에게 제공할 수 있는 간호중재는?

① 온정적인 태도로 대한다.
② 비언어적 행동의 의미를 파악한다.
③ 운동 등을 통하여 과다한 에너지를 배출하도록 한다.
④ 행동 요법 위주로 치료하나, 필요시 안정제를 투약한다.
⑤ 사람이 많은 곳으로 데려가 타인과 어울리는 법을 교육한다.

85. 40대 남성 A 씨는 타인에 대한 의심과 경계로 인하여 사회생활에 문제를 겪고 있다. 그는 자신을 지적하는 이들에게 쉽게 화를 내고 유머감각이 없으며 남을 쉽게 무시하고 비웃는다. A 씨가 속하는 인격 장애의 유형과 문제에서 소개된 행동의 원인으로 옳은 것은?

① 편집성, 불안 표현
② 편집성, 열등감 보상
③ 반사회성, 원시적 질투
④ 경계성, 만성적 허무감
⑤ 경계성, 약한 자존감 보호

86. 신장 167cm에 몸무게 35kg인 18세 여성이 식이 장애로 입원하였다. 해당 환자는 음식을 섭취하는 것에 죄책감을 느끼며 식사 후 구토를 유도한다. 간호중재로 적절한 것은?

① 환자의 잘못된 신체상을 지적한다.
② 환자가 규칙적으로 식사하도록 설득한다.
③ 환자가 식사시간을 스스로 고를 수 있게 한다.
④ 환자가 불편함을 느끼지 않도록 혼자 식사할 수 있게 한다.
⑤ 영양상태가 악화될 시 튜브 영양법을 시행할 수 있음을 설명한다.

87. A 씨는 최근 3개월간 낮 동안 저항할 수 없는 졸음을 겪어 수면클리닉에 내원하였다. A 씨는 자신도 모르게 고개를 떨어뜨리거나 눈을 감는 등의 증상으로 일상생활의 어려움을 호소하고 있다. 해당 질환과 관련된 것은?

① 치료 약물로 항우울제와 중추신경 안정제가 사용된다.
② 잠에서 깨어났을 때는 개운하지만 2~3시간 내에 다시 졸음을 느낀다.
③ 졸음을 참을 수 없을 때 10분가량의 짧은 낮잠을 자는 것은 도움이 된다.
④ 졸음이 올 때 커피나 에너지드링크와 같은 각성음료를 마시면 도움이 된다.
⑤ A 씨의 증상은 수면마비로, REM 수면 시 나타나는 근육 마비가 각성 상태에서 발생하는 것이다.

88. 자신의 생물학적 성(biological sex)에 대해 불일치성을 느끼는 남성이 내원하였다. 해당 남성은 어렸을 적부터 자신이 여성이라고 생각해왔다며 성전환 수술을 요구한다. 이 남성이 가진 정신 성 장애와 관련하여 옳은 것은?

① 약물 치료에는 beta blocker나 SSRI 약물이 사용된다.
② 성 불쾌감(gender dysphoria)으로, 정신과적 장애가 아니다.
③ 해당 특성은 아동기에 발현하여 청소년기나 성인기까지 이어진다.
④ 성(sexuality)의 네 가지 측면 중 성 지향성(sexual orientation)에 관련한 장애다.
⑤ 사회적으로 정상이라고 간주하는 범위에서 벗어나는 행동으로 본인 또는 타인에게 지속적인 위험이 될 수 있다.

89. 신경성 폭식증을 진단하는 기준은?

① 음식을 장시간 폭식한다.
② 청소년기 남성에게 호발한다.
③ 정상에서 저체중 범위의 체중이다.
④ 수동적이고 의존적인 행동특성을 보인다.
⑤ 체중 증가에 대한 보상행동을 보이지 않는다.

90. 29세 여성이 주위에 관심이 없고 방에서 나오지 않으며 자신의 내면세계에만 몰두해 있는 등의 증상으로 입원하였다. 대상자에게 적절한 초기 간호중재는?

① 대상자의 비언어적 의사소통에 집중한다.
② 대상자가 스스로 요청할 때까지 섣불리 접근하지 않는다.
③ 효과적인 의사소통을 위하여 직접적인 질문을 한다.
④ 대상자의 마음의 장벽을 낮추기 위하여 간호사 자신의 이야기를 한다.
⑤ 다른 사람과 자연스럽게 어울릴 수 있도록 단체 프로그램 참여를 격려한다.

91. 양극성 장애 환자의 탈수, 영양결핍 등의 증상에 대해 교육 시행하였다. 추가 교육이 필요한 반응은?

① "식사할 것을 직접적으로 권하겠습니다."
② "조용한 장소에서 식사하도록 하겠습니다."
③ "들고 다니면서 먹을 수 있는 고열량의 음식을 제공하겠습니다."
④ "수분 섭취를 늘리기 위하여 대상자가 원하는 음료를 제공하겠습니다."
⑤ "식당에서 소란을 피울 경우, 다음 식사 정도는 자기 방에서 혼자 먹게 하겠습니다."

92. 자해행동으로 병동에 입원한 환자가 밤번 간호사에게 "선생님이 이 병동에서 가장 좋아요."라고 이야기하였다. 그리고 다음 날 낮번 간호사에게 밤번 간호사의 험담을 하며, "내가 자해를 하는 이유는 모두 그 밤번 간호사 선생님 때문이에요."라고 하였다. 해당 환자에게 적절한 간호중재는?

① 매일 일기 쓰는 것을 독려한다.
② 밤번 간호사와 분리하도록 한다.
③ 자유로운 환경을 제공하고 단체 프로그램에 참여시킨다.
④ 해당 환자를 심층적으로 분석하기 위하여 잦은 상담을 실시한다.
⑤ 자살사고는 타인을 조종하기 위한 수단임으로 관심을 보이지 않도록 한다.

93. 폭우로 수해를 입은 50대 남성이 비가 오면 쉽게 잠들지 못하고 쉽게 예민해져 술을 마실 수밖에 없다고 호소한다. 해당 대상자에게 적절한 간호중재는?

① 수면제를 투여하여 부족한 수면을 보충하도록 한다.
② 담당 간호사를 자주 바꾸어 새로운 환경을 제공한다.
③ 플래시백을 호소할 때 혼자 있을 수 있는 환경을 조성한다.
④ 대상자가 사건과 관련하여 느끼는 감정을 표현하도록 지시한다.
⑤ 대상자가 사건에 대해 표현할 때 무조건적으로 수용하고 공감을 표현한다.

94. 입원한 환자가 약물 투약을 강하게 거부하며 "날 바보로 만들려는 속셈이죠?"라고 소리를 지를 때 가장 먼저 시행하여야 하는 간호중재는?

① 환자의 음식에 약을 섞는다.
② 투여를 중단하고 환자가 안정을 되찾을 수 있도록 한다.
③ 약물을 복용하지 않을 시 발생할 수 있는 위험을 강압적인 태도로 설명한다.
④ 구강 투여하는 약제일 경우 대체가능한 주사제로 변경한다.
⑤ 설정된 regimen에 따라 행동을 제한할 수 있음을 말한다.

95. 과다활동, 탈수, 식욕 부진, 감소된 수면 요구 등을 이유로 한 달 만에 10kg이 감소한 환자가 병원에 입원하여 약물 치료를 시작하였다. 해당 환자에게 제공할 교육 내용은?

① 식단을 저염식으로 변경해야 한다.
② 약물의 효과는 즉각적으로 나타난다.
③ 치료 시작 전 신장기능검사가 필수적이다.
④ 일시적으로 설사와 오심, 구토가 나타날 수 있다.
⑤ 약물을 복용하는 동안 매일 중등도 이상의 신체활동을 할 것을 권장한다.

96. 폭력 공격자의 특성으로 옳은 것은?

① 스스로를 비판
② 자기중심적인 이기심
③ 상대방에 대한 적개심
④ 개선될 수 없음을 인정
⑤ 의존적이고 학습된 무력함

97. 주요 우울 장애로 입원한 환자에게 '자가 간호 결핍'이라는 간호진단을 내렸다. 다음 중 진단의 근거가 될 수 없는 증상은?

① 대소변 조절을 하지 못하고 실금한다.
② 보호사의 도움이 없이 샤워하지 않는다.
③ 주로 누워있으며 스스로 일어나지 않는다.
④ 사람과 어울리는 것을 싫어하고 혼자 있으려 한다.
⑤ 입 주위에 고추장 같은 양념 자국이 남아 있는 모습이 관찰된다.

98. 다음 중 통합이 가장 잘 이루어진 것은?

① "내가 죽을 때, 나의 전 재산을 사회에 환원할 생각이에요."
② "요즘 노숙자 쉼터에서 급식봉사를 하고 있어요. 아주 보람찹니다."
③ "아이들이 자라서 적적했는데, 요즘은 손주들 보는 재미에 삽니다."
④ "그동안 바빠서 도전하지 못했던 일들을 지금부터 해보려고 합니다."
⑤ "힘든 일도 많았지만 전 늘 최선을 다해서 살아왔어요. 제 삶에 만족합니다."

99. 우울증 환자가 약을 일주일째 복용 중임에도 기분이 나아지지 않는다며 환불을 요구하고 있다. 이에 대한 간호사의 치료적 반응은 무엇인가?

① "걱정하지 마시고 계속 복용해보세요."
② "사정은 딱하지만 약을 환불해드릴 수는 없어요."
③ "제가 보기에는 저번보다 기분이 나아보이시는 걸요?"
④ "약을 복용해도 기분이 달라지지 않아 걱정하고 계시는군요."
⑤ "우울증 치료제의 약효는 한 달 이상 꾸준히 복용하며 기다려야 나타납니다."

제 03 회 간호사 국가고시 고난도 모의고사 [2교시]

100. 다음 특성과 가장 관련 있는 인격 장애 유형은?

   ─ 보기 ─
   - 외부에 대한 반응이 지나치게 빠름
   - 상대방의 의사를 자기 환상대로 해석
   - 의존적이고 무능하며 깊은 인간관계를 맺지 못함
   - 타인의 관심을 끌기 위한 연극적이며 과장된 행동

   ① 경계성 인격 장애
   ② 의존성 인격 장애
   ③ 회피성 인격 장애
   ④ 자기애성 인격 장애
   ⑤ 히스테리성 인격 장애

101. 마리 야호다의 정신 건강 기준은?

   ① 환경의 지배
   ② 논리적 사고능력
   ③ 타인에 대한 이타심
   ④ 상황에 대한 통찰력
   ⑤ 홀로 살아갈 수 있는 독립성

102. 다음 중 인지행동 치료에 대한 설명으로 적절한 것은?

   ① 객관적 측정이 불가능하다.
   ② 인지행동 치료의 목표는 장기적이다.
   ③ 치료적 환경을 제공하는 데에 초점을 둔다.
   ④ 행동의 원인에 관심을 갖고 접근한다.
   ⑤ 부적응 행동을 다루는 다양한 치료 방법들을 지칭한다.

103. 지남력 장애를 가진 노인이 병동에 입원하였다. 해당 환자가 자신의 병실을 나선 후 어디로 가야 할지 몰라 복도를 서성거리며 배회하는 상황이 자주 포착될 때, 이에 대한 간호중재로 옳은 것은?

   ① 보호자가 옆에 함께 있게 한다.
   ② 안전을 위해 밤 시간엔 억제대를 적용한다.
   ③ 복도에 의자를 두어 환자가 쉴 수 있게 한다.
   ④ 쉽게 읽을 수 있는 표지판 등으로 방의 위치를 표시한다.
   ⑤ 환자가 혼란을 가라앉히고 안정할 수 있도록 시간을 준다.

104. 4세 아동이 정신건강의학과에 입원한 4세 아동은 장난감을 일렬로 줄 세우는 행동과 제자리에서 고개를 흔드는 행동을 반복하였으며, 감정표현이 적고 말을 제대로 하지 못하였다. 또한 가족들이 불러도 눈을 맞추지 않아 청력검사를 시행했으나 정상이었다. 해당 환아에게 나타날 수 있는 행동 특성은?

   ① 자기 차례를 기다리지 못함
   ② 36개월 이후에 나타나는 이상행동
   ③ 광범위하고 다양한 행동 양상
   ④ 감각적 자극에 대한 과대·과소 반응
   ⑤ 부모를 제외한 타인에 대한 사회적 상호관계 회피

105. 다음 중 지문에 제시된 대상자의 질환으로 추정할 수 있는 것은?

   ─ 보기 ─
   30대 남성 A 씨는 자신이 무조건 성공할 것이라는 자신감이 생기자, 대출을 받아 주식에 무리하게 투자하였다. A 씨는 평소보다 말이 많고 빨랐으며, 잠을 거의 자지 않고 과다하게 활동하는 모습을 보였다. 이러한 기간은 약 2주간 지속되었다. 이는 피로를 호소하며 과도하게 수면을 취하거나 우울함을 호소하던 A 씨의 평소 모습과 현저히 대조적이었다.

   ① Ⅰ형 양극성 장애
   ② Ⅱ형 양극성 장애
   ③ 순환성 기분 장애
   ④ 지속성 우울 장애
   ⑤ 파괴적 기분조절 부전 장애

간호관리학

각 문제에서 가장 적절한 답을 하나만 고르시오.

1. 근대의료의 간호 특징으로 옳은 것은?

   ① 모성애적, 본능적 간호가 중시되었다.
   ② 간호 대상이 모든 인류로 확장되었다.
   ③ 이도교의 미신적인 관습과 주술이 부활하였다.
   ④ 여집사를 중심으로 조직화된 간호를 제공하였다.
   ⑤ 수도원의 수녀 간호사, 부유한 상류층 여성들이 간호에 참여하였다.

2. 간호사 면허제도를 주장한 인물은?

   ① 푀베
   ② 파울라
   ③ 펜위크
   ④ 마르셀라
   ⑤ 클라라 바톤

3. 운영적 기획의 특징은?

   ① 병동 내 수칙을 마련한다.
   ② 최고 관리자에 의해 수행된다.
   ③ 장기 목표를 달성하기 위해 기획한다.
   ④ 위험하고 불확실한 환경에서 이루어진다.
   ⑤ 조직이 지향하는 분명한 목표 및 방향을 제시한다.

4. 수술을 마치고 나온 환자에게 조기이상을 격려하였으나 환자는 통증이 심하다는 이유로 이를 거부하였다. 이때 서로 충돌하는 생명윤리원칙은 무엇인가?

   ① 선행의 원칙과 정의의 원칙
   ② 선행의 원칙과 악행금지의 원칙
   ③ 정의의 원칙과 자율성 존중의 원칙
   ④ 자율성 존중과 선행의 원칙
   ⑤ 자율성 존중과 악행금지의 원칙

5. 1973년 의료법 개정에 따른 간호의 변화로 옳은 것은?

   ① 국가고시제 시행
   ② 간호고등기술학교 폐지
   ③ 조산사의 교육과정 분리
   ④ 간호원에서 간호사로 명칭 변경
   ⑤ 간호사 자격 검정고시 완전 폐지

6. 한국 간호사 윤리강령 서문에서 언급하는 간호사의 책무는?

   ① 환경 구현, 질병 예방, 건강 증진, 사회 복귀
   ② 사회 복귀, 건강 증진, 고통 경감, 재활 촉진
   ③ 건강 유지, 건강 회복, 사회 복귀, 질병 예방
   ④ 건강 증진, 질병 예방, 건강 회복, 고통 경감
   ⑤ 재활 촉진, 건강 유지, 질병 예방, 고통 경감

7. 간호사의 불법행위로 환자가 신체적 손해를 입었다. 환자측에 대한 손해 배상의 책임이 발생할 때 설명으로 옳은 것은?

   ① 업무상 과실상해죄가 적용된다.
   ② 불법행위에 대한 입증책임은 환자 측에 있다.
   ③ 주의의무 태만으로 인한 사고는 적용되지 않는다.
   ④ 간호사의 위법한 간호행위는 형벌을 받을 수 있다.
   ⑤ 업무자라는 신분관계로 인하여 과실치사죄는 가중처벌 받을 수 있다.

8. 다음 활동을 포함하는 관리 과정은?

　　---- 보기 ----
　　• 구성원에 대한 동기부여를 통하여 조직의 목표를 달성하는 과정이다.
　　• 조직 구성원이 조직의 목표 달성을 향해 자신들의 과업을 적극적 수행하도록 유도한다.

① 기획
② 조직
③ 지휘
④ 통제
⑤ 인사관리

9. 평가요소를 선정하고 각 평가요소의 중요도에 따라 가중치를 부여하여 합산하는 직무 평가 방법의 장점은?

① 간단하고 쉽게 사용할 수 있다.
② 직무 차이를 구체적으로 나타낸다.
③ 조직 내 지위와 급여 문제를 납득시킬 수 있다.
④ 분석적인 평가 척도로 객관성을 확보할 수 있다.
⑤ 측정 척도에 의해 다른 직무를 평가하는 것이 용이하다.

10. A 지역에서 지진이 일어나 응급 환자가 대량으로 발생하였다. 간호부장은 각 간호사마다 업무를 배분하고 그 업무를 반복수행하도록 하여 간호수행의 효율성을 높였다. 이러한 간호전달체계의 단점은?

① 환자에 대한 전체적인 상황 판단이 어렵다.
② 능력 있는 전문직 간호사가 더 많이 요구된다.
③ 조기 퇴원으로 인한 의료과실 발생 위험이 높다.
④ 환자 분담 시 비전문 간호직원을 활용하기 어렵다.
⑤ 간호 경험과 기술이 부족하여 문제가 발생하더라도 업무의 위임이 어렵다.

11. 목표관리이론(MBO)에 따른 목표설정으로 적절한 것은?

① 3회 지각은 1회 결근으로 한다.
② 환자에게 최선의 간호를 제공한다.
③ 연차 소진율을 20% 이상 증대한다.
④ 휴가는 매달 15일에 미리 신청한다.
⑤ 전년 대비 직접 간호시간이 1시간 증가한다.

12. 병원의 최고 관리자가 병원의 당해 비전에 맞추어 지역사회 내에 요양병원을 개설하려 한다. 이때 적용해야 하는 기획의 유형은?

① 전술적 기획
② 전략적 기획
③ 운영적 기획
④ 일반적 기획
⑤ 구체적 기획

13. 급성 충수염으로 입원한 환자가 수술을 받고 3일 만에 퇴원하였다. 해당 환자에게 적용된 간호지불제도의 설명으로 옳은 것은?

① 과대진료의 가능성이 있다.
② 최고의 서비스를 받았다.
③ 간호의 질이 높다.
④ 환자가 간호의 양을 선택할 수 있다.
⑤ 외래 진료량을 상승시키는 장점이 있다.

14. 간호 서비스 마케팅을 위해 표적시장을 분류하려 한다. 이에 대한 설명으로 옳은 것은?

① 의료 관련 전문단체는 내부 시장에 속한다.
② 소비자 단체, 의료보험 공단, 정치집단은 영향자 시장에 속한다.
③ 간호사, 의사, 타부서직원, 병원 행정가는 공급업자 시장에 속한다.
④ 의료업 관련 용역업자, 의료용품 공급업자는 리크루트 시장에 속한다.
⑤ 환자 및 가족, 건강한 개인, 지역사회 일반 대중은 간호서비스의뢰 시장에 속한다.

15. 현재 300병상인 병원이 추가로 병상을 확보하여 병원을 확장하려 한다. 이를 위하여 간호부장은 병동간호팀, 특수간호팀, 외래간호팀 3가지 조직에서 추가로 QI팀을 추가하려 할 때 이러한 조직의 유형은?

① 팀 조직
② 직능 조직
③ 매트릭스 조직
④ 프로젝트 조직
⑤ 라인 – 스태프 조직

16. A 병동에서는 관리자인 수간호사와 구성원인 일반 간호사들이 대등한 입장에서 공동의 목표를 설정하고 충분한 숙고를 거쳐 조직을 변화시켰다. 이러한 조직변화 전략은?

① 사회화 변화
② 계획적 변화
③ 상호작용적 변화
④ 기술관료적 변화
⑤ 주입식 변화

17. A 병동은 36병상 규모의 소아과 병동으로 책임 간호사 1명, 간호사 2명, 간호조무사 1명이 팀을 이루어 환자를 12명씩 맡고 있다. 해당 간호전달체계의 특징은?

① 격리 환자 간호제공에 효과적이다.
② 간호 직원 교육 및 지도에 효과적이다.
③ 각 구성원이 개인적인 자부심을 느끼기 어렵다.
④ 비전문직 보조인력이 포함되어 효율성이 저하된다.
⑤ 간호사들 간의 의사소통에 불필요한 시간과 비용이 소모된다.

18. 신종 감염병으로 인하여 병원 내 감염관리 전담 간호팀을 신설하면서 직무수행에 필요한 기술, 임상경험, 교육수준 등의 인적요건을 규정하였다. 이러한 직무관리 과정의 결과물로 옳은 것은?

① 직무평가서
② 직무기술서
③ 직무명세서
④ 직무계획서
⑤ 직무설계서

19. 다음 병동에서 1일 필요한 간호사 수는?

─── 보기 ───
• 간호사 일 근무시간 : 8시간
• 총 직접 간호시간 : 90시간
• 총 간접 간호시간 : 30시간
• 기타 활동시간 : 산정에서 제외

① 9명
② 12명
③ 15명
④ 18명
⑤ 21명

제 03 회 간호사 국가고시 고난도 모의고사 3교시

20. A 병동의 수간호사는 직무수행평가를 진행할 때 일반 간호사들의 실제 능력보다 관대하게 평가하는 경향이 있다. 이러한 오류를 줄이기 위한 방안으로 옳은 것은?

① 반복평가 도입
② 근속연수 중시
③ 평가요소 순서 변경
④ 최고점, 최하점 배제
⑤ 평가 등급 비율의 적용

21. 간호사의 직무수행능력에 따라 임금을 결정하는 임금체계는?

① 연공급
② 성과급
③ 기본급
④ 직무급
⑤ 직능급

22. 3개월 전 무단결근으로 면담을 받은 직원이 또 다시 무단결근을 하였다. 간호관리자가 다음 단계로 고려할 수 있는 조치는?

① 감봉
② 해고
③ 구두 경고
④ 무급 정직
⑤ 서면 견책

23. 다음의 관리이론이 간호관리의 이론적 발전에 미친 영향은?

― 보기 ―
- 조직은 하위체계들로 구성된 하나의 개방체계이며 상황에 따라 관리기법이 변해야 한다.
- 조직 외부의 환경이 조직과 그 하위 시스템에 미치는 영향과 조직의 유효성이 높아지는 시스템 간의 관계를 설명하려는 이론이다.

① 분업과 전문화의 원리가 적용된다.
② 조직은 상호 연결된 하위체계로 구성되어 있다.
③ 조직 구성원의 정신적, 심리적 요인의 중요성을 발견하였다.
④ 조직과 상황 간의 적합, 부적합 관계를 규명하여 조직의 효율성을 높일 수 있다.
⑤ 체계적, 분석적, 논리적 방법과 기법, 도구를 이용한 과학적 접근법을 사용한다.

24. 어떤 병동의 수간호사가 구성원으로부터 신뢰와 지지를 받지 못하고 직위권력이 약하며 과업이 구조화되지 못한 상태이다. 피들러(F. Fiedler)의 상황 적합성 이론을 고려할 때 해당 상황에 가장 효과적인 리더십은?

① 위임형 리더십
② 변혁적 리더십
③ 과업 지향적 리더십
④ 관계 지향적 리더십
⑤ 배려 – 구조주도 리더십

25. 신경외과 병동에 근무 중인 A 간호사는 수술을 마치고 나온 환자의 침대 난간을 올리고 낙상 예방교육을 실시한 뒤, 담당하고 있는 다른 환자의 수술 준비를 위하여 자리를 비웠다. A 간호사가 자리를 비운 사이 환자는 화장실을 가려다 낙상하였다. 간호관리자가 A 간호사를 불러 상황을 물을 때, A 간호사가 취할 수 있는 자기주장적 행동은?

① "환자분께서도 본인 실수라고 하시던 걸요?"
② "죄송합니다. 다시는 이런 일 없게 하겠습니다."
③ "저는 낙상 예방교육을 진행했습니다. 제 잘못이 아닙니다."
④ "다른 환자 병실에서 수술 준비 중이었습니다. 가서 살펴보겠습니다."
⑤ "환자가 많아서 관리가 어렵습니다. 선생님께서 좀 도와주시겠습니까?"

26. 병원 관리자와 노동조합이 협상을 앞두고 있다. 성공적인 협상을 위하여 양측 모두 지켜야 할 원칙은?

① 비용 측면에서 합리적인 대안을 제시한다.
② 목적 달성을 위하여 각자의 입장을 확고하게 한다.
③ 사실과 객관적인 표준을 사용하여 해결책을 구체화한다.
④ 원활한 합의점 도출을 위하여 조정자 혹은 중재자는 개입할 수 없다.
⑤ 창의적 대안을 탐색하는 한편, 각자의 요구사항을 최대한 고수한다.

27. 병원이 노인 대상자를 전인적으로 간호하기 위한 다학제 팀을 운영하려고 할 때 팀빌딩과 발달단계로 옳은 것은?

① 팀의 리더가 탐색기에 의견을 제시하여 방향성을 유도한다.
② 규범기는 규범을 확립하는 시기로 구성원 간 갈등과 혼란이 빚어진다.
③ 성취기는 구성원의 자발적인 참여를 통하여 더 높은 성과를 창출하는 시기이다.
④ 팀의 형성기에는 개인의 역할과 책임이 불분명하여 리더에 대한 의존도가 낮다.
⑤ 목표는 상호보완적인 팀을 조직하여 함께 업무를 설계하고 이를 각자 수행하는 것이다.

28. 지역사회 간호사는 담당 지역사회 내의 건강문제와 해당 건강문제에 영향을 미치는 요인들을 파악하여 지역사회 주민들의 건강을 증진하고 문제를 예방 및 해결하려 한다. 이때 사용할 질 관리 도구는?

① 흐름도
② 런차트
③ 산점도
④ 원인결과도
⑤ 히스토그램

29. 급성기 병원 인증 기준 중 다음 기술된 간호수행은 어느 체계에 해당하는가?

—— 보기 ——
A 간호사는 CRE 환자 접촉 전 일회용 가운과 장갑을 착용하였다.

① 기본가치체계
② 진료전달체계
③ 환자진료체계
④ 조직관리체계
⑤ 성과관리체계

30. 다음 〈보기〉에서 설명하는 안전사고의 유형은?

—— 보기 ——
건강검진 목적으로 수면 위 내시경을 받던 환자의 산소포화도가 80% 아래로 떨어졌다. 간호사는 환자의 턱을 견인하여 Airway를 확보하였고 의사의 지시에 따라 플루닐 2mg을 투여하였다. 환자의 SpO_2는 97% 이상으로 회복되었고 이후 회복실에서 스스로 깨어나 특이증상 없이 퇴원하였다.

① 이상반응
② 근접 오류
③ 위해 사건
④ 적신호 사건
⑤ 잠재적 사고

31. 다음 설명에 해당하는 환자안전 분석방법은?

—— 보기 ——
수술을 받기 위해 수술실로 이동한 환자가 금식 규칙을 어기고 물을 마셨다는 이유로 수술을 받지 못한 채 병동으로 돌아왔다. 담당 간호사는 이러한 오류가 발생한 원인을 규명하기 위하여 사건 발생 당시의 상황과 전개 과정을 후향적으로 조사하였다.

① 질 관리
② 근본 원인 분석
③ 근접 오류 분석
④ 위해 사건 보고
⑤ 오류 유형 영향 분석

32. 퇴원 환자 간호에 대한 설명으로 옳은 것은?

① 퇴원 환자 계획은 퇴원 지시 후 준비한다.
② 퇴원 후 약물 복용 시 복약지도를 위해 약국으로 안내한다.
③ 퇴원 후 의무기록실에 차트를 보내고 누락을 확인한다.
④ 환자의 자가 간호 의지를 사정하고 실천의지가 있을 경우 교육을 실시한다.
⑤ 퇴원 지시나 의사의 동의 없이 퇴원할 경우 받아둔 각서가 있는지 확인한다.

제 03 회 간호사 국가고시 고난도 모의고사 [3교시]

33. 간호단위 환경관리 방법으로 옳은 것은?

    ① 간호사실의 소음은 40dB 이하로 유지한다.
    ② 오염이 우려되는 곳을 먼저 청소하고 청결한 곳을 청소한다.
    ③ 밤에는 낙상위험이 높으므로 출구와 화장실 쪽에 직접조명을 사용한다.
    ④ 환자의 안정을 위하여 중환자실의 조도는 100Lux를 기준으로 유지한다.
    ⑤ 원내 감염을 막기 위해 다인용 입원실은 HEPA 필터를 이용해 지속적으로 환기한다.

34. 수술을 마친 환자에게 PRN으로 펜타닐이 처방되었다. 다음 중 약품 관리 행위 교육이 필요한 것은?

    ① 펜타닐은 마약대장과 함께 마약장에 보관한다.
    ② 환자가 통증을 호소할 경우 의사의 지시 없이 투약 가능하다.
    ③ 비품으로 비치되어 있을 경우 먼저 입고된 순서대로 사용한다.
    ④ 펜타닐 사용 시 항상 기록해야 하며 잔량은 즉시 반납하도록 한다.
    ⑤ 펜타닐이 들어있는 바이알이 깨질 경우, 스필 키트(spill kit)를 이용하여 처리한 뒤 사고마약류 발생 보고서를 작성하여 제출한다.

35. 간호정보체계의 궁극적인 필요성으로 옳은 것은?

    ① 임상연구 혁신
    ② 신속한 통계 산출
    ③ 합리적인 인력관리
    ④ 의무기록 분실 방지
    ⑤ 용이한 환자 의료 정보 관리

기본간호학

36. 다음 중 섭취량에 포함되는 항목은?

    ① 정맥으로 투여된 수액
    ② 소변으로 배출된 수분
    ③ 위장관 출혈로 손실된 혈액
    ④ 배액관을 통해 빠져나간 삼출물
    ⑤ 기관절개관을 통해 흡인된 점액

37. 수술 후 병동으로 옮겨진 대상자의 간호 내용으로 옳은 것은?

    ① 심호흡 시에는 흉식호흡을 하도록 교육한다.
    ② 배액량이 많을 경우, 배액관을 더 자주 비워준다.
    ③ 통증 예방을 위해 수술 당일은 기동하지 않도록 한다.
    ④ 체온이 높게 측정될 경우 수술 부위 감염 징후가 의심되므로 주치의에게 알린다.
    ⑤ 수술을 마치고 병동으로 돌아온 후 1시간 동안은 활력징후를 15분 간격으로 잰다.

38. 처치 시 외과적 무균술을 적용해야 하는 경우는?

    ① 유치도뇨
    ② 좌약 삽입
    ③ 복막 투석
    ④ 비위관 삽입
    ⑤ 결장루 세척

39. 간호사가 수술을 앞두고 필요한 멸균물품을 준비할 때 멸균 영역이 오염되어 멸균 영역을 다시 구성해야 하는 경우는?

① 소독포 맨 위 바깥자락을 잡았을 경우
② 1시간 전 개봉된 생리식염수를 소량 버린 뒤 멸균용기에 따른 경우
③ 멸균 영역 가장자리로부터 3cm 떨어진 곳에 멸균물품을 올려놓은 경우
④ 멸균 유효기간이 하루 남은 물품을 다른 물품들과 함께 올려놓은 경우
⑤ 허리선보다 낮은 위치에 놓아두었던 이동 섭자를 이용하여 멸균물품을 올려놓았을 경우

40. 고압증기 멸균법을 사용할 수 없는 물품은?

① 대공포
② 드레싱 키트
③ 수술용 메스
④ 내시경용 겸자
⑤ 스테인리스 곡반

41. 입원 환자의 Hb 수치가 9.0 아래로 떨어져 수혈 처방이 추가되었을 때 수혈 간호중재로 옳은 것은?

① 챔버는 2/3 ~ 3/4 정도까지 채운다.
② 주사 바늘은 20 ~ 22G의 바늘을 사용한다.
③ 첫 15분간은 분당 30방울의 속도를 유지한다.
④ 혈소판은 1 ~ 6℃가 유지되는 냉장고에 보관한다.
⑤ 수혈 중 오한, 빈맥, 저혈압 등이 발생할 경우 분당 점적 속도를 늦춘다.

42. 무의식 상태로 중환자실에 입원 중인 79세 환자에게 비위관을 통한 위관영양을 실시하려 한다. 담당 간호사가 취해야 할 간호중재는?

① 침상머리를 30° 이상 높여 좌위 또는 반좌위를 취하게 한다.
② 위관 개방성 유지를 위해 영양액 주입 전 물을 10ml 주입한다.
③ 위관영양 실시 전 위관의 위치를 확인하기 위해 복부 X-ray를 촬영해야 한다.
④ 위 내용물을 흡인하여 음식의 잔류량이 50cc 이상일 경우 식이를 공급하지 않는다.
⑤ 영양액은 튜브를 30cm 이상 높인 상태로 중력을 이용하여 천천히 주입하도록 한다.

43. 연하곤란으로 입원한 환자의 비위관 삽입 절차로 옳은 것은?

① 튜브 삽입 시에는 코로 호흡을 하도록 한다.
② 삽입이 잘 이뤄지지 않을 때에는 제거한 후 다시 삽입한다.
③ 삽입 시 인두를 지날 때에는 고개를 뒤로 젖히도록 한다.
④ 튜브의 길이는 대상자의 코에서 검상돌기까지의 길이이다.
⑤ 비위관 삽입 후 흡인된 액체 산도로 위치를 확인한다.

44. 다음 처방에 대한 설명으로 옳은 것은?

─── 보기 ───
acetaminophen 500mg PO qid × 5 days

① 1일 4회 500mg씩 경구 투약한다.
② 5일간 하루건너 한 번씩 경구 투약한다.
③ 이러한 처방을 single order라고 부른다.
④ 1일 4회 투약해야 하며 1회 투약량은 125mg이다
⑤ 하루에 복용하는 acetaminophen 총량은 1,500mg이다.

제 03 회 간호사 국가고시 고난도 모의고사

3교시

45. 페니실린 처방이 난 환자에게 항생제 피부반응검사를 시행하였고 15분이 지나자 9mm의 발적과 8mm의 팽진이 관찰되었을 때 간호사의 중재로 옳은 것은?

① 처방대로 페니실린을 투약한다.
② 의사에게 알리고 약물을 투여하지 않는다.
③ 검사용 희석액의 농도를 낮춰 재검사한다.
④ 검사용 희석액의 용량을 줄여 재검사한다.
⑤ 주사 부위 반대쪽 팔에 같은 양의 생리식염수를 피내 주사하여 대조 검사를 진행한다.

46. 급성 상복부 통증으로 응급실을 통해 입원한 환자에게 5% Dextrose 500ml에 KCL 20mEq를 희석하여 3초에 1방울이 점적되는 속도로 주입하라는 처방이 내려왔다. 5시간 후 잔량은 몇 ml인가? (단, 1ml = 20gtt)

① 440ml   ② 380ml
③ 320ml   ④ 260ml
⑤ 200ml

47. 36kg의 소아환자에게 5% 포도당용액 1L에 아미노필린 300mg을 희석하여 0.5mg/kg/hr로 투여하라는 처방이 났다. 해당 환자에게 투약할 시 몇 초당 1방울이 떨어지도록 조절해야 하는가? (단, 1ml = 20gtt)

① 2초에 1방울
② 3초에 1방울
③ 4초에 1방울
④ 5초에 1방울
⑤ 6초에 1방울

48. 굴곡, 신전, 외전, 내전, 내회전, 외회전이 다 되는 관절은?

① 슬관절   ② 팔꿈치
③ 견관절   ④ 손목관절
⑤ 손가락 마디

49. 고관절 골절로 입원한 장기 부동환자가 있다. 낮번 간호사가 체위 변경을 위해 몸을 뒤집자 꼬리뼈 닿는 위치에 표재성 궤양과 수포가 잡힌 것을 확인할 수 있었다. 이때 우선적인 중재는?

① 능동·수동적인 관절운동을 제공한다.
② 2시간마다 체위 변경을 하도록 한다.
③ 도넛 모양 혹은 링 모양 쿠션을 적용한다.
④ 괴사조직을 제거하고 하이드로겔을 적용한다.
⑤ 투명 드레싱 혹은 하이드로 콜로이드 드레싱을 적용한다.

50. 욕창 예방 간호중재로 옳은 것은?

① 체위 변경 시에는 부드럽게 끌어야 한다.
② 빈혈 환자는 욕창 고위험군에 속한다.
③ 욕창을 예방하기 위해서는 침상머리를 30° 이상 올려두어야 한다.
④ 돌출 부위 마사지를 시행한다.
⑤ 단단한 매트리스를 사용한다.

51. 간호중재가 필요한 비정상 배뇨 소견은?

① 연한 노란색을 띤다.
② 소변 내 케톤이 없다.
③ 적혈구가 2개 이내이다.
④ 소변의 pH 농도가 4.7이다.
⑤ 하루 소변량이 300ml이다.

52. 수술을 앞둔 환자에게 교육할 수 있는 강화폐활량계 사용방법은?

① "앙와위에서 고개를 측면으로 돌리고 사용하세요."
② "공이 위쪽 끝에 닿을 때까지 숨을 내쉬세요."
③ "최대 흡식량을 확인하고 지표로 지정하세요."
④ "지표가 기준선에 10초 이상 유지될 수 있도록 하세요."
⑤ "최대한 숨을 깊게 들이마시고 호스를 입에 물도록 하세요."

3교시 제 03 회 간호사 국가고시 고난도 모의고사

53. 좌측 종아리뼈 골절로 목발을 짚은 20대 남성에게 교육할 내용으로 옳은 것은?

① 목발을 액와에 단단히 끼어 체중을 지탱하도록 한다.
② 대상자에게 4점 보행(4 – Point gait)법이 적절하다.
③ 계단을 내려갈 때에는 왼쪽 다리를 먼저 내리도록 한다.
④ 목발로 계단을 오를 때에는 건강한 다리에 체중을 의지한다.
⑤ 목발의 길이는 대상자의 신장보다 30cm 짧은 길이로 정한다.

54. 중환자실에 입원한 노인이 섬망 증상을 보여 억제대를 적용하기로 하였다. 이때 유의해야 할 사항은?

① 대상자에게 적절한 억제대는 전신 억제대이다.
② 매듭을 잡아당겨 억제대를 조인 후 침대 난간에 묶는다.
③ 2～4시간마다 혈액순환 및 피부의 손상징후를 관찰하도록 한다.
④ 억제대 적용 전 가족에게 목적과 방법을 설명하고 동의서를 받아야 한다.
⑤ 혈액순환 증진을 위해 매 하루에 한 번 10분간 억제대를 풀어주어야 한다.

55. 구풍관장의 목적으로 옳은 것은?

① 수분 제공
② 구충 효과
③ 영양소 공급
④ 가스로 인한 복부팽만 완화
⑤ 수술 시 분변 물질의 불수의적 방출 방지

56. 기저질환으로 당뇨병을 가지고 있는 환자가 의식을 잃고 입원하였다. 현재 환자의 호흡 양상은 깊고 빠르며 숨결에서 아세톤 향이 난다. 필요한 간호중재는?

① 호기된 공기를 재호흡할 수 있도록 종이봉투를 얼굴 앞에 대어준다.
② 인공호흡기를 통하여 환기를 증진시킨다.
③ 산소화를 증진하고 전해질을 보충한다.
④ 중탄산이온(bicarbonate)을 투여한다.
⑤ 마약성 진통제를 사용하여 과호흡을 방지한다.

57. 정기적으로 투석 중인 환자가 전신 허약감과 약한 맥박, 체위성 저혈압, 심부정맥을 호소하며 내원하였다. 혈액검사상 K^+ 농도가 3.4mEq/L이었으며 EKG를 검사해보니 QT 간격이 연장되었고 뚜렷한 U파가 나타났다. 해당 환자에게 적절한 간호중재로 옳은 것은?

① 구강으로 금식을 유지하게 한다.
② 바나나와 오렌지를 섭취하게 한다.
③ 말초정맥을 통하여 염화칼륨을 주사한다.
④ 인슐린을 투여하여 세포 내로 K^+를 주입한다.
⑤ 수치가 정상화될 때까지 침상안정을 취하게 한다.

58. 기관절개관을 가지고 있는 25세 환자가 중환자실로 전동왔다. 해당 환자가 호흡할 때마다 '크르렁' 소리를 내어 흡인을 시행하려 할 때 간호사의 행동으로 옳은 것은?

① 총 흡인 시간은 10분 정도로 한다.
② 환자의 의식 수준과 관계없이 체위는 반좌위를 취하게 한다.
③ 흡인의 압력은 110～150mmHg로 시행한다.
④ 카테터를 삽입하는 동안에는 카테터를 부드럽게 돌리며 흡인하도록 한다.
⑤ 분비물의 양이 많을 경우 연속적으로 흡인을 시행하되 총 흡인시간을 유의하도록 한다.

59. 환자의 객담을 제거하기 위하여 흉부 물리 요법을 적용하려 한다. 간호중재로 옳은 것은?

① 흡기 시 진동법을 적용한다.
② 체위 배액법은 주로 폐 상엽의 배액에 적용한다.
③ 영아나 소아의 경우 타진보다는 진동을 주는 것이 좋다.
④ 끝난 후 대상자가 직접 기침을 하여 분비물을 뱉어내도록 한다.
⑤ 타진은 커튼을 쳐 대상자의 프라이버시를 보호한 뒤 맨 살에 적용한다.

60. 직장 좌약을 처방받은 환자의 간호중재로 옳은 것은?

① 좌약은 따뜻하게 준비한다.
② 심스체위를 취하게 한다.
③ 삽입 시 직장 벽에 닿지 않게 조심한다.
④ 좌약 삽입 직후 배변욕구를 느끼면 화장실에 가게 한다.
⑤ 삽입 후 20~30분 정도 운동을 하면 효과가 더욱 좋다.

61. 1정이 250mg인 이부프로펜(ibuprofen)을 하루 0.5g q.i.d. PO로 처방했다. 이 처방에 따른 하루 총 복용 정 수는?

① 4정
② 6정
③ 8정
④ 10정
⑤ 12정

62. 수술 후 조기이상을 하는 이유로 옳은 것은?

① 정맥울혈 감소
② 장관 연동운동 감소
③ 폐의 과도한 확장 억제
④ 기관지 분비물 배액량 감소
⑤ 대사요구 감소로 인한 산소요구량 감소

63. 병동 내 낙상 예방 간호중재 교육이 필요한 간호사의 반응은?

① "침상 난간을 항상 올려놓을게요."
② "저시력 환자의 낙상을 예방하기 위해 안전바에 점자를 새겼어요."
③ "노인들의 낙상위험이 높으니까 가급적 침대에 누워 있을 것을 권유할게요."
④ "낙상 과거력이 있을 경우 다른 노인들보다 더 밝은 병실에 배치했어요."
⑤ "지팡이를 짚는 노인 환자의 낙상을 예방하기 위해 지팡이 대신 휠체어를 이용하도록 권고했어요."

64. 항생제 내성균인 VRE를 가진 입원환자가 전동을 왔다. 간호중재로 옳은 것은?

① 환자와 90cm의 거리를 유지하여야 한다.
② 병실에 들어갈 때에는 마스크를 착용해야 한다.
③ 표준주의가 아닌 접촉주의를 적용하여 관리한다.
④ 이동 시에는 대상자에게 덴탈마스크를 착용시켜야 한다.
⑤ 되도록 1인실에 격리하며 불가능한 경우 코호트 격리한다.

65. 중환자실에서 환자가 사망했을 때 사후 간호사가 해야 할 것은?

① 턱 아래에 둥글게 만 수건을 두어 입을 다물게 한다.
② 머리 아래에서 베개를 제거하여 선열을 유지시킨다.
③ 형태 훼손 예방을 위해 환의를 임의로 갈아입히지 않는다.
④ 사체가 의치를 착용하고 있다면 빼어 유족에게 인수한다.
⑤ 부검을 할 경우, 사체에 연결된 튜브들을 모두 제거하거나 피부에서 2.5cm 이내로 자르고 테이프를 붙인다.

보건의약관계법규

66. 「감염병의 예방 및 관리에 관한 법률」상 발생 또는 유행 시 24시간 이내에 신고하여야 하고 격리가 필요한 감염병의 종류로 알맞게 짝지어진 것은?

① 한센병, 두창, 매독
② 홍역, 백일해, A형 간염
③ 첨규콘딜롬, 디프테리아, 성홍열
④ 결핵, 유행성이하선염, B형 간염
⑤ 파상풍, 쯔쯔가무시증, 렙토스피라증

67. 여름방학에 유럽을 다녀온 15세 학생이 홍역 진단을 받았다. 「감염병의 예방 및 관리에 관한 법률」상 학교장이 취해야 할 행동으로 옳은 것은?

① 24시간 이내에 질병관리청장에게 신고한다.
② 관할지의 시장·군수·구청장에게 신고한다.
③ 해당 주소지를 관할하는 보건소장에게 신고한다.
④ 의사, 치과의사 또는 한의사의 검안을 요구한다.
⑤ 해당 학생과 그 동거인에게 질병관리청장이 정하는 감염 방지 방법을 지도한다.

68. 「의료법」상 의료인이 될 수 없는 사람은?

① 경범죄 벌금형을 선고받은 이력이 있는 자
② 제1급 감염병에 속하는 감염성 질환에 걸린 자
③ 금고 이상의 형을 선고받고 형 집행이 종료된 지 5년이 지난 자
④ 프로포폴을 의료 외의 목적으로 상습 투약하는 자
⑤ 의료인으로서 적합하다는 전문의의 판정을 받은 조현병 환자

69. 「의료법」상 진료에 관한 기록을 보존하는 기간으로 옳은 것은?

① 처방전은 3년간 보존해야 한다.
② 수술기록은 5년간 보관하도록 한다.
③ 시체 검안서의 보존기간은 3년이다.
④ 방사선 사진과 그 소견서는 10년간 보존한다.
⑤ 진료기록부의 진료기록 보존기간은 5년이다.

70. 「검역법」상 우리나라에 일시 머무르는 운송수단이 검역조사를 일부 혹은 전부 생략할 수 없는 사유는?

① 태풍 등 기상악화의 경우
② 급유 또는 급수를 위한 경우
③ 운송수단을 수리하기 위한 경우
④ 운행에 필요한 물품을 공급받기 위한 경우
⑤ 검역 감염병에 해당하지 않는 환자를 내리기 위한 경우

71. 「혈액관리법」상 채혈금지대상자는?

① 46kg인 27세 여성 A 씨
② 수혈을 받은 지 8개월이 된 B 씨
③ 매독 치료 종료 13개월 차가 된 C 씨
④ 급성 B형 간염 병력자로 완치 후 7개월이 경과한 D 씨
⑤ 본인이 출산한 신생아에게 수혈하려는 산부 E 씨

72. 「마약류 관리에 관한 법률」상 마약류 취급자의 허가 주체가 다른 것은?

① 마약류 수출업자
② 마약류 제조업자
③ 마약류 도매업자
④ 마약류 원료 사용자
⑤ 마약류 취급 학술연구자

73. 「지역보건법」상 지역 보건 의료계획에 포함되어야 할 내용은?

① 보건 의료 수요의 측정
② 건강 친화적인 지역사회 여건의 조성
③ 지역보건 의료정책의 기획, 조사·연구 및 평가
④ 보건 의료인 및 보건 의료기관에 대한 지도·관리 및 육성
⑤ 보건 의료 관련 기관·단체, 학교, 직장 등과의 협력체계 구축

74. 「후천성 면역 결핍증 예방법」상 검진을 받아야 하는 사람은?

① 감염인의 자녀
② 공중과 접촉이 많은 업소에 종사하는 자
③ 좌초된 선박에서 구조당하여 배우자와 함께 재난상륙 허가를 받은 외국인 승무원
④ 약 한 달간 지속되는 아시안컵에 참가하기 위해 해외에서 국내로 입국한 축구선수
⑤ 해외에서 입국 전 3개월 내에 발급받은 후천성 면역 결핍증 음성확인서를 지참한 외국인

75. 술에 취한 채 넘어져 양 무릎과 손바닥에 가벼운 찰과상을 입은 주취자가 응급실에 내원하였다. 해당 환자는 자신이 먼저 왔는데 진료가 늦어진다며 소리를 지르고 있다. 「응급의료에 관한 법률」상 해당 환자에게 내릴 수 있는 조치는?

① 해당 환자의 상처가 가벼운 바, 빠른 치료가 가능하므로 최대한 빨리 치료해서 귀가시킨다.
② 해당 환자가 응급 환자에 해당하지 않는 이유를 설명하고 피부과 혹은 외과 내원을 추천한다.
③ 주취자는 의사결정능력이 없으므로 동행인의 동의를 얻은 뒤 응급실이 아닌 의료시설에 진료를 의뢰한다.
④ 주취자 난동은 진료 방해 행위이며 응급의료 등의 방해금지 해당 조항에 속하므로 의료를 거부할 수 있다.
⑤ 인력이 부족하여 해당 환자에게 즉각적으로 응급의료를 제공할 수 없으므로 지체 없이 적절한 응급의료가 가능한 다른 의료기관에 이송한다.

76. 간호대학 봉사동아리가 여름방학을 맞이하여 광역시 甲구에서 노인들을 대상으로 무료 건강검진 의료봉사를 수행하려 한다. 이때 「지역보건법」상 필요한 조치는?

① 실시 열흘 전까지 甲구 보건소장에게 신고하여야 한다.
② 실시 일주일 전까지 甲구 보건소장의 승인을 받아야 한다.
③ 실시 일주일 전까지 해당 광역시 보건과에 신고하여야 한다.
④ 실시 열흘 전까지 해당 광역시 보건과의 승인을 받아야 한다.
⑤ 진료가 아닌 비영리적 검진이므로 승인이나 신고할 필요가 없다.

77. 「마약류 관리에 관한 법률」상 마약류의 저장 방법으로 옳은 것은?

① 마약이나 임시 마약은 잠금장치가 설치된 냉장고 안에 보관한다.
② 향정신성 의약품은 이중으로 잠금장치가 된 철제금고에 보관한다.
③ 대마나 임시 대마는 타인의 출입이 제한된 장소에서 반출, 반입한다.
④ 마약류 취급 의료업자는 원활한 조제를 위하여 업무 시간 중 조제대에 향정신성 의약품을 비치할 수 있다.
⑤ 마약류는 공통적으로 일반인이 쉽게 발견할 수 없는 장소에 설치하되 이동과 운반이 자유롭도록 해야 한다.

78. 다음 ( ) 안에 들어갈 숫자로 옳은 것은?

─ 보기 ─
「연명의료결정법」상 거짓이나 그 밖의 부정한 방법으로 지정을 받고 취소된 호스피스 전문기관은 지정이 취소된 날부터 ( )년 이내에는 호스피스 전문기관으로 지정받을 수 없다.

① 2년
② 3년
③ 4년
④ 5년
⑤ 10년

79. 「의료법」상 상급종합병원의 지정요건으로 옳은 것은?

① 상급종합병원의 지정권자는 시·군·구청장이다.
② 상급병원으로 지정받은 종합병원은 4년마다 평가를 실시하여 재지정하거나 지정을 취소할 수 있다.
③ 보건복지부장관은 상급병원으로 지정받은 종합병원의 평가 업무를 관계 전문기관 또는 단체에 위탁할 수 있다.
④ 상급종합병원의 지정대상은 특정 진료 과목이나 특정 질환 등에 대하여 난이도가 높은 의료 행위를 하는 병원이다.
⑤ 상급종합병원으로 지정받으려면 특정 질환별·진료 과목별 환자의 구성 비율이 보건복지부령으로 정하는 기준에 해당하고, 각 진료 과목마다 전속 전문의를 두어야 한다.

80. 「국민건강보험법」상 국민건강보험의 피부양자가 될 수 있는 사람은?

① 국민건강보험 지역가입자 A 씨
② 이민을 가서 뉴질랜드에 정착한 재외교포 B 씨
③ 건강보험적용 배제신청을 한 의료보호대상자 C 씨
④ 의료급여법에 따라 의료급여를 받는 수급권자 D 씨
⑤ 보험자에게 건강보험의 적용을 신청한 국가유공자 E 씨

81. 「의료법」상 해당 연도의 보수 교육을 면제받을 수 있는 사람은?

① 1차 의료기관에서 근무하며 약학대학원에 다니고 있는 간호사
② 종합병원에서 근무 중인 2년차 전공의
③ 보수 교육을 받기가 곤란하다고 보건복지부 장관의 인정을 받은 의료인
④ 개인사정으로 인하여 해당 연도에 환자진료 업무에 종사한 기간이 5개월인 의료인
⑤ 작년에 취득한 면허를 최근 재발급 받은 의료인

82. 「연명의료결정법」상 호스피스·완화의료에 해당하는 질환은?

① 결핵
② 뇌졸중
③ 만성 간경화
④ 급성 백혈병
⑤ 급성 심근경색

83. 「국민건강증진법」상 시설 전체를 금연구역으로 지정해야 하는 곳은?

① 공업고등학교 운동장
② 10인승 이상의 교통수단
③ 객석 수 200석 이하의 공연장
④ 연면적 300제곱미터 이하의 학원
⑤ 1,000명 미만의 관객을 수용할 수 있는 체육시설

84. 「국민건강보험법」상 보험급여 지급이 제한되는 경우는?

① 제왕절개로 분만한 A 씨
② 자살시도로 인한 약물중독으로 내원한 B 씨
③ 사우디아라비아에서 토목업에 종사하고 있는 C 씨
④ 암벽등반 중 발을 헛디뎌 골절상을 입은 D 씨
⑤ 진폐증을 산업재해로 인정받아 산재급여를 받고 있는 E 씨

85. 「지역보건법」상 보건소의 추가 설치 기준으로 옳은 것은?

① 시·군·구 별로 1개씩 추가 설치 가능하다.
② 시·군·구청장과 보건복지부장관의 협의가 필요하다.
③ 보건소장이 필요성을 인정할 경우 추가 설치 가능하다.
④ 지역주민의 요구가 있을 경우 추가 설치 가능하다.
⑤ 행정안전부장관과 보건복지부장관의 협의가 필요하다.

간호사 국가고시
제04회 고난도 모의고사

성명		생년월일	
문제 수(배점)	295문제(1점/1문제)	풀이시간	/ 270분
1교시	성인간호학		모성간호학
2교시	아동간호학	지역사회간호학	정신간호학
3교시	간호관리학	기본간호학	보건의약관계법규

✳ 과락기준표 ✳

1교시(90분)		2교시(90분)			3교시(90분)		
성인간호학 (70문항)	모성간호학 (35문항)	아동간호학 (35문항)	지역사회간호학 (35문항)	정신간호학 (35문항)	간호관리학 (35문항)	기본간호학 (30문항)	보건의약관계법규 (20문항)
28 / 70	14 / 35	14 / 35	14 / 35	14 / 35	14 / 35	12 / 30	8 / 20

※ 총 정답 문항 177개 미만일 경우 평락

✳ 유의사항 ✳

- 문제지 및 답안지의 해당란에 문제유형, 성명, 응시번호를 정확히 기재하세요.
- 모든 기재 및 표기사항은 "컴퓨터용 흑색 수성 사인펜"만 사용합니다.
- 예비 마킹은 중복 답안으로 판독될 수 있습니다.

각 문제에서 가장 적절한 답을 하나만 고르시오.

성인간호학

1. 화상 환자 간호중재에 대한 설명으로 옳은 것은?

   ① 손상 부위를 얼음에 대어준다.
   ② 물집은 터뜨려 소독을 해준다.
   ③ 넓은 화상부위는 찬물에 담근다.
   ④ 화상부위는 세척하지 않는다.
   ⑤ 거즈 위에 건조한 담요를 덮어준다.

2. 장기간 부동 환자에서 무긴장성 근육반사가 보일 때 환자에게 나타나는 전해질 이상반응은?

   ① 저칼슘혈증   ② 고칼슘혈증
   ③ 저칼륨혈증   ④ 고칼륨혈증
   ⑤ 고나트륨혈증

3. 3개월 전 퇴원한 당뇨 환자가 혈당관리를 꾸준히 했음을 알 수 있는 항목은?

   ① 당화혈색소 5.6%
   ② 공복혈당 140mg/dL
   ③ C-펩티드 2.5ng/dL
   ④ 혈중 인슐린 농도 20mU/dL
   ⑤ 식후 2시간 혈당검사 190mg/dL

4. 면역글로불린에 대한 설명으로 옳은 것은?

   ① IgD는 비만세포와 호염구에 부착되어 있다.
   ② IgA는 점막선을 구성하며 신체표면을 보호한다.
   ③ IgE는 림프구 표면에 존재하며 B림프구의 분화를 돕는다.
   ④ IgM은 유일하게 태반을 통과하며 2차 면역반응을 유발한다.
   ⑤ IgG는 1차 면역 반응을 유발하며 ABO혈액 항원에 대해 항체를 형성한다.

5. 헤파린을 투여받는 대상자의 aPTT가 정상 범위의 4배 더 높을 때 우선적인 사정 자료는?

   ① 맥압   ② 호흡수
   ③ 점막출혈   ④ 공복혈당
   ⑤ 나트륨 농도

6. 수혈반응에서 발생하는 체액성 면역과 관련된 면역세포는?

   ① T림프구   ② 대식세포
   ③ B림프구   ④ 돌기세포
   ⑤ 자연살해세포

7. 27세 남성이 항생제 처방 이후 전신에 두드러기와 가려움증을 동반한 심각한 알레르기 반응을 호소하였다. 가장 우선적인 간호중재는?

   ① 기도를 확보한다.
   ② 고농도산소를 투여한다.
   ③ 기관지 삽관을 시행한다.
   ④ 정맥경로를 확보한다.
   ⑤ 앙와위를 취한다.

8. 가스 폭발 사고로 전신에 2도 화상을 입고 응급실에 내원한 환자 초기 사정 중 주의 깊게 관찰해야 할 이상소견은?

   ① GCS 15점
   ② 체온 36.5℃
   ③ 산소포화도 98%
   ④ 혈청칼륨 4.2 mEq/L
   ⑤ 소변 배출량 0.4 mL/kg/시간

9. 암의 생물학적 특성으로 옳은 것은?

   ① 세포 증식과 세포 분화의 결합이다.
   ② 주변 세포 접촉을 통해 세포분열 억제한다.
   ③ 세포 간 영역과 크기에 따라 제한이 있다.
   ④ 유전적 구조의 변형만으로 충분하다.
   ⑤ 조건적인 분열이 일어난다.

제 04 회 간호사 국가고시 고난도 모의고사 1교시

10. 위암 환자의 조직검사 결과가 다음과 같을 때 임상적 병기 분류체계에서 해당 병기는?

    ─── 보기 ───
    - 전이의 증거가 없다.
    - 비정상적인 국소 림프결절이 없다.
    - 종양이 원발 장기에 국한되어 있다.

    ① 0기　　　② 1기
    ③ 2기　　　④ 3기
    ⑤ 4기

11. 35세 남성이 수일째 혈액이 섞인 설사를 반복하고 복통을 호소하며 내원하였다. 내시경 검사 결과, 결장 점막의 염증과 궤양이 확인되었다. 이 환자에서 관찰될 가능성이 가장 높은 임상 증상은?

    ① 체중 증가
    ② 전신 부종
    ③ 출혈성 설사
    ④ 의존성 부종
    ⑤ 위 내용물 역류

12. 방사선 치료를 받는 환자에게 시행할 간호교육 내용으로 옳은 것은?

    ① 피부는 건조하게 유지한다.
    ② 피부에 표시된 그림은 바로바로 지운다.
    ③ 면도 시 전기면도기는 사용하지 않는다.
    ④ 치료 부위를 비누로 깨끗이 씻는다.
    ⑤ 치료 부위를 자주 태양광에 노출시켜 준다.

13. 심박출량에 영향을 미치는 것으로 옳은 것은?

    ① 관류압, 심근수축력
    ② 정맥귀환량, 심근수축력
    ③ 심박동수, 심근수축력
    ④ 판막활동량, 심근수축력
    ⑤ 심장잔여혈량, 판막활동량

14. 혈중 나트륨의 수치가 148mEq/L인 환자의 간호중재는?

    ① 비위관 흡인을 자주 시행한다.
    ② 고장성 생리식염수를 투여한다.
    ③ 나트륨 수치를 빠르게 교정한다.
    ④ 나트륨의 섭취를 점차 늘려간다.
    ⑤ 저장성 생리식염수를 정맥주입한다.

15. 우리 몸의 뼈 길이 성장을 담당하는 성장판이 포함되어 있는 부위는?

    ① 골막　　　② 골단
    ③ 골간　　　④ 골단판
    ⑤ 골수강

16. 만성 신부전 환자에게 간호중재가 필요한 전해질 검사 결과는?

    ① 인 4.0mEq/L　　② 칼슘 8.0mEq/L
    ③ 칼륨 3.5mEq/L　　④ 나트륨 140mEq/L
    ⑤ 마그네슘 2.0mEq/L

17. 만성 신부전 환자의 사구체여과율이 27mL/min/1.73m^2일 때 특징은?

    ① 합병증 관리가 필요하다.
    ② 위험인자에 대한 중재가 필요하다.
    ③ 위험요인에 대한 검진이 필요하다.
    ④ 콩팥기능상실 및 요독증 증후군이 발생한다.
    ⑤ 콩팥 손상이 있지만 사구체여과율은 정상이다.

18. 녹내장 환자에게 교육을 실시한 후 추가 교육이 필요한 반응은?

    ① "녹내장은 만성 질환이므로 장기적인 관리가 필요합니다."
    ② "안압 하강 약물을 투여합니다."
    ③ "합병증으로 흐린 시야가 있을 수 있습니다."
    ④ "류마티스 관절염약과 함께 녹내장약(탄산 탈수 효소 억제제)을 복용해도 됩니다."
    ⑤ "만성 폐쇄성 폐질환이나 천식 환자에게 베타아드레날린 차단제는 금기입니다."

19. 환자가 다음과 같은 증상을 호소할 때 간호중재로 옳은 것은?

   ─── 보기 ───
   • 급성 현훈
   • 전정계 검사에서 기능 저하
   • 청력 측정에서 저주파 감각신경성 난청
   • 글리세롤 복용 후 청력검사에서 어음 명료도가 좋아짐

   ① 큰 소리로 설명한다.
   ② 유산소 운동을 권장한다.
   ③ 활기찬 일상생활을 유지하도록 권유한다.
   ④ 조용하고 어두운 방에서 안정을 취하도록 한다.
   ⑤ 갑작스러운 움직임이 증상을 개선시킬 수 있음을 설명한다.

20. 녹내장 수술 후 산동제를 투여하는 주된 목적은?

   ① 동공 축소 방지
   ② 후방 유착 방지
   ③ 안내 출혈 유도
   ④ 전방각 폐쇄 촉진
   ⑤ 섬유주 기능 강화

21. 폐포의 허탈을 감소시키고, 표면장력을 낮추는 지단백질은?

   ① 섬모
   ② 격막
   ③ 횡격막
   ④ 배상세포
   ⑤ 계면활성제

22. 깊고 빠른 호흡을 내쉬는 호흡곤란 환자가 입 주위 무감각, 저림 등의 증상을 호소할 때 간호중재로 옳은 것은?

   ① 객담 상태를 확인한다.
   ② 인공호흡기를 적용한다.
   ③ 심호흡을 유도하여 교정한다.
   ④ 비닐주머니에 숨을 내쉬고 들이쉬게 한다.
   ⑤ 시진 및 비대칭적인 흉부 움직임을 확인한다.

23. 기관지 폐색 환자에게서 확인할 수 있는 특징적인 호흡음은?

   ① 협착음
   ② 악설음
   ③ 천명음
   ④ 수포음
   ⑤ 흉막 마찰음

24. 결핵약 복용 중 발생할 수 있는 약물 부작용은?

   ① 저혈당   ② 이독성
   ③ 고혈압   ④ 고지혈증
   ⑤ 시력 감소

25. 화농성 객담과 가슴압박 및 흉통을 동반한 기침을 호소하며 야간 발한, 체중 감소와 식욕 감퇴 등의 증상이 있는 결핵 대상자에게 시행할 수 있는 검사는?

   ① 후두 조영술
   ② 기관지경검사
   ③ 동맥혈가스검사
   ④ 기관지 조영술
   ⑤ 투베르쿨린 반응검사

26. 만성 폐쇄성 폐질환 환자의 퇴원 교육 실시 후 추가 교육이 필요한 반응은?

   ① "금연을 다짐했습니다."
   ② "유제품 섭취를 늘릴게요."
   ③ "식사는 조금씩 자주 하겠습니다."
   ④ "탄수화물 섭취는 조금 줄여볼게요."
   ⑤ "하루 2L 이상 수분 섭취하겠습니다."

27. 재생불량성 빈혈에 대한 설명으로 옳은 것은?

   ① 엽산의 결핍으로 초래된다.
   ② 상염색체 열성 유전질환이다.
   ③ 특발성이며 자가 면역에 기인한다.
   ④ 비타민 B_{12} 결핍에 의해 발생한다.
   ⑤ 여성과 임산부, 노인 등에 빈발한다.

제 04 회 간호사 국가고시 고난도 모의고사 [1교시]

28. 혈소판 감소증 환자의 퇴원 교육을 실시 후 추가 교육이 필요한 반응은?

   ① "일반적으로 걷는 운동이 적절하겠네요."
   ② "주기적인 관장으로 변비를 예방할게요."
   ③ "출혈 증상을 주의 깊게 관찰해야겠어요."
   ④ "잇몸 출혈을 방지하기 위해 부드러운 칫솔을 사용할래요."
   ⑤ "아스피린과 같은 약물을 피해야겠어요."

29. 코피를 자주 흘리는 대상자의 진단 결과가 다음과 같을 때 의심되는 질환은?

   ─ 보기 ─
   PT 정상, aPTT 연장, BT 정상

   ① 혈우병
   ② 호중구감소증
   ③ 저프로트롬빈혈증
   ④ 파종성 혈관내 응고증
   ⑤ 자가면역성 혈소판 감소성 자반증

30. 압력 수용체에 대한 설명으로 옳은 것은?

   ① 대동맥에 존재한다.
   ② 교감 신경계로 상승된다.
   ③ 수용체가 자극되면 심박동수가 증가한다.
   ④ 부교감 신경의 영향으로 일시적으로 억제된다.
   ⑤ 수용체가 자극되면 뇌간에 있는 혈관운동중추로 정보가 보내진다.

31. 판막 질환을 가진 환자가 갑자기 심계항진 증상을 호소할 때 심전도 검사 결과는 다음과 같다. 호발하는 합병증을 예방하기 위해 투여할 수 있는 약물은?

   ─ 보기 ─
   • 심방 수축 330회/min   • 심실 수축 90회/min
   • P파의 소실   • QRS파 불규칙
   • 불규칙한 리듬

   ① 모르핀
   ② 와파린
   ③ 디아제팜
   ④ 페니실린
   ⑤ 아세트아미노펜

32. 급성 심근경색에서 관찰되는 특징적인 검사 결과는?

   ① Myoglobin 상승
   ② CRP의 감소
   ③ Troponin 감소
   ④ CK – MB 상승
   ⑤ 콜레스테롤 정상

33. 요로전환 수술 후 환자에게 나타나는 증상으로 옳은 것은?

   ① 소변배설량이 섭취량보다 많다.
   ② 수술 후 일주일간 부종이 있다.
   ③ 8주에 걸쳐 장루 크기가 증가된다.
   ④ 수술 직후 수술부위가 거무스레하다.
   ⑤ 수술 후 혈액이 지속적으로 나타난다.

34. 다음의 증상을 호소하는 대상자에게 발생할 수 있는 합병증은?

   ─ 보기 ─
   • 간비대, 청색증
   • 타진 시 공명음, 청진 시 수포음
   • $PaCO_2$ 50mmHg, PaO_2 60mmHg

   ① 후두암
   ② 진폐증
   ③ 심근경색
   ④ 낭성 섬유증
   ⑤ 급성 호흡부전

35. 만성 안정형 협심증 환자의 우선적 간호중재는?

   ① 금연
   ② 혈압 조절
   ③ 체중 관리
   ④ 독감 예방접종
   ⑤ 산소 공급량 증가

36. 폐결핵 환자의 1차 항결핵제 투약에 관한 교육 시 추가 교육이 필요한 답변은?

① "약물은 1일 1회 복용합니다."
② "분비물과 소변이 오렌지색으로 변할 수 있습니다."
③ "약물 복용 3개월 후 음성반응은 완치를 의미합니다."
④ "가급적 공복에 복용하나 위장장애 시 식후 복용합니다."
⑤ "투여 전과 치료 중에 주기적인 시력검사가 필요합니다."

37. 대동맥 박리의 가장 심각한 합병증으로 옳은 것은?

① 현훈
② 부종
③ 소양증
④ 심장압전
⑤ 맥박 감소

38. 만성 부비동염 환자 수술 후 간호중재로 옳은 것은?

① 수분 제한
② 온습포 적용
③ 상체 45° 올리기
④ 심호흡, 기침 격려
⑤ 아침에 분비물 배액하기

39. 관절경 검사를 시행한 환자에게 나타날 수 있는 합병증으로 옳은 것은?

① 골다공증   ② 골 관절염
③ 움직임 증가   ④ 혈전성 정맥염
⑤ 류마티스 관절염

40. 복부 사분위 중 우하복부 구조로 옳은 것은?

① 간의 좌엽, 비장, 위
② 간과 담낭, 유문, 십이지장, 췌장 두부
③ 맹장, 상행결장, 방광(팽창 시)
④ 췌장 체부, 결장의 간만곡
⑤ 하행결장 부위, S자결장 만곡부

41. 위장관계의 이상 징후 사정으로 옳은 것은?

① 복부 압통 없음
② 복부의 과공명음
③ 복부 전반에 고음
④ 4분면에서 장음이 들림
⑤ 우측 쇄골 중심선에서 10cm에 간이 있음

42. 뇌졸중 환자의 의식사정 결과가 다음과 같을 때 글라스고우 혼수척도(GCS) 사정 결과로 옳은 것은?

― 보기 ―
• 눈뜨기(E) : 소리에 의해 눈을 뜸
• 언어반응(V) : 이해할 수 없는 언어
• 운동반사반응(M) : 자극에 움츠림

① E3V2M2 = 7점   ② E2V3M3 = 8점
③ E3V3M2 = 8점   ④ E2V3M4 = 9점
⑤ E3V2M4 = 9점

43. 재급식 증후군의 특징으로 옳은 것은?

① 고마그네슘혈증   ② 영양 과다
③ 고혈당증   ④ 고인산혈증
⑤ 고칼륨혈증

44. 위식도 역류 질환에서 사용되는 약물은?

① 리팜핀   ② 만니톨
③ 레보플록사신   ④ 프로톤 펌프 억제제
⑤ 하이드로클로로티아지드

45. 위궤양 질환의 특징으로 옳은 것은?

① 위액의 분비가 증가한다.
② 정신적 스트레스와 관련있다.
③ 침투형 병소가 주로 발생한다.
④ 위액 분비가 정상이거나 감소한다.
⑤ 복부 중앙과 상복부에 타는 듯한, 쥐어짜는 듯한 통증이 있다.

제 04 회 간호사 국가고시 고난도 모의고사 — 1교시

46. 경요도 절제술 후 방광세척 시행할 때, 환자의 소변 배출량이 주입량보다 적을 경우 시행해야 하는 간호중재는?
   ① 치골상부를 압박한다.
   ② 주입량을 증가시킨다.
   ③ 수분 섭취를 제한한다.
   ④ 요도카테터를 제거한다.
   ⑤ 요도카테터 개방성을 확인한다.

47. 상부 위장관 출혈 시 우선적 간호중재는?
   ① 약물 투여
   ② 산소 공급
   ③ 불안 관리
   ④ 과거병력 확인
   ⑤ 활력징후의 측정

48. 심전도 검사결과 P파가 없고, 불규칙하고 미세한 선으로 나타나는 환자의 간호중재로 옳은 것은?
   ① 제세동 실시
   ② 미주신경자극
   ③ 항응고제 투여
   ④ 인공심박동기 사용
   ⑤ 중탄산나트륨 주사

49. 위관영양 시 간호중재로 옳은 것은?
   ① 음식을 빠르게 주입한다.
   ② 앙와위를 취한다.
   ③ 청결을 위해 매 급식 때마다 관을 바꾼다.
   ④ 음식 주입 전후에 물을 30~60cm 주입한다.
   ⑤ 주입이 끝나면 관을 열어두고 공기를 배출시킨다.

50. 부비동염 중재로 옳은 것은?
   ① 성대 휴식   ② 인두 세척
   ③ 아스피린 금기   ④ 수분 섭취 제한
   ⑤ 울혈제거제 금지

51. 바이러스성 간염 환자에게서 확인할 수 있는 특징은?
   ① 만성 통증
   ② 얕은 호흡
   ③ 신체활동의 감소
   ④ 부적절한 영양 섭취
   ⑤ 피로와 허약과 관련된 활동 지속성 장애

52. 간경화의 주된 합병증으로 생명을 위협하는 질환은?
   ① 복수
   ② 황달
   ③ 말초부종
   ④ 식도정맥류
   ⑤ 말초신경병증

53. 다음 중 간성뇌증의 간호중재 목표로 옳은 것은?
   ① 복수의 감소   ② 황달수치 감소
   ③ 식도정맥류 완화   ④ 문맥성 고혈압의 완화
   ⑤ 암모니아 생성의 감소

54. 체외 방사선 치료를 받는 환자에게 해야 하는 교육내용으로 옳은 것은?
   ① "절대안정을 취해야 합니다."
   ② "치료실에는 혼자 계실 거예요."
   ③ "치료 후에는 격리가 필요합니다."
   ④ "치료 동안 통증이 나타날 거예요."
   ⑤ "소량의 잔여 방사능이 남을 거예요."

55. 간생검에 대한 설명으로 옳은 것은?
   ① 검사 후 좌측위로 눕는다.
   ② 간생검 전 비타민D를 투여한다.
   ③ 검사 전 전신마취 교육을 실시한다.
   ④ 검사 시 호기 후 숨 참고 시행한다.
   ⑤ 5~6늑간 부위에 간생검을 실시한다.

제 04 회 간호사 국가고시 고난도 모의고사

56. 항암제를 투여 받는 환자의 구내염 예방을 위한 간호중재로 옳은 것은?

① 알코올이 첨가된 구강액을 사용한다.
② nystatin 구강 현탁액 사용을 금한다.
③ 증상이 나타나면 구강 간호를 최소화한다.
④ 통증이 심하면 과산화수소수로 구강을 헹군다.
⑤ 구강위생 유지를 위해 칫솔모가 단단한 것을 사용한다.

57. 62세 여성이 기침이나 재채기를 할 때 크게 웃을 때 실금한다. 대상자의 실금으로 옳은 것은?

① 복압성 요실금 ② 절박성 요실금
③ 반사성 요실금 ④ 기능적 요실금
⑤ 축뇨성 요실금

58. 방광경 검사 환자에게 검사 후 간호교육 사항으로 옳은 것은?

① 온수 좌욕을 금한다.
② 수분 섭취를 제한한다.
③ 하복부 마사지는 금지사항이다.
④ 분홍색 소변이 나올 수 있음을 알린다.
⑤ 검사 직후 일어서서 나올 수 있음을 교육한다.

59. 뇌에서 평형, 항상성 기능 담당하는 부위를 바르게 연결한 것은?

① 숨뇌 – 평형   ② 대뇌 – 평형
③ 교뇌 – 항상성 ④ 소뇌 – 항상성
⑤ 간뇌 – 항상성

60. 뇌하수체 후엽에서 분비되는 호르몬은?

① 성장 호르몬   ② 부신 피질 자극 호르몬
③ 항이뇨 호르몬   ④ 갑상선 자극 호르몬
⑤ 성선 자극 호르몬

61. 부갑상샘 호르몬의 주요 역할은?

① 멜라토닌 호르몬 분비
② 칼슘의 혈중 수준을 조절
③ 수유나 자궁 수축에 관여
④ 신체 조직의 성장발달에 작용
⑤ 난소의 성숙과 에스트로겐의 분비

62. 제2형 당뇨에 관한 설명으로 옳은 것은?

① 젊은 연령에서 주로 발생한다.
② 전체 당뇨의 90 ~ 95% 차지한다.
③ 인슐린 생성 중단 또는 부족으로 발생한다.
④ 갑작스럽게 발병한다.
⑤ 내인성 인슐린 분비가 없다.

63. 당뇨 환자의 교육 후 추가 교육이 필요한 반응은?

① "주사 후 문지르지 않습니다."
② "일회용 주사기를 안전하게 폐기합니다."
③ "약물의 온도는 실내온도로 맞춥니다."
④ "피부를 집어올려 바늘을 90°로 찔러줍니다."
⑤ "주사 전 병을 위아래로 잘 흔들어 인슐린을 섞어줍니다".

64. 다음과 같은 심전도를 보이는 부정맥은?

― 보기 ―

① 심방세동
② 심실성 빈맥
③ 완전방실차단
④ 조기심실수축
⑤ 상심실실성 빈맥

제 04 회 간호사 국가고시 고난도 모의고사 1교시

65. 화상 후 첫 48시간 이내의 수분과 전해질 변화로 옳은 것은?

① 소변 배설량이 증가한다.
② 혈액 내 칼륨이 감소한다.
③ 혈액 내 나트륨이 증가한다.
④ 외상으로 인한 신혈류량이 증가한다.
⑤ 모세혈관 투과성 증가로 저단백혈증이 나타난다.

66. 갑상샘 절제술 후 회귀후두신경 손상으로 나타날 수 있는 증상은?

① 오심
② 소양증
③ 연하곤란
④ 체중 증가
⑤ 쉰 목소리

67. 발작의 종류와 설명으로 옳은 것은?

① 국소발작은 어린아이에게 많이 발생한다.
② 근육의 수축과 이완이 교대로 일어나는 것은 긴장발작이다.
③ 강직성 간대성 발작은 국소발작 없이 전신발작으로 2 ~ 5분간 지속된다.
④ 행동변화가 있으나 무슨 일이 일어났는지 알지 못하는 것은 부재성 발작이다.
⑤ 복합형 발작은 신체 일부분에서 시작되어 전신 강직성 간대성 발작으로 진행가능하다.

68. 골절의 치유 과정으로 옳은 것은?

① 가골 형성 → 혈종 및 육아조직 형성 → 골화 → 골 강화와 재형성
② 가골 형성 → 골화 → 골 강화와 재형성 → 혈종 및 육아조직 형성
③ 골화 → 혈종 및 육아조직 형성 → 가골 형성 → 골 강화와 재형성
④ 혈종 및 육아조식 형성 → 골화 → 골 강화와 재형성 → 가골 형성
⑤ 혈종 및 육아조직 형성 → 가골 형성 → 골화 → 골 강화와 재형성

69. 계속적이고 강한 외부자극을 줄 때만 깨어나고 통증 자극에 대해서는 어느 정도 피하려는 듯한 의도적인 행동을 보이는 환자의 의식 수준은?

① 명료(alert)
② 기면(drowsy)
③ 혼미(stupor)
④ 반혼수(semicoma)
⑤ 혼수(coma)

70. 심전도 결과가 다음과 같을 때 가장 우선적으로 시행해야 할 간호중재는?

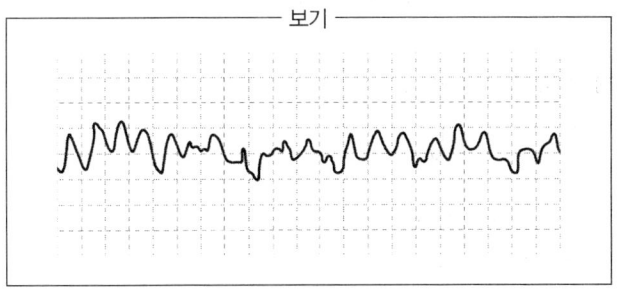

보기

① 동공반사를 사정한다.
② epinephrine을 투여한다.
③ 즉시 가슴압박을 시작한다.
④ 고농도의 산소를 공급한다.
⑤ lidocaine을 정맥 투여한다.

모성간호학

71. 여성건강간호학이 추구하는 포괄적 건강관리 범위로 옳은 것은?

   ① 임부와 태아 건강관리
   ② 여성 개인의 건강 유지
   ③ 성과 관련된 위험 요인 통제
   ④ 여성 전 생애주기에 대한 건강관리
   ⑤ 초경부터 완경 단계 여성의 건강관리

72. 전자궁절제술을 앞둔 대상자가 수술 후 변화에 대해 간호사에게 질문하였을 때 답변으로 옳은 것은?

   ① "자연 임신이 가능합니다."
   ② "에스트로겐이 분비됩니다."
   ③ "배뇨장애가 있을 수 있습니다."
   ④ "과다 월경이 있을 수 있습니다."
   ⑤ "하복부 중압감이 느껴질 수 있습니다."

73. 가족의 기능 중 생리적 기능에 속하는 것과 가장 관련이 있는 것은?

   ① 자녀 양육
   ② 자녀의 사회화 지지
   ③ 가족 간 애정적 결속
   ④ 가족의 재정적 안전 보장
   ⑤ 가족 간 정신적 상호지지

74. 불임검사를 시행하고자 하는 부부에게 간호사가 할 수 있는 설명으로 옳은 것은?

   ① "배란기에 점액 검사를 시행합니다."
   ② "에스트로겐 수치가 최저일 때 검사를 시행해야 정확해요."
   ③ "정확한 검사를 위해 검사 2시간 전부터 소변을 참아야 합니다."
   ④ "질 세척은 검사 12시간 전에 해도 검사에 영향을 미치지 않습니다."
   ⑤ "복막과 관련된 불임인자 파악을 위해 난관통기성 검사를 실시합니다."

75. 30대 여성이 난임으로 병원을 찾았다. 검사 결과, 난소와 골반벽에서 자궁내막조직이 발견되었을 때 이 여성에게 가장 먼저 의심할 수 있는 건강 문제는?

   ① 자궁내막증
   ② 자궁내막암
   ③ 자궁내막용종
   ④ 자궁내막증식증
   ⑤ 자궁내막선근증

76. 월경주기 배란기에 해당하는 기초체온 곡선의 양상으로 옳은 것은?

   ① 약간 하강 후 상승한다.
   ② 일정한 체온을 유지한다.
   ③ 급격한 하강이 일어난다.
   ④ 급격한 하강 후 저체온 상태로 유지한다.
   ⑤ 급격한 상승 후 고체온 상태로 유지한다.

77. 회음 부위 혈액 공급을 담당하는 혈관으로 옳은 것은?

   ① 나선 동맥
   ② 난소 동맥
   ③ 궁상 동맥
   ④ 자궁 동맥
   ⑤ 내음부 동맥

78. 바르톨린샘에 대한 설명 중 옳은 것은?

   ① 대음순에 덮여 보이지 않는다.
   ② 소음순 사이에 부착되어 있다.
   ③ 성적 자극에 흥분하여 발기한다.
   ④ 성적 자극 시 다량의 점액물질을 분비한다.
   ⑤ 산성 분비물이 정자에 좋은 환경을 제공한다.

79. 난소의 기능으로 옳은 것은?

   ① 월경　　　　② 배란
   ③ 착상　　　　④ 수정란 보호
   ⑤ 태아 영양 제공

제 04 회 간호사 국가고시 고난도 모의고사 (1교시)

80. 초경에 대한 교육내용으로 옳은 것은?

① "월경의 양이 규칙적입니다."
② "대부분 바로 배란이 시작됩니다."
③ "초경은 성 성숙도를 나타냅니다."
④ "보통 14세 이후에 초경이 시작됩니다."
⑤ "초경 후 6개월부터 정상 월경 주기를 가지게 됩니다."

81. 자궁내막암 발생 위험이 높은 대상자는?

① 다산부 여성
② 20~30대 여성
③ 조기 완경한 여성
④ 키가 크고 마른 여성
⑤ 장기간 타목시펜을 사용한 여성

82. 30일 주기 규칙적인 월경을 하는 여성의 혈청 프로게스테론 분비를 측정하고자 할 때 가장 적절한 시기는?

① 월경주기 1~3일
② 월경주기 5~7일
③ 월경주기 12~14일
④ 월경주기 21~23일
⑤ 월경주기 24~28일

83. 모체혈청 검사 시 알파피토프로테인(AFP) 수치가 하강했을 때 해석으로 옳은 것은?

① 식도폐쇄
② 양수과소증
③ 신경관 결함
④ 염색체 삼체성
⑤ 태아용혈성 질환

84. 자궁내막의 주기적 변화를 조절하는 기관으로 옳은 것은?

① 부신
② 신장
③ 난소
④ 갑상샘
⑤ 뇌하수체 후엽

85. 28일 주기로 규칙적이고, 기간은 10일, 양이 300ml 정도인 여성이 어지러움을 호소하며 내원하였다. 이 여성의 증상으로 알 수 있는 월경 유형은?

① 빈발 월경
② 희발 월경
③ 과다 월경
④ 부정 자궁 출혈
⑤ 불규칙 빈발 월경

86. 병원에 입원 중인 여성 환자는 장기간 항생제를 사용 중이며 질이 심하게 가렵고 짙은 하얀색 분비물이 나온다고 호소한다. 의심되는 질환에 대한 설명으로 옳은 것은?

① 원인균은 트리코모나스 원충이다.
② 후원개에 딸기 모양 출혈 반점이 있다.
③ 질벽에 노란 치즈 같은 반점이 보인다.
④ 악취나는 녹황색 다량의 분비물이 있다.
⑤ 성교를 통해 전파되므로 남편도 함께 치료한다.

87. 태아일 때 체중이 가장 많이 증가되는 시기는?

① 배아기
② 임신 1기
③ 임신 2기
④ 임신 3기
⑤ 분만 직후

88. 중증 임신성 고혈압으로 병원에 입원 중인 산모의 간호중재로 옳은 것은?

① 앙와위를 취해준다.
② 이뇨제 사용을 금기한다.
③ 절대 침상안정을 취하도록 한다.
④ 하루에 한 번 심부건 반사 사정을 한다.
⑤ 경련 예방을 위해 calcium gluconate를 투여한다.

89. 임신 3개월인 산모가 응급실로 내원하여 사정한 결과, 태아와 부속물들이 전부 배출되었고 자궁경관은 닫혀있으며 출혈이 멈추고 통증이 없다. 이 유산의 형태로 옳은 것은?

① 완전 유산
② 계류 유산
③ 절박 유산
④ 불가피 유산
⑤ 불완전 유산

90. braxton hicks 수축에 대한 설명 중 옳은 것은?

① 강한 통증의 수축이다.
② 불규칙적 통증 양상을 보인다.
③ 임신 중 자궁 긴장 유지를 돕는다.
④ 임신 4주경 나타나는 임신 징후이다.
⑤ 걷거나 누워 있으면 증상이 심해진다.

91. 임신 중 나타나는 생리적 변화는?

① 식욕 감소
② 장운동 증가
③ 질 분비물 감소
④ 기초대사량 증가
⑤ 하지 정맥압 감소

92. 마지막 월경일이 2025년 9월 15일에서 9월 20일으로 임신을 진단받은 여성의 네겔법칙에 의한 분만 예정일은?

① 2026년 6월 15일
② 2026년 6월 18일
③ 2026년 6월 22일
④ 2026년 7월 12일
⑤ 2026년 7월 22일

93. 진통을 호소하는 임신 31주 산모에게 ritodrine 투여 시 간호사가 주의하여 관찰해야 할 증상은?

① 저혈당
② 질 출혈
③ 혈압 증가
④ 맥박 증가
⑤ 고칼륨혈증

94. 분만 제1기의 자궁 수축 변화에 대한 설명으로 옳은 것은?

① 수축 기간과 주기에 변화가 없다.
② 수축 기간과 주기가 점점 길어진다.
③ 수축 기간과 주기가 점점 짧아진다.
④ 수축 기간은 점점 길어지고, 주기는 점점 짧아진다.
⑤ 수축 기간은 점점 짧아지고, 주기는 점점 길어진다.

95. 산도 4도 열상에 해당하는 상태는?

① 음순 소대 피부 열상
② 음순 소대 피부, 회음부 열상
③ 음순 소대 피부, 회음부, 항문조임근 열상
④ 음순 소대 피부, 회음부, 항문조임근, 직장 열상
⑤ 음순 소대 피부, 회음부, 항문조임근, 직장 및 자궁 열상

96. 진진통의 특징적인 증상은?

① 걸으면 나아진다.
② 휴식 시 완화된다.
③ 하복부에 통증이 있다.
④ 수축 기간이 불규칙적이다.
⑤ 경관 개대와 소실을 동반한다.

97. 쌍둥이를 임신했을 때 가장 흔하게 나타나는 문제는?

① 자궁파열
② 포상기태
③ 제대탈출
④ 양수과다증
⑤ 양수과소증

98. 조기 파막으로 응급실에 내원한 산모 사정 시 옳은 것은?

① 생리적 견축륜이 생겼다.
② 산도 내 하행성 감염 위험이 있다.
③ 복부 촉진 시 태아가 잘 촉진된다.
④ 분만 시작 12시간 전에 양막이 파열되었다.
⑤ 융모 양막염 예방을 위해 항생제를 투여하지 않는다.

제 04 회 간호사 국가고시 고난도 모의고사

1교시

99. 태아 질식 시 나타날 수 있는 증상은?

① 태아 혈액 산도가 7.35이다.
② 태아 심음이 1분에 160회이다.
③ 둔위 태아의 피부에 태변이 착색되었다.
④ 태아 심박동은 자궁 수축과 관계없이 다양하게 변화한다.
⑤ 태아 심박동이 자궁 수축과 함께 감퇴하다가 수축이 끝난 후 회복된다.

100. 분만 후 백색오로가 6주 이상 지속되는 산모 상태에 대한 설명으로 옳은 것은?

① 질 내 상처가 회복중이다.
② 자궁내막에 염증이 발생했다.
③ 태반부착 부위가 회복되고 있다.
④ 태반부착 부위 복부부전 상태이다.
⑤ 자궁강 내 태반조직이 잔류해 있다.

101. 출산 후 호르몬 변화에 대한 설명으로 옳은 것은?

① hCG 분비량이 증가한다.
② 프로락틴 분비량이 감소한다.
③ 난포 자극 호르몬 양이 증가한다.
④ 혈중 에스트로겐 농도가 감소한다.
⑤ 혈중 프로게스테론 농도가 증가한다.

102. 분만 후 산도 열상관리 방법에 대한 설명 중 옳은 것은?

① 질 세척을 자주 시행하도록 한다.
② 경관 열상의 경우 경과 관찰한다.
③ 4도 열상 이상의 경우 봉합 처치를 한다.
④ 출혈과 감염 증상을 정기적으로 사정한다.
⑤ 열상이 완전히 회복된 후 좌욕을 시행한다.

103. 모유 생성 기전에 대한 설명으로 옳은 것은?

① 프로락틴 농도 증가로 다량의 모유가 생성된다.
② 유즙 생성 → 유선 발달 → 유즙 분비 순으로 분비된다.
③ 분만 후 에스트로겐 증가로 많은 양의 젖이 생성된다.
④ 아기가 빠는 자극에 의해 유즙이 사출되는 것은 사출반사이다.
⑤ 옥시토신이 젖샘 포상 조직과 선방 세포에 작용하여 유즙이 분비된다.

104. 분만 후 산후통을 겪기 쉬운 경우는?

① 초산부
② 비수유부
③ 양수 과소증
④ 자궁 이완제 투여
⑤ 임신성 당뇨병 산모

105. 분만 후 열감이 있으며 악취나는 오로가 배출되는 산후 감염이 의심될 때 취해줄 수 있는 체위는?

① 복위
② 앙와위
③ 좌측위
④ 우측위
⑤ 반좌위

1교시 종료

아동간호학

1. 아동간호에 대한 설명으로 옳은 것은?

   ① 아동 개인에 초점을 맞춘 문제를 다룬다.
   ② 아동 성장발달에는 환경이 가장 중요하다.
   ③ 아동 발달과정 중 발생하는 문제는 다루지 않는다.
   ④ 아동 건강 및 발달상 최소한의 가능성을 성취할 수 있게 한다.
   ⑤ 아동 건강 및 발달 문제 해결을 위한 과학적이고 체계적 지식을 요구한다.

2. 학령기 아동의 사회적 자존감 형성을 위한 부모의 교육은?

   ① 현실과 상상을 혼동할 때 단호하게 꾸짖고 정정한다.
   ② 자기주장이 강할 땐 진정할 때까지 무관심으로 대한다.
   ③ 적당한 과업을 수행시키며 근면성을 개발시킨다.
   ④ 아동과 함께 진로에 대해 이야기를 나누고 고민하며 탐색한다.
   ⑤ 사회적으로 바람직하지 않은 아동의 행동을 일관적이고 엄격하게 제재한다.

3. 혼자서 주위의 다른 아동들이 사용하는 것과는 다른 장난감을 가지고 주변 아동의 영향에 관계없이 노는 놀이는?

   ─ 보기 ─
   - 울음 없음
   - 심박수 80회/min
   - 사지가 약간 굴곡됨
   - 몸은 분홍색이나 사지는 청색
   - 자극 시 약간의 찡그림 반응

   ① 개인놀이
   ② 평행놀이
   ③ 연합놀이
   ④ 단독놀이
   ⑤ 합동놀이

4. BCG 접종을 위해 간호사가 알고 있어야 하는 내용은?

   ① 근육주사로 투여한다.
   ② 가능한 오후에 접종한다.
   ③ 삼각근 부위에 투여한다.
   ④ 생후 6주 이후에 접종한다.
   ⑤ 세포면역 결핍 아동에게 투여할 수 있다.

5. 태아 혈액순환에 대한 설명으로 옳은 것은?

   ① 동맥관은 폐동맥과 대정맥 사이에 있다.
   ② 모체 혈관과 태아 혈관은 직접 연결되어 있다.
   ③ 제대 혈관은 1개 동맥, 2개 정맥으로 되어 있다.
   ④ 폐순환 시 동맥관에서 폐동맥으로 혈액이 흐른다.
   ⑤ 폐동맥 혈액은 정맥관을 통해 대동맥으로 흐른다.

6. 신생아의 신체 성숙도와 근신경계 성숙도를 검사하여 평가할 때 미성숙 기준은?

   ① 솜털이 대부분 벗겨져있다.
   ② 발바닥 전체에 주름이 있다.
   ③ 피부가 갈라지고 주름져있다.
   ④ 눈꺼풀이 느슨하게 붙어있다.
   ⑤ 팔다리가 완전 굴곡되어있다.

7. 신생아에게 나타나는 비정상적 증상은?

   ① 가성 월경
   ② 할리퀸 증상
   ③ 대리석양 피부
   ④ 입 주변 청색증
   ⑤ 생후 3일째 공막 황달

8. 척추측만증을 교정하고자 하는 여자 환아의 간호중재로 옳은 것은?

   ① 수술이 일차적 치료이다.
   ② 고탄수화물, 고당 음식을 권장한다.
   ③ 부드럽고 푹신한 침요를 사용한다.
   ④ mlwaukee bace 등의 보조기 착용으로 도움을 준다.
   ⑤ 보조기 착용 시 잘 때와 식사 시는 착용하지 않는다.

9. 아동 골절의 두드러지는 특징은?

① 골절은 뼈끝에 잘 생긴다.
② 개방 골절이 주로 나타난다.
③ 어린 나이일수록 치유가 늦어진다.
④ 단단한 골격으로 빠른 치유를 보인다.
⑤ 골막이 성인보다 얇고 치유에 영향을 미친다.

10. 생후 10일된 신생아 엄마가 아기가 젖을 먹으면 자주 토한다고 걱정하고 있다. 간호사가 엄마에게 할 수 있는 설명은?

① "적은 위 용적으로 인한 증상입니다."
② "빠른 연동운동으로 인한 증상입니다."
③ "소화효소 부족으로 인한 소화장애 증상입니다."
④ "분문 조임근 발달이 미숙하기 때문에 나타나는 증상입니다."
⑤ "감염에 대한 약한 저항력으로 인해서 나타나는 위장염 증상입니다."

11. 수분 전해질 불균형으로 수액 치료를 받는 아동에게 단시간 많은 양의 수액이 주입되었을 때 초래되는 문제와 초기 징후는?

① 심부전으로 인한 두위 증가
② 폐부종으로 인한 체중 증가
③ 심부전으로 인한 호흡 수 감소
④ 뇌압 상승으로 인한 두위 감소
⑤ 저혈압으로 인한 고음의 울음소리

12. 횡격막 탈장으로 심한 호흡곤란을 호소하는 신생아에게 할 수 있는 간호중재로 옳은 것은?

① 앙와위를 취한다.
② 심폐소생술을 한다.
③ 산소 마스크를 제공한다.
④ 탈장 교정을 위한 수술을 한다.
⑤ 침범된 쪽으로 눕혀 폐의 확장을 돕는다.

13. 부상도 없고 건강 문제가 없는 11세 아동이 저녁만 되면 무릎이 아프다고 호소할 때 가정에서 시행할 수 있는 적절한 간호중재는?

① 항생제를 투여한다.
② 냉찜질을 적용한다.
③ 가벼운 마사지를 해준다.
④ 통증 부위에 부목을 대준다.
⑤ 푹신푹신한 신발을 신게 한다.

14. 급성 연쇄상 구균성 인두염 합병증으로 옳은 것은?

① 간질
② 구개열
③ 열성 경련
④ 급성 류마티스열
⑤ 천식

15. 만성 부비동염 환아가 호소하는 증상 중 옳은 것은?

① 창백한 피부
② 인후통
③ 체중 감소
④ 안면통증
⑤ 맑은 콧물

16. 급성 기관지염으로 크룹텐트를 적용 중인 환아의 적응증은?

① 체온 유지
② 감염 예방
③ 열 손실 최소화
④ 이산화탄소 재흡입
⑤ 분비물 액화와 배출

17. 결핵으로 약물 치료 중인 아동의 간호중재는?

① 역격리
② 저열량 식이
③ 정상 등교 제한
④ 절대 침상안정
⑤ 단백질과 칼슘 권장

18. 신증후군으로 입원 치료를 마친 9세 아동의 퇴원 후 재발 예방을 위한 교육 내용으로 옳은 것은?

① 갑작스러운 체중 증가 시, 복약을 중단한다.
② 단백뇨가 다시 나타나면 수분 섭취를 제한해야 한다.
③ 경미한 부종은 흔한 증상이므로 특별한 조치는 필요 없다.
④ 감염 예방을 위해 예방접종은 연기하거나 피하는 것이 좋다.
⑤ 고단백 식이를 자제하고 손 씻기 등 위생 관리를 철저히 한다.

제 04 회 간호사 국가고시 고난도 모의고사

19. 가와사키 질환 아동에게 아스피린을 투여하는 목적은?

    ① 위장 자극 감소 ② 혈소판 응집 예방
    ③ 딸기 모양 혀 교정 ④ 관상동맥 출혈 예방
    ⑤ 과호흡 및 고열 예방

20. 알레르기 자반증 병태생리적 특징의 설명으로 옳은 것은?

    ① 남아보다 여아에게서 호발한다.
    ② 혈소판 감소를 보인다.
    ③ 국소적 염증성 질환이다.
    ④ 여름과 겨울철에 호발한다.
    ⑤ 관절과 복부 증상이 나타난다.

21. 철분 결핍성 빈혈로 철분제를 복용하는 영아의 투약간호에 대한 설명으로 옳은 것은?

    ① 모유 수유를 제한하도록 한다.
    ② 식간에 오렌지주스를 함께 복용한다.
    ③ 우유와 복용하여 위장장애를 예방한다.
    ④ 근육주사 후 주사 부위를 충분히 마사지한다.
    ⑤ 청록색 대변의 경우 철분 섭취가 제대로 되지 않았음을 교육한다.

22. 골수 천자가 필요한 아동의 가장 적합한 천자 시행 부위는?

    ① 흉골 ② 척골
    ③ 치골결합 ④ 후장골능
    ⑤ 요추 5~6번 사이

23. 제1형 당뇨병을 가진 환아에게 투여하는 인슐린 양을 줄여야 하는 경우는?

    ① 과식 ② 월경
    ③ 스트레스 ④ 급성 감염
    ⑤ 과도한 운동

24. 저혈당 위기 증상으로 옳은 것은?

    ① 오심, 구토, 허탈
    ② 발한, 창백, 혼수
    ③ 저체온, 저혈압, 구토
    ④ 빈맥, 기면, 과도 호흡
    ⑤ 탈수, 과도 호흡, 고혈압

25. 케톤산증 환아의 대표적인 증상은?

    ① 부종 ② 저체온
    ③ 저칼륨혈증 ④ 혈중 케톤산 저하
    ⑤ 아세톤 향의 호흡

26. 수두증 환아의 초기 증상으로 옳은 것은?

    ① 경련 ② 혈압 상승
    ③ 안구 돌출 ④ 대천문 팽대
    ⑤ 두피정맥 확장

27. 간질 발작 환아에게 응급조치가 필요한 경우는?

    ① 발작 후 통증에 무반응
    ② 발작 후 대칭적인 동공
    ③ 2분 동안 지속 후 멈춘 상태
    ④ 발작 후 발작 사실을 기억 못함
    ⑤ 발작 동안 나타난 사지의 불수의적 수축

28. 뇌성마비를 의심할 수 있는 증상으로 옳은 것은?

    ① 5개월에 목을 가누지 못함
    ② 6개월에 지지 없이 혼자 앉지 못함
    ③ 7개월에 일어나지 않는 모로반사
    ④ 8개월 긴장성 경반사가 일어나지 않음
    ⑤ 1년 후 바빈스키 반사가 일어나지 않음

29. 백일해에 대한 설명으로 옳은 것은?

    ① 별도의 격리는 하지 않는다.
    ② 항바이러스제로 치료할 수 있다.
    ③ 회복기에 전염력이 가장 강해진다.
    ④ 서늘하고 건조한 환경을 유지한다.
    ⑤ '흡'하는 소리의 특징적인 기침을 보인다.

30. 열성 경련에 대한 설명으로 옳은 것은?

    ① 재발률이 낮다.
    ② 학령기 이후에 호발한다.
    ③ 고체온기에 발작이 발생한다.
    ④ 경련이 심할 경우 항생제를 투여한다.
    ⑤ 열성 경련이 반복되면 간질로 발전할 수 있다.

제 04 회 간호사 국가고시 고난도 모의고사 2교시

31. 아토피성 피부염을 진단 받은 환아에게 간호중재 시 서늘한 환경을 제공하는 이유는?

   ① 감염 관리
   ② 경련 예방
   ③ 면역력 강화
   ④ 소양감 완화
   ⑤ 피부 각질 회복 촉진

32. 2세 아동의 고관절 탈구 정복을 위해 적용한 견인으로 아동의 체중이 역견인 역할을 하는 이 견인은?

   ① 러셀 견인
   ② 골반띠 견인
   ③ 벅 신전 견인
   ④ 골반걸대견인
   ⑤ 브라이언트 견인

33. 유행성 이하선염에 대한 설명으로 옳은 것은?

   ① 광선과민증이 발생한다.
   ② 감염원은 감염자의 타액이다.
   ③ 직접 접촉으로 전파되지 않는다.
   ④ 종창이 나타나기 전까지 전염력이 있다.
   ⑤ 급성기에는 귀밑샘 팽창이 있고 통증은 없다.

34. 신경 모세포종에 대한 설명으로 옳은 것은?

   ① 9세 미만 아동에서 호발한다.
   ② 발견이 쉽고 전이가 느린 편이다.
   ③ 여아와 흑인에서 발생률이 더 크다.
   ④ 뼈 전이 시 통증이 잘 느껴지지 않는다.
   ⑤ 신경관 세포 어떤 부위에서도 발생 가능하다.

35. 항암 화학 요법을 받는 아동이 구강점막 손상, 오심, 구토 증상을 보이고 있다. 적절한 간호중재는?

   ① 차가운 음식을 제공한다.
   ② 복용하는 약물을 중단한다.
   ③ 아스피린을 투여한다.
   ④ 생리식염수로 입을 반복적으로 헹구게 한다.
   ⑤ 저열량의 단단한 음식을 제공한다.

지역사회간호학

36. 지역 주민 건강문제 파악을 위해 활용할 수 있는 자료 중 1차 자료로 옳은 것은?

   ① 지방자치단체 연보
   ② 주민센터 사망 자료
   ③ 의료기관 진료기록부
   ④ 보건소 가정방문 기록
   ⑤ 지역사회 주민 설문조사

37. 지역사회 간호과정에 대한 설명으로 옳은 것은?

   ① 평가계획은 간호수행 후에 시행한다.
   ② 간호사정 단계에서는 건강특성을 강조한다.
   ③ 지역사회 간호사 역량이 부족한 경우 생략 가능하다.
   ④ 계획 → 사정 → 진단 → 수행 → 평가 순으로 진행한다.
   ⑤ 간호사업 기준 및 지침을 확인한 후 간호문제를 결정한다.

38. 지역사회 간호진단을 위한 사정 내용 분석 단계는?

   ① 요약 → 비교 → 범주화 → 추론
   ② 범주화 → 추론 → 비교 → 요약
   ③ 비교 → 범주화 → 요약 → 추론
   ④ 범주화 → 요약 → 비교 → 추론
   ⑤ 요약 → 범주화 → 추론 → 비교

39. 보건의료 사업의 평가 계획을 수립하는 시기는?

   ① 사업 구상 시
   ② 사업 계획 시
   ③ 사업 진행 시
   ④ 예산 집행 시
   ⑤ 수행 평가 시

40. 당뇨병 환자를 대상으로 한 당뇨관리 사업 종결 후, 혈당과 운동 실천율을 확인하고자 한다. 평가범주에 해당하는 것은?

   ① 투입된 노력
   ② 사업의 효율성
   ③ 사업의 적합성
   ④ 사업의 달성 정도
   ⑤ 사업의 진행 정도

제 04 회 간호사 국가고시 고난도 모의고사

41. 지역사회 간호사가 사업간호 단계에서 감시를 하는 이유는?

① 업무활동을 분담한다.
② 사업 진행 필요 시 조언을 한다.
③ 업무활동의 양적 표준을 유지한다.
④ 사업수행자들의 책임감을 고취시킨다.
⑤ 사업 목적 달성을 위해 계획대로 진행되는지 확인한다.

42. 환자 증상 및 관리에 대한 교육과 문헌을 제공하며 의사결정을 돕고, 퇴원 정보를 제공하는 지역사회 간호사의 역할은?

① 관리자
② 옹호자
③ 교육자
④ 변화촉진자
⑤ 직접간호 제공자

43. 가정 방문 시 가정 간호사가 주의해야 할 사항은?

① 가족 문제점뿐만 아니라 강점도 사정한다.
② 대상자의 비밀은 방문 대상자 가족에게만 공유한다.
③ 간호문제 중심이 되는 대상자 한 명의 정보를 수집한다.
④ 간호사의 신변보호를 위해 방문 시 명찰은 패용하지 않는다.
⑤ 자살 위험이 있는 대상자는 수시로 방문하여 대상자 상태를 파악한다.

44. 건강관리실 설치 및 운영에 대한 설명으로 옳은 것은?

① 교육 중 외부요인으로 산만할 수 있다.
② 간호사와 우호적인 관계형성이 용이하다.
③ 거동이 불편한 대상자에게 접근성이 높다.
④ 조용한 환경에서 사정 및 간호를 수행할 수 있다.
⑤ 대상자의 상황 및 외부환경의 직접적 파악이 가능하다.

45. 우리나라 보건 의료체계 특징에 대한 설명으로 옳은 것은?

① 보건의료 공급이 일원화되어 있다.
② 공공보건의료가 상대적으로 발달되었다.
③ 보건의료 서비스는 교외지역에 집중되어 있다.
④ 민간 위주의 보건의료 서비스가 발달되어 있다.
⑤ 공공기관과 민간기관 사이 상호작용이 잘 되어 있다.

46. 보건 의료체계 구성요소 중 자원의 조직화에 해당하는 것은?

① 의사결정, 조정
② 공공재원, 지역사회
③ 인력, 시설, 장비
④ 1차, 2차, 3차 예방
⑤ 국가보건당국, 의료보험 당국

47. 식중독 환자가 집단으로 발병하여 역학조사를 시행하려고 할 때 지역사회간호사가 가장 먼저 해야 할 일은?

① 보고서 작성
② 진단의 확인
③ 관리대책 수립
④ 역학적 가설 설정
⑤ 유행자료 수집 및 분석

48. 생산연령층 인구비율이 높은 도시 인구의 구조는?

① 종형
② 별형
③ 호로형
④ 항아리형
⑤ 피라미드형

49. 현재 모유 수유 중인 분만 후 1개월이 된 여성이 바로 임신할까봐 걱정할 때 지역사회 간호사가 설명할 수 있는 적절한 피임 방법은?

① 체외 사정
② 정관수술
③ 난관결찰술
④ 자궁 내 장치
⑤ 피임약 복용

50. 보건교육 시 학습자의 이해를 높이기 위해 교육 내용을 조직하는 일반적 방법으로 옳은 것은?

① 추상적인 개념에서 구체적인 예로 전개한다.
② 학습자 수준보다는 일률적으로 설명해야 한다.
③ 복잡한 개념에서 점차 더 복잡한 개념으로 확장한다.
④ 교육자가 익숙한 내용 중심으로 일방적으로 구성한다.
⑤ 알고 있는 지식에서 출발해 새로운 지식으로 연결한다.

51. 인구측정지표 중 비례 사망자 수가 낮게 집계된 지역에서 간호사가 우선적으로 관심을 가져야 할 인구집단은?

① 영아
② 모성
③ 남성
④ 노인
⑤ 청년층

제 04 회 간호사 국가고시 고난도 모의고사 — 2교시

52. 노인 건강사정 시 노인의 기능 상태 정도 평가가 중요한 이유는?

① 노인에게는 질환의 여부가 중요하기 때문이다.
② 노인의 질병 상태를 그대로 반영하는 지표이기 때문이다.
③ 노인 간 경쟁을 초래할 수 있기 때문이다.
④ 건강 상태에 대한 전문가들의 의사소통에 편리한 방법을 제공한다.
⑤ 노년기 필요한 외부 도움 정도가 기능 수준보다 질병에 달려있기 때문이다.

53. 노년기 식이 방법으로 옳은 것은?

① 고단백 식이를 한다.
② 지방 섭취를 늘린다.
③ 고칼로리 식이를 한다.
④ 탄수화물 섭취를 늘린다.
⑤ 음식은 한 번 섭취 시 많이 먹는다.

54. 노인 장기요양 보험제도에 대한 설명 중 옳은 것은?

① 본인 부담금 없이 무료 제공한다.
② 국민건강보험공단의 관리를 받는다.
③ 모든 65세 이상 노인에게 제공한다.
④ 등급에 따른 균등한 분배가 가능하다.
⑤ 가정전문 간호사가 직접 간호를 제공한다.

55. 후두암과 흡연의 연관성을 파악하기 위해 후두암 진단을 받은 집단과 그렇지 않은 집단 사이 위험 요인 노출에 대하여 다음과 같은 표를 작성하였다. 지역사회간호사가 확인해야 할 역학적 연구 방법으로 옳은 것은?

	후두암 집단	정상군
흡연	400	10,000
비흡연	100	10,000

① 교차비
② 유병률
③ 치명률
④ 상대위험도
⑤ 기여위험도

56. 연간 총 사망자 중 같은 기간 50세 이상 사망자수가 차지하는 분율로, 지표값이 높을수록 건강수준이 높다고 해석되는 지표는?

① 재생산율
② 조사망률
③ 영아사망률
④ 연령별사망률
⑤ 비례사망지수

57. 불소가 다량 포함된 음료 섭취 시 발생할 수 있는 질병은?

① 괴혈병
② 치근염
③ 반상치
④ 갑상선종
⑤ 미나마타병

58. 오타와 헌장에서 제안한 건강증진 활동에 해당하는 것은?

— 보기 —

입법, 재정적 조치, 조세 및 기관 변화 등을 포함한 다양하고 상호보완적인 방법들을 결합 및 통합해서 활용할 것을 권한다. 건강 및 소득을 높이고 형평성을 높일 수 있는 사회정책을 마련하기 위해서는 부문 간 잘 조정된 활동이 필요하며, 부문 간 협력은 더 안전하고 건강한 상품 및 서비스, 더 건강한 공공 서비스와 더 깨끗하고 즐길 수 있는 환경을 만들어 가는 데 기여할 수 있다. 정책결정자들의 '건강에 대한 책임', '형평성', '부문 간 협력' 등의 가치에 기반하는 건강증진활동이 이루어져야 한다.

① 개인의 기술 발달
② 지지적 환경 조성
③ 지역사회 역량 강화
④ 건강한 공공정책 수립
⑤ 건강서비스 방향 재설정

59. 지역사회의 주민들에게 짧은 시간 내에 당뇨병 자각 증상, 예방 및 관리법 등 많은 내용을 알리고자 할 때 효과적인 집단 보건교육 방법은?

① 전시
② 강의
③ 토의
④ 역할극
⑤ 시뮬레이션

2교시 제 04 회 간호사 국가고시 고난도 모의고사

60. 보건진료전담 공무원이 대사증후군 진단을 받은 지역주민들에게 규칙적인 운동과 식이 조절 등을 교육한 뒤, 면담을 통해 일상생활 속 실천 정도를 평가하고자 할 때 적절한 평가 방법은?

① 관찰법
② 질문지법
③ 구두질문법
④ 자기감시법
⑤ 자가보고서

61. 지역사회간호사가 가정방문 시 가장 마지막에 방문해야 하는 대상자는?

① 건강한 신생아
② 성병 치료 중인 청년
③ 임신 6개월의 건강한 임부
④ 당뇨 진단을 받은 완경기 여성
⑤ 결핵약을 2개월째 투약 중인 중년 남성

62. 재난에 대한 설명 중 옳은 것은?

① 자연현상에 의해 발생한다.
② 재난은 미리 대비 할 수 없다.
③ 스스로의 자원으로 극복할 수 있다.
④ 국민의 생명 및 국가에 피해를 준다.
⑤ 재난에 영향을 받는 범위는 개인이다.

63. 재난관리기능 모형에 대한 설명으로 옳은 것은?

① 안전법규 제정은 재난 예방 단계 활동이다.
② 공공시설 복구는 재난 대응 단계 활동이다.
③ 재난 위험시설 점검은 재난 대응 단계 활동이다.
④ 방재 관련 연구 진행은 재난 대비 단계 활동이다.
⑤ 취약인구집단 교육과 훈련은 재난 복구 단계 활동이다.

64. 지역사회 건강수준 측정을 위한 도구 중 신뢰도가 높은 것은?

① 최근 개발된 도구
② 많이 사용되는 도구
③ 보건소에서 현재 사용하는 도구
④ 조사 내용이 정확하게 나타나는 도구
⑤ 반복 측정 시 오차가 거의 생기지 않는 도구

65. 지역사회간호사가 지역사회 주민들을 대상으로 집단검진을 계획할 수 있는 질병은?

① 발생률이 높은 질병
② 치료법이 개발 중인 질병
③ 초기 증상이 나타나지 않는 질병
④ 질병 진행 과정이 밝혀지지 않은 질병
⑤ 주민들이 검사 방법에 부담을 가지는 질병

66. 역학조사에서 원인적 연관성을 결정짓기 위한 필요조건은?

① 장소의 변화
② 통계적 관련성
③ 시간적 독립성
④ 기존 지식과의 차이
⑤ 예측 불가능한 특이성

67. 작업환경의 유해요인과 발생 가능한 건강문제 연결이 옳은 것은?

① 납 – 과뇨증
② 분진 – 진폐증
③ 크롬 – 잠함병
④ 카드뮴 – 백혈병
⑤ 베릴륨 – 비중격천공

68. 치명률에 대한 설명으로 옳은 것은?

① 일정 기간 중 중앙인구에 대한 사망자 수다.
② 일정 기간 중 인구에 대한 질병 발생자 수다.
③ 일정 기간 중 중앙인구에 대한 질병 이환자 수다.
④ 어떤 시점에 중앙인구에 대한 질병으로 인한 사망자 수다.
⑤ 일정 기간 질병 발생자 중 그 질병으로 인한 사망자 수다.

69. 만성 질환의 역학적 특징에 대한 설명 중 옳은 것은?

① 발생률과 유병률 둘 다 낮다.
② 발생률과 유병률 둘 다 높다.
③ 발생률은 높고 유병률이 낮다.
④ 발생률은 낮고 유병률이 높다.
⑤ 발생률과 유병률이 언제나 같다.

70. 전염병 전파를 막고 예방을 위한 환경위생관리 방법으로 옳은 것은?

① 환자 격리
② 환자 치료
③ 예방 접종
④ 질병에 걸린 가축 매립
⑤ 환자에게 사용한 물품 소독

정신간호학

71. 다음 사례에 나타난 방어기전으로 옳은 것은?

— 보기 —
알코올 의존증이 의심되는 40대 남성은 의사에게서 술을 자제하라는 권고를 듣자 "같이 일하는 사람들 때문에 어쩔 수 없어요."라고 하였다.

① 투사
② 전치
③ 부정
④ 합리화
⑤ 반동형성

72. 알코올 의존증의 이력이 있는 40대 남성이 팔위로 개미가 기어 다닌다며 응급실에 내원하였다. 피부는 축축하며 발한이 심하고 심계항진을 호소한다. 보호자의 말에 따르면 대장내시경을 받기 위해 2일 전부터 식이조절 및 금주를 시행했다고 한다. 남성이 경험하고 있는 증상은?

① 피해망상
② 금단 섬망
③ 경련 발작
④ 경도인지 장애
⑤ 알코올 환각증

73. 면담 중 환자가 간호사에게 "선생님은 제가 우스워요? 절 자꾸 무시하시네요."라고 하였다. 간호사가 "제 말투의 어떤 부분이 그렇게 느껴지셨는지 자세하게 말씀해 주시겠어요?"라고 하였을 때, 간호사가 사용한 의사소통기법은?

① 직면
② 반영
③ 명료화
④ 재진술
⑤ 요약하기

74. 간호사가 조현병 환자에게 인사를 하자 "오늘은 기분이 좋아요. 사과가 맛있어요. 그림 그리고 싶다. 그런데 밥은 언제 먹어요? 내일 소풍가요."라고 답하였다. 이 환자의 증상은?

① 우회증
② 연상이완
③ 사고 두절
④ 사고 비약
⑤ 동문서답

75. 입원 중인 조현병 환자에게 간호사가 "어제 잘 주무셨어요?"라고 인사하자 환자는 "잘 주무셨어요, 잘 주무셨어요."라고 답했을 때 이 환자의 증상은?

① 말비빔
② 보속증
③ 사고이탈
④ 반향언어
⑤ 지리멸렬

76. 조현병 환자의 질병 경과 중 예후가 좋지 않은 경우는?

① 우울장애가 있는 경우
② 음성증상이 주된 경우
③ 급성으로 질병이 진행된 경우
④ 발병한 지 얼마 되지 않은 경우
⑤ 사회심리적인 스트레스원이 뚜렷한 경우

77. 조현병으로 입원한 환자가 "넌 죽어야 해. 쓸모없어."라는 목소리가 들린다고 말하며 불안해하고 있다. 가장 우선적으로 취해야 할 간호중재는?

① 망상과 환청이 사실이 아니라고 정정한다.
② 망상과 환청 이면에 있는 대상자의 감정을 유추한다.
③ 대상자 본인 혹은 타인에 대한 잠재적 폭력 위험성을 사정한다.
④ 대상자가 자신이 느끼는 감정을 스스로 말로 표현하도록 유도한다.
⑤ 대상자에게 현실감을 부여하기 위하여 현재 같은 경험을 하고 있지 않음을 알린다.

78. 여아가 엘렉트라 콤플렉스를 건강하게 해결해 나가는 데 도움이 되는 방어기제는?

① 억제
② 투사
③ 동일시
④ 주지화
⑤ 합리화

79. 에릭슨의 정신사회 발달이론에 따라 통합이 가장 잘 이루어진 것은?

① "요즘 손주 보는 재미에 살아요."
② "제가 왕년에는 정말 잘 나갔거든요."
③ "그동안 바빠서 못해본 취미생활을 이제라도 시작해보려 합니다."
④ "돌아보면 힘든 일도 많았지만 저는 언제나 최선을 다해서 살았어요."
⑤ "전 죽을 때 그동안 모아놓은 재산을 모두 사회에 환원하고 가려고 합니다."

80. 조현병으로 입원한 환자가 누구하고도 대화하지 않고 병실에서 아무 표정 없이 혼자 지낼 때 적절한 간호진단은?

① 사회적 고립
② 상해의 잠재성
③ 자가 간호 결핍
④ 감각 및 지각 장애
⑤ 만성적 자존감 저하

81. 정신과 병동에 입원한 환자가 TV에 나온 아나운서를 보며 "저 사람이 전파를 보내서 제 생각을 조종하고 있어요. 제가 하고 싶지 않은 행동을 하게 만들어요."라고 하였다. 이 환자의 증상으로 옳은 것은?

① 피해망상
② 과대망상
③ 조정망상
④ 부정망상
⑤ 종교망상

82. 우울장애환자의 인지적 증상으로 옳은 것은?

① 수면장애
② 무력감
③ 체중 변화
④ 우유부단
⑤ 개인위생 불량

83. 37세 회사원이 최근 무기력과 흥미 상실, 식욕 부진, 수면 장애 등으로 체중이 1개월간 5kg가량 감소하여 병원에 내원하였다. 해당 환자에게 선택적 세로토닌 재흡수 억제제가 처방되었을 때 약물에 대한 설명으로 옳은 것은?

① 증상 완화에는 최소 2주일이 걸린다.
② 약은 우울증에 대한 유일한 치료 방법이다.
③ 고용량에서 치명적인 부작용이 발생할 수 있다.
④ 부작용이 적어 1차 선택제제로 활용하는 약이다.
⑤ 티라민 함유식품과 병용 시 고혈압의 위험이 있다.

84. 그동안 외모에 관심이 없고 자가간호 활동에 무관심하였던 주요우울 장애 환자가 어느 날 스스로 머리를 손질하고 있었다. 이에 대한 치료적 반응은?

① "아주 멋져요."
② "이게 웬 일이래요!"
③ "무슨 일 있으신가요?"
④ "내일도 이렇게 하실 건가요?"
⑤ "머리를 감고 빗질을 하셨군요."

85. 강박 장애에 대한 설명으로 옳은 것은?

① 자신의 사고와 행동이 비합리적임을 인지하고 있다.
② 증상에 대하여 직접적으로 언급하는 것은 피해야 한다.
③ 인지치료를 통하여 인지왜곡을 바로잡는 것이 효과적이다.
④ 강박행동이 교정되지 않을 경우 억제를 적용할 수 있다.
⑤ 강박행동의 불합리함을 논리적으로 인지시켜야 한다.

86. haldol을 복용 중인 A 씨는 불편하고 안절부절못하는 느낌 때문에 가만히 있지 못하고 병동을 수시로 돌아다닌다. 이러한 상황에 대해 질문하는 A 씨에게 간호사의 대답으로 적절한 것은?

① "현재 복용 중인 약의 약효입니다."
② "약효가 나타나는 중이므로 기다려보아야 합니다."
③ "양성증상이 사라지면 복용을 중단할 수 있습니다."
④ "propranolol을 투여하면 증상을 완화할 수 있습니다."
⑤ "약물 부작용이며 규칙적인 운동을 통해 조절할 수 있습니다."

87. 다음 중 양성증상 감소에 효과가 있으며 비용이 저렴하여 조현병 등에 많이 사용되지만 신경학적 부작용을 야기하는 약물은?

① clozapine
② quetiapine
③ olanzapine
④ risperidone
⑤ chlorpromazine

88. 다음 중 지역사회 정신건강 간호에서 2차 예방 수준에 해당하는 것은?

① 투약 받고 있는 환자 감독
② 부모 – 자녀 관계 훈련 제공
③ 스트레스 관리 교육 프로그램 운영
④ 사회재활을 위한 직업훈련 및 사회기술 훈련
⑤ 질병의 조기발견을 위한 심리검사 앱 개발 및 홍보

89. 6살 남아가 미술시간에 집중하지 못하고 주변 친구들의 그림에 참견하며 그림 그리기를 완수하지 못하고 있다. 해당 대상자에게 가장 적절한 간호중재는?

① 단순하고 구체적으로 지시한다.
② 평소 좋아하는 장난감을 제공한다.
③ 너그럽고 허용적인 태도로 아이를 대한다.
④ 다양한 자극과 흥미로운 분위기를 제공한다.
⑤ 아이의 행동의 이면에 있는 감정을 이해하고 공감한다.

90. 23세 A 씨는 친구가 선물을 주자 "너 나한테 원하는 게 뭐야?"라며 의심하고 경계하였다. A 씨에게 해당하는 인격 장애 유형은?

① 연극성
② 편집성
③ 경계성
④ 반사회성
⑤ 수동 – 공격성

제 04 회 간호사 국가고시 고난도 모의고사

91. 다음 설명과 가장 관련 있는 인격 장애 유형은?

— 보기 —
- 자신의 중요성과 성취에 대한 비현실적 과대평가
- 경쾌하지만 내면엔 열등의식과 수치, 허무감
- 타인에게 지속적으로 관심·칭찬을 요구하지만 공감능력이 부족하여 피상적인 대인관계
- 자기중심적이며 오만하고 상대를 지나치게 높게 평가하거나 경멸하는 행동

① 경계성 인격 장애
② 분열형 인격 장애
③ 반사회성 인격 장애
④ 히스테리성 인격 장애
⑤ 자기애적 인격 장애

92. 반사회적 인격 장애의 주요 특징은?

① 대인 관계에 무관심하다.
② 타인을 불신하고 의심한다.
③ 변덕스럽고 감정적이며 피상적이다.
④ 가식적이며 극적인 행동이 나타난다.
⑤ 충동적이고 공격적이며 사회적 규범을 무시한다.

93. 음식을 섭취하는 것에 죄책감을 느끼고, 현재 키 165cm, 체중은 35kg인 상황에서 자신이 뚱뚱하다고 말하는 17세 환자에게 적절한 간호중재는?

① 식사 후 방에서 혼자 안정을 취하게 한다.
② 식사 시간은 환자 스스로 결정하도록 한다.
③ 섭취 열량을 환자 스스로 결정하도록 한다.
④ 체중 증가가 없을 경우 비위관 삽입을 고려한다.
⑤ 환자가 혼자 조용한 환경에서 식사할 수 있도록 한다.

94. 성숙위기에 해당하는 사건은?

① 지진
② 결혼
③ 정년퇴직
④ 만성 간경화 진단
⑤ 사랑하는 사람의 죽음

95. 발기 장애를 호소하는 환자에 대한 설명으로 적절한 것은?

① 주로 절정기에 일어난다.
② 발기 시 통증을 호소한다.
③ 성 접촉을 회피하는 반응을 보인다.
④ 무생물적 대상에게 강한 성적 흥분을 느낀다.
⑤ 성적활동에 대한 공상이나 욕구가 결여된 상태다.

96. 20대 여성이 불규칙적이고 급격한 기분 변화로 대인관계에 어려움을 느끼고 있음을 호소하며 외래로 내원하였다. 문진 결과 3년 이상 해당 상태가 지속되었다고 했을 때 이 환자의 진단으로 적절한 것은?

① 순환성 장애
② Ⅱ형 양극성 장애
③ Ⅰ형 양극성 장애
④ 경계성 인격 장애
⑤ 히스테리성 인격 장애

97. A 씨는 한동안 우울해하다가 갑자기 하루 2시간도 자지 않고 돌아다니며 끊임없이 활동하기 시작하였다. 지나치게 흥분한 상태로 말을 쏟아내며 식사조차 거르는 탓에 한 달 새 체중이 5kg 감소하였다. A 씨에게 적절한 간호중재는?

① 말하고자 하는 욕구가 해소될 수 있도록 장시간 대화한다.
② 공격성을 보이는 경우 안전을 위해 억제대를 적용한다.
③ 기분전환을 위하여 가족들이 자주 면회하도록 권장한다.
④ 에너지를 분출하기 위하여 경쟁적인 단체 활동에 참가시킨다.
⑤ 들고 다니면서 먹을 수 있는 고열량의 음식 혹은 간식을 제공한다.

98. 다음 중 조증 삽화를 겪고 있는 Ⅰ형 양극성 장애의 간호로 적절한 것은?

① 조용한 환경을 조성한다.
② 병실 내에 밝은 조명을 적용시킨다.
③ 병동 출입구와 가까운 병실에 배정한다.
④ 안정감을 주기 위하여 동물 인형 등을 병실에 비치한다.
⑤ 지남력 상실을 막기 위해 커다란 시계와 달력을 설치한다.

제 04 회 간호사 국가고시 고난도 모의고사 [2교시]

99. 다음 증상을 보이는 정신 장애에 대한 설명으로 옳은 것은?

― 보기 ―
A 씨는 붕괴된 건물 더미에 사흘간 깔려 있다가 극적으로 구조되었다. 그 후 사고 장면에 대한 악몽을 꾸거나 철거 중인 건물을 볼 때마다 식은땀이 나는 증상을 보인다.

① 대개 만성화되어 완전히 회복되지 않는다.
② 신체 증상이 나타난 후 내적 긴장이 완화된다.
③ 외상 후 감정적 반응이 나타나지 않는 무감동 상태가 된다.
④ 사건과 관련된 장소, 행동, 사람 등에 과하게 집착하는 모습을 보인다.
⑤ 반복적인 회상 및 악몽, 유사한 상황에 노출되었을 때 그 사건을 다시 겪는 듯한 느낌을 갖는 것을 재경험이라고 한다.

100. 자폐 스펙트럼 장애의 특징으로 옳은 것은?

① 주로 여아에게서 호발한다.
② 증상은 36개월 이후 드러난다.
③ 약 20 ~ 30%가 지적 장애를 동반한다.
④ 치료의 목표는 사회적 상호 교류의 증진이다.
⑤ 나이가 들면서 증상이 호전되기 시작하여 성인기에는 완치된다.

101. 강박 장애로 입원 중인 환자에게 왜곡된 사고를 교정하고 적응적인 상황 대처 방법을 학습시키려 한다. 적절한 정신치료방법은?

① 약물 치료
② 환경 치료
③ 정신 요법
④ 인지행동 치료
⑤ 전기경련 요법(ECT)

102. 병동에 입원한 70세 노인이 자신은 지금 호텔에 와 있다고 말한다. 이때 간호중재로 적절한 것은?

① 이곳은 호텔이 아니라고 말해준다.
② 치매의 증상이므로 중재 없이 넘어간다.
③ "호텔에 가고 싶으세요?"하고 질문한다.
④ 왜 호텔이라고 생각했는지 이유를 묻는다.
⑤ 지남력 사정을 위해 오늘의 날짜를 묻는다.

103. 마리 야호다가 제시한 정신건강의 평가 기준 중 자신의 욕구와 행동을 객관적으로 볼 수 있는 능력을 나타내는 기준은?

① 통합력
② 자율성
③ 자기 실현
④ 현실 자각
⑤ 자신에 대한 긍정적 태도

104. 공황장애로 병원을 찾은 20대 여성이 진료 접수를 하던 중 공황발작을 호소하며 주저앉았다. 접수를 담당하던 간호사가 가장 먼저 해야 하는 중재는?

① 과거 병력을 사정한다.
② 원내 방송으로 지원을 요청한다.
③ 환자가 진정할 수 있도록 조용한 장소로 안내한다.
④ 실제적인 위협이 없다는 것을 설명하며 환자를 안심시킨다.
⑤ 나타날 수 있는 신체적 손상을 예방하고 환자의 옆에 있어준다.

105. 불안을 호소하는 환자를 활동 요법에 참여시키는 것은 다음 중 어떤 효과를 얻기 위함인가?

① 대인관계를 향상시키기 위해
② 긴장과 불안을 긍정적으로 표출하기 위해
③ 잠재능력을 개발하고 성취감을 경험하기 위해
④ 활기를 증진하고 자신을 표현하는 기회를 제공하기 위해
⑤ 병동생활에 적응하고 다른 환자와의 관계를 격려하기 위해

[2교시 종료]

간호관리학

각 문제에서 가장 적절한 답을 하나만 고르시오.

1. 대한민국 건국기의 한국 간호에 대한 설명으로 옳은 것은?

   ① 간호사 자격 검정고시가 신설되었다.
   ② 1946년 간호교육제도가 개편되면서 입학 조건이 신설되었다.
   ③ 1945년 육군간호장교단이 창설되어 군 간호인력을 충당하였다.
   ④ 1948년 대한간호협회가 국제간호협의회(ICN) 정회원으로 등록하였다.
   ⑤ 1951년 국민의료법이 선포되면서 명칭이 간호원에서 간호사로 변경되었다.

2. 국제간호협의회(ICN)의 업무 및 기능으로 옳은 것은?

   ① 회원국의 우수한 학문적 성취를 인정한다.
   ② 보건의료 강화를 위한 각국 정부의 요청을 지원한다.
   ③ 국가단위로 시행하는 간호업무를 지원한다.
   ④ 국제적인 정치, 경제, 의료 및 보건단체들과 횡적으로 교류한다.
   ⑤ 각 회원국의 문제를 독립적으로 연구한 뒤 학회를 통해 공유한다.

3. 펜위크의 업적으로 옳은 것은?

   ① 미국간호협회(ANA)를 조직하였다.
   ② 국제간호협의회(ICN)을 창립하였다.
   ③ 간호사 면허제도를 최초로 주장하였다.
   ④ 전문 직업으로서의 간호사를 확립하였다.
   ⑤ 성 토마스 병원 내에 간호학교를 설립하였다.

4. 다음 중 한국 간호사 윤리강령 및 지침에 제시된 전문인으로서의 간호사의 의무로 옳은 것은?

   ① 간호표준 개발 및 연구에 기여한다.
   ② 전문가로서 활동을 통해 간호정책 개발에 참여한다.
   ③ 간호의 전 과정에서 인간의 존엄과 가치, 개별적 요구를 우선한다.
   ④ 개인 간호표준에 따라 업무를 수행하고 판단과 행위에 책임을 진다.
   ⑤ 대상자의 개인적 요구를 존중하여 개별화된 맞춤 환경을 보전 및 유지한다.

5. 말기 암 환자의 가족이 "환자가 알면 충격을 받을 테니 환자에게는 진단 결과를 말하지 말아주세요."라고 요청하였다. 담당 간호사가 해당 요청이 윤리적이지 못하다고 생각한다면 이때 적용한 생명윤리원칙은?

   ① 선행의 원칙
   ② 정의의 원칙
   ③ 성실성의 원칙
   ④ 악행금지의 원칙
   ⑤ 자율성 존중의 원칙

6. 간호실무에서 정의의 원칙을 적용한 사례는?

   ① 수술 전 동의서 받기
   ② 환자에게 진실을 말하기
   ③ 응급상황에 사전 연명의료의향서 확인하기
   ④ 경제적 곤란을 겪는 환자에게 사회보장제도 연계하기
   ⑤ 늑골 골절이 의심되어도 무의식 환자에게 CPR 수행하기

7. 설명의 의무가 면제되는 상황으로 옳은 것은?

   ① 소아암 환아에게 항암 화학 약물 요법을 시행해야 하는 경우
   ② 교통사고로 내원한 무의식 환자에게 뇌압 강하제를 투여한 경우
   ③ 섬망 증상으로 폭력성을 보이는 환자에게 억제대를 적용하는 경우
   ④ 우울증으로 장기간 약물 치료를 받는 환자의 약 용량을 변경하는 경우
   ⑤ 일반 내시경 검사를 받기 위해 내원한 환자가 진정 내시경으로 처방 변경을 요청하는 경우

8. 베너(benner)의 간호 숙련성 모델에서 좁은 범위의 업무수행에서 벗어나 조직 능력과 기획 능력을 발휘하는 능력을 가진 간호사의 단계는?

① 초심자
② 신참자
③ 적임자
④ 숙련가
⑤ 전문가

9. 간호 관리 과정 중 직원들로 하여금 개개인에게 주어진 책임을 받아들이고 직무를 수행하도록 동기를 부여하는 관리 기능은 무엇인가?

① 기획
② 조직
③ 인사
④ 지휘
⑤ 통제

10. 간호부에서는 정맥 주사팀을 신설하고 그 구성원을 선발하기 위하여 과학적 선발과 훈련의 원리를 적용하기로 하였다. 이때 적용되는 이론에 대해 옳은 것은?

① 근무자가 계획부터 집행까지 수행하는 구조로 독립성을 보장한다.
② 과학적 실무를 경험적 실무로 전환하는 체계적 기틀을 마련하였다.
③ 개인의 능력과 한계를 파악하여 가장 적합한 업무를 부여할 수 있다.
④ 융통성이 있고 유연하게 적용되어 다양한 조직 환경에서 사용할 수 있다.
⑤ 성취자에게 이득을 주는 한편, 실패 패널티가 없어 구성원들의 도전의식을 함양한다.

11. ⟨보기⟩가 설명하는 계층별 간호관리자의 역할은?

―― 보기 ――
• 간호부서의 정책수립과 업무집행에 참여한다.
• 간호부 운영에 관련된 해당 위원회의 업무를 계획하고 참여한다.
• 간호 순회 시 면담과 관찰로 환자의 상태와 요구를 파악하며 적절한 간호가 제공되도록 현장을 지도하고 간호단위의 보고를 받는다.

① 수간호사
② 간호부장
③ 간호팀장
④ 책임간호사
⑤ 최고관리자

12. 현재의 상황과 목표 상황 사이의 차이점으로 발생할 수 있는 장애 요인을 규명하는 기획의 과정은?

① 목표 설정
② 대안의 탐색과 선택
③ 평가와 회환
④ 수행
⑤ 현황 분석 및 문제점 파악

13. 신규 간호사의 업무 수행을 위하여 표준화된 간호업무 방법과 기술에 대한 지침을 공유하였다. 이는 기획의 계층 중 어디에 속하는가?

① 정책
② 규칙
③ 철학
④ 절차
⑤ 사명

14. 대규모 산학연구의 얼개를 짜기 위하여 담당자는 연구 결과 도출에 필요한 하부 연구와 실험들을 순차적으로 제시하고 각 활동에 필요한 시간을 세 가지 유형으로 구분하여 산정하였다. 이때 적용된 네트워크 체계모형으로 옳은 것은?

① 주경로 기법
② PERT
③ 기획예산제도
④ 델파이 기법
⑤ 점진적 기획법

15. 간호수가를 산정하는 방법 중 환자의 중증도에 따른 간호요구량을 기준으로 환자를 그룹 지어 분류하고 각 군에 대한 원가를 산정하는 방식의 장점은?

① 재원일수 단축
② 평등한 간호 제공
③ 의료의 질 저하 가능성
④ 간호기술의 전문수준 향상
⑤ 의료비 절감 및 의료비 증가 억제

16. 다음 설명에 해당하는 조직 형태는?

   ─ 보기 ─
   - 명령 통일의 원칙과 전문화 원칙이 조화롭다.
   - 관리자의 독단적인 의사결정을 막을 수 있으나 조언계통의 혼란 및 갈등, 운영 비용의 증대 등 문제점이 있다.

   ① 팀 조직
   ② 라인 조직
   ③ 위원회 조직
   ④ 매트릭스 조직
   ⑤ 라인 – 스태프 조직

17. A 병원 소아중환자실의 수간호사는 신규 간호사들의 응급사직률을 줄이기 위하여 직무분석을 실시하려 한다. 이를 위하여 신규 간호사들의 활동을 관찰하고 기록하는 방식으로 자료를 수집한다고 할 때, 이에 해당하는 자료 수집 방법은?

   ① 관찰법
   ② 면접법
   ③ 질문지법
   ④ 중요 사건법
   ⑤ 작업 표본 방법

18. 권한, 책임 및 의무의 정도에 따라 조직 구성원 간의 위치를 설정한 후 권한, 책임, 의무를 배분하여 명령계통과 지휘, 감독체계를 확립하는 조직화의 기본 원리는?

   ① 조정의 원리
   ② 계층제의 원리
   ③ 명령 통일의 원리
   ④ 통솔 범위의 원리
   ⑤ 분업 · 전문화의 원리

19. A 병원의 가정간호 사업팀에서는 간호사 1명이 5명 이하의 환자를 맡아 환자가 입원하고 퇴원할 때까지 간호의 계획, 수행 및 평가를 전담하며 총체적인 간호를 제공한다. 환자에게 전인적인 간호를 제공할 수 있는 이러한 간호 분담 방법은?

   ① 팀 간호
   ② 사례관리
   ③ 개별 간호
   ④ 일차 간호
   ⑤ 기능적 간호

20. 간호의 암흑기에서 현대간호로 발전하는 데 중요한 계기가 된 것은?

   ① 십자군 전쟁 발발
   ② 성 메리 간호단 활동
   ③ 걸인 간호단의 간호활동
   ④ 나이팅게일식 간호학교 설립
   ⑤ 신교 여집단 간호단 간호 교육

21. 다음 설명에 해당하는 개념의 유형으로 옳지 않은 것은?

   ─ 보기 ─
   - 조직은 해빙 → 변화 → 재결빙의 과정을 거친다.
   - 관리자는 구성원을 지지하고 통제하여 변화를 지속하려 한다.
   - 변화의 필요성과 문제를 인식하고 변화하고자 하는 동기를 갖는 것이 시작이다.

   ① 강압적 변화
   ② 자연적 변화
   ③ 계획적 변화
   ④ 획일적 변화
   ⑤ 주입식 변화

22. 해외에서 유입된 감염병 질환자가 급증하자 A 병원에서는 이에 대응하기 위한 팀을 조직하기로 하였다. 병원의 다양한 분야에서 근무하던 전문 인력들이 팀에 합류하였고 감염병 관련 사태가 해결되면 원래 근무하던 자신의 부서로 돌아가기로 했을 때, 이 조직의 유형은?

   ① 팀 조직
   ② 직능 조직
   ③ 위원회 조직
   ④ 프로젝트 조직
   ⑤ 매트릭스 조직

23. A 병동에서는 간호자원의 효율적인 관리를 위하여 전형적인 특성을 나타내는 환자를 기준으로 간호의 범주를 3~4개 군으로 나누어 각 범주별 간호요구량을 기술하였다. 이러한 환자분류 접근방법은?

   ① 원형평가제
   ② 요인평가제
   ③ 간호평가제
   ④ 관리평가제
   ⑤ 전형 간호량 평가제

24. 다음 병동에서 1일 필요한 간호사의 수는?

― 보기 ―
- 간호사의 일 근무시간 : 8시간
- 병동환자의 총 간접 간호시간 : 96시간
- 병동환자의 총 직접 간호시간 : 120시간
- 간호사의 기타 활동시간 : 산정에서 제외

① 15명
② 18명
③ 21명
④ 24명
⑤ 27명

25. 간호관리자는 간호단위의 간호사들을 평가하기 위하여 표준 업무 수행 목록을 미리 작성하고 각 간호사가 이를 수행하는지의 여부를 확인하며 목록에 가부를 표시하였다. 이 방법은?

① 체크리스트
② 물리적 관찰법
③ 직접지수고과법
④ 중요사건 기록법
⑤ 행동중심 평정척도법

26. 외적 보상의 일종으로 각 직무의 중요성과 난이도에 따라 상대적 가치를 분석 및 평가하여 임금을 결정하는 것은?

① 직무급   ② 연공급
③ 직능급   ④ 성과급
⑤ 기본급

27. A 병동 관리자는 중간연차 간호사들의 사직률을 감소시키기 위하여 대책을 강구할 때 바람직한 전략은?

① 사직을 언급하는 간호사를 면담하고 훈육한다.
② 신규 간호사의 수를 늘려 대체인력을 만든다.
③ 사내 인간관계 개선을 위한 워크숍을 추진한다.
④ 구성원 간의 친밀감을 높이기 위하여 회식을 기획한다.
⑤ 직원들의 사기 저하를 막기 위하여 사직을 바로바로 승인한다.

28. 간호단위 관리자가 지휘 단계에서 해야 할 임무로 짝지어진 것은?

① 협상, 회환, 지시
② 조정, 급여, 감독
③ 명령, 감독, 회환
④ 동기 부여, 인사, 협상
⑤ 지시, 명령, 동기 부여

29. 동기 부여 이론 중 다음 상황을 설명할 수 있는 이론은?

― 보기 ―
과거에는 먹고 살기 위해 일을 했다면 현대의 인간들은 자신의 잠재력을 발휘하기 위하여 일한다. 그러므로 관리자는 조직 구성원이 자율적으로 의사결정에 참여하며 스스로 활약할 수 있는 직무환경을 만들고 칭찬과 인정을 통하여 그들의 상위욕구를 충족시켜야 한다. 조직 구성원들은 목표를 달성하기 위해 자기 자신을 통제할 수 있으므로 관리자의 권한을 위임하고 개인의 발전 기회를 제공하여야 한다.

① 욕구 단계 이론
② ERG이론
③ XY 이론
④ 2요인 이론
⑤ 성취동기 이론

30. 다음의 의사소통 유형으로 옳은 것은?

― 보기 ―
- 계선 – 막료의 혼합 집단에서 흔하다.
- 서로 다른 집단 간 조정이 필요할 때 유용하다.
- 특정 리더가 없는 대신 집단에 의사소통 조정자가 있어 신속하고 정확한 의사소통이 가능하다.

① Y형
② 원형
③ 사슬형
④ 완전연결형
⑤ 수레바퀴형

31. 간호관리자는 자신이 맡은 간호단위에 대하여 의료의 질 평가를 시행하려 한다. 다음 중 의료의 질 구성요소로 옳은 것은?

    ① 효과성 – 의료 서비스 자원의 효율적인 활용 정도
    ② 적정성 – 건강 개선과 그 건강 개선에 드는 비용간의 균형
    ③ 이용자 만족도 – 의료의 효과에 대한 환자와 환자 가족의 기대
    ④ 기술 수준 – 필요한 서비스를 제공할 수 있는 여건의 구비 정도
    ⑤ 적합성 – 윤리적 원칙, 규범, 법, 규제 등에서 표현된 사회의 선호도에 대한 순응

32. 조기 위암 판정을 받고 수술을 위해 일반외과 병동에 입원한 대상자에게 담당 간호사는 수술 후 주의사항과 강화폐활량계 사용법, 조기 이상 등에 대하여 설명하였다. 도나베디언의 간호의 질 평가 접근법을 위 상황에 적용할 때 옳은 설명은?

    ① 수술 전 교육은 결과적 평가항목에 속한다.
    ② 수술 전 교육은 구조적 평가항목에 속한다.
    ③ 일반외과 전문의의 근무 여부는 과정적 평가항목에 속한다.
    ④ 수술 후 환자가 강화폐활량계를 사용하는 것은 과정적 평가항목에 속한다.
    ⑤ 수술 후 환자가 강화폐활량계를 사용하는 것은 결과적 평가항목에 속한다.

33. 간호사는 저칼륨혈증 환자에게 주치의가 내린 투약 처방을 확인하던 중, 처방에 나온 투약 방식이 희석이 아닌 IV shooting인 점을 발견하고 이를 주치의에게 알려 처방을 재확인하였다. 주치의는 기존 처방을 d/c하고 희석 처방을 새롭게 내렸다. 이러한 상황에 해당하는 안전 사고의 유형은?

    ① 근접 오류
    ② 위해 사건
    ③ 적신호사건
    ④ 잠재적 사고
    ⑤ 주의의무 위반

34. 간호단위 관리자가 물품을 청구할 때에 사용하기 위하여 청구 기준량을 설정하려고 할 때 기준량 설정의 근거는?

    ① 비품과 소모품 모두 환자수를 기준으로 한다.
    ② 비품과 소모품 모두 환자 요구도를 기준으로 한다.
    ③ 비품은 환자수를 기준으로 하고 소모품은 침상수를 기준으로 한다.
    ④ 비품은 침상수를 기준으로 하고 소모품은 환자수를 기준으로 한다.
    ⑤ 비품은 침상수를 기준으로 하고 소모품은 환자 요구도를 기준으로 한다.

35. 간호사 A 씨가 일하는 병동에서 화재가 발생하였다. 화재를 처음 발견한 A 씨가 가장 먼저 해야 하는 행동은?

    ① 수간호사에게 보고한다.
    ② 불을 끄기 위하여 소화기를 가져온다.
    ③ 화재 발생 경보를 울리고 "불이야!" 소리친다.
    ④ 경환자, 중환자 보호자, 방문객 순으로 대피시킨다.
    ⑤ 화재 발생 병실과 그 옆 병실의 환자부터 대피시킨다.

제 04 회 간호사 국가고시 고난도 모의고사

3교시

기본간호학

36. 파울러 체위 시의 주의사항 및 적응증에 대한 설명으로 옳은 것은?

① 비위관 삽입 시 적용하는 체위이다.
② 무의식이나 연하곤란 대상자에게 적용되며 수면 시, 이 체위를 적용한다.
③ 천골의 압박을 줄이기 위하여 사용되며 앙와위보다 음식 섭취와 배액이 용이하다.
④ 천골과 발뒤꿈치가 압박되므로 욕창을 예방하기 위해 대퇴 아래에 작은 베개나 패드를 받치는 것이 좋다.
⑤ 무의식 환자의 경우 다리가 밖으로 돌아가지 않도록 수건을 말아 대전자 부위와 외측 대퇴부를 지지하여야 한다.

37. 만성 변비를 호소하는 50대 환자에게 적용할 수 있는 간호중재는?

① 규칙적인 운동을 권장한다.
② 변의가 느껴질 때마다 배변하도록 한다.
③ 저섬유 식이를 통하여 장내 가스를 줄인다.
④ 물보다는 뜨거운 음료나 과일주스를 마시는 것을 권고한다.
⑤ 관장은 정상배변 습관 형성에 방해가 되므로 추천하지 않는다.

38. 외과적 무균술을 적용해야 하는 간호로 옳은 것은?

① 단순도뇨
② 구강 간호
③ 좌약 삽입
④ 결장루 세척
⑤ 위관 영양

39. 결핵이 의심되는 환자에게 투베르쿨린 반응검사를 시행하려고 할 때 시행방법으로 옳은 것은?

① 약물의 희석을 위해 10cc 주사기를 사용한다.
② 투베르쿨린 반응은 48시간 이후에 관찰한다.
③ 전완의 내측면에 주사바늘을 30° 정도로 삽입한다.
④ 이러한 피부반응 검사에 사용되는 주사 방식을 피하주사라고 한다.
⑤ 피부에 조그만 구진(wheal)을 형성한 뒤 15분 뒤 반응을 확인한다.

40. 심장내과에 주기적으로 방문하여 외래 진료를 받던 환자가 심장이 두근거리고 어지럽다며 응급실을 찾았다. 요골맥박을 측정한 결과 맥박이 불규칙하고 맥박수는 110회/분이었다. 이 경우 간호사가 취해야 할 행동으로 가장 적절한 것은?

① 빈맥이므로 침상안정을 취하게 한다.
② 심전도 리드를 부착하고 즉시 의사에게 보고한다.
③ 심첨맥박을 측정하여 맥박의 결손이 있는지 확인한다.
④ 대퇴맥박을 측정하여 맥박의 결손이 있는지 확인한다.
⑤ 혈압과 산소포화도를 측정하고 피부탄력도를 주의깊게 관찰한다.

41. 비위관을 갖고 있는 70대 환자에게 영양공급을 실시하기 전 비위관의 위치를 확인하는 방법은?

① 흡인된 액체의 산도가 pH 0 ~ 4이면 십이지장으로부터 흡인된 액체로 추측할 수 있다.
② 흡인된 액체가 황갈색 또는 녹색인 경우 십이지장으로부터 흡인된 액체로 추측할 수 있다.
③ 외부로 노출된 튜브의 끝을 물에 담갔을 때 기포가 올라오면 튜브가 위장 내에 있는 것이라 추정할 수 있다.
④ 주사기를 이용해 튜브에 공기를 주입했을 때 환자가 트림을 한다면 튜브가 위장 내에 있는 것이라 추정할 수 있다.
⑤ 검상돌기 부분을 청진하며 주사기를 이용해 튜브에 공기를 주입했을 때 '쉬익' 소리가 들리면 튜브가 위장 내에 있는 것이라 추정할 수 있다.

42. 고열 환자에게 미온수 목욕을 적용하는 이유는?

   ① 접촉하고 있는 미온수로 열이 전도되어 열을 낮출 수 있다.
   ② 체표면에서의 증발을 통해 열이 소실되며 체온이 낮아진다.
   ③ 얼음을 적용하는 것이 가장 좋으나, 환자에게 불편을 끼칠 수 있기 때문이다.
   ④ 옷을 제거하고 표면의 오물을 제거할 때 열 복사가 가속되어 열 방출을 돕는다.
   ⑤ 미온수의 온도가 피부의 온도가 같아질 때까지 대류현상이 일어나 열이 낮아진다.

43. 만성 폐쇄성 폐질환을 앓고 있는 70대 환자가 호흡곤란 증세를 보여 응급실에 내원하였다. A 간호사는 처방에 따라 해당 환자에게 벤츄리 마스크를 사용하여 산소를 2L/min으로 주입하였다. 그럼에도 불구하고 환자는 여전히 숨이 차다고 호소하고 있다. 이 경우 적절한 간호중재는?

   ① 기도 흡인을 시행한다.
   ② 비재호흡 마스크로 교체한다.
   ③ 침상머리를 45 ~ 60° 올린다.
   ④ 입술 오므리기 호흡을 격려한다.
   ⑤ 주입되는 산소를 고농도로 높인다.

44. 다음 환자 중 낙상 위험이 가장 적은 사람은?

   ① 낙상 과거력이 있는 노인 A 씨
   ② 지남력이 저하된 치매환자 B 씨
   ③ 신경안정제를 복용 중인 27세 C 씨
   ④ 의식수준이 혼돈 상태인 58세 D 씨
   ⑤ 쇄골이 골절되어 침상안정 중인 35세 E 씨

45. 병동에 새로 입원한 78세 환자 A 씨는 현재 경도의 인지장애를 앓고 있다. 해당 환자의 통증을 사정할 때 적절한 척도는?

   ① PQRST
   ② 단순표현척도
   ③ face rating scale
   ④ visual analog scale
   ⑤ numeric rating scale

46. 체중이 72kg인 환자에게 Heparin 25,000unit을 생리식염수 500ml에 희석하여 15unit/kg/hr로 투여하고자 한다. 시간당 주입되는 용량은? (단, 소수점 첫째 자리에서 반올림한다.)

   ① 21ml/hr
   ② 22ml/hr
   ③ 23ml/hr
   ④ 24ml/hr
   ⑤ 25ml/hr

제 04회 간호사 국가고시 고난도 모의고사 3교시

47. 2ml 용량의 앰플에 암브록솔 15mg이 들어있다. 처방이 다음과 같을 때 하루에 투여되는 총 용량은 얼마인가?

> 보기
> ambroxol 15mg/2ml 22.5mg [IVS] q8hr
> 5A/Y, 1P/, 9P/

① 6ml
② 9ml
③ 12ml
④ 15ml
⑤ 18ml

48. 협심증을 진단받아 니트로글리세린 설하정을 처방받은 환자의 교육 내용으로 옳은 것은?

① 약물은 삼키지 않고 녹여서 점막에 흡수시킨다.
② 설하 투여가 힘들 경우 물과 함께 복용하도록 한다.
③ 약의 빠른 흡수를 위해 정제를 반으로 갈라 혀 아래에 집어넣는다.
④ 혀 아래에 자극이 느껴질 경우 복용을 중단하고 의사와 상의해야 한다.
⑤ 혀 아래에 공간이 부족한 경우 볼 점막에 붙이는 것으로 대신할 수 있다.

49. 다음 내용으로 의심되는 수혈 반응은?

> 보기
> 수혈을 받던 대상자가 호흡곤란과 소양증을 호소하였다. 환자는 '쌕쌕'거리는 소리를 내며 숨을 쉬고 있었고 팽진이 나타났다.

① 감염 반응
② 용혈 반응
③ 발열 반응
④ 순환 과부담
⑤ 알레르기 반응

50. 구순구개열 수술을 받은 11개월 아동이 수술 부위를 만지지 않게 하기 위하여 억제대를 적용하려 한다. 이때 사용할 수 있는 억제대로 적절한 것은?

① 장갑 억제대
② 사지 억제대
③ 전신 억제대
④ 조끼 억제대
⑤ 팔꿈치 억제대

51. 다음 중 설명에 해당하는 목발 보행으로 옳은 것은?

> 보기
> • 양쪽 발에 체중 부하가 가능한 대상자에게 적합하다.
> • 항상 3개의 지지점이 바닥에 닿아 있어 가장 안전한 보행법이다.
> • '오른쪽 목발 → 왼쪽 발 → 왼쪽 목발 → 오른쪽 발' 순으로 나간다.

① 2점 보행
② 그네 보행
③ 3점 보행
④ 4점 보행
⑤ 그네통과 보행

52. 다음 중 배뇨에 대한 내용으로 옳은 것은?

① 정상 성인의 1일 배뇨량은 2L 이상이다.
② 정상 소변은 산성 ~ 염기성을 모두 띨 수 있다.
③ 소변에 비정상적으로 당이 포함될 경우 과다한 거품이 생성된다.
④ 성인은 방광에 소변이 500ml 이상 모일 경우 요의를 느낀다.
⑤ 24시간 동안 소변량이 100ml 이하일 경우 이를 핍뇨라고 부른다.

53. 다음 설명에 부합하는 수면 양상으로 옳은 것은?

   ─ 보기 ─
   • 노인 수면의 특징이다.
   • 일찍 잠들고 새벽에 기상하는 것을 의미한다.

   ① REM 수면
   ② 일몰증후군
   ③ 수면 무호흡증
   ④ 수면 – 각성 주기 장애
   ⑤ 전진성 수면위상 증후군

54. 고압 증기 멸균법의 장점은?

   ① 독성이 없고 저렴하다.
   ② 침투력이 강하고 효과적이다.
   ③ 악취 제거 및 살균 효과가 뛰어나다.
   ④ 작용시간이 빠르고 독성과 자극성이 적다.
   ⑤ 금속 제품, 분말, 유리그릇, 기름 등에 효과적이다.

55. 페니실린 처방이 난 환자에게 항생제 피부반응검사를 진행한 결과 지름 8mm 크기의 피부 발적과 5mm 크기의 팽진이 관찰되었다. 이때 적절한 간호중재는?

   ① 처방대로 항생제를 투여한다.
   ② 검사용 희석액의 농도를 높여 재검사한다.
   ③ 의사에게 알리고 약물을 투여하지 않는다.
   ④ 주사 부위 반대쪽 팔에 같은 양의 검사용 희석액을 피내주사하여 재검사한다.
   ⑤ 주사 부위 반대쪽 팔에 같은 양의 생리식염수를 피내주사하고 반응을 비교 관찰한다.

56. 골부위에 개방성 욕창 상처가 있는 우측 편마비 환자의 드레싱을 교체하는 것은 감염회로 중 무엇을 차단하기 위한 방법인가?

   ① 침입구
   ② 탈출구
   ③ 저장소
   ④ 전파방법
   ⑤ 민감한 숙주

57. 11세 아동 A는 놀이터에서 놀다가 계단에서 미끄러져 무릎에 좁고 깊게 패인 상처를 입었다. 이러한 상처의 사강을 줄이기 위하여 사용 가능한 드레싱으로, 삼출물을 잘 흡수하며 지혈작용을 하여 상처 회복을 돕는 드레싱은?

   ① 투명 드레싱
   ② 거즈 드레싱
   ③ 하이드로 겔
   ④ 하이드로 콜로이드
   ⑤ 칼슘 알지네이트

58. 갑작스런 통증을 호소하는 대상자의 반응으로 옳은 것은?

   ① 호흡이 느려진다.
   ② 동공이 확대된다.
   ③ 서맥이 나타난다.
   ④ 몸에 발열이 나타난다.
   ⑤ 근육긴장도가 감소한다.

59. 침상목욕에 대한 설명으로 옳은 것은?

   ① 근부위에서 원위부로 문지른다.
   ② 더러운 부분부터 깨끗한 부분으로 씻는다.
   ③ 낙상 예방을 위해 대상자는 부동자세를 취한다.
   ④ 감염 예방을 위해 오랫동안 꼼꼼하게 진행한다.
   ⑤ 씻지 않는 부분은 오한 예방 및 프라이버시를 위해 담요를 덮는다.

제 04 회 간호사 국가고시 고난도 모의고사 3교시

60. 기저질환으로 당뇨가 있고 장기부동 상태인 70대 노인에게서 욕창이 발생하였다. 피하지방을 포함한 완전 피부손상과 깊게 패인 상처가 관찰되었을 때 이 환자의 욕창 단계는?

① 1단계
② 2단계
③ 3단계
④ 4단계
⑤ 미분류 욕창

61. 다음 제시된 전해질 불균형에 대해 옳은 것은?

— 보기 —
고혈압으로 이뇨제인 lasix를 정기적으로 복용하는 환자가 전신 허약감을 호소하며 응급실로 내원하였다. 환자의 맥박은 약했고 혈압은 낮았으며 장음이 감소하였다. EKG 결과를 확인해보니 현저한 U파를 확인할 수 있었다.

① lasix를 furosemide로 변경할 경우 도움이 된다.
② 혈장 삼투압이 상승한 것을 확인할 수 있을 것이다.
③ 혈장 내 K^+의 농도가 5.0mEq/L 이상일 것이다.
④ 침상안정을 취하며 인슐린과 당을 투여하면 증상완화에 도움이 된다.
⑤ 즉시 칼륨을 투여하지 않을 경우 사망할 수 있으므로 정맥주사 하도록 한다.

62. ABGA 결과가 다음과 같을 때 내릴 수 있는 간호중재로 옳은 것은?

— 보기 —
7.48 – 32 – 100 – 24

① 환기를 증진하고 산소요법을 시행한다.
② 중탄산 이온(bicarbonate)을 투여한다.
③ 환기를 증진하고 산소요법을 시행한다.
④ 산소화를 증진하고 전해질 결핍을 보충한다.
⑤ 종이봉투를 사용하여 호기된 공기를 재호흡하게 한다.

63. 임종 환자의 신체적 변화에 대한 설명으로 옳은 것은?

① 체온은 실내온도가 될 때까지 1시간에 약 1℃씩 하강한다.
② 순환이 정지하면서 혈소판이 파괴되어 주위 조직을 변색시킨다.
③ 사망 후 2주가 지나면 연조직 액화가 일어나 안면식별이 어려워진다.
④ 사후 시반은 연조직 근처부터 나타나므로 눈 주위의 변색이 특징적이다.
⑤ 조직 손상과 모양 변화를 방지하기 위하여 턱 아래 수건을 괴고 하체부터 천천히 신체선열을 맞춘다.

64. 간호기록의 방법과 그 설명으로 옳은 것은?

① 임상 경로는 대상자의 증상에 대한 간호 방법이다.
② APIE는 대상자에 대해 더 구체적으로 진술하는 기록 방식이다.
③ 상례 기록지는 SOAP 형식으로 간호과정을 서술적으로 기록한다.
④ POR은 문제 중심 기록 방식이며 대상자 정보의 근원에 중점을 두고 기록한다.
⑤ 초점기록(DAR)은 자료, 간호활동, 간호에 의한 환자반응을 중심으로 기록하는 방법이다.

65. HIV 환자의 간호 시 주의해야 할 사항은?

① 일회용 식기와 컵을 사용한다.
② 90cm 이내로 접근하지 않도록 유의한다.
③ 투약 후 주사기의 뚜껑을 꼭 닫아서 버린다.
④ 환자가 사용한 환의 및 린넨은 소각처리 한다.
⑤ 주사 후 주사바늘은 구멍이 뚫리지 않는 안전폐기용기에 버린다.

보건의약관계법규

66. 「호스피스·완화의료 및 임종과정에 있는 환자의 연명의료 결정에 관한 법률」상 호스피스를 위해 실시해야 하는 사업은?

    ① 호스피스에 관한 홍보
    ② 지역 응급의료 이송체계 마련
    ③ 지역 내 응급의료기관 간 협력체계 구축
    ④ 초기 암 환자 등의 적정한 통증관리 등 증상 조절을 위한 지침 개발 및 보급
    ⑤ 감염병 현황과 관리 실태에 관한 자료를 지속적이고 체계적으로 수집·분석하여 통계를 산출하기 위한 등록통계사업

67. 「의료법」상 의료인 보수교육을 실시할 수 있는 기관은?

    ① 수련병원
    ② 질병관리청
    ③ 근로복지공단
    ④ 국민건강보험공단
    ⑤ 건강보험심사평가원

68. 「의료법」상 해당 연도의 보수 교육을 면제받을 수 없는 사람은?

    ① 전공의
    ② 의과대학 대학원 재학생
    ③ 한의과대학 대학원 재학생
    ④ 당해 연도 신규 면허 취득자
    ⑤ 해당 연도에 6개월 이상 환자 진료 업무에 종사하지 아니한 사람

69. 「의료법」상 의료기관 광고 시 표시할 수 있는 것은?

    ① 평가받은 신의료기술
    ② 환자에 관한 치료 경험담
    ③ 환자의 환부 등을 촬영한 사진
    ④ 환자의 개인정보를 가린 수술 장면
    ⑤ 외국인 환자를 유치하기 위한 국내 광고

70. 「의료법」상 연평균 1일 입원 환자가 50명이고 외래환자가 120명인 종합병원이 해당 병원에 두어야 하는 간호사의 정원은?

    ① 20명
    ② 22명
    ③ 24명
    ④ 26명
    ⑤ 28명

71. 「의료법」상 처벌의 정도가 다른 사람은?

    ① 은퇴 후 요양병원을 개설한 간호조무사
    ② 강남에 피부과 3개를 개원한 피부과 전문의
    ③ 병원 응급실에서 간호사를 때려 상해에 이르게 한 환자
    ④ 병원에 내원한 연예인의 전자의무기록을 누출한 간호사
    ⑤ 의료인 면허증을 알선하는 브로커 역할을 하며 중개수수료를 받은 자

72. 「감염병의 예방 및 관리에 관한 법률」상 제3급 감염병으로만 이루어진 것은?

    ① 결핵, 파상풍, 일본뇌염
    ② 리프트밸리열, 파상풍, 말라리아
    ③ A형 간염, 백일해, 비브리오패혈증
    ④ 홍역, 공수병, 지카바이러스 감염증
    ⑤ 발진티푸스, 후천성 면역 결핍증, 웨스트나일열

제 04 회 간호사 국가고시 고난도 모의고사 3교시

73. 해외 신종 감염병의 국내 유입으로 재난 상황이 발생하였다. 「감염병의 예방 및 관리에 관한 법률」상 가장 적절하게 대처한 것은?

   ① 시·도지사는 모 의료기관을 감염병관리기관으로 지정하였다.
   ② 질병관리청장은 수립된 감염병 위기관리 대책을 시·군·구청장에게 알렸다.
   ③ 감염병관리시설의 설치 및 운영에 드는 비용은 국민건강보험으로 충당하였다.
   ④ 감염병 위기관리 대책의 수립 및 시행 등에 필요한 사항은 보건복지부령으로 정한다.
   ⑤ 질병관리청장은 감염병 환자의 이동경로, 이동 수단, 연령대 등 국민들이 감염병 예방을 위하여 알아야 하는 정보를 정보통신망 게재 또는 보도자료 배포 등의 방법으로 공개하였다.

74. 「검역법」상 반드시 검역 조사를 받아야 하는 경우는?

   ① 이륙을 준비 중인 독일행 여객기
   ② 급유를 위해 일시적으로 착륙한 미국의 항공기
   ③ 엔진 이상으로 인천공항에 비상착륙한 동남아시아 항공기
   ④ 통일부장관이 미리 요청한 남북교류를 위해 북한에서 들어오는 선박
   ⑤ 내부에 검역감염병 환자나 매개체가 없다는 사실을 선장이 통보한 미군 군용 선박

75. 「후천성 면역 결핍증 예방법」에 대한 설명으로 옳은 것은?

   ① 후천성 면역 결핍증 특유의 임상증상은 대통령령으로 정한다.
   ② 인체 면역 결핍바이러스에 감염된 사람을 후천성 면역 결핍증 환자라고 한다.
   ③ 학술연구에 대한 검사에 의하여 감염인을 발견한 사람은 24시간 이내에 관할 보건소장에게 신고하여야 한다.
   ④ 감염인이 사망한 경우 이를 처리한 의사 또는 의료기관은 24시간 이내에 시·군·구청장에게 신고하여야 한다.
   ⑤ 감염인을 진단한 의사는 감염인과 그 직계존속에게 후천성 면역 결핍증의 전파 방지에 필요한 사항을 알리고 이를 준수하도록 지도하여야 한다.

76. 「국민건강보험법」상 보험급여를 받을 수 있는 사항은?

   ① 철원에서 군복무 중인 A 씨
   ② 자해공갈로 다리가 골절된 B 씨
   ③ 해외에 체류 중인 재외국민 C 씨
   ④ 공단이 요구하는 서류 제출을 거부한 D 씨
   ⑤ 산업재해로 다른 법령에 따른 보험급여를 받는 E 씨

77. 「국민건강보험법」상 국민건강보험의 가입자가 될 수 있는 자는?

   ① 의료보호를 받는 유공자
   ② 의료급여를 받고 있는 수급권자
   ③ 어제 뉴욕으로 이민자
   ④ 건강보험의 적용배제신청을 하지 않은 신규 의료보호 대상자
   ⑤ 직장 가입자에게 주로 생계를 의존하는 직장가입자의 어머니

78. 「지역보건법」상 보건소의 업무로 옳은 것은?

① 난임 예방 및 관리
② 외국인 환자 진료 제공
③ 학교보건에 대한 관리 및 지도
④ 의료인을 위한 보수교육 및 평가
⑤ 자연 친화적인 지역사회 여건 조성

79. 「지역보건법」상 지역보건의료계획 수립에 대한 설명으로 옳은 것은?

① 지역사회의 자치단체장에 의해 3년마다 수립한다.
② 지역사회 건강증진과 관련된 자원 조달은 기획재정부에서 담당한다.
③ 의료기관 병상의 수요와 공급에 대한 내용은 시·군·구청장이 수립하는 지역보건의료계획에만 포함된다.
④ 지역보건의료계획의 내용 조정을 권고할 수 있는 사람은 보건복지부장관이며 그 대상은 시·군·구청장이다.
⑤ 정신질환 등의 치료를 위한 전문치료시설의 수요·공급에 대한 내용은 시·도지사가 수립하는 지역보건의료계획에만 포함된다.

80. 「마약류 관리에 관한 법률」상 마약류 취급자가 아니라도 마약류를 취급할 수 있는 자는?

① 한외마약을 제조하는 자
② 대마를 직접 재배하여 소지하는 자
③ 향정신성의약품을 제조하여 수출·입하는 자
④ 마약류 취급 의료업자로부터 마약을 투약 받아 소지하는 자
⑤ 마약류 도매업자로부터 마약을 구입하거나 양수하여 소지하는 자

81. 「마약류 관리에 관한 법률」상 사고 마약류의 보고와 관련하여 옳은 것은?

① 단순 분실된 향정신성 의약품은 사고 마약류로 처리되지 않는다.
② 사고마약류의 보고는 발생한 것을 인지한 지 24시간 이내에 이루어져야 한다.
③ 분실 또는 도난으로 인한 사고마약류의 보고는 관할 시·도지사가 발급하는 분실·도난 증명서를 첨부하여 신고하여야 한다.
④ 사고 마약류의 보고를 받은 해당 허가관청은 이를 식품의약품안전처장에게 보고하여야 한다.
⑤ 마약류가 변질되어 보고해야 하는 경우에는 해당 사실을 증명하는 서류를 첨부하여 지방식품의약품안전처장, 시·도지사, 또는 시·군·구청장에게 제출하여야 한다.

82. 「응급의료에 관한 법률」상 응급의료기관이 준수해야 하는 예비 병상의 확보 및 유지에 관한 내용으로 옳은 것은?

① 병·의원의 경우 예비 병상을 확보할 의무가 없다.
② 전문의가 입원을 의뢰한 환자는 예비 병상을 사용할 수 있다.
③ 응급의료기관이 확보하여야 하는 예비 병상의 수는 각 진료과별로 상이하다.
④ 허가받은 병상수가 1,000병상이라면 확보해야 할 예비 병상의 수는 5병상이다.
⑤ 오후 10시 이후 응급실에 있는 응급환자 중 입원의 필요성이 가장 높은 환자는 예비 병상을 사용할 수 있다.

83. 「보건의료기본법」상 평생국민건강관리체계에 대한 설명으로 옳은 것은?

① 평생국민건강관리사업의 시행주체는 보건복지부장관이다.
② 여성의 건강증진 시책에는 연령별 특성이 반영되도록 하여야 한다.
③ 민간보건의료기관이 중심적인 역할을 할 수 있도록 필요한 시책을 강구하여야 한다.
④ 근로자의 건강증진을 위해 국가와 지방자치단체가 함께 필요한 시책을 강구하여야 한다.
⑤ 국민건강을 위협하는 질병 중 국가가 특별히 관리해야 할 필요성이 인정되는 질병을 선정하고 관리한다.

84. 「연명의료결정법」상 연명의료중단 등 결정을 이행 시 주의사항으로 옳은 것은?

① 연명의료계획서는 연명의료중단 등 결정 이행 후 5년 동안 보존하여야 한다.
② 담당의사가 연명의료중단 등 결정을 이행하는 경우 과정 및 결과는 전자문서로 남기지 않는다.
③ 담당의사가 연명의료중단 중 결정의 이행을 거부할 때 의료기관의 장은 담당의사를 정직처분을 내릴 수 있다.
④ 연명의료중단 등 결정 이행 시 통증 완화를 위한 의료행위와 영양분 공급, 물 공급, 산소의 단순 공급을 즉시 중단한다.
⑤ 의사표현을 할 수 없는 상태의 미성년자 A 씨를 대신하여 친권자가 의사표시를 한 경우 담당의사와 해당 분야 전문의 1명이 확인해야 한다.

85. 「혈액관리법」상 채혈한 혈액의 적격 여부를 확인하기 위해 혈액원이 시행해야 하는 검사가 아닌 것은?

① 매독 검사
② 혈액응고 검사
③ 간 기능 검사
④ C형 간염 검사
⑤ 후천성 면역 결핍증 검사

SEOWONGAK

간호사 국가고시
제05회 고난도 모의고사

성명		생년월일	
문제 수(배점)	295문제(1점/1문제)	풀이시간	/ 270분
1교시	성인간호학	모성간호학	
2교시	아동간호학	지역사회간호학	정신간호학
3교시	간호관리학	기본간호학	보건의약관계법규

※ 과락기준표 ※

1교시(90분)		2교시(90분)			3교시(90분)		
성인간호학 (70문항)	모성간호학 (35문항)	아동간호학 (35문항)	지역사회간호학 (35문항)	정신간호학 (35문항)	간호관리학 (35문항)	기본간호학 (30문항)	보건의약관계법규 (20문항)
28 / 70	14 / 35	14 / 35	14 / 35	14 / 35	14 / 35	12 / 30	8 / 20

※ 총 정답 문항 177개 미만일 경우 평락

※ 유의사항 ※

- 문제지 및 답안지의 해당란에 문제유형, 성명, 응시번호를 정확히 기재하세요.
- 모든 기재 및 표기사항은 "컴퓨터용 흑색 수성 사인펜"만 사용합니다.
- 예비 마킹은 중복 답안으로 판독될 수 있습니다.

제 05 회 간호사 국가고시 고난도 모의고사

각 문제에서 가장 적절한 답을 하나만 고르시오.

성인간호학

1. 수혈 중인 대상자에게서 40℃ 이상의 발열, 빈호흡, 오한, 저혈압, 혈뇨 등의 증상이 나타날 때 가장 우선적인 간호중재는?

   ① 수혈 중단
   ② 투석 진행
   ③ 식염수 정맥 주입
   ④ 항히스타민제 투여
   ⑤ 백혈구 제거 혈액제제 투여

2. 70세 여성 환자에게서 다음과 같이 규칙적이나 톱니모양의 빠른 심방파형의 EKG 리듬이 나타났을 때 예상되는 부정맥으로 옳은 것은?

   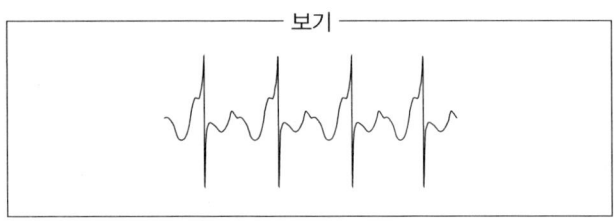
   — 보기 —

   ① 동성서맥   ② 동성빈맥
   ③ 심방세동   ④ 심방조동
   ⑤ 심방조기수축

3. 65세 여성이 일주일 동안 식사를 제대로 하지 못한 채 병원에 방문하였다. 올바른 신체사정 방법은?

   ① 요산수치를 측정한다.
   ② 당화혈색소를 측정한다.
   ③ 삼두근 피하지방 주름 두께를 측정한다.
   ④ 측정자를 통해 허벅지 둘레를 측정한다.
   ⑤ 섭취량과 배설량은 신체 사정 시 배제한다.

4. 세포내액의 감소와 관련된 간호진단으로 옳은 것은?

   ① 감염의 위험
   ② 피부통합성 장애
   ③ 급성 혼돈의 위험
   ④ 탈수와 관련된 체액 부족
   ⑤ 비효과적 말초조직관류 위험

5. 백내장 수술을 시행한 환자의 간호로 옳은 것은?

   ① 침상 머리는 올리지 않도록 한다.
   ② 수술한 쪽으로 돌아눕도록 한다.
   ③ 필요시 배변 완화제를 투여한다.
   ④ 가장 우선적으로 간호해야 할 것은 통증관리이다.
   ⑤ 흡인 예방을 위해 부드러운 음식보단 단단한 음식 위주로 식사하도록 한다.

6. 좌측 팔 절단으로 인해 대량의 출혈이 있었던 대상자가 창백하고 식은땀을 흘리며 맥박이 빨라지고 혈압이 떨어지는 증상을 보이고 있다. 가장 먼저 시행해야 할 간호중재는?

   ① 체온을 측정한다.
   ② 산소를 공급한다.
   ③ 의식 수준을 사정한다.
   ④ 혈액형 검사를 위해 혈액을 채취한다.
   ⑤ 정맥로를 확보하고 수액을 빠르게 투여한다.

7. 호흡기 질환 환자 교육에서 강조되어야 할 내용은?

   ① 강제 호기 운동의 실천이 중요하다.
   ② 인플루엔자 예방접종은 가급적 피하는 것이 좋다.
   ③ 환기는 최소화하고 실내에 머무는 것이 바람직하다.
   ④ 흡연은 이미 진행된 질환에 큰 영향을 주지 않는다.
   ⑤ 환경적 요인보다 자가 관리와 약물 순응도가 더 중요하다.

8. 5Right 중 개방형 질문을 활용해야 하는 것은?

   ① 정확한 약물
   ② 정확한 시간
   ③ 정확한 용량
   ④ 정확한 경로
   ⑤ 정확한 대상자

제 05 회 간호사 국가고시 고난도 모의고사 1교시

9. 대상포진에 대한 설명으로 옳은 것은?

   ① 수두보다 전염성이 강하다.
   ② 수포는 양측성으로 발생한다.
   ③ 증상 완화를 위해 항생제를 복용한다.
   ④ 면역이 형성되지 않은 숙주의 일차적 감염이다.
   ⑤ 권태감, 열감, 소양감, 통증 등의 증상 이후 발진이 나타난다.

10. 위공장문합술(billrth II) 후 환자가 식후 30분경부터 땀을 흘리며 복통 및 구토, 심계항진의 증상을 호소할 때 간호중재로 적절한 것은?

    ① 자기 전 음식 섭취를 권장한다.
    ② 식사 직후 수분 섭취를 격려한다.
    ③ 하루 두 번 규칙적인 식사를 하도록 한다.
    ④ 식사 때 밥을 국물에 말아먹도록 한다.
    ⑤ 식사는 소량씩 자주, 10번 이상 꼭꼭 씹어 먹는다.

11. 정상 성인 남성의 폐기능검사 수치 평균값에 대한 설명으로 옳은 것은?

    ① 최대 호기 후 폐 내에 남아있는 공기량은 500ml이다.
    ② 정상 호기 후 최대로 들이마실 수 있는 공기량은 3,500L이다.
    ③ 정상 흡기 후 더 들이마실 수 있는 공기량을 흡기용적이라 한다.
    ④ 정상 호기 후 더 내쉴 수 있는 공기량을 기능잔기용량이라 한다.
    ⑤ 안정 시 1회 호흡으로 들이마시거나 내쉬는 공기량은 100ml이다.

12. 수술 전 atropine과 같은 항콜린제를 투약하는 이유는?

    ① 감염을 예방하기 위해 투약한다.
    ② 수술 후 오심과 구토를 방지하기 위해 투약한다.
    ③ 불안감을 감소시키고 진정을 유도하기 위해 투약한다.
    ④ 구강과 호흡기계 분비물의 축적 감소를 위해 투약한다.
    ⑤ 위산생성을 줄여 위-십이지장 궤양을 예방하기 위해 투약한다.

13. 갱년기 여성에게 시행할 골다공증 예방교육으로 옳은 것은?

    ① 푹신한 매트리스를 사용하도록 한다.
    ② 낙상예방을 위해 침상안정을 권장한다.
    ③ 볼링이나 승마와 같은 운동을 권장한다.
    ④ 닭고기, 달걀과 같은 고단백식이를 제공한다.
    ⑤ 녹황색 채소를 꾸준히 섭취하도록 한다.

14. 25세 여성이 얼굴에 나비모양 발진이 나타나고, 관절통, 발열, 피로감, 식욕부진, 체중감소를 호소한다. 이 여성에 대한 간호중재로 적절한 것은?

    ① 피부를 햇빛에 자주 노출시킨다.
    ② 손과 발을 찬물에 담가 혈액순환을 촉진한다.
    ③ 관절통이 심한 경우 운동을 격려한다.
    ④ 사람이 많이 모이는 곳은 피하도록 한다.
    ⑤ 증상 호전 시 스테로이드를 바로 중단한다.

15. 당뇨가 있는 환자에게 흔히 발생하며, 심장에서 멀리 있는 작은 혈관이 주로 영향을 받는다. 표면 온도가 진단 척도로 사용되는 질환은?

    ① 부정맥
    ② 고지혈증
    ③ 동맥경화증
    ④ 만성 신장병
    ⑤ 만성 기관지염

16. 외상성 지주막하출혈 환자의 두개내압 상승 예방을 위한 간호중재는?

    ① 흡인은 30초 이상 시행한다.
    ② 수분 섭취를 격려한다.
    ③ 등척성운동을 교육한다.
    ④ 기침, 심호흡을 격려한다.
    ⑤ 침상머리를 30° 상승시킨다.

17. 40세 남성이 추락사고로 척수 T1~6 부분의 신경손상을 받았다. 이 환자에게 예상할 수 있는 문제는?

    ① 사지마비
    ② 방광기능장애
    ③ 기도유지불능
    ④ 팔의감각상실
    ⑤ 목 움직임 불가능

1교시 제 05 회 간호사 국가고시 고난도 모의고사

18. 방광의 벽이 자극이나 경련으로 발생하며 갑작스러운 배뇨를 유발하는 실금은?

    ① 일시적 요실금   ② 가역적 요실금
    ③ 절박성 요실금   ④ 복압성 요실금
    ⑤ 신경인성 요실금

19. 사구체 신염의 간호중재로 옳은 것은?

    ① 진통제 투여   ② 고단백 식이
    ③ 나트륨 식이   ④ 수분 섭취 제한
    ⑤ 배설량 기록

20. 폐결핵으로 항결핵제 복용을 시작하는 대상자에게 교육할 내용으로 적절한 것은?

    ① "결핵균을 살균하기 위해서 1개월 간 복용합니다."
    ② "처방에 따라 한 가지 항결핵제만 복용해야 합니다."
    ③ "2 ~ 3주간 지속적으로 투약 시 전염성이 없어집니다."
    ④ "약제의 효과를 위해 하루에 한 번 식후에 복용합니다."
    ⑤ "isoniazid를 투약하는 경우 오렌지색 소변을 볼 수 있습니다."

21. 요신이 혈액 내에 과도하게 축적되는 대사성 질환은?

    ① 통풍   ② 포진
    ③ ARDS   ④ 유두부종
    ⑤ 건성 흉막염

22. 황달, 피로감, 오심을 호소하는 환자의 혈청검사 소견이 다음과 같을 때, 간호중재로 적절한 것은?

    ─── 보기 ───
    • HBsAg(+), HBeAg(+), Anti–HBc IgM(+)
    • AST 325IU/L, ALT 348IU/L

    ① 건조한 피부상태를 유지한다.
    ② 신체활동 및 운동을 격려한다.
    ③ 출혈 증상과 징후를 관찰한다.
    ④ 고지방, 고단백 식이를 제공한다.
    ⑤ 사용한 주사침은 뚜껑을 닫아버린다.

23. 위절제술을 받은 40세 남성이 피로, 권태감, 식욕부진을 호소하며 피부가 창백하다. 최근 기억력이 감소하였고 사지가 무감각하고 저리다고 표현한다. 이 남성의 검사결과가 다음과 같을 때 간호중재는?

    ─── 보기 ───
    • 적혈구 수 : 150만/mm^3
    • 망상적혈구 수 : 10,000/mm^3
    • 혈색소 : 8g/dL
    • 쉴링테스트 : 24시간 소변 비타민B_{12} 배설률 7% 미만, 내적인자 투여 후 재검 배설률 7% 이상

    ① 엽산을 매일 경구 투여한다.
    ② 응급 비장절제술을 준비한다.
    ③ 매달 비타민B_{12}를 근육주사 한다.
    ④ 경구용 철분제와 비타민C를 투여한다.
    ⑤ 철분함유량이 많은 음식을 섭취하도록 한다.

24. 운동 장애와 관련된 간호진단으로 가장 적절한 것은?

    ① 급성 통증
    ② 사회적 고립
    ③ 신체상 장애
    ④ 비효율적 관리
    ⑤ 신체 손상 위험성

25. 기저질환으로 고혈압과 당뇨가 있던 85세 남자가 갑작스러운 구음 장애 및 반신마비 증상을 보이며 119를 통해 응급실로 내원하였다. 가장 우선되는 간호중재는?

    ① 기도 유지   ② 수분 공급
    ③ 합병증 예방   ④ 충분한 영양 공급
    ⑤ 신경학적 징후 관찰

26. 항콜린제 투여 시 주의 깊게 관찰해야 하는 부작용은?

    ① 위장 장애   ② 출혈 증상
    ③ 녹내장 증상 발현   ④ 피부소양감의 정도
    ⑤ 신경학적 장애 상태

27. 간부 수술 후 회복실에 있는 환자가 아직 의식이 완전히 돌아오지 않은 상태에서 구토할 때 가장 우선적으로 간호사가 확인해야 할 문제는 무엇인가?

① 혈압 저하 ② 체온 변화
③ 흡인의 위험 ④ 심박수 감소
⑤ 수술 부위 출혈

28. 다경화로 입원한 환자의 경과 중 다음과 같은 변화가 나타났다. 이 환자에서 가장 우선적으로 관찰되는 임상증상은?

―― 보기 ――
- 혈청 알부민 2.0g/dL
- 복부 팽만 호소
- 발목 부종
- 일주일간 체중 5kg 증가

① 혈뇨 ② 복수
③ 빈뇨 ④ 기침
⑤ 체열 상승

29. 6 ~ 12주 이상 기간 동안 환자의 혈액 혈당 조절 평균치를 제공하는 검사결과는?

① 식전 혈당 ② 식후 혈당
③ 당화혈색소 ④ 헤모글로빈
⑤ 트라이글리세라이드

30. 고관절 전치환술 환자가 외전베개를 적용하는 이유를 물어봤을 때 간호사의 답변으로 옳은 것은?

① "낙상을 방지합니다." ② "탈구를 예방합니다."
③ "혈전을 방지합니다." ④ "통증이 감소됩니다."
⑤ "욕창을 예방합니다."

31. 포타슘(K^+)의 관한 내용으로 옳은 것은?

① 대부분은 뼈에 존재한다.
② 비타민B_{12}의 흡수를 돕는다.
③ 세포외 삼투질 농도를 조절한다.
④ 세포 내 삼투질 농도를 조절한다.
⑤ 농도가 증가하면 세포의 투과성이 증가한다.

32. 부갑상샘의 절제술을 받은 환자의 심전도검사에서 QT 간격이 넓어지는 모습이 관찰될 때 예상할 수 있는 것은?

① 저칼륨혈증
② 고칼슘혈증
③ 저칼슘혈증
④ 저나트륨혈증
⑤ 고나트륨혈증

33. 세포외액량 결핍에 해당되는 것은?

① 교질삼투압이 감소했을 때
② 항이뇨 호르몬 부적절 증후군일 때
③ 고삼투질 체액량 결핍으로 수분이 전해질 손실보다 적을 때
④ 저장성 체액량 결핍으로 전해질 손실이 수분의 손실보다 많을 때
⑤ 등삼투질 체액량 결핍으로 수분과 전해질(나트륨)이 동일 비율로 손실된 상태일 때

34. 재생불량성빈혈 환자가 양쪽 팔에 점상출혈이 있어 응급실에 내원하였다. 혈액검사 결과 혈소판 수가 28,000/㎣일 때 간호중재로 적절한 것은?

① 직장으로 체온을 측정한다.
② 침대난간에 패드를 대어준다.
③ 발열 시 아스피린을 투약한다.
④ 단단한 칫솔과 치실을 사용한다.
⑤ 변비 시 좌약투약, 관장을 한다.

35. 지속되는 호흡곤란으로 응급실에 온 환자에서 정맥압 상승, 약해진 심음, 혈압 하강, 모순맥박 등의 증상이 나타날 때 우선적인 간호중재는?

① 앙와위를 취한다.
② 심장막천자를 시행한다.
③ ACE 억제제를 투여한다.
④ 서늘한 환경을 제공한다.
⑤ atropine을 정맥 투여한다.

제 05 회 간호사 국가고시 고난도 모의고사

1교시

36. 심근경색 시 심전도 검사결과는?
   ① 현저해진 U파
   ② 일정한 CPR간격
   ③ ST분절 상승
   ④ 넓고 편평해진 P파
   ⑤ 급작스러운 QRS 복합 탈락

37. 천식을 앓고 있는 15세 여학생이 호흡 시 쌕쌕거림, 호흡곤란을 호소하며 응급실에 내원하였다. 가장 먼저 투약해야 하는 약물은?
   ① 스테로이드
   ② 항히스타민제
   ③ 비만세포 안정제
   ④ 류코트리엔 완화제
   ⑤ 속효성 β_2 - agonist

38. 응급실에 내원한 환자 중에서 가장 우선적인 조치가 필요한 환자는?
   ① 심한 호흡부전
   ② 발목 폐쇄성골절
   ③ 손가락 부분절단
   ④ 고열을 동반한 경련
   ⑤ 전신 30% 2도 화상

39. 간 생검 시 간호중재로 옳은 것은?
   ① 고단백 식이를 권장한다.
   ② 검사 전 24시간 금식한다.
   ③ 검사 전 Hb 수치를 검사한다.
   ④ 호기 시 숨을 참은 상태에서 시행한다.
   ⑤ 수술 후 2시간 동안 부동 상태를 유지한다.

40. C형 간염의 주된 감염경로는?
   ① 수혈 후 감염
   ② B형 간염 보균자에게 중복 감염
   ③ 수인성 바이러스
   ④ 불량한 위생 상태
   ⑤ 분변에 오염된 식수나 음식

41. 치매 환자에게 나타나는 증상으로 옳은 것은?
   ① 감정의 변화가 없다.
   ② 단기기억상실이 먼저 나타난다.
   ③ 오래된 기억에 대한 상실이 먼저 나타난다.
   ④ 본래 지니고 있던 성격이 지속된다.
   ⑤ 과거 능숙하게 했던 행동은 잘 수행한다.

42. 비강캐뉼라로 1L/min의 산소를 주입할 때 FiO_2는?
   ① 20%
   ② 24%
   ③ 28%
   ④ 32%
   ⑤ 36%

43. 천식 환자를 교육 후 추가 교육이 필요한 반응은?
   ① "충분한 수면과 적절한 휴식을 취하겠어요."
   ② "예방접종을 정기적으로 맞겠어요."
   ③ "차고 건조한 환경을 유지하겠어요."
   ④ "금연 프로그램을 예약했어요."
   ⑤ "미세먼지가 심한 날 외출을 자제할게요."

44. 천식을 앓고 있는 환자의 호흡음을 사정한 결과 '쉬쉬'하는 날카로운 소리가 들렸다. 이 환자의 호흡음은?
   ① 천명음
   ② 협착음
   ③ 악설음
   ④ 수포음
   ⑤ 흉막 마찰음

45. 급성 충수염 환자에게서 나타나는 임상증상으로 옳은 것은?
   ① murphy's sign
   ② 배꼽주위 피하출혈
   ③ 옆구리 부위 피하출혈
   ④ 우측 어깨로 방사되는 통증
   ⑤ mcburney point의 반동성 압통

46. 심부정맥 혈전증 환자의 간호중재로 옳은 것은?
   ① 절대안정
   ② 조기 이상
   ③ 통증 예방
   ④ 기도 유지
   ⑤ 체온 유지

제 05 회 간호사 국가고시 고난도 모의고사 1교시

47. 조직의 대사요구량에 따른 혈관의 변화에서 대사요구량이 감소될 때 나타나는 변화는?

   ① 혈관이 확장된다.
   ② 혈류가 증가한다.
   ③ 발열 및 감염의 영향을 받는다.
   ④ 신체활동의 증가에 영향을 받는다.
   ⑤ 혈관이 수축되고 혈류가 감소한다.

48. 심부전 환자에게 digitalis 투여 시 주의할 점은?

   ① 제산제나 이뇨제와 함께 복용한다.
   ② 혈중 소듐수치를 관찰하여 보충한다.
   ③ 투약 전 심첨맥박을 1분간 측정한다.
   ④ 혈중 농도 측정을 위해 투약 후 채혈한다.
   ⑤ 전신권태, 식욕부진, 오심은 정상반응임을 알린다.

49. 당뇨에 관한 설명으로 올바른 것은?

   ① 유전과는 상관이 없다.
   ② 혈당이 낮아진 경우 인슐린이 분비된다.
   ③ 혈당이 높아진 경우 글루카곤이 분비된다.
   ④ 제2형 당뇨병은 인슐린이 분비되지 않아 이를 활용할 수 없다.
   ⑤ 제1형 당뇨병은 췌장의 베타세포 파괴로 인슐린 분비가 불가하다.

50. 약물 치료를 받고 있는 당뇨환자의 간호중재로 옳은 것은?

   ① 정기적으로 폐기능 검사를 모니터링해야 한다.
   ② 저혈당 증상 혹은 혈당이 70mg/dL 이하일 경우 반드시 보고해야 한다.
   ③ 수면 중 인슐린 최대 효과가 나타날 수 있도록 계획해야 한다.
   ④ 저혈당 증상 발현 시 가장 우선적으로 침상안정을 취해야 한다.
   ⑤ 인슐린을 투여하는 주사 부위는 항상 동일해야 한다.

51. 불안정형 협심증 환자에게 나타나는 임상적인 특성은?

   ① CK – MB 상승
   ② myoglobin 상승
   ③ 따뜻하고 건조한 피부
   ④ 휴식 시 완화되는 통증
   ⑤ NTG 투여 후 완화되지 않는 통증

52. 원위부 상박골 골절상태에서 적용할 수 있는 일반적인 석고붕대의 종류는?

   ① 단상지 석고   ② 장상지 석고
   ③ 단하지 석고   ④ 원통형 석고
   ⑤ 양면절개 석고붕대

53. 통풍 대상자의 식이요법에 대한 설명으로 옳지 않은 것은?

   ① 하루 500ml 이하로 수분 섭취를 제한한다.
   ② 소고기와 내장, 진한 고기국물을 섭취한다.
   ③ 우유나 감귤과 같은 알칼리성 식이를 제한한다.
   ④ 빵, 쌀, 치즈, 감자 등의 저퓨린 식이를 제한한다.
   ⑤ 알코올 섭취는 케톤증을 유발하므로 섭취를 금한다.

54. 파킨슨병 환자의 운동과 기동력을 증진시키기 위한 간호중재로 옳은 것은?

   ① 수분과 섬유질 섭취를 제한한다.
   ② 보행훈련 시 발을 질질 끌며 걷도록 교육한다.
   ③ 끈이 있는 신발, 지퍼달린 옷은 착용하도록 한다.
   ④ 낙상예방을 위해 움직임을 제한하고 침상안정한다.
   ⑤ 가능한 일상생활을 독립적으로 수행하도록 격려한다.

55. 60세 여성이 유방암으로 유방절제술을 받았다. 이 여성에게 수술한 쪽의 팔을 심장보다 높게 유지하도록 교육하는 이유는?

   ① 통증 완화   ② 출혈 예방
   ③ 근 위축 예방   ④ 림프부종 예방
   ⑤ 상지 혈전형성 예방

제 05 회 간호사 국가고시 고난도 모의고사

1교시

56. 얼굴과 목, 가슴, 오른쪽 팔에 걸쳐 2도 화상(36%)을 입은 환자가 응급실에 내원했을 때 우선적인 간호중재는?

    ① 정맥으로 수액을 공급한다.
    ② 섭취량과 배설량을 확인한다.
    ③ 기도를 유지하고 산소를 공급한다.
    ④ 균 배양검사 후 항생제를 투여한다.
    ⑤ 통증 경감을 위해 진통제를 투여한다.

57. 레이노병 치료 시 혈관수축을 방지하기 위해 교육할 내용은?

    ① 마사지를 금한다.
    ② 수분 섭취를 제한한다.
    ③ 찬 공기를 자주 쐐 준다.
    ④ 녹차 섭취를 제한한다.
    ⑤ 발에 꼭 맞는 신발을 신는다.

58. 혈관투과성 항진으로 혈액 내 액체가 조직 내로 빠져 나오는 염증은?

    ① 출혈성 염증   ② 화농성 염증
    ③ 점액성 염증   ④ 장액성 염증
    ⑤ 섬유소성 염증

59. 암 발생의 경고 증상으로 옳은 것은?

    ① 찔려서 난 상처
    ② 식사 전, 후 졸림
    ③ 운동 시 맥박 증가
    ④ 정상적 출혈과 분비물
    ⑤ 지속적 기침이나 쉰 목소리

60. 류마티스성 심질환과 관련 있는 균은?

    ① 녹농균
    ② 헤모필루스균
    ③ 바킬루스박테리아
    ④ 황색 포도상 구균
    ⑤ A군 베타 용혈성 연쇄상 구균

61. 노인의 수면양상에 대한 설명으로 옳은 것은?

    ① 밤잠의 증가를 보인다.
    ② REM 수면이 감소한다.
    ③ 저속 수면파동이 증가한다.
    ④ NREM 수면 3, 4단계가 증가한다.
    ⑤ 수면 중 깨어나는 횟수는 줄어든다.

62. 승모 판막 협착증에서 나타날 수 있는 이상 소견은?

    ① 심실세동
    ② 수축기 잡음
    ③ 대동맥 저항 증가
    ④ 심근 산소요구도 감소
    ⑤ 심근의 확장과 수축력 저하

63. 밀봉흉관배액에 대한 설명으로 옳은 것은?

    ① 흉관 제거 시 30분 전에 진통제를 투여한다.
    ② 배액량이 100ml/hr 이상이어야 정상이다.
    ③ 발사바 수기는 공기가 유입되므로 금지한다.
    ④ 배액병은 환자보다 높은 곳에 위치해야 한다.
    ⑤ 호기 시 기포가 소량 발생하는 경우 배액관이 꼬였음을 의미한다.

64. 안 질환 환자의 간호중재로 옳은 것은?

    ① 분비물은 외안각에서 내안각 방향으로 닦아낸다.
    ② 안압이 15mmHg 이상이면 안압 상승을 의미한다.
    ③ 한쪽 눈에만 질환이 있어도 약은 양쪽으로 투약한다.
    ④ 감염의 우려로 눈은 손으로 마사지하지 않도록 한다.
    ⑤ 안약을 점안할 때는 결막을 노출하고 시선을 위로 향한다.

65. 눈에 화학물질이 들어가 응급실을 내원한 환자의 응급처치로 옳은 것은?

    ① 연고 도포   ② 산동제 투여
    ③ 중화제 투여   ④ 축동제 투여
    ⑤ 20분 이상 안 세척

제 05 회 간호사 국가고시 고난도 모의고사 [1교시]

66. 표정 짓기와 미각, 누선, 타액 분비에 관여하는 신경은?

① 제2뇌신경　② 제3뇌신경
③ 제5뇌신경　④ 제7뇌신경
⑤ 제12뇌신경

67. 당뇨 환자의 발 관리에 대한 간호교육 내용으로 옳은 것은?

① 정기적으로 각질제거를 시행한다.
② 약한 비누로 씻고 순한 로션을 바른다.
③ 맨발로 걸으며 순환을 촉진시킨다.
④ 발은 항상 촉촉함을 유지한다..
⑤ 티눈이나 사마귀가 생기면 제거제로 조기에 제거한다.

68. 소화성 궤양 환자에게 천공이 발생했을 때의 증상으로 옳은 것은?

① 장폐색　② 무통성
③ 느린맥　④ 혈압 상승
⑤ 깊은 호흡

69. 신장 결석 재발 방지를 위한 간호 교육 내용으로 옳은 것은?

① 수분 섭취를 제한한다.
② 퓨린 섭취를 권장한다.
③ 장기간 부동은 주의한다.
④ 하루 1L 이하의 수분 섭취를 한다.
⑤ 비타민D와 인산이 함유된 음식물을 섭취한다.

70. 심인성 쇼크의 원인으로 옳은 것은?

① 수혈　② 고혈당
③ 요붕증　④ 심근경색증
⑤ 교감신경 흥분제

모성간호학

71. 오늘날 여성건강간호가 가족중심 접근으로 발전하면서 나타난 변화는?

① 신생아 질병 예방　② 산부의 건강 회복
③ 가족의 분만 과정 참여　④ 안위를 고려한 제왕절개
⑤ 출산은 여성의 과업으로 간주

72. 완경이 진행되면서 혈중 농도가 증가하는 호르몬은?

① 인슐린　② 에스트로겐
③ 프로게스테론　④ 난포자극호르몬
⑤ 갑상선자극호르몬

73. 사춘기 여성의 내부 생식기 성숙 정도를 알 수 있는 대표적 징후는?

① 월경　② 음모 출현
③ 질 분비물 변화　④ 유두 색소 침착
⑤ 골반 횡직경 비대

74. 성 상담을 필요로 하는 대상자를 위한 방법은?

① 대상자와 자신을 동일시하는 느낌에 유의한다.
② 대상자가 성에 관해 잘 알고 있음을 가정한다.
③ 상담자는 최대의 반응을 하며 침묵을 사용하지 않는다.
④ 상담자는 재난자를 구조하듯 상담 태도를 유지해야 한다.
⑤ 상담자는 성과 관련된 자신의 민감한 부분까지 표현해야 한다.

75. rubin test를 시행 후 견갑통을 호소하는 환자에게 간호사가 해야 하는 설명으로 적절한 것은?

① "검사의 부작용입니다."
② "가스에 의한 일시적 현상입니다."
③ "원인 규명을 위해 재검사를 해야 합니다."
④ "예민한 사람에게 나타날 수 있는 증상입니다."
⑤ "불임에 대한 확률이 높을수록 나타나는 증상입니다."

제 05 회 간호사 국가고시 고난도 모의고사

76. 임균의 은신처로 질 주위를 축축하고 윤활하게 하며 질구의 4, 8시 방향에 위치하고 있는 것은?

① 질　　　　　② 스킨샘
③ 요도구　　　④ 자궁목
⑤ 바르톨린샘

77. doderlein's 균의 역할로 옳은 것은?

① 임신을 유지한다.
② 점액 배출을 활성하게 한다.
③ 정자에 활동력을 부과한다.
④ 질 내 정상 산도를 유지한다.
⑤ 질 내 정상 습도를 유지한다.

78. 한쪽 난소절제술을 시행한 환자에 대한 설명으로 옳은 것은?

① 월경이 가능하다.　　② 배란이 되지 않는다.
③ 난소 기능이 상실된다.④ 불임의 가능성이 높다.
⑤ 호르몬 분비가 되지 않는다.

79. 여성 생식기에 대한 설명으로 옳은 것은?

① 성적 자극 시 바르톨린샘이 붉어진다.
② 바르톨린샘에서 분비되는 점액물질은 임질을 예방한다.
③ 통각수용체 밀도가 높은 질후벽 표면은 통증에 민감하다.
④ 질 점막은 강한 산성으로 세균의 자궁 내부 침입을 막는다.
⑤ 종양성 세포변화가 빈발하는 자궁체부에서 pap smear 검사를 시행한다.

80. 여성 건강검진을 위한 안내사항으로 옳은 것은?

① 월경 중 내원할 수 있도록 한다.
② 검진 정보는 사전에 제공하지 않는다.
③ 월경 1주일 전에 유방검진을 시행한다.
④ 내원 24시간 전에 질 세척을 하고 오도록 한다.
⑤ 성 경험이 없는 경우 항문검진을 시행함을 설명한다.

81. 월경 전 증후군으로 인해 상당한 스트레스와 정서 장애를 겪고 있는 20세 여성 환자에게 권장하는 식이는?

① 카페인 섭취 제한
② 비타민B_6 섭취 제한
③ 고칼로리 섭취 장려
④ 붉은 육류 섭취 장려
⑤ 녹황색 야채 섭취 제한

82. 28일 주기로 월경주기가 규칙적인 여성의 자궁내막 두께가 가장 두꺼운 시기는?

① 월경주기 4 ~ 8일　　② 월경주기 8 ~ 12일
③ 월경주기 14 ~ 18일　④ 월경주기 20 ~ 24일
⑤ 월경주기 24 ~ 28일

83. 월경주기가 짧아진 57세 여성이 병원 내원 시 실시한 호르몬 검사 결과로 옳은 것은?

① 인히빈 수치 증가
② 황체호르몬 분비 증가
③ 에스트로겐 수치 증가
④ 프로게스테론 수치 저하
⑤ 난포 자극 호르몬 분비 저하

84. 난포 자극 호르몬으로 인하여 성숙난포에서 분비되는 호르몬은?

① 프로락틴　　　　② 옥시토신
③ 태반성락토젠　　④ 에스트로겐
⑤ 프로게스테론

85. 과다 월경으로 인해 내원한 40세 여성이 고도 빈혈이 있고 자궁이 주먹 크기보다 조금 커져 있다. 자궁 왼쪽 부위에서 달걀 크기 덩어리가 딱딱하게 만져질 때 의심되는 질환은?

① 자궁근종　　　② 자궁내막증
③ 자궁관협착　　④ 자궁경부암
⑤ 자궁내막증식증

제 05 회 간호사 국가고시 고난도 모의고사 1교시

86. 3도 자궁탈출증 진단을 받은 여성의 근본적 치료 방법은?

   ① 난소 절제술 ② 원추 절제술
   ③ 자궁경부암 검사 ④ 질식 자궁 절제술
   ⑤ 에스트로겐 복용

87. 노인성 질염으로 내원한 환자에게 적절한 간호중재는?

   ① 식염수 질세척을 매일 시행한다.
   ② 초산수 질세척으로 분비물을 완화한다.
   ③ 스테로이드 연고를 적용한다.
   ④ 히스타민제를 투여하여 질점막을 보호한다.
   ⑤ 에스트로겐 질정제를 투여한다.

88. 산과력이 1 - 1 - 2 - 2인 여성이 무월경 8주로 산부인과를 내원했다. 환자 내진상 자궁은 부드러우며 크기가 거위알 정도로 부속기의 이상 소견은 없었으며, 월경주기 28일로 규칙적이고 마지막 생리일은 2025년 8월 26일이었다. 이 환자의 분만 예정일은?

   ① 2026년 4월 2일 ② 2026년 5월 2일
   ③ 2026년 6월 2일 ④ 2026년 7월 3일
   ⑤ 2026년 8월 3일

89. 임산부의 자궁증대에 따른 신체 변화에 대한 설명으로 옳은 것은?

   ① 자궁이 커지면서 척추전만증이 진행된다.
   ② 복부 중심에 짙은 색 수직선이 나타난다.
   ③ 복근의 과도 수축으로 복벽에 달라붙는다.
   ④ 횡격막 하강으로 숨 쉬기 어려움이 발생한다.
   ⑤ 분만 후 복벽은 원상 복구되지 않는다.

90. 자궁 외 임신 여성의 간호사정 시 나타날 수 있는 증상은?

   ① 맹낭의 수축 상태
   ② 골반통증과 민감성 감소
   ③ 느리고 강한 맥과 고혈압
   ④ 맹낭 천자 시 응고되지 않은 혈액
   ⑤ hCG 호르몬 수치의 급격한 증가 속도

91. 여성의 임신과 출산에 당뇨병이 미칠 수 있는 영향에 대한 설명으로 옳은 것은?

   ① 임부에게 저혈압이 발생한다.
   ② 임부에게 케톤산증이 나타난다.
   ③ 신생아에게 고혈당증이 발생한다.
   ④ 태아에게 저인슐린혈증이 나타난다.
   ⑤ 태아에게 계면활성제 과다 합성이 발생한다.

92. 철분 결핍성 빈혈을 진단받은 임신 말기 산모의 혈액 수치는?

   ① Hb 8g/dl 이하, Hct 25% 이하
   ② Hb 10g/dl 이하, Hct 33% 이하
   ③ Hb 10g/dl 이하, Hct 37% 이하
   ④ Hb 11g/dl 이하, Hct 20% 이하
   ⑤ Hb 11g/dl 이하, Hct 33% 이하

93. 임신 1기 융모막 융모 생검을 시행한 산모에게 검사 후 일어날 수 있는 합병증은?

   ① 고혈압 ② 자연 유산
   ③ 배뇨곤란 ④ 자궁 수축
   ⑤ 양수과다증

94. 자궁 수축의 특징으로 옳은 것은?

   ① 수의적 수축이다.
   ② 분만이 진행될수록 간격은 늘어난다.
   ③ 분만이 진행될수록 기간은 짧아진다.
   ④ 자궁 수축 시 압력은 20 ~ 75mmHg이다.
   ⑤ 정상 분만의 경우 경부 개대가 일어나고 소실은 일어나지 않는다.

95. 분만 유도를 위해 옥시토신을 정맥으로 주입중인 산모가 90초 이상 강한 수축이 지속되고 있을 때의 간호중재로 옳은 것은?

   ① 경과를 관찰한다. ② 좌측위를 취한다.
   ③ 즉시 주입을 멈춘다. ④ 분만실로 바로 옮긴다.
   ⑤ 회음절개술을 실시한다.

제 05 회 간호사 국가고시 고난도 모의고사

96. 산모 내진 시행 시 대각결합선이 13cm 측정되었을 때 산과적 결합선의 길이는?

   ① 10.5 ~ 11cm   ② 11 ~ 11.5cm
   ③ 11.5 ~ 12cm   ④ 12 ~ 12.5cm
   ⑤ 12.5 ~ 13cm

97. 제대 탈출로 제대가 질 밖으로 나왔을 때 간호중재는?

   ① 우측위를 취해준다.
   ② 자궁근 수축제를 투여한다.
   ③ 제대를 손가락으로 밀어넣는다.
   ④ 소독장갑 착용 후 제대 맥박을 확인한다.
   ⑤ 탈출된 제대는 마른거즈로 잘 덮어준다.

98. 태아 폐 성숙을 위한 투여 약물은?

   ① oxytocin   ② ritodrine
   ③ hydralazine   ④ betamethasone
   ⑤ magnesium sulfate

99. 질 분만에 영향을 미치는 요소는?

   ① 협골반, 산모 신장   ② 산모 신장, 만출력
   ③ 태향, 자궁 수축 강도 ④ 난소 크기, 태아 크기
   ⑤ 자세, 산모 심리적 반응

100. 임신 38주인 건강한 초임부의 분만이 가까워짐을 알리는 신체 변화는?

   ① 하강감   ② 유방 민감
   ③ 호흡곤란   ④ 기초체온 상승
   ⑤ 오심 및 구토

101. 산후 급성 대퇴혈전성 정맥염이 생긴 산모에게 해줄 수 있는 초기 간호 중재는?

   ① 침상안정을 한다.
   ② 조기 이상을 격려한다.
   ③ 통증 완화를 위해 양손으로 비벼준다.
   ④ 이환된 다리를 침상 아래로 내려준다.
   ⑤ 부종 완화를 위해 관절 범위 운동을 한다.

102. 분만 후 8시간이 지난 산모가 자연배뇨 시도 후 잔뇨감이 든다고 호소한다. 간호사의 중재로 옳은 것은?

   ① 혈압을 측정한다.
   ② 잔뇨량을 측정한다.
   ③ 유치도뇨관을 삽입한다.
   ④ 복부 마사지를 시행한다.
   ⑤ 회음부 간호를 시행한다.

103. 출산 2일 후 산모의 체온이 39℃일 때 의심할 수 있는 질병은?

   ① 골반염
   ② 산후감염
   ③ 자궁내번증
   ④ 자궁퇴축부전
   ⑤ 골반혈전성 정맥염

104. 분만 후 산모의 신체 변화에 대한 설명으로 옳은 것은?

   ① 비수유부의 경우 월경은 7 ~ 9개월에 시작한다.
   ② 모유 수유로 인한 옥시토신 분비는 자궁 수축을 촉진한다.
   ③ 분만 후 4 ~ 5일간 발생한 다뇨증은 방광 손상을 의미한다.
   ④ 자궁 내용물 배출 시 갑작스런 내장의 팽창으로 고혈압이 나타난다.
   ⑤ 자궁은 분만 직후 감소를 시작하여 분만 후 7일경에 복부에서 촉지가 불가능하다.

105. 산후 유방 울혈에 영향을 주는 호르몬 변화로 옳은 것은?

   ① LH 감소
   ② FSH 감소
   ③ 프로락틴 증가
   ④ 에스트로겐 증가
   ⑤ 프로게스테론 증가

아동간호학

1. 6개월 영아의 표준 예방접종에 해당하는 것은?

   ① PCV
   ② BCG
   ③ MMR
   ④ IJEV
   ⑤ PPSV

2. 5세 아동이 눈 주위 부기와 복부 팽만, 피로감을 호소하며 입원하였다. 최근 체중이 빠르게 증가했고, 양쪽 발등에도 함몰성 부종이 관찰되었다. 우선적으로 사정해야 할 항목은?

   ① 대변 색과 횟수
   ② 복부 압통 여부
   ③ 손톱 색깔과 모양
   ④ 소변량과 색 변화
   ⑤ 호흡 시 흉통 유무

3. 대화를 할 때 계속 말을 더듬는 5세 아동의 간호중재로 옳은 것은?

   ① 말을 끝낼 때까지 기다려준다.
   ② 말을 더듬으면 체벌을 한다고 한다.
   ③ 말을 더듬지 않으면 보상을 약속한다.
   ④ 말을 더듬지 않는 아이와 비교해 준다.
   ⑤ 아이가 하려는 말을 부모가 대신 해준다.

4. 이유식을 시작하는 아동의 고형 식이 준비에 대한 설명으로 옳은 것은?

   ① 5~6개월 고형 식이를 처음 시작한다.
   ② 12개월부터 철분 영양 섭취를 시작한다.
   ③ 음식은 숟가락으로 떠서 혀 앞쪽에 밀어 넣는다.
   ④ '곡분 → 과일 → 야채 → 달걀 → 육류' 순으로 진행한다.
   ⑤ 가능한 한 번에 여러 가지를 추가하고 대변을 사정한다.

5. 신생아의 상태 파악을 위한 apgar 점수 측정 시 관찰항목으로 옳지 않은 것은?

   ① 피부색
   ② 심박동수
   ③ 호흡 노력
   ④ 근긴장도
   ⑤ 손목 굴곡

6. 대퇴골절 아동에게 byant 견인을 적용할 때의 설명으로 옳은 것은?

   ① 골격견인으로 한쪽 방향으로 당긴다.
   ② foot drop이 생길 수 있음을 인지한다.
   ③ 체중 15kg 이상 아동의 대퇴골절 시 사용한다.
   ④ 둔부가 침상 표면에서 떨어지지 않도록 주의한다.
   ⑤ 한쪽 다리만 골절되었어도 양쪽 다리 모두 적용한다.

7. 성인에 비해 아동의 수분 전해질 균형이 깨지기 쉬운 이유는?

   ① 많은 양의 세포내액을 가지고 있다.
   ② 넓은 체표면적으로 신진대사율이 낮다.
   ③ 높은 사구체 여과율로 물 보존이 어렵다.
   ④ 기초대사량이 낮고, 호흡이 느려 수분 상실이 적다.
   ⑤ 넓은 위장관 공간으로 설사 시 수분이 다량 손실된다.

8. 가정용 세제를 복용한 아동의 응급처치로 옳은 것은?

   ① 하제 투여로 배설을 촉진시킨다.
   ② 구토를 유발시켜 중독을 예방한다.
   ③ 착하제 투여로 신장을 통해 배설 시킨다.
   ④ 즉각 병원으로 이송시켜 활성탄을 사용한다.
   ⑤ 우유를 먹여 희석시킨 후 응급실로 내원한다.

9. 식도폐쇄로 인한 위루술 시행 후 위루영양을 하는 영아에게 노리개 젖꼭지를 물리는 이유는?

   ① 역류 예방을 위해
   ② 위 운동 증진을 위해
   ③ 흡인 예방을 위해
   ④ 빠는 욕구 충족을 위해
   ⑤ 소화효소 분비 증가를 위해

10. 산통을 호소하는 영아에 대한 설명으로 옳은 것은?

① 복위를 취하지 않도록 한다.
② 수유를 거부하고 체중은 감소한다.
③ 생후 1년 정도 주로 발생하는 일시적 복통이다.
④ 모유 수유 아이의 어머니 음식 섭취와 관련 없다.
⑤ 우유 알러지, 수유기술, 기질적 요소와는 무관하다.

11. 선천성 담도 폐쇄증 환아 영양 공급 식이로 옳은 것은?

① 고지방 분유
② 저단백, 고지방 분유
③ 고단백, 저지방 분유
④ 고지방, 저탄수화물 분유
⑤ 고단백, 저탄수화물 분유

12. 부상도 없고 건강 문제가 없는 11세 아동이 저녁에만 무릎 통증을 호소할 때 가정에서 시행할 수 있는 간호중재는?

① 항생제 투여
② 냉찜질 적용
③ 가벼운 마사지 시행
④ 통증 부위에 부목 적용
⑤ 푹신푹신한 신발 착용

13. 급성 비인두염으로 내원한 영아의 간호중재는?

① 병실 습도를 낮춘다.
② 침상머리를 내려준다.
③ 수분 섭취를 제한한다.
④ 아스피린 사용은 금기한다.
⑤ 비강폐쇄 시 수유 후 흡인한다.

14. 다음 중 선천성 심장질환의 병태생리에 대한 설명으로 옳은 것은?

① 동맥관 개존증은 폐혈류를 감소시키는 질환이다.
② 팔로 4징후는 폐혈류가 감소되며 청색증이 동반된다.
③ 대혈관전위는 폐정맥이 우심방에 연결되는 구조를 말한다.
④ 심실 중격 결손은 폐동맥에서 대동맥으로 혈류가 전환된다.
⑤ 심방 중격 결손은 우심방에서 좌심방으로 혈류가 이동한다.

15. 천식으로 약물 치료 중인 아동에게 나타나는 일차적 회복 징후는?

① 호산구 수 증가
② 끈끈한 백색 객담
③ 호기 시 천명음 감소
④ 강제 호기량과 폐활량 감소
⑤ allergic skin prick test(+)

16. 4개월 영아에게 DTaP 백신을 주사할 때 접종 부위로 옳은 것은?

① 삼각근
② 등둔근
③ 복둔근
④ 대퇴직근
⑤ 외측광근

17. 외상으로 비강출혈이 발생한 아동의 우선적인 간호중재는?

① 코를 풀도록 한다.
② 비중격 부위를 압박한다.
③ 머리를 뒤로 숙이도록 한다.
④ 코 주위에 온찜질을 적용한다.
⑤ 일차적으로 에피네프린을 사용한다.

18. 영아 돌연사 증후군 방지를 위한 간호 교육 내용은?

① 똑바로 눕혀 재우게 한다.
② 안정을 위해 애착 인형을 침대에 둔다.
③ 젖병을 물고 잘 수 있게 한다.
④ 산모의 산후 환경과는 무관하다.
⑤ 푹신한 침요를 사용하여 어른과 함께 잔다.

19. 류마티스열 급성기 아동이 관절통을 호소할 때 우선적으로 할 수 있는 간호중재로 옳은 것은?

① 침상안정
② 정맥수액 주입
③ 위장 장애 관리
④ 저칼로리 식이요법
⑤ 1시간 간격 활력징후 측정

20. 5일 이상 지속되는 고열과 안구 충혈로 응급실을 방문한 5세 남아 사정 시, 딸기 모양 혀와 몸통을 중심으로 한 부정형 발진, 경부 림프절 종창을 볼 수 있었다. 가장 의심되는 질환은?

① 수두
② 홍역
③ 볼거리
④ 가와사키
⑤ 전신성 홍반성 루푸스

제 05 회 간호사 국가고시 고난도 모의고사 (2교시)

21. 급성림프 림프구성 백혈병 진단 후 화학 요법을 받는 10세 아동의 혈액검사상 주의 깊게 관찰해야 하는 수치는?

   ① 헤마토크릿 – 40%
   ② 헤모글로빈 – 12g/dl
   ③ 백혈구 – 10,000/mm³
   ④ 절대호중구 – 500/mm³
   ⑤ 혈소판 – 380,000/mm³

22. 1개월 전부터 고형 식이를 시작한 6개월 아동이 빠른 심박동과 짧은 호흡을 하는 것으로 보여 시행한 혈액검사에서 Hb이 5g/dl로 확인되었다. 아동의 보호자에게 수행할 간호 교육 내용으로 옳은 것은?

   ① "철분제 복용 시 회색변을 볼 수 있습니다."
   ② "음식과 함께 철분제를 복용하도록 하세요."
   ③ "자주 보채고 쉽게 짜증을 부릴 수 있습니다."
   ④ "비타민C 함량이 많은 음식은 피하도록 하세요."
   ⑤ "모유 수유 대신 우유나 두유를 섭취하도록 하세요."

23. 혈우병 진단검사상 수치로 가장 민감하게 사용되는 지표는?

   ① PT
   ② aPTT
   ③ 혈소판
   ④ 출혈시간
   ⑤ 피브리노겐 농도

24. 제1형 당뇨병 아동에서 호흡 시 아세톤 냄새가 날 때, 혈중에 증가된 것은?

   ① 요산
   ② 케톤산
   ③ 글리코겐
   ④ 빌리루빈
   ⑤ 아미노산

25. 항이뇨 호르몬 부족으로 발생하는 증상으로 옳은 것은?

   ① 체중 감소
   ② 심한 갈증
   ③ 식욕 증가
   ④ 요비중 증가
   ⑤ 소변량 감소

26. 뇌성마비의 가장 중요한 원인으로 옳은 것은?

   ① 학대
   ② 저산소증
   ③ 폐고혈압
   ④ 출산 후 감염
   ⑤ 폐 기능 미숙

27. 뇌실 복강 간 단락술을 시행한 수두증 환아의 수술 직후 체위로 옳은 것은?

   ① 측위
   ② 복위
   ③ 앙와위
   ④ 슬흉위
   ⑤ 반좌위

28. 수두 환아의 간호중재 사항에 대한 설명으로 옳은 것은?

   ① 해열제는 아스피린을 사용한다.
   ② 수포가 사라질 때까지 격리한다.
   ③ 칼라민 로션이나 전분 목욕을 금지한다.
   ④ 비누를 사용한 따뜻한 물 목욕을 한다.
   ⑤ 2차 감염 발생 시 항생제 투여를 시작한다.

29. 유행성 이하선염 환아의 간호중재로 옳은 것은?

   ① 별도의 격리는 필요 없다.
   ② 필요시 아스피린을 투여한다.
   ③ 입맛 자극을 위해 신맛 음식을 제공한다.
   ④ 저작기능을 위해 단단한 음식을 제공한다.
   ⑤ 종창 시 국소적 냉습포로 동통을 완화한다.

30. 여드름으로 고민하는 청소년의 간호 교육 후 추가 교육이 필요한 반응은?

   ① "세안 시 중성비누를 사용하세요."
   ② "적당한 운동으로 스트레스를 감소시키세요."
   ③ "균형 잡힌 식이와 적당한 휴식을 취하세요."
   ④ "지나친 세안은 피부자극을 초래합니다."
   ⑤ "여드름이 곪았을 때 손으로 바로 짜내세요."

31. 백일해 발작기 영아의 간호중재로 옳은 것은?

   ① 수분 섭취를 제한한다.
   ② 방을 최대한 밝게 한다.
   ③ 울면 기침을 유발하므로 요구를 즉시 충족시킨다.
   ④ 자극적인 활동으로 영아가 신체적 안정을 취하게 한다.
   ⑤ 차갑고 건조한 공기를 유지할 수 있게 한다.

32. 아동의 A형 간염에서 볼 수 있는 증상의 특징은?

① 증상은 대개 급성으로 발병한다.
② 아동에서는 대체로 증상이 경하다.
③ 아동은 오심, 구토가 발생하지 않는다.
④ 나이가 어릴수록 황달이 오래 지속된다.
⑤ 소아 A형 간염은 10% 이하에서 완전 회복된다.

33. 뇌종양에 대한 설명으로 옳은 것은?

① 구토는 저녁에 주로 발생한다.
② 아동의 경우 대부분 신경교종이 발생한다.
③ 뇌간 신경교종에서 ICP 상승이 가장 심하게 발생한다.
④ 유두 종창은 검안경으로 진단하며 ICP 초기 증상이다.
⑤ ICP 상승 시 빈맥, 빠른 호흡, 혈압 저하가 나타난다.

34. 백혈병 환아 간호중재에 대한 설명으로 옳은 것은?

① 진통 시 아스피린을 투여한다.
② 딱딱한 음식을 섭취할 수 있게 한다.
③ 오심, 구토 발생 시 약물을 중단한다.
④ 거즈나 면봉으로 입안을 깨끗하게 한다.
⑤ 면역력 증진을 위한 생백신을 투여한다.

35. 신아세포종으로 옳은 것은?

① 혈뇨
② 저혈압
③ 체중 증가
④ 초기 심한 복통
⑤ 복부 중앙선을 넘는 덩어리 촉진

지역사회간호학

36. 지역사회간호 사정 단계 중 참여관찰에 대한 설명으로 옳은 것은?

① 주민의 가정 방문을 통한 면담을 시행한다.
② 지역사회 내에서 하는 행사에 참여하여 관찰한다.
③ 지역사회 지도자와 면담을 통해 자료를 수집한다.
④ 주민 대상 설문지를 적극 활용해 자료를 수집한다.
⑤ 자동차를 이용하여 지역을 두루 관찰한다.

37. 지역사회 사업 진행 시 전문직 측면에서 기대할 수 있는 효과는?

① 대상자가 간호에 참여할 수 있다.
② 구체적 간호실무 범위가 제시된다.
③ 간호사의 지속적 학습이 가능하다.
④ 대상자의 재원기간을 단축시킬 수 있다.
⑤ 체계적이고 조직적인 의사소통이 증진된다.

38. 간호진단 시 목표 설정에 대한 설명으로 옳은 것은?

① 측정 불가능하다.
② 구체적으로 진술한다.
③ 목적 위 상위 개념이다.
④ 소극적 목표도 가능하다.
⑤ 기간을 따로 설정하지 않는다.

39. 지역사회 간호사업 평가계획에 대한 설명으로 옳은 것은?

① 사업이 끝난 후 평가가 이루어지도록 계획한다.
② 정확한 간호진단을 내리기 전 평가계획을 수립한다.
③ 평가자, 평가 시기, 평가도구, 평가 범주를 포함한다.
④ 사업의 효율성은 설정된 목표의 도달 정도를 평가하는 것이다.
⑤ 평가도구 타당성은 반복 측정 시 동일한 결과를 나타내는 것이다.

40. 간호사업의 계획적인 수행을 위해 지역사회 간호사가 수행 단계에서 해야 할 일로 옳은 것은?

① 조정, 의뢰, 감시
② 조정, 감독, 평가
③ 조정, 감시, 감독
④ 감시, 평가, 의뢰
⑤ 감시, 감독, 계획

41. 대상자 간호사정 결과로 불균형적인 식이, 비속적인 운동, 부적절한 건강자원의 증상 및 징후가 나타났을 때 오마하 문제 분류 체계 중 해당하는 영역은?

① 환경 영역
② 생리 영역
③ 의사소통 영역
④ 심리사회 영역
⑤ 건강관련 행위 영역

42. 지역사회 현황 사정 시 활용할 수 있는 간접 자료수집 방법은?

① 참여 관찰
② 지역 시찰
③ 초점집단면담
④ 전화설문조사
⑤ 의료기관 건강기록

43. 질병이 있는 대상자의 치료에 국한된 간호 제공이 아닌 기본간호, 특수간호, 면담, 관찰기법, 교육기법, 의사소통 기술로 대상자의 건강 수준을 최적으로 성취할 수 있도록 하는 기술을 요하는 지역사회 간호사의 역할은?

① 교육자
② 옹호자
③ 상담자
④ 변화촉진자
⑤ 직접 간호제공자

44. 지역사회 주민의 관심과 목표에 따라 유동적으로 변화하며 동일한 목적 달성을 위해 노력하는 공동체는?

① 대면 공동체
② 구조적 지역사회
③ 기능적 지역사회
④ 감정적 지역사회
⑤ 특수흥미 공동체

45. 사회경제적, 인구지리적 수준이 다른 인구집단 간에 건강측면에서 건강상 잠재적으로 치유 가능한 체계적인 차이가 없는 상태를 의미하는 것은?

① 건강잠재력
② 건강보장성
③ 건강형평성
④ 건강평가기준
⑤ 건강결정요인

46. 제한된 보건의료 자원을 활용하여 양질의 의료를 공급하고자 할 때 가장 효과적인 방법으로 옳은 것은?

① 낮은 의료수가
② 균등한 의료수혜
③ 의료인력 확대공급
④ 의료 교육기관 설립
⑤ 효과적 의료전달체계 확립

47. 우리나라의 건강보험 중 공공부조에 해당하는 것은?

① 산재보험
② 의료급여
③ 국민건강보험
④ 보건소 진료 서비스
⑤ 사회복지시설 이용

제 05 회 간호사 국가고시 고난도 모의고사

2교시

48. 국가 보건의료체계 유형 중 자유기업형 보건의료전달체계에 대한 설명으로 옳은 것은?

① 의료비가 낮다.
② 의료 수혜 형평성이 높다.
③ 의료의 질적 수준이 낮다.
④ 지역계층 간 분포가 균등하다.
⑤ 의료자원 이용이 비효율적이다.

49. 모자보건정책으로 영유아를 위한 사업을 모자보건실에서 실시하고 한다. 사업 내용으로 옳지 않은 것은?

① 영유아 예방접종
② 영유아 건강검진
③ 신생아 청각선별검사
④ 취학 전 아동 실명 예방
⑤ 영유아 선천성 기형 진단 및 치료

50. 여성 한 명이 평생 동안 낳을 수 있는 평균 자녀의 수를 뜻하는 지표로 옳은 것은?

① 조출생률
② 합계 출산율
③ 보통 출산율
④ 일반 출산율
⑤ 연령별 출산율

51. 한 국가의 기초보건 수준이나 사회경제적 상태를 파악하는 기준으로 적용하는 대표적인 지표는?

① 조사망률
② 모성 사망률
③ 영아 사망률
④ 주산기 사망률
⑤ 신생아 사망률

52. 지역사회 65세 이상 주민을 대상으로 당뇨병 예방관리사업을 실천할 때 1차 예방수준의 간호중재는?

① 당뇨병 조기 발견
② 인슐린 투약 관리
③ 합병증 진단 건강검진
④ 균형 잡힌 식이 정보 제공
⑤ 당뇨질환자 자조집단 활성화

53. 지역사회간호사가 피임법에 대한 간호 교육을 실시할 때 교육 내용 중 옳은 것은?

① 피임 효과는 일시적이어야 한다.
② 피임 방법이 복잡할수록 더 좋다.
③ 피임 효과는 확실하지 않아도 된다.
④ 비용이 많이 드는 것이 효과적이다.
⑤ 한 번 적용 시 복원되지 않아야 한다.

54. 임신 8주 여성이 건강관리실에 처음 방문하였다. 간호중재로 옳은 것은?

① 풍진 항체가 없으면 바로 백신을 투여한다.
② 당뇨나 단백뇨에 대한 소변검사를 시행한다.
③ 결핵 감염에 대한 흉부 X – ray 촬영을 한다.
④ 임신 7개월까지 2주에 1회 산전 관리를 받도록 교육한다.
⑤ 매독 혈청 검사 양성 시 임신 5개월 이후 치료하도록 설명한다.

55. 노인의 상해 위험을 높이는 요인에 대한 설명으로 옳은 것은?

① 근육과 뼈의 약화가 초래된다.
② 운동 장애가 초래되는 급성질환이 많다.
③ 신체적 변화로 감각기관 기능이 발달한다.
④ 위장 기능이 활발해 약물 소화가 빨리된다.
⑤ 통증 민감성 증가로 질병 자각 증상이 경미하다.

제 05 회 간호사 국가고시 고난도 모의고사 [2교시]

56. 노령화 현상을 설명하는 요소와 관계없는 것은?

   ① 평균 수명 증가
   ② 노령화지수 증가
   ③ 노년부양비 증가
   ④ 노인인구 성비 감소
   ⑤ 전체 인구 중 노인인구 비율 증가

57. 실내 공기오염 지표가 되는 것은?

   ① 산소
   ② 이산화황
   ③ 이산화질소
   ④ 일산화탄소
   ⑤ 이산화탄소

58. 감각온도는 기습과 기류가 동일한 온감을 주는 조건은?

   ① 무풍 상태, 포화습도
   ② 무풍 상태, 습도 50%
   ③ 무풍 상태, 습도 40 ~ 70%
   ④ 풍속 0.5m/sec 이하, 포화습도
   ⑤ 풍속 0.5m/sec 이상, 습도 40 ~ 70%

59. 하천 오염에 현상에 대한 설명으로 중 옳은 것은?

   ① 용존산소량이 낮을수록 하천은 깨끗하다.
   ② 화학적 산소 요구량이 높을수록 하천이 깨끗하다.
   ③ 생물학적 산소 요구량이 낮으면 하천이 깨끗하다.
   ④ 하천 오염이 심할수록 부영양화가 일어나지 않는다.
   ⑤ 생물이 생존하기 위한 용존산소량은 5ppm 이하이다.

60. 여름철 어패류 섭취 후 구토 증상을 호소하며 응급실에 내원한 환자에게 의심할 수 있는 식중독균은?

   ① 살모넬라균
   ② 포도상구균
   ③ 병원성 대장균
   ④ 보투리누스균
   ⑤ 장염 비브리오균

61. 눈, 코, 목의 자극, 피부질환, 어지러움 증상을 발생시키는 새집 증후군의 유발 물질은?

   ① 오존
   ② 석면
   ③ 곰팡이
   ④ 미세먼지
   ⑤ 포름알데히드

62. 폐기물 처리 방법 중 가연성 쓰레기 처리에 적합하고 위생적이나 대기오염을 유발시키고 고비용의 문제가 발생하는 처리 방법은?

   ① 소각법
   ② 매립법
   ③ 퇴비법
   ④ 투기법
   ⑤ 열적처리법

63. 지진으로 인한 피해 복구 후 재발 방지를 위해 필요한 중재는?

   ① 이재민 지원
   ② 우선순위 파악
   ③ 대책본부 가동
   ④ 구호물품 제공
   ⑤ 위험 지도 작성

64. 위기상황에서의 성공적인 의사소통 방법으로 옳은 것은?

   ① 간호사는 정보를 독점한다.
   ② 루머에는 즉각적인 대응보다는 적절한 타이밍에 대응한다.
   ③ 간호사는 위기 상황 시 정보를 가장 먼저 제공한다.
   ④ 대상자의 위기 판단이 어려우므로 간호사가 대신 의사결정을 내린다.
   ⑤ 전문성 표출로 간호사의 호감도가 떨어질 수 있으므로 자제하도록 한다.

65. 숙주와 병원체 접촉으로 감염이 일어났을 때 작용한 요인으로 옳은 것은?

   ① 숙주의 특이면역
   ② 부적절한 침입 경로
   ③ 숙주의 높은 감수성
   ④ 불충분한 병원체의 양
   ⑤ 병원체의 낮은 감염력

66. 사례관리 시 대상자의 문제와 요구에 따라 최적의 서비스를 제공해야 한다는 원칙은?

① 포괄성 ② 연속성
③ 중심성 ④ 개별성
⑤ 구체성

67. 오염된 토양에 개방 상처가 노출된 농부가 파상풍 항독소를 맞았을 때 해당하는 면역은?

① 선천 면역
② 인공 피동 면역
③ 인공 능동 면역
④ 자연 피동 면역
⑤ 자연 능동 면역

68. 지역사회 주민들을 대상으로 집단검진을 시행하고자 할 때 조건으로 옳은 것은?

① 희귀병을 발견할 수 있어야 한다.
② 고난도 방법으로 시행되어야 한다.
③ 질병을 조기에 발견할 수 있어야 한다.
④ 검진도구의 민감성과 특이성이 낮아야 한다.
⑤ 검진 효과 검증 시 치료법 개발이 되어야 한다.

69. 혈압 측정 시 신뢰도를 높이는 방법으로 옳은 것은?

① 측정 방식을 개별화 한다.
② 간호사의 숙련도를 기른다.
③ 혈압 측정마다 혈압계를 바꾼다.
④ 매일 다른 시간에 혈압을 측정한다.
⑤ 한 환자를 여러 명이 돌아가며 측정한다.

70. 학생 수가 120명인 초등학교에 1주째 10명, 2주째 5명, 3주째 2명의 수족구 발생 환자가 생겨났다. 3주째 발생률은?

① 1.9% ② 2.6%
③ 3.2% ④ 3.5%
⑤ 4.0%

정신간호학

71. 다음 사례에 나타난 방어기전으로 옳은 것은?

― 보기 ―
직장 동료와 바람을 피운 A 씨는 집에 가는 길에 아내를 위한 케이크를 구매하였다.

① 전환
② 취소
③ 격리
④ 합리화
⑤ 주지화

72. 주요우울장애로 내원한 30대 대상자가 "일주일째 약을 복용하는데도 기분이 나아지지 않는다."고 말하며 퇴원을 요구하고 있다. 간호사가 "약을 복용해도 기분이 달라지지 않아서 염려하시는군요."하고 답하였을 때, 간호사가 사용한 의사소통기법은?

① 감정반영
② 직면
③ 재진술
④ 명료화
⑤ 요약하기

73. 간호사가 대상자에게 치료적 반응 기술을 적절하게 사용한 것은?

① 상담 마지막에 간호사가 대화를 정리하였다.
② 우울 장애가 있는 대상자를 위로하며 손을 잡아주었다.
③ 대상자의 반응을 관찰하며 질문을 통한 정보 수집에 초점을 두었다.
④ 대상자 스스로 생각을 정리할 수 있도록 잠깐 침묵하며 기다려주었다.
⑤ 의심이 많고 망상이 있는 대상자에게 유머를 사용하여 긴장을 완화시켰다.

74. 조현병 환자의 질병 경과 중 예후가 좋을 것이라 예상되는 경우는?

① 환자가 남성인 경우
② 아동기에 발병한 경우
③ 점진적으로 발병한 경우
④ 발병 전 사회적 기능이 양호한 경우
⑤ 양성증상이 적고 음성증상이 주된 경우

75. 조현병을 진단받고 폐쇄병동에 입원한 A 씨는 누군가 자신의 음식에 독을 넣을 것이라 했다며 진공 포장된 음식만 먹는다. 혼자서 중얼거리다 크게 웃는 모습이 자주 관찰되고 단체 활동에는 참여하지 않는다. A 씨에 대한 적절한 간호중재는?

① 간호사에게는 소리가 들리지 않음을 이야기한다.
② 병원에서 조리된 음식은 안전하다고 교육한다.
③ lithium 혈중 농도를 1.0 ~ 1.5mEq/L로 유지한다.
④ 대상자와 대화할 때에는 되도록 작은 소리로 속삭인다.
⑤ 무슨 소리가 들리는지 물어보고 그 내용을 자세히 사정한다.

76. 담당 간호사를 제외한 타인과 교류가 없으며 혼자만의 생각에 몰두하고 있는 조현병 환자에게 접근할 때 사용할 수 있는 적절한 말은?

① "오늘 날씨도 좋은데 다른 분들과 식사해볼까요?"
③ "왜 여기 혼자 계세요? 저랑 대화해요."
② "같이 앉아서 이야기 나누면 불편하실까요?"
④ "다른 분들과 대화하지 않는 이유가 있나요?"
⑤ "저 오늘 정말 맛있는 식사를 해서 기분이 좋아요."

77. A 씨는 8년 이상 매일 2병씩 술을 마시던 과거력을 가지고 있다. 알코올 의존증 치료를 위하여 입원한 지 2일차가 되자 A 씨는 거미와 뱀이 보여 무서움에 잠을 잘 수 없다고 호소하며 안절부절못하였다. A 씨에 대한 간호중재로 적절한 것은?

① 자조 모임을 추천한다.
② 외부 자극을 줄이기 위하여 조명을 끈다.
③ 금단 증상이므로 소량의 술을 제공한다.
④ 과격한 행동을 막기 위하여 억제대를 적용한다.
⑤ 티아민이 풍부한 고열량 식사를 제공하고 전해질을 투여한다.

78. 인격 발달이론 중 분리 개별화 발달을 주장한 학자는?

① 말러   ② 에릭슨
③ 프로이드   ④ 피아제
⑤ 설리번

79. 다음 중 프로이드 – 에릭슨 – 피아제 발달이론에 근거한 만 2세 아동의 발달단계가 바르게 짝지어진 것은?

① 남근기 – 주도성 – 전조작기
② 항문기 – 자율성 – 전조작기
③ 항문기 – 신뢰감 – 감각운동기
④ 구강기 – 신뢰감 – 감각운동기
⑤ 남근기 – 근면성 – 구체적 조작기

80. 정신과 병동에 입원한 A 씨는 자신이 이 곳에 들어온 것은 비밀 임무를 완수하기 위해서이며 자신이 세계 정부 소속 요원이라고 주장하고 있다. A 씨의 문제로 가장 적절한 것은?

① 피해망상   ② 관계망상
③ 신체망상   ④ 과대망상
⑤ 색정망상

81. 수능 시험 결과가 불만족스러워 재수를 선택한 20대 주요 우울 장애 환자가 "나는 패배자예요.", "나는 밥만 축내는 식충이예요. 살 가치가 없어요."라고 이야기하였다. 해당 환자에게 자존감 저하라는 간호진단을 내렸을 때 중재로 옳은 것은?

① 기분전환을 위한 외출을 권장한다.
② 실현 가능한 간단한 과제를 부여한다.
③ 대상자를 엄격하고 이성적으로 대한다.
④ 시간이 지나면 괜찮아질 것이라고 위로한다.
⑤ 대상자가 약점을 보완할 수 있도록 지지한다.

82. 주요 우울 장애 환자가 자살시도를 하여 응급실을 통해 병동에 입원하였다. 간호사가 자살사고를 사정하기 위하여 해당 환자를 주의 깊게 살피자 환자는 "왜 저를 감시하세요?" 하고 물었다. 이에 대한 간호사의 반응으로 적절한 것은?

① "저희는 당신을 관찰하고 있지 않습니다."
② "저희가 감시하고 있다고 생각하시는군요."
③ "병원에 입원하신 동안 필요한 절차입니다."
④ "여전히 자살하고 싶은 마음이 있으신가요?"
⑤ "감시받는다는 생각 때문에 마음이 불편해지셨군요."

83. 지속적 우울 장애로 약물 치료를 시작한 30대 환자에게 clomipramine(anafranil)이 처방되었다. 다음 중 약물에 대한 설명으로 옳은 것은?

① 증상 완화에 최소 3주가 걸린다.
② 항콜린 작용을 하여 고용량에서 치명적이다.
③ 약은 우울증을 치료하는 유일한 치료 방법이다.
④ 부작용이 적어 1차 선택제제로 활용하는 약이다.
⑤ 티라민 함유식품과 병용 시 고혈압 위험이 있다.

84. haloperidol 계열의 약물을 복용하고 있는 대상자에서 갑자기 경직과 진전 및 근육 강직이 일어났다. 이때 간호사의 우선적인 간호중재로 가장 적절한 것은?

① 기도유지를 위하여 턱을 견인한다.
② 약물 부작용이므로 의사에게 보고한다.
③ 경직된 근육을 이완시키기 위하여 온찜질을 제공한다.
④ 환자의 상태를 파악하기 위하여 두경부 CT를 촬영한다.
⑤ 조용한 환경을 제공하고 증상이 곧 사라질 것이라 이야기한다.

85. 정신사회적 재활의 특징으로 옳은 것은?

① 병원 중심 정신재활 치료이다.
② 정신질환의 치료에 중점을 둔다.
③ 정신질환을 조기에 발견하여 예방한다.
④ 재활 대상자의 가족은 치료에서 제외한다.
⑤ 재활 대상자의 가정과 사회로의 복귀를 목표로 한다.

86. 다음 증상을 보이는 아동에게 가장 우선적으로 필요한 중재는?

― 보기 ―
8세 A 군은 학교에서 선생님이 주의를 줘도 5분 이상 앉아있지 못하고 돌아다니며 집중력이 부족하고 수업 중 교실에서 뛰어다닌다. 또한, 차례를 기다리지 못하며 급우들의 일을 방해하거나 참견하는 일이 잦다.

① 문제 행동을 일으킬 경우 조퇴시킨다.
② 엄격한 태도로 문제 행동을 꾸짖는다.
③ 아이가 집중할 수 있도록 어려운 과제를 내준다.
④ 자신과 남에게 신체적 손상을 입히지 않도록 한다.
⑤ 다른 아이들을 방해하지 못하도록 장난감을 제공한다.

87. 다음의 요인에 의해 발생할 수 있는 인격 장애의 유형으로 적절한 것은?

　　― 보기 ―
　　• 행동에 대한 간섭이 없었다.
　　• 사회적 적응을 잘 하지 못했다.
　　• 부모의 관심과 애정이 결핍되었다.
　　• 주 양육자의 양육태도가 비일관적이었다.

　　① 경계성 인격 장애
　　② 편집성 인격 장애
　　③ 조현성 인격 장애
　　④ 반사회적 인격 장애
　　⑤ 자기애적 인격 장애

88. 의심이 많고 투사를 사용하는 환자와의 관계 형성 시 우선적으로 해야 할 것은?

　　① 환자에게 엄격한 태도를 유지한다.
　　② 환자의 요구를 무엇이든 수용한다.
　　③ 간호사 자신을 소개하여 신뢰관계를 형성한다.
　　④ 특정한 시간을 정하지 않고 가능한 한 자주 대화한다.
　　⑤ 환자가 간호사를 관찰하고 스스로 마음의 문을 열도록 당분간 무시한다.

89. 섭식 장애의 유발 요인으로 옳은 것은?

　　① 초자아 미성숙
　　② 높은 자아 존중감
　　③ 성취와 완벽주의에 대한 욕구
　　④ 자녀를 방임하는 부모의 양육태도
　　⑤ 트립토판(tryptophane)의 과다 분비

90. A 씨는 최근 3개월간 낮에 참을 수 없이 밀려오는 졸음 때문에 수면 클리닉을 방문하였다. 대상자를 위한 간호중재로 옳은 것은?

　　① 저녁을 적게 먹도록 한다.
　　② 약물 요법으로 항우울제를 사용한다.
　　③ 졸음이 올 때마다 짧은 낮잠을 취하도록 한다.
　　④ 낮에 각성 상태를 유지하기 위하여 수영과 운전 등을 권장한다.
　　⑤ 졸음이 올 때는 커피나 에너지 드링크 같은 각성 음료를 마시도록 교육한다.

91. 7세 아동이 잠을 자던 중 갑자기 비명을 지르면서 깨거나 우는 행동이 반복되며 아침에 일어나면 밤사이 있었던 증상에 대해 기억하지 못하였다. 이때 내릴 수 있는 진단은?

　　① 야경증
　　② 몽유병
　　③ 악몽 장애
　　④ 수면 발작
　　⑤ REM수면 행동 장애

92. 양극성 장애로 병동에 입원한 30대 대상자가 다른 환자의 행동에 간섭하며 계속 싸움을 건다. 해당 환자에게 필요한 간호중재로 적절한 것은?

　　① 과다 활동을 하므로 억제대를 적용한다.
　　② 공격적인 태도를 보일 경우 부드럽게 달랜다.
　　③ 비슷한 행동을 보이는 환자들과 함께 코호트 격리한다.
　　④ 비자극적이며 비경쟁적인 환경을 제공하기 위하여 가족과의 면회를 추진한다.
　　⑤ 파괴적이거나 공격적인 행동을 할 경우 격리 및 신체적 제제를 적용할 수 있음을 설명한다.

93. 기분이 과도하게 상승하여 의기양양하며 과잉행동과 집중력 결핍 등을 보이는 환자의 영양 간호로 옳은 것은?

① 정해진 시간에 식사할 수 있도록 한다.
② 환자가 배가 고프다고 할 때까지 기다린다.
③ 탈수를 막기 위하여 종류에 관계없이 수분을 섭취하도록 권장한다.
④ 들고 다니면서 먹을 수 있는 고열량의 음식 혹은 간식을 제공한다.
⑤ 식당에서 소란을 피울 수 있으므로 자기 방에서 혼자 식사하도록 한다.

94. A 씨는 최근 2주일간 수면 욕구의 감소와 주의산만, 계속 말하고 싶은 욕구를 지속적으로 느꼈다. 결국 과다 행동으로 인하여 직장 상사에게 경고를 들은 뒤 병원에 내원하였다. A 씨의 진단으로 적절한 것은?

① 순환성 장애
② 주요 우울 장애
③ Ⅰ형 양극성 장애
④ Ⅱ형 양극성 장애
⑤ 히스테리성 인격 장애

95. 다음 증상을 보이는 대상자에 대해 내릴 수 있는 정신의학적 진단으로 옳은 것은?

― 보기 ―
A 씨는 고속도로 운전을 하다가 큰 사고를 당했다. A 씨는 부상이 크지 않았지만 옆자리에 타고 있던 아내 B 씨가 중상을 입었다. 사고 이후 5개월이 지났지만 A 씨는 자동차 소리만 들어도 심장이 뛰고 사고가 났던 그날의 장면이 꿈에 나타나는 증상을 보인다.

① 섬망
② 공황장애
③ 공포 장애
④ 범불안 장애
⑤ 외상 후 스트레스 장애

96. 공황장애 환자를 위한 치료적인 환경으로 옳은 것은?

① 공포 대상에 적극적으로 맞설 것을 권고한다.
② 대상자의 곁에 있어 주면서 대상자의 말을 경청한다.
③ 불안을 호소하는 상황이 오면 즉각적으로 중재를 실시한다.
④ 대상자의 인지과정을 방해하지 않도록 대상자의 시야에서 빗겨나 있는다.
⑤ 대상자에게 현실감을 제공하기 위하여 라디오나 TV 등 일상적인 소음을 이용한다.

97. 리튬을 복용 중인 양극성 장애 환자에게 약물에 대해 교육하려 한다. 다음 중 옳은 것은?

① "임산부도 사용할 수 있는 안전한 약입니다."
② "약효가 나오기 까지는 최소 4～6주가 소요됩니다."
③ "부작용을 예방하기 위하여 중등도 이상의 운동을 규칙적으로 하세요."
④ "부작용이 나타난다면 비가역적이므로 갑상샘 기능 검사를 주기적으로 실시하세요."
⑤ "혈중 농도가 1.5mEq/L를 넘어가면 독성 증상이 나타날 수 있으니 반드시 정기검사를 받아야 합니다."

98. 클로자핀(clozapine)에 대한 설명으로 옳은 것은?

① 정형 항정신병 약물에 속한다.
② 조현병의 양성증상에 효과적이다.
③ 부작용으로 정좌 불능증이 발생할 수 있다.
④ 장기복용 시 체중 감소 등의 부작용이 나타날 수 있다.
⑤ 무과립구증이 발생할 수 있어 정기적인 혈액검사가 필요하다.

99. 자폐 스펙트럼 장애 아동에 대한 설명으로 옳은 것은?

① 언어발달에는 문제가 없다.
② 36개월이 지나야 알 수 있다.
③ 치료 시기가 빠를수록 완치율이 높다.
④ 한 가지 행동을 반복적으로 고집한다.
⑤ 부모를 제외한 타인과의 사회적 관계가 정상적으로 발달하지 못한다.

제 05 회 간호사 국가고시 고난도 모의고사 2교시

100. 요양병원에 입원한 지남력 장애 노인이 어디로 가야할지 몰라 복도를 서성거리며 배회하는 상황이 자주 반복된다. 이에 대한 간호중재로 옳은 것은?

① 대상자가 잠들면 병실 방문을 잠근다.
② 보호자나 간병인이 옆에 함께 있게 한다.
③ 대상자가 탈진하지 않도록 복도에 의자를 갖다 둔다.
④ 대상자가 안정할 때까지 충분히 시간을 주고 지켜본다.
⑤ 풍선이나 표지판으로 방의 위치를 알 수 있도록 표시한다.

101. 인지행동 치료에 대한 설명으로 옳은 것은?

① 부적응 행동의 원인에 관심을 갖는다.
② 단기적이고 한시적인 치료를 목표로 한다.
③ 치료자와 대상자의 관계는 친밀하여야 한다.
④ 주관적인 느낌에 대하여 성취할 수 있는 목표를 설정한다.
⑤ 관계 지향적인 치료 방법으로 "지금 – 여기"보다는 "누구"를 강조한다.

102. 이틀 전 자살시도로 응급 입원한 주요 우울 장애 환자가 "왜 나를 죽게 내버려두지 않는 거죠?"하고 말하고 있다. 적절한 간호중재는?

① 정기적으로 병동을 순회한다.
② 자살에 대한 직접적인 언급은 피한다.
③ 기분 전환을 위하여 집단 활동에 참여시킨다.
④ 주변 환경에서 위험한 물건을 확인하고 제거한다.
⑤ 자살계획이 있는지를 사정하기 위하여 최면 치료를 시행한다.

103. 예고 입학을 준비 중인 16세 A 군은 콩쿠르를 앞두고 갑자기 팔이 움직이지 않는다며 병원에 내원하였다. 검사 결과 신체상의 문제는 없었을 때, 적용할 수 있는 간호중재는?

① 환자가 자신의 감정을 표현하게 한다.
② 환자의 신체적인 증상에 관심을 보인다.
③ 반복적 검사를 통해 이상이 없음을 증명한다.
④ 팔을 움직일 수 없는 이유에 대하여 설명한다.
⑤ 급성 신체 질환을 호소할 경우라도 병을 인식시키는 것이 우선이다.

104. 다음 중 암페타민(amphetamine)의 작용 또는 특징으로 옳은 것은?

① 수면을 유도하여 불면증 치료에 사용된다.
② 과량 복용 시 졸림과 운동 저하가 나타난다.
③ 식욕과 성욕을 모두 증가시키는 효과가 있다.
④ 심리적 의존 없이 안전하게 장기 복용할 수 있다.
⑤ 중추신경계를 자극하여 각성과 동공확대를 유발한다.

105. 선택적 부주의를 보이고 무언가 일을 시작하면 그 일 이외에는 집중하지 못하는 불안의 유형은?

① 경증 불안
② 패닉 상태
③ 중증 불안
④ 공황발작
⑤ 중등도 불안

간호관리학

1. 우리나라 최초의 서양식 간호 교육이 시작된 계기는?

   ① 제중원 의사 알렉스의 요청
   ② 구한말 대한의원의 간호인력 필요
   ③ 일본인들이 세운 병원의 간호사 교육
   ④ 고종 황제의 대한 적십자사 병원 설립
   ⑤ 서양 선교단체에서 파견한 선교사 출신 간호사

2. 대한민국 간호교육제도의 변화가 순서대로 나열된 것은?

   ① 간호부 양성소 – 간호학교 – 고등간호학교 – 간호전문대학·대학
   ② 고등간호학교 – 간호전문학교 – 간호학교 – 간호전문대학·대학
   ③ 간호고등기술학교 – 간호학교 – 간호전문학교 – 간호전문대학·대학
   ④ 간호학교 – 간호고등기술학교 – 간호전문학교 – 간호전문대학·대학
   ⑤ 간호학교 – 간호전문학교 – 간호고등기술학교 – 간호전문대학·대학

3. 대한간호협회가 국제간호협의회(ICN) 정회원으로 등록된 연도는?

   ① 1923년
   ② 1946년
   ③ 1948년
   ④ 1949년
   ⑤ 1953년

4. 신규 간호사는 독립 첫날 업무를 수행하다가 한 환자에게 특정 약물을 투여하는 것을 잊어버렸다. 이때 간호사가 위배한 의무로 옳은 것은?

   ① 주의의무
   ② 확인의 의무
   ③ 비밀유지의 의무
   ④ 설명 및 동의의 의무
   ⑤ 진료요청에 응할 의무

5. 투약을 준비하던 중 실수로 떨어뜨린 경구약을 폐기하고 환자에게 급여하지 않는 행위에서 확인할 수 있는 생명윤리의 기본원칙은?

   ① 신의의 규칙
   ② 선행의 원칙
   ③ 정의의 원칙
   ④ 악행금지의 원칙
   ⑤ 자율성 존중의 원칙

6. 제2차 세계대전 기간 중 나치와 일본군이 저지른 잔혹한 인체실험을 재판하고 단죄하는 과정에서 만들어진 전문직 윤리강령으로 대상자 보호, 사전 동의 등의 내용을 담아 현재까지 사용되는 의료 연구 윤리지침의 근간인 최초의 국제적 지침은?

   ① 오슬로 선언
   ② 제네바 선언
   ③ 헬싱키 선언
   ④ 벨몬트 보고서
   ⑤ 뉘른베르크 강령

7. 간호사고에 대한 설명으로 옳은 것은?

   ① 간호사의 불법행위에 대한 입증 책임은 환자에게 있다.
   ② 간호사의 윤리적 책임은 간호사의 개인적 양심에 기초한다.
   ③ 간호사고를 예방하기 위하여 실무지침을 개발하는 것은 개인적 예방 방안에 속한다.
   ④ 간호과실은 간호사가 간호행위를 행함에 있어 주의의무 태만으로 환자에게 인신 상의 손해를 발생시킨 것을 의미한다.
   ⑤ 간호사가 간호업무 수행 중 과오를 범한 것에 대하여 병원장이 직접 책임을 질 경우 이를 사용자의 민사책임이라고 한다.

8. 파발코(pavalko)에 따른 전문직의 특성은?

   ① 전문적 권위
   ② 고유한 업무
   ③ 공동체 의식
   ④ 건전한 직업의식
   ⑤ 강한 윤리적 요소

제 05 회 간호사 국가고시 고난도 모의고사 `3교시`

9. 전문직의 재사회화 과정 모델에 대한 설명으로 옳은 것은?

    ① 베너는 간호직의 전문성 개발에 있어 경험이 가장 중요하다고 주장했다.
    ② 달튼은 전문직 능력 개발을 위하여 개인적·정서적 이슈를 강조하였다.
    ③ 달튼은 지식과 경험에서 도출된 능력 개발에 대한 5단계 모델을 제시하였다.
    ④ 베너의 이론에 따르면 좁은 범위의 업무만 수행 가능한 신규 간호사는 초심자에 속한다.
    ⑤ 크래머는 간호전문가가 업무환경에 대해 가진 이상과 현실의 괴리에서 느끼는 무력감을 현실충격이라고 정의하였다.

10. 간호생산성의 투입 요소로만 짝지어진 것은?

    ① 간호인력, 리더십, 간호의 질
    ② 간접비, 환자 만족도, 간호관리
    ③ 직·간접 간호시간, 간호인력, 간호의 질
    ④ 간호소비자의 특성, 리더십, 간호전달체계
    ⑤ 재원일수, 투약 과오 건수, 직·간접 간호시간

11. 관료제이론을 적용한 간호 관리 개선 방법은?

    ① 직위별로 간호 업무를 분업하여 전문화한다.
    ② 직위에 따른 책임과 권한은 암묵적으로 결정한다.
    ③ 비공식 조직을 이용하여 구성원 간의 단합을 유도한다.
    ④ 목표 관리를 통해 구성원들에게 적절한 업무량을 분배한다.
    ⑤ 같은 직무를 맡은 구성원들은 연차에 상관없는 동등한 대우와 보상을 받는다.

12. 기획의 구성요소 중 절차에 대한 설명으로 옳은 것은?

    ① 업무수행 방법이나 간호활동을 지시해주는 활동지침을 의미한다.
    ② 조직의 목적 달성을 위한 가치 또는 신념을 뜻한다.
    ③ 특정 상황에서 행해야 하는 것들과 금지해야 하는 것을 알려주는 지침이다.
    ④ 목적에 대한 기대효과를 구체적인 수치로 표현한 것이다.
    ⑤ 간호조직이 존재하는 이유를 명시한다.

13. 예산의 과정에 대한 설명으로 옳은 것은?

    ① 예산 집행할 때에는 인력예산에 대한 고려는 제외한다.
    ② 예산 결산 시에는 객관적인 사실에 입각하여 정확한 계수로 작성해야 한다.
    ③ 예산 심의는 예산을 확정하기 전 부서 자체적으로 시행하는 질 관리를 의미한다.
    ④ 예산 편성은 심의 이후의 과정으로 해당 회계 연도의 부서사업계획에 예산이 배당되는 과정을 의미한다.
    ⑤ 예산 집행은 병원 운영방침에 부합되는 사업을 수행하는 것으로 재정적 한계를 엄수해야 하므로 경제적으로 비탄력적인 과정이다.

14. 환자분류체계를 이용하여 간호수가를 산정하려고 할 때 필요한 조건은?

    ① 평균 재원일수
    ② 환자의 본인부담금
    ③ 질병 분류별 환자 수
    ④ 간호행위의 상대적 가치
    ⑤ 간호사의 일일 직접 간호시간

15. 매트릭스 조직의 특성으로 옳은 것은?

    ① 의사결정이 신속하게 이루어진다.
    ② 다른 체제에 비해 관리비용이 절감된다.
    ③ 조직 환경이 불확실하고 조직의 규모가 클 때 유리하다.
    ④ 2인의 상사 시스템으로 권한과 책임소재가 명확하다.
    ⑤ 부서 간 의존성이 높으며 생산기능이 단일화되었을 때 유리하다.

16. 직무 설계 방법에 대한 설명으로 옳은 것은?

① 직무 확대는 수평적·수직적으로 직무를 확대하는 것을 의미한다.
② 직무 확대는 직무 내용과 환경을 재설계하여 과업의 양과 질을 늘린다.
③ 직무 단순화는 직무 수행자 스스로 직무를 계획하고 통제하도록 위임한다.
④ 직무 충실화는 과업을 세분하여 표준화 및 전문화를 하는 것에 초점을 둔다.
⑤ 직무특성 모형은 개인 간의 차이에 의한 다양성을 고려하여 직무설계를 한다.

17. 다음의 설명과 일치하는 간호전달체계로 옳은 것은?

― 보기 ―
• 총체적인 간호를 제공할 수 있는 방식이다.
• 책임과 의무의 한계가 불분명하다는 단점이 있다.
• 간호사와 2 ~ 3명의 간호보조인력이 팀을 이루어 8 ~ 12명의 정해진 환자에 대해 입원 시부터 퇴원 후까지 간호를 제공한다.

① 팀 간호
② 일차간호
③ 사례관리
④ 사례간호
⑤ 모듈 방법

18. A 병동의 수간호사는 업무에 필요한 간호인력을 산정하기 위하여 시간 – 동작 분석 기술을 이용하여 각 간호활동에 소요된 시간을 측정하였다. 수간호사가 사용한 간호인력 산정 방법으로 옳은 것은?

① 경험적 방법
② 서술적 방법
③ 관리 공학적 방법
④ 산업 공학적 방법
⑤ 환자분류 접근방법

19. 외래 내시경실 수간호사는 원내 공개모집으로 간호인력을 모집하려고 한다. 이와 같은 모집 방법의 장점은?

① 조직의 홍보 효과가 있다.
② 새로운 정보와 지식의 도입이 용이하다.
③ 다수 인원 채용 시 인력공급이 충분하다.
④ 모집 범위가 넓어 유능한 인재를 영입할 수 있다.
⑤ 고과기록으로 적합한 인재를 적재적소에 배치할 수 있다.

20. 내적 보상에 대한 설명으로 옳은 것은?

① 회사에서 지급하는 상여금이 이에 해당한다.
② 교대 근무수당이 포함된다.
③ 외적 보상보다 동기 유발에 효과적이다.
④ 직무 내용에 내적 보상이 담길 경우 직무 비용이 증가한다.
⑤ 출퇴근 버스나 연 1회 제공하는 직원 건강검진이 포함된다.

21. 다음 상황에서 간호관리자가 문제행동을 일으킨 직원에게 취할 수 있는 관리 단계는?

― 보기 ―
올해로 6년차가 된 A 간호사는 자신의 프리셉티로 들어온 신규 간호사에게 폭언을 퍼붓는 것이 수차례 발각되어 면담과 구두경고를 받았다. 그러나 A 간호사는 잘못된 행동을 수정하지 않은 채 문제행동을 반복하고 있다.

① 해고
② 무급 정직
③ 유급 정직
④ 서면 견책
⑤ 구두 견책

제 05 회 간호사 국가고시 고난도 모의고사 [3교시]

22. 병원에 신규 채용된 간호사 B그룹은 각자 발령을 앞두고 3일간 진행되는 공통 교육을 듣기 위하여 모였다. 해당 교육에서는 병원의 철학과 역사, 목표 등과 더불어 급여일과 휴일, 병가, 복지 등에 대하여 설명하였다. 이러한 교육을 무엇이라고 하는가?

① 실무 교육
② 보수 교육
③ 유도 훈련
④ 프리셉터십
⑤ 직무오리엔테이션

23. 허쉬와 블랜차드 상황모형에서 구성원이 능력이 부족하지만 동기나 자신감은 가지고 있을 때 적합한 리더십의 유형은?

① 설득형
② 지시형
③ 참여형
④ 위임형
⑤ 과업형

24. 알더퍼의 ERG 이론에 대한 설명으로 옳은 것은?

① 개별적인 욕구 충족을 강조한다.
② 욕구의 충족 과정은 상위에서 하위 단계로 진행된다.
③ maslow의 이론보다 적용 범주가 좁고 신축성이 없다.
④ 상위 욕구가 좌절될 경우 하위 욕구에 대한 욕망이 커진다.
⑤ 존재 욕구는 창조적·개인적 성장을 위한 개인의 노력과 관련되어 있다.

25. 자기주장 행동의 목적으로 가장 적절한 것은?

① 임금 향상 조정
② 개인의 권력 신장
③ 타인의 권리 침해
④ 인간관계 악화
⑤ 간호업무 능력 향상

26. 병동 내 간호사들의 갈등을 해결하고 인간관계를 개선하기 위하여 자기주장 행동을 적용하려 할 때, 적절한 것은?

① 너(You) 메시지를 사용한다.
② 상대를 배려하는 것이 우선시되어야 한다.
③ 온건하고 중단되지 않는 어조로 말한다.
④ 상대방이 먼저 말할 수 있도록 순서를 양보한다.
⑤ 감정적인 언동을 피하기 위해 할 말을 참았다가 나중에 글로 전달한다.

27. 선배 간호사로부터 자주 폭언을 듣던 신규 간호사가 간호단위 관리자에게 도움을 요청하였다. 신규 간호사를 위하여 조직 차원에서 제공할 수 있는 스트레스 관리 방안으로 가장 적절한 것은?

① 보상체계의 개선을 통하여 공정한 보상을 제공한다.
② 공정한 인사관리 제도 도입과 사회적 지지를 제공한다.
③ 업무 현장에서 필요한 의사결정을 할 수 있도록 합리적인 권한을 위임한다.
④ 스트레스 수용능력을 개발할 수 있도록 긴장이완훈련 프로그램을 연계한다.
⑤ 인간관계 훈련을 실시하여 신규 간호사가 부서 내에서 긍정적인 인간관계를 유지할 수 있도록 돕는다.

28. 관리과정 중 통제에 대한 설명으로 옳은 것은?

① 효과적인 통제를 위해서는 현재 지향적이어야 한다.
② 통제의 목적은 조직의 목표와 구성원의 목표를 일치시키는 것이다.
③ 관리감사제도에는 인력 정책, 성과평가, 직무 재설계 등이 포함된다.
④ 통제는 성과 측정 → 표준 설정 → 성과 비교 → 개선활동의 과정으로 이루어진다.
⑤ 조직 구성원들이 조직의 목표 달성을 위해 자신들의 과업을 적극적으로 수행하도록 유도하는 과정이다.

29. 도나베디언의 의료 질 평가 요소 중 결과적 요소에 해당하는 것은?

① 의사소통
② 자가간호 수준
③ 교육 및 연구
④ 간호인력의 배치
⑤ 타 부서와의 상호작용

30. 총체적 질관리(TQM)에 대한 설명으로 옳은 것은?

① 병원 조직 내 관리직들의 참여로 이루어진다.
② 질 관리 방법으로 가설 검증과 차트 감사를 주로 활용한다.
③ 부서와 진료과별로 검토하여 표준에 미달하는 사람들을 교육한다.
④ 서비스의 문제를 발견하고 이를 해결하기 위한 목적으로 시행된다.
⑤ 임상과 비임상 부서의 모든 시스템과 진행 과정의 질을 지속적으로 향상시키기 위해 노력하는 과정이다.

31. 적신호 사건에 해당하지 않는 행위로 옳은 것은?

① 수술 전 수술 대상자가 틀니를 착용하고 있음을 발견하였다.
② 복부 수술 후 봉합을 마친 환자의 복강 내에 거즈가 잔존하였다.
③ 혈관개방성을 확인하지 않고 항암제를 투여하여 일혈이 발생하였다.
④ 수술이 예정된 환자를 동명이인의 다른 환자로 착각하여 개복을 시행하였다.
⑤ 염화칼륨을 희석하지 않은 채 IV shooting하여 환자에게 심부정맥이 발생하였다.

32. 간호 서비스 마케팅 믹스 전략 중 외래 예약 환자를 대상으로 문자알림 서비스를 제공하는 것은 어떤 전략에 속하는가?

① 가격
② 홍보
③ 제품
④ 촉진
⑤ 유통

33. A 병원에서는 음압격리시설을 갖춘 호흡기 중환자실을 신설할 계획을 가지고 있다. 효율적인 간호 업무를 위하여 중환자실의 구조에서 가장 중요하게 검토되어야 하는 요인은?

① 능률을 위한 짧은 동선
② 환자 및 직원의 감염관리
③ 쾌적하고 안전한 환경 조성
④ 병원 내 다른 부서와의 협조체계 수립
⑤ 공기감염 예방을 위한 음압시설의 적용

제 05 회 간호사 국가고시 고난도 모의고사 3교시

34. 소화기 내과에 입원 중이던 환자의 위절제술을 위해 일반외과로의 전과가 결정되었다. 다음 중 환자 전과 방법에 대한 설명으로 적절한 것은?

① 환자와 보호자에게 전과되는 진료과와 지정의에 대한 설명을 해준다.
② 환자에게 전과의 필요성에 대해 설명하는 것은 담당 의사의 몫이다.
③ 환자의 전과 내용을 병동 간호사, 영양과, 검사실 등에 연락하여 전달한다.
④ 환자의 입·퇴원 카드를 원무과에 제출하고 전산 상으로 담당 의사를 변경한다.
⑤ 의무기록 누락을 확인하고 전동일지에 전실 이유, 물품, 환자상태 등을 기록한다.

35. 질 관리 분석 도구 중 결과와 관련 요인들을 계통적으로 나타내고, 1차적 원인과 2차적 원인으로 구분하여 기록하고 원인선 오른쪽 끝에 결과를 제시하는 것은?

① 흐름도
② 런차트
③ 히스토그램
④ 레이더 차트
⑤ 물고기 뼈 그림

기본간호학

36. 환자의 맥박을 측정하기 위하여 요골 맥박을 촉지하였으나 맥박이 약하고 부정확했다. 재측정할 수 있는 부위는?

① 족배 맥박   ② 심첨 맥박
③ 측두 맥박   ④ 총경 맥박
⑤ 후경골 맥박

37. 최적의 건강상태에 해당하는 사람은?

① 축구를 하던 중 정강이 골절을 당한 11세 A 군
② 교통사고로 늑골 골절을 입고 침상 안정을 취하고 있는 30세 B 씨
③ 뇌출혈로 반신마비가 되었으나 최근 재취업에 성공한 40세 C 씨
④ 잦은 설사로 최근 5kg가량 살이 빠졌으며 크론병을 진단받은 17세 D 군
⑤ 추락사고로 하지마비가 되었으며 현재 천골 부위에 욕창이 생겨 치료 중인 50세 E 씨

38. 5개월 환아가 크룹으로 병동에 입원하여 현재 산소텐트를 적용 중이다. 해당 환아의 체온을 측정하려 할 때 측정부위로 적절한 곳은?

① 구강   ② 직장
③ 고막   ④ 액와
⑤ 이마

39. 3단계 욕창에 해당하는 것은?

① 후두부에 장액성 수포와 표피 박탈이 관찰됨
② 복사뼈 부위에 근육과 뼈가 드러난 개방성 손상
③ 발뒤꿈치 부위에 피하지방이 일부 노출된 깊은 궤양
④ 좌골 결절 부위에 압박 제거 후에도 지속되는 국소 발적
⑤ 천골 부위에 괴사 조직이 덮여 있어 욕창의 깊이를 판단할 수 없음

40. 폐 첨부에 분비물이 있는 폐렴 환자에게 흉부 물리 요법을 적용하려 할 때 유의사항으로 옳은 것은?

① 대상자가 소아일 경우 타진보다 진동을 사용한다.
② 식사 직후에 시행하며 객담을 기도 내로 이동시키는 것이 목적이다.
③ 흉부 물리 요법 이후 분무 치료로 분비물을 묽게 하면 배액에 도움이 된다.
④ 체위 배액을 적용할 때에는 침상머리를 높여 상체를 세우고 무릎 아래에 베개를 받친다.
⑤ 체위 배액 도중 빈맥, 심계항진, 호흡곤란, 흉통이 있을 경우 5분간 휴식기를 가지고 다시 시도한다.

41. 신경성 요실금이 있는 40세 여성 환자에게 적합한 도뇨법은?

① 유치도뇨관을 삽입한다.
② 콘돔도뇨를 시행한다.
③ 치골상 도뇨를 시행한다.
④ 간헐적 자가도뇨를 시행하도록 교육한다.
⑤ 물소리를 들려주며 자연도뇨를 촉진한다.

42. 직장 내부를 자극해서 연동운동을 촉진하고 그를 통해 배변을 유도하는 하제는?

① 마그밀   ② 실리움
③ 둘코락스   ④ 인산나트륨
⑤ 액체 바세린

43. 직장 내 좌약 삽입 방법은?

① 대변 내로 좌약을 밀어 넣는다.
② 체위는 배횡와위를 취하도록 한다.
③ 5분 후 바로 변을 볼 수 있도록 한다.
④ 좌약은 냉장고에 보관해두었다가 사용 직전 꺼내어 쓴다.
⑤ 뾰족한 부분을 앞으로 하여 성인은 5cm, 소아는 3cm 정도 삽입한다.

44. 위관영양 시 비위관의 위치를 확인하고자 잔여량을 흡인한 결과 맑은 녹색의 액체가 100cc 정도 흡인되었다. 다음 중 담당 간호사가 취해야 할 간호중재는?

① 흡인된 위 내용물을 버린 뒤 의사에게 보고한다.
② 흡인된 위 내용물을 버린 뒤 위관영양을 시작한다.
③ 흡인액을 위에 다시 넣고 위관영양을 중단한 채 의사에게 보고한다.
④ 흡인액을 위에 다시 넣고 물을 30cc 주입한 뒤 위관영양을 시작한다.
⑤ 액체의 색으로 보아 튜브의 삽입 위치가 잘못되었으므로 위관영양을 멈추고 의사에게 보고한다.

45. 간호사정 시 대상자의 객관적인 자료에 해당하는 것은?

① 오심   ② 심계항진
② 복부통증   ④ 불편감 호소
⑤ 축축한 피부

46. 문제 중심 기록 방식인 SOAP 형식에서 A에 해당하는 것은?

― 보기 ―
용종절제술을 받은 환자가 "배가 너무 아프다."며 도움을 요청하였다. 혈압은 130/80, 맥박은 90회/min이었으며 체온은 37.0℃였다. 담당 간호사는 급성 통증으로 진단을 내리고 의사에게 보고한 뒤, 처방에 따라 감압을 위한 rectal tube를 삽입하였다.

① 활력징후
② 급성 통증
③ 용종절제술
④ "배가 너무 아프다."
⑤ 처방에 따라 rectal tube를 삽입함

제 05 회 간호사 국가고시 고난도 모의고사 [3교시]

47. 간호목표로 적절한 것은?

① 대상자는 퇴원 시까지 매일 욕창 드레싱을 받는다.
② 대상자는 당뇨 식이에 대해 스스로 설명할 수 있다.
③ 대상자는 일주일 이내에 정상적인 폐 기능을 갖는다.
④ 대상자는 수술 후 합병증이 없고 스스로 걸을 수 있다.
⑤ 대상자는 투약을 시작한 지 4시간 내에 통증점수가 4점 이하로 내려간다.

48. 병동에 입원한 40대 환자의 상완혈압은 120/80mmHg 이었고 대퇴혈압은 140/80mmHg였다. 이때 간호사의 중재로 옳은 것은?

① 정상이므로 중재의 필요가 없다.
② 30초의 여유를 두고 재측정한다.
③ 대상자를 5분간 침상안정하게 한 뒤 재측정한다.
④ 대퇴의 커프를 너비가 조금 더 넓은 것으로 교체한다.
⑤ 밸브를 너무 빨리 풀지 않도록 주의하며 대퇴혈압을 다시 잰다.

49. 장기간 침상안정을 취했던 부동환자가 재활을 위해 복도를 걷는 훈련을 하던 중 어지러움과 허약함을 호소하였다. 이에 대한 간호중재로 옳은 것은?

① 난간을 잡고 걷게 한다.
② 대상자를 부축하여 병실로 복귀시킨다.
③ 어지러움이 가실 때까지 가만히 서 있게 한다.
④ 복도에 의자를 두어 대상자가 쉴 수 있게 한다.
⑤ 어지러움이 느껴질 경우 바로 그 자리에 누워 낙상을 예방한다.

50. 삼차 신경의 기능을 확인하기 위한 방법은?

① 침이나 물을 삼키게 한다.
② 혀를 내밀어 대칭성을 확인한다.
③ 이를 꽉 다물게 하고 측두근과 저작근을 촉진한다.
④ 혀 전면 1/2에 소금, 레몬주스 등으로 미각을 촉진한다.
⑤ 눈썹을 올리거나 찡그리기, 뺨 부풀리기 등을 지시 및 관찰한다.

51. 1,500ml의 수액 24시간 동안 주입하라는 처방이 났다. 이때 분당 점적되는 방울 수는? (단, 1ml = 20gtt이며 소수점 첫째 자리에서 반올림한다.)

① 12gtt/min
② 15gtt/min
③ 18gtt/min
④ 21gtt/min
⑤ 24gtt/min

52. 다음 약 처방에 대한 설명으로 옳은 것은?

───── 보기 ─────
Acetaminophen 500mg tid PO pc

① 식전에 투약하도록 한다.
② 하루 4번 투약하는 약이다.
③ 하루에 필요한 약의 총량은 1,500mg이다.
④ 이러한 형태의 처방을 PRN 처방이라고 한다.
⑤ 대상자가 약을 꺼릴 경우 작게 잘라서 여러 번에 나눠 복용하게 한다.

3교시 　　제 05 회 간호사 국가고시 고난도 모의고사

53. A 씨의 대퇴 둘레는 40cm이다. 대퇴혈압을 측정할 때 적용해야 할 커프의 너비는?

① 16cm
② 18cm
③ 20cm
④ 22cm
⑤ 24cm

54. 고농도의 산소를 48시간 이상 지속적으로 투여받는 대상자가 있다. 해당 환자에게 발생할 수 있는 문제점은?

① 폐 계면활성제가 감소한다.
② 화재의 잠재적인 위험도가 증가한다.
③ 비강 및 기도가 건조해져서 자극받는다.
④ 산소 독성으로 인하여 가역적인 폐손상이 일어난다.
⑤ 진하고 끈끈한 객담이 증가하여 호흡기 개방성이 감소한다.

55. 외과적 손 씻기에 대한 설명으로 옳은 것은?

① 닦을 때는 손끝부터 닦고 헹굴 때는 팔꿈치부터 헹군다.
② 손에 있는 일시균을 물리적, 화학적 방법으로 제거하기 위하여 시행한다.
③ 소독 비누액을 이용하여 손톱 및 손가락, 손등, 팔꿈치, 전박의 순서로 닦는다.
④ 손끝을 올린 상태에서 멸균 수건을 집고 손끝부터 팔꿈치를 향해서 물기를 닦는다.
⑤ 한쪽 팔을 닦고 다른 팔을 닦을 때에는 솔에 소독 비누액을 새로 짜서 사용한다.

56. 다음을 근거로 내릴 수 있는 간호진단은?

― 보기 ―
하루 5회 이상의 잦은 설사를 하여 소화기내과 병동에 입원한 환자의 활력징후가 100/60mmHg, PR 120회/min, 36.9℃를 기록하였으며 요비중이 1.035, 혈청 내 나트륨수치가 150mEq/L였고 피부탄력성이 저하된 상태였다.

① 설사와 관련된 영양 부족
② 탈수와 관련된 체액 부족
③ 핍뇨와 관련된 고나트륨혈증
④ 탈수와 관련된 피부통합성 장애
⑤ 설사와 관련된 영양 부족 위험성

57. 다음 제시된 전해질 불균형에 대해 옳은 것은?

― 보기 ―
심부전으로 디곡신을 정기적으로 복용하는 환자가 심부정맥과 전신 허약감, 위장관의 산통, 장 경련 등을 호소하며 응급실로 내원하였다. EKG 결과를 확인하니 넓고 편평한 P파, 감소한 QT간격, 내려가고 편평한 ST분절, 뾰족하고 좁으며 높은 T파가 보였다.

① 의식이 명료할 경우 구강 섭취를 권고한다.
② 혈장 내 K^+의 농도가 4.5mEq/L 이상일 것이다.
③ 대상자가 이뇨제를 사용한다면, 이뇨제를 Furosemide로 변경한다.
④ 중재 및 치료의 일환으로 인슐린이나 당을 투여하는 것이 권고된다.
⑤ 정맥으로 칼륨을 투여하되 생리식염수나 포도당 주사액에 희석하여 천천히 투여한다.

58. 심폐소생술을 시행할 때 성인 대상자의 맥박을 측정하는 위치는?

① 경동맥　　　② 요골동맥
③ 심첨맥박　　④ 상완동맥
⑤ 대퇴동맥

59. 장기 부동 환자에게 발생할 수 있는 증상은?

① 골다공증
② 저칼슘혈증
③ 위장운동 증가
④ 호흡성 알칼리증
⑤ 노력성 폐활량 증가

60. 헤파린 피하주사 시 주의해야 할 점으로 옳은 것은?

① 주사 후 마사지는 혈종을 형성할 수 있어 금한다.
② 주사 부위의 피부를 엄지와 검지로 집고 피부에 45°로 주사한다.
③ 헤파린은 Unit 단위로 공급되므로 전용주사기를 사용하여야 한다.
④ 피하지방의 손상과 위축을 막기 위해 주사 부위를 매일 교체한다.
⑤ 주사기를 주사 부위에 찌른 뒤 부드럽게 흡인하여 혈액이 흡인되는지를 관찰한다.

61. 수혈간호에 대한 설명으로 옳지 않은 것은?

① 수혈은 4시간 이내에 마쳐야 한다.
② 혈장과 혈소판은 실온에 보관한다.
③ 수혈세트의 챔버는 1/2 정도 채운다.
④ 첫 1시간 동안은 15분마다 활력징후를 측정해야 한다.
⑤ 18~20G 혈관 카테터를 사용하여 정맥을 천자한다.

62. 장기간 측위를 취하는 대상자에게 발생할 수 있는 문제는?

① 무릎의 신전
② 팔꿈치의 신전
③ 척추의 비틀림
④ 목의 과도신전
⑤ 둔부의 외회전

63. 식욕부진 환자의 식욕을 증가시키기 위해 시행할 수 있는 간호로 적절한 것은?

① 식사 전에 구강 간호를 제공한다.
② 대상자가 혼자 조용히 식사할 수 있도록 환경을 조성한다.
③ 식욕을 돋우기 위하여 음식은 차가운 것 위주로 준비한다.
④ 질환에 따른 제한식이 아닌 대상자가 원하는 음식을 제공한다.
⑤ 편하게 식사를 즐길 수 있도록 치료와 처치는 식사 전에 실시한다.

64. 장티푸스 전염병 환자의 병원 내 관리로 옳은 것은?

① 방문을 열어두어 환기를 증진한다.
② 환자가 사용한 환의 및 린넨류는 소각한다.
③ 대상자와 접촉하기 전 장갑과 가운, 마스크를 착용한다.
④ A형 간염, 콜레라, 감염성 설사와 같은 격리법을 사용한다.
⑤ 가능한 한 1인실에 있게 하며, 불가능한 경우 동일한 병명의 대상자들과 코호트 격리한다.

65. 다음의 호흡양상을 보이는 환자에게 적합한 간호중재는?

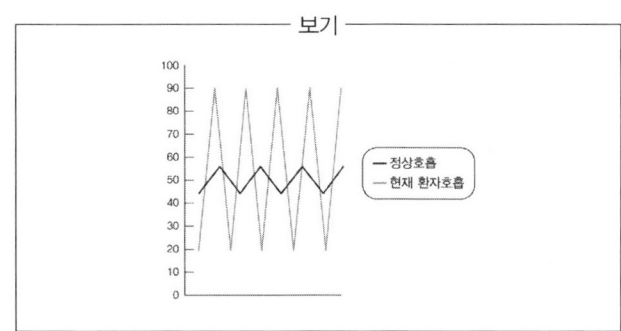

① 과일주스를 공급하여 혈당을 높인다.
② 인슐린을 투여하여 전해질 불균형을 해소한다.
③ 침상 머리를 낮춰 호기노력을 돕는다.
④ 기도 흡인을 실시하여 기도 개방성을 유지한다.
⑤ 수분을 제한하여 부종을 완화한다.

보건의약관계법규

66. 「의료법」상 300병상을 초과하는 종합병원에 설치해야 할 필수과목으로 이루어진 것은?

① 진단방사선과, 피부과, 치과
② 산부인과, 일반외과, 피부과
③ 내과, 소아청소년과, 이비인후과
④ 마취통증의학과, 치과, 비뇨기과
⑤ 병리과, 영상의학과, 정신건강의학과

67. 「의료법」상 당해 의료인 면허시험에 응시할 수 있는 사람은?

① 의료 관련법을 위반하여 구류의 형을 선고받은 자
② 1년 전 부정행위로 인해 국가시험 합격이 취소된 자
③ 금고 이상의 형의 집행유예를 받고 유예기간이 지난 후 1년이 지난 자
④ 정신과 전문의가 의료인으로서 부적절하다고 인정한 정신질환자
⑤ 보건복지부장관이 인정하는 외국의 의학을 전공하는 학교를 졸업하고 면허를 받은 자

68. 「의료법」상 처방전 작성에 대한 사항으로 옳은 것은?

① 처방전은 1회 1부 발급이 원칙이다.
② 환자의 질병분류 기호는 반드시 처방전에 기재되어야 한다.
③ 다음 내원일에 사용할 의약품에 대하여 미리 처방전을 발급할 수 있다.
④ 치료의 연속성을 위하여 의료기관 간에 전자처방전에 저장된 환자 의료정보를 공유할 수 있다.
⑤ 처방전을 발행한 의사는 특별한 이유가 없다면 처방전에 대해 약사가 문의한 때 즉시 응해야 한다.

69. 「의료법」상 의료기록 보존기간을 긴 것에서부터 짧은 순서대로 배열한 것은?

① 조산기록 – 진료기록 – 처방전
② 처방전 – 검사소견서 – 간호기록
③ 진료기록 – 진단서부본 – 환자명부
④ 간호기록 – 환자명부 – 방사선사진
⑤ 수술기록 – 방사선사진 – 진단서부본

70. A 병원의 입원 환자는 350명이다. 「의료법」상 해당 병원이 갖추어야 할 당직 의료인 수는?

① 의사 1명, 간호사 3명
② 의사 2명, 간호사 3명
③ 한의사 1명, 간호사 4명
④ 한의사 2명, 간호사 5명
⑤ 치과의사 2명, 간호사 4명

71. 「의료법」상 면허가 취소될 수 있는 사유로 옳은 것은?

① 면허증을 대여한 경우
② 일회용 의료용품을 재사용한 경우
③ 학문적으로 인정되지 않는 진료행위를 한 경우
④ 진단서·검안서·증명서를 허위로 작성한 경우
⑤ 방송에 출연하여 거짓된 의학정보를 전달한 경우

72. 성매개감염병에 감염되어 그 전염을 매개할 상당한 우려가 있다고 해당 시장이 인정하는 사람이 「감염병의 예방 및 관리에 관한 법률」에 의해 성매개감염병과 관련하여 받아야 하는 것은?

① 예방접종
② 건강진단
③ 체력검사
④ 표본감시
⑤ 역학조사

73. 「국민건강증진법」상 담배갑 포장지에 표기하여야 하는 경고문구에 대한 설명으로 옳은 것은?

① 대통령령으로 정하는 금연상담 전화의 전화번호를 표기한다.
② 담배에 포함된 타르, 니코틴 등의 유해성 물질을 표기한다.
③ 흡연의 폐해를 나타내는 경고그림은 과장을 바탕으로 지나친 혐오감을 전달해야 한다.
④ 흡연이 질병의 원인이 될 수 있다는 내용은 포장지 뒷면에 표기한다.
⑤ 경고문구 표기 방법이 변경되는 경우 3개월의 유예기간을 둔다.

74. 「연명의료결정법」상 지정된 호스피스의 날로 옳은 것은?

① 매년 9월 셋째 주 토요일
② 매년 9월 넷째 주 토요일
③ 매년 10월 첫째 주 토요일
④ 매년 10월 둘째 주 토요일
⑤ 매년 11월 셋째 주 토요일

75. A 종합병원은 의료 봉사를 위해 의료기관 외의 장소에서 지역주민 다수를 대상으로 건강진단과 순회 진료를 하려한다. 「지역보건법」상 옳은 것은?

① 신고 시 의료인 면허증 사본을 함께 제출하여야 한다.
② 실시 14일 전까지 신고서를 관할 보건소장에게 제출하여야 한다.
③ 실시 10일 전까지 신고서를 관할 시·군·구청장에게 제출하여야 한다.
④ 의료기관 외의 장소가 아닌 병원 내에서 봉사를 시행할 경우 신고할 필요가 없다.
⑤ 보건소장은 신고서를 제출받은 날부터 10일 이내에 신고의 수리 여부를 신고인에게 통지하여야 한다.

76. 「응급의료에 관한 법률」상 응급 환자에 해당하는 증상은?

① 혈관 손상
② 호흡 곤란
③ 얼굴 부종을 동반한 알레르기 반응
④ 외부 신체 표면적의 10% 화상
⑤ 야간에 발생한 38℃ 이상의 소아 고열

77. 「감염병의 예방 및 관리에 관한 법률」상 필수예방접종 대상에 속하는 것은?

① 성홍열
② C형 간염
③ 세균성 이질
④ 비브리오패혈증
⑤ 사람유두종바이러스 감염증

78. 「감염병의 예방 및 관리에 관한 법률」상 전파가능성을 고려하여 발생 또는 유행 시 24시간 이내에 신고하여야 하고 격리가 필요한 감염병으로 옳은 것은?

① 파상풍
② 일본뇌염
③ 디프테리아
④ 유행성이하선염
⑤ 변종크로이츠펠트 – 야콥병

79. 「검역법」상 신종 인플루엔자 의심자에 대한 최대 감시 또는 격리기간으로 옳은 것은?

① 5일
② 6일
③ 7일
④ 14일
⑤ 최대 잠복기

80. 「후천성 면역 결핍증 예방법」상 인체 면역 결핍바이러스 감염인에 대한 비밀누설 금지규정을 위반한 사람은?

① 보건소에 실습을 나온 간호학생 A 씨는 후천성 면역 결핍증 대상자가 내원했다는 사실을 우연히 듣고 실습 동기들과 해당 사실을 공유하였다.
② 국립과학수사연구원에서 변사자 검안을 하던 B 씨는 유족에게 해당 사체의 대상자가 인체 면역 결핍바이러스에 감염된 사람이었다고 이야기하였다.
③ 종합병원 검진센터에서 일하는 의사 C 씨는 회사에서 단체로 시행한 직원 건강검진에서 후천성 면역 결핍증에 감염된 직원을 관할 보건소장에게 보고하였다.
④ 보건소에서 근무하는 D 간호사는 지역주민 대상 건강검진을 하던 중 한 주민의 인체 면역 결핍바이러스 감염 사실을 알고 이를 보건소장에게 이야기하였다.
⑤ 공익근무요원으로 동주민센터에서 근무하고 있는 E 씨는 해당 동주민센터 직원 중 인체 면역 결핍바이러스 감염인이 있다는 사실을 알고 퇴근한 뒤 가족들에게 이를 이야기하였다.

81. 「혈액관리법」상 부적격 혈액에 해당하는 것은?

① 혈액 매매행위에 의해 공급된 혈액제제
② 간기능검사 결과 ALT 100 IU/L가 나온 혈액제제
③ 혈액 용기의 표지가 파손되었으나 밀봉이 유지된 혈액제제
④ 아스피린을 투여한 지 4일이 지난 대상자에게서 공급된 혈소판 제제
⑤ 사람T세포림프친화바이러스(HTLV)검사 양성이 나온 대상자에게서 공급된 혈장 제제

82. 「호스피스·완화의료 및 임종과정에 있는 환자의 연명의료 결정에 관한 법률」상 호스피스와 연명의료 및 연명의료 중단 등 결정에 관한 종합계획에 대한 설명으로 옳은 것은?

① 의료기관의 장은 종합계획에 따라 매년 시행계획을 수립·시행하여야 한다.
② 의료기관의 장은 종합계획을 수립하거나 주요 사항을 변경한 경우 지체 없이 국회에 보고하여야 한다.
③ 보건복지부는 종합계획 및 시행계획을 심의하기 위해 보건복지부장관 소속으로 생명윤리심의위원회를 둔다.
④ 보건복지부장관은 중앙행정기관의 장과 협의하고 국가호스피스연명의료위원회의 심의를 거쳐 2년마다 수립·추진하여야 한다.
⑤ 종합계획 수립 시 생명윤리 및 안전에 관하여 영향을 미칠 수 있는 사항에 대해 미리 국가생명윤리심의위원회와 협의하여야 한다.

83. 「국민건강보험법」상 요양기관에 속하는 것은?

① 약사법에 따라 등록된 약국
② 지역보건법에 따라 개설된 의료기관
③ 의료법 제35조에 따라 개설된 부속 의료기관
④ 농어촌 등 보건의료를 위한 특별조치법에 따라 설치된 보건소
⑤ 사회복지사업법에 따라 사회복지시설에 수용된 사람의 진료를 주된 목적으로 개설된 의료기관

84. 「마약류 관리에 관한 법률」상 마약중독자에게 마약을 투약할 수 있는 경우는?

① 치료보호기관에서 시·도지사의 허가를 받은 경우
② 치료보호기관에서 관할지역 보건소장의 허가를 받은 경우
③ 마약류 취급 승인자가 대통령령에 의해 마약을 투약하는 경우
④ 마약류 취급 의료업자가 치료의 목적으로 마약을 투약하는 경우
⑤ 마약류 취급 의료업자가 중독완화를 목적으로 마약을 기재한 처방전을 발급할 경우

85. 「마약류 관리에 관한 법률」상 마약류 취급자가 자격을 상실하였을 때 소지하고 있는 마약류를 처리하는 절차로 옳은 것은?

① 관할 보건소에 제출한다.
② 관할 보건소장에 신고하고 마약류 취급자에게 양도한다.
③ 해당 허가관청의 승인을 받아 마약류 취급자에게 양도한다.
④ 잠금장치가 된 장소에 보관하고 해당 허가관청에 신고한다.
⑤ 마약류 취급자에게 양도하고 일주일 이내에 해당 허가관청에 신고한다.

SEOWONGAK

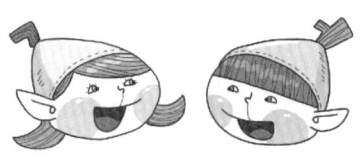

년   월   일   요일

년   월   일   요일

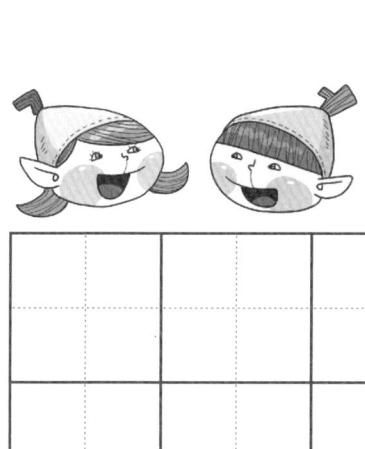

년   월   일   요일

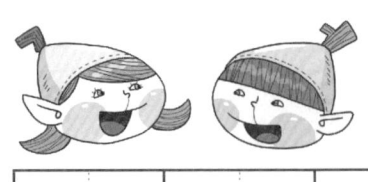

년   월   일   요일

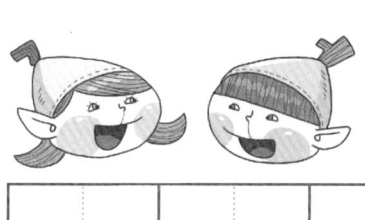

　　　　　　　　　　　　　년　　　월　　　일　　　요일

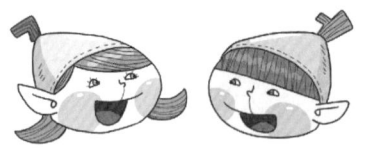

년   월   일   요일

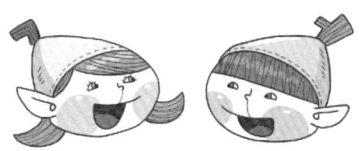

　　　　　　　　　　　년　　　월　　　일　　　요일

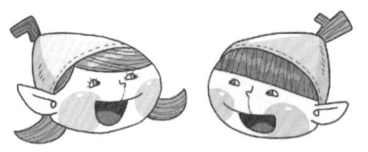

년   월   일   요일

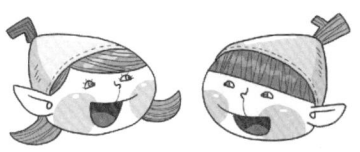

년   월   일   요일

년　월　일　요일

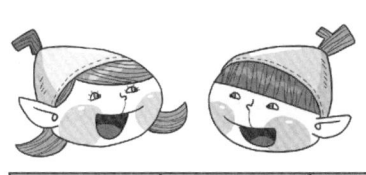

년   월   일   요일

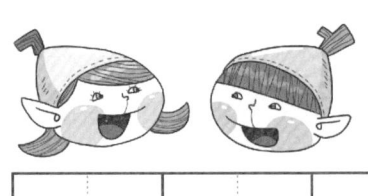

년   월   일   요일

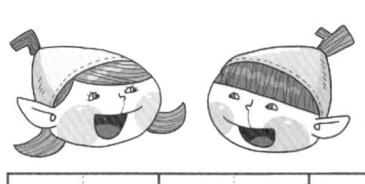

년   월   일   요일

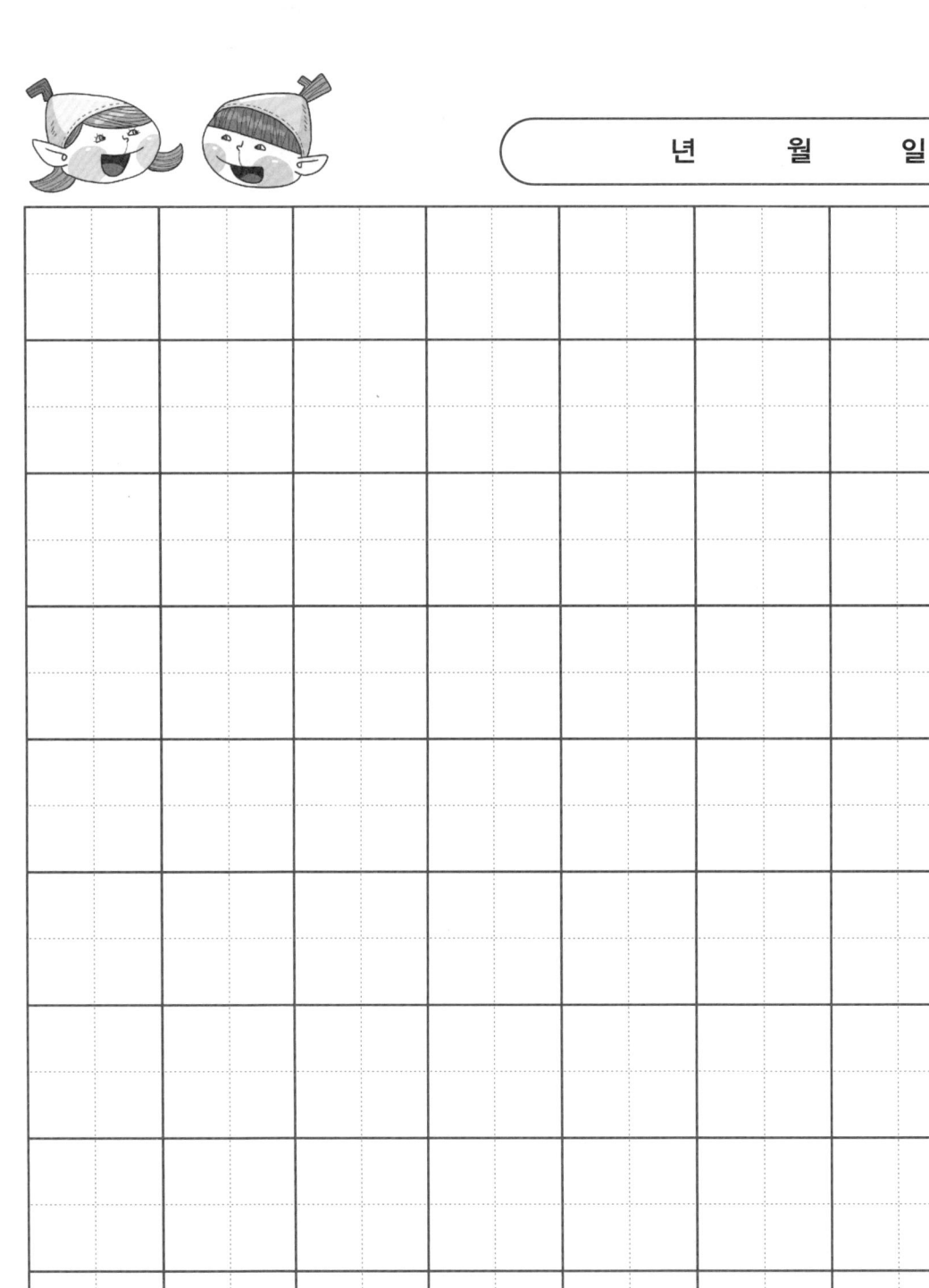

년   월   일   요일

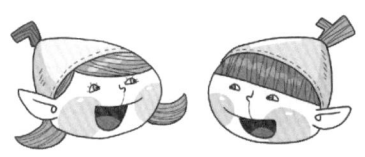

년   월   일   요일

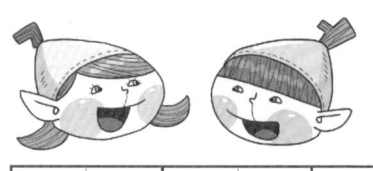

년   월   일   요일

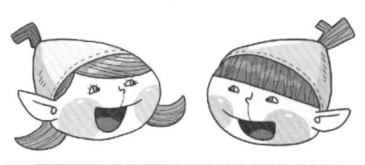

년   월   일   요일

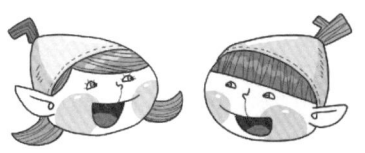

년   월   일   요일

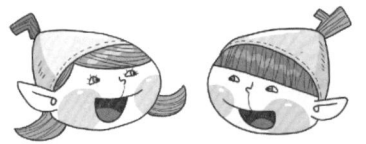

年　　　月　　　日　　　요일

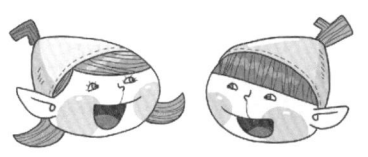

년   월   일   요일

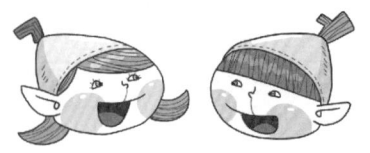

년   월   일   요일

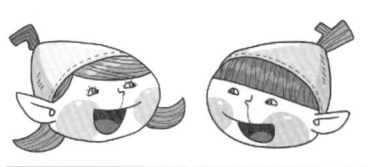

년   월   일   요일

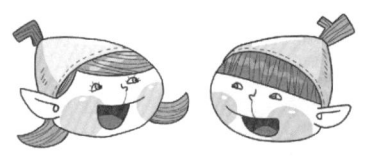

　　　년　　　월　　　일　　　요일

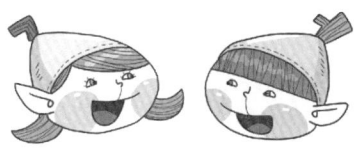

년   월   일   요일

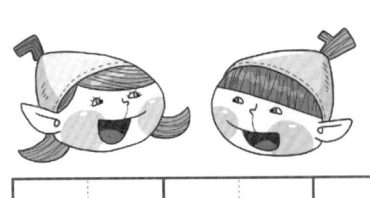

년   월   일   요일

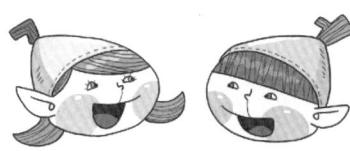

년   월   일   요일

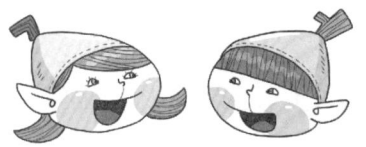

년   월   일   요일

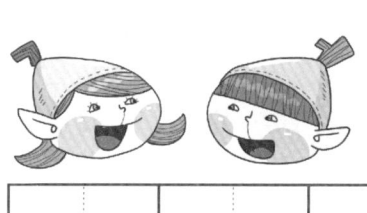

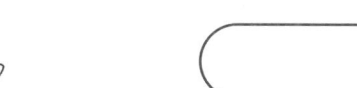

년   월   일   요일

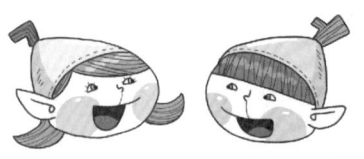

년   월   일   요일

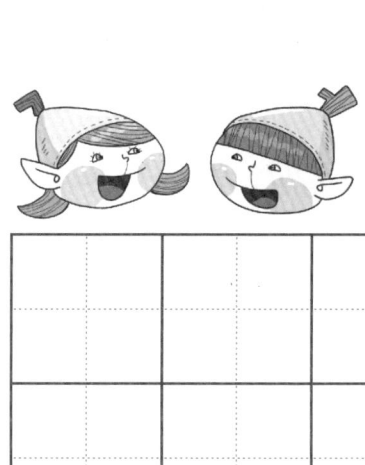

년   월   일   요일

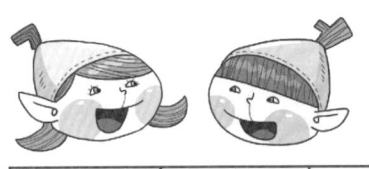

년   월   일   요일

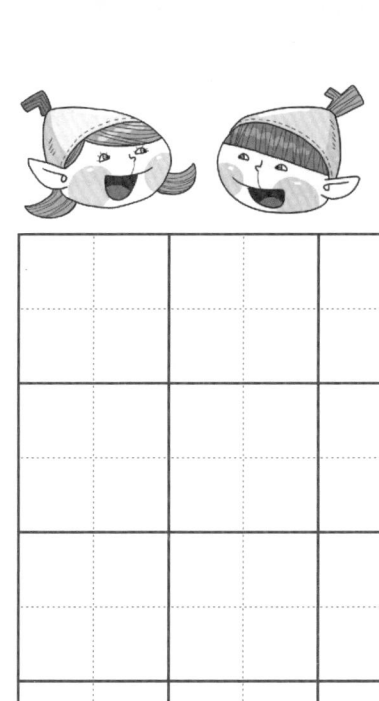

         년   월   일   요일

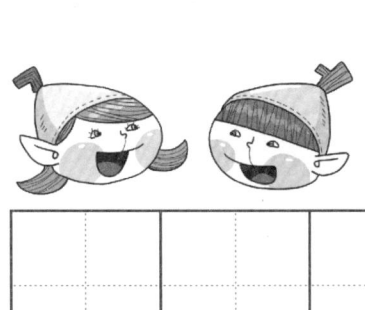

년   월   일   요일

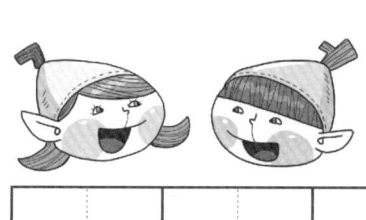

년   월   일   요일

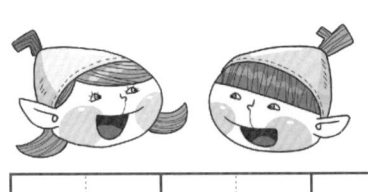

년   월   일   요일

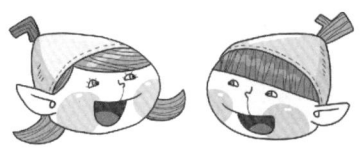

년   월   일   요일

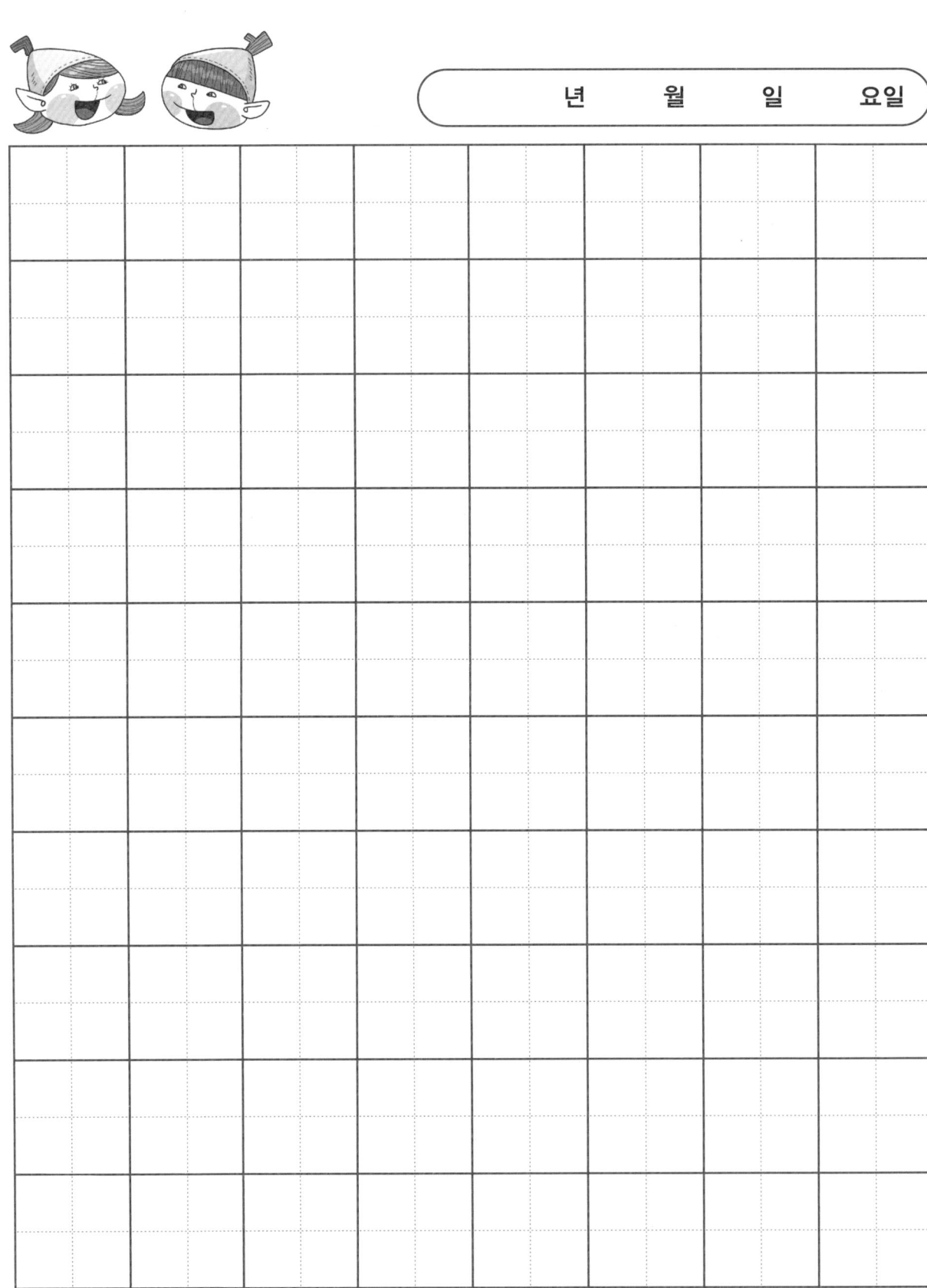

년   월   일   요일

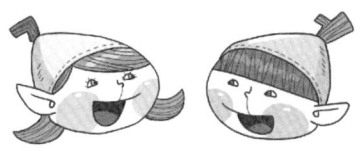

년   월   일   요일

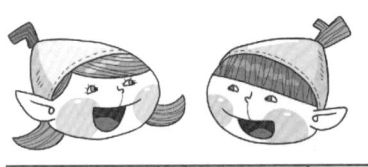

년   월   일   요일

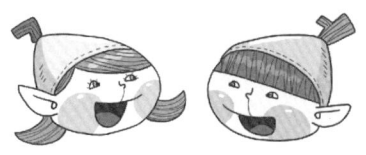

년   월   일   요일

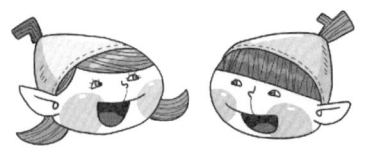

년   월   일   요일

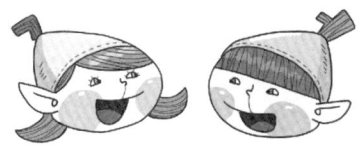

년　　월　　일　　요일

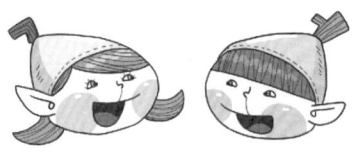

년   월   일   요일

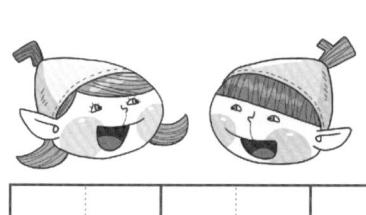

년   월   일   요일

년   월   일   요일

년   월   일   요일

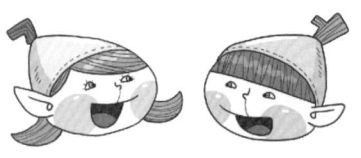

년   월   일   요일

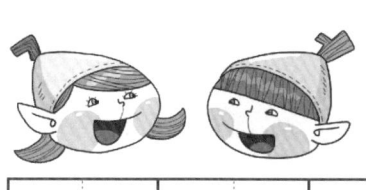

년   월   일   요일

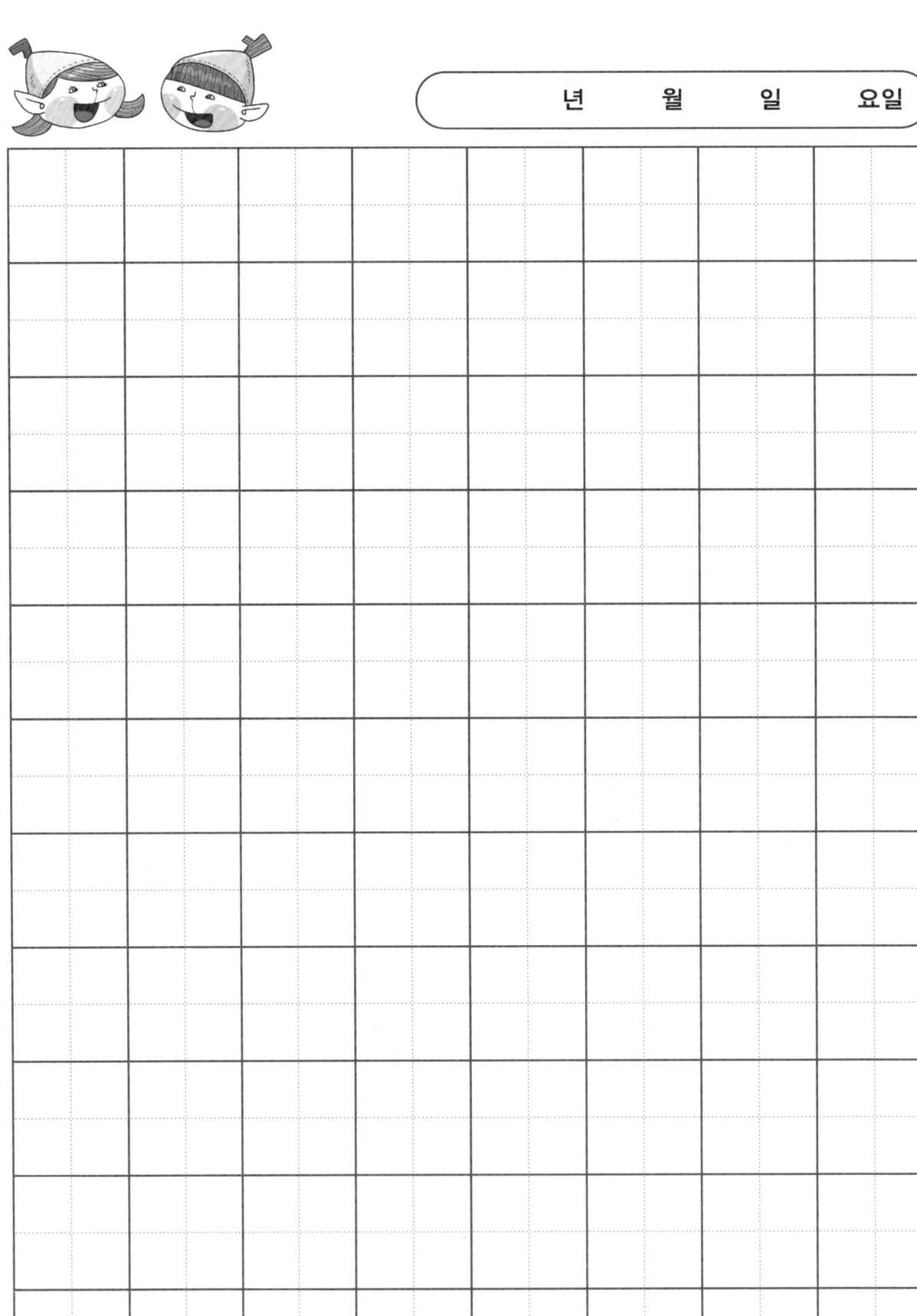

년   월   일   요일

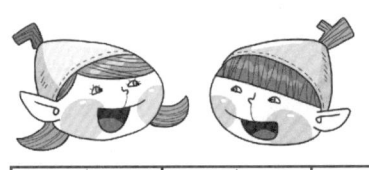

년   월   일   요일

년   월   일   요일

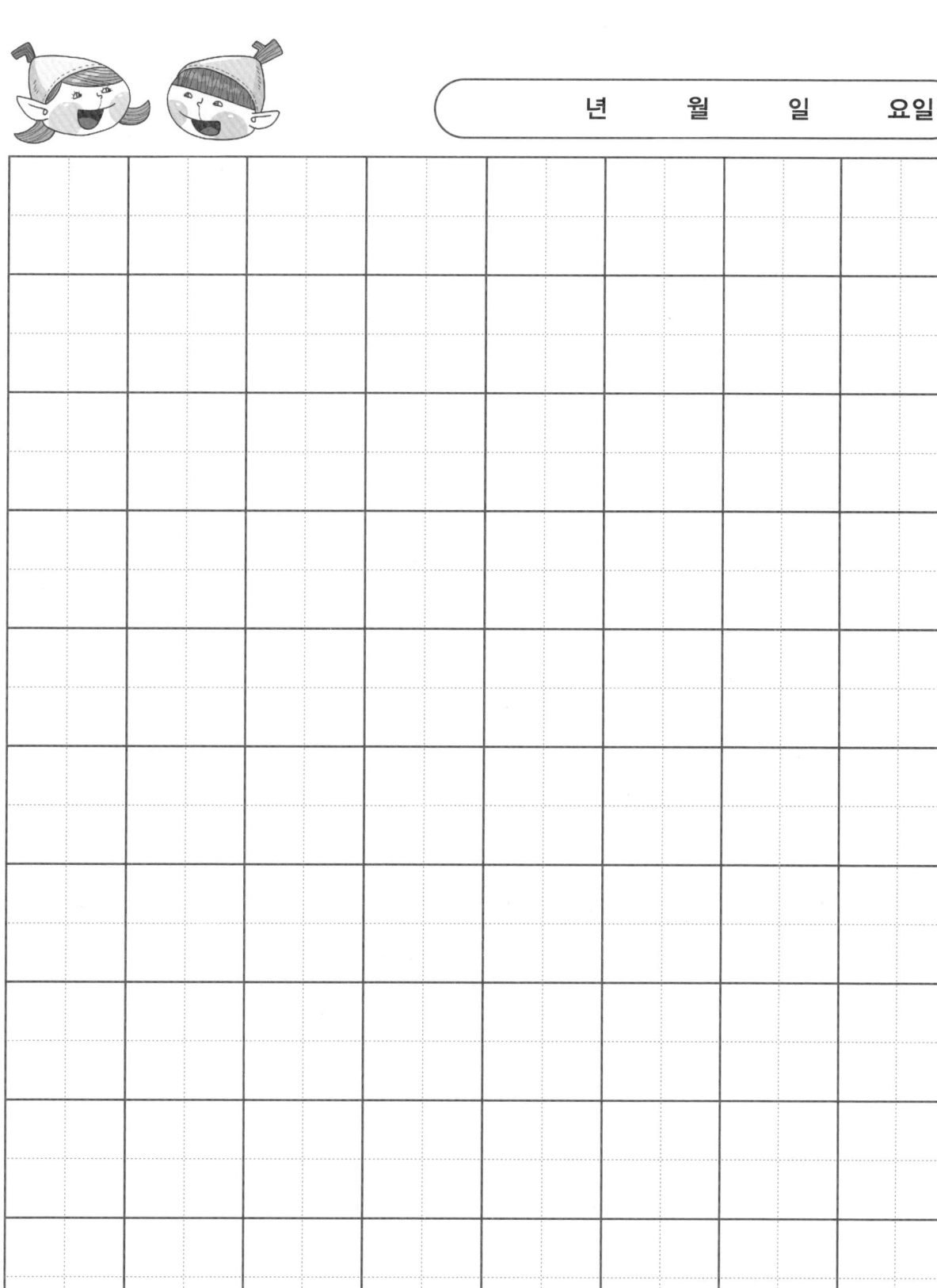

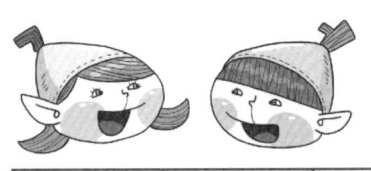

년   월   일   요일

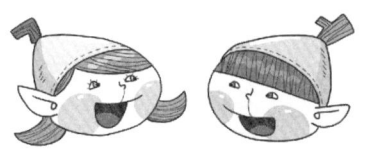

년   월   일   요일

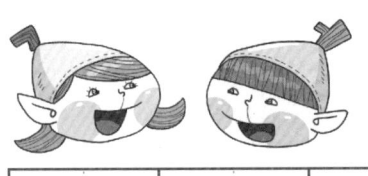

년   월   일   요일

년   월   일   요일

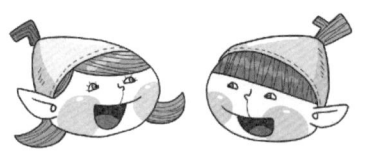

년   월   일   요일

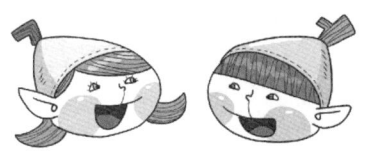

년   월   일   요일

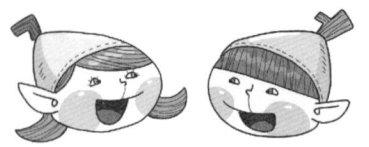

년   월   일   요일

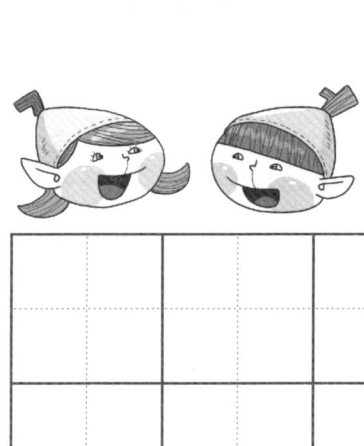

　　년　　월　　일　　요일

년   월   일   요일

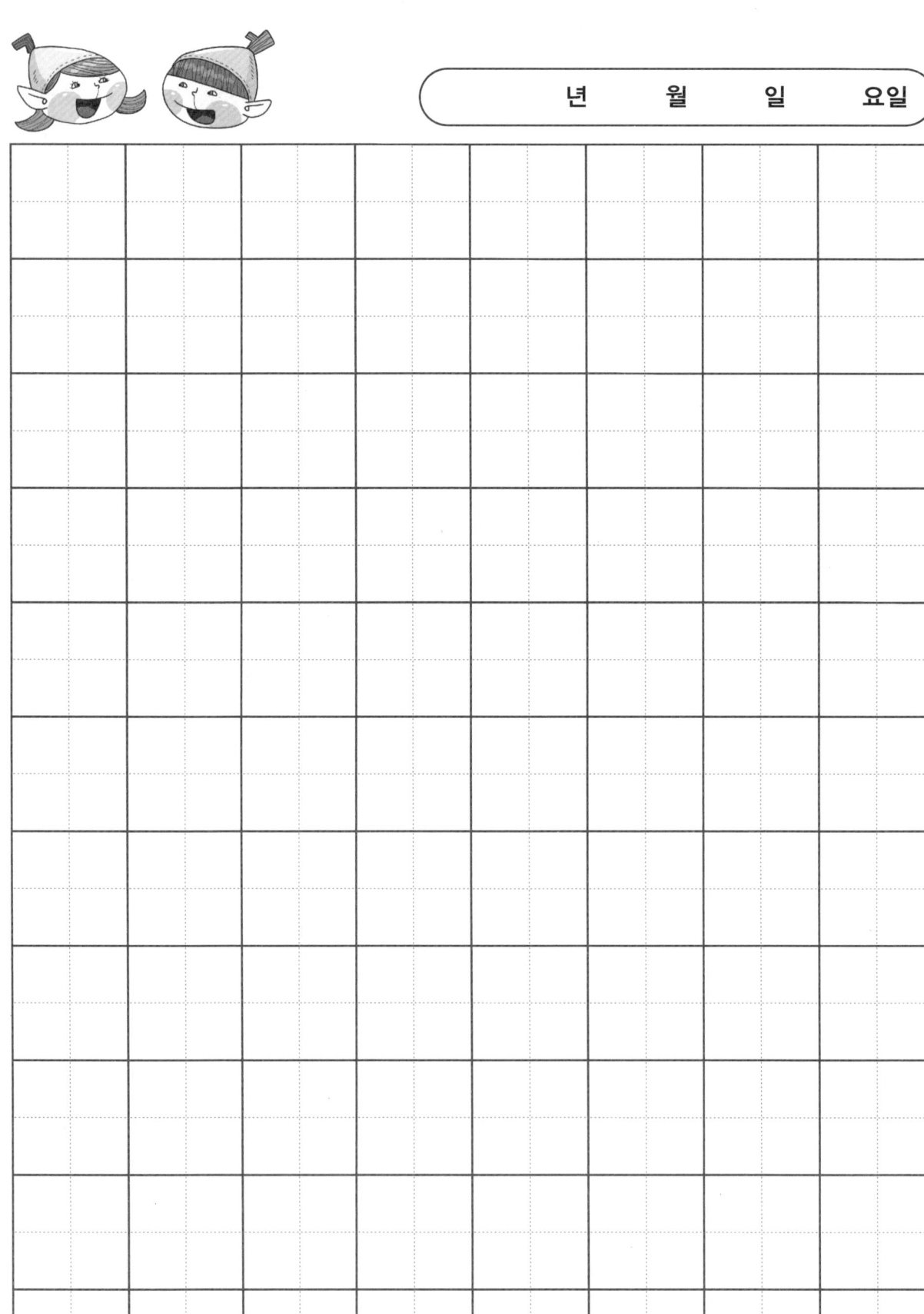

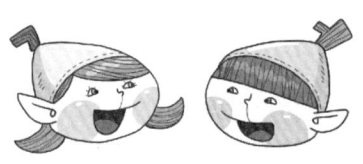

년   월   일   요일

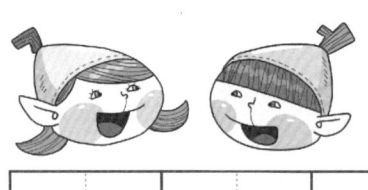

년   월   일   요일